LE GRAND GUIDE HACHETTE DE L'HOMÉOPATHIE

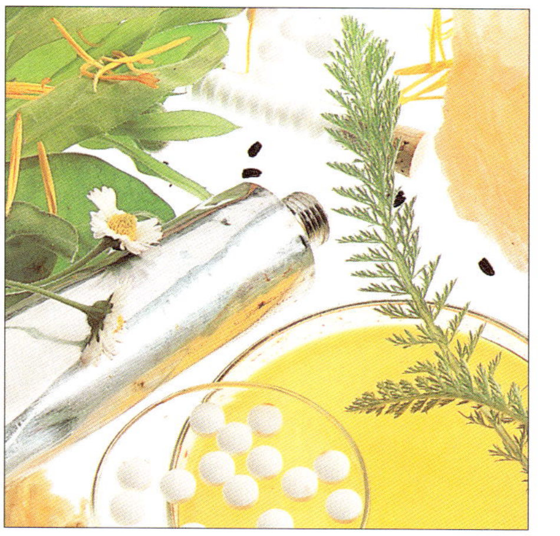

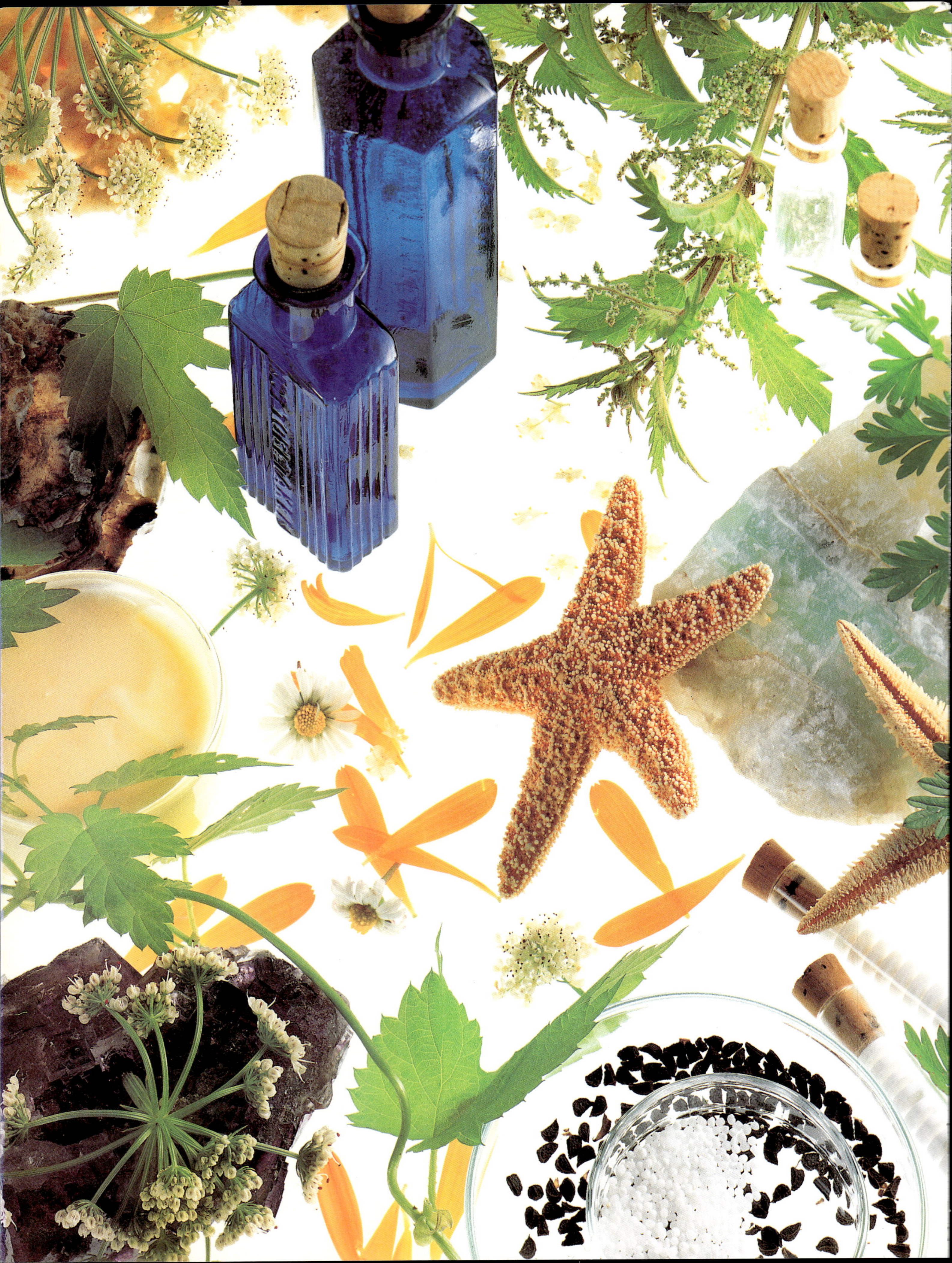

LE GRAND GUIDE HACHETTE DE L'HOMÉOPATHIE

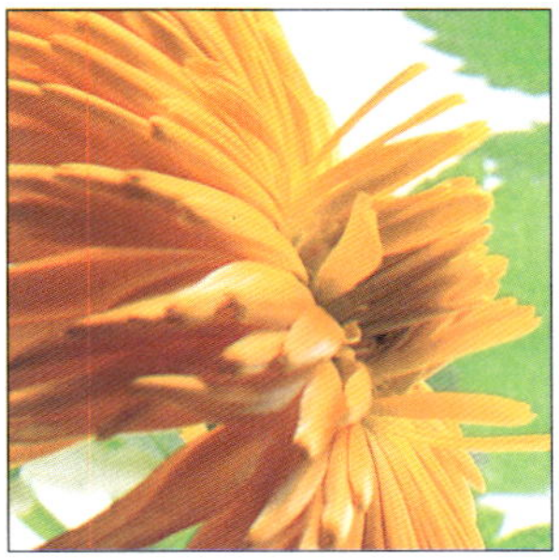
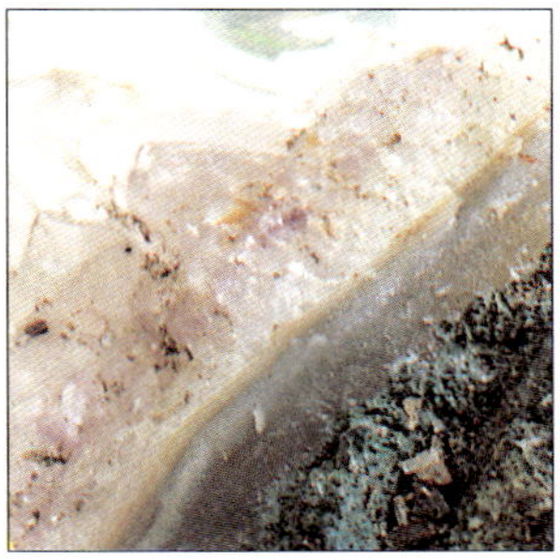
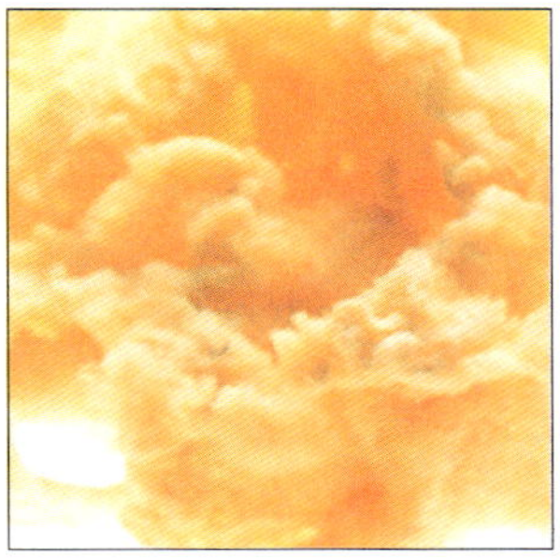

DR ANDREW LOCKIE
En collaboration avec le DR THIERRY JOLY

HACHETTE

À M, grâce à qui j'ai trouvé quel bouton actionner pour recharger mes batteries

AVERTISSEMENT

Ne vous essayez pas à un autodiagnostic et n'entamez pas un autotraitement concernant une affection grave et durable sans avoir consulté un médecin ou un homéopathe qualifié. Ne commencez jamais un autotraitement si vous suivez un traitement médicamenteux sans avoir recueilli l'avis d'un professionnel. Si les symptômes persistent, consultez systématiquement un praticien. Ne dépassez jamais la posologie indiquée sur votre propre initiative. Avant de prendre un médicament homéopathique ou un complément, reportez-vous à La consultation, pages 176-177, et Choisir un remède, pages 216-217.

NOTE DE L'AUTEUR

Le nom des médicaments homéopathiques figure généralement sous forme abrégée, et cette forme de désignation se retrouve dans toute cette encyclopédie. Dans le chapitre consacré à la matière médicale homéopathique, les remèdes sont décrits dans l'ordre alphabétique de leur appellation en latin.

Ouvrage publié sous le titre original : *Homeopathy Encyclopedia*

Dorling Kindersley

Traduction Cécile Benoit, Olivier Le Goff

Adaptation et réalisation Marie Vendittelli-Latombe, Looping

Couverture Nicole Dassonville

Photographies de couverture en haut à gauche : © Steve Taylor/Stone – en haut à droite © Moggy/Stone – en bas à gauche © Miyoko Komine/Photonica – en bas à droite © Rosemary Calvert/Stone.

HACHETTE
Pratique

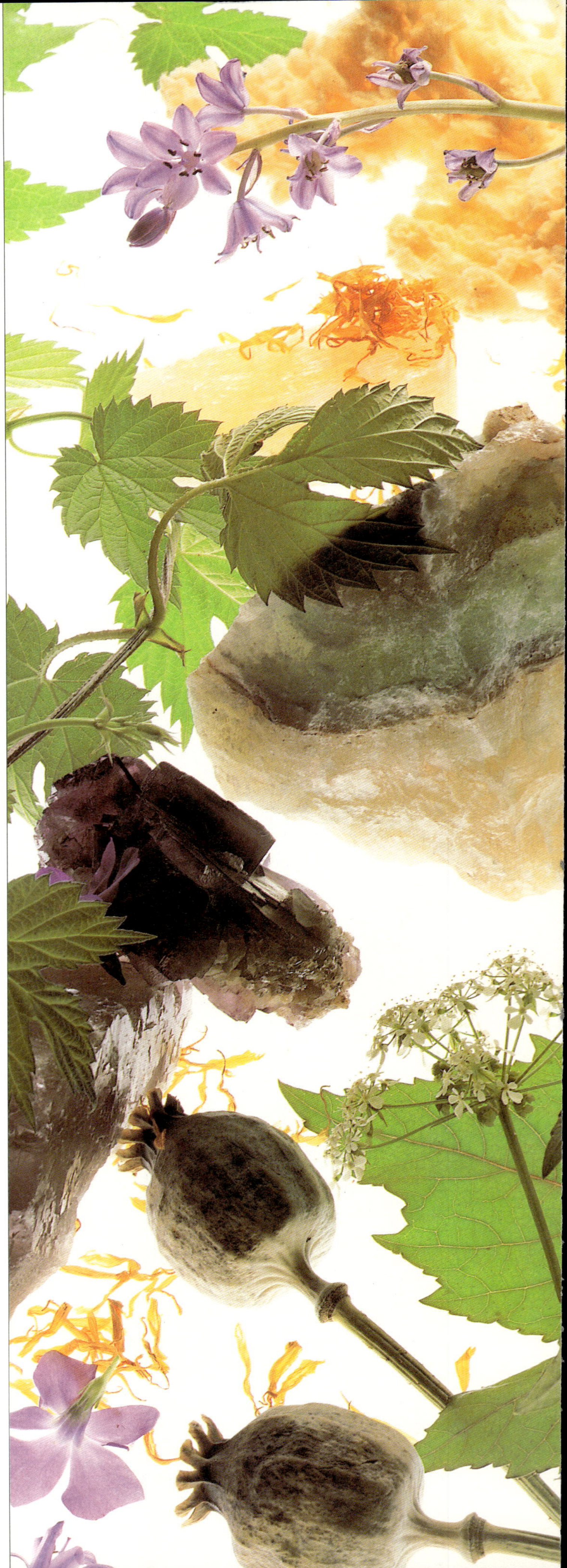

Sommaire

Théorie et pratique

Matière médicale

Affections graves

Se soigner

INTRODUCTION

L'HOMÉOPATHIE est une médecine globale, c'est-à-dire qu'elle est destinée, non à s'appuyer sur les seuls symptômes physiques, mais à traiter le patient comme une entité, à part entière. Elle est fondée sur le principe selon lequel l'esprit et le corps sont si étroitement liés que l'on ne peut influer sur l'état physique si l'on n'a pas appréhendé la constitution et le caractère du sujet présentant une affection : c'est donc une médecine holistique.

À diagnostic identique, prescription identique : tel est ce qui se pratique, d'une manière générale, en médecine classique.

À l'inverse, dans le cadre de l'homéopathie, le remède donné à un patient peut dépendre d'éléments sans relations apparentes avec ses symptômes, tels que le tempérament, l'état d'esprit, les conditions de vie, les goûts... Autrement dit, un homéopathe doit être capable de comprendre et interpréter les symptômes du patient (signes externes d'un désordre intérieur), tant avant, qu'après la prescription. Et c'est cette continuité de la relation qui explique pourquoi les praticiens sont si aptes à découvrir les causes sous-jacentes des affections chroniques.

On peut traiter sans risque de nombreuses affections ordinaires en utilisant des remèdes homéopathiques à domicile; ceci posé, il convient de consulter un médecin si on constate une aggravation de l'affection, par exemple si un rhume évolue en infection des voix respiratoires.

En règle générale, on consultera un médecin pour toutes les affections qui peuvent être soignées rapidement et efficacement par la médecine classique ou qui nécessitent un examen conventionnel.

Par ailleurs, certaines maladies graves aux traitements lourds peuvent être très bien soulagées par des remèdes homéopathiques; toutefois l'intervention d'un praticien qualifié dans cette discipline est impérative dès avant le début du traitement.

Le lecteur trouvera dans cet ouvrage la description de plus de 320 remèdes, classés par ordre alphabétique suivant leur nom latin, dans la partie consacrée à la matière médicale, et de nombreuses affections susceptibles d'être traitées par l'homéopathie.

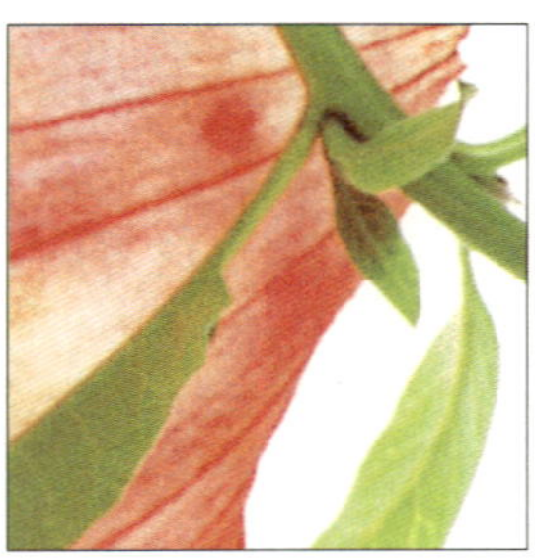

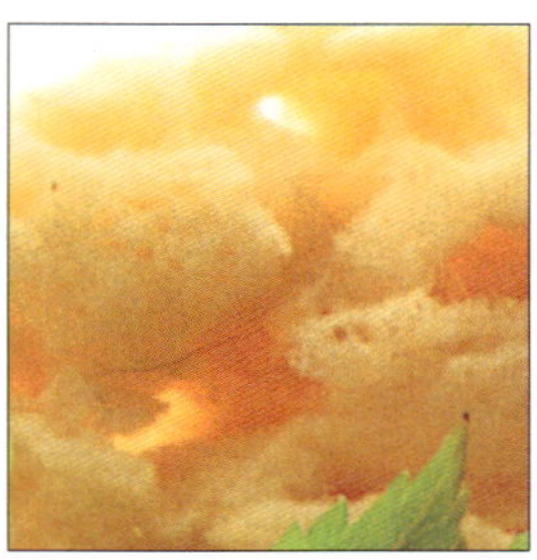

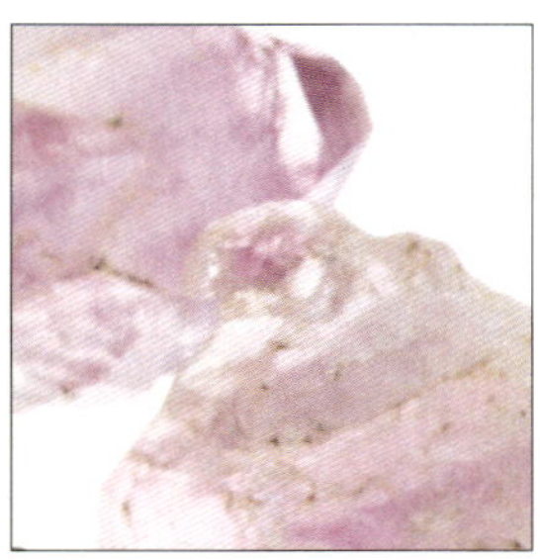

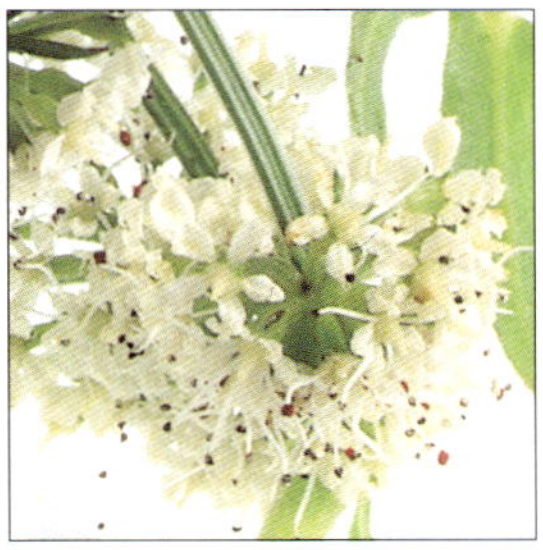 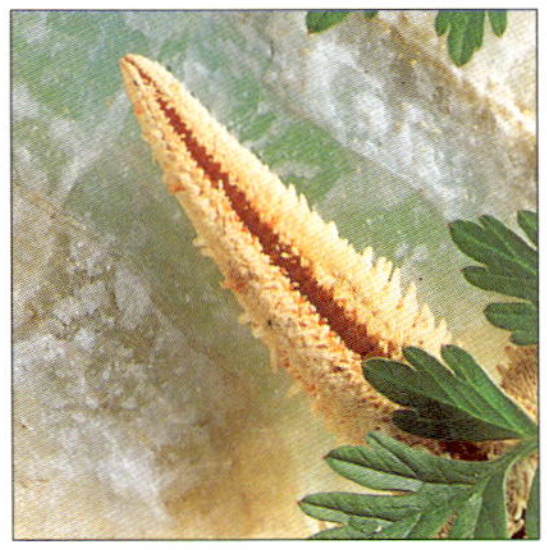 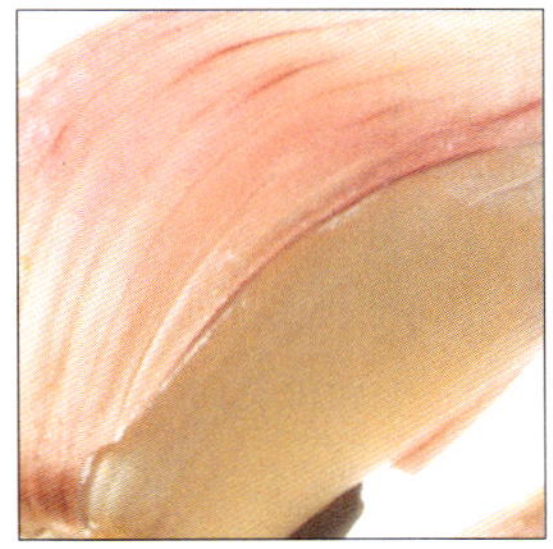

Les médicaments mentionnés dans le chapitre consacré aux affections graves ne peuvent en aucun cas être utilisés sur la base d'une automédication : ils doivent toujours être prescrits par un homéopathe qualifié. L'évocation de ces états graves et de leur évolution a pour seul but d'éclairer le lecteur sur la démarche homéopathique dans son approche des problèmes particuliers; les cas vécus que l'on y trouve décrits permettent au lecteur de mieux comprendre l'approche du problème par l'homéopathie, et comment les consultations lui permettent de résoudre un cas.

Il est bien évident qu'aucun système de médecine ne peut guérir toutes les maladies chez tous les patients, et ceci, quelle que soit la période d'intervention. Néanmoins, une approche intégrée permet d'appréhender la notion de santé avec souplesse et pragmatisme. Et, en l'occurrence, l'homéopathie a un rôle important à jouer. Ainsi, dans toutes les statistiques, l'homéopathie montre sa place croissante dans les habitudes médicales des français, tant praticiens qu'usagers, sans pour autant remettre en question l'utilisation associée ou alternée avec la médecine classique.

On observe que les patients, lorsqu'ils tombent malades, veulent en connaître les causes et pouvoir faire le choix de traitements adaptés. L'homéopathie offre une solution à cette attente, une réponse simple, efficace, sans aucun danger, pour peu qu'elle se pratique avec bon sens.

Cette encyclopédie a plusieurs intérêts :

- un intérêt purement didactique pour ceux qui veulent en savoir plus sur l'origine, la préparation des médicaments et mieux comprendre la totalité des possibilités thérapeutiques, ainsi que le « profil homéopathique » des médicaments qui leur sont habituellement prescrits. Mieux se connaître en même temps que mieux connaître les traitements.

- un intérêt thérapeutique pour ceux qui se sentent aptes à l'automédication, sous le contrôle d'un homéopathe compétent, et en recourant aux soins d'un médecin en cas d'échec après un traitement homéopathique rapide. N'oublions pas que la devise de tous les médecins, quelles que soient les techniques dont ils se réclament, est « *primum non nocere* », « d'abord ne pas nuire ». C'est vrai aussi des homéopathes.

Dr Andrew Lockie - Dr Thierry Joly

COMMENT UTILISER CE LIVRE

CETTE ENCYCLOPÉDIE s'articule en sections. La première est consacrée à l'histoire de l'homéopathie, à sa place actuelle, aux théories et principes fondamentaux qui l'étayent. La deuxième section présente une description détaillée de très nombreux remèdes composant la matière médicale. On trouve ensuite des sections traitant des affections graves puis de celles pouvant faire l'objet d'une automédication. Enfin, un guide organisé par ordre alphabétique permet de trouver rapidement les principales indications des remèdes.

MATIÈRE MÉDICALE

Ce livre décrit 320 remèdes figurant dans la matière médicale homéopathique. Les plus importants sont regroupés en sections correspondant à leur origine, végétale, minérale ou animale; les autres font l'objet d'une quatrième section. Les remèdes sont présentés par ordre alphabétique du nom latin, présenté en caractère italique dans ces sections aussi bien que dans l'index.

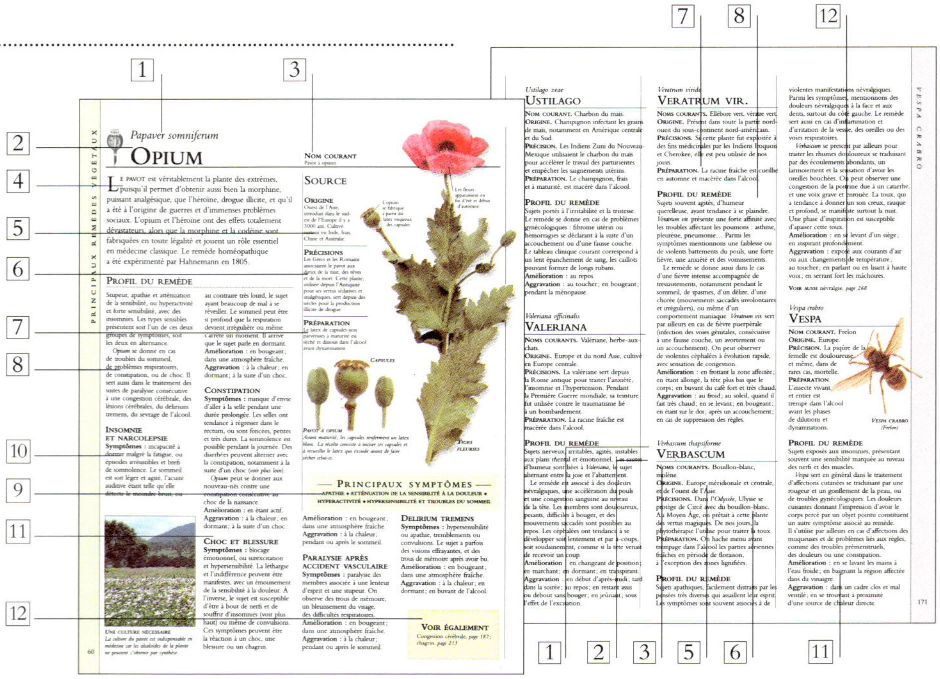

1 **NOM LATIN.** Nom scientifique donné par les botanistes, les minéralogistes ou les zoologues.
2 **NOM DU REMÈDE.** Nom utilisé pour désigner le remède homéopathique.
3 **NOM COURANT.** Nom(s) utilisés pour désigner la source du remède.
4 **INTRODUCTION.** Informations sur la source du remède et son contexte historique.
5 **ORIGINE.** Source ou habitat naturel du remède.
6 **PRÉCISION.** Informations de nature historique, médicinale ou générale.
7 **PRÉPARATION.** Étapes de fabrication du remède à partir de sa source primaire.
8 **PROFIL DU REMÈDE.** Caractéristiques des types sensibles au remède; énumération des principales affections traitées par le remède.
9 **PRINCIPAUX SYMPTÔMES.** Principaux symptômes associés au remède.
10 **AFFECTIONS.** Symptômes traités.
11 **AMÉLIORATION/AGGRAVATION.** Facteurs causant une atténuation ou une exacerbation des symptômes.
12 **VOIR AUSSI.** Renvoi à des exemples d'utilisation du remède.

AFFECTIONS GRAVES

Dans cette section sont décrites des affections chroniques courantes pouvant être soulagées par un traitement homéopathique, mais ne devant pas faire l'objet d'une automédication. Cette partie de l'ouvrage est organisée en sous-sections correspondant aux différents systèmes et appareils de l'organisme.
Le fonctionnement de ceux-ci est exposé par des explications claires et des illustrations figurant au début de chaque sous-section.

1 **AFFECTION.** Nom courant de l'affection décrite.
2 **INTRODUCTION.** Description sommaire, catégories de populations les plus exposées.
3 **SYMPTÔMES.** Principaux symptômes liés à l'affection concernée
4 **CAUSES.** Facteurs expliquant l'apparition de l'affection.
5 **TRAITEMENT CLASSIQUE.** Méthode de diagnostic et traitement pratiqués par la médecine classique.
6 **HOMÉOPATHIE.** Spécificités de l'approche homéopathique dans le traitement de l'affection.
7 **MODE DE VIE.** Recommandations concernant les comportements pouvant influer sur l'affection concernée et le traitement de celle-ci.
8 **MISE EN GARDE.** Évolutions de l'affection à surveiller, ou mesures générales de précaution à prendre
9 **EXPÉRIENCE VÉCUE.** Description d'une expérience réelle vécue par un sujet : contexte, traitement homéopathique et évolution de l'affection à la suite de ce traitement.

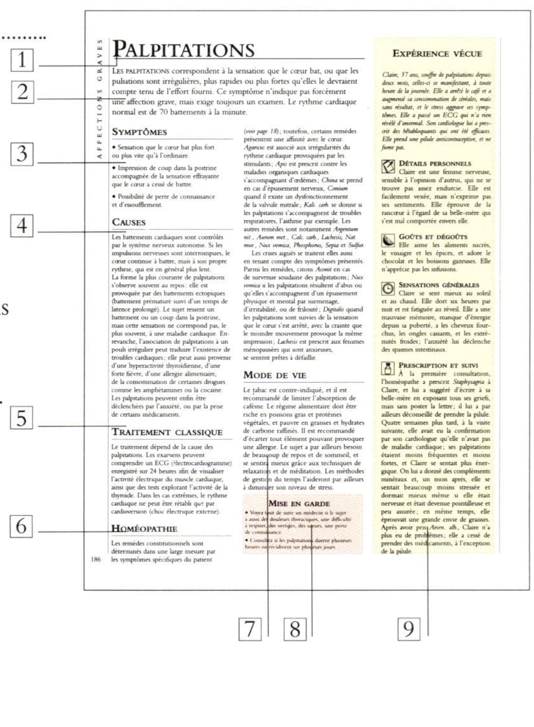

Se soigner

Sont présentées un grand nombre d'affections qui sont susceptibles de réagir favorablement à une automédication. Les sous-sections s'articulent en fonction des systèmes ou appareils de l'organisme, du sexe du sujet ou de l'âge du patient ; on trouvera ensuite une sous-section consacrée aux soins de premiers secours.

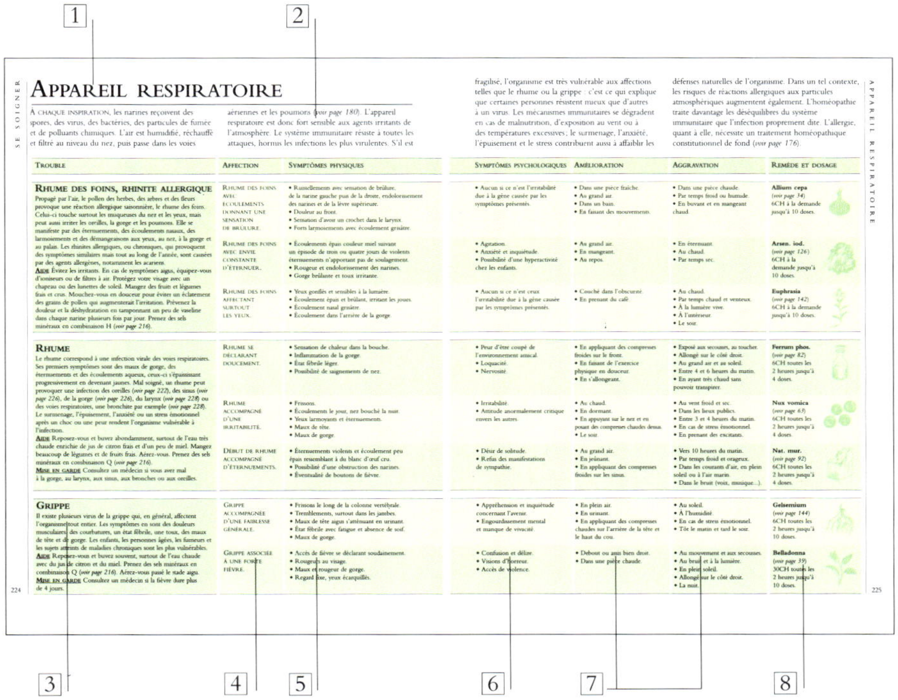

[1] **Titre.** Appareil ou système concerné, sexe du sujet, âge du patient.
[2] **Introduction.** Introduction générale concernant les affections spécifiques à un système ou un appareil, au sexe du sujet ou à l'âge du patient.
[3] **Trouble.** Symptômes de l'affection, causes, facteurs favorisant sa survenue, répercussions possibles sur l'état de santé général. Sous rubriques « Aide » et « Mise en garde » permettent de prendre les mesures empêchant l'affection d'empirer.
[4] **Affection spécifique.** Brève description de séries de symptômes associés à l'affection concernée.
[5] **Symptômes physiques.** Symptômes physiques associés à l'affection concernée.
[6] **Symptômes psychologiques.** Symptômes psychologiques associés à l'affection concernée.

[7] **Amélioration/Aggravation.** Facteurs internes ou externes provoquant une atténuation ou une exacerbation des symptômes.

[8] **Remède et dosage.** Remède approprié à l'ensemble des symptômes présentés, et posologie (dosage, fréquence des prises, durée du traitement).

Pour une sécurité maximale

Cet ouvrage comporte de nombreuses mises en garde signalées très explicitement. Il est impératif de s'y conformer mais vous devez aussi respecter les consignes développées dans les colonnes ci-dessous ainsi que dans l'encadré intitulé « Attention ». Les remèdes recommandés s'appliquent exclusivement à un traitement homéopathique : autrement dit, sauf indication contraire, il est hors de question d'ingérer ou d'appliquer sur la peau ou les muqueuses les végétaux, minéraux ou animaux constituant la source d'un remède.

Mises en garde

◆ Consultez un praticien de la médecine classique si vous présentez l'un des symptômes figurant dans l'encadré rose.
◆ Voyez un médecin classique si vous ne constatez pas d'amélioration au bout de deux à trois semaines (de 48 heures s'il s'agit d'un enfant de moins de 5 ans) ou si les symptômes empirent.
◆ N'abandonnez pas un traitement classique sans avoir consulté un praticien de la médecine allopathique.
◆ Indiquez à votre homéopathe tous les médicaments classiques que vous prenez sur prescription, ainsi que les traitements complémentaires dont vous bénéficiez.
◆ Indiquez à votre médecin classique quels sont les remèdes homéopathiques que vous prenez.
◆ Consultez systématiquement un médecin afin de savoir si vous ne présentez pas une affection chronique ou les symptômes d'une maladie.
◆ Ne pratiquez pas d'exercices vigoureux avant d'avoir vérifié auprès d'un médecin que vous ne souffrez pas d'une affection grave (hypertension ou problèmes cardiaques) ou, si vous êtes une femme, que vous n'êtes pas enceinte.
◆ Avant de commencer un traitement homéopathique, consultez un médecin si vous cherchez à avoir un enfant ou êtes déjà enceinte.
◆ N'utilisez pas de produits de phytothérapie ou d'aromathérapie pendant les trois premiers mois d'une grossesse ou si vous allaitez.
◆ Si vous avez un enfant de moins de 12 ans qui souffre d'une affection chronique ou prend des médicaments classiques, et que vous hésitez à lui donner des remèdes homéopathiques, consultez un médecin.
◆ Ne dépassez pas les doses recommandées.

Attention

Consultez sans tarder un médecin en cas de :

◆ Vertiges inexpliqués.
◆ Enrouement, toux ou maux de gorge persistants.
◆ Déglutition difficile.
◆ Douleurs abdominales ou indigestion persistante.
◆ Expectorations sanglantes.
◆ Perte de poids inexpliquée ou grande fatigue.
◆ Grain de beauté changeant de forme, de taille ou de couleur, saignant ou provoquant des démangeaisons.
◆ Changements dans les habitudes excrétrices.
◆ Hématurie (présence de sang dans les urines).
◆ Hémorragies vaginales entre les règles, après un rapport sexuel ou après la ménopause.
◆ Épaississement d'un sein, formation d'une boule au sein, changement de la forme ou de la taille d'un sein, écoulement ou saignement d'un mamelon.
◆ Boule au testicule, changement de la forme ou de la taille d'un testicule, troubles permanents de l'érection.
◆ Violents maux de tête, céphalées persistantes d'un seul côté, troubles de la vision.
◆ Endolorissement ou gonflement ne guérissant pas.
◆ Mal de dos fréquent et persistant.
◆ Douleur et gonflement au niveau de la jambe.
◆ Douleurs ou difficultés respiratoires s'il existe une douleur aiguë dans la poitrine, les bras, la mâchoire ou la gorge (**appelez alors une ambulance**).

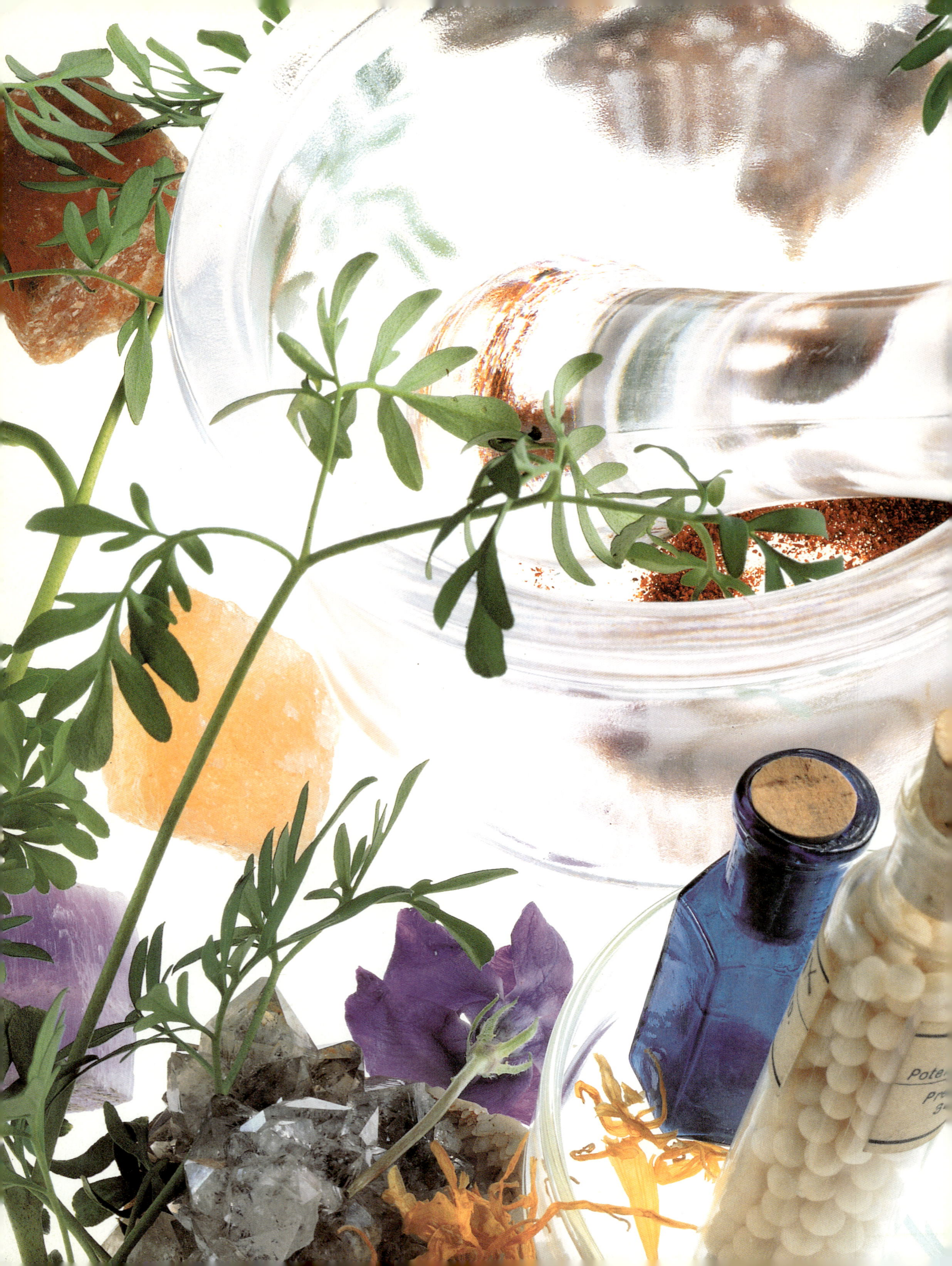

Théorie et pratique

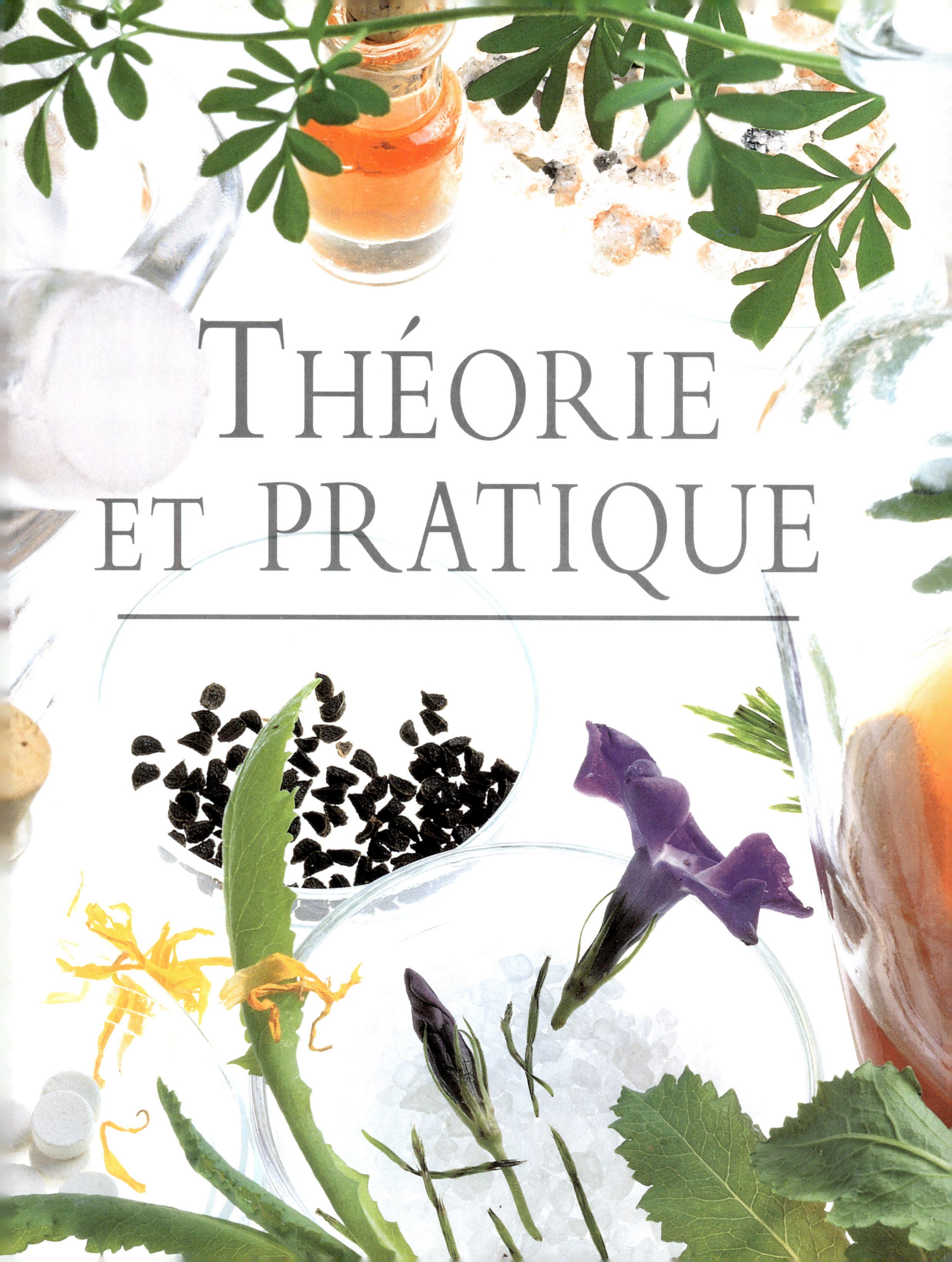

HISTOIRE DE L'HOMÉOPATHIE

LES THÉORIES ET PRINCIPES DE L'HOMÉOPATHIE TROUVENT LEURS ORIGINES DANS LA GRÈCE ET LA ROME DE L'ANTIQUITÉ.

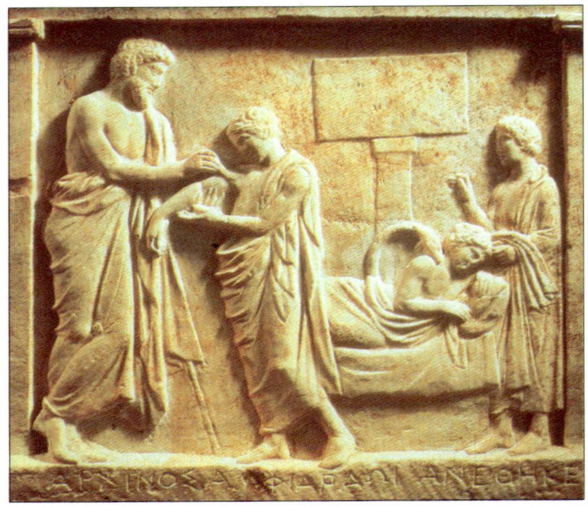

LES ORIGINES CLASSIQUES DE L'HOMÉOPATHIE
Ce relief votif grec, qui date du début du IVe siècle av. J.-C., illustre les traditions médicales de la Grèce antique sur lesquelles sont fondées la médecine européenne classique et l'homéopathie.

Au Ve siècle av. J.-C., Hippocrate avançait déjà l'idée selon laquelle la maladie provient de forces naturelles et non de l'intervention divine. Il proclamait par ailleurs que chacun possédait un pouvoir de guérir par lui-même qu'il convenait de soutenir (*voir page 19*).

À l'époque, les théories médicales se fondaient sur la loi des contraires : on prescrivait donc une substance provoquant des symptômes opposés ou contraires à ceux associés à l'affection à combattre. Ainsi, la diarrhée se traitait avec de l'hydroxyde d'aluminium, qui avait un pouvoir constipant. Allant contre cette pratique, Hippocrate préconisa la loi de similitude fondée sur le principe consistant à « guérir le mal par le mal » (*voir page 18*). Selon cette loi, toute substance développant les symptômes d'une maladie sur un individu sain pouvait traiter les manifestations similaires diagnostiquées sur un patient malade. Par exemple, on traitait le choléra avec de l'ellébore blanc (*Veratrum album*) : administré à forte dose, ce puissant purgatif provoque une grave déshydratation aux symptômes tout à fait semblables à ceux occasionnés par la maladie.

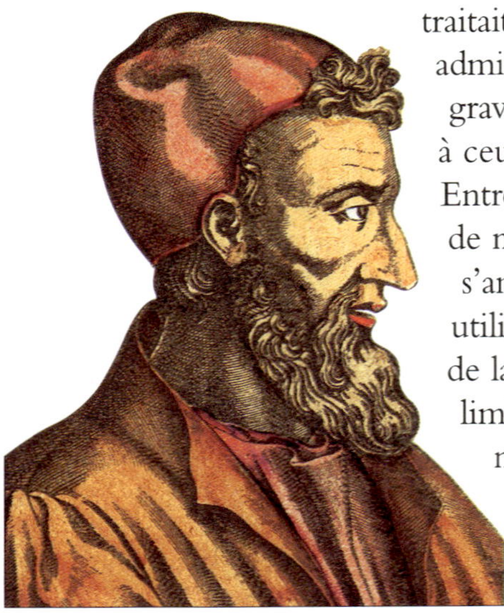

CLAUDIUS GALENUS
Médecin romain, Galien apporta beaucoup à la compréhension de la structure et du fonctionnement du corps humain. Il établit également la théorie des quatre humeurs qui influença la médecine durant les quatorze siècles qui suivirent.

Entre le Ier et le Ve siècles ap. J.-C., les Romains apportèrent de nouveaux progrès à la médecine. L'hygiène publique s'améliora, les plantes médicinales furent de plus en plus utilisées dans la pharmacopée. Pour autant, l'observation de la structure et du fonctionnement du corps humain resta limitée en raison des tabous de l'époque, qui interdisaient notamment la dissection. Galien (131-201 av. J.-C.) codifia et rationalisa les connaissances médicales existantes. Ce médecin anatomiste et physiologiste romain, mais d'origine grecque, adopta de nombreux principes de son pays natal ; il reprit notamment la théorie aristotélicienne selon laquelle le corps est constitué de quatre humeurs dont l'équilibre conditionne la vitalité et la santé : le sang, la bile (jaune), la mélancolie (bile noire) et le flegme.

Les siècles qui suivirent la chute de l'Empire romain amenèrent des progrès limités dans le domaine de la médecine en Europe. Jusqu'au XVIIe siècle, l'appréhension et le traitement de la maladie se fondèrent sur les théories de Galien, sur laquelle se greffaient les influences religieuses et les traditions en matière d'herboristerie. Paracelse (1493-1541), médecin et alchimiste suisse, donna un élan nouveau à l'étude de la médecine. Il propagea notamment la théorie des signatures issue de la Grèce antique : selon celle-ci, les vertus thérapeutiques d'une plante s'expriment à travers son apparence extérieure, qui représente la signature de Dieu. Ainsi par exemple, la grande chélidoine (*Chelidonium majus*) s'utilisait pour traiter les affections du foie et de la vésicule biliaire, car cette plante présente un suc jaune ressemblant à de la bile.

Paracelse affirma par ailleurs que la maladie était liée, non à des forces mystiques, mais à des facteurs extérieurs tels que de l'eau ou une nourriture contaminées. Pour lui, la base de la médecine devait s'appuyer sur une observation détaillée et une « profonde connaissance de la nature et de son fonctionnement » et, par ailleurs, toute plante et tout métal contenaient des principes actifs aptes à combattre des maladies spécifiques. Délaissant l'alchimie, il établit les fondements de la chimie en s'appuyant sur des expériences pratiques, puis développa la médecine pharmaceutique. Il enrichit le répertoire de l'époque de nouveaux remèdes tels que l'opium, le soufre, le fer et l'arsenic. Paracelse a joué un rôle de premier plan dans le développement de l'homéopathie en étant resté attaché au concept d'Hippocrate de la guérison du mal par le mal, et en ayant exploré les propriétés chimiques et médicales de nombreuses substances. James Compton Burnett (1840-1901), homéopathe anglais et auteur de nombreux ouvrages importants toujours utilisés aujourd'hui, a ainsi énoncé : « Paracelse planta le gland qui engendra le chêne majestueux de l'homéopathie ».

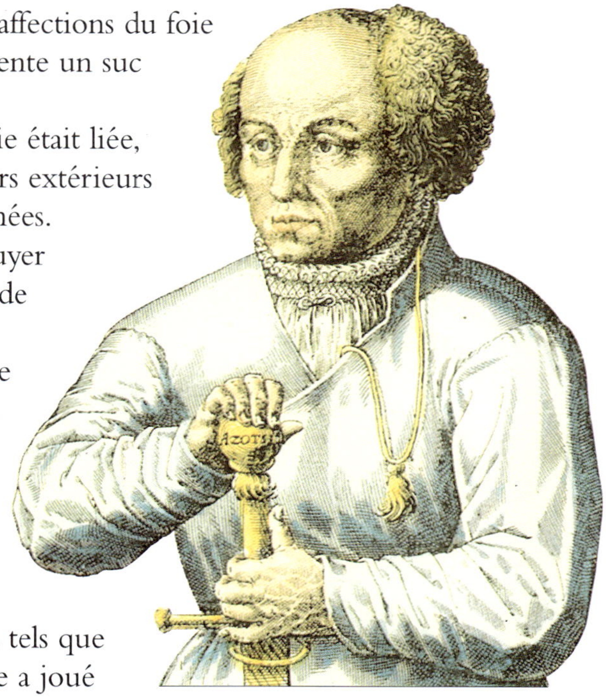

PHILIPPUS AUREOLUS PARACELSUS
Paracelse fut l'un des plus célèbres scientifiques du XVIe siècle. Responsable du passage de l'alchimie à la chimie moderne, il est considéré comme le « père de la chimie ». Il croyait en l'importance de l'exact dosage et affirmait : « Seule, la dose fait qu'un poison est ou non un poison. »

LES PRATIQUES MÉDICINALES AU XIXe SIÈCLE

Les connaissances médicales continuèrent à progresser entre les XVIe et XIXe siècles. La diffusion des techniques de l'imprimerie et la publication d'herbiers en d'autres langues que le latin démocratisèrent la connaissance des plantes ; dès lors fut remis en cause le monopole dont jouissaient les docteurs et les apothicaires dans le traitement des maladies. Des herbiers édités en langue anglaise eurent une influence considérable, c'est notamment le cas de *Herball,* de John Gerard (1545-1612) et de *The English Physitian,* de Nicholas Culpeper (1616-1654).

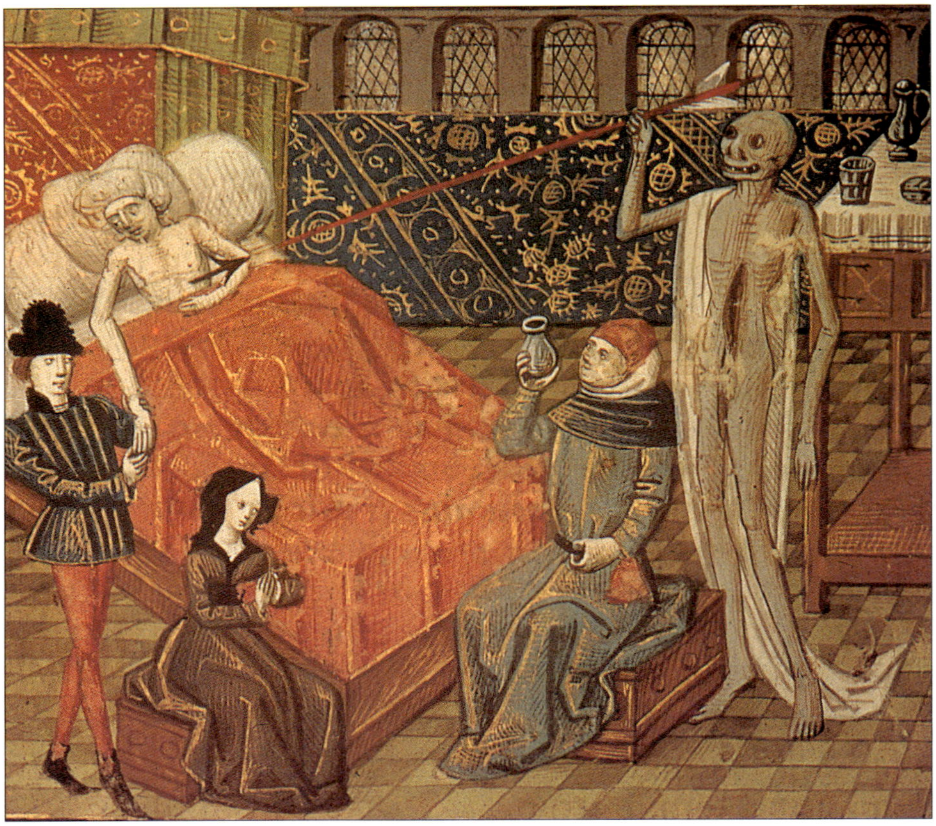

ALLÉGORIE DE LA MORT
Entre le Moyen Âge et le siècle des Lumières, on faisait peu confiance à la médecine. Sur cette enluminure d'un ouvrage français du XVe siècle, des médecins examinent le pouls et les urines d'un patient tandis que la mort rôde autour de lui.

Néanmoins, malgré les progrès de la médecine et la propagation des connaissances en matière d'herboristerie, la santé publique demeurait précaire dans de nombreux pays occidentaux. L'industrialisation se traduisit par un transfert de populations des zones rurales vers les villes polluées et surpeuplées, ainsi que par des conditions de travail souvent dangereuses. L'hygiène et les soins médicaux étaient rudimentaires; les pratiques médicales brutales comme les saignées, les purges, la pose de sangsues se répandaient de plus en plus au détriment de la santé des individus. Des substances toxiques telles que le plomb, le mercure et l'arsenic, que l'on utilisait pour traiter certaines affections, s'avéraient très souvent plus nocives que la maladie elle-même pour le patient. Ces traitements entraînaient souvent des séquelles graves durables, et parfois même la mort.

LES ORIGINES DE L'HOMÉOPATHIE

Tel était le contexte scientifique et culturel dans lequel l'Allemand Samuel Christian Hahnemann (1755-1843) débuta en 1780 sa carrière de médecin. Au cours des neuf années qui suivirent, la cruauté des méthodes médicales de l'époque lui inspira une répulsion grandissante qu'il formalisa par les articles grinçants qu'il rédigeait pour s'assurer un complément de revenus. Hahnemann, opposé à ces pratiques, préconisait plutôt une bonne hygiène publique, une amélioration des conditions de logement, une meilleure alimentation, du grand air et de l'exercice physique. Ses convictions finirent par l'amener à cesser l'exercice de la médecine traditionnelle.

Une période de grands changements sociaux et politiques allait alors commencer en Europe. Le siècle des Lumières, puis la révolution industrielle, provoquèrent de grands progrès technologiques et scientifiques, en même temps que progressait la liberté d'expression et de pensée. Ce contexte intellectuel suscita de grandes avancées dans l'étude de la médecine, parmi lesquelles l'isolation de principes actifs provenant des plantes médicinales : ainsi par exemple, la morphine fut extraite du pavot à opium en 1803.

En 1790, Hahnemann traduisit le *Traité sur la Matière Médicale,* de William Cullen, médecin et chimiste écossais. Cet ouvrage fut à l'origine de ses premières recherches qui furent essentielles au développement ultérieur de l'homéopathie. La première expérimentation de Hahnemann concerne le quinquina. Cullen prétendait que le quinquina, *Cinchona officinalis* (*voir page 49*) était efficace contre la malaria ; or Hahnemann savait que d'autres astringents, bien plus puissants, n'avaient pas d'effet sur cette maladie. Il s'administra donc du quinquina et consigna les résultats de cette expérience. Bien qu'il ne fût pas atteint de malaria, il constata qu'il en développait tous les symptômes. Ceux-ci apparaissaient et duraient quelques heures à chaque prise de quinquina, mais s'estompaient si Hahnemann cessait d'en prendre. Il alla plus loin et nota en détail les réactions d'autres individus sains auxquels il avait interdit d'absorber des excitants tels qu'épices, alcool ou café, afin de ne pas fausser l'étude. Hahnemann renouvela l'expérience avec d'autres substances utilisées comme médicaments, l'arsenic et la belladone par exemple. Il utilisa les résultats pour édifier un « tableau clinique des symptômes » correspondant à chaque remède (*voir page 23*).

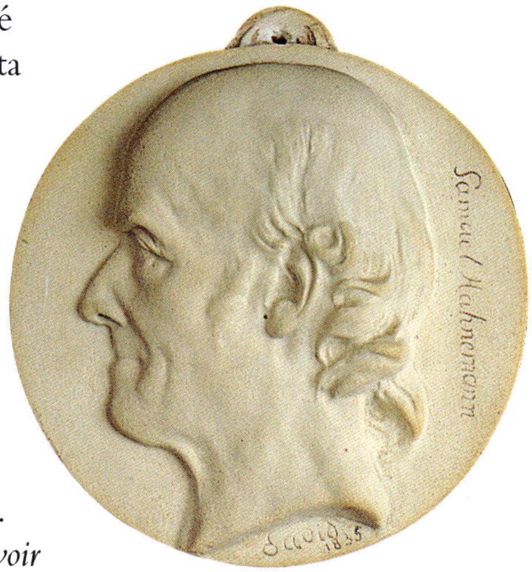

SAMUEL CHRISTIAN HAHNEMANN
Né à Meissen (Allemagne) en 1755, il fréquenta les universités de Leipzig, d'Erlangen et de Vienne. Il fut diplômé en médecine et en chimie, en 1779. Son aversion pour les pratiques médicales du moment l'amena à concevoir un nouveau système de médecine qu'il baptisa homéopathie.

Après six ans d'expérimentations, Hahnemann élargit sa recherche aux malades. Avant toute prescription, il réalisait un examen physique approfondi et consignait tous les symptômes existants. Il questionnait minutieusement ses patients sur leur style de vie, leur état de santé, leur conception de l'existence et sur d'autres éléments ayant une influence sur leur bien-être. Suivant le principe consistant à guérir le mal par le mal, Hahnemann rapprochait ensuite les symptômes spécifiques présentés par un sujet et le tableau clinique d'un remède, de façon à établir la prescription la plus appropriée.

ESSOR

Grâce à ses travaux, Hahnemann instaura progressivement un nouveau type de médecine. Il publia en 1796 son premier livre sur le sujet, intitulé *Un nouveau Principe,* pour vérifier le pouvoir curatif des médicaments et quelques vérifications des principes antérieurs. Il appela ce nouveau système médical « homéopathie », formé par association des mots grecs *homoios,* « semblable », et *pathos,* « souffrance ».

En 1810, il en présentait les principes dans *l'Organon de l'art de guérir* et, deux plus tard, il commençait à enseigner l'homéopathie à l'université de Leipzig. Il expérimenta personnellement une centaine de remèdes tout en développant son système dont il affina la théorie et la pratique (*voir page 18*). Pour autant, le corps médical restait très sceptique envers les théories de Hahnemann tandis que celui-ci demeurait extrêmement critique envers les pratiques du moment. En ne prescrivant qu'un remède à la fois, il s'attira aussi l'hostilité des pharmaciens, qui avaient pour habitude de vendre des mélanges de remèdes extrêmement coûteux.

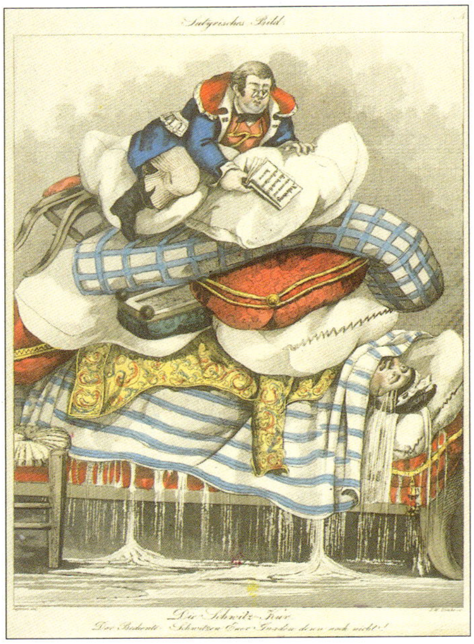

PRATIQUES MÉDICINALES DOUTEUSES
Hahnemann était convaincu que de nombreuses pratiques médicales de son époque étaient malfaisantes, car elles tendaient à exploiter les infirmes et les crédules. Ces traitements exposaient la médecine à la satire. Ce dessin du XIXe siècle illustre la « cure de sudation », un domestique demandant du haut des édredons : « Votre Seigneurie ne transpire-t-elle toujours pas ? »

Au cours du XIXe siècle, l'homéopathie se diffusa rapidement à travers l'Europe, vers l'Asie et les Amériques. Aux États-Unis, les médecins Constantin Hering (1800-1880) et James Tyler Kent (1849-1916) popularisèrent cette thérapie qu'ils firent évoluer (*voir page 19*). À la mort de Hahnemann en 1843, l'homéopathie était fortement implantée dans de nombreuses parties du monde ; elle suscitait encore néanmoins la méfiance et l'opposition des partisans de la médecine classique. Entre 1860 et 1890, cette discipline prospéra, de nombreux hôpitaux et écoles s'ouvrirent, de nombreux remèdes nouveaux furent expérimentés, ce qui élargit considérablement la matière médicale. Les disciples de Hahnemann étaient souvent des praticiens qui, après avoir expérimenté le traitement sur eux-mêmes, délaissèrent la médecine classique. L'un d'entre eux, l'Anglais Frederick Quin (1799-1878) fut guéri du choléra grâce à *Camphora.* Il rencontra la première fois Hahnemann en 1826 en Allemagne, poursuivit l'implantation de l'homéopathie en Grande-Bretagne et fonda le premier hôpital spécialisé à Londres en 1849 ; lors de l'épidémie de choléra de 1854, le taux de mortalité dans cet hôpital fut inférieur de moitié à celui des établissements traditionnels. L'information fut dissimulée par le *National Board of Health* (Conseil National de la Santé), car « ces données cautionnaient une pratique opposée au maintien de la vérité et au progrès de la science ». Cette réaction illustre bien l'emprise de la médecine classique sur l'administration.

DÉCLIN ET RENAISSANCE

Cette prédominance de la médecine allopathique se retrouvait aux États-Unis. À la fin du XIXe siècle, l'homéopathie jouait un rôle significatif dans la pratique américaine puisqu'environ 15 % des médecins la pratiquaient. Néanmoins, au début du XXe siècle, elle se vit largement devancée par la médecine classique, essentiellement en raison de la naissance de l'*American Medical Association.*

Des dissensions parmi les tenants de l'homéopathie affaiblirent encore davantage la force du message de cette discipline. D'un côté, les partisans orthodoxes de Hahnemann et de Kent considéraient qu'il convenait de prendre en compte les caractéristiques émotionnelles d'une personne tout autant que ses symptômes physiques. Ils étaient en faveur des remèdes à haute dilution (*voir page 19*). De l'autre, on trouvait une partie des praticiens, conduits par le Britannique Richard Hughes (1836-1902), qui commencèrent à fonder leurs prescriptions sur les seuls symptômes pathologiques; ils étaient par ailleurs partisans des médicaments à basse dilution. Cette division permit à la médecine classique de reprendre le dessus. Dans les années 1920, l'homéopathie tomba pratiquement dans l'oubli en Grande-Bretagne.

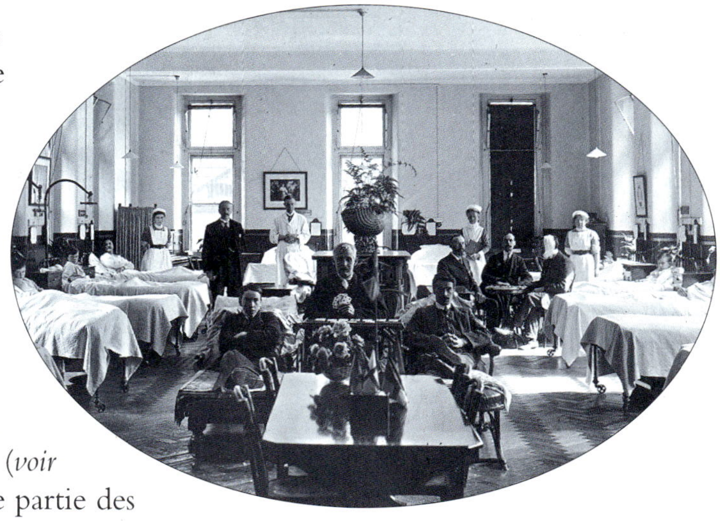

LE LONDON HOMEOPATHIC HOSPITAL
Le taux de mortalité étonnamment bas dans cet hôpital durant l'épidémie de choléra de Londres, en 1854, fit dire à un inspecteur du gouvernement : « S'il plaît à Dieu de m'infliger le choléra, je souhaite tomber entre les mains d'un homéopathe ».

Malgré cela, à la fin du XXe siècle, cette discipline connaît un nouvel essor qui s'explique sans doute par les déceptions suscitées par la médecine allopathique. Dans de nombreux pays, et notamment en Europe centrale, sa popularité n'a jamais connu le déclin constaté en Grande-Bretagne et en Amérique. Cependant, on note des différences de pratique. Alors que la prescription classique d'un remède unique prévaut partout dans le monde, l'homéopathie complexe ou polypharmacie (mélange ou association de plusieurs remèdes) est très en vogue en Allemagne et en France (*voir page 21*). En Australie, les naturopathes intègrent les remèdes homéopathiques dans leurs traitements. En Inde, cela fait longtemps que l'homéopathie a droit de cité au même titre que la médecine traditionnelle et l'Ayurveda. Dans les années 1990, des enseignants (notamment britanniques) ont ravivé l'intérêt pour l'homéopathie en Europe de l'Est; en Russie, cette discipline continue à progresser. En Amérique du Sud, elle est largement enseignée dans les écoles de médecine. Elle connaît par ailleurs un renouveau significatif aux États-Unis : en 1990, plus de 2,5 millions d'Américains utilisaient ses remèdes, et les homéopathes avaient donné au total plus de 800 000 consultations.

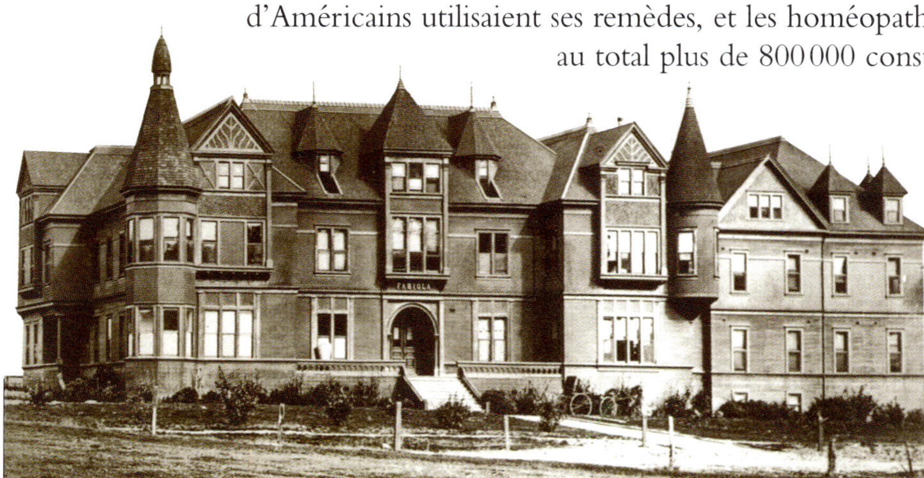

LE FABIOLA HOSPITAL
Situé au nord de la Californie, cet établissement est l'un des nombreux hôpitaux homéopathiques américains en service à l'aube du XXe siècle : ils étaient alors plus de 100. À l'époque, il y avait également 22 écoles spécialisées et plus de 1 000 pharmacies homéopathiques.

PRINCIPES ET THÉORIE DE BASE

CHACUN POSSÈDE EN SOI UNE « FORCE VITALE » QUI MAINTIENT L'ÉQUILIBRE NÉCESSAIRE À LA SANTÉ ENTRE L'ESPRIT ET LE CORPS ET STIMULE LA CAPACITÉ D'AUTOGUÉRISON DE L'ORGANISME.

Les êtres vivants, mais aussi toutes choses inanimées, sont dotés d'une énergie subtile allant bien au-delà de leur constitution physique et chimique. Si ce concept existait, certes, depuis fort longtemps, Hahnemann en a exploré toute l'étendue, dans le corps humain comme dans des substances apparemment inertes. Il considérait possible, par potentialisation (*voir plus loin*), d'exploiter la force vitale des plantes, minéraux et animaux, et d'obtenir des médicaments très efficaces.

D'autre part, Hahnemann voyait dans le mauvais état de santé le résultat d'un déséquilibre interne qui affectait la force vitale de l'organisme. Si celle-ci se trouve affaiblie ou subit une tension, une affection est susceptible de s'installer. Les symptômes se déclarant correspondent à une stimulation par cette force vitale des capacités d'autoguérison. Ils peuvent s'extérioriser sous forme de fièvre ou d'éruption cutanée, mais également se manifester par des réactions psychologiques ou émotionnelles telles que des crises de larmes ou une forte irritabilité. Une thérapeutique doit donc aider la force vitale à rétablir l'équilibre et, par ricochet, permettre la disparition des symptômes.

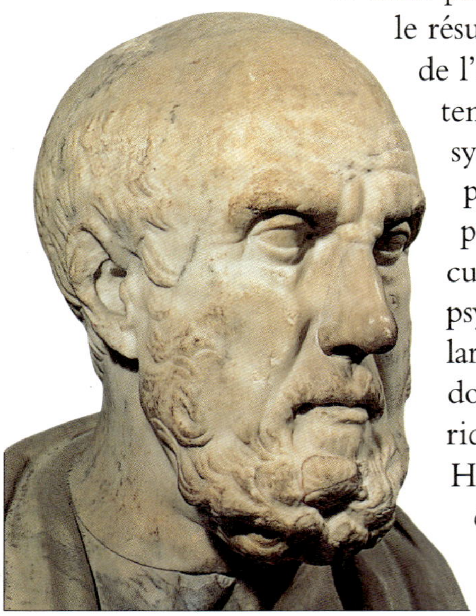

HIPPOCRATE
Ce médecin grec (460-377 av. J.-C.) est connu comme le « père de la médecine » pour avoir dissocié la guérison du mysticisme et de la religion. Il élabora les bases fondamentales de la médecine telle qu'elle est toujours pratiquée aujourd'hui, et en établit les principes clés (voir l'encadré ci-contre).

Hahnemann adopta le principe « *similia similibus curentus* », énoncé au Ve siècle av. J.-C. par Hippocrate, et consistant à « guérir le mal par le mal » (*voir l'encadré en bas à droite*). Ses expérimentations (*voir page 23*) étaient destinées à répertorier l'ensemble des symptômes provoqués par un remède, et à dresser un « tableau clinique ». Si celui-ci répondait à l'ensemble des symptômes présentés par un patient, c'est que le remède correspondant était le plus à même de stimuler la force vitale et donc de combattre l'affection à traiter. La clef de la réussite consiste donc, pour un homéopathe, à faire coïncider le plus parfaitement possible un remède donné avec le tableau clinique des symptômes du patient.

LOI DE SIMILITUDE

Les substances capables de provoquer l'apparition de certains symptômes sur un organisme sain peuvent aussi traiter les symptômes similaires observés sur une personne malade. Par exemple, l'empoisonnement à la belladone provoque des symptômes similaires à ceux de la scarlatine : la plante a donc le pouvoir de soigner cette affection. On guérit donc « le mal par le mal ».

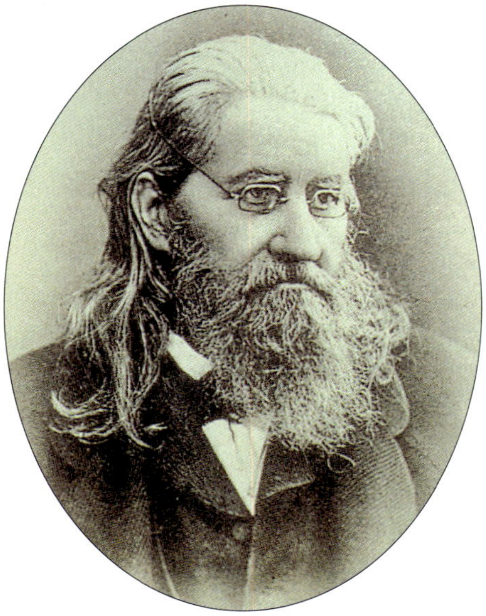

CONSTANTIN HERING
Cet homéopathe américain du XIXe siècle énonça trois « lois de Guérison » qui permettent d'interpréter l'évolution de l'état du patient.

Les remèdes étant souvent extraits de substances très fortes et parfois toxiques, Hahnemann en utilisa seulement de petites doses pour ses préparations. Mais contre toute attente, ses patients avaient encore tendance à souffrir d'effets secondaires, ou « aggravations ». Il mit alors au point une technique dénommée potentialisation (*voir page 28*), consistant à diluer et à mélanger vigoureusement la substance de base, voire à la heurter sur une surface dure. Ce procédé d'agitation, baptisé dynamisation, semblait libérer plus de puissance, même au fil des dilutions successives. Hahnemann fut très surpris du résultat de sa recherche : non seulement les microdilutions dynamisées paraissaient nettement plus puissantes que les dilutions normales, mais elles agissaient en douceur, de façon rapide et durable. On pouvait donc se contenter de ce dosage minimal sans danger. Deux homéopathes américains, Constantin Hering et James Tyler Kent (*voir page 16*), approfondirent ensuite ces théories originelles. Hering énonça trois lois de guérison décrivant les phases fondamentales de l'évolution (*voir l'encadré ci-contre*). Kent, de son côté, formalisa les étapes symptomatiques. Pour déterminer la durée d'un traitement et évaluer l'efficacité d'un remède donné, il dressa douze scénarios possibles couvrant toutes les possibilités susceptibles de qualifier l'évolution de l'état du patient : aggravation, amélioration, état stationnaire, etc. Depuis les années 1970, l'homéopathe grec George Vithoulkas a fait de nombreuses recherches pour réactualiser ces scénarios tout en affinant la théorie et la pratique de l'homéopathie.

LOIS DE GUÉRISON

- Lorsque l'état du patient s'améliore, les symptômes affectant des organes vitaux internes s'estompent et se portent sur les organes et tissus externes.
- La guérison s'opère du haut en bas du corps ; par exemple, les symptômes localisés à la tête disparaissent les premiers, et cette évolution progresse peu à peu jusqu'aux extrémités.
- D'anciens symptômes réapparaissent souvent au cours d'une guérison, en général dans le sens inverse de leur apparition. Les immunologistes considèrent que le corps se « souvient » des attaques qu'il a subies et de toutes les réactions qu'il a eues envers elles.

CONSTITUTION ET SENSIBILITÉ

En homéopathie, la « constitution » d'une personne correspond à son état de santé, mais aussi à son tempérament et à toutes ses caractéristiques innées et acquises. S'il est bien portant, un organisme combat la maladie même s'il est exposé à une grande variété de bactéries et de virus virulents, tant que la force vitale demeure efficace et que le degré de sensibilité reste assez faible. Or cette sensibilité peut varier d'heure en heure et de jour en jour. Elle dépend d'un catalyseur particulier qui déclenche un déséquilibre de la force vitale : par exemple une exposition à la chaleur, au froid, aux polluants, ou encore un stress, un chagrin, un surmenage ou la consommation de drogues (*voir page 177*). Des facteurs miasmatiques sous-jacents peuvent aussi affecter la capacité de la force vitale à résister aux attaques (*voir plus loin*).

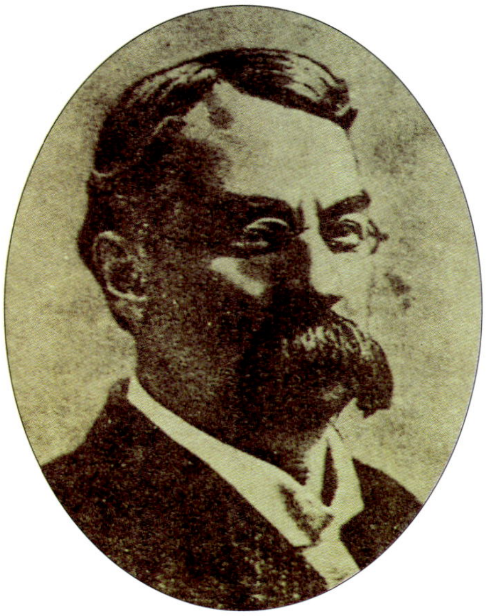

JAMES TYLER KENT
*Cet homéopathe américain très influent établit un schéma précis permettant d'évaluer l'efficacité des traitements prescrits (*voir page 19*). Il mena également de très nombreuses recherches sur les nouvelles substances afin d'élargir la matière médicale homéopathique.*

Certains homéopathes s'attachent à bien appréhender le type constitutionnel de leur patient avant de prescrire un traitement. Ils choisissent dans le tableau clinique des symptômes (*voir page 23*) les remèdes correspondant exactement à la constitution physique et psychologique de l'individu sain. Ces traitements de fond, préconisés aux sujets en bonne santé, renforcent la force vitale et forgent une résistance aux maladies susceptibles de se déclarer.

On distingue deux types de maladies : les affections de courte durée ou aiguës, progressant et disparaissant rapidement comme le rhume ou un problème digestif mineur, et les affections chroniques et de longue durée comme les polyarthrites rhumatoïdes ou le diabète, qui ont tendance à être récurrentes, profondément ancrées, ou à entraîner une dégénérescence progressive. Les médicaments homéopathiques maintiennent le pouvoir d'autodéfense de la force vitale : soit ils favorisent la guérison des affections aiguës et préviennent l'affaiblissement au fil du temps, soit ils traitent les affections récurrentes ou empêchent qu'elles ne se renouvellent. Ceci posé, pour qu'un remède offre une efficacité optimale, il faut qu'il soit choisi avec soin et parfaitement adapté au sujet : il est donc préférable de consulter un homéopathe pour traiter les états chroniques, plutôt que de s'essayer à un autodiagnostic.

MIASMES ET PRÉDISPOSITIONS

Après de nombreuses années de pratique, Hahnemann constata que certains patients ne semblaient pas réagir aux remèdes prescrits, ou rechutaient très vite. Il étudia ces cas et conclut que ce phénomène était dû à des prédispositions inhérentes de l'individu à être sujet à des affections. Ces sensibilités spécifiques, qu'il dénomma miasmes, peuvent se définir comme étant l'effet chronique d'une maladie sous-jacente, ou la sensibilité d'un individu ou de l'un de ses ascendants à une maladie. Hahnemann identifia trois miasmes : *Psora, Sycosis* et *Syphilis,* ayant respectivement une relation avec la gale, la gonorrhée et la syphilis. Certains considèrent même le cancer et la tuberculose comme des miasmes encore plus profonds. À partir de ces infections, Hahnemann fabriqua des remèdes, appelés nosodes, destinés à combattre ces miasmes. Au terme du processus de dilutions et de dynamisations, il ne reste plus aucune molécule de la substance de départ : le remède, même s'il provient d'éléments virulents tels que la cause de la maladie, peut donc être utilisé sans danger.

LES NOSODES

Hahnemann inventa ces remèdes afin de neutraliser les miasmes qu'il rendait responsables d'entraves au traitement. Les nosodes étaient faits à partir de tissus infectés ou de bactéries, mais ne présentaient aucun danger car ils étaient stérilisés et potentialisés. Ainsi par exemple, *Psorinum* est fabriqué à partir de tissus scabieux, et *Carcinosin* à partir de tissus cancéreux.

La santé d'un individu est stratifiée en couches de prédisposition ou de déséquilibre. Avant d'atteindre un état de santé satisfaisant de manière durable, il convient d'éliminer un certain nombre de couches.
Un miasme sous-jacent est susceptible de se révéler en cours de traitement : il faut alors affiner la prescription afin de le combattre.
Il est important de souligner que le patient ne souffre pas de la maladie portant le nom des miasmes : cette appellation décrit plutôt les prédispositions acquises à un schéma de symptômes possibles, ou une tendance spécifique à subir une affection (sensibilité de la personne). Ainsi par exemple, *Psora* est lié à un retard de développement et une malnutrition; *Sycosis* est associé à une appréhension frénétique de la vie et à un surmenage, tant mental que physique, tandis que *Syphilis* décrit un état de dépression, d'affaiblissement, de dégradation et de détérioration.

LES TYPES DE PRATIQUE HOMÉOPATHIQUE

Une division entre deux concepts fondamentaux a fait émerger deux écoles : la pratique classique ou uniciste et la pratique complexe.

Les homéopathes classiques traitent le plus souvent à l'aide d'un seul remède correspondant exactement au type constitutionnel du patient et à son tableau clinique de symptômes. Néanmoins, en cas de maladie grave ou de blessure, les symptômes physiques sont prédominants par rapport aux réactions émotionnelles ou constitutionnelles : il convient alors d'adopter une approche plus pragmatique et d'utiliser des combinaisons de plusieurs remèdes à faible dosage. C'est la raison pour laquelle on peut trouver les cinq ou six remèdes traitant la grippe en un seul comprimé. Cette approche correspond à la pratique complexe ou complexiste; les homéopathes classiques ne l'adoptent que très rarement.

La pratique complexe est fondée sur les théories de l'homéopathe anglais Richard Hughes (*voir page 17*) et connue parfois sous le nom d'homéopathie combinée ou polypharmacie. Dans certains pays, elle est devenue la méthode standard de prescription. En 1948, elle a été officiellement approuvée par l'*American Institute of Homeopathy;* dans de nombreux pays d'Europe, la France et l'Allemagne par exemple, la polypharmacie est plus répandue que l'homéopathie classique.

Appliqués à la lettre, les principes de l'homéopathie mènent à l'isopathie qui préconise le traitement des symptômes par la microdilution dynamisée des substances ayant provoqué l'affection. Ainsi par exemple, *Apis,* provenant du dard d'abeille, peut traiter les piqûres d'abeille. Les homéopathes classiques considèrent l'isopathie efficace à 20 ou 30 %, dans la mesure où elle ne prend pas en considération la constitution spécifique de chaque patient. La tautopathie va encore plus loin et utilise la substance qui a provoqué les symptômes à traiter. Autrement dit, le remède contre une piqûre d'abeille doit être préparé avec le venin de l'abeille responsable de la piqûre. En pratique, ce concept est surtout utilisé en cas de réactions allergiques. La technique pluraliste, utilisant plusieurs produits différents de façon successive, est intermédiaire et se situe entre les pratiques classique et complexe.

LA CONSTITUTION DE LA MATIÈRE MÉDICALE

DEPUIS LES THÉORIES DE HAHNEMANN, PLUS DE 4000 SUBSTANCES D'ORIGINE MINÉRALE, VÉGÉTALE OU ANIMALE ONT ÉTÉ EXPÉRIMENTÉES. IL EN RÉSULTE UNE MATIÈRE MÉDICALE HOMÉOPATHIQUE REGROUPANT PLUS DE 2000 REMÈDES.

Les herboristes européens ont eu une très forte influence dans la sélection des substances de base des remèdes homéopathiques, et leur grande connaissance des végétaux a constitué une base conséquente de travail. Les médecins utilisaient aussi déjà certains éléments chimiques ou des minéraux tels que le mercure, et prescrivaient même le zinc comme complément nutritionnel. Les traditions médicales d'autres cultures, découvertes notamment par les explorateurs et les colonisateurs européens, ont ouvert la voie à l'expérimentation de nouvelles substances susceptibles de présenter une efficacité sur le plan homéopathique. C'est ainsi que Constantin Hering (*voir page 16*) découvrit lors de sa visite en Amérique du Sud les propriétés curatives d'un serpent, le trigonocéphale (*voir page 109*). Ces substances, ignorées jusqu'alors ou déjà connues pour leurs effets bénéfiques ou toxiques, furent expérimentées et tous les éléments les concernant répertoriés.

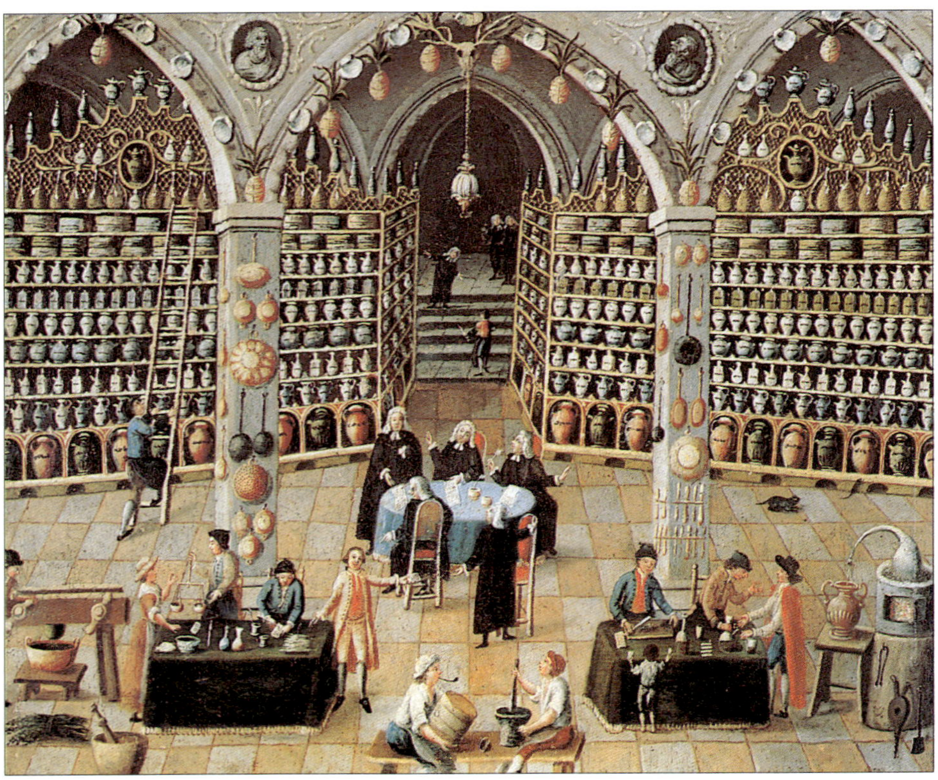

L'UNIVERS DES APOTHICAIRES
La diversité des mélanges de plantes et de minéraux dispensés par les apothicaires du XVIIIe siècle est parfaitement illustrée dans ce tableau d'un artiste inconnu de l'époque. Bon nombre de ces médicaments furent expérimentés par Hahnemann et bien d'autres médecins, curieux de savoir s'ils avaient un pouvoir curatif dans le cadre de l'homéopathie

C'est Hahnemann qui a établi le protocole d'expérimentation permettant d'évaluer le potentiel des remèdes. Il administrait à un groupe de testeurs la même substance, mais selon des dilutions (*voir page 19*) variant d'un sujet à l'autre. Il demandait ensuite à chaque expérimentateur volontaire de rédiger un rapport journalier très détaillé portant sur ses dispositions d'esprit, ses sensations, les différentes réactions constatées et notamment celles qui perturbaient son état de santé habituel. Il répertoria ces symptômes en deux catégories et les qualifia de « généraux » lorsqu'ils concernaient l'ensemble de la constitution d'un individu, et de « spécifiques » quand ils affectaient une partie spécifique de l'organisme. Les testeurs devaient également noter les circonstances environnantes ou éléments déclencheurs susceptibles de provoquer une amélioration ou une aggravation. Certaines affinités générales, physiques ou psychologiques étaient plus manifestes que d'autres, et certains symptômes s'observaient chez la plupart des personnes participant à l'expérimentation. Hahnemann les appela symptômes de « premier rang ». Il les qualifia de « deuxième rang » quand ils n'apparaissaient que chez très peu de cobayes, et de « troisième rang » s'ils concernaient un individu isolé. Tous ces symptômes furent dûment répertoriés et regroupés dans un « tableau clinique » prenant en compte les variations liées aux différents types constitutionnels des testeurs. Afin d'approfondir la connaissance du remède, les informations issues de ces expérimentations furent comparées à celles déjà connues des herboristes et des médecins. De cette connaissance accrue du « tableau des symptômes » de chaque remède émergea un « caractère » type. C'est la liste de ces « dominantes », qui permet aux homéopathes de déterminer instantanément quel est le remède le plus approprié au cas qu'ils doivent traiter. James Tyler Kent (*voir page 19*) a beaucoup travaillé à élargir la connaissance des remèdes qui font à présent partie de la matière médicale, et bien d'autres praticiens après lui ont prolongé son œuvre.

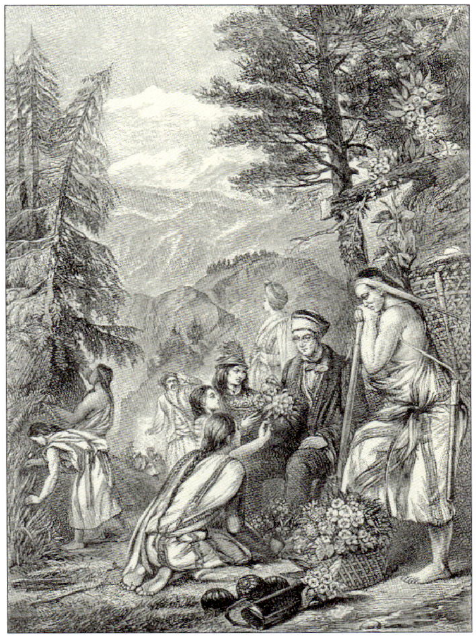

L'ENRICHISSEMENT DE LA MATIÈRE MÉDICALE
Les explorateurs du Nouveau Monde, comme ces naturalistes victoriens représentés sur cette gravure de 1868, collectèrent des échantillons et des informations sur un grand nombre de plantes et d'animaux. Certains furent incorporés à la matière médicale homéopathique.

Il est possible d'établir des relations entre remèdes au-delà de leurs propriétés spécifiques. Ainsi par exemple, l'étude réalisée sur l'ensemble des médicaments composés de potassium ou de calcium met en évidence des similitudes : le groupe à base de *Kalium* est lié à la faiblesse physique, celui à base de *Calcium* à la sensibilité et la timidité. Cette analyse thématique est encore plus flagrante dans le cas de catégories clairement définies comme celles des familles de la Table Périodique, qui résultent des récentes recherches de l'homéopathe britannique Jeremy Sherr.
On peut également mettre en évidence des relations entre les plantes et les animaux appartenant à la même famille. Les informations provenant d'anciennes expérimentations sont souvent incomplètes et parfois très documentées mais, aujourd'hui, une meilleure exploitation des résultats des tests donne une image assez exhaustive du potentiel des remèdes.

LE DÉVELOPPEMENT DE L'HOMÉOPATHIE

DEPUIS LES EXPÉRIMENTATIONS DE HAHNEMANN, LES ESSAIS CLINIQUES EN HOMÉOPATHIE SONT RESTÉS TRÈS RARES JUSQUE DANS LES ANNÉES 1980, ALORS QUE LA RECHERCHE MÉDICALE S'EST NETTEMENT SOPHISTIQUÉE.

Alors que de grands groupes pharmaceutiques ont largement financé la recherche de nouveaux médicaments allopathiques, l'homéopathie s'est dans le même temps vu allouer des montants nettement moins importants. Par ailleurs, elle n'a pu bénéficier des installations universitaires et hospitalières et de la prestation des chercheurs ; elle est également handicapée par le fait que les travaux d'expérimentation sont complexes. Le choix du remède, qui est fondamental en homéopathie, dépend essentiellement en effet du savoir-faire et du jugement du praticien.
Par ailleurs, l'analyse des résultats des tests est très souvent contestée par l'invocation de l'effet placebo (*voir l'encadré ci-contre*). Pourtant, les expérimentations cliniques menées par Taylor-Reilly en 1986 à Glasgow ont clairement démontré, statistiques à l'appui, que l'on ne pouvait attribuer à un effet placebo les améliorations sensibles constatées sur des patients ayant suivi un traitement homéopathique. Taylor-Reilly y voyait deux conclusions possibles : soit l'homéopathie était efficace, soit les tests cliniques ne l'étaient pas…
Mentionnons aussi les résultats de trois méta-analyses, autrement dit le regroupement d'un ensemble représentatif de tests similaires en une seule grande étude dont l'analyse fournit des enseignements plus significatifs que des expérimentations menées à échelle restreinte. Les trois plus importantes sont celle du professeur J. Kleijnen, publiée dans le *British Médical Journal* en 1991, celle de J. P. Boissel commanditée par la Commission Européenne et publiée à Bruxelles en 1996, et celle de K. Linde en association avec d'autres scientifiques, publiée dans *The Lancet* en 1997. Ces trois personnalités ont travaillé avec des chercheurs indépendants, qui ont déployé tous leurs efforts pour prouver que l'homéopathie n'avait pas plus d'action qu'un simple placebo ; or ils sont tous trois arrivés à la conclusion inverse. Par ailleurs, le vétérinaire homéopathe

L'EFFET PLACEBO

Lors des tests cliniques sur un médicament, on donne ce dernier à un certain nombre de volontaires jouant le rôle de cobayes alors que les autres reçoivent un placebo, souvent représentée par une pilule de sucre sans principe actif.
Les sujets participant aux expériences ne savent pas si on leur a véritablement donné ou non un médicament. Les recherches sur le système immunitaire révèlent que les attentes des patients influent sur le processus de guérison.
Le placebo peut donc avoir un effet thérapeutique dans la mesure où les malades espèrent une amélioration de leur état. De ce fait, les tests cliniques prennent en compte cet effet placebo au niveau du seuil d'exigence : pour qu'un médicament soit reconnu efficace, il faut que son effet soit nettement plus important que celui obtenu après administration d'un placebo.

anglais C. Day a mené en 1984 sur le sujet des études dignes d'intérêt : il en déduit en effet que l'on ne peut attribuer à l'effet placebo la réaction positive à un traitement homéopathique constatée sur un animal.

De nombreuses recherches ont eu pour but de démontrer le degré d'efficacité de l'homéopathie dans le traitement d'affections spécifiques : mentionnons notamment l'étude de R. G. Gibson (Glasgow, 1980) sur le traitement homéopathique de la polyarthrite rhumatoïde, les recherches du pédiatre américain J. Jacobs (1994) sur la diarrhée au Nicaragua et, sur le thème des maux de dents et poussées dentaires, l'étude du Français, P. Berthier (Lyon, 1985) et la publication de l'Allemand A. Vestweber, dans la revue *Erfahrungsheilkunde* (1994).

Des recherches théoriques se poursuivent afin de comprendre comment un remède homéopathique demeure efficace alors que sa dilution est telle qu'il ne possède même plus une seule molécule de l'ingrédient de base. Cette propriété peut être liée à la mémoire de l'eau. Des scientifiques américains comme le médecin S. Y. Lo ont publié le résultat de leurs recherches sur ce sujet dans *Modern Physics Letters,* en 1996.

Une solution alternative efficace

Indépendamment des essais cliniques, des études réalisées sans contrôle technique, dit « double-aveugle » basées sur l'avis des patients quant aux bienfaits de leur traitement, ont pu elles aussi faire évoluer les choses. L'une d'entre elles a été menée à l'hôpital homéopathique de Glasgow sur des patients qui avaient été traités sans succès par la médecine classique pour des maladies très variées parmi lesquelles la dépression, la sclérose en plaques et le cancer. Tous ces malades ont fini par s'éloigner progressivement de la médecine classique. Comme l'indique le rapport de 1998 de la faculté d'homéopathie du Royaume-Uni, ces études et tests cliniques démontrent nettement l'intérêt de l'homéopathie, d'une part pour les malades, d'autre part en raison de son avantage financier. Cette discipline a en effet recours à des médications moins coûteuses, elle limite les hospitalisations et évite le traitement des effets secondaires que l'on observe avec des médicaments conventionnels. L'approche intégrée de l'hôpital de Glasgow s'est avérée très efficace puisque la combinaison des soins homéopathiques et classiques a révélé chez 90 % des patients des améliorations plus importantes que celles qu'aurait permises la seule médecine conventionnelle.

Dans de nombreux pays occidentaux, la tendance générale est à la prise de distances par rapport aux médicaments, au profit d'un courant plus « holistique » qui traite la personne considérée comme une entité. Même le corps médical montre de l'intérêt à étudier l'intégration dans ses traitements de thérapies complémentaires telle que l'homéopathie. Les raisons en sont essentiellement l'augmentation des coûts des soins médicaux, les effets secondaires de certains traitements, et l'impuissance à soigner certaines maladies comme le cancer. Mais pour que cette intégration devienne une réalité, l'homéopathie doit bénéficier d'une augmentation du niveau des études et de la recherche.

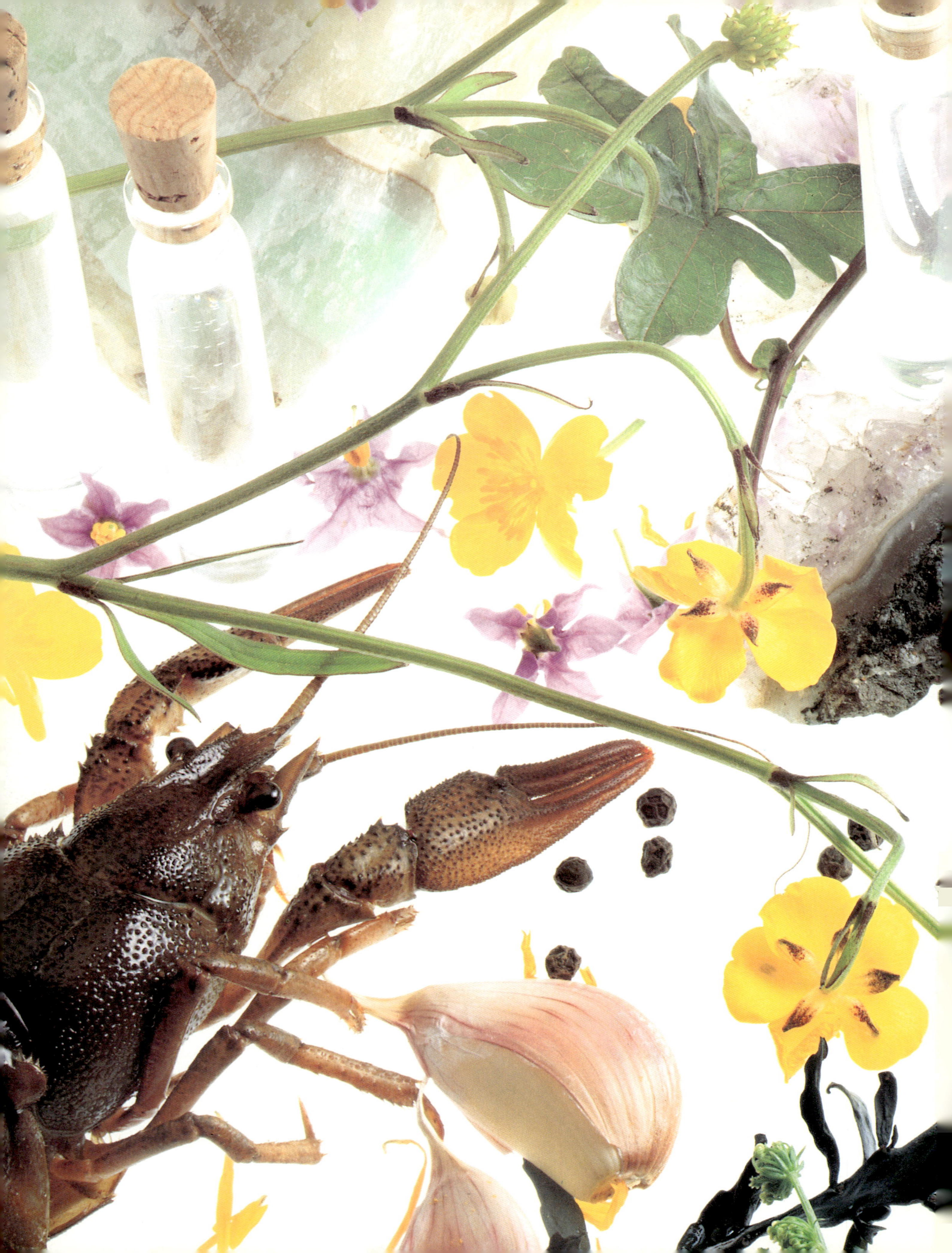

MATIÈRE MÉDICALE

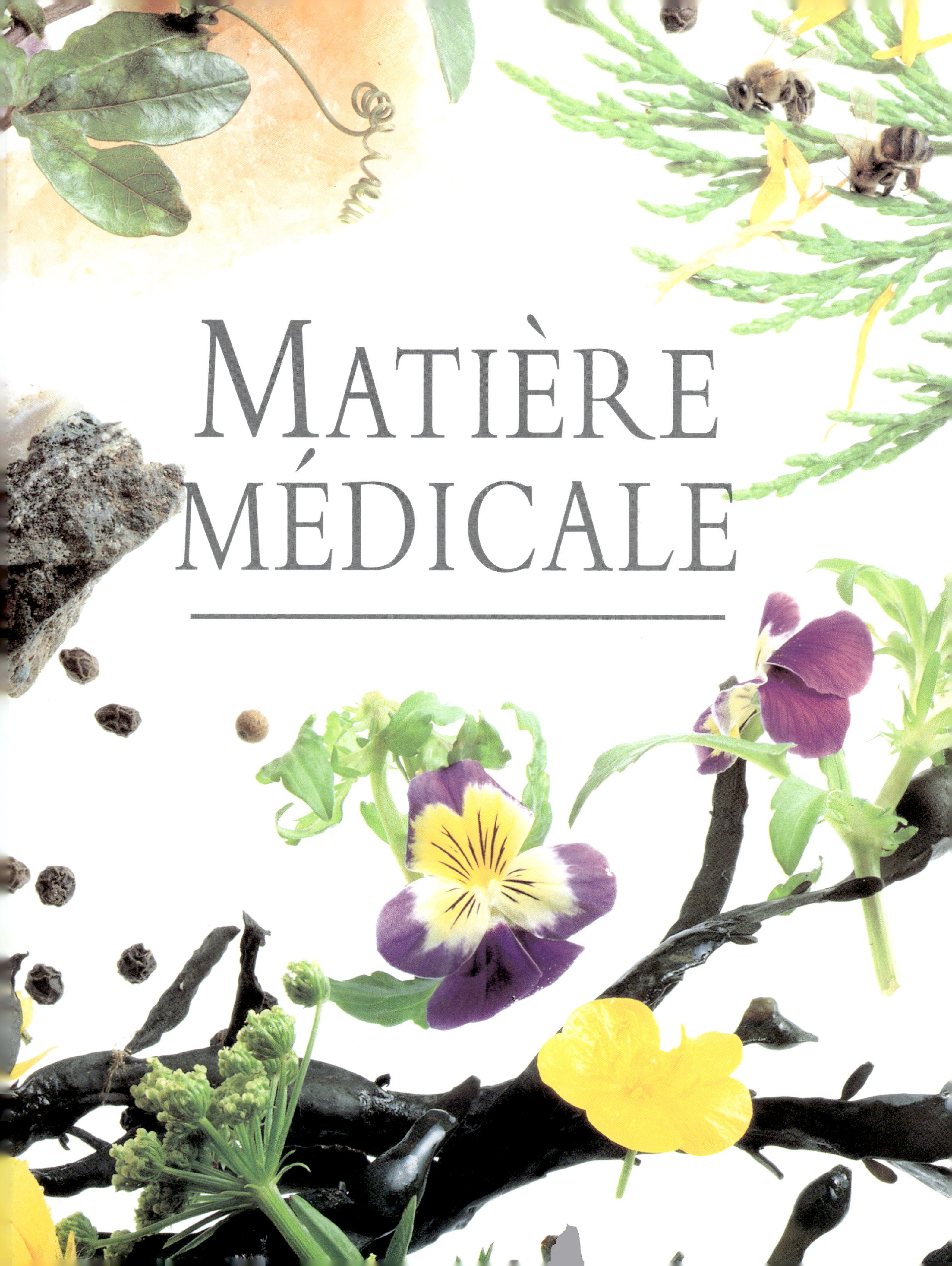

LA FABRICATION DES REMÈDES

UN REMÈDE n'est pas homéopathique en soi : il le devient lorsqu'il est prescrit selon le principe consistant à « guérir le mal par le mal » (*voir page 18*). Pour avoir une action homéopathique, il doit donc refléter exactement les symptômes du patient (*voir page 177*). Toute la compétence, l'expérience et la capacité de jugement du praticien interviennent dans le choix d'un remède. Celui-ci est fabriqué selon des règles très strictes, mais il est possible d'en moduler la puissance.

LA PUISSANCE DES REMÈDES

La fabrication des remèdes homéopathiques obéit à un mode opératoire bien précis élaboré par Hahnemann, qui en a contrôlé la méthode et les mesures avec une rigueur toute scientifique. Il a par ailleurs mis au point un procédé particulier appelé potentialisation, qui permet à la substance de base de libérer tout son potentiel dans la préparation (*voir page 19*).

LA THÉORIE DE LA DILUTION

De nombreux remèdes proviennent de substances très actives et parfois toxiques. Pour en éviter les effets secondaires, Hahnemann établit la nécessité de diluer très fortement les remèdes. Il découvrit que, paradoxalement, plus le remède est dilué, plus il est efficace, plus son action est prolongée, et moins il faut de doses pour traiter une affection. La dilution des remèdes est alors telle qu'il est hautement improbable d'y retrouver encore une seule molécule de la substance d'origine. En même temps, c'est bien en raison de cette très forte dilution que l'homéopathie est encore jugée avec tant de scepticisme par les scientifiques et les médecins classiques (*voir page 24*).

La puissance à prescrire du remède est évaluée par l'homéopathe en fonction du trouble à traiter, de la robustesse du patient et des circonstances. Le remède doit être adapté au mal à combattre, et sa puissance doit être appropriée au patient à soigner.

LES ÉCHELLES DE DILUTION

La préparation des remèdes homéopathiques se réalise le plus selon l'une des deux échelles suivantes : l'échelle décimale (DH ou XH) soit une dilution de 1 pour 10, ou l'échelle centésimale (CH) soit une dilution de 1 pour 100. Le nom des remèdes est généralement suivi d'un chiffre ou d'un nombre (6CH, 12X, etc.) indiquant combien de fois le remède a été dilué et dynamisé et selon quelle échelle. Par exemple, le remède *Allium cepa* 6CH a été dilué et dynamisé 6 fois selon l'échelle centésimale.

D'autres échelles peuvent s'utiliser, mais on y recourt nettement plus rarement : l'échelle millésimale (M) soit une dilution de 1 pour 1000, et l'échelle quinquagintamillésimale (LM), soit une dilution de 1 pour 50000.

La première échelle est essentiellement utilisée lorsque l'homéopathe juge qu'il convient d'administrer en une seule fois une dose à fort potentiel. La seconde, prescrite encore moins fréquemment, concerne les cas rebelles et chroniques qui nécessitent la prescription d'une « méga-dose » d'un remède.

LA DILUTION ET LA DYNAMISATION

L'ÉLABORATION DE LA PUISSANCE

La teinture mère (voir en face) *est mélangée à une solution d'alcool pur et d'eau distillée selon l'une des différentes échelles de dilution utilisées. La proportion d'alcool par rapport à la quantité d'eau dépend de la substance de base de la teinture mère. Pour obtenir une puissance de 1CH, on ajoute 1 goutte de teinture mère à 99 gouttes de la solution alcool-eau distillée et on dynamise. Pour obtenir une puissance de 2CH, on ajoute 1 goutte de la solution de 1CH à 99 gouttes de la solution alcool-eau distillée et on dynamise. Pour fabriquer celle de 6CH illustrée ci-dessous, on répète l'opération quatre fois.*

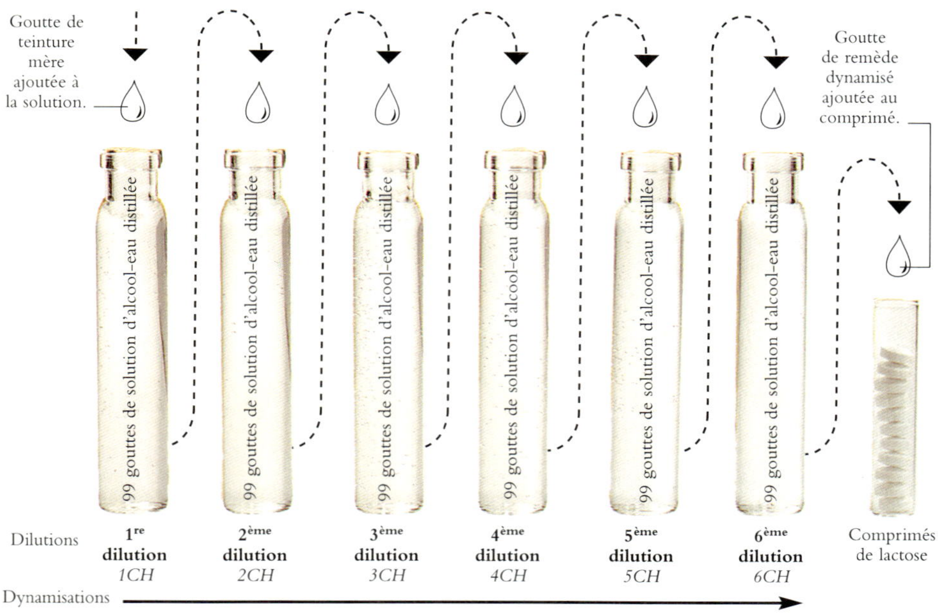

LA FORCE DES REMÈDES

Selon les théories d'Hahnemann, plus le remède est dilué, plus il est puissant et plus le nombre le définissant est élevé. À l'inverse, une dilution plus faible donne un remède moins puissant et le nombre indiquant sa puissance est moins élevé.

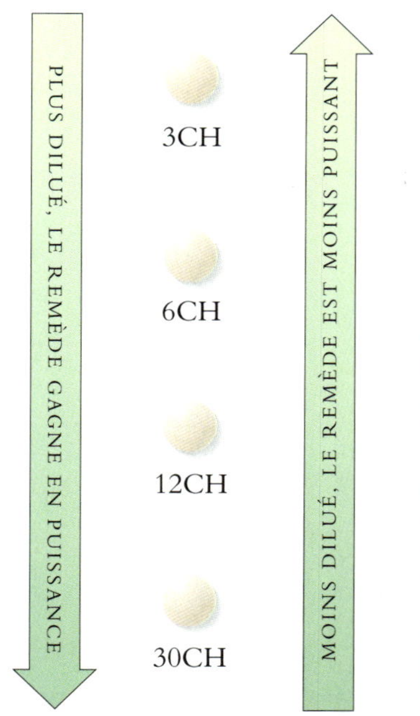

La préparation des remèdes homéopathiques

Les remèdes homéopathiques proviennent de substances végétales, animales ou minérales. La matière végétale ou animale peut être utilisée entière ou détaillée en morceaux, en fonction de la taille et de la densité de l'échantillon. Les métaux, insolubles à l'état naturel, sont mélangés à des cristaux de lactose et broyés de nombreuses fois jusqu'à obtention d'une poudre suffisamment fine pour se dissoudre dans l'eau. Ce procédé, appelé trituration, sert aussi pour les substances cristallines, graines et haricots qui sont durs, de taille importante ou insolubles dans l'eau.
Les remèdes homéopathiques sont toujours préparés dans des conditions strictes par un professionnel : c'est l'une des grandes différences avec la phytothérapie.

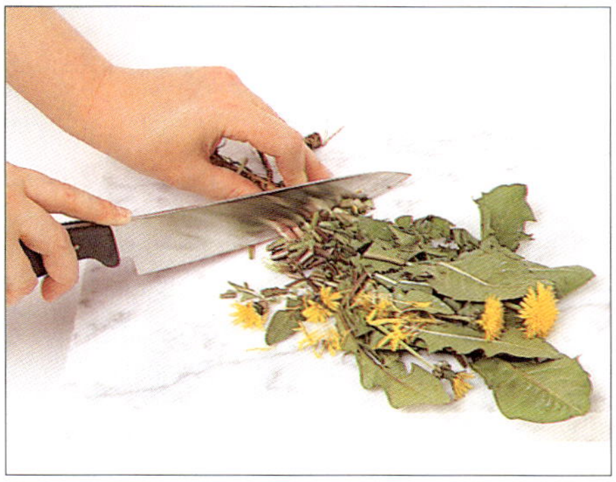

1 Les matières végétales telles que les feuilles, racines et sommités fleuries (*ci-dessus*) et certaines matières animales, sont hachées menu ; d'autres sont dissoutes dans l'eau ou broyées.

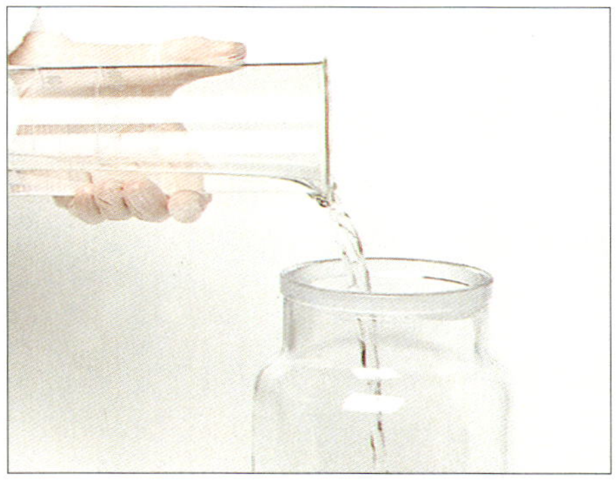

2 La substance est transférée dans un grand bocal dans lequel on verse ensuite une solution d'alcool et d'eau distillée (en général 90 % d'alcool pour 10 % d'eau, mais cette proportion peut varier).

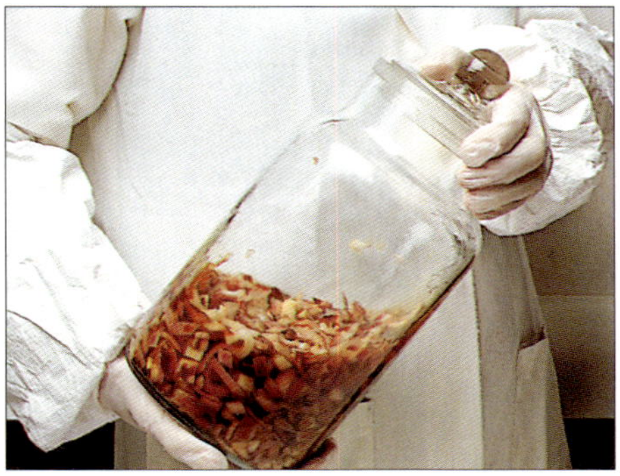

3 On laisse alors le mélange reposer pendant une durée variable. Si celle-ci est prolongée, on secoue régulièrement la solution. Il faut aux végétaux plusieurs jours ou plusieurs semaines de macération ; les solutions à base de minéraux peuvent passer à l'étape suivante presque aussitôt.

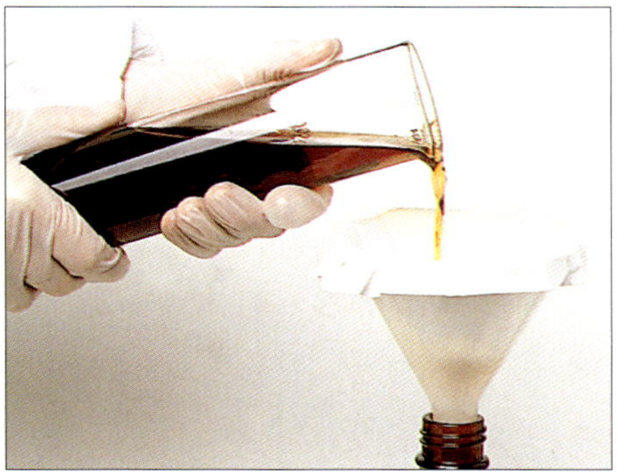

4 Une fois écoulé le temps de macération nécessaire, la solution est versée dans un filtre ; elle passe à travers celui-ci par simple gravité ou par pression mécanique. Le liquide ainsi recueilli après filtration devient la « teinture mère ». Il est alors conservé dans un bocal hermétique à la lumière.

5 On dilue une goutte de la teinture mère dans un mélange d'alcool pur et d'eau distillée, en observant les proportions de l'une des échelles (*voir page 28*). Dans la pratique, ce sont les échelles décimale et centésimale qui sont les plus utilisées.

6 Ce mélange est alors secoué (*voir ci-contre à droite*) ou heurté fermement contre une surface dure, selon le procédé mis au point par Hahnemann. Cette « dynamisation » a pour effet de « potentialiser » le liquide (*voir page 19*).

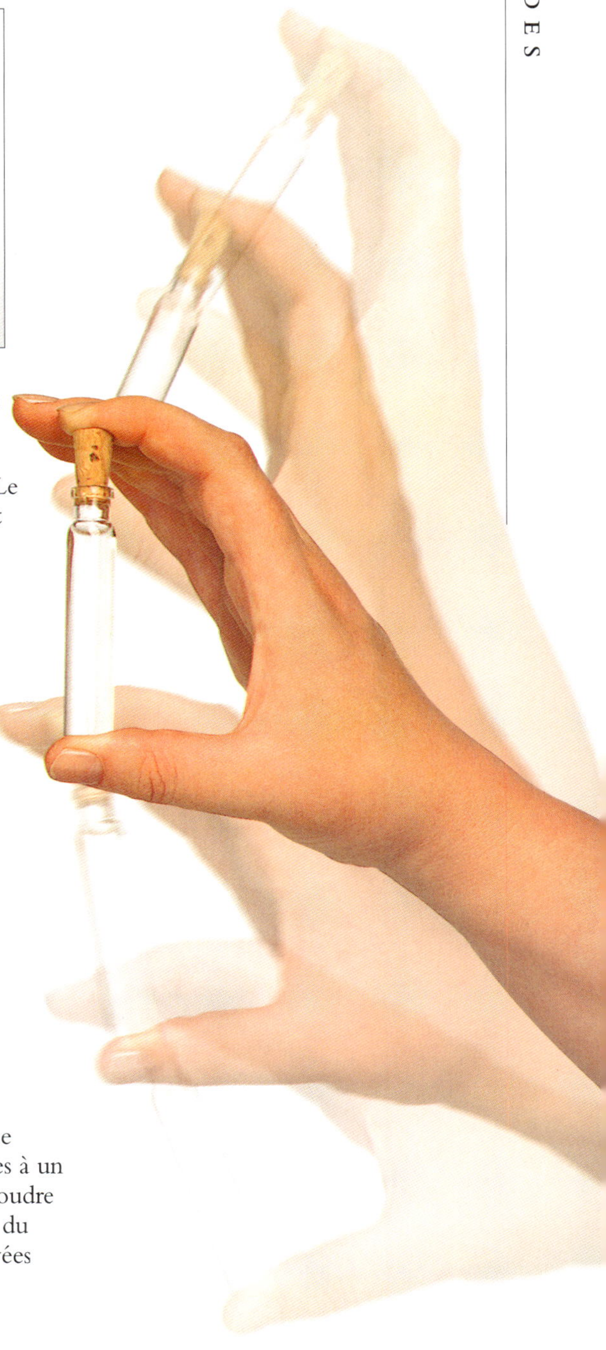

7 Après cette dynamisation du liquide, on répète les étapes 5 et 6 autant de fois que nécessaire pour moduler l'efficacité du remède. À chaque fois, la solution résultante est diluée de nouveau dans un mélange d'alcool pur et d'eau distillée puis dynamisé, jusqu'à ce que l'on atteigne le niveau de dilution souhaité, et par la même occasion le niveau de puissance du remède (*voir page 28*).

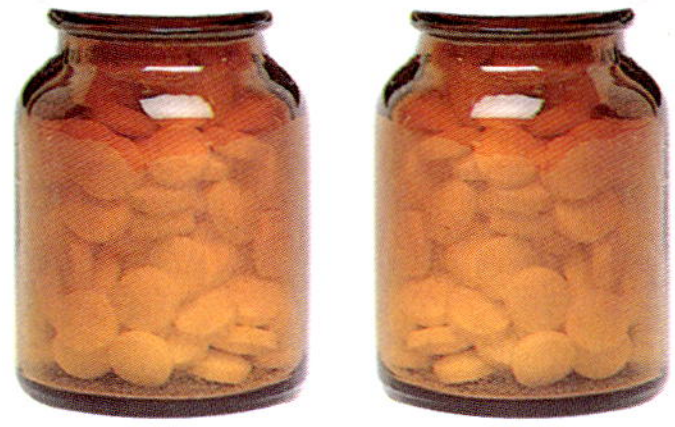

8 Lorsque le mélange a atteint la puissance souhaitée, on en ajoute quelques gouttes à un support (comprimés, pilules, granulés ou poudre (*voir page 216*) afin que celui-ci s'imprègne du remède. Les préparations sont alors conservées dans des bocaux hermétiques à la lumière.

Mise en garde

Ces informations ne constituent pas un guide de fabrication personnelle de remèdes qui doivent toujours provenir de fournisseurs réputés.

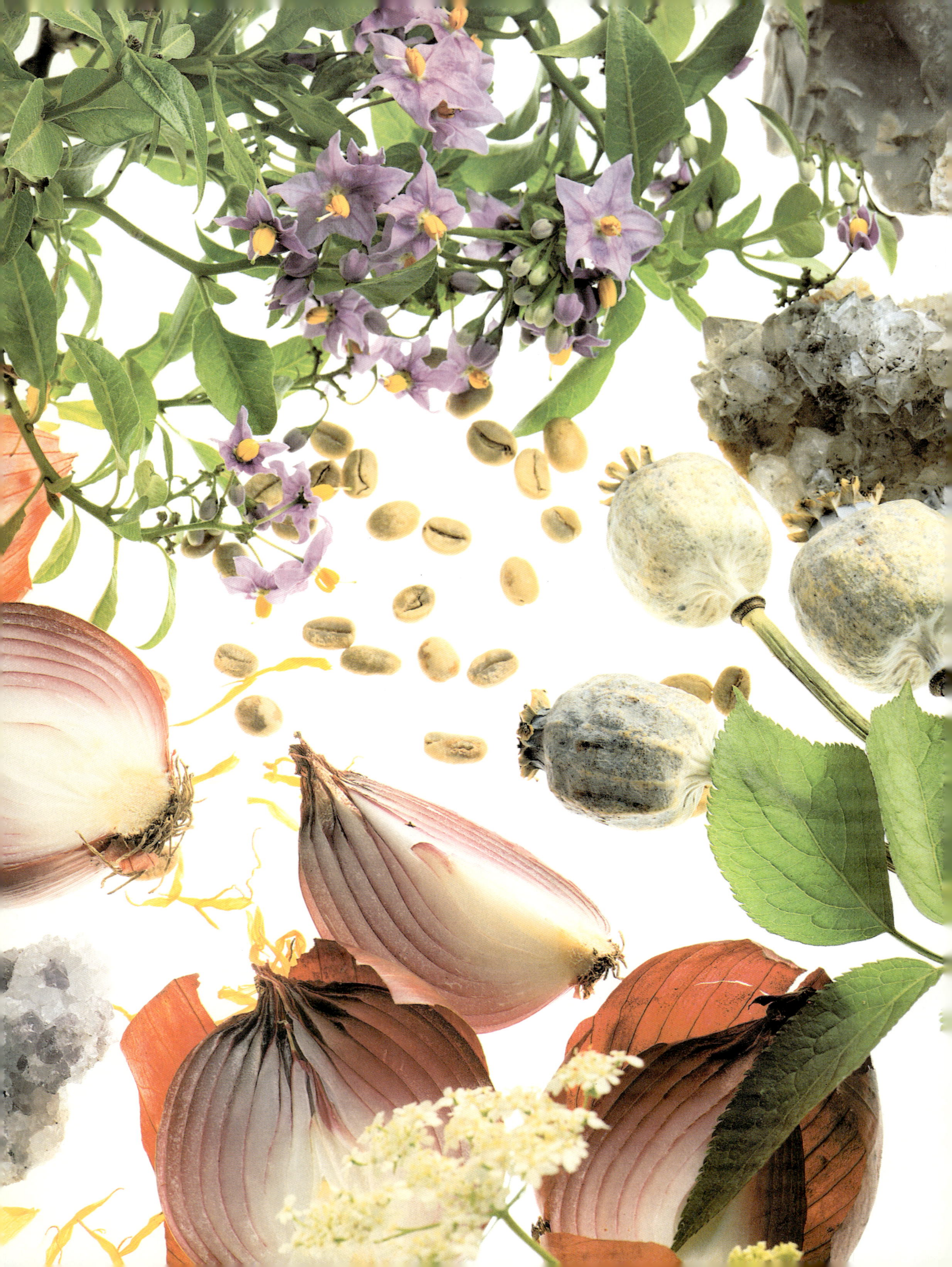

PRINCIPAUX REMÈDES VÉGÉTAUX

LE RÈGNE VÉGÉTAL EST EXPLOITÉ DEPUIS DES MILLÉNAIRES À DES FINS MÉDICINALES, ET LA MAJORITÉ DES REMÈDES HOMÉOPATHIQUES TROUVENT LEUR ORIGINE DANS LES PLANTES : DANS CETTE SECTION SONT PRÉSENTÉS EN DÉTAIL QUELQUES-UNS DES REMÈDES VÉGÉTAUX LES PLUS IMPORTANTS.

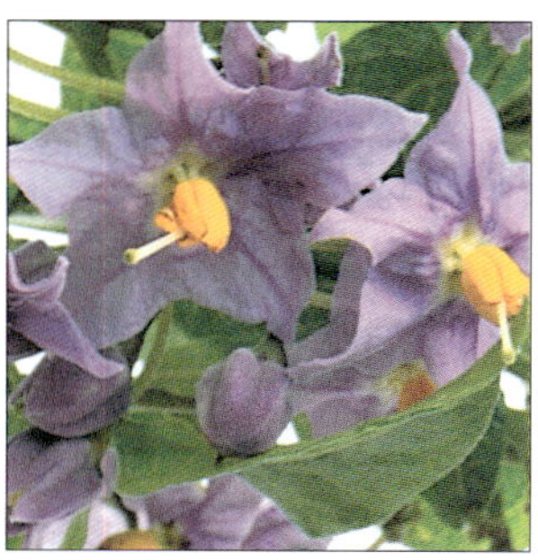

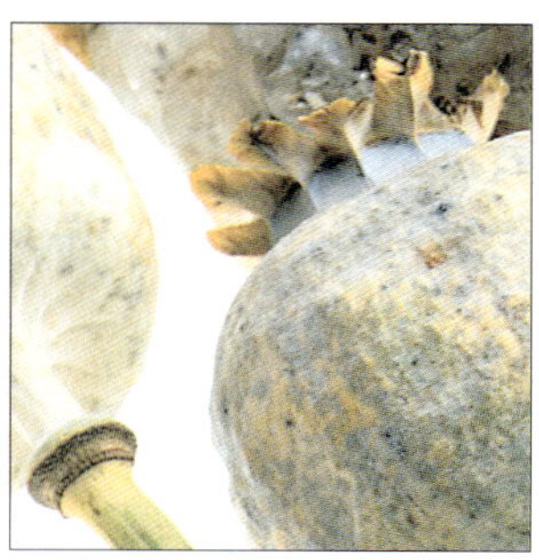

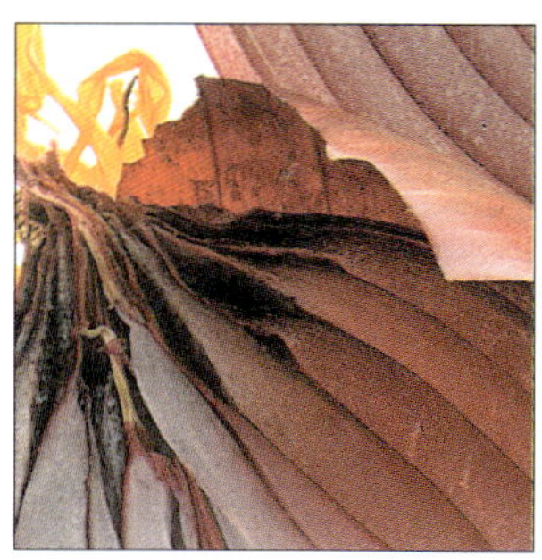

Aconitum napellus

ACONIT

NOMS COURANTS
Aconit, Casque-de-Jupiter, Char-de-Vénus

LE TERME ACONIT est dérivé du mot grec *acon,* qui signifie « flèche » : en effet, les sucs mortels de cette plante servaient à l'origine à empoisonner des traits destinés à l'ennemi. L'aconit n'a été utilisé qu'en usage externe jusqu'à l'expérimentation du remède par Hahnemann en 1805. *Aconit* a alors été employé comme alternative à la saignée, destinée à traiter les fièvres et inflammations aiguës.

SOURCE

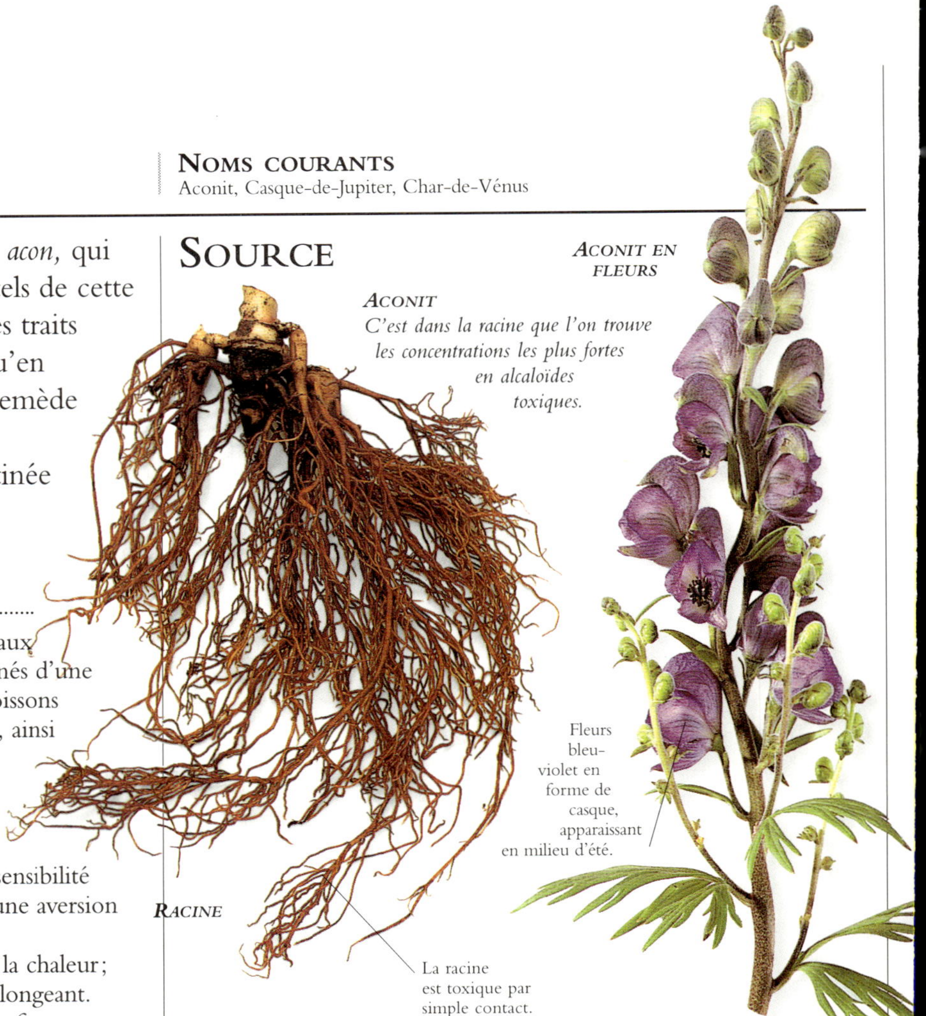

ORIGINE
Présent dans les régions montagneuses, humides et ombragées, d'Europe et d'Asie centrale ; est aussi une plante de jardin.

PRÉCISIONS
Soulage les douleurs articulaires et hématomes, sauf en cas de plaie ouverte. Peu utilisé en usage interne en raison de sa toxicité.

PRÉPARATION
La plante entière, racines comprises, est déterrée pendant la floraison ; elle est macérée dans l'alcool après hachage.

PROFIL DU REMÈDE

Aconit s'envisage pour les sujets dotés de vigueur et d'une bonne santé, mais sujets à des « coups de pompe » très marqués et à un développement rapide des maladies. On note une peur intense, une anxiété et une agitation, le patient étant également sujet aux phobies extrêmes, aux accès de panique et à la peur de la mort.

Les symptômes physiques sont susceptibles d'apparaître à la suite d'un choc, d'une exposition à des vents froids et secs ou encore, mais moins fréquemment, par temps caniculaire. Les infections aiguës telles que le rhume ou la toux peuvent être traitées avec ce remède, surtout si elles sont combattues dès leur survenue. *Aconit* peut aussi se prescrire en cas d'épisodes d'anxiété, et pour les mères et les bébés pendant l'accouchement ou immédiatement après.

INFECTIONS RESPIRATOIRES AIGUËS

Symptômes : rhume ou grippe se déclarant soudain avec violence. Il arrive que l'on note un écoulement et des maux de gorge, associés parfois à un état fébrile donnant une peau chaude et sèche. Le croup et les autres infections respiratoires aiguës peuvent provoquer un essoufflement, une sensation de forte chaleur dans la poitrine, une toux sèche, rauque. Le sommeil est agité ; le visage peut alors être rouge, très chaud et enflé, mais très pâle au lever. On observe parfois de forts maux de tête accompagnés d'une soif intense, de boissons froides en général, ainsi qu'un goût amer dans la bouche dénaturant toute ingestion, hormis celle d'eau. Une sensibilité de la peau cause une aversion pour le contact.
Amélioration : à la chaleur ; à l'air frais ; en s'allongeant.
Aggravation : par forte chaleur ; dans une atmosphère confinée ; en se couchant sur la zone affectée ; en écoutant de la musique ; la nuit.

INFECTIONS DES YEUX ET DES OREILLES

Symptômes : inflammation de l'œil provoquant une douleur brûlante causée par blessure ou conjonctivite. Infections de l'oreille causant une hypersensibilité au bruit, une coloration rouge vif, une douleur intense. On peut noter une forte fièvre et une agitation mêlée d'appréhension.
Amélioration : au calme.
Aggravation : à la lumière ; au bruit.

PEUR, CHOC ET ANXIÉTÉ

Symptômes : peur et anxiété prononcées s'accompagnant d'une grande agitation, d'une dilatation des pupilles et d'une fixité du regard exprimant un choc. Ces symptômes peuvent toucher le témoin d'un événement violent ou terrifiant, ou être déclenchés par une phobie (altitude, espaces clos, avion…). La peur ou l'anxiété provoquent parfois des paniques récurrentes avec palpitations, fourmillements, engourdissement.
Amélioration : au grand air ; en se reposant.
Aggravation : dans une pièce confinée ; dans la foule ; la nuit.

PROBLÈMES PENDANT LE TRAVAIL

Symptômes : forte peur d'une mort imminente ressentie par une femme en phase de travail. On peut observer une rétention urinaire, chez la mère ou chez le bébé ou chez les deux, immédiatement après la naissance, notamment si la mère a eu peur lors du travail.
Amélioration : au grand air ; en se reposant.
Aggravation : en ayant trop chaud ; en ayant des frissons ; en éprouvant des émotions violentes.

PRINCIPAUX SYMPTÔMES

AFFECTIONS DÉCLENCHÉES PAR UN CHOC OU UNE EXPOSITION À UN VENT FROID ♦ ACCÈS DE PANIQUE ET PEUR DE LA MORT ♦ INFECTIONS AIGUËS ET SE DÉCLARANT SOUDAINEMENT

VOIR ÉGALEMENT
Troubles émotionnels, *page 210* ; maux de tête, *page 218* ; appareil respiratoire, *pages 226-228* ; enfant, *page 246*

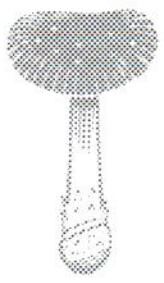

Agaricus muscarius syn. *Amanita muscaria*

AGARICUS

NOMS COURANTS
Amanite tue-mouches, fausse oronge

CE CHAMPIGNON vénéneux doit son nom à ses effets mortels sur les mouches. Il renferme des substances hallucinogènes qu'exploitaient les chamans de Sibérie pour provoquer des visions ; dans la mesure où il renforce la puissance et l'endurance, peut-être est-il à la base de boissons hindoue et zoroastrienne. Si l'amanite tue-mouches a des vertus sédatives à très petites doses, elle est très toxique et parfois mortelle ; dans les cas moins graves, son ingestion peut provoquer des nausées, des vomissements, des diarrhées, une gêne respiratoire et une confusion, le sujet étant en général rétabli dans les 24 heures. Le remède homéopathique, expérimenté par Stapf en 1828, est la seule application médicinale que l'on connaisse à ce champignon.

PROFIL DU REMÈDE

Sujets anxieux, craintifs, manquant d'assurance, ayant des pensées morbides. Les inquiétudes qu'ils nourrissent sur leur état de santé peuvent déboucher sur une peur obsessionnelle d'un certain nombre de maladies. Parmi les symptômes, mentionnons une léthargie et une aversion pour la conversation, ou encore un délire et une loquacité allant jusqu'à l'extase, l'allégresse ou l'hypomanie.

Le type sensible au remède craint le froid quand il est malade. Certains de ses symptômes empirent avant un orage, ou après l'acte sexuel. *Agaricus* s'utilise dans le traitement des troubles nerveux qui provoquent tremblements, démangeaisons, et tressautements dans les membres : épilepsie, chorée, sclérose en plaques… Il peut aussi se prescrire en cas de delirium tremens et pour lutter contre les effets de la démence sénile. Par ailleurs, il sert pour traiter les engelures.

TROUBLES DU SYSTÈME NERVEUX

Symptômes : tressautements et spasmes dans pratiquement tous les groupes de muscles, causés par une dégénérescence neurologique telle qu'une démence sénile ou une sclérose en plaques. On observe parfois des douleurs lancinantes, des spasmes et des convulsions. Il arrive que les mouvements soient saccadés et que la démarche se montre maladroite et chancelante. On peut noter d'autres symptômes : tics du visage ou paralysie de Bell, syncope, chorée, névralgie ou sciatique.
Amélioration : en dormant ; en faisant des mouvements lents.
Aggravation : à l'air froid ; après un rapport sexuel ; avant un orage.

CHORÉE

Symptômes : mouvements de tressautement erratiques et imprévisibles des membres, sensation que ceux-ci sont détachés du corps.
Amélioration : en dormant ; en faisant des mouvements lents.
Aggravation : à l'air froid ; après un rapport sexuel ; avant un orage.

PARKINSON

Symptômes : faiblesse générale avec tremblements et de tressautements des membres, qui présentent les symptômes nerveux décrits plus haut. Parmi les symptômes ultérieurs, on note un fléchissement psychique responsable d'une grande anxiété, avec désespoir, peurs et hypochondrie.
Amélioration : en faisant des mouvements lents ; en dormant.
Aggravation : avant un orage ; après un rapport sexuel.

ENGELURE

Symptômes : engelure provoquant des démangeaisons et une sensation de brûlure. La peau est rouge et enflée par endroits.
Amélioration : par forte chaleur.
Aggravation : en posant des compresses froides ; à l'air froid.

ALCOOLISME

Symptômes : delirium tremens avec vertiges prononcés et tendance à tomber vers l'arrière. Le visage est bouffi et rouge, sans être chaud. Augmentation de l'appétit.
Amélioration : en faisant des mouvements lents.
Aggravation : à l'air froid ; après un rapport sexuel ; avant un orage ; après un repas.

SOURCE

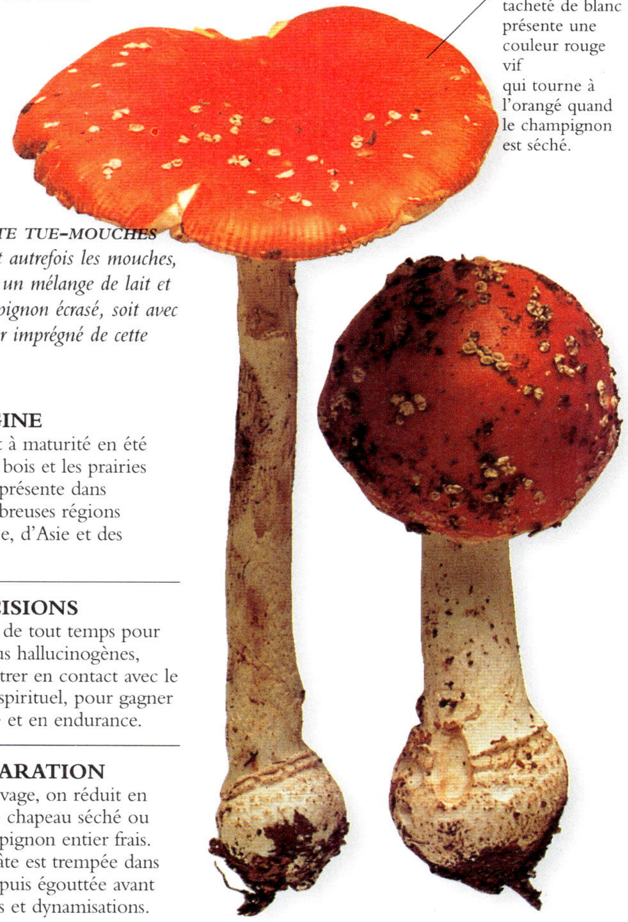
Le chapeau tacheté de blanc présente une couleur rouge vif qui tourne à l'orangé quand le champignon est séché.

AMANITE TUE-MOUCHES *On tuait autrefois les mouches, soit avec un mélange de lait et de champignon écrasé, soit avec un papier imprégné de cette amanite.*

ORIGINE
Parvient à maturité en été dans les bois et les prairies sèches ; présente dans de nombreuses régions d'Europe, d'Asie et des U.S.A.

PRÉCISIONS
Utilisée de tout temps pour ses vertus hallucinogènes, pour entrer en contact avec le monde spirituel, pour gagner en force et en endurance.

PRÉPARATION
Après lavage, on réduit en purée le chapeau séché ou le champignon entier frais. Cette pâte est trempée dans l'alcool puis égouttée avant dilutions et dynamisations.

— PRINCIPAUX SYMPTÔMES —
TRESSAUTEMENTS ET SPASMES ◆ ENGELURES ◆ DÉPRESSION OU SUREXCITATION ◆ PEUR DU CANCER ◆ AFFECTIONS DONT LES SYMPTÔMES EMPIRENT APRÈS UN RAPPORT SEXUEL

VOIR ÉGALEMENT
Sclérose en plaques, *page 179* ; palpitations, *page 186* ; tressautement des paupières, *page 220* ; engelure, *page 230*

Allium cepa

ALLIUM CEPA

NOM COURANT
Oignon

L'OIGNON, est l'une des plus anciennes plantes cultivées ; il a été adopté au fil des siècles par de nombreuses civilisations pour ses propriétés décongestionnantes et diurétiques. Au Moyen Âge, on en suspendait à l'extérieur des maisons pour éloigner la peste car il passait pour prévenir les infections en raison de sa forte odeur. L'oignon provoque des écoulements oculaires et nasaux, et sert en l'homéopathie dans le traitement des affections causant les mêmes réactions de l'organisme, comme le rhume ou la grippe. Le remède *Allium cepa* a été expérimenté en 1847 par Hering.

PROFIL DU REMÈDE

Sujets mélancoliques, anxieux, et craignant la douleur, mais chez lesquels on n'observe pas de symptôme marqué qui oriente vers le remède. *Allium cepa* s'utilise surtout dans le traitement de toux et de rhumes caractérisés par des écoulements abondants et aqueux qui irritent la peau. En général, les symptômes se développent à la suite d'une exposition à un temps froid et des vents humides. Ils peuvent être associés à un rhume des foins, notamment si on observe une sensibilité à l'odeur des fleurs. Le remède sert aussi dans le traitement des douleurs névralgiques brûlantes alternant d'un côté à l'autre du corps.

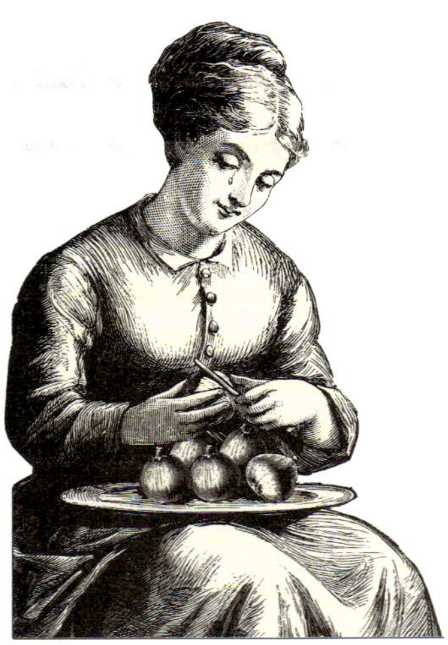

L'HUILE ET L'EAU
« La vie est un oignon que l'on pèle en pleurant », dit un proverbe : c'est l'huile très volatile contenue dans la plante qui provoque un larmoiement.

CATARRHE

Symptômes : écoulements aqueux et abondants brûlant le nez et la lèvre supérieure, les muqueuses et la peau étant rougies, à vif et douloureuses. On note des éternuements violents et en salves, ainsi qu'une congestion alternant entre les deux narines ou n'en affectant qu'une seule à la fois. *Allium cepa* s'utilise quand ces symptômes sont ceux d'un rhume, d'une grippe ou d'un rhume des foins ; ce dernier nécessitera, cependant, d'autres remèdes.
Amélioration : au grand air.
Aggravation : dans une pièce chaude, le soir.

IRRITATION OCULAIRE

Symptômes : écoulement irritant poussant à se frotter les yeux, qui sont rouges, gonflés, et parfois très sensibles à la lumière.
Amélioration : au grand air.
Aggravation : dans une pièce chaude, le soir, en se frottant les yeux, en toussant.

INFECTIONS DE GORGE ET DE POITRINE

Symptômes : laryngite marquée par un enrouement et un mal de gorge, ou toux caractérisée par une douleur d'écharde dans la gorge. La douleur peut s'étendre à l'oreille. Les symptômes peuvent évoluer rapidement si le sujet est exposé à l'air froid, ou après un rhume accompagné d'une respiration sifflante.
Amélioration : au grand air.
Aggravation : dans une pièce chaude, le soir.

DOULEURS NÉVRALGIQUES

Symptômes : vives douleurs brûlantes alternant d'un côté à l'autre du corps, et affectant surtout la face, la tête, le cou et la poitrine. Elles peuvent être dues à une otalgie, une céphalée logée derrière le front, ou des maux de dents au niveau des molaires. *Allium cepa* s'utilise aussi quand une personne ressent des douleurs fantômes à la suite d'une amputation.
Amélioration : au grand air.
Aggravation : dans une pièce chaude ; le soir.

ORIGINE

OIGNON
Cette plante a des vertus antibiotiques, anti-inflammatoires et expectorantes ; elle est utilisée dans le traitement des rhumes, grippes et toux.

BULBE

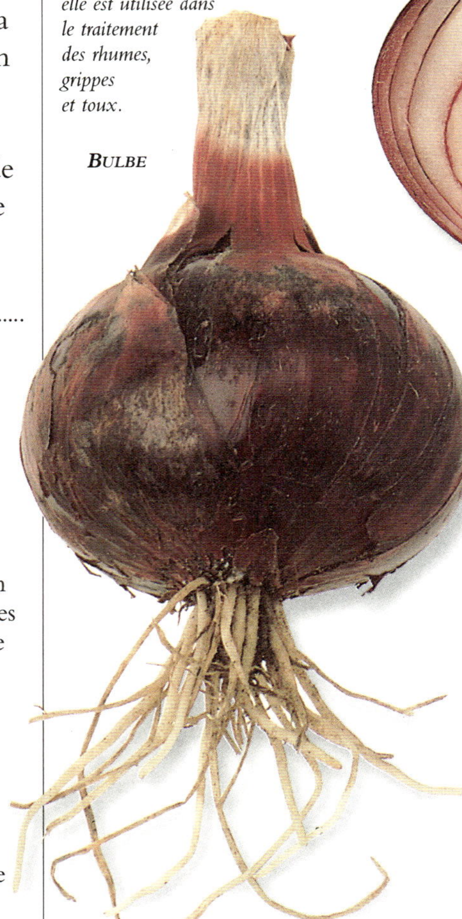

SECTION TRANSVERSALE

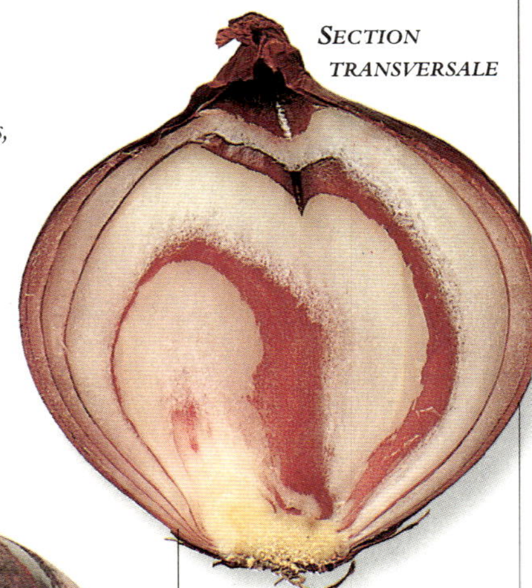

Les couches successives de peau renferment une huile volatile qui stimule les glandes lacrymales.

ORIGINE

Originaire de l'hémisphère Nord, l'oignon se plante depuis des siècles au Moyen-Orient ; ce légume est cultivé partout de nos jours.

PRÉCISIONS

Utilisé en cataplasme contre l'arthrite, les engelures et infections et, en usage interne contre les infections gastriques et bronchiques et pour fluidifier et purifier le sang.

PRÉPARATION

Le bulbe mûr et entier est récolté en été, haché menu, puis laissé trempé dix jours dans l'alcool en étant remué à de nombreuses reprises ; après filtration, on procède aux dilutions et dynamisations.

PRINCIPAUX SYMPTÔMES

CATARRHE BRÛLANT ◆ ÉCOULEMENTS OCULAIRES INCOLORES ◆ DOULEURS D'ÉCHARDE DANS LA GORGE ◆ DOULEURS FANTÔMES ◆ SUJET SE SENTANT MOINS BIEN DANS UNE PIÈCE CHAUDE

VOIR ÉGALEMENT

Allergies, *page 206* ; rhume des foins et rhinite allergique, *page 224*

Aloe ferox « Miller »

ALOE

NOMS COURANTS
Aloès du Cap, aloe féroce

LES PROPRIÉTÉS MÉDICINALES des différentes espèces d'aloès sont exploitées depuis des siècles, puisque les Grecs et les Romains connaissaient déjà leurs vertus toniques et purgatives. Aujourd'hui, la phytothérapie utilise encore le gel d'aloès séché comme purgatif ; par ailleurs, l'aloès est souvent présent dans les lotions apaisantes pour la peau. Le remède *Aloe,* qui a été expérimenté par Helbig en 1833, sert essentiellement de nos jours dans le traitement des troubles digestifs, notamment les diarrhées.

PROFIL DU REMÈDE

Sujets présentant une lassitude, une répugnance à travailler, et une grande irritabilité, surtout par temps nuageux. Il est fréquent que l'insatisfaction et la colère se manifestent intérieurement, ce qui peut provoquer une constipation. L'individu est susceptible de rêver de selles ou d'incontinence fécale. On observe typiquement un désir de bière, alors que cette boisson aggrave les symptômes physiques.

Aloe se prescrit surtout en cas de troubles du côlon. Il peut se prendre contre une congestion des organes pelviens et de la tête ; on pense par ailleurs qu'il est efficace contre la grande fatigue, les hémorroïdes, et les conséquences d'un mode de vie trop sédentaires, surtout chez les personnes âgées.

DIARRHÉE

Symptômes : envies soudaines d'aller à la selle, surtout au petit matin, et susceptibles d'amener le sujet à se lever vers 5 heures. Les selles, accompagnées de gaz très chauds et explosifs, contiennent parfois du mucus ou des boules évoquant de la gelée. L'émission involontaire est possible, ce qui donne à l'individu un sentiment d'insécurité. Il arrive que ces diarrhées alternent avec une constipation, marquée par une émission insuffisante de selles et une sensation de pesanteur dans le bas-ventre. En général, les symptômes sont plus accentués avant les règles, ou peuvent affecter surtout les personnes du troisième âge ou ayant un mode de vie sédentaire.
Amélioration : en expulsant des gaz intestinaux.
Aggravation : au réveil ; en marchant ; juste après l'ingestion d'aliments ; en mangeant des huîtres ; en buvant de la bière.

HÉMORROÏDES

Symptômes : hémorroïdes externes en grappe, s'accompagnant typiquement d'un endolorissement et d'une sensibilité. On peut observer une sensation douloureuse de brûlure au rectum et à l'anus, ainsi que des diarrhées associées à des flatulences.
Amélioration : en prenant un bain froid.
Aggravation : à la forte chaleur ; exposé à des secousses ; après avoir mangé ou bu, en s'asseyant.

HÉPATITE

Symptômes : sensation de congestion et de forte chaleur au foie. On peut observer des gargouillements et une distension de l'abdomen, celui-ci donnant l'impression d'être plein, pesant, ballonné et très chaud. Ces symptômes peuvent s'accompagner d'une abondance de gaz intestinaux ou d'une tension ressentie par le sujet dans la région située entre le pubis et le coccyx.
Amélioration : au froid ; au grand air.
Aggravation : à la forte chaleur ; après avoir mangé ou bu.

MAUX DE TÊTE

Symptômes : céphalées sévères et douloureuses semblant déclencher une sensation de congestion dans la face et la tête. Il est fréquent que ces douleurs alternent avec une poussée d'hémorroïdes ou des diarrhées, ou soient associées à une douleur dans le bas du dos.
Amélioration : au grand air ; en appliquant des compresses froides sur la tête.
Aggravation : à la chaleur.

SOURCE

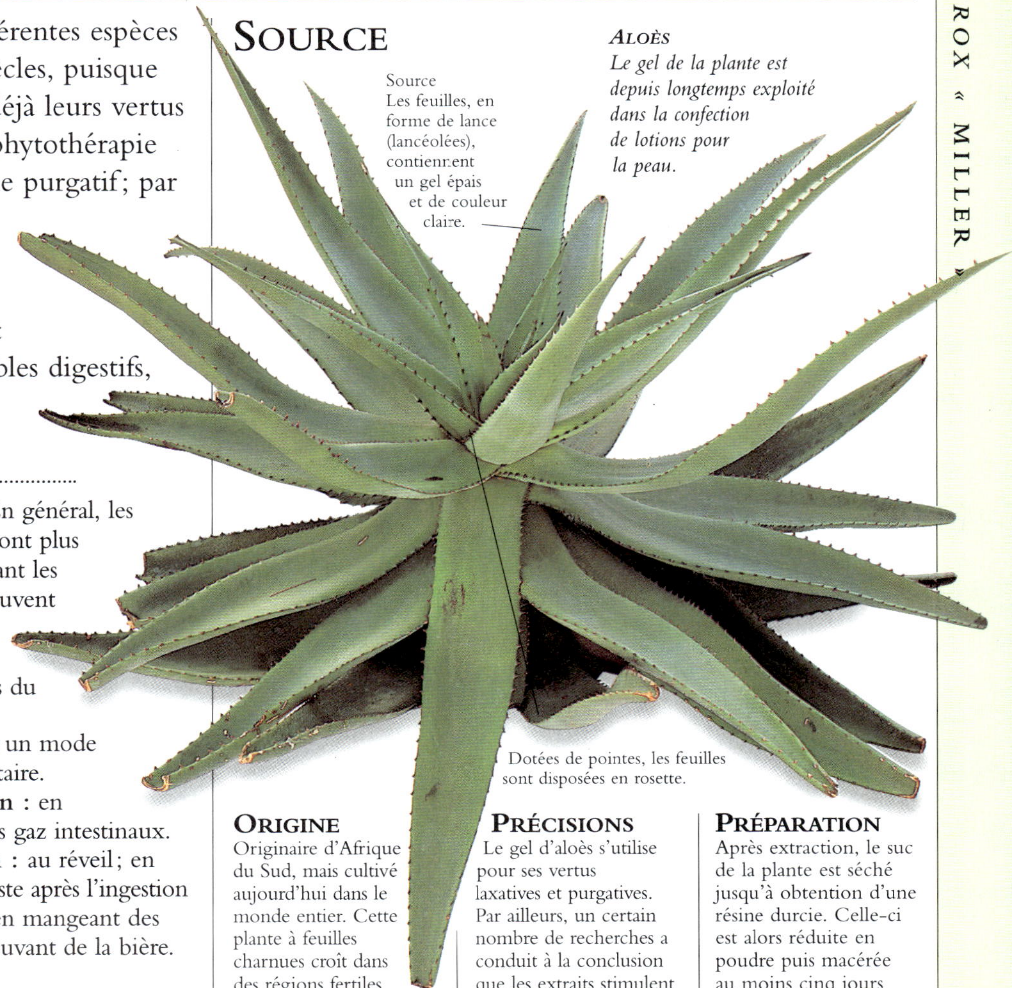
Source
Les feuilles, en forme de lance (lancéolées), contiennent un gel épais et de couleur claire.
Dotées de pointes, les feuilles sont disposées en rosette.

ALOÈS
Le gel de la plante est depuis longtemps exploité dans la confection de lotions pour la peau.

ORIGINE

Originaire d'Afrique du Sud, mais cultivé aujourd'hui dans le monde entier. Cette plante à feuilles charnues croît dans des régions fertiles et bien drainées, bénéficiant d'un sol sablonneux et d'un ensoleillement direct.

PRÉCISIONS

Le gel d'aloès s'utilise pour ses vertus laxatives et purgatives. Par ailleurs, un certain nombre de recherches a conduit à la conclusion que les extraits stimulent les défenses immunitaires et peuvent même être utiles dans le traitement du cancer.

PRÉPARATION

Après extraction, le suc de la plante est séché jusqu'à obtention d'une résine durcie. Celle-ci est alors réduite en poudre puis macérée au moins cinq jours dans l'alcool ; puis le mélange est filtré avant de subir des dilutions et dynamisations.

— PRINCIPAUX SYMPTÔMES —

INCONTINENCE FÉCALE ET ANXIÉTÉ QU'ELLE ENTRAÎNE ◆ DIARRHÉES CAUSANT DES ENVIES PRESSANTES ◆ CÉPHALÉES ATTÉNUÉES PAR DES COMPRESSES FROIDES

VOIR ÉGALEMENT

Diarrhée, *page 238*

Anacardium orientale syn. *Semecarpus anacardium*

ANACARDIUM OR.

NOM COURANT
Anacardier oriental

L'ANACARDIER oriental est un arbuste dont la noix présente une forme en cœur d'oiseau qui explique le nom de la plante, dérivé du mot grec *kardia* (« cœur »). Cette noix renferme un jus laiteux qui noircit à l'air et qui, mélangé à de la craie, donne une encre utilisée en Asie du Sud-Est pour l'impression sur tissus. Le remède homéopathique *Anacardium or.* a été expérimenté par Hahnemann en 1835 ; il s'utilise dans le traitement de troubles de nature aussi bien physique que psychologique.

SOURCE

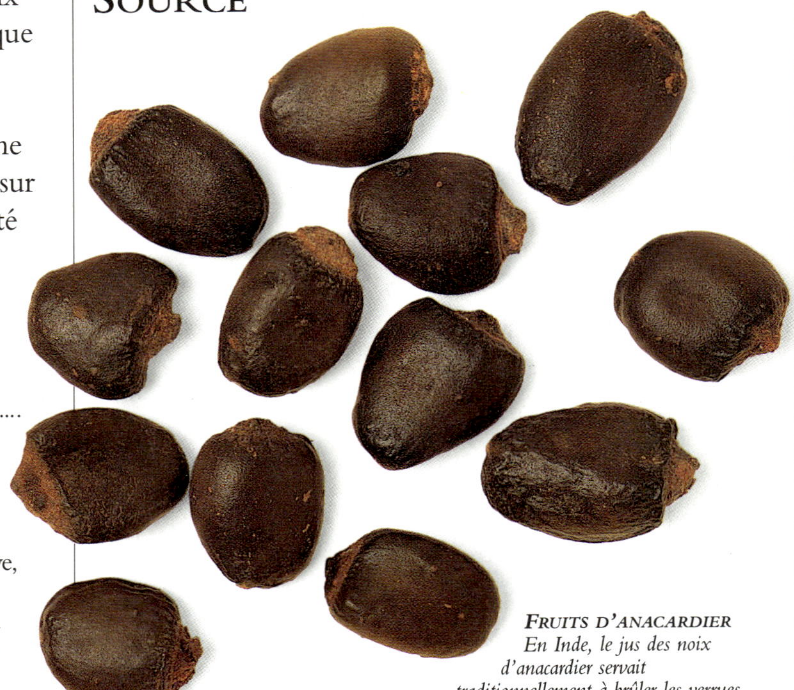

FRUITS D'ANACARDIER
En Inde, le jus des noix d'anacardier servait traditionnellement à brûler les verrues.

ORIGINE
Originaire de Malaisie, d'Indonésie et du sous-continent indien ; se trouve en altitude dans les régions de forêts sèches.

PRÉCISION
Les médecins arabes exploitaient le jus des noix pour traiter les maladies mentales, les pertes de mémoire, la paralysie et les spasmes.

PRÉPARATION
Le fruit parvenu à maturité et séché est macéré dans l'alcool pendant au moins cinq jours, puis le mélange est filtré avant dilutions et dynamisations.

PRINCIPAUX SYMPTÔMES

MANQUE D'ASSURANCE ◆ VOLONTÉS CONTRADICTOIRES ◆ SENSATION D'OBSTRUCTION À L'ANUS, L'INTESTIN OU LA POITRINE ◆ MÉMOIRE DÉFICIENTE ◆ ÉRUPTIONS CUTANÉES

PROFIL DU REMÈDE

Remède des troubles de la mémoire et du psychisme. Le type sensible est en proie à des volontés contradictoires ou pris en tenaille entre le bien et le mal. Il manque d'estime de soi, ou est dur, coléreux et cruel. Il peut se croire persécuté, ou éprouver des états oniriques.

L'un des symptômes physiques typiques est une sensation douloureuse de constriction, comme si le corps était enveloppé de bandelettes très serrées, ou que l'intestin ou l'anus étaient bouchés. Le remède traite donc certains troubles digestifs ; il se donne aussi en cas d'irritation cutanée avec démangeaisons et sensation de brûlure marquée, ou de douleur thoracique d'importance mineure.

TROUBLES PSYCHOLOGIQUES

Symptômes : conflits internes induisant des états fluctuants et contradictoires, pouvant déboucher sur un comportement impitoyable et violent, et une forte envie de jurer. Les démonstrations exagérées d'affection envers une personne ou un animal peuvent être suivies de manifestations de cruauté et de violence. On note un complexe d'infériorité manifeste (*voir plus loin*). On observe une grande déficience de la mémoire, des difficultés de concentration et un comportement absent, surtout en période de stress. Les symptômes peuvent, dans les cas extrêmes, être liés à une maladie mentale (dépression, psychose maniaco-dépressive, schizophrénie…).
Amélioration : allongé au soleil ; en prenant un bain très chaud ; en fin de matinée ; en mangeant.
Aggravation : en cas d'effort mental ; sous le coup de la colère ou d'une frayeur ; en cas de stress.

MANQUE D'ESTIME DE SOI

Symptômes : sentiment d'indignité, indécision, manque d'assurance, pouvant être liés à un complexe d'infériorité dû à un conflit interne d'intérêts. Ces comportements peuvent correspondre à un passé marqué par la maltraitance, la violence ou l'oppression.
Amélioration : au soleil ; en prenant un bain très chaud ; en fin de matinée ; en mangeant.
Aggravation : en cas d'effort mental ; sous le coup d'une frayeur ; en cas de stress ; en étant humilié.

TROUBLES DIGESTIFS

Symptômes : hémorroïdes, indigestion et constipation, avec une sensation douloureuse de constriction, comme si l'intestin ou l'anus était bouché et que le corps était enveloppé de bandelettes. La douleur peut momentanément cesser après l'ingestion d'aliments.
Amélioration : immédiatement après l'ingestion d'aliments.
Aggravation : en prenant un bain très chaud, en appliquant des compresses chaudes ; vers minuit ; quelques heures après un repas.

PROBLÈMES DE PEAU

Symptômes : eczéma avec parfois des vésicules en plaques, souvent aux avant-bras, causant des brûlures et démangeaisons intenses. La peau est très sensible. Le remède sert aussi à traiter les verrues.
Amélioration : en appliquant de l'eau très chaude.
Aggravation : en cas de stress ; en grattant la région affectée.

MAL À LA POITRINE

Symptômes : picotements ou vive douleur à la poitrine, avec parfois la sensation d'une pression au thorax. Une sensation gênante est susceptible de se déclarer, entraînant des palpitations.
Amélioration : en respirant l'air frais dehors.
Aggravation : quelques heures après un repas.

VOIR ÉGALEMENT

Indigestion, *page 234* ;
hémorroïdes, *page 238* ;
constipation, *page 238* ;
eczéma léger, *page 240*

Arnica montana

ARNICA

NOMS COURANTS
Arnica,
arnique des montagnes

L'ARNICA a des vertus anti-inflammatoires et accélère la reconstitution des tissus. Très utilisé par la médecine populaire contre les douleurs musculaires, il fut même prescrit en usage interne contre la dysenterie ou la goutte. Son administration par voie interne se limite aujourd'hui aux remèdes homéopathiques, car il est potentiellement toxique. *Arnica* a été expérimenté par Hahnemann, qui a publié les résultats des travaux dans sa *Matière médicale pure* (1821-1834). Il favorise la guérison et sert à maîtriser les hémorragies, notamment en cas de choc, de blessure ou de douleur.

PROFIL DU REMÈDE

Sujets refusant d'admettre leur maladie et préférant ignorer la gravité de leur état, aimant en général être seuls, souvent moroses et agités. La difficulté de concentration et de mémorisation, la tendance aux cauchemars et l'imagination morbide sont typiques.

Arnica sert surtout dans les soins de première urgence à la suite d'un deuil, d'un accident, d'un accouchement, d'une opération chirurgicale ou d'un traitement dentaire. Il s'utilise aussi pour traiter les douleurs articulaires, les états fébriles, et certains problèmes de peau.

CHOC, BLESSURES ET SOINS POSTOPÉRATOIRES

Symptômes : suites d'un choc, d'une blessure ou d'une opération chirurgicale, et notamment hématomes, hémorragies, gonflements et douleurs. *Arnica* se prescrit aussi en cas d'œil au beurre noir, de saignements de nez, commotion cérébrale, ou présence d'un corps étranger dans l'œil.

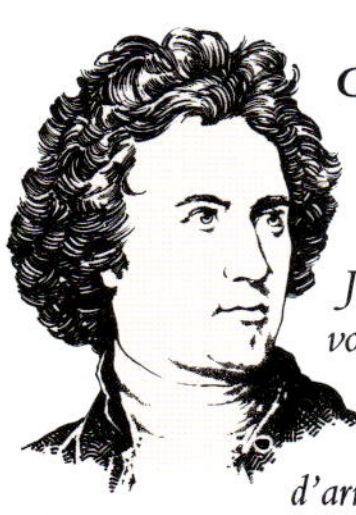

GOETHE *Poète et philosophe allemand du XVIIIe siècle, Johann Wolfgang von Goethe prit l'habitude de boire des infusions d'arnica à la fin de sa vie, la plante ayant la réputation de stimuler le cœur et la circulation.*

Amélioration : en s'allongeant ; couché, la tête plus bas que les pieds.
Aggravation : à l'humidité ; au froid ; au toucher ; en bougeant ; en buvant du vin.

DOULEURS POST-PARTUM

Symptômes : douleur et sensation d'hématome au vagin après un accouchement, souvent plus pénibles la nuit.
Amélioration : en s'allongeant, la tête plus bas que les pieds.
Aggravation : au froid ; au toucher ; en bougeant.

DOULEURS DENTAIRES

Symptômes : mal de dents ou saignements des gencives, consécutifs à une blessure ou à des soins dentaires.
Amélioration : en s'allongeant.
Aggravation : au moindre contact ; en bougeant.

DOULEURS ARTICLAIRES ET MUSCULAIRES

Symptômes : douleurs d'arthrose ou entorses, les articulations étant endolories ; *Arnica* soulage les douleurs, gonflements et meurtrissures consécutifs à la déchirure d'un ligament ou la lésion d'un os. Il sert aussi en cas de douleur musculaire due à une crampe, des mouvements inhabituels ou un effort excessif.
Amélioration : en s'allongeant.
Aggravation : au moindre contact ; en bougeant.

SOURCE

ORIGINE
Croît dans les prairies et forêts d'altitude des Pyrénées, de Sibérie et d'Europe continentale, notamment en Suisse et en Allemagne.

PRÉCISIONS
La pommade active le flux sanguin dans les vaisseaux et accélère la disparition des bleus, entorses et douleurs musculaires.

PRÉPARATION
La plante entière en période de floraison, racine comprise, est trempée dans l'alcool puis filtrée avant dilutions et dynamisations.

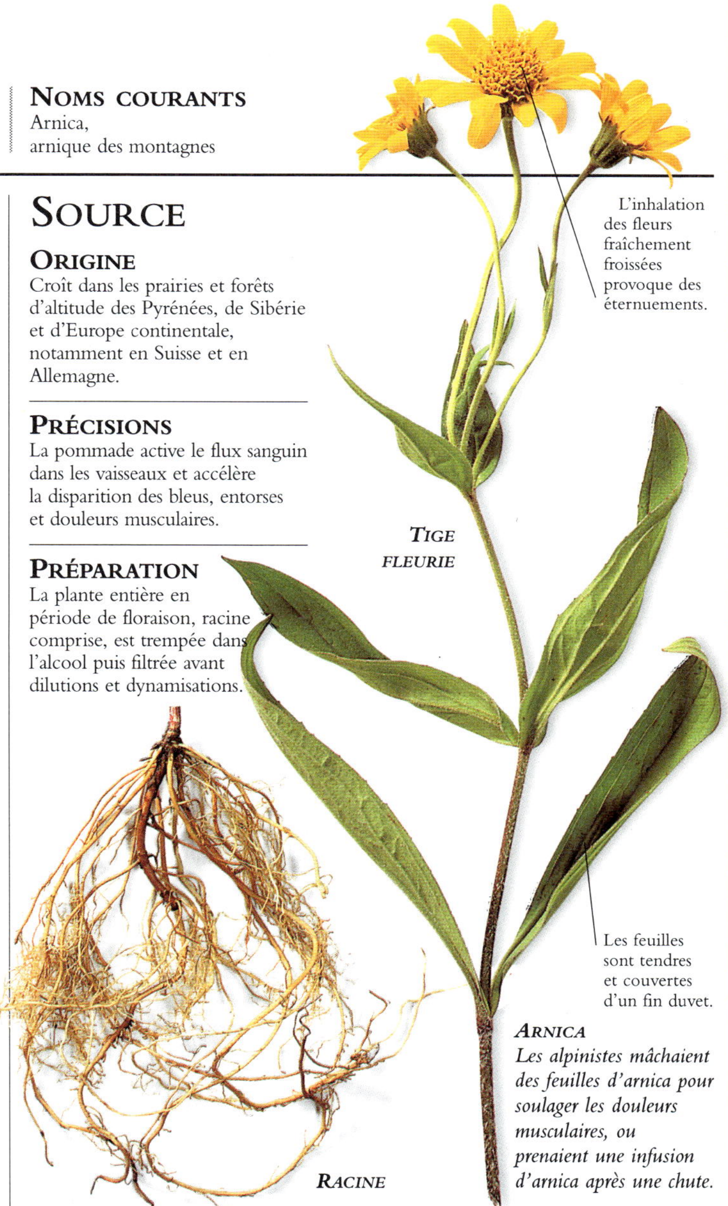

ARNICA *Les alpinistes mâchaient des feuilles d'arnica pour soulager les douleurs musculaires, ou prenaient une infusion d'arnica après une chute.*

— PRINCIPAUX SYMPTÔMES —
TRAUMATISME ◆ HÉMATOME ◆ TENDANCE À REFUSER D'ADMETTRE SA MALADIE ◆ SENSATION DE MEURTRISSURE ET D'ENDOLORISSEMENT ◆ LIT SEMBLANT TROP DUR

ÉTAT FÉBRILE

Symptômes : forte chaleur à la tête mais froideur du corps, et épuisement. Les selles, les gaz intestinaux et la transpiration présentent une odeur caractéristique d'œuf pourri. Parfois, incontinence. *Arnica* se prescrit aussi en cas de fièvres récurrentes, traduisant, par exemple, une typhoïde ou un paludisme.
Amélioration : en s'allongeant ; couché, la tête plus bas que les pieds.
Aggravation : à l'humidité ; au froid ; au moindre contact.

PROBLÈMES DE PEAU

Symptômes : peau sèche, dure et gonflée en raison de piqûres d'insecte, d'escarres, de petits furoncles douloureux, d'éruptions cutanées.
Amélioration : en s'allongeant.
Aggravation : à l'humidité ; au froid ; au toucher.

VOIR ÉGALEMENT
Circulation, *pages 184, 230* ; problèmes au sein, *page 201* ; chagrin, *page 213* ; homme, *page 264* ; vertiges, *page 266*

Artemisia cina syn. *A. maritima* 'Linn'

CINA

NOM COURANT
Semen-contra

LE GENRE ARTEMISIA, qui doit son nom à une reine de Perse du IVe siècle av. J.-C., est estimé par de nombreuses traditions médicinales, notamment les Romains et les Chinois. Les Grecs de l'Antiquité avaient déjà découvert les vertus vermifuges de *Artemisia cina* et, encore aujourd'hui, on utilise la santonine, principe actif de cette plante, dans des médicaments. *Cina* a été expérimenté en 1829 par Hahnemann, qui considérait que le semen-contra offrait des vertus curatives allant bien au-delà des applications traditionnelles de l'herboristerie.

PROFIL DU REMÈDE

Remède pour enfants, *Cina* se donne contre les vers intestinaux ou tressautements musculaires, associés à une grande irritabilité en cas de gêne ou de réprimande. Les sujets concernés ne supportent pas d'être touchés, portés dans les bras ou même observés, et se trouvent souvent laids. L'agitation, la frénésie mentale, le fait de se mettre les doigts dans le nez ou de grincer des dents sont typiques. Le sommeil est souvent perturbé par des terreurs nocturnes. Le type sensible a parfois un sentiment infondé de culpabilité, ce qui se traduit par de la susceptibilité et de l'entêtement; il peut s'agir d'un prolongement de mauvais traitements pendant l'enfance.

Cina se donne aussi pour traiter les convulsions. Encore de nos jours, il sert aussi contre les toux violentes, les caprices, les tressautements musculaires, les troubles du sommeil.

VERS INTESTINAUX

Symptômes : présence de vers dans des selles blanchâtres. Douleurs à type de pincement et de coupure dans le ventre, qui peut être ballonné. On note un besoin de grincer des dents la nuit et de soulager des démangeaisons en se mettant les doigts dans le nez et en se grattant l'anus. L'appétit peut être inexistant, énorme ou très variable, avec parfois de forts désirs de sucré. Une irritabilité et une agitation marquées sont fréquentes.
Amélioration : en bougeant; en se penchant.
Aggravation : pendant une canicule; la nuit; au toucher.

CAPRICES D'ENFANT

Symptômes : irritabilité très marquée chez des enfants grassouillets à l'appétit variable. Les caprices peuvent être dus à un parasitage par les vers (*voir plus haut*) ou une réprimande. On note parfois les symptômes typiques de *Cina,* comme la tendance à grincer des dents.
Amélioration : porté dans les bras; couché sur le ventre.
Aggravation : au toucher; en étant regardé fixement.

TOUX ET RHUME

Symptômes : toux de coqueluche ou avec haut-le-cœur, avec dans les membres des spasmes avant l'accès de toux.

On peut sentir une constriction dans la poitrine qui rend la respiration difficile. La toux est susceptible d'être déclenchée par le fait de parler ou de faire des mouvements brusques. Des éternuements violents peuvent causer l'accumulation d'une pression dans la tête, le sujet ayant le nez bouché et coulant en alternance. L'irritabilité et la mauvaise humeur sont fréquentes.
Amélioration : en étant au calme; dans la journée.
Aggravation : en se levant; la nuit; en marchant en plein air; en dormant.

TRESSAUTEMENT

Symptômes : spasmes musculaires, notamment dans les mains et les pieds, associés à une irritabilité. *Cina* s'utilise souvent si les tressautements ou les convulsions sont déclenchés par le toucher ou par une réprimande.
Amélioration : en se penchant.
Aggravation : au toucher; la nuit; pendant une canicule.

TROUBLES DU SOMMEIL

Symptômes : sommeil agité avec tressautement des membres, ou difficultés d'endormissement.
Amélioration : bercé vivement.
Aggravation : sous l'effet de terreurs nocturnes; en étant retourné dans son lit.

SOURCE

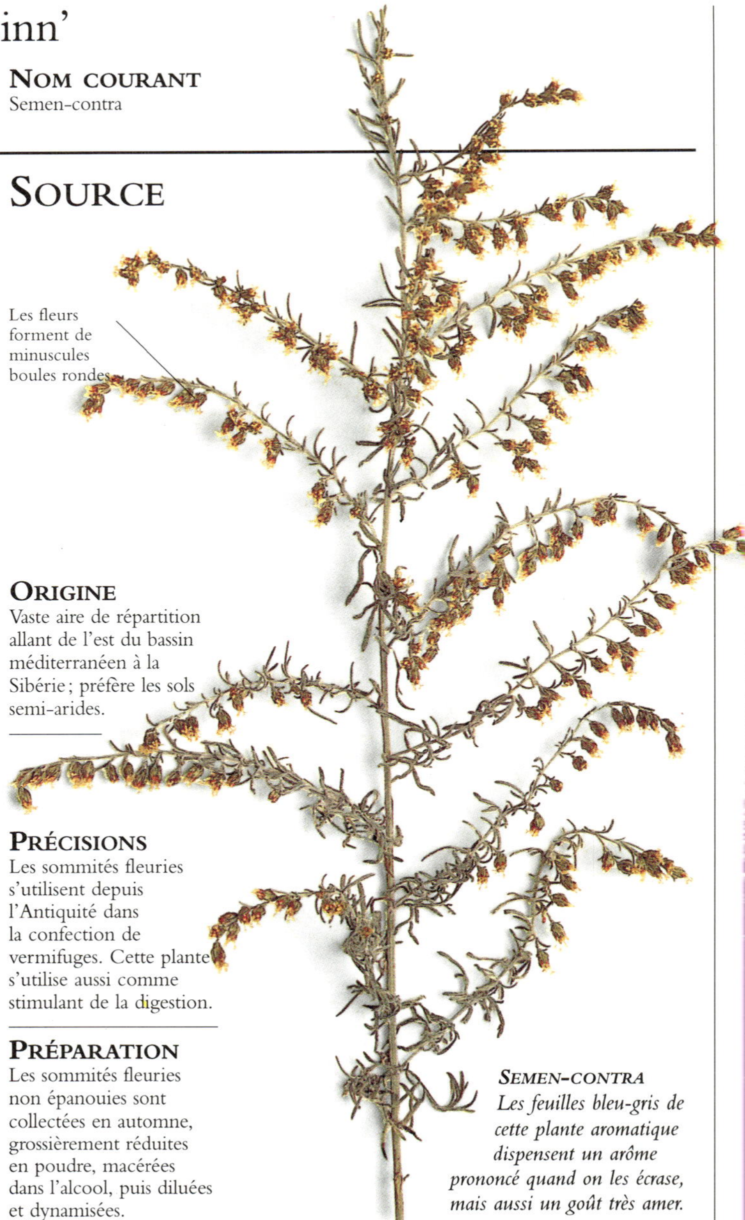

SEMEN-CONTRA
Les feuilles bleu-gris de cette plante aromatique dispensent un arôme prononcé quand on les écrase, mais aussi un goût très amer.

ORIGINE
Vaste aire de répartition allant de l'est du bassin méditerranéen à la Sibérie; préfère les sols semi-arides.

PRÉCISIONS
Les sommités fleuries s'utilisent depuis l'Antiquité dans la confection de vermifuges. Cette plante s'utilise aussi comme stimulant de la digestion.

PRÉPARATION
Les sommités fleuries non épanouies sont collectées en automne, grossièrement réduites en poudre, macérées dans l'alcool, puis diluées et dynamisées.

— PRINCIPAUX SYMPTÔMES —
GRINCEMENT DE DENTS ◆ IRRITABILITÉ ◆ CAPRICES ◆ APPÉTIT VORACE ◆ DÉSIR D'ÊTRE COUCHÉ SUR LES MAINS ET LES GENOUX ◆ FROTTEMENT CONSTANT DU NEZ, QUI DÉMANGE

VOIR ÉGALEMENT
Caprices, *page 246*

Atropa belladonna

Belladonna

Noms courants
Belladone, belle-dame, morelle furieuse, herbe empoisonnée

C'est à Atropos, Parque qui avait pouvoir de vie et de mort sur les mortels, que cette plante doit son nom latin. Au XVIe siècle, les dames italiennes l'utilisaient pour dilater la pupille de l'œil, ce qui explique le nom de *bella donna,* « belle femme ». *Belladonna,* remède majeur, a été mis au point pour soigner la scarlatine : Hahnemann, qui l'avait testé, avait en effet observé que les symptômes de cette maladie infectieuse ressemblaient à ceux d'un empoisonnement à la belladone.

Source

Belladonne
Malgré sa forte toxicité, cette plante est utilisée par la phytothérapie comme antispasmodique, relaxant et sédatif, par l'homéopathie contre les états fébriles, inflammatoires et douloureux.

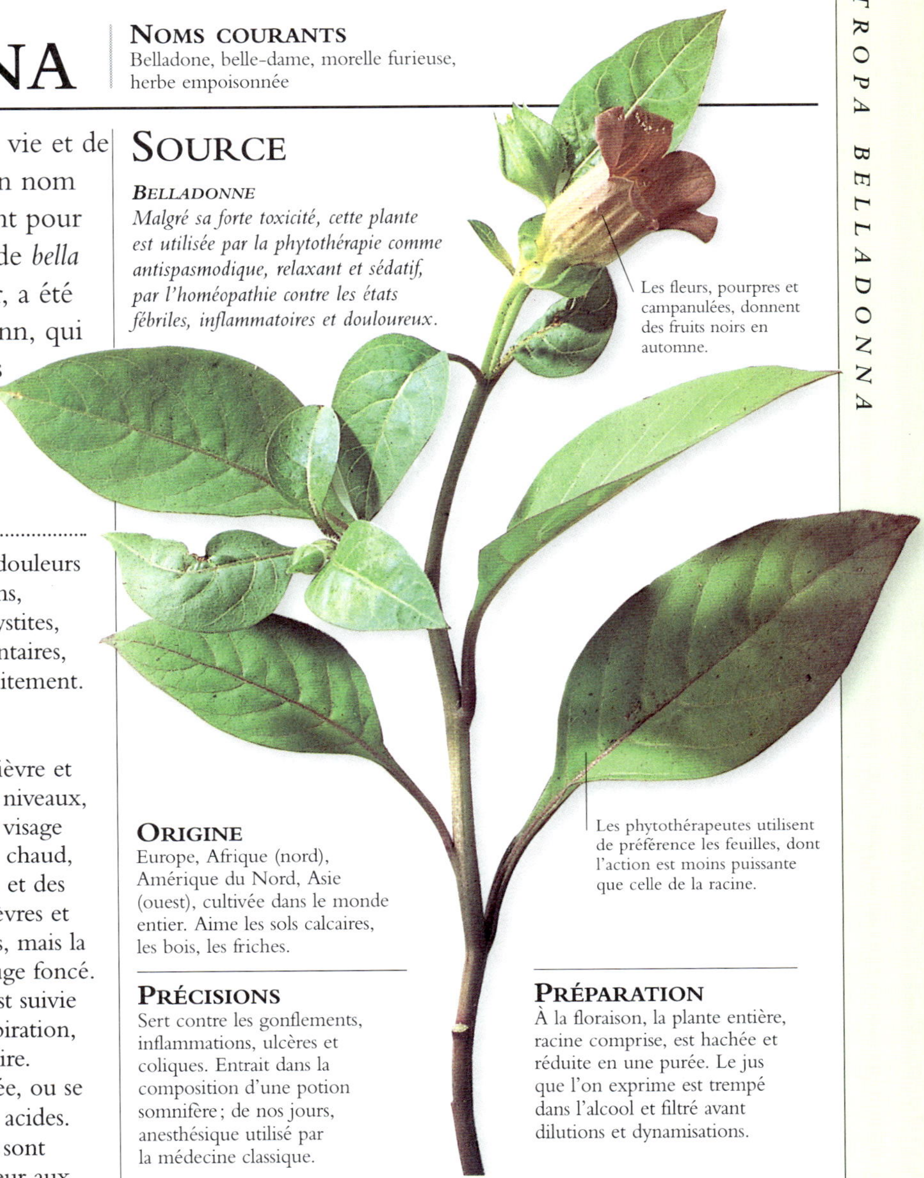

Origine
Europe, Afrique (nord), Amérique du Nord, Asie (ouest), cultivée dans le monde entier. Aime les sols calcaires, les bois, les friches.

Précisions
Sert contre les gonflements, inflammations, ulcères et coliques. Entrait dans la composition d'une potion somnifère ; de nos jours, anesthésique utilisé par la médecine classique.

Préparation
À la floraison, la plante entière, racine comprise, est hachée et réduite en une purée. Le jus que l'on exprime est trempé dans l'alcool et filtré avant dilutions et dynamisations.

Profil du remède

Soudaines affections aiguës et violentes. Patients en forme et pleins d'énergie en général, mais agités s'ils sont malades, sujets à des explosions de colère marquées par l'envie de frapper ou même de mordre.

Les symptômes typiques liés à *Belladona* sont un état fébrile, une dilatation des pupilles, une rougeur de la peau, et une douleur vibrante, surtout à la tête, liée à une circulation sanguine trop rapide. On observe une hypersensibilité à la lumière, au bruit et au toucher, ainsi que de rapides changements de température corporelle. *Belladonna* se donne en cas de douleur aiguë, d'infection ou d'inflammation, surtout des voies respiratoires supérieures.

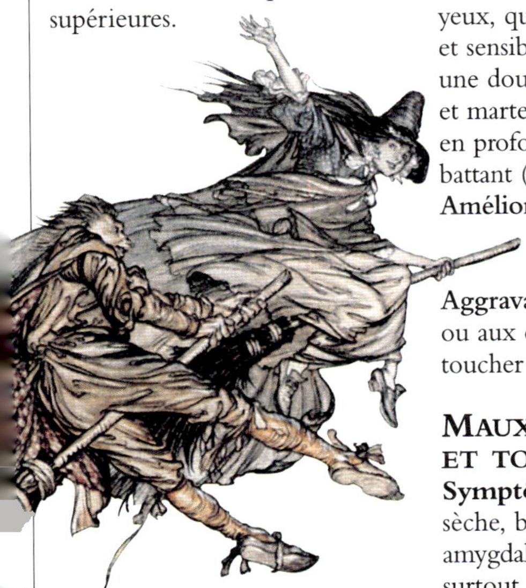

L'alliée des sorcières
Au Moyen Âge en Europe, on croyait que la belladone aidait les sorcières à se déplacer dans les airs.

Il sert aussi contre les douleurs menstruelles, insolations, convulsions fébriles, cystites, néphrites, poussées dentaires, et mastites dues à l'allaitement.

Fièvre aiguë

Symptômes : forte fièvre et hypersensibilité à tous niveaux, survenant soudain. Le visage peut être rouge et très chaud, avec des yeux brillants et des pupilles dilatées. Les lèvres et la bouche restent pâles, mais la langue est souvent rouge foncé. En général, la fièvre est suivie d'un épisode de transpiration, et peut évoluer en délire. La soif est peu marquée, ou se porte sur des boissons acides. Les autres symptômes sont notamment une douleur aux yeux, qui sont rouges, gonflés et sensibles à la lumière ; une douleur déchirante et martelante à l'oreille, en profondeur ; un mal de tête battant (*voir plus loin*).
Amélioration : dans une pièce chaude ; assis ou debout, droit ; au repos.
Aggravation : exposé au bruit ou aux courants d'air ; au toucher ; en bougeant ; allongé.

Maux de gorge et toux sèche

Symptômes : gorge serrée, sèche, brûlante, cou sensible, amygdales rouges et gonflées, surtout à droite. Une toux douloureuse et une fièvre (*voir plus haut*) sont possibles.
Amélioration : dans une pièce chaude ; au repos.
Aggravation : dans les courants d'air froid ; en déglutissant des aliments et boissons.

— Principaux symptômes —
Rougeur et forte chaleur du visage ◆ forte fièvre ◆ délire ◆ désir d'acidité ◆ sensibilité à la lumière, au bruit, au mouvement

Maux de tête

Symptômes : douleur violente et lancinante. Dans une migraine, la douleur se déclare à l'arrière de la tête, irradie vers la droite du front et s'installe derrière l'œil.
Amélioration : allongé dans l'obscurité ; en appliquant des compresses froides.
Aggravation : à la lumière ou au bruit ; en bougeant.

Troubles féminins

Symptômes : douleurs associées à un flux menstruel abondant. Le sang, très chaud, peut être rouge vif ou coagulé.
Amélioration : en se tenant debout ou assis bien droit.
Aggravation : au moindre mouvement.

Voir également
Rosacée, *page 193* ; grippe, *page 224* ; enfant, *page 246* ; problèmes d'allaitement, *page 262*

Baptisia tinctoria

BAPTISIA

NOMS COURANTS
Podalyre,
faux indigo

COMME l'indique son nom latin, cette plante est utilisée dans la fabrication de teintures. Le faux indigo fut utilisé à des fins médicinales par les autochtones et colons d'Amérique, principalement sous forme de bain antiseptique pour traiter les plaies. De nos jours, il sert en phytothérapie, en usage interne et externe, comme antiseptique et stimulant du système immunitaire. Le remède homéopathique a été expérimenté dans les années 1850 sur un échantillonnage réduit par l'équipe de Douglas, Hadley et Burt, et introduit dans le répertoire par Thompson en 1857.

PROFIL DU REMÈDE

Baptisia sert surtout contre les affections donnant une forte fièvre et des symptômes caractéristiques : confusion ou stupeur, comme sous l'emprise de l'ivresse. L'épuisement ou la léthargie sont si prononcés que le sujet peut s'endormir en discutant. Les cauchemars et délires sont fréquents; on note des difficultés à s'endormir ainsi qu'une sensation de suffocation et d'essoufflement.

Les symptômes physiques typiques sont notamment une mauvaise haleine, une langue brun-jaune, et un goût amer dans la bouche. Le visage peut être gonflé et rouge foncé, avec un affaissement des paupières. Utilisé à l'origine contre la thyphoïde, *Baptisia* sert surtout de nos jours en cas de fièvre aiguë, de forte grippe et d'infections gastrointestinales, ainsi que contre les maux de gorge et les infections septiques.

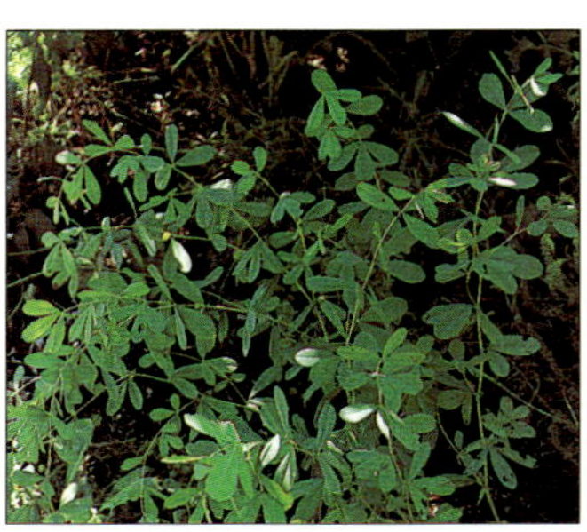

LE FAUX INDIGO, VULNÉRAIRE
Ses vertus cicatrisantes furent découvertes par les Indiens d'Amérique du Nord, les Mohicans par exemple.

FIÈVRE AIGUË

Symptômes : forte fièvre ou grippe, survenant soudainement en général, alternant avec des frissons prononcés. Le visage peut être rubicond, la langue a tendance à être très sombre et même brune, parfois revêtue d'un enduit, et sèche vers le centre. Il arrive qu'une léthargie prononcée accompagne ces symptômes. Dans certains cas, le lit est un support trop dur, ce qui cause une agitation du sujet qui se recroqueville pour tenter de soulager sa gêne.
Amélioration : à l'intérieur.
Aggravation : à l'extérieur; exposé au froid, au brouillard, au vent, à une chaleur humide; au réveil; en marchant.

INFECTIONS INTESTINALES

Symptômes : crises de diarrhées, avec une fièvre aiguë et parfois même un délire. La langue peut être revêtue d'un enduit jaunâtre, on peut noter un goût amer dans la bouche. Les selles provoquent des irritations douloureuses autour de l'anus. Il arrive aussi que l'on observe du sang dans les selles ainsi qu'une éruption cutanée de teinte rosée sur l'abdomen, ce qui peut indiquer une thyphoïde.
Amélioration : à l'intérieur; au repos.
Aggravation : en marchant au grand air.

SOURCE

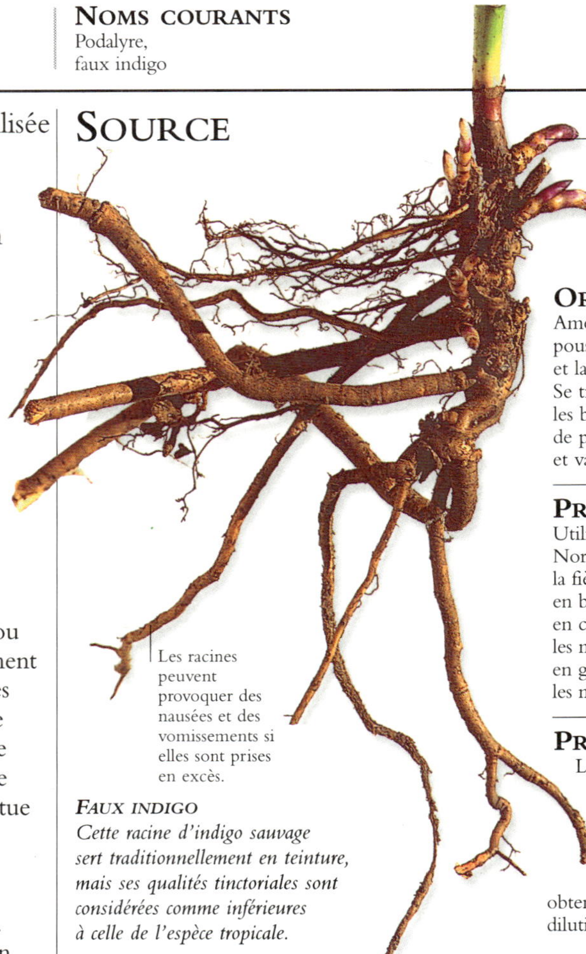
Les nouvelles pousses présentent des pointes violettes.
Les racines peuvent provoquer des nausées et des vomissements si elles sont prises en excès.

FAUX INDIGO
Cette racine d'indigo sauvage sert traditionnellement en teinture, mais ses qualités tinctoriales sont considérées comme inférieures à celle de l'espèce tropicale.

ORIGINE
Amérique du Nord, pousse entre le Canada et la Caroline du Nord. Se trouve en général dans les bois et les clairières, de préférence sur sol sec et vallonné.

PRÉCISIONS
Utilisé en Amérique du Nord en décoction contre la fièvre et les infections, en bain contre les plaies, en cataplasme contre les morsures de serpent, en gargarisme contre les maux de gorge.

PRÉPARATION
La racine fraîche, écorce comprise, est réduite en purée avant trempage huit jours dans l'alcool. La teinture obtenue subit alors des dilutions et dynamisations.

— PRINCIPAUX SYMPTÔMES —
INFECTIONS GRAVES ◆ CONFUSION ET STUPEUR ◆ IMPRESSION D'AVOIR LES PARTIES DU CORPS ÉPARPILLÉES ◆ AVERSION POUR LE GRAND AIR ◆ ÉCOULEMENTS NAUSÉABONDS

INFECTIONS DE LA GORGE

Symptômes : hébétement, rougeur du visage, fièvre (voir plus haut). On note un mal de gorge, parfois un gonflement des amygdales qui sont rouge foncé. Les gencives et la gorge peuvent présenter des ulcérations. Les lèvres sont parfois bleuies, saignent ou sont fendillées. Le sujet peut avoir du mal à avaler des aliments solides sans éprouver de haut-le-cœur, mais supporte de petites quantités de liquide. Une infection auriculaire liée à l'affection peut s'installer rapidement, surtout à droite.
Amélioration : à l'intérieur; au repos.
Aggravation : en marchant au grand air.

ÉTATS SCEPTIQUES

Symptômes : ulcères à la bouche ou la gorge, écoulements nauséabonds. Les symptômes, associés à un hébétement et une grande fatigue, s'installent rapidement; ils peuvent être dus à une fausse couche incomplète, une septicémie, ou d'autres états septiques marqués par une fièvre aiguë.
Amélioration : à l'intérieur; au repos.
Aggravation : en marchant au grand air.

VOIR ÉGALEMENT
Grippe, *page 224*; maux de gorge, *page 226*; aphtes, *page 232*; diarrhée, *page 238*

Berberis vulgaris

BERBERIS

NOM COURANT
Épine-vinette commune

CETTE PLANTE très astringente servait aux Grecs et aux Arabes pour rafraîchir le sang pendant une fièvre ou traiter la jaunisse et les troubles gastro-intestinaux, et aux indigènes d'Amérique contre les ulcères de l'estomac. Les herboristes occidentaux en donnent en cas de problème hépatique causé par un abus d'alcool ou de drogues, et les médecins ayurvédiques la recommandent comme détoxifiant et tonique du foie, la médecine chinoise contre les diarrhées. On pense que ses alcaloïdes agissent contre le cancer. Le remède homéopathique, expérimenté par Hesse en 1835, sert surtout en cas de troubles digestifs ou urinaires causant des douleurs de colique ou vives.

PROFIL DU REMÈDE

Sujets prédisposés à la léthargie, l'inertie et l'apathie, éprouvant parfois des difficultés à faire un effort mental soutenu ou à avoir les idées claires. Ils peuvent être anxieux au crépuscule, période à laquelle les objets paraissent plus gros qu'ils le sont en réalité et déformés.

Les symptômes physiques typiques sont notamment une pâleur, un creusement des joues et des yeux, une sécheresse des muqueuses. *Berberis* se donne contre un type spécifique de douleur irradiant vers l'extérieur, décrite comme vive, profonde, colique ou névralgique, se déplaçant souvent d'une partie du corps à l'autre. Ce type de douleur soudaine est fréquemment lié à une affection rénale, à l'arthrite ou à la goutte.

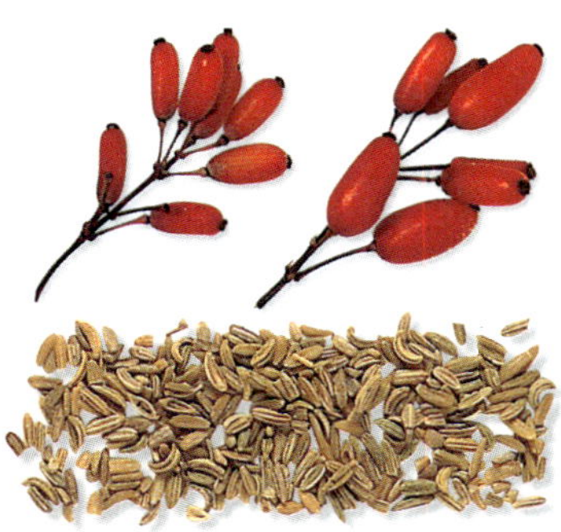

TONIQUE FÉBRIFUGE
Les Égyptiens de l'Antiquité préparaient une boisson fébrifuge en macérant des graines et des fruits de l'épine-vinette.

Berberis présente une affinité avec les appareils digestif et urinaire, et sert surtout dans le traitement des affections rénales.

TROUBLES RÉNAUX

Symptômes : infection rénale se manifestant par une sensibilité et une douleur dans la région des reins, comme si de l'eau allait sortir en bouillonnant par la peau. L'urine est jaune ou vert foncé, avec un sédiment rougeâtre évoquant le son. *Berberis* peut être efficace en cas de calculs rénaux s'accompagnant de vives douleurs coliques ou névralgiques irradiant des reins vers la vessie et descendant le long des jambes.
Amélioration : au repos ; allongé sur le côté douloureux.
Aggravation : en station debout ; en bougeant ; soumis à de soudaines secousses.

CYSTITE

Symptômes : douleur brûlante ou vive et coupante de la vessie à l'urètre, émission d'une urine foncée, jaune ou verdâtre, avec un sédiment rougeâtre. La douleur depuis le cordon spermatique jusqu'aux testicules peut rendre l'acte sexuel douloureux.
Amélioration : après une miction.
Aggravation : pendant une miction ; en station debout.

SOURCE

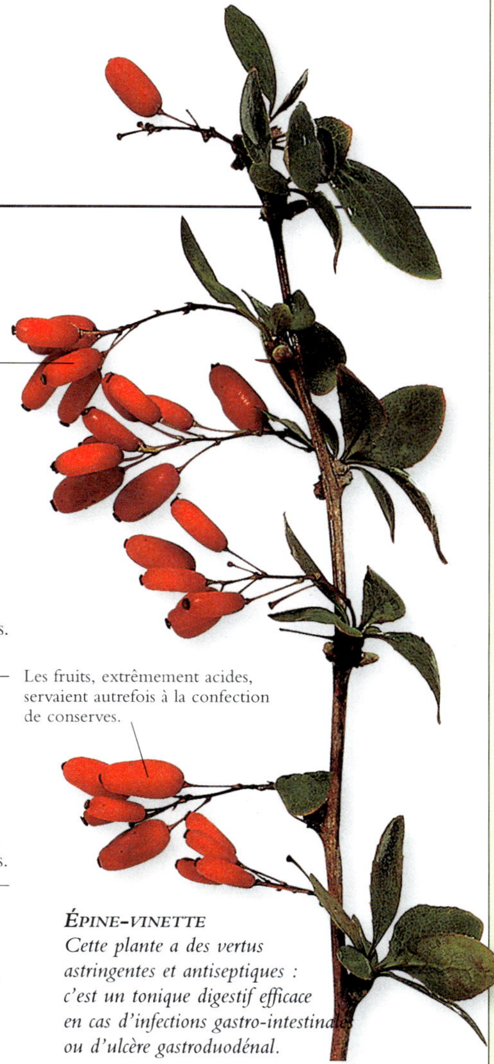

Toutes les parties de la plante, à l'exception des fruits sont toxiques si on les ingère.

Les fruits, extrêmement acides, servaient autrefois à la confection de conserves.

ÉPINE-VINETTE
Cette plante a des vertus astringentes et antiseptiques : c'est un tonique digestif efficace en cas d'infections gastro-intestinales ou d'ulcère gastroduodénal.

ORIGINE
Originaire d'Europe et naturalisée en Amérique du Nord. Croît à l'état sauvage dans les haies et régions boisées ainsi que dans les zones calcaires vallonnées et broussailleuses. Couramment cultivée.

PRÉCISIONS
Utilisée par diverses cultures contre troubles digestifs et affections de la vésicule biliaire ; on pense qu'elle combat l'inflammation et la fièvre, et contrôle les hémorragies.

PRÉPARATION
L'écorce de racine petite ou de taille moyenne est séchée et hachée, trempée dans l'alcool, et filtrée avant dilutions et dynamisations.

— PRINCIPAUX SYMPTÔMES —
DOULEURS DE COLIQUES NÉPHRÉTIQUES ◆ DOULEURS IRRADIANTES ◆ LÉTHARGIE ET APATHIE ◆ DOULEURS COLIQUES DANS LA RÉGION DE LA VÉSICULE BILIAIRE

PROBLÈMES DE VÉSICULE BILIAIRE

Symptômes : douleur déchirante et irradiante dans la région de la vésicule biliaire, s'étendant vers l'estomac. On note une inflammation de la vésicule ou des calculs biliaires, associés à une colique biliaire, pouvant évoluer en jaunisse associée à des selles pâles.
Amélioration : au repos.
Aggravation : en pressant la partie supérieure de l'abdomen ; debout ; en bougeant.

BAS DU DOS

Symptômes : douleur irradiant vers l'extérieur ou le bas de la cuisse, accompagnée d'une raideur et, parfois, d'un point dans l'abdomen ou sur le côté du corps.
Amélioration : au repos.
Aggravation : allongé ; assis ; debout ; en bougeant.

ARTICULATIONS

Symptômes : douleur généralisée dans les articulations et les muscles irradiant vers l'extérieur et dans les membres. La goutte et les douleurs d'arthrite peuvent également bien réagir à *Berberis*.
Amélioration : l'après-midi.
Aggravation : en bougeant ; en descendant pesamment un escalier.

VOIR ÉGALEMENT
Gastro-entérite, *page 236* ; cystite, *page 260*

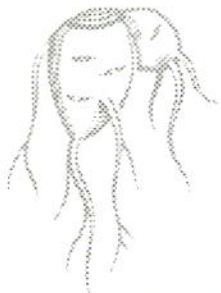

Bryonia alba

BRYONIA

NOMS COURANTS
Bryone, bryone blanche

DIOSCORIDE, médecin du Ier siècle ap. J.-C., recommandait la bryone en cas de blessure gangrenée ; les Grecs et les Romains l'utilisaient contre les vertiges, l'épilepsie, la paralysie, la goutte et la toux. Au XVIIe siècle, l'herboriste anglais Culpeper loua son efficacité en cas de mucosités, de toux et de manque de souffle. Le remède homéopathique, expérimenté par Hahnemann en 1834, s'utilise surtout pour traiter les affections accompagnées d'une douleur se déclarant au moindre mouvement.

PROFIL DU REMÈDE

Sujets souvent méticuleux et menant une vie saine, mais irritables, contrariants et capricieux s'ils sont malades, pouvant être fatigués, taciturnes, languissants, et furieux si on les dérange.

Le principal symptôme physique traité par *Bryonia* est une douleur au moindre mouvement, souvent accompagnée d'épisodes espacés de forte soif et d'une sécheresse des lèvres, de la bouche et des yeux. L'affection s'installe lentement, typiquement après une exposition excessive à la chaleur ou au froid. *Bryonia* est utile aussi en cas d'inflammation bronchique, de pneumonie, de maux de tête sévères, de douleurs rhumatismales. Il se prend contre certaines formes de constipation, ou en cas de douleur au sein.

TOUX SÈCHE

Symptômes : grande sécheresse des bronches, des muqueuses, de la bouche et de la gorge, avec toux et vive douleur à la poitrine. Lors d'un accès de toux, la douleur peut être soulagée par une pression exercée sur la poitrine. La toux peut être liée à un rhume, une pleurésie ou une bronchite.
Amélioration : au repos ; en étant allongé au calme ; en exerçant une pression sur la poitrine.
Aggravation : dans une pièce chaude ; le matin ; en respirant profondément ; en bougeant ; en ingérant boissons et aliments.

RHUME ET GRIPPE

Symptômes : nez douloureux, rouge et enflé, enrouement, toux sèche (voir ci-contre) ; souvent les lèvres sont craquelées et démangent, la bouche est sèche et revêtue d'un enduit blanc. De vives douleurs à l'oreille peuvent se déclarer, de même qu'un mal aux yeux avec sensibilité au mouvement. On note parfois d'intenses maux de tête (*voir plus loin*), une soif atroce, et une abondante transpiration.
Amélioration : au repos.
Aggravation : en se penchant en avant ; en bougeant.

MAUX DE TÊTE

Symptômes : douleurs violentes et pressantes au-dessus de l'œil gauche ou du front, même en remuant l'œil. Une sécheresse buccale et une soif intense sont possibles.
Amélioration : en appliquant des compresses froides ; en exerçant une pression sur la tête ; en fermant les yeux.
Aggravation : en bougeant les yeux ou le corps ; en buvant alors qu'on a très chaud ; en mangeant trop.

ARTICULATIONS

Symptômes : douleur lancinante dans les muscles et articulations due en général à la goutte, une ténosynovite, une arthrite ou après blessure.
Amélioration : à la forte chaleur ; en exerçant une pression sur la région touchée.
Aggravation : au mouvement ; exposé aux secousses.

SOURCE

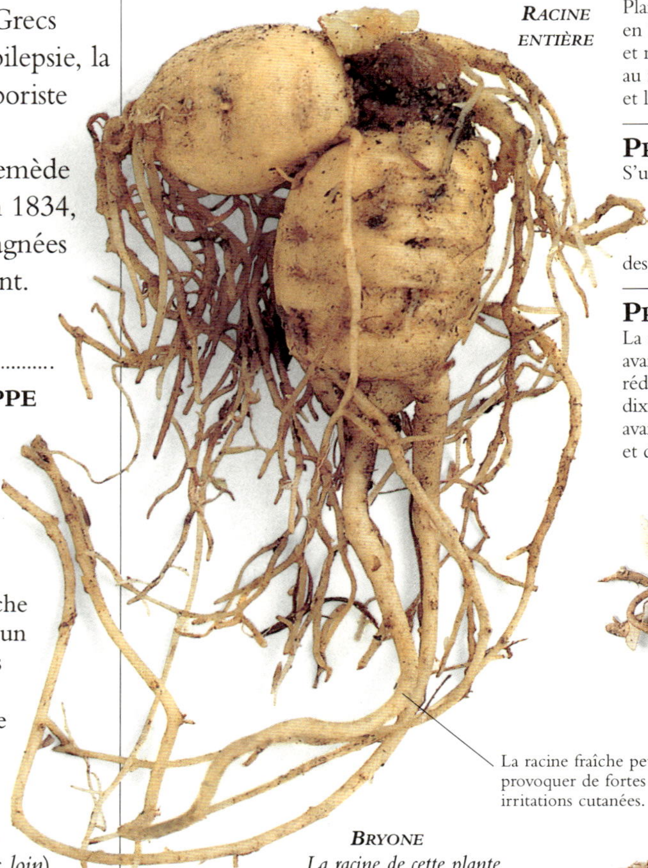

RACINE ENTIÈRE

La racine fraîche peut provoquer de fortes irritations cutanées.

BRYONE
La racine de cette plante offre une saveur amère et une odeur désagréable. Prises en grande quantité, elle peut causer la mort en quelques heures, en général à partir d'une inflammation de l'appareil digestif.

ORIGINE
Plante croissant surtout en Europe centrale et méridionale, ou plus au nord, dans les haies et les bois.

PRÉCISION
S'utilise contre la toux et l'essoufflement, et pour libérer les bronches des mucosités.

PRÉPARATION
La racine est déterrée avant la floraison, hachée, réduite en purée, macérée dix jours dans l'alcool avant filtration, dilutions et dynamisations.

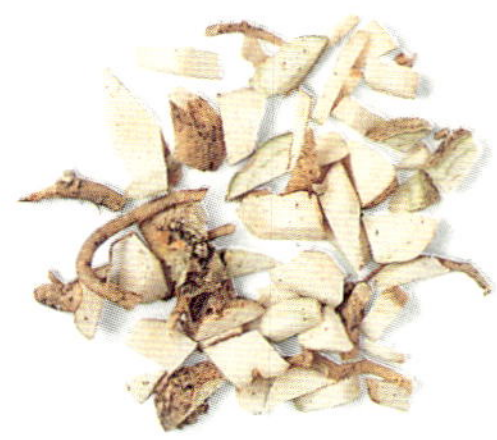

RACINE HACHÉE

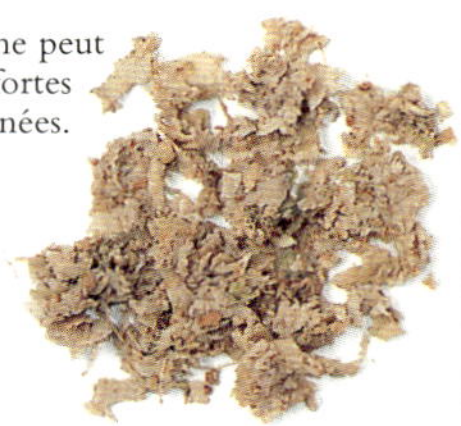

RACINE RÉDUITE EN PULPE

PRINCIPAUX SYMPTÔMES

DOULEUR AU MOINDRE MOUVEMENT ◆ SÉCHERESSE DES MUQUEUSES ◆ FORTE SOIF ◆ ANXIÉTÉ SE PORTANT SUR LA SÉCURITÉ FINANCIÈRE ◆ IRRITABILITÉ

CONSTIPATION

Symptômes : selles dures et de grande taille, noires ou d'aspect calciné. On peut noter une forte sécheresse du rectum et une sensation de brûlure après expulsion d'une selle.
Amélioration : au repos.
Aggravation : par temps très chaud ; le matin ; en bougeant ; en buvant froid.

PROBLÈMES AU SEIN

Symptômes : seins chauds, pâles, durs, sièges de vives douleurs, notamment chez les femmes qui sont enceintes ou qui allaitent. La production de lait peut être excessive.
Amélioration : à la grande chaleur ; au repos.
Aggravation : en bougeant.

VOIR ÉGALEMENT
Problèmes au sein, *page 201* ; bronchite, *page 228* ; toux, *page 228* ; constipation, *page 238* ; douleur au sein, *page 258*

Cannabis sativa 'Indica'

CANNABIS IND.

NOMS COURANTS
Cannabis, marijuana, hachisch, chanvre indien

LA PREMIÈRE mention qui nous soit parvenue du cannabis se trouve dans un herbier chinois datant de 2700 ans av. Jésus-Christ. Au XIXe siècle, c'était un analgésique très couramment utilisé en Europe. Il est prescrit dans certains pays pour soulager les nausées causées par une chimiothérapie et les spasmes dus à une sclérose en plaques. Le cannabis est par ailleurs une drogue récréationnelle interdite dans de nombreux États, notamment en France, la proscription s'étendant à l'utilisation médicamenteuse. *Cannabis ind.* a été expérimenté en 1839 par l'*American Provers' Union* et introduit par le Dr Trinks en 1841.

SOURCE

CANNABIS
Le tétrahydrocannabinol, qui est le principe actif, provoque une légère euphorie quand la plante est ingérée ou fumée.

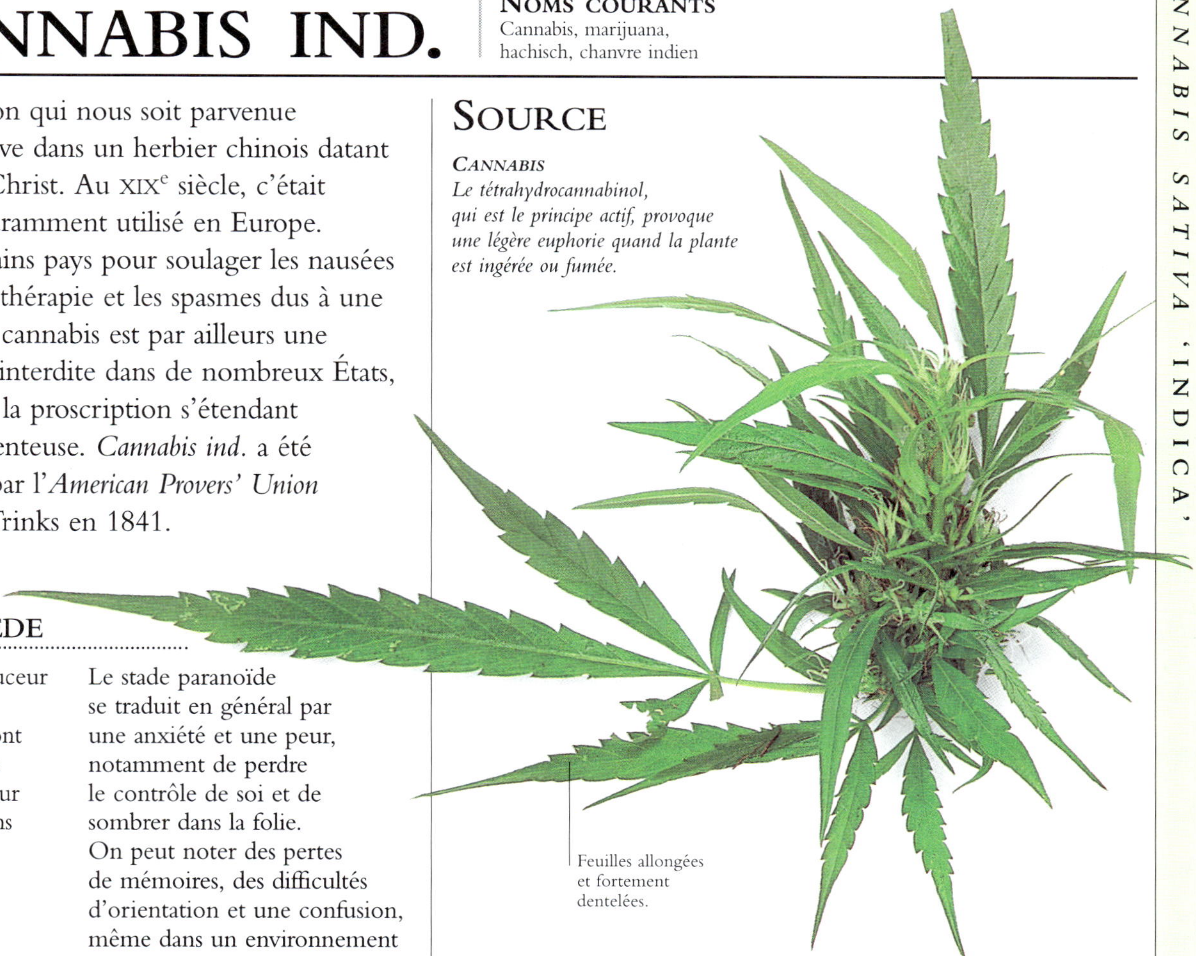

ORIGINE
Chine et ouest de l'Asie centrale, aujourd'hui cultivée dans le monde entier (bien qu'interdit de façon générale).

PRÉCISION
Plante importante dans l'Égypte antique, en Chine ou en Inde, pour ses vertus analgésiques, sédatives et anti-inflammatoires.

PRÉPARATION
Les graines et sommités fleuries sont hachées menu, macérées dix jours dans l'alcool avant filtration, dilutions et dynamisations.

PROFIL DU REMÈDE

Sujets alternant entre la douceur et le désespoir ou même la paranoïa. Les symptômes sont une augmentation marquée de l'appétit et de la soif, pour les plats sucrés et les boissons froides.

Cannabis ind. se prescrit dans le traitement d'états psychologiques anormaux, par exemple confusion, pertes de mémoire, désorientation, surexcitation, peurs injustifiées, ou paranoïa. Le remède sert aussi en cas d'affections physiques : maux de tête, infections des voies urinaires, et douleurs dans les jambes.

TROUBLES MENTAUX

Symptômes : sautes marquées d'humeur et de pensées, le sujet alternant entre douceur et paranoïa. En périodes modérées, on note une légère euphorie, une hyperactivité cérébrale, des idées très arrêtées notamment sur les sujets ésotériques, comme l'astrologie ou les OVNI. Des idées excellentes et édifiantes se succèdent aussi rapidement qu'elles sont oubliées. La moindre chose peut déclencher des rires hystériques. Il arrive que l'on observe des rêves prophétiques, des expériences hors du corps, ou une apparente capacité à prédire l'avenir. Le stade paranoïde se traduit en général par une anxiété et une peur, notamment de perdre le contrôle de soi et de sombrer dans la folie. On peut noter des pertes de mémoires, des difficultés d'orientation et une confusion, même dans un environnement familier. Un voyage ou un déménagement sont susceptibles de provoquer une détresse. Il n'est pas rare d'observer des hallucinations dans lesquelles le temps, l'espace et les dimensions sont déformés.
Amélioration : au grand air; au repos; en marchant.
Aggravation : dans le noir; en buvant du café; en fumant.

MAUX DE TÊTE

Symptômes : sensation d'ouverture et de fermeture au sommet du crâne. La tête peut être agitée de tremblements involontaires et donner l'impression d'être séparée du corps. Le sujet est susceptible de se pencher en avant pour soulager une migraine ou une sensation de pression sur le cerveau.
Amélioration : au repos; en respirant profondément.
Aggravation : en cas d'effort; en fumant; en buvant de l'alcool ou du café.

— PRINCIPAUX SYMPTÔMES —

SAUTES D'HUMEUR, ENTRE SUREXCITATION ET PARANOÏA ◆ EXPÉRIENCES HORS DU CORPS ◆ BRÛLURE À L'URÈTRE ◆ SENSATION D'OUVERTURE-FERMETURE DANS LA TÊTE

INFECTIONS DES VOIES URINAIRES

Symptômes : douleur sourde, brûlante ou piquante, au rein droit. Les urines peuvent être abondantes et très claires, le flux étant irrégulier en raison d'une obstruction. On peut noter une inflammation de l'urètre provoquant des écoulements de mucus et des douleurs brûlantes et piquantes.
Amélioration : au repos; en respirant profondément.
Aggravation : le matin; en fumant; en buvant de l'alcool ou du café.

DOULEURS OU PARALYSIE DANS LES JAMBES

Symptômes : douleurs lancinantes qui remontent dans les jambes pendant la marche.
Amélioration : au repos; en respirant profondément.
Aggravation : en marchant; pendant les règles.

VOIR ÉGALEMENT
Confusion, *page 266*

Carbo vegetabilis

CARBO VEG.

NOMS COURANTS
Charbon de bois, charbon végétal

DUR ET RÉSISTANT, le charbon de bois servait autrefois de matériau de bornage. Sa capacité à absorber les gaz et les toxines de l'organisme lui ont valu sa réputation de « purificateur »; aux XVIIIe et XIXe siècles, il entrait dans la composition de pansements destinés à traiter les ulcérations cutanées, et servait aussi en bain de bouche. Expérimenté par Hahnemann, qui a consigné les résultats dans ses *Maladies chroniques* (1821-1834), *Carbo veg.* a une action puissante sur les collapsus.

PROFIL DU REMÈDE

Affaiblissement allant de la syncope à l'épuisement ou même à un collapsus plus sévère. On peut noter une extrême lassitude au moindre effort, des trous de mémoire, une anxiété nocturne, et la crainte du surnaturel.

Les symptômes physiques typiques sont une froideur et une moiteur de la peau, un teint cireux, une faiblesse et un engourdissement ou une douleur brûlante au niveau des membres. On note souvent une tendance aux flatulences. Malgré une frilosité fréquente, les types sensibles aiment en général l'air frais, surtout celui d'un ventilateur. On peut noter un désir de nourriture sans valeur nutritionnelle, de café, de bonbons et de sel, et aussi d'alcool bien qu'il ne leur réussisse pas. Le charbon végétal se donne, en homéopathie comme en phytothérapie, contre les flatulences et le mauvais fonctionnement de la digestion. *Carbo veg.* sert par ailleurs en cas de problèmes respiratoires ou encore d'apathie, surtout chez les personnes âgées.

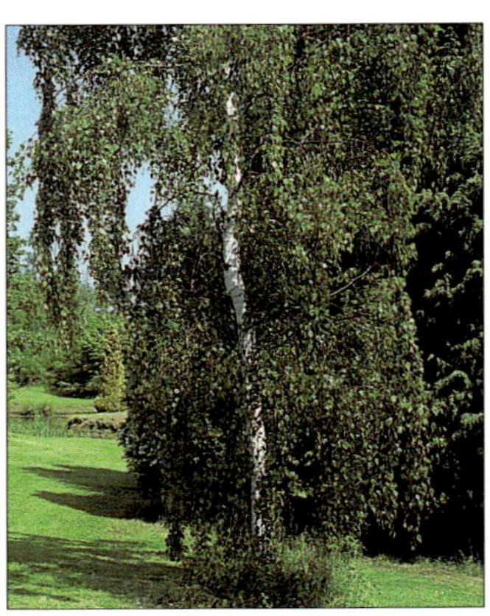

BOULEAU ARGENTÉ
Le charbon végétal utilisé en homéopathie provient en général de bois de bouleau argenté, de hêtre ou de peuplier.

GRANDE FATIGUE

Symptômes : faiblesse, épuisement ou manque de vitalité. La peau est froide et pâle alors que le sujet ressent une forte chaleur, et on note un goût amer dans la bouche. *Carbo veg.* peut s'utiliser en cas de fatigue, ou de choc pendant une convalescence.
Amélioration : en émettant des renvois; en étant éventé.
Aggravation : par temps chaud et humide; le soir; en mangeant riche et gras; en buvant du vin ou du café.

SYNDROME DE FATIGUE CHRONIQUE

Symptômes : douleurs brûlantes dans tout le corps, ganglions sensibles. On peut noter une confusion, et une anxiété, et d'autres symptômes de fatigue (*voir plus haut*).
Amélioration : l'après-midi; en s'allongeant.
Aggravation : par temps froid et humide; la nuit; en parlant; en cas d'effort.

INDIGESTION & FLATULENCES

Symptômes : gêne quel que soit l'aliment. La régurgitation peut s'accompagner de remontées d'acide, de gaz nauséabonds, de diarrhées, de ballonnements. Les excès de table peuvent déclencher des nausées, des vertiges, des syncopes, et des céphalées matinales avec sensation de chaleur et de pesanteur.
Amélioration : dehors, à l'air froid; en expulsant des gaz intestinaux ou des renvois.
Aggravation : le matin; en s'allongeant; en mangeant riche et gras; en buvant du lait, du café ou du vin.

PROBLÈMES RESPIRATOIRES

Symptômes : toux spasmodique, coqueluche, asthme, et bronchite chez les personnes âgées. On note des sueurs froides et une faiblesse, un étouffement, des haut-le-cœur, des rejets de mucus.
Amélioration : au grand air; en étant éventé; en se levant d'un siège.
Aggravation : par temps chaud et humide; la nuit; en mangeant riche.

MAUVAISE CIRCULATION

Symptômes : manque d'énergie et de coordination dû à une circulation déficiente de l'oxygène. La peau du visage, des mains et des pieds peut être froide et bleuie. On note souvent un enrouement et une froideur de la langue, parfois des jambes froides et bouffies avec tendance à la formation de varices.
Amélioration : dehors, à l'air froid; en émettant des renvois.
Aggravation : en s'allongeant; le soir; en ingérant du lait, du café ou des aliments gras.

SOURCE

ORIGINE
Bois de bouleau argenté, de bouleau, de peuplier, arbres de l'hémisphère Nord croissant en altitude, dans les forêts, les landes ou les zones marécageuses.

PRÉCISIONS
Utilisé par les médecines traditionnelle et classique contre les ulcérations, les affections infectées, les flatulences, l'indigestion. Offre aussi des propriétés désinfectantes.

PRÉPARATION
Le bois est découpé en fragments de la taille d'un poing, chauffé au rouge, puis transféré dans un récipient de terre. Les cendres qui en résultent sont triturées, diluées et dynamisées.

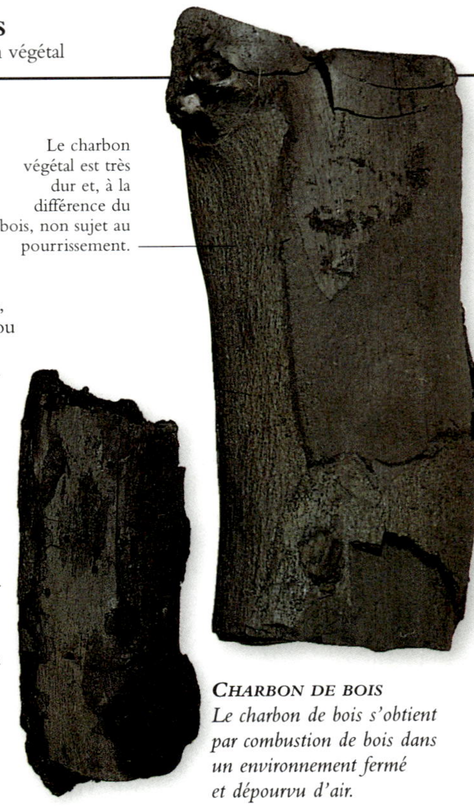
Le charbon végétal est très dur et, à la différence du bois, non sujet au pourrissement.

CHARBON DE BOIS
Le charbon de bois s'obtient par combustion de bois dans un environnement fermé et dépourvu d'air.

— PRINCIPAUX SYMPTÔMES —
APATHIE ◆ CONFUSION ◆ FRILOSITÉ ◆ SUJET SE SENTANT MIEUX EXPOSÉ À L'AIR D'UN VENTILATEUR ◆ FLATULENCES ◆ DÉSIR DE BONBONS, DE CAFÉ, DE SEL, D'ALCOOL ◆ COLLAPSUS

VOIR ÉGALEMENT
Syndrome de fatigue chronique, *page 205*; indigestion, *page 234*; ballonnements et flatulences, *page 236*

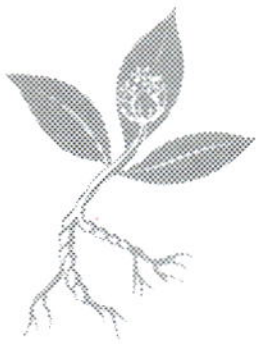

Cephaelis ipecacuanha

IPECAC.

NOMS COURANTS
Ipécacuanha, ipéca, racine vomitive

C'EST UN MOINE portugais installé au Brésil qui, au début du XVIIe siècle, découvrit les vertus de l'ipécacuanha, remède traditionnel des Indiens. Pris à fortes doses, l'ipéca provoque des nausées, des vomissements, et même une crise cardiaque. La médecine classique exploite sa racine pour produire des médicaments destinés à détacher les mucosités des voies respiratoires et provoquer des vomissements. *Ipecac.*, expérimenté en 1805 par Hahnemann, sert surtout en cas de nausées persistantes.

PROFIL DU REMÈDE

Sujets irritables, pouvant être difficiles à contenter et capricieux s'ils ne se sentent pas bien. La maladie peut les rendre moroses, déprimés, impatients. Les enfants sont susceptibles de pousser des hurlements.

Les symptômes physiques liés en général à *Ipecac.* sont des nausées persistantes, évoluant ou non en vomissements, et une tendance aux hémorragies. On observe souvent une hypersensibilité au mouvement, et la sensation constante d'une forte chaleur interne et d'une froideur en superficie. Ces symptômes, sont souvent intermittents, et peuvent s'accompagner d'accès de toux et de difficultés respiratoires. *Ipecac.* s'utilise aussi contre les maux de tête, les migraines, et les troubles gynécologiques liés à une tendance aux saignements.

NAUSÉES ET VOMISSEMENTS

Symptômes : nausées persistantes que des vomissements ne soulagent pas forcément. On note une sensation de ballonnement et de gonflement ainsi que des douleurs coliques à type de crampe pouvant être fortes autour du nombril. Les renvois et l'excès de salivation sont fréquents, la bouche reste humectée, la sensation de soif est faible. Si les symptômes sont dus à une gastro-entérite, on peut observer des diarrhées abondantes, très liquides et verdâtres, montrant des aliments non digérés. Si le sujet a des démangeaisons et transpire des sourcils, les nausées viennent peut-être d'un problème de vésicule biliaire. Très débilitantes, les nausées peuvent s'accompagner de syncopes et d'une lenteur du pouls.
Amélioration : à l'air frais.
Aggravation : à la chaleur; en s'allongeant; en bougeant; en mangeant; en consommant des drogues opiacées ou du tabac.

TOUX ET RESPIRATION SIFFLANTE

Symptômes : toux irritante, sèche, rauque déclenchée par un temps chaud et humide. La respiration peut être sifflante comme celle d'un asthmatique, et le sujet peut éprouver une sensation de constriction dans la poitrine. Alors que les expectorations sont peu abondantes, la toux peut être violente et s'accompagner de saignements de nez, de haut-le-cœur, de nausées, de vomissements ou de crachats sanguinolents. Ces symptômes peuvent indiquer par exemple une bronchite, une coqueluche, ou un asthme chez l'enfant.
Amélioration : à l'air frais; en se levant d'un siège.
Aggravation : à la chaleur, forte ou non; en hiver; en s'allongeant; en bougeant.

SOURCE

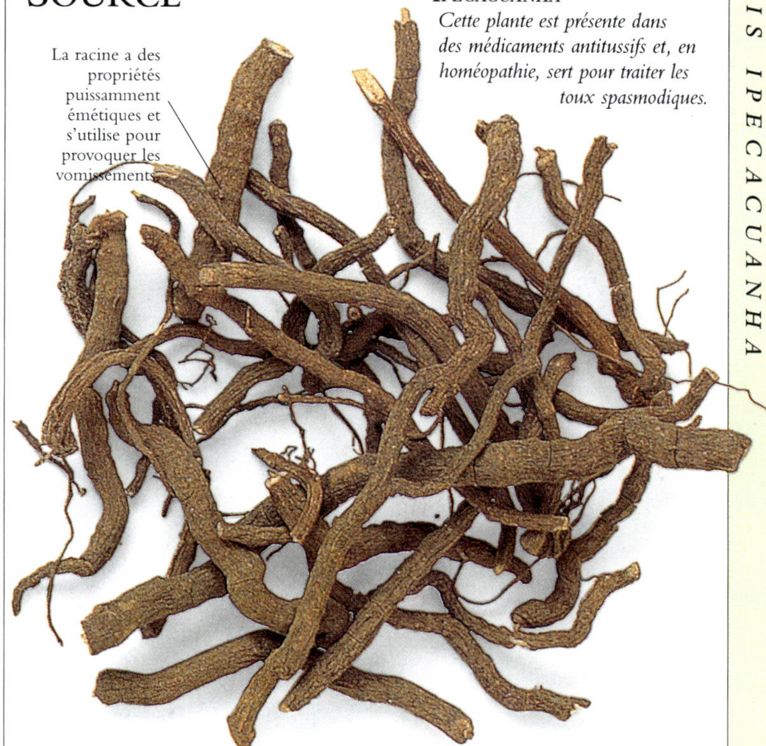

La racine a des propriétés puissamment émétiques et s'utilise pour provoquer les vomissements

IPECACUANHA
Cette plante est présente dans des médicaments antitussifs et, en homéopathie, sert pour traiter les toux spasmodiques.

ORIGINE
Amérique centrale et du Sud, cultivée surtout au Brésil; les forêts tropicales pluvieuses sont l'habitat de prédilection de cette plante.

PRÉCISION
Remède traditionnel contre la dysenterie au Brésil, qui fut introduit en Europe en 1672 et sert toujours en phytothérapie contre les dysenteries amibiennes.

PRÉPARATION
Les radicelles les plus robustes sont séchées, réduites en poudre puis macérées dans l'alcool avant filtration, dilutions et dynamisations.

— PRINCIPAUX SYMPTÔMES —
NAUSÉES ET VOMISSEMENTS PERSISTANTS ◆ LANGUE PROPRE, SANS ENDUIT ◆ ÉPANCHEMENTS DE SANG ROUGE VIF ◆ MUCOSITÉS EXCESSIVES ET TOUX ◆ IRRITABILITÉ

MIGRAINE

Symptômes : douleur dans toute la tête, avec fortes nausées et vomissements, qui s'étend à la face, aux dents et à la langue. Le visage est pâle, et bleui autour des yeux et des lèvres.
Amélioration : à l'air frais.
Aggravation : à la chaleur; en s'allongeant; en bougeant; en étant stressé ou gêné.

TROUBLES FÉMININS

Symptômes : règles très abondantes accompagnées parfois de nausées et de syncopes. Entre les règles, on peut noter des pertes irrégulières ou de soudains jaillissements utérins de sang rouge vif à coagulation lente. *Ipecac.* peut aussi se prescrire en cas de nausées matinales en début de grossesse, d'hémorragies liées à un décollement du placenta, et de saignements et nausées consécutifs à une fausse couche.
Amélioration : à l'air frais.
Aggravation : pendant et après un accouchement; en bougeant.

VOIR ÉGALEMENT
Asthme, *page 181*; nausées et vomissements, *page 236*; nausées matinales, *page 262*

Chamomilla recutita syn. *Matricaria chamomilla*

CHAMOMILLA

NOMS COURANTS
Petite camomille, camomille allemande

LA CAMOMILLE doit son nom au grec *chamaimelon* (pomme) en raison de la senteur de ses fleurs. Au XVIIe siècle, l'herboriste anglais Culpeper la recommandait pour fortifier l'utérus. En phytothérapie, on utilise la plante en crème ou en cataplasme pour traiter les affections cutanées, eczéma ou brûlures par exemple. *Chamomilla* a été expérimenté par Hahnemann, qui a publié les résultats de ses recherches dans sa *Matière médicale pure* (1821-1834) ; le remède sert en cas d'affections caractérisées par une extrême sensibilité à la douleur, notamment chez l'enfant.

PROFIL DU REMÈDE

Sujets très peu tolérants à la douleur, colériques, irritables et hostiles. Ils rougissent sous le coup de la colère, et détestent être touchés. L'irritation ou le stress aggravent les symptômes physiques.

Chamomilla se donne souvent aux enfants hargneux, grincheux quand ils sont malades, qui ne se calment qu'en étant promenés et bercés dans les bras d'un adulte. Les symptômes typiques sont notamment une irritabilité marquée et une douleur qui paraît insupportable. Le remède sert en cas de poussée dentaire, de fièvre, de mal de ventre avec diarrhées, de douleurs dues aux règles ou à un accouchement, et d'inflammation douloureuse des mamelons chez une femme qui allaite.

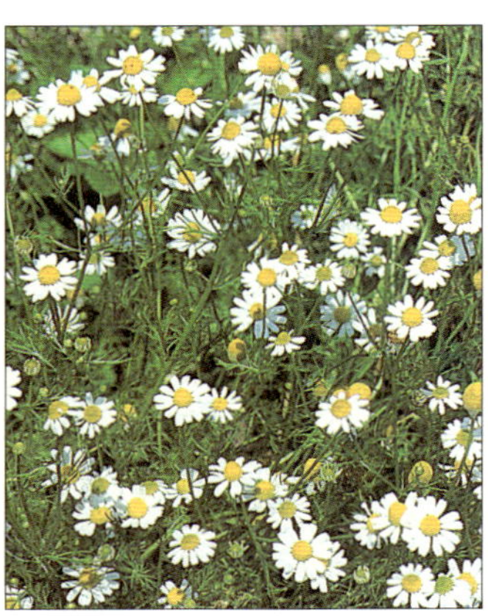

LE MÉDECIN DES PLANTES
Cultivée à proximité de végétaux souffreteux, la camomille a la réputation de fortifier ceux-ci.

IRRITABILITÉ

Symptômes : hypersensibilité à la douleur, hostilité et colère qui déclenchent des problèmes physiques. L'enfant rejette vite ce qu'il vient de réclamer.
Amélioration : en transpirant ; en étant porté dans les bras.
Aggravation : au toucher ; en étant posé à terre.

MAUX DE DENTS

Symptômes : douleur aux dents ou à l'oreille, fièvre (*voir plus loin*). Des ganglions peuvent provoquer une douleur à la face ou au cou. Lors d'une poussée dentaire, le sujet peut vouloir être porté, crier de rage, avoir des diarrhées verdâtres.
Amélioration : au froid ; en étant dans les bras.
Aggravation : à la chaleur ; en mangeant et buvant chaud.

ÉTAT FÉBRILE

Symptômes : chaleur et rougeur de la peau, avec souvent une joue pâle et l'autre rouge. On peut noter une tendance à transpirer, une irritabilité, des frissons.
Amélioration : au froid.
Aggravation : à la forte chaleur ; en mangeant et buvant chaud.

COLIQUE ET DIARRHÉE

Symptômes : douleurs coliques à l'abdomen, avec parfois diarrhées vert pâle sentant l'œuf pourri. La colique peut amener l'enfant à cambrer le dos et à être agité.
Amélioration : en appliquant des compresses chaudes sur l'abdomen ; en jeûnant.
Aggravation : à la chaleur ; sous le coup de la colère ; au frais.

DOULEURS MENSTRUELLES

Symptômes : crampes ou douleurs pouvant provoquer des sueurs, une rage, une syncope. La colère peut déclencher des saignements non liés aux règles.
Amélioration : en étant passagère dans une voiture.
Aggravation : à la chaleur ; exposée aux courants d'air ou à l'humidité ; au toucher.

SOURCE

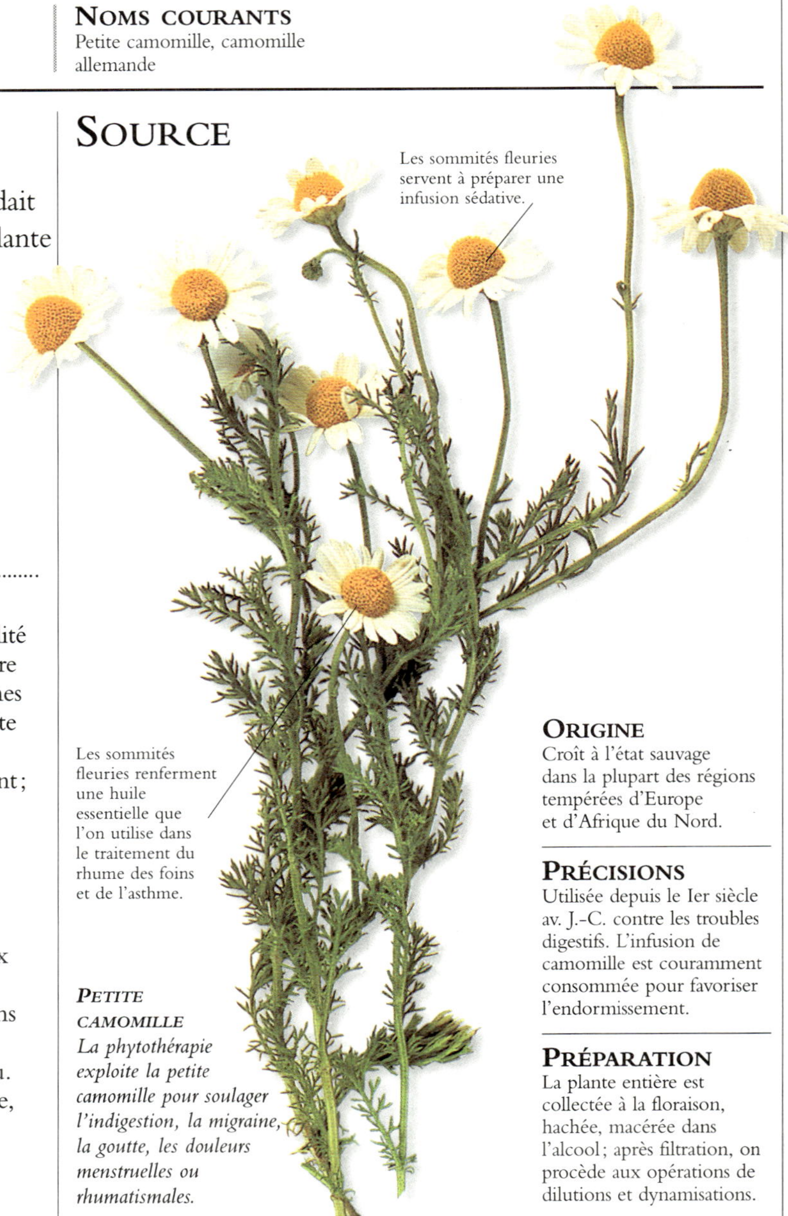
Les sommités fleuries servent à préparer une infusion sédative.
Les sommités fleuries renferment une huile essentielle que l'on utilise dans le traitement du rhume des foins et de l'asthme.

PETITE CAMOMILLE
La phytothérapie exploite la petite camomille pour soulager l'indigestion, la migraine, la goutte, les douleurs menstruelles ou rhumatismales.

ORIGINE
Croît à l'état sauvage dans la plupart des régions tempérées d'Europe et d'Afrique du Nord.

PRÉCISIONS
Utilisée depuis le Ier siècle av. J.-C. contre les troubles digestifs. L'infusion de camomille est couramment consommée pour favoriser l'endormissement.

PRÉPARATION
La plante entière est collectée à la floraison, hachée, macérée dans l'alcool ; après filtration, on procède aux opérations de dilutions et dynamisations.

— PRINCIPAUX SYMPTÔMES —
IRRITABILITÉ ◆ HYPERSENSIBILITÉ À LA DOULEUR ◆ ENFANTS DEMANDANT À ÊTRE PORTÉS ◆ POUSSÉES DENTAIRES ◆ ROUGEUR D'UNE JOUE ET PÂLEUR DE L'AUTRE ◆ DIARRHÉES

VOIR ÉGALEMENT
Maux de dents, *page 232*, *page 246* ; caprices, *page 246* ; troubles du sommeil, *page 248* ; problèmes d'allaitement, *page 262*

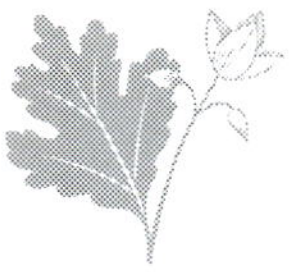

Chelidonium majus

CHELIDONIUM

NOMS COURANTS
Grande chélidoine, grande éclaire, herbe aux verrues

LA CHÉLIDOINE doit son nom à Dioscoride, qui avait noté que sa floraison était concomitante de la migration des hirondelles (*khelidon,* en grec). La médecine traditionnelle utilisait le latex de cette plante dans le traitement des affections de la peau, de la vésicule biliaire et du foie. Le remède homéopathique a été expérimenté par Hahnemann.

SOURCE

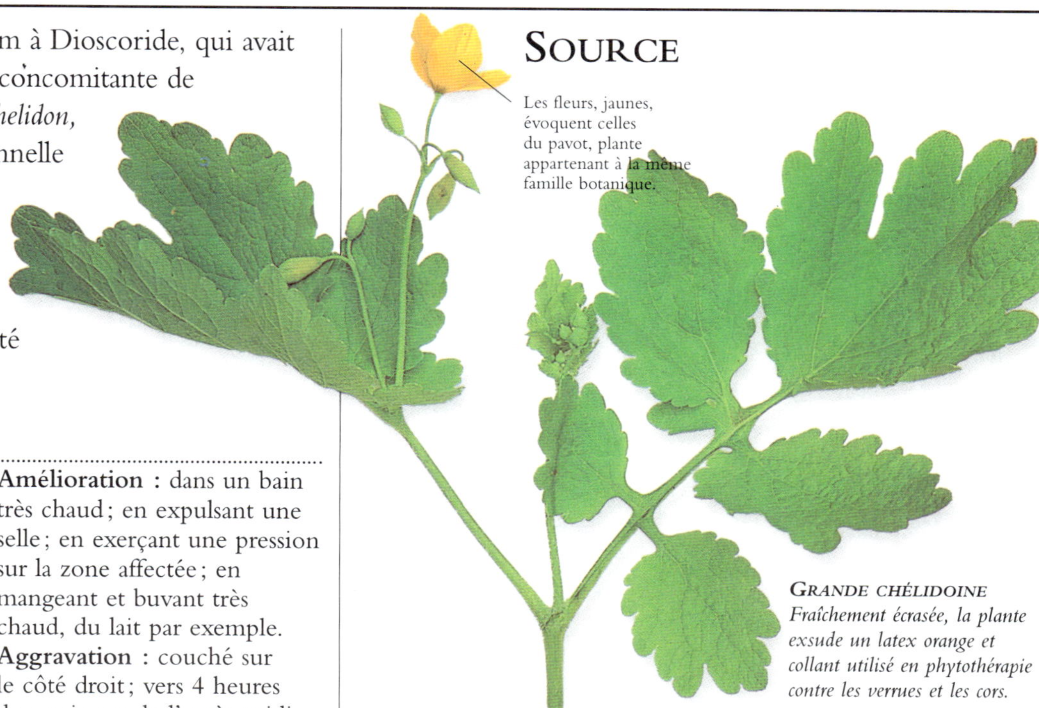
Les fleurs, jaunes, évoquent celles du pavot, plante appartenant à la même famille botanique.

GRANDE CHÉLIDOINE
Fraîchement écrasée, la plante exsude un latex orange et collant utilisé en phytothérapie contre les verrues et les cors.

ORIGINE
Europe, Afrique (nord), Asie (ouest), naturalisée en Amérique du Nord. Croît dans les haies et sur les berges.

PRÉCISION
Utilisée en phytothérapie occidentale et chinoise comme antispasmodique et relaxant musculaire, et pour dissiper la cataracte.

PRÉPARATION
La plante entière à la floraison, ou la racine, est réduite en purée, puis macérée dans l'alcool pendant dix jours.

PROFIL DU REMÈDE

Sujets agressifs et dominateurs, ayant l'esprit pratique. Les symptômes sont un désir de boissons chaudes et de fromage. Sensation de pesanteur, les symptômes tendant à se porter du côté droit.

Chelidonium s'utilise surtout en cas d'affections touchant le foie, la rate, les reins, l'intestin, la vésicule biliaire, les poumons. On peut aussi le donner avant une intervention chirurgicale liée à une hépatite ou des calculs biliaires.

HÉPATITE

Symptômes : hypertrophie du foie, douleur s'étendant au dos et à l'omoplate droite, jaunissement de la peau. L'abdomen donne l'impression d'être distendu et resserré. Le fromage provoque, soit un fort désir, soit une aversion.
Amélioration : dans un bain très chaud; en expulsant une selle; en exerçant une pression sur la zone affectée; en mangeant et buvant très chaud, du lait par exemple.
Aggravation : couché sur le côté droit; vers 4 heures du matin ou de l'après-midi.

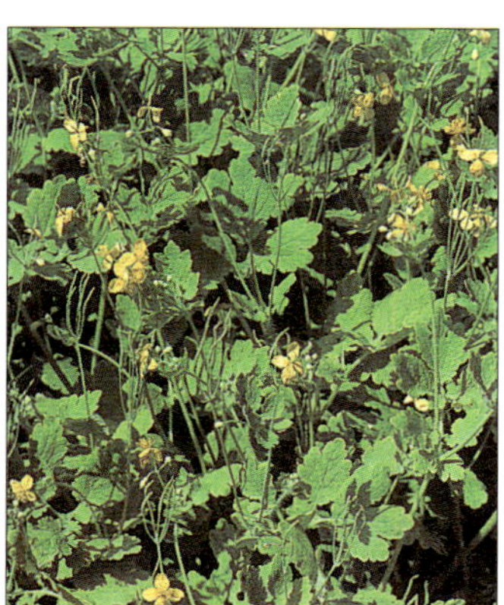

TONIQUE OCULAIRE
Pensant que le suc de chélidoine servait aux hirondelles à affûter leur vision, Dioscoride le recommanda à l'homme.

CALCULS BILIAIRES

Symptômes : douleur constante et vive en haut et à droite de l'abdomen. La douleur peut évoquer celle causée par une hépatite (*voir plus haut*); elle est souvent exacerbée par des plats trop gras, et s'étend parfois au dos et à l'omoplate droite (*voir plus loin*). On peut noter des nausées et vomissements, et une inflammation des voies biliaires pouvant évoluer en jaunisse ou en inflammation de la vésicule.
Amélioration : dans un bain très chaud; en expulsant une selle; en exerçant une pression sur la zone affectée; en mangeant et buvant très chaud.
Amélioration : couché sur le côté droit; vers 4 heures du matin ou de l'après-midi; en mangeant gras.

MAUX DE TÊTE

Symptômes : sensation de pesanteur du côté droit de la tête; parfois, engourdissement du visage et névralgie faciale, et langue conservant l'empreinte des dents et revêtue d'un enduit jaune. Ces symptômes peuvent être liés à une affection hépatique
Amélioration : dans un bain très chaud; en se penchant vers l'arrière; en pressant la zone affectée; en mangeant et buvant très chaud.
Aggravation : couché sur le côté droit; vers 4 heures du matin ou de l'après-midi; en bougeant.

DOULEUR À L'ÉPAULE

Symptômes : douleur à l'épaule associée à une froideur glaciale des extrémités et des muscles douloureux au toucher.
Amélioration : dans un bain très chaud; en se penchant vers l'arrière; en exerçant une pression sur la zone affectée.
Aggravation : couché sur le côté droit; vers 4 heures du matin ou de l'après-midi; en bougeant; en toussant.

PNEUMONIE

Symptômes : essoufflement, douleur en toussant ou en respirant profondément, pneumonie, possibilité de problèmes hépatiques.
Amélioration : en mangeant et buvant très chaud.
Aggravation : couché sur le côté droit; à la chaleur; vers 4 heures du matin ou de l'après-midi; en bougeant; en toussant.

PRINCIPAUX SYMPTÔMES

ESPRIT PRATIQUE ET DOMINATEUR ◆ PROBLÈMES DE FOIE ET DE VÉSICULE BILIAIRE ◆ DOULEUR À L'OMOPLATE DROITE ◆ AMÉLIORATION EN BUVANT TRÈS CHAUD

VOIR ÉGALEMENT
Cancer, *page 208*

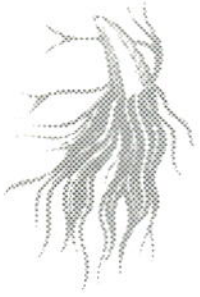

Cimicifuga racemosa

CIMICIFUGA

NOMS COURANTS
Cimicifuga,
actée à grappes

SON NOM EST FORMÉ de deux termes latins, *cimex* et *fugere*, signifiant respectivement « punaise » et « faire fuir », en raison de ses propriétés répulsives. Les Indiens d'Amérique utilisaient la racine de cimicifuga pour traiter les problèmes gynécologiques, et son effet bénéfique sur les troubles de la ménopause a été confirmé par des recherches publiées en 1995. *Cimicifuga* a été expérimenté en 1852 par une équipe d'homéopathes américains réunissant Hempel, Wells, Paine et Mears.

SOURCE

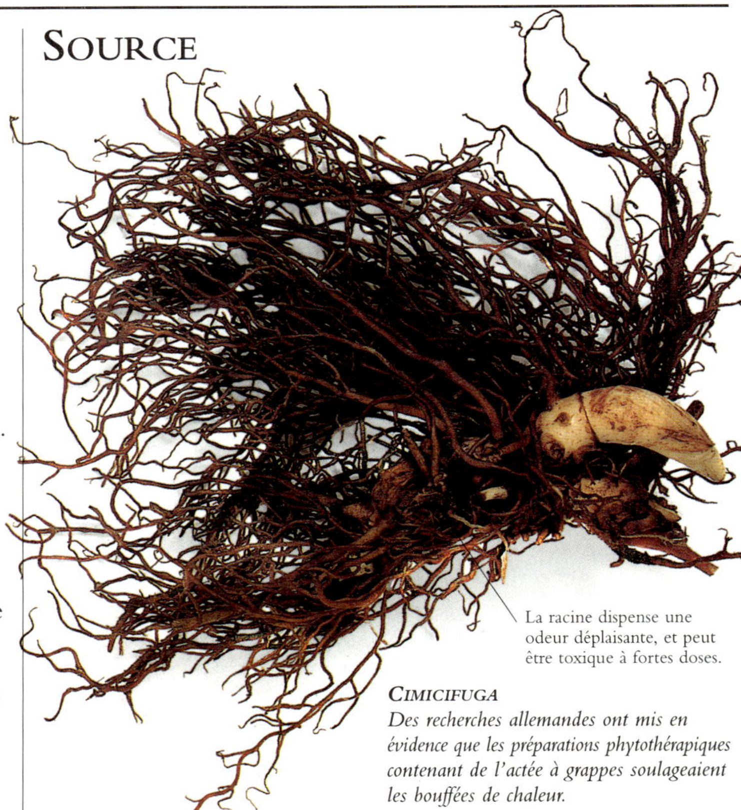

La racine dispense une odeur déplaisante, et peut être toxique à fortes doses.

CIMICIFUGA
Des recherches allemandes ont mis en évidence que les préparations phytothérapiques contenant de l'actée à grappes soulageaient les bouffées de chaleur.

ORIGINE
Canada et partie orientale des U.S.A., aujourd'hui cultivée en Europe. Apprécie l'ombre et l'humidité, contexte que lui offrent par exemple les bois ou les haies.

PRÉCISIONS
Utilisé par les indigènes d'Amérique du Nord dans le traitement de problèmes gynécologiques, et par la phytothérapie actuelle comme antidépresseur et sédatif.

PRÉPARATION
La racine et le rhizome, collectés en automne, sont réduits en purée et macérés dans de l'alcool ; le mélange est ensuite filtré avant de subir des dilutions et dynamisations.

— PRINCIPAUX SYMPTÔMES —
DÉPRESSION ◆ DOULEUR AU COU ET AU DOS ◆ PEUR DE LA MORT ◆ NERVOSITÉ ◆ IRRÉGULARITÉ DES MENSTRUATIONS

PROFIL DU REMÈDE

Cimicifuga est surtout destiné aux femmes, celles oscillant entre surexcitation et dépression. Elles ont tendance à avoir une vie émotionnelle très intense, parfois marquée par la peur de la mort ou de la folie. On note une alternance de symptômes émotionnels et physiques (frilosité, douleurs fortes…) s'intensifiant pendant les règles. Le remède agit sur les nerfs et les muscles utérins.

Il se donne surtout dans le traitement de troubles gynécologiques, de symptômes émotionnels, de douleurs dans la tête, le cou, le dos.

MÉNOPAUSE

Symptômes : fortes bouffées de chaleur, syncopes, autres symptômes typiques de la ménopause, mais prenant des proportions extrêmes. On note une dépression et des peurs irrationnelles (*voir plus loin*).
Amélioration : au grand air ; en se pliant en deux ; en bougeant doucement.
Aggravation : au froid ; assise ; exposée au stress émotionnel.

TROUBLES DE LA MENSTRUATION

Symptômes : règles abondantes, sang rouge foncé et coagulé, vives douleurs à type de crampe irradiant du pelvis à la cuisse, douleur de pression dans le bas du dos. Souvent, les règles sont trop rapprochées ou trop espacées (et même absentes). On peut noter avant la menstruation une sensation de brûlure au sein et une congestion à la tête. Le remède est couramment associé à la dépression (*voir plus loin*) et aux peurs irrationnelles.
Amélioration : au grand air ; en se pliant en deux ; en bougeant doucement.
Aggravation : au froid ; assise ; exposée au stress.

GROSSESSE

Symptômes : vomissements, nausées, insomnies. On observe souvent une douleur au bas du dos et la sensation d'hématomes sur tout le corps, avec des douleurs abdominales lancinantes alternant d'un côté à l'autre. On note parfois un état dépressif, des peurs irrationnelles (*voir plus loin*).
Amélioration : au grand air ; en se pliant en deux ; en bougeant doucement.
Aggravation : au froid ; assise ; exposée au stress émotionnel.

MAUX DE TÊTE ET DOULEUR DANS LE COU

Symptômes : céphalées sur le haut ou le côté du crâne, pouvant émousser l'esprit, ou douleur ou raideur dans le cou ou la nuque, irradiant dans le haut du dos ou les épaules.
Amélioration : au grand air ; en s'emmitouflant ; en étant allongé à plat ; en exerçant une pression sur la tête et le cou.
Aggravation : au froid, au vent, à l'humidité, aux courants d'air ; en cas de changement de temps ou d'effort physique ; pendant les règles ou la ménopause ; la nuit.

DÉPRESSION

Symptômes : humeur sombre alternant avec l'euphorie, une tendance à sauter d'un sujet à l'autre. On peut noter une peur de la folie et de la mort, s'aggravant à la survenue de la ménopause. Le remède se donne aussi en cas de dépression post-partum (baby-blues).
Amélioration : au grand air ; en bougeant doucement.
Aggravation : pendant les règles, une grossesse ou une ménopause ; après un accouchement.

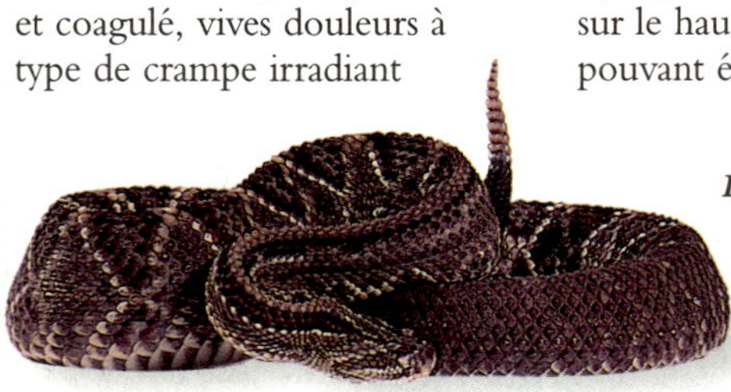

LE BRUIT DU SERPENT
Au vent, les capsules de la plante font un bruit évoquant celui du serpent à sonnettes.

VOIR ÉGALEMENT
Dépression, *page 212* ; maux de tête, *page 218* ; règles douloureuses, *page 256* ; règles abondantes, *page 258*

Cinchona officinalis

CHINA

NOM COURANT
Quinquina

LE QUINQUINA fut l'objet de la première expérimentation réalisée en 1790 par Hahnemann. Celui-ci, jouant le rôle de cobaye, observa qu'il provoquait des symptômes similaires à ceux occasionnés par la malaria, contre laquelle on prescrivait le quinquina (*voir page 15*). Depuis, *China* est devenu un remède essentiel dans le traitement des symptômes de malaria, et de l'épuisement dû à une perte de fluides ou à une longue maladie. Originaire d'Amérique du Sud, le quinquina a été introduit en Europe au XVIIe siècle par des Jésuites.

PROFIL DU REMÈDE

Sujets idéalistes et artistes qui, bien qu'ayant du mal à bien formuler leurs pensées, préfèrent une conversation intéressante à un bavardage léger ; pourtant, leur intensité les fatigue souvent, ce qui provoque paresse, irritabilité, dépression ou violence. Susceptibles, ils peuvent s'estimer maltraités ou malchanceux. Dotés d'une imagination débordante, ils peuvent être préoccupés par des fantasmes égocentriques provoquant ensuite une gêne.

Les symptômes physiques peuvent être liés à une faiblesse du foie et de l'appareil digestif ; on note en général une aversion pour le gras, un désir d'alcool et de plats sucrés ou épicés.

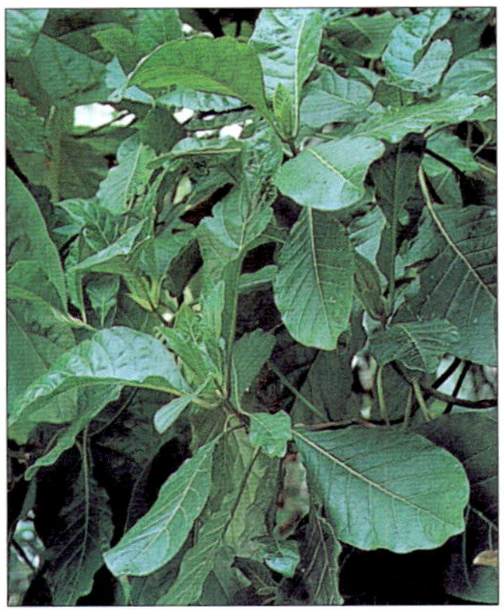

LE QUINQUINA
Le quinquina revêt aujourd'hui une importance mondiale. Cette plante à feuilles persistantes et à goût amer est cultivée dans de nombreuses régions tropicales du globe.

China sert en cas d'épuisement consécutif à une maladie ou à une perte importante de fluide. Il se donne aussi en cas de fièvre, d'insomnie, de troubles digestifs et de maux de tête.

ÉPUISEMENT

Symptômes : léthargie extrême, faiblesse et instabilité des muscles, hypersensibilité au bruit, aux odeurs, au toucher. La fatigue peut être due à une perte conséquente de fluides provoquée par une diarrhée, d'abondants vomissements, parfois un allaitement. Elle résulte parfois aussi d'une anémie pouvant être liée à une hémorragie ou des règles très abondantes, ou d'une affection débilitante telle qu'un syndrome de fatigue chronique.
Amélioration : allongé.
Aggravation : au toucher ; au bruit ; en marchant.

FIÈVRE

Symptômes : forte fièvre par intermittence, abondante sudation, frissons. S'il arrive que la soif soit inexistante lors des sueurs, elle est marquée pendant les frissons. La peau peut être cireuse ou rouge, et sensible au moindre contact.
Amélioration : à la chaleur ; en dormant ; en exerçant une pression sur la région affectée.
Aggravation : au froid ; aux courants d'air ; la nuit ; en automne.

SOURCE

ORIGINE
Forêts tropicales d'Amérique du Sud ; aujourd'hui, cultivée en Asie du Sud-Est, en Inde, au Sri Lanka, en Afrique de l'Est.

PRÉCISIONS
Au XVIIe siècle, les Jésuites d'Amérique du Nord traitaient la malaria par le quinquina. Cette plante a ensuite été très utilisée en Europe contre les états fébriles.

PRÉPARATION
L'écorce est macérée dans l'alcool pendant au moins cinq jours. Puis le mélange subit des dilutions et dynamisations.

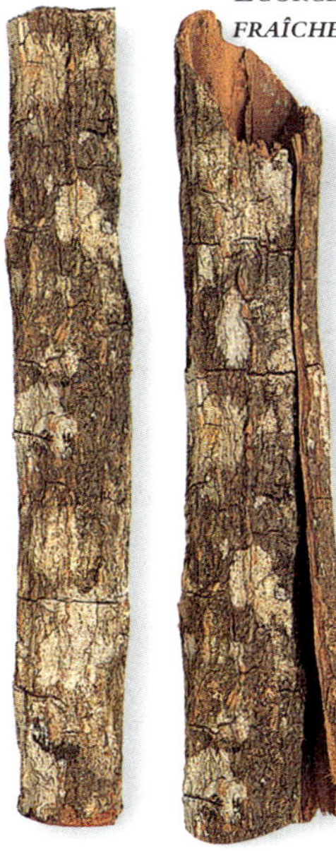

ÉCORCE FRAÎCHE

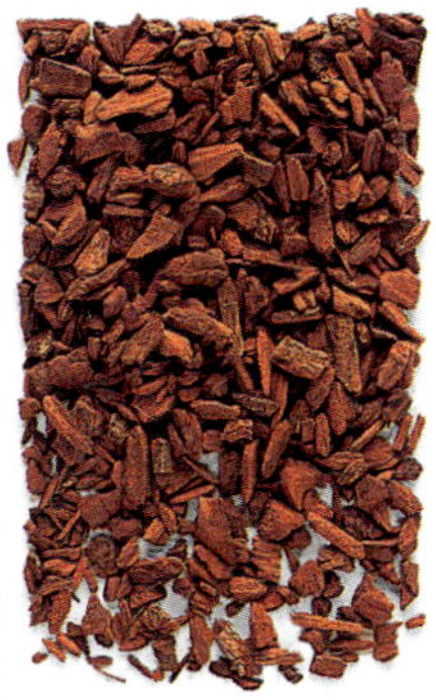

ÉCORCE SÉCHÉE

QUINQUINA
De l'écorce de cet arbre, on extrait de la quinine qui, prise à fortes doses, provoque des symptômes similaires à ceux de la malaria (paludisme).

PRINCIPAUX SYMPTÔMES
ÉPUISEMENT APRÈS LA PERTE DE FLUIDES ◆ IMAGINATION DÉBORDANTE ◆ DÉSIR D'ALCOOL, DE PLATS SUCRÉS OU ÉPICÉS

INSOMNIE

Symptômes : fantasmes d'héroïsme et pensées exaltantes. Le moindre bruit perturbe le sommeil, l'esprit a tendance à être très clair le soir et la nuit.
Amélioration : à la chaleur.
Aggravation : au froid ; aux courants d'air.

TROUBLES DIGESTIFS

Symptômes : indigestion associée à des renvois qui ne soulagent pas et à la sensation d'avoir le bol alimentaire coincé derrière le sternum. On peut observer des ballonnements et, soit des gaz dont l'expulsion, difficile, provoque une douleur, soit une douleur subsistant après expulsion. On note parfois des troubles de l'appétit : fringales nocturnes ou manque total d'appétit qui, toutefois, revient dès que la première bouchée est avalée. Un goût amer dans la bouche est susceptible de se manifester en raison de troubles gastriques. *China* se donne aussi pour traiter les symptômes liés à une affection de la vésicule biliaire ou à une gastro-entérite.
Amélioration : à la chaleur ; au repos ; en exerçant une pression ferme sur la zone affectée.
Aggravation : la nuit ; en mangeant des plats acides ; en buvant, notamment du thé en trop grandes quantités.

MAUX DE TÊTE

Symptômes : douleur lancinante pouvant être liée à une névralgie faciale, des saignements de nez, des bourdonnements d'oreille, ou des troubles hépatiques.
Amélioration : à la chaleur ; en exerçant une pression ferme sur la zone affectée ; en dormant.
Aggravation : au froid ; aux courants d'air ; au contact léger, par exemple en se peignant ; la nuit ; en automne.

VOIR ÉGALEMENT
Syndrome de fatigue chronique, *page 205*

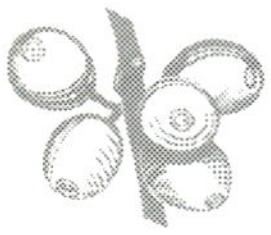

Coffea cruda syn. *C. arabica*

COFFEA

NOM COURANT
Caféier

C'EST AU MOYEN-ORIENT que l'on trouve la première mention de la consommation de café sous forme de boisson. Le café, originaire d'Éthiopie, fut introduit en Europe au XVIIe siècle et, de là, son usage s'étendit vers l'Amérique du Sud et l'Asie. La médecine ayurvédique l'a adopté : elle utilise les grains du caféier, soit verts contre les maux de tête, soit torréfiés contre les diarrhées. Les grains de café renferment un principe actif, la caféine, utilisé en phytothérapie comme analgésique, diurétique, tonique digestif, et stimulant du système nerveux. La médecine classique, quant à elle, recourt à des médicaments analgésiques composés de caféine et d'analgésiques de synthèse, l'aspirine par exemple. Toutefois, une consommation excessive provoquant des troubles digestifs, une perte de calcium et une nervosité. *Coffea* a été expérimenté par Stapf en 1823.

PROFIL DU REMÈDE

Les symptômes liés à l'abus de café sont similaires à ceux traités avec *Coffea*. On donne souvent celui-ci aux sujets hyperactifs mentalement, assaillis de pensées incontrôlées, et en général nerveux et agités.

Coffea sert aussi aux patients en état de surexcitation ou d'extase pouvant être lié à l'usage de narcotiques, ou subissant une série d'événements ou un choc soudain. Ces états déclenchent souvent une hilarité ou un désespoir disproportionnés, une incapacité à trouver l'apaisement, des insomnies ou des maux de tête. On observe une tension nerveuse, et parfois une si forte acuité sensorielle que l'air frais, le bruit et les saveurs paraissent insupportables. L'hypersensibilité à la douleur est fréquente, au point qu'elle provoque une intense détresse.

Coffea sert aussi en cas d'insomnie, de palpitations, de surexcitation, de bouffées de chaleur pendant la ménopause.

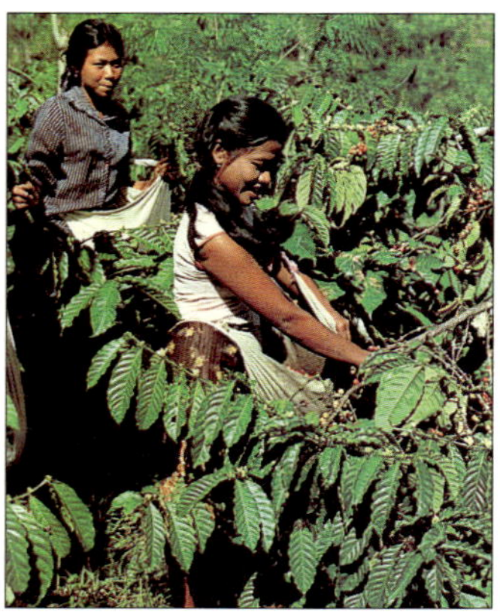

STIMULANT DE L'ÉCONOMIE
L'ensemble de la production du Brésil et des Antilles proviendrait d'un seul plant, introduit dans les Amériques dans la seule année 1822.

INSOMNIE

Symptômes : activité mentale excessive, les pensées et idées se bousculant. L'insomnie peut nettement se prolonger malgré la fatigue. Les éventuels épisodes de sommeil s'interrompent au moindre bruit en raison d'une tension nerveuse persistante. Ces symptômes peuvent être dus à une forte pression ou un stress (surcroît de travail, perspective d'examens).
Amélioration : à la chaleur ; au repos.
Aggravation : par temps froid et venteux ; exposé au bruit, aux odeurs, au toucher.

SOURCE

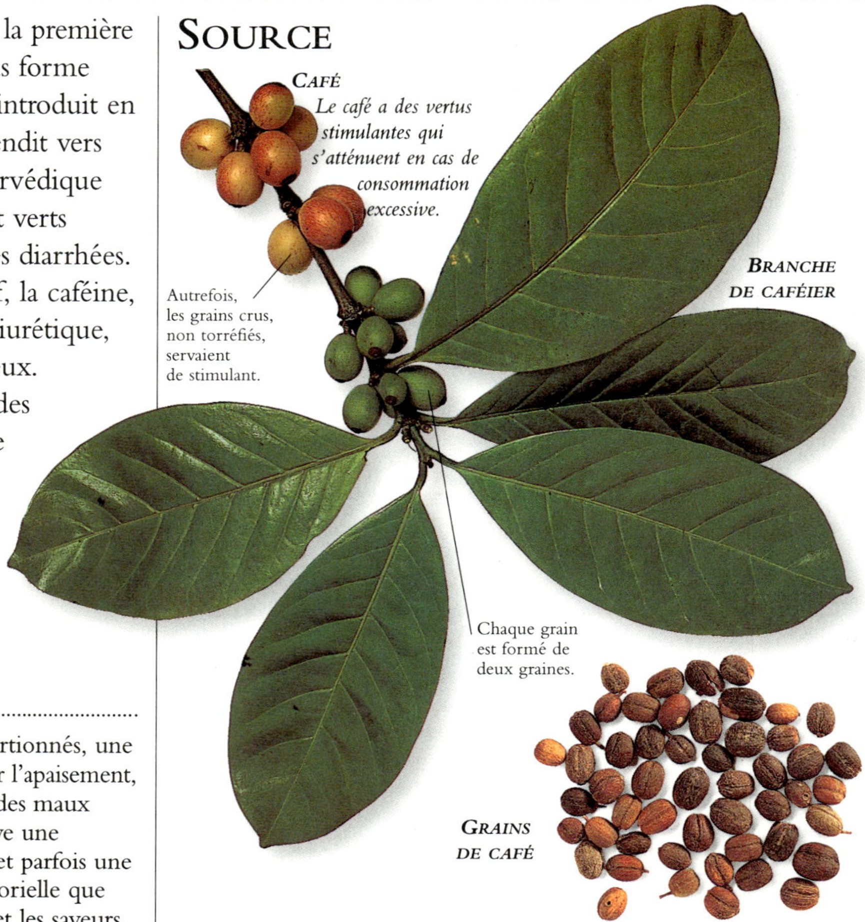
CAFÉ
Le café a des vertus stimulantes qui s'atténuent en cas de consommation excessive.
Autrefois, les grains crus, non torréfiés, servaient de stimulant.
BRANCHE DE CAFÉIER
Chaque grain est formé de deux graines.
GRAINS DE CAFÉ

ORIGINE
Éthiopie, mais cultivé à présent dans toutes les zones tropicales. L'essentiel de la production est assuré par l'Amérique du Sud et certains pays d'Afrique : Kenya, Tanzanie…

PRÉCISIONS
Le café servait en Afrique de stimulant et de boisson. Son usage s'étendit à l'Arabie, les musulmans en adoptant la consommation pour prier pendant des nuits entières.

PRÉPARATION
Les grains parvenus à maturité sont macérés au moins cinq jours dans l'alcool, puis le liquide est filtré avant de subir des dilutions et dynamisations successives.

— PRINCIPAUX SYMPTÔMES —
STIMULATION EXCESSIVE PROVOQUANT DES TROUBLES DU SOMMEIL ◆ HYPERSENSIBILITÉ À LA DOULEUR ◆ NERVOSITÉ

MAUX DE TÊTE

Symptômes : douleur comme un clou d'un seul côté de la tête, au réveil, qui peut s'étendre aux oreilles et aux dents (*voir plus loin*), avec parfois une névralgie faciale. La tension, l'hyperactivité mentale, le stress sont des facteurs déclenchants.
Amélioration : en appliquant des compresses froides ; assis ou allongé au calme dans le noir.
Aggravation : à l'air frais ; au bruit ; en buvant du café ou du thé.

MAUX DE DENTS

Symptômes : douleur lancinante.
Amélioration : en mettant de la glace ou de l'eau froide en contact avec la zone affectée.
Aggravation : pendant les règles ; à la chaleur (air, aliment).

VOIR ÉGALEMENT

Maux de dents, *page 232* ;
insomnie, *page 244*

Conium maculatum

CONIUM

NOMS COURANTS
Grande ciguë, ciguë tachée

LE MÉDECIN GREC Dioscoride et le naturaliste romain Pline l'Ancien l'utilisaient, au Ier siècle ap. J.-C., pour calmer les pulsions sexuelles, soulager la douleur et traiter les affections de la peau, les troubles nerveux et les tumeurs au sein.

Le remède homéopathique a été testé par Hahnemann, qui a publié le résultat de ses recherches dans ses *Maladies chroniques* (1821-1834).

PROFIL DU REMÈDE

Sujets abattus par la maladie, paralysés mentalement, déprimés, ayant une aversion pour la compagnie. Jeunes, ils sont souvent très matérialistes, mais finissent par se désintéresser des biens matériels.

Le remède se donne en cas de kyste ou de tumeur d'un organe génital, si la « paralysie » mentale se reflète dans des symptômes physiques (raidissement progressif des jambes, etc.). *Conium* se donne en cas d'affection due à une tension nerveuse, à un chagrin ou au vieillissement. On pense qu'il revitalise un patient âgé et combat les attaques prématurées du temps. Il sert aussi contre les vertiges ainsi que les problèmes d'ordre physique ou émotionnel dus à une suppression de la libido ou un excès d'activité sexuelle.

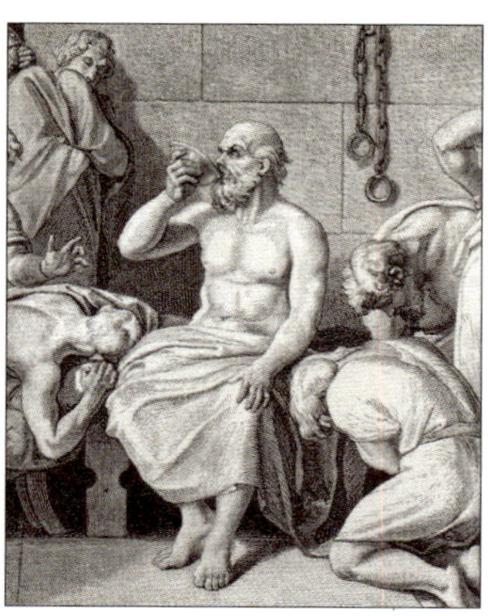

LA MORT DE SOCRATE
Ce grand philosophe fut condamné, en 399 av. J.-C., à boire la ciguë. Dans la Grèce de l'Antiquité, cette plante était en quelque sorte un poison officiel.

KYSTES, TUMEURS ET CANCER

Symptômes : boules dures à la prostate, au testicule, au sein, à l'ovaire ou à l'utérus, avec vive douleur localisée et parfois démangeaison interne.
Amélioration : en exerçant une pression localisée ; en bougeant.
Aggravation : en cas de blessure ou d'effort ; la nuit ; en portant des vêtements serrés.

GONFLEMENT DES SEINS

Symptômes : seins gonflés, durs et sensibles avant les règles, pesanteur dans les jambes et baisse de la libido.
Amélioration : en exerçant une pression sur les seins ; en ayant les bras ballants.
Aggravation : en s'allongeant ; en bougeant ; au froid.

HYPERTROPHIE DE LA PROSTATE

Symptômes : pesanteur dans la prostate, jet urinaire souvent interrompu avec parfois un écoulement par le pénis et une impuissance.
Amélioration : en exerçant une ferme pression localisée ; en marchant.
Aggravation : en cas de blessure ou d'effort ; allongé ; en portant des vêtements serrés.

TROUBLES NERVEUX

Symptômes : froideur, faiblesse et tremblement dans les jambes, avec vertiges et sensibilité à la lumière. Ces symptômes sont courants chez les personnes âgées.
Amélioration : à la chaleur ; en bougeant ; les bras ballants.
Aggravation : en cas de blessure ou d'effort ; exposé aux secousses ; la nuit.

TROUBLES SEXUELS

Symptômes : excitation sexuelle, avec impuissance ou éjaculation précoce (homme), écoulements vaginaux et règles irrégulières (femme). Le manque d'activité sexuelle peut provoquer une dépression.
Amélioration : en exerçant une pression sur les organes génitaux ; en marchant.
Aggravation : si abstinence ou excès sexuels ; en buvant de l'alcool.

SOURCE

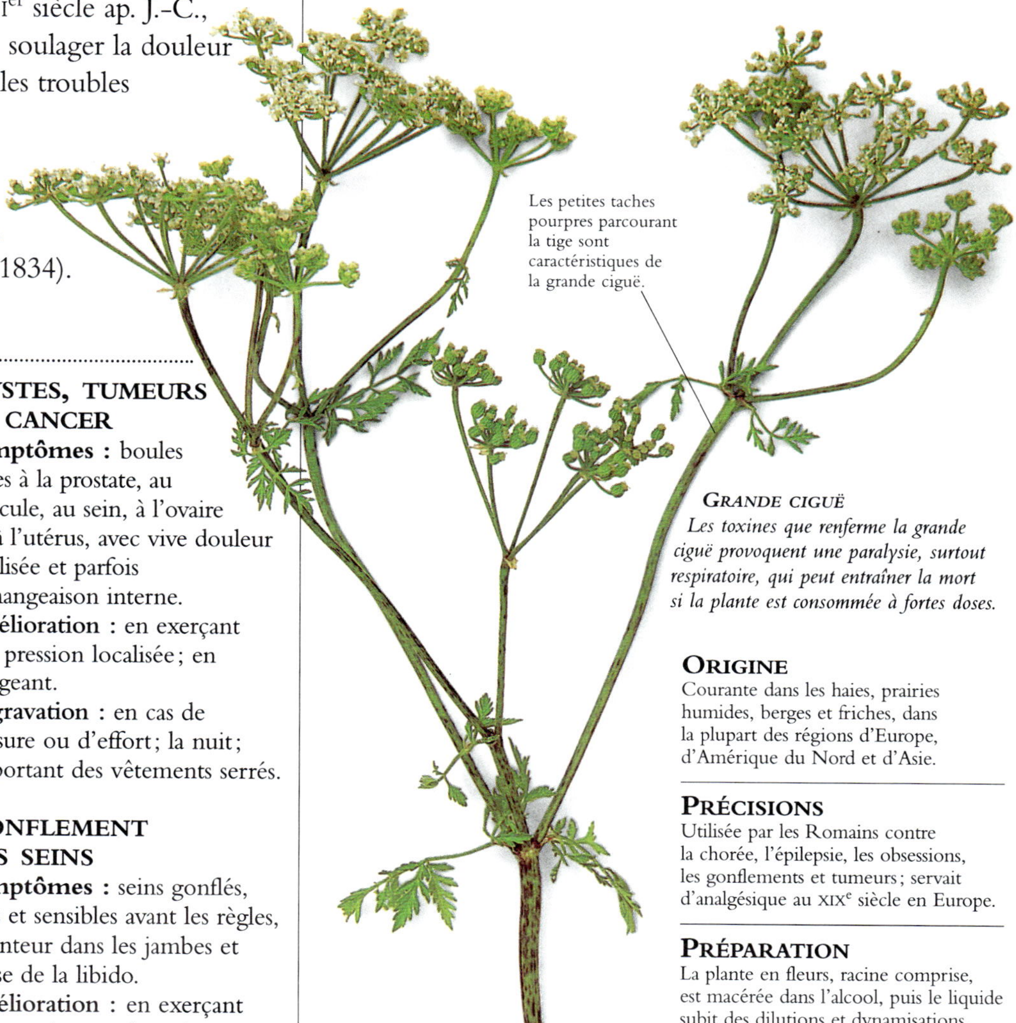
Les petites taches pourpres parcourant la tige sont caractéristiques de la grande ciguë.

GRANDE CIGUË
Les toxines que renferme la grande ciguë provoquent une paralysie, surtout respiratoire, qui peut entraîner la mort si la plante est consommée à fortes doses.

ORIGINE
Courante dans les haies, prairies humides, berges et friches, dans la plupart des régions d'Europe, d'Amérique du Nord et d'Asie.

PRÉCISIONS
Utilisée par les Romains contre la chorée, l'épilepsie, les obsessions, les gonflements et tumeurs ; servait d'analgésique au XIXe siècle en Europe.

PRÉPARATION
La plante en fleurs, racine comprise, est macérée dans l'alcool, puis le liquide subit des dilutions et dynamisations.

— PRINCIPAUX SYMPTÔMES —
MATÉRIALISME ASSOCIÉ À DES IDÉES ARRÊTÉES ◆ AFFECTIONS DÉCLENCHÉES PAR LA SUPPRESSION DES SENTIMENTS LIÉS À LA SEXUALITÉ ◆ TENDANCE À DÉVELOPPER DES CANCERS

VOIR ÉGALEMENT
Problèmes au sein, *page 201* ; problèmes de prostate, *page 202* ; cancer, *page 208* ; douleur au sein, *page 258*

Cucumis colocynthis syn. *Citrullus colocynthis*

COLOCYNTHIS

NOMS COURANTS
Coloquinte, concombre amer

LE PROPHÈTE ÉLISÉE transforma cette cucurbitacée toxique et amère en un fruit comestible. Ceci posé, la coloquinte fut utilisée comme puissant laxatif et pour provoquer les avortements. L'ingestion de la pulpe cause une inflammation de l'intestin et de fortes crampes. Le remède homéopathique, expérimenté par Hahnemann en 1821, sert dans le traitement de ces mêmes symptômes, mais aussi des douleurs coliques, névralgies, et crampes dans le pelvis.

PROFIL DU REMÈDE

Symptômes liés à une colère refoulée ; les sujets sont agités, anxieux, réservés, mais prompts à se mettre en colère. Ils ont un sens prononcé du bien et du mal, et se sentent vite humiliés et indignés si on les contredit. Le remède se donne si une affection physique, névralgie ou troubles digestifs par exemple, est causée ou aggravée par une colère contenue.

Colocynthis sert en cas de douleur colique à l'abdomen ; douleur à type de crampe aux hanches, aux reins ou aux ovaires ; maux de tête ; douleur lancinante à la face, au cou ou aux membres. Il se donne aussi contre la goutte et les douleurs rhumatismales dans le cou.

COLIQUE ET DIARRHÉE

Symptômes : serrement et torsion spasmodiques au-dessous du nombril, se déclarant en général soudainement. D'autres symptômes sont possibles : nausées, vomissements, diarrhées donnant des selles abondantes, liquides, verdâtres ou jaunâtres, et parfois ballonnements que soulagent une pression sur la zone affectée ou l'expulsion de gaz intestinaux.

Colocynthis se prescrit aussi en cas de colique infantile si le bébé ramène les genoux sur l'abdomen, a le visage rouge et crie. La douleur, en général plus intense dans la soirée, dure entre quelques minutes et plusieurs heures.

Amélioration : à la chaleur ; en se pliant en deux ; en expulsant des gaz ou une selle ; en buvant du café.
Aggravation : en étant en colère ; avant une diarrhée ou l'expulsion d'une selle ; en mangeant ; en buvant.

NÉVRALGIE FACIALE

Symptômes : douleur fulgurante du côté droit du visage, pouvant s'étendre à l'oreille. On peut aussi noter un mal de tête avec névralgie faciale du côté droit.
Amélioration : pressant la zone affectée ; en dormant ; en buvant du café.
Aggravation : en cédant à la colère ; au toucher ; en bougeant.

TROUBLES MENSTRUELS

Symptômes : Douleur à type de crampe à l'utérus ou aux ovaires pendant les règles. Celles-ci peuvent cesser totalement à la suite d'une extrême colère.
Amélioration : à la forte chaleur ; en pressant la région affectée.
Aggravation : au froid ; en cédant à la colère.

SOURCE

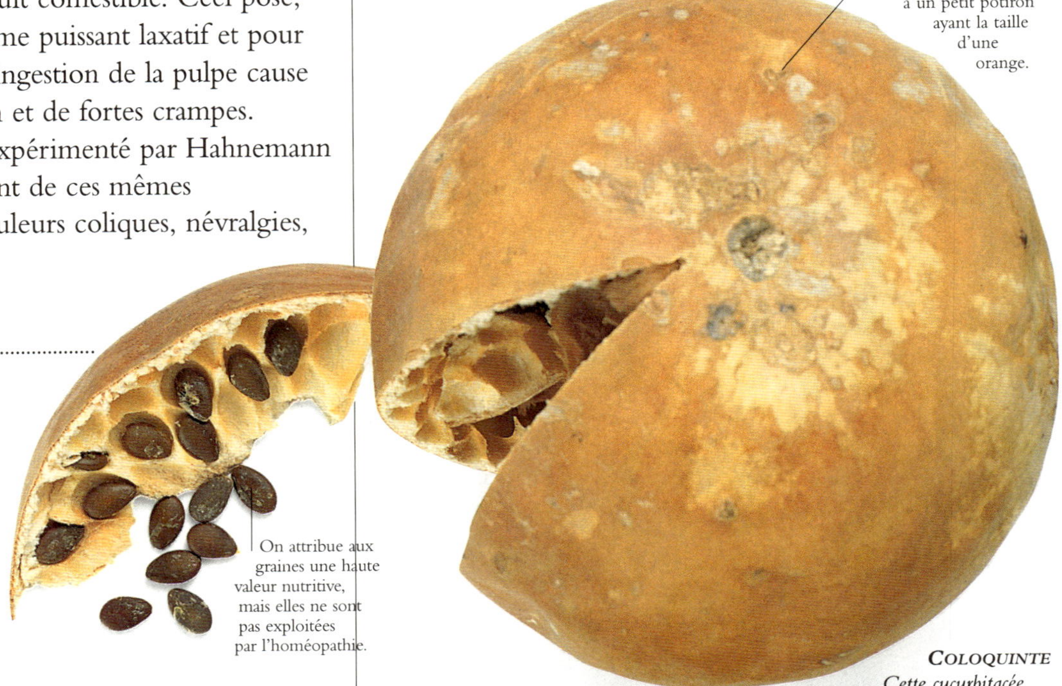
Le fruit séché ressemble à un petit potiron ayant la taille d'une orange.
On attribue aux graines une haute valeur nutritive, mais elles ne sont pas exploitées par l'homéopathie.

COLOQUINTE
Cette cucurbitacée renferme de la colocynthine, substance dont l'ingestion provoque de fortes crampes et une inflammation gastro-intestinale.

ORIGINE
Turquie, mais aujourd'hui cultivée dans de nombreuses régions dotées d'un sol sablonneux et d'un climat chaud et sec.

PRÉCISION
Dans la Grèce antique, servait de purgatif et dans le traitement d'affections diverses : manie, léthargie, œdème, hydropisie.

PRÉPARATION
Le fruit épépiné et séché est réduit en poudre et macéré dans l'alcool. Le mélange subit ensuite des dilutions et dynamisations.

— PRINCIPAUX SYMPTÔMES —
AFFECTIONS DÉCLENCHÉES PAR UNE COLÈRE CONTENUE ◆ DOULEURS COLIQUES SOULAGÉES PAR UNE PRESSION ◆ INDIGNATION ◆ DOULEURS NÉVRALGIQUES S'ATTÉNUANT À LA CHALEUR

DOULEURS NÉVRALGIQUES

Symptômes : douleurs vives et déchirantes descendant sur la face externe de la cuisse, de la jambe et du pied, en général du côté droit. Souvent, ces douleurs sont associées à un mal de dos et suivies d'une faiblesse des membres. Le remède sert aussi en cas de sciatique ou de vive douleur à type de crampe dans les reins, les hanches ou le pelvis.
Amélioration : à la chaleur ; en se pliant en deux ; couché sur le côté douloureux ; en exerçant une ferme pression sur la région affectée.
Aggravation : exposé aux courants d'air ou au froid ; en cédant à la colère ; au moindre mouvement, en respirant profondément ; couché sur le côté non douloureux.

VOIR ÉGALEMENT
Colopathie fonctionnelle, *p. 189* ; rectolite hémorragique, *p. 190* ; sciatique, *p. 218* ; gastro-entérite, p. 236

Datura stramonium

STRAMONIUM

NOMS COURANTS
Stramoine, pomme épineuse, datura commun, herbe au diable, endormie

CETTE PLANTE HALLUCINOGÈNE était utilisée sous forme de baume par les herboristes du Moyen Âge et lors des rites chamanistes des Amérindiens. Elle détend les muscles bronchiques et les appareils digestif et urinaire, et diminue les sécrétions de mucus. *Stramonium* a été expérimenté par Hahnemann, qui a publié ses travaux dans sa *Matière médicale pure* (1821-1834).

SOURCE

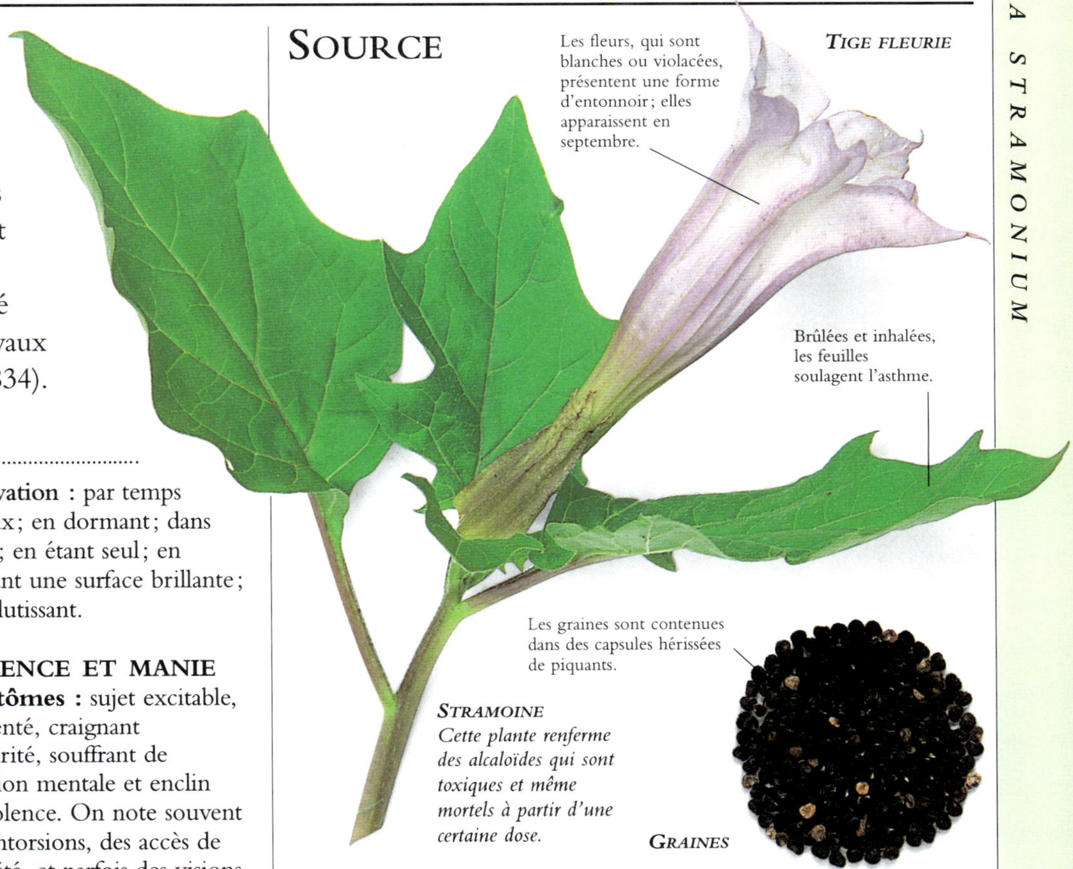

TIGE FLEURIE
Les fleurs, qui sont blanches ou violacées, présentent une forme d'entonnoir ; elles apparaissent en septembre.
Brûlées et inhalées, les feuilles soulagent l'asthme.
Les graines sont contenues dans des capsules hérissées de piquants.

STRAMOINE
Cette plante renferme des alcaloïdes qui sont toxiques et même mortels à partir d'une certaine dose.

GRAINES

ORIGINE
Sans doute Amérique du Sud et ouest de l'Asie ; croît dans de nombreuses régions tempérées, en général dans des friches.

PRÉCISION
Introduite en Europe au XVIe siècle, la stramoine servait traditionnellement contre les convulsions ou comme anti-inflammatoire, narcotique et analgésique.

PRÉPARATION
Fraîches, les feuilles et les fleurs, ou les graines, sont hachées et macérées dans l'alcool ; le liquide est alors filtré avant dilutions et dynamisations.

PROFIL DU REMÈDE

Rage et violence prenant souvent la forme de crises accompagnées de fortes peurs. La colère peut être ancrée dans une terreur consécutive à des sévices corporels ou un accident. Le sujet peut présenter une hyperactivité ou une sexualité très impudique. Les bégaiements sont fréquents, et on note parfois des excès de nature religieuse. Le sommeil peut exacerber les symptômes.

Le remède sert en cas de fièvre ou d'affections bronchiques avec états de rage ou de terreur. On l'utilise aussi dans le traitement de certaines affections neurologiques, si celles-ci sont associées aux traits psychologiques typiques : délire, tics, convulsions, maladie de Parkinson, épilepsie…

Le remède se donne parfois en cas de chorée ou de troubles psychologiques profonds (manie, psychose maniaco-dépressive, schizophrénie), surtout si l'on constate des hallucinations ou une violence concomitantes.

FIÈVRE
Symptômes : forte fièvre et soif intense. On peut observer des terreurs nocturnes, une peur du noir, des hallucinations, un délire ou des convulsions fébriles. Un tressautement des membres et un « bouleversement » du cœur et du pouls sont possibles.
Amélioration : à la chaleur ; à la lumière ; en n'étant pas seul.
Aggravation : par temps nuageux ; en dormant ; dans le noir ; en étant seul ; en regardant une surface brillante ; en déglutissant.

VIOLENCE ET MANIE
Symptômes : sujet excitable, désorienté, craignant l'obscurité, souffrant de confusion mentale et enclin à la violence. On note souvent des contorsions, des accès de loquacité, et parfois des visions, des hallucinations. Les symptômes peuvent être déclenchés par le traumatisme de la naissance, l'alcoolisme ou la dépendance à une autre substance, ou la schizophrénie.
Amélioration : à la chaleur ; à la lumière ; en n'étant pas seul.
Aggravation : à l'obscurité ; au toucher ; à la vue d'une eau sombre ; en regardant une surface brillante.

CHORÉE
Symptômes : tressautements du visage, des membres ou du tronc, avec bégaiement. Les symptômes peuvent être dus à une forte peur, une blessure à la tête, une réaction à un vaccin ou une méningite. Dans les cas extrêmes, on peut noter des grimaces, des convulsions ou des crises d'épilepsie.
Amélioration : à la chaleur ; à la lumière ; en n'étant pas seul.
Aggravation : par temps venteux ; au toucher ; à la vue d'une eau sombre ; en regardant une surface brillante.

— PRINCIPAUX SYMPTÔMES —
COLÈRE S'ACCOMPAGNANT DE PEURS ◆ PEUR DE L'OBSCURITÉ ◆ PEUR DE L'EAU ◆ BÉGAIEMENTS ◆ TREMBLEMENTS ET CONVULSIONS

ASTHME
Symptômes : essoufflement, serrement dans la poitrine, ou toux sèche sifflante. Les crises surviennent en même temps que des accès de rage intense ou une peur intense, ou après.
Amélioration : à la chaleur ; à la lumière ; en n'étant pas seul.
Aggravation : à l'obscurité ; le matin ; à la vue d'une eau sombre.

BRONCHITE
Symptômes : manque de souffle et respiration sifflante, ou toux avec expectorations de mucus jaunâtre ou verdâtre. Les symptômes peuvent être aggravés ou déclenchés par une peur ou une colère violentes.
Amélioration : à la chaleur ; à la lumière ; en n'étant pas seul.
Aggravation : à l'obscurité ; le matin ; dans la soirée ; à la vue d'une eau sombre.

VOIR ÉGALEMENT
Colopathie fonctionnelle, *page 189* ; phobies, *page 211*

Delphinium staphisagria

STAPHISAGRIA

NOMS COURANTS
Staphisaigre, herbe aux poux

AU Ve SIÈCLE avant Jésus-Christ, les médecins grecs utilisaient la staphisaigre pour purger les intestins et provoquer des vomissements. Cette plante sert en usage externe comme antidote aux piqûres d'insectes; ses graines sont très toxiques. Elle doit son nom aux mots grecs *staphis* (« raisin ») et *agria* (« sauvage »). Le remède homéopathique a été expérimenté par Hahnemann en 1819; il se prescrit typiquement aux sujets ayant tendance à réprimer leurs émotions, la colère notamment.

SOURCE

STAPHISAIGRE
La phytothérapie utilise cette plante depuis des siècles comme émétique et dans le traitement des verrues, des démangeaisons et des infestations par les poux.

ORIGINE
Europe, de nos jours cultivé en Asie et en Europe méridionale; croît sur sols calcaires riches en terreau, dans les friches et les champs de céréales.

PRÉCISION
La phytothérapie occidentale utilise les graines de staphisaigre pour la confection d'une pommade destinée à lutter contre les poux et autres parasites.

PRÉPARATION
Les graines sont collectées après la période de floraison et séchées, avant de subir une trituration et des dynamisations.

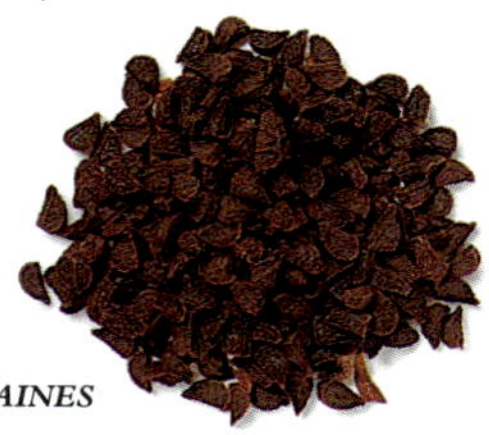

GRAINES

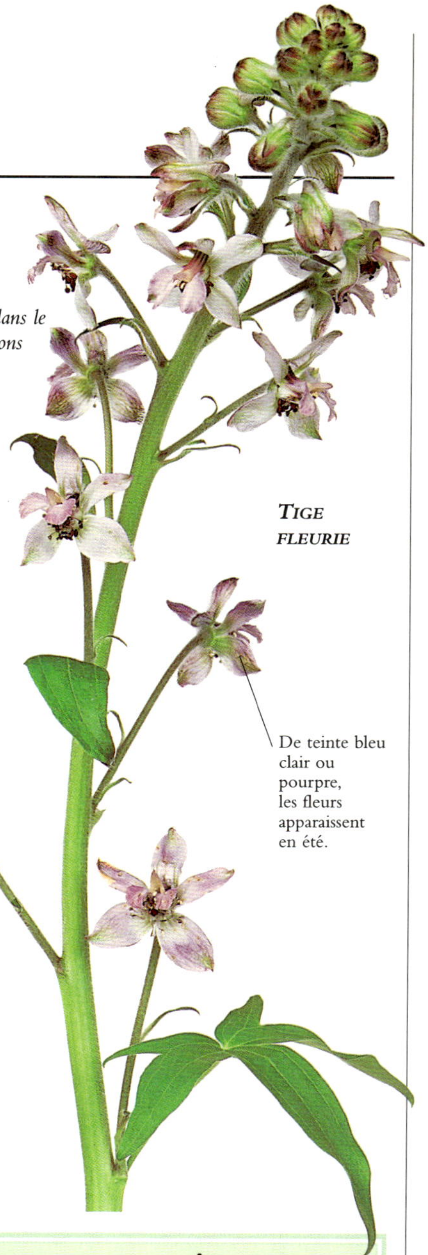

TIGE FLEURIE

De teinte bleu clair ou pourpre, les fleurs apparaissent en été.

PRINCIPAUX SYMPTÔMES

EFFETS SECONDAIRES D'UNE OPÉRATION, EN PATHOLOGIE URO-GÉNITALE ◆ SUPPRESSION DES ÉMOTIONS ◆ AUGMENTATION DE LA LIBIDO ET MASTURBATION

PROFIL DU REMÈDE

Sujets refoulant leurs émotions, très sensibles à la critique et à l'incorrection. Ils peuvent bouillonner d'irritation tout en offrant une apparence de douceur et en semblant céder pour éviter une confrontation.

Certains symptômes physiques sont typiques : gaz intestinaux, selles sentant l'œuf pourri, désir d'alcool et de plats sucrés, sudation excessive. La suppression des émotions peut provoquer des maux de tête, une dépression ou une augmentation de la libido. Celle-ci est forte malgré la timidité du sujet, qui a une tendance à la masturbation. Le remède sert surtout contre les cystites et autres troubles uro-génitaux, insomnies, douleurs articulaires, névralgies, maux de dents, affections de la peau.

TROUBLES URO-GÉNITAUX

Symptômes : cystite après l'acte sexuel chez les sujets des deux sexes, surtout lors du premier rapport avec un partenaire nouveau. Chez l'homme, on peut noter une rétention urinaire liée à une hypertrophie de la prostate, et au niveau des testicules l'apparition de grosseurs ou un rapetissement. D'autres troubles urologiques sont possibles : urétrite, énurésie, symptômes se déclarant à la suite d'une opération urogénitale et de la pose d'une sonde.
Amélioration : à la chaleur; après un repas.
Aggravation : en supprimant ses émotions; au moindre contact.

DOULEURS ARTICULAIRES

Symptômes : muscles endoloris, faibles, immobiles, ou comme contusionnés. On note une douleur à l'épaule droite et une névralgie, ainsi que des nodules osseux aux articulations.
Amélioration : à la chaleur.
Aggravation : au toucher; en bougeant.

AFFECTIONS DE LA PEAU

Symptômes : peau d'aspect non sain, vite infectée, mettant du temps à cicatriser. On note parfois des éruptions cutanées (eczéma, psoriasis…) avec démangeaisons et croûtes sèches et épaisses, ou une desquamation sur une peau suintante qui brûle avant et après avoir été grattée. Une nouvelle zone de démangeaison peut se déclarer à un autre endroit du corps après que le sujet se soit gratté.
Amélioration : à la chaleur.
Aggravation : au toucher; en réprimant ses émotions.

MAUX DE TÊTE

Symptômes : pression douloureuse comme si un poids traversait le front, ou sensation d'engourdissement à la tête avec vertiges intermittents aggravés en position assise ou couchée.
Amélioration : à la chaleur; en bâillant.
Aggravation : tôt le matin; en cas d'effort mental ou de colère.

INSOMNIE

Symptômes : épuisement et bâillements fréquents. Même après avoir dormi, le sujet peut être de mauvaise humeur, irritable, et aussi épuisé que précédemment.
Amélioration : à la chaleur.
Aggravation : en cas de stress émotionnel ou d'excès sexuels; en faisant une sieste l'après-midi.

MAUX DE DENTS

Symptômes : caries associées à des dents noircies et branlantes, provoquant une douleur s'aggravant au toucher.
Amélioration : à la chaleur; au repos.
Aggravation : en mastiquant; en touchant la zone affectée; pendant les règles.

VOIR ÉGALEMENT

Palpitations, *page 186*; psoriasis, *page 195*; infertilité, *page 203*; chagrin, *page 213*; orgelet, *page 220*; cystite, *page 260*

Helleborus niger

HELLEBORUS

NOMS COURANTS
Rose de Noël, ellébore noir

DÈS 1400 AV. J.-C., Pline l'Ancien recommandait l'ellébore noir dans le traitement des troubles mentaux. Les philosophes grecs et romains en buvaient une infusion pour augmenter leurs facultés de concentration. Seule l'homéopathie l'utilise aujourd'hui dans un but thérapeutique : les phytothérapeutes considèrent qu'il est trop toxique pour être utilisé sans danger. *Helleborus* a été expérimenté par Hahnemann, qui a publié les résultats de ses recherches dans sa *Matière médicale pure* (1821-1834).

PROFIL DU REMÈDE

Sujets apathiques, présentant une hébétude et une lenteur d'esprit. Ils sont angoissés, irritables ou déprimés, et il leur arrive de ne pas comprendre ce qui se passe autour d'eux. Cet état les rend inconsolables, même s'ils cherchent de l'aide auprès d'autrui.

Les symptômes physiques ont tendance à s'aggraver entre 16 et 20 heures et à s'atténuer si le sujet est au chaud ou allongé et bien couvert.

Helleborus se prescrit en cas d'hébétude et de lenteur d'esprit. Le remède est utile dans le traitement des inflammations neurologiques aiguës, des troubles digestifs et de la dépression. Les symptômes sont susceptibles de se manifester à la suite d'une commotion cérébrale, d'une intervention chirurgicale au cerveau, d'une méningite ou d'une encéphalite.

TROUBLES NERVEUX

Symptômes : stupeur et lenteur d'esprit pouvant parfois donner à un tiers une impression de stupidité ou de trouble mental. Le sujet ressent un engourdissement et ses muscles échappent au contrôle du cerveau : il lâche les objets qu'il tient en main. Il se montre étourdi, éprouve des difficultés à se concentrer, a des trous de mémoire. Dans les cas extrêmes, c'est à une maladie d'Alzheimer qu'il faut attribuer les symptômes : perte de mémoire, anxiété, désorientation.
Amélioration : à la chaleur ; en s'emmitouflant ; allongé au calme.
Aggravation : à l'air froid ; en étant découvert ; en cas d'effort ; pendant la nuit ; entre 16 et 20 heures.

INFLAMMATION CÉRÉBRALE

Symptômes : gonflement du tissu cérébral pouvant être causé par une encéphalite ou une méningite. Les convulsions sont typiques, le sujet éprouve une forte sensation de chaleur à la tête et de froideur dans le reste du corps ; il est léthargique et hébété.
Amélioration : à la chaleur ; en s'emmitouflant ; allongé au calme.
Aggravation : à l'air froid ; en étant découvert ; en cas d'effort ; pendant la nuit ; entre 16 et 20 heures.

MAUX DE TÊTE

Symptômes : céphalée ou migraine associées à une lenteur d'esprit, parfois après une blessure ou une opération chirurgicale. Le mal de tête débute souvent à l'arrière du crâne ou dans le cou, et on peut noter un besoin de baisser le menton vers la poitrine. Il arrive que la douleur s'accompagne de vertiges provoquant des vomissements.
Amélioration : à la chaleur ; au repos.
Aggravation : découvert ; en cas d'effort ; en se penchant ; entre 16 et 20 heures.

SOURCE

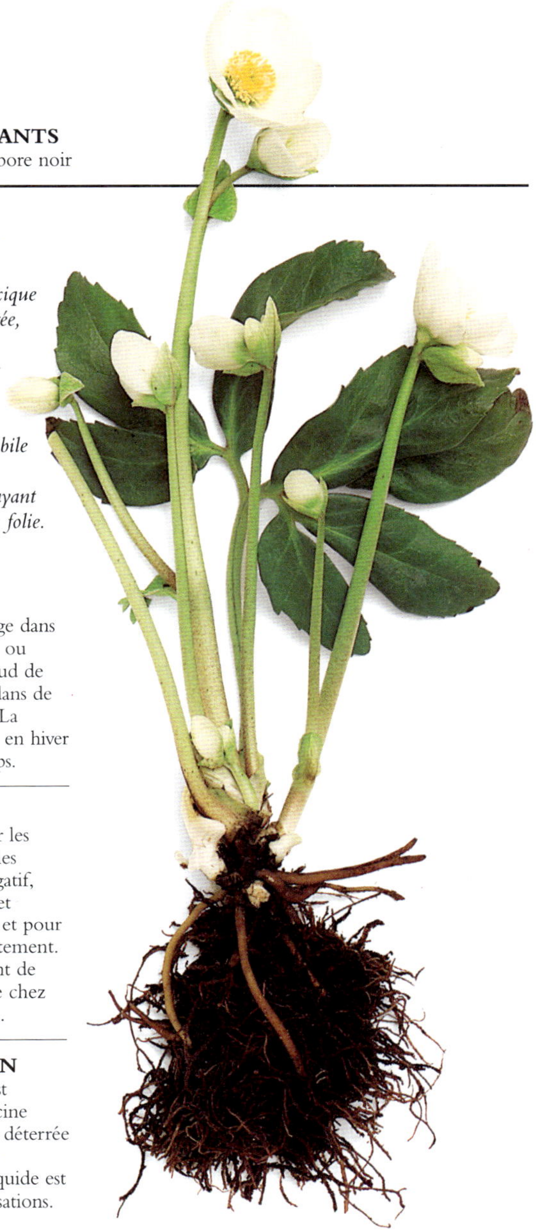

ROSE DE NOËL
Cette plante est toxique quand elle est ingérée, sauf à doses extrêmement faibles Au Moyen Âge, on l'utilisait pour expulser l'excès de bile noire (voir p. 12), humeur corporelle ayant une relation avec la folie.

ORIGINE
Croît à l'état sauvage dans les zones rocheuses ou montagneuses du sud de l'Europe ; présent dans de nombreux jardins. La floraison intervient en hiver et jusqu'au printemps.

PRÉCISIONS
Utilisé autrefois par les herboristes contre les poux, comme purgatif, anesthésique local et tonique cardiaque, et pour provoquer un avortement. Les feuilles servaient de stimulant cardiaque chez les personnes âgées.

PRÉPARATION
La teinture mère est préparée avec la racine fraîche ; celle-ci est déterrée en hiver, hachée et macérée ; puis le liquide est filtré avant dynamisations.

— PRINCIPAUX SYMPTÔMES —
APATHIE ET LENTEUR D'ESPRIT ◆ FRILOSITÉ ◆ TENDANCE À LAISSER ÉCHAPPER LES OBJETS TENUS EN MAIN ◆ SUJET SE SENTANT MOINS BIEN ENTRE 16 ET 20 HEURES

TROUBLES DIGESTIFS

Symptômes : envies pressantes et douloureuses d'aller à la selle, diarrhées très liquides chargées de mucus. L'intestin étant très paresseux, une constipation peut aussi se manifester. On observe aussi fréquemment une sécheresse de la bouche et une absence de soif.
Amélioration : à la chaleur et en étant bien couvert ; au repos.
Aggravation : à l'air froid ; en étant découvert ; pendant la nuit ; entre 16 et 20 heures.

DÉPRESSION

Symptômes : regard ébahi, soupirs involontaires, humeur sombre, notamment entre 4 heures de l'après-midi et 8 heures du soir.
Amélioration : en étant chaudement emmitouflé.
Aggravation : pendant la nuit ; en cas d'effort.

VOIR ÉGALEMENT
Dépression, *page 212* ; maux de tête, migraine, *page 218* ; appareil digestif, *page 234* ; irritabilité et colère, *page 244*

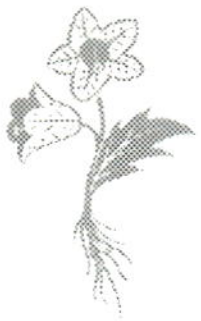

Hyoscyamus niger

HYOSCYAMUS

NOMS COURANTS
Jusquiame noire, mort-aux-poules, herbe aux engelures

AU Ier SIÈCLE AP. J.-C., Dioscoride recommandait la jusquiame pour ses vertus analgésiques et soporifiques. Le nom latin de cette plante vient des mots grecs *hys* (« porc ») *kyamos* (« pois ») : peut-être peut-on l'expliquer par le fait que, à la différence de l'homme, le cochon n'est pas intoxiqué par la jusquiame. C'est d'ailleurs grâce à ce végétal que Shakespeare fait mourir le père de Hamlet. *Hyoscyamus,* expérimenté par Hahnemann en 1805, se donne en cas de troubles émotionnels et de toux.

PROFIL DU REMÈDE

Hyoscyamus est indiqué pour les sujets présentant certains aspects de la paranoïa et des troubles du comportement : incohérence, excitation, marmottement, exhibitionnisme. On note des rires à des moments déplacés, et l'impression d'être mis au ban de son cercle de relations. Le remède sert aussi en cas d'affections physiques associées à des tressautements (délire…), ou d'accès de toux sèche. Il se donne contre certains types de convulsions, comme le petit mal épileptique et, chez l'enfant, contre les convulsions fébriles avec une augmentation rapide de température.

Hyoscyamus peut servir dans le traitement de la schizophrénie ou d'une maladie de Parkinson, si ces affections s'accompagnent d'un repli marqué sur soi, d'un comportement obscène, de rires émis mal à propos.

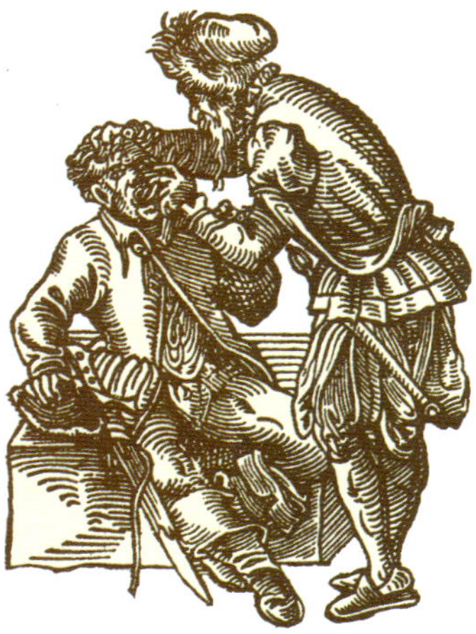

L'ANALGÉSIQUE DENTAIRE
Au Moyen Âge, le nom latin de la jusquiame était Dentaria *: elle était utilisée contre les maux de dents.*

TROUBLES DU COMPORTEMENT

Symptômes : accès de violence et désir de choquer, allant des simples bêtises à l'exhibitionnisme. On note parfois un comportement obscène, un vagabondage sexuel ou des obsessions érotiques. La jalousie s'observe fréquemment ; chez un enfant, elle est due en général à l'arrivée d'un bébé au foyer.
Amélioration : à la chaleur.
Aggravation : sous le coup d'un stress émotionnel, d'une frayeur, d'un traumatisme.

DÉLIRE

Symptômes : tressautements et grimaces associés aux troubles mentaux des types sensibles (*voir plus haut*). On note un comportement maniaque causé par un état fébrile, une addiction, une lésion cérébrale ou le traumatisme de la naissance. Les envies de mictions peuvent être fréquentes. On peut observer des convulsions avec parfois une incontinence urinaire.
Amélioration : assis bien droit ; en se promenant ; en bougeant.
Aggravation : au toucher ; en s'allongeant ; en cas de stress émotionnel ou de traumatisme.

PARANOÏA

Symptômes : paranoïa prononcée, jalousie, crainte d'être observé, trompé ou même empoisonné.
Amélioration : à la chaleur.
Aggravation : vers la période des règles ; en cas de stress émotionnel ou de traumatisme.

TOUX

Symptômes : toux sèche. Des accès de toux suffocante déclenchent des spasmes qui entraînent des crachats sanguinolents et amènent le sujet à se plier en deux.
Amélioration : en étant assis bien droit.
Aggravation : en s'allongeant.

SOURCE

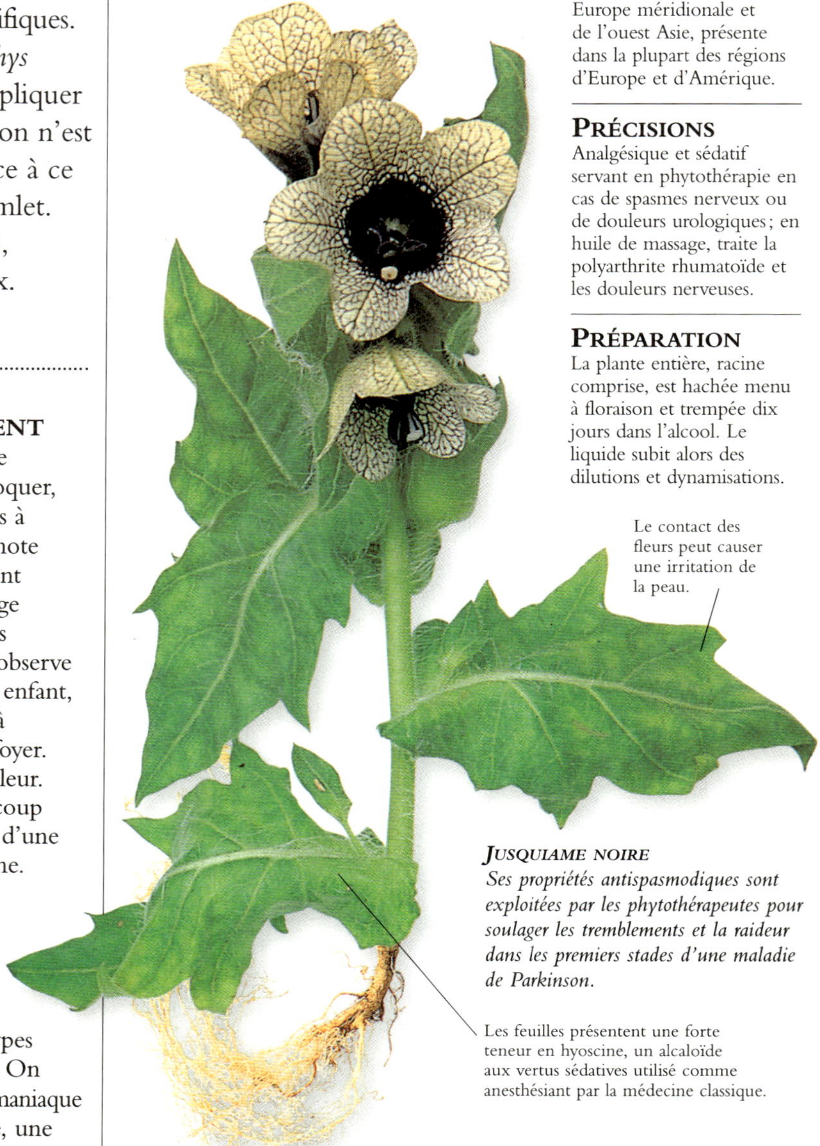

Le contact des fleurs peut causer une irritation de la peau.

JUSQUIAME NOIRE
Ses propriétés antispasmodiques sont exploitées par les phytothérapeutes pour soulager les tremblements et la raideur dans les premiers stades d'une maladie de Parkinson.

Les feuilles présentent une forte teneur en hyoscine, un alcaloïde aux vertus sédatives utilisé comme anesthésiant par la médecine classique.

ORIGINE
Europe méridionale et de l'ouest Asie, présente dans la plupart des régions d'Europe et d'Amérique.

PRÉCISIONS
Analgésique et sédatif servant en phytothérapie en cas de spasmes nerveux ou de douleurs urologiques ; en huile de massage, traite la polyarthrite rhumatoïde et les douleurs nerveuses.

PRÉPARATION
La plante entière, racine comprise, est hachée menu à floraison et trempée dix jours dans l'alcool. Le liquide subit alors des dilutions et dynamisations.

— PRINCIPAUX SYMPTÔMES —
TROUBLES DU COMPORTEMENT AVEC TENDANCES ÉROTOMANES ◆ DÉLIRE ET PARANOÏA ◆ TOUX SPASMODIQUE ◆ RIRES À DES MOMENTS INOPPORTUNS

VOIR ÉGALEMENT
Congestion cérébrale, *page 187*

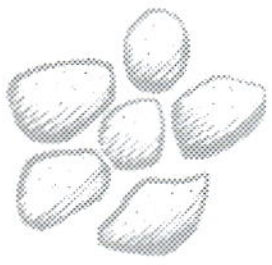

Ignatia amara syn. *Strychnos ignatia*

IGNATIA

NOM COURANT
Fève de saint Ignace

LES GRAINES DE CET ARBRE étaient portées en amulettes par les Philippins pour prévenir ou traiter diverses affections. Ce sont des Jésuites espagnols revenant d'Extrême-Orient qui les introduisirent au XVIIe siècle en Europe. Ces graines renferment de la strychnine, poison très actif dont l'ingestion a des conséquences sur le système nerveux. *Ignatia* a été expérimenté par Hahnemann, qui a publié les résultats de ses travaux dans sa *Matière médicale pure* (1821-1834).

PROFIL DU REMÈDE

Sujets, surtout féminins, présentant de graves problèmes d'ordre émotionnel. Il est fréquent qu'ils soient fragiles sur le plan psychologique, hypersensibles et de tempérament artiste. Prédisposés aux sautes d'humeur et à l'apitoiement sur soi-même, il leur arrive de rire et de pleurer en même temps. La suppression des émotions peut déboucher sur des crises d'hystérie. Le type sensible présente les caractéristiques d'être très exigeant envers ses proches et d'avoir des difficultés à rompre un lien amoureux si son partenaire le déçoit.

Ignatia sert typiquement à traiter les symptômes physiques contradictoires : par exemple, une indigestion qui est soulagée par l'ingestion d'aliments, ou un mal de gorge s'atténuant au passage de nourriture solide.

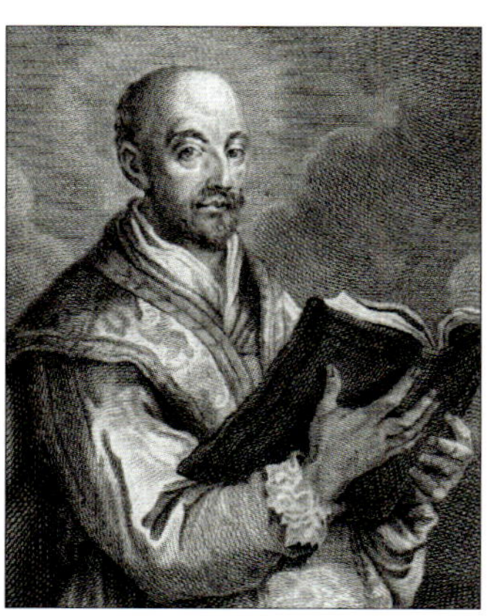

SAINT IGNACE DE LOYOLA
Ce gentilhomme espagnol, fondateur au XVIe siècle de l'ordre des Jésuites, fut honoré par le nom donné à Ignatia amara.

Sensibilité à la douleur, et tendance à bâiller et soupirer. On note une aversion pour la foule et une peur des oiseaux.

Le remède s'utilise dans le traitement d'affections à la suite d'un stress émotionnel : maux de tête, tics et tressautements nerveux, troubles digestifs (nausées et vomissements...).

CHAGRIN ET DÉTRESSE

Symptômes : syncope, rires et pleurs simultanés, ou comportement hystérique dû à une incapacité à exprimer ses émotions. Il arrive aussi que l'on observe des insomnies.
Amélioration : en respirant profondément; en mangeant.
Aggravation : soumis à l'anxiété ou à un stress ; en buvant du café ; en fumant.

MAUX DE TÊTE

Symptômes : vive douleur spasmodique, avec sensation de pesanteur et de chaleur à la tête, et parfois des vertiges.
Amélioration : allongé sur le côté affecté; en posant la tête sur un support dur.
Aggravation : en se penchant; dans une pièce enfumée; exposé à des voix trop fortes.

TROUBLES NERVEUX

Symptômes : tressautements, tics, ou engourdissement des membres et du visage, pouvant évoluer en paralysie hystérique, en convulsions ou en chorée. *Ignatia* s'utilise si les symptômes sont déclenchés par un choc, un chagrin (*voir plus haut*).
Amélioration : à la chaleur; en changeant de position; en pressant la zone affectée; après l'ingestion d'aliments.
Aggravation : à l'air froid; au toucher; en cas de stress; exposé à des odeurs fortes.

SOURCE

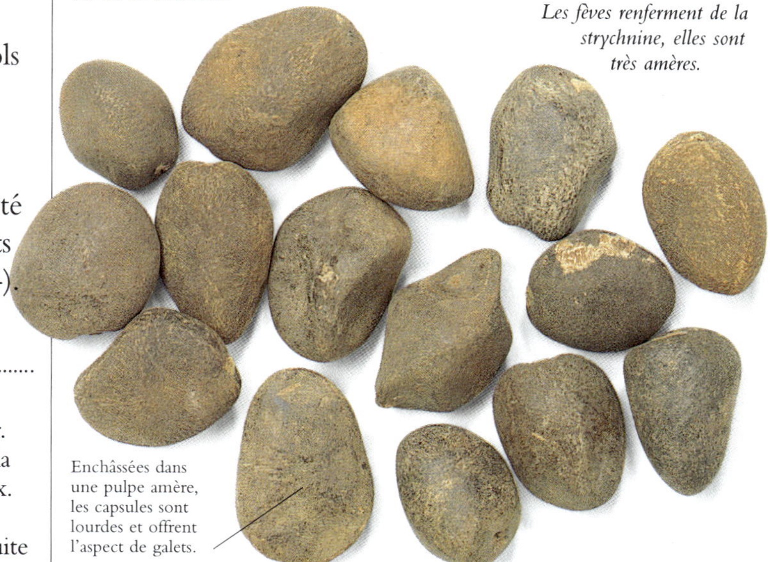

FÈVE DE SAINT IGNACE
Les fèves renferment de la strychnine, elles sont très amères.

Enchâssées dans une pulpe amère, les capsules sont lourdes et offrent l'aspect de galets.

ORIGINE
Indonésie, Chine et Philippines. L'arbre portant ces fèves appartient à la famille des loganiacées, tout comme le vomiquier.

PRÉCISION
À la fin du XVIIe siècle, les Hollandais utilisaient les graines dans le traitement du choléra, de la goutte, de l'asthme ou de l'épilepsie.

PRÉPARATION
Les graines séchées sont réduites en poudre et macérées au moins cinq jours dans l'alcool. Puis le mélange est filtré avant dilutions et dynamisations.

— PRINCIPAUX SYMPTÔMES —
AFFECTIONS DÉCLENCHÉES PAR LE CHAGRIN ◆ TENDANCE À REFOULER SES ÉMOTIONS ◆ PEUR DES OISEAUX ◆ SENSATION D'AVOIR UNE BOULE DANS LA GORGE

TROUBLES DIGESTIFS

Symptômes : nausées et vomissements soulagés par la prise d'aliments, accompagnés typiquement de renvois, d'un hoquet et d'une production abondante de salive amère. *Ignatia* s'avère utile en cas de prolapsus du rectum, de constipation, de diarrhées, ou d'hémorroïdes déclenchés par un stress émotionnel.
Amélioration : en s'allongeant sur la zone affectée ou en exerçant une pression dessus; en changeant de position; en urinant; en mangeant.
Aggravation : à l'air froid; au toucher; exposé à des odeurs fortes; en buvant du café; en fumant.

MAUX DE GORGE

Symptômes : sensation d'avoir la gorge serrée, mais les maux s'atténuent à l'ingestion d'aliments solides. On peut observer une toux débilitante.
Amélioration : à la chaleur; en changeant de position; en mangeant.
Aggravation : à l'air froid; au toucher; en cas de stress émotionnel; en buvant du café; en fumant.

VOIR ÉGALEMENT
Chagrin, *page 213*; hoquet, *page 234*; insomnie, *page 244*; absence de règles, *page 256*

Lilium lancifolium syn. *L. tigrinum*

LILIUM

NOM COURANT
Lis tigré

LE LIS TIGRÉ est originaire de Chine, de Corée et du Japon, où on le cultiva pendant des siècles dans l'optique de la consommation humaine. Si cette plante est peu présente dans la phytothérapie occidentale, elle constitue la base d'un important médicament homéopathique destiné au traitement des douleurs utérines et des troubles émotionnels. *Lilium* a été expérimenté en 1867 par E.W. Payne, médecin homéopathe exerçant dans le Maine (U.S.A.).

PROFIL DU REMÈDE

Sujets montrant de l'impatience et de la précipitation. Ils ressentent souvent des montées de violence qu'ils ne peuvent maîtriser, et vont parfois jusqu'à craindre de sombrer dans la folie. Ils aiment être le centre d'intérêt d'un groupe, et sont prompts à s'irriter s'ils n'y parviennent pas. Mais il peut aussi leur arriver d'éprouver des remords marqués.
Le conflit entre des envies sexuelles intenses et de fortes exigences morales est caractéristique. La suppression des désirs sexuels aggrave la frustration et la colère. Les sujets sont souvent susceptibles, s'irritent facilement, et font preuve d'une hâte non justifiée.

Les patients réagissant bien à *Lilium* éprouvent une sensation de brûlure aux mains, et préfèrent le temps frais.
Le remède se prescrit contre les problèmes gynécologiques. Il se donne aussi en cas de dépression et de désespoir, de troubles urologiques, d'angor, et d'insuffisance circulatoire.

TROUBLES FÉMININS

Symptômes : troubles tels qu'un prolapsus utérin (descente d'organes), des démangeaisons de la vulve ou une pesanteur pelvienne douloureuse avec impression de descente des organes. On peut de surcroît noter un gonflement des ovaires et, souvent, une dysménorrhée (règles douloureuses). Le remède sert aussi en cas de fibrome.
Amélioration : dehors, à l'air frais; couchée sur le côté gauche.
Aggravation : à la chaleur; la nuit; aux secousses; après une fausse couche.

DÉPRESSION

Symptômes : sentiment de désespoir et besoin d'un salut par la religion sont caractéristiques.
Les types sensibles sont susceptibles et facilement blessés. Ils ont parfois peur de développer une maladie incurable, et cherchent des raisons de s'affliger.
Amélioration : en étant occupé; en n'étant pas seul.
Aggravation : en recevant des manifestations de sympathie; après une fausse couche ou une menstruation.

TROUBLES URINAIRES

Symptômes : cystite avec sensation de brûlure et de piqûre après une miction.
Le sujet a une envie constante d'uriner alors qu'il évacue de faibles quantités à chaque miction. Il ressent une irritation des parties génitales de jour comme de nuit.
Ces symptômes affectent les femmes en priorité.
Amélioration : dehors, à l'air frais; couché sur le côté gauche.
Aggravation : à la chaleur; la nuit; exposé aux secousses; après une fausse couche.

SOURCE

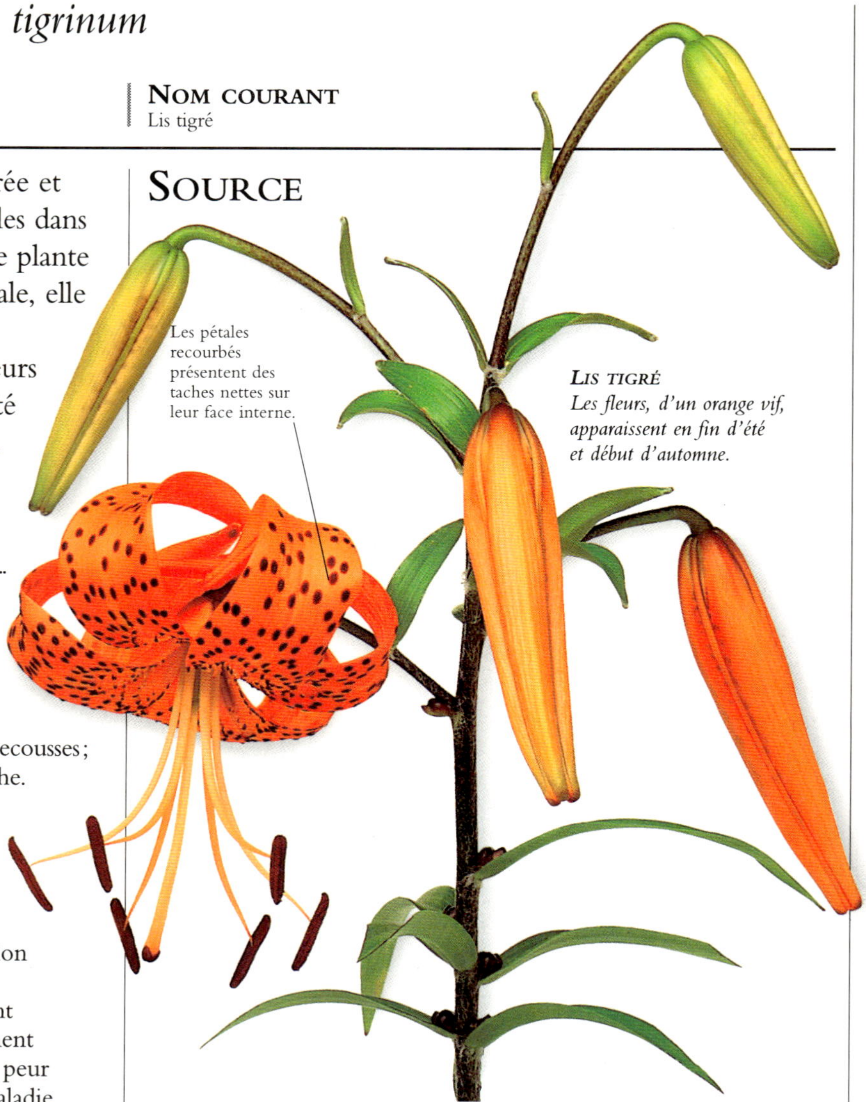
Les pétales recourbés présentent des taches nettes sur leur face interne.

LIS TIGRÉ
Les fleurs, d'un orange vif, apparaissent en fin d'été et début d'automne.

ORIGINE
Chine et Japon, mais cultivé dans le monde entier. Préfère les sols acides et humides, et le plein soleil sauf pour la base de la plante, qui demande de l'ombre.

PRÉCISION
Depuis son introduction en Europe et dans le monde occidental, le lis tigré est fréquemment présent dans les jardins en raison de ses qualités ornementales.

PRÉPARATION
La tige, les fleurs et les feuilles fraîches sont hachées menu et macérées au moins dix jours dans l'alcool. Le liquide est ensuite filtré avant dilutions et dynamisations.

— PRINCIPAUX SYMPTÔMES —
PRÉCIPITATION ET IMPATIENCE ◆ ENVIES SEXUELLES PRONONCÉES ◆ PRÉFÉRENCE POUR L'AIR FRAIS ◆ SENSATION D'AVOIR LE CŒUR SERRÉ AU SENS PROPRE

TROUBLES CARDIAQUES

Symptômes : angor avec engourdissement du bras droit et douleur donnant l'impression que le cœur est serré, comme s'il allait exploser, qu'il pendait à un fil, ou qu'une main le comprimait et desserrait alternativement son étreinte.
On note souvent un rythme cardiaque irrégulier ou rapide; des palpitations sont possibles, surtout pendant une grossesse.
Amélioration : à l'air frais; couché sur le côté gauche; en exerçant une friction ou une pression autour du cœur.
Aggravation : en s'allongeant la nuit.

VOIR ÉGALEMENT
Angor, *page 185*

Lycopodium clavatum

LYCOPODIUM

NOMS COURANTS
Lycopode officinal, pied-de-loup, mousse terrestre

CETTE PLANTE doit son nom à l'apparence de ses rameaux évoquant le pied d'un loup. Elle est exploitée dans un but médicinal depuis le Moyen Âge. Ses spores servent dans le traitement de la goutte et de la rétention urinaire depuis le XVIIe siècle ; de nos jours, les phytothérapeutes les utilisent en usage externe comme cicatrisant et contre l'eczéma. Le remède homéopathique, expérimenté par Hahnemann en 1828, se donne en cas de troubles digestifs et d'anxiété.

SOURCE

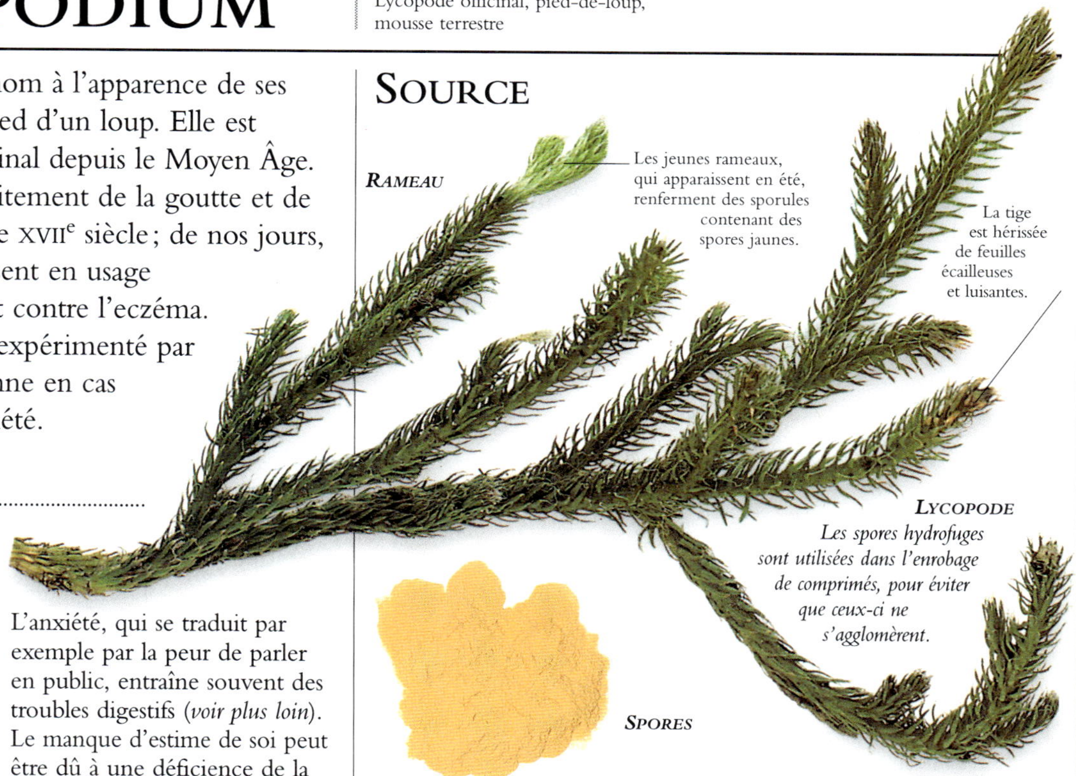
RAMEAU
Les jeunes rameaux, qui apparaissent en été, renferment des sporules contenant des spores jaunes.
La tige est hérissée de feuilles écailleuses et luisantes.
LYCOPODE
Les spores hydrofuges sont utilisées dans l'enrobage de comprimés, pour éviter que ceux-ci ne s'agglomèrent.
SPORES

ORIGINE
Régions tempérées de tout l'hémisphère Nord, cette plante est courante dans les zones de landes ainsi que dans les régions de montagne et les forêts.

PRÉCISIONS
Le lycopode est un sédatif et un antibactérien. Il sert en phytothérapie pour faire tomber la fièvre, comme digestif, et comme diurétique pour traiter les calculs rénaux.

PRÉPARATION
Les épis sont coupés en été pour collecte des spores. Celles-ci sont trempées dans l'alcool au moins cinq jours dans l'alcool, puis le mélange est filtré avant dilutions et dynamisations.

PROFIL DU REMÈDE

Sujets anxieux, dont le manque d'assurance est souvent masqué par une apparence arrogante. On note une aversion pour les liens d'amitié intimes, mais aussi pour la solitude.

Les symptômes physiques se concentrent en général sur l'appareil digestif, avec des ballonnements et flatulences marqués ; les affections touchent souvent l'hémicorps droit. Le manque d'endurance physique, typique, est souvent plus marque dans l'après-midi. Le désir de sucré est courant.

Lycopodium sert aussi en cas de troubles des reins et de la prostate, de maux de tête, d'affections respiratoires.

ANXIÉTÉ
Symptômes : peur de l'échec et complexe d'infériorité malgré une apparence de sereine assurance ; le sujet peut embellir la réalité pour renforcer l'estime de soi. On note des insomnies, des rires et monologues pendant le sommeil, des peurs nocturnes, et des appréhensions au réveil.

L'anxiété, qui se traduit par exemple par la peur de parler en public, entraîne souvent des troubles digestifs (*voir plus loin*). Le manque d'estime de soi peut être dû à une déficience de la mémoire ou à une dyslexie. Le sujet est susceptible d'éviter toute implication sur le plan affectif, réaction résultant de problèmes sexuels, par exemple frigidité, troubles de l'érection.
Amélioration : à la chaleur ; en étant actif ; en faisant à l'air frais de l'exercice en douceur ; en mangeant et buvant chaud.
Aggravation : à la chaleur ou au froid extrêmes ; entre 16 et 20 h ; en étant désœuvré ; dans une atmosphère confinée.

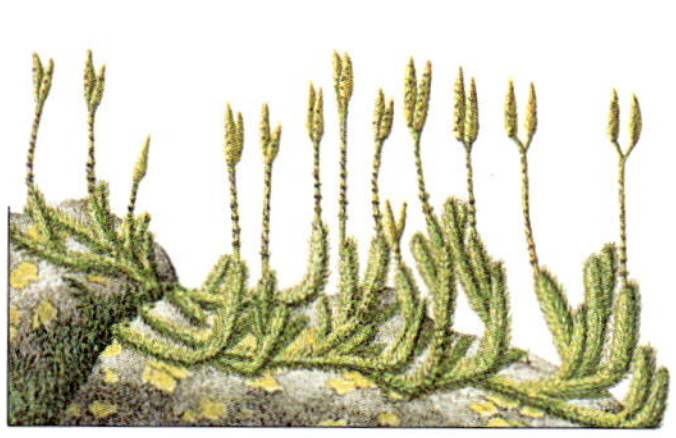

FLAMMES INSTANTANÉES
La poudre de lycopode, provenant des spores de la plante, est très inflammable ; elle servait en pyrotechnie.

TROUBLES URO-GÉNITAUX
Symptômes : urines présentant un dépôt en raison de calculs rénaux, ou herpès génital. Le remède sert aussi en cas d'hypertrophie de la prostate.
Amélioration : la nuit ; à l'air frais ; en étant actif ; en mangeant et buvant chaud.
Aggravation : à la forte chaleur ; entre 16 et 20 h.

TROUBLES DIGESTIFS
Symptômes : indigestion causée par une appréhension (*voir plus haut*), un repas trop tardif dans la soirée, l'ingestion d'aliments donnant des flatulences.

PRINCIPAUX SYMPTÔMES

APPRÉHENSION ◆ MANQUE D'ESTIME DE SOI ◆ FLATULENCES ET CONSTIPATION ◆ DÉSIR DE SUCRÉ ◆ SUJET SE SENTANT MOINS BIEN ENTRE 16 ET 20 HEURES

On note des ballonnements, une faim insatiable malgré une gêne après la moindre bouchée, des vomissements, une constipation et des hémorroïdes avec saignements.
Amélioration : à l'air frais ; la nuit ; dans des vêtements amples ; en mangeant et buvant chaud.
Aggravation : entre 16 et 20 h ; en faisant des excès de table ; dans des vêtements serrés.

INFECTIONS DE LA POITRINE
Symptômes : mal de gorge avec sécheresse, chatouillement, brûlures thoraciques et respiration rapide et difficile, pouvant s'aggraver si le sujet est couché sur le dos. La gorge est enflée et endolorie, surtout du côté droit. Des écoulements épais et jaunâtres peuvent provoquer une forte congestion.
Amélioration : à l'air frais ; dans des vêtements amples ; en mangeant et buvant chaud.
Aggravation : entre 16 et 20 h ; dans une atmosphère confinée ; en buvant froid ; en jeûnant ou en faisant des excès de table ; dans des vêtements serrés.

VOIR ÉGALEMENT
Problèmes de prostate, *page 202* ; ballonnements et flatulences, *page 236* ; troubles de l'érection, *page 264*

Papaver somniferum

OPIUM

NOM COURANT
Pavot à opium

LE PAVOT est véritablement la plante des extrêmes, puisqu'il permet d'obtenir aussi bien la morphine, puissant analgésique, que l'héroïne, drogue illicite, et qu'il a été à l'origine de guerres et d'immenses problèmes sociaux. L'opium et l'héroïne ont des effets totalement dévastateurs, alors que la morphine et la codéine sont fabriquées en toute légalité et jouent un rôle essentiel en médecine classique. Le remède homéopathique a été expérimenté par Hahnemann en 1805.

PROFIL DU REMÈDE

Stupeur, apathie et atténuation de la sensibilité, ou hyperactivité et forte sensibilité, avec des insomnies. Les types sensibles présentent soit l'un de ces deux groupes de symptômes, soit les deux en alternance.

Opium se donne en cas de troubles du sommeil, de problèmes respiratoires, de constipation, ou de choc. Il sert aussi dans le traitement des suites de paralysie consécutive à une congestion cérébrale, des lésions cérébrales, du delirium tremens, du sevrage de l'alcool.

INSOMNIE ET NARCOLEPSIE

Symptômes : incapacité à dormir malgré la fatigue, ou épisodes irrésistibles et brefs de somnolence. Le sommeil est soit léger et agité, l'acuité auditive étant telle qu'elle détecte le moindre bruit, ou au contraire très lourd, le sujet ayant beaucoup de mal à se réveiller. Le sommeil peut être si profond que la respiration devient irrégulière ou même s'arrête un moment. Il arrive que le sujet parle en dormant.
Amélioration : en bougeant; dans une atmosphère fraîche.
Aggravation : à la chaleur; en dormant; à la suite d'un choc.

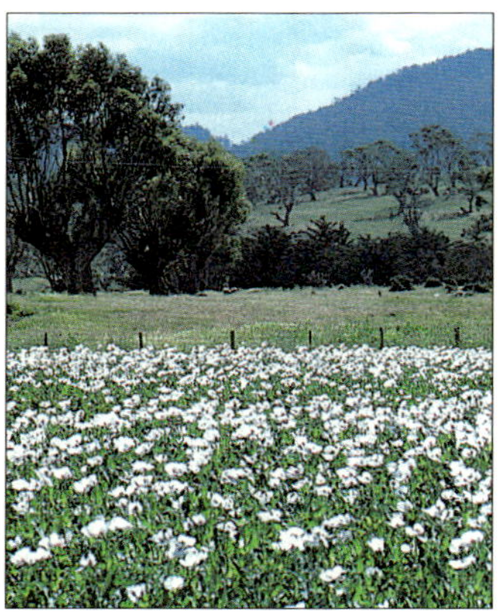

UNE CULTURE NÉCESSAIRE
La culture du pavot est indispensable en médecine car les alcaloïdes de la plante ne peuvent s'obtenir par synthèse.

CONSTIPATION

Symptômes : manque d'envie d'aller à la selle pendant une durée prolongée. Les selles ont tendance à régresser dans le rectum, ou sont foncées, petites et très dures. La somnolence est possible pendant la journée. Des diarrhées peuvent alterner avec la constipation, notamment à la suite d'un choc (*voir plus loin*).

Opium peut se donner aux nouveau-nés contre une constipation consécutive au choc de la naissance.
Amélioration : en étant actif.
Aggravation : à la chaleur; en dormant; à la suite d'un choc.

CHOC ET BLESSURE

Symptômes : blocage émotionnel, ou surexcitation et hypersensibilité. La léthargie et l'indifférence peuvent être manifestes, avec un émoussement de la sensibilité à la douleur. À l'inverse, le sujet est susceptible d'être à bout de nerfs et de souffrir d'insomnies (voir plus haut) ou même de convulsions. Ces symptômes peuvent être la réaction à un choc, une blessure ou un chagrin.
Amélioration : en bougeant; dans une atmosphère fraîche.
Aggravation : à la chaleur; pendant ou après le sommeil.

PARALYSIE APRÈS ACCIDENT VASCULAIRE

Symptômes : paralysie des membres associée à une lenteur d'esprit et une stupeur. On observe des trous de mémoire, un bleuissement du visage, des difficultés respiratoires.
Amélioration : en bougeant; dans une atmosphère fraîche.
Aggravation : à la chaleur; pendant ou après le sommeil.

DELIRIUM TREMENS

Symptômes : hypersensibilité ou apathie, tremblements ou convulsions. Le sujet a parfois des visions effrayantes, et des trous de mémoire après avoir bu.
Amélioration : en bougeant; dans une atmosphère fraîche.
Aggravation : à la chaleur; en dormant; en buvant de l'alcool.

SOURCE

ORIGINE

Ouest de l'Asie, introduit dans le sud-est de l'Europe il y a 3000 ans. Cultivé surtout en Inde, Iran, Chine et Australie.

PRÉCISIONS

Les Grecs et les Romains associaient le pavot aux dieux de la nuit, des rêves et de la mort. Cette plante, utilisée depuis l'Antiquité pour ses vertus sédatives et analgésiques, sert depuis des siècles pour la production illicite de drogue.

PRÉPARATION

Le latex de capsules non parvenues à maturité est séché et dissous dans l'alcool avant dynamisation.

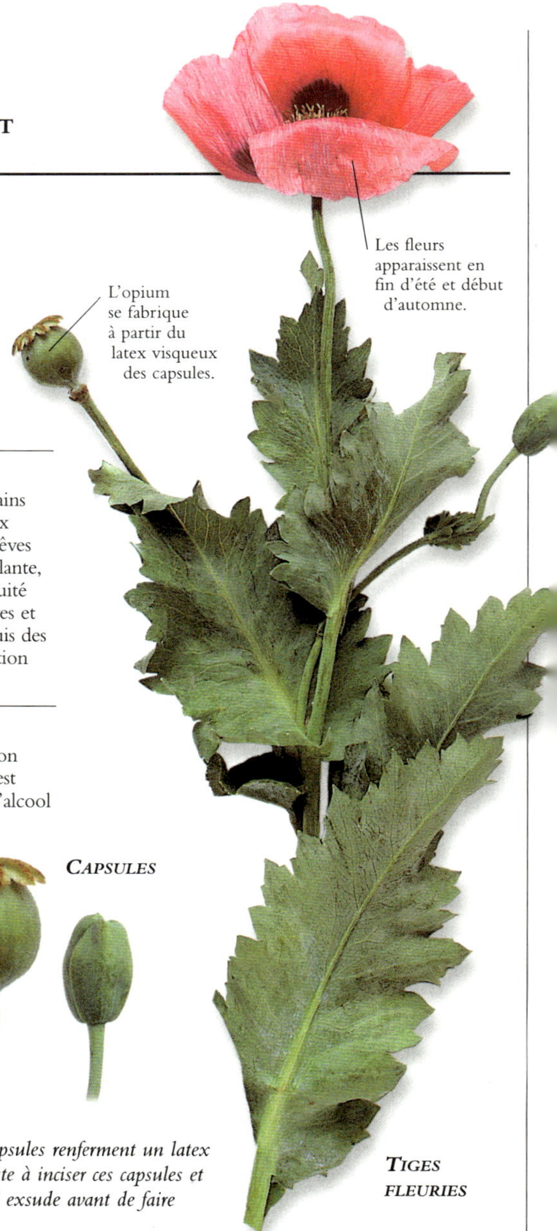
Les fleurs apparaissent en fin d'été et début d'automne.
L'opium se fabrique à partir du latex visqueux des capsules.
TIGES FLEURIES

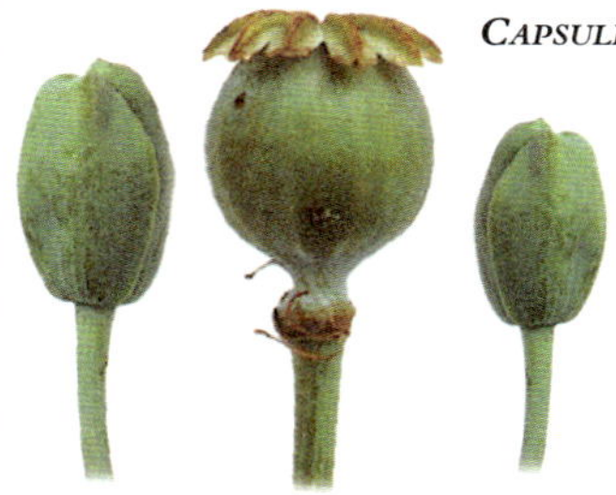
CAPSULES

PAVOT À OPIUM
Avant maturité, les capsules renferment un latex blanc. La récolte consiste à inciser ces capsules et à recueillir le latex qui exsude avant de faire sécher celui-ci.

— PRINCIPAUX SYMPTÔMES —
APATHIE ◆ ATTÉNUATION DE LA SENSIBILITÉ À LA DOULEUR ◆ HYPERACTIVITÉ ◆ HYPERSENSIBILITÉ ET TROUBLES DU SOMMEIL

VOIR ÉGALEMENT
Congestion cérébrale, *page 187*; chagrin, *page 213*

Pulsatilla pratensis subsp. *nigricans*

PULSATILLA

NOMS COURANTS
Anémone pulsatille, fleur de Pâques, herbe au vent, coquebourde

LA FLEUR DE PÂQUES doit son nom à sa période de floraison, qui intervient en même temps que la fête pascale. Elle est exploitée dans un but médicinal depuis la Grèce de l'Antiquité. Selon une légende romaine, cette plante serait née des larmes de Vénus, ce qui expliquerait son utilisation dans le traitement du larmoiement. *Pulsatilla,* qui a été expérimenté par Hahnemann en 1805, sert contre des affections très diverses : toux, rhume, troubles digestifs, affections gynécologiques…

PROFIL DU REMÈDE

Sujets agréables et conciliants, mais d'humeur changeante. Leurs symptômes physiques sont très variables aussi. Facilement émus au rire ou aux larmes, ils se consolent vite dès qu'on les serre dans les bras. D'autres traits sont typiques : aversion pour les aliments gras et les atmosphères confinées, absence de soif, une préférence pour l'air frais…

Pulsatilla se donne pendant la ménopause, un accouchement ou une menstruation, ou en cas de problèmes lors d'une grossesse; il sert aussi contre les troubles respiratoires marqués par des écoulements vert-jaune, des problèmes d'yeux, et une indigestion à symptômes divers.

TROUBLES FÉMININS

Symptômes : règles tardives, brèves, variables ou absentes, avec fortes douleurs. Le début des menstruations peut être retardé à la puberté. Le remède peut agir contre les troubles prémenstruels, surtout s'ils s'accompagnent d'indigestion, de larmoiements et sautes d'humeur. Chez la femme enceinte dont les symptômes correspondent au tableau clinique, le remède permet de traiter l'incontinence à la suite d'un stress, la fatigue, l'indigestion et les nausées matinales, surtout celles provoquées par l'ingestion de plats gras. Il agit aussi sur les muscles de l'utérus, ce qui est utile pour retourner le fœtus en cas de mauvaise présentation à l'accouchement.

Amélioration : à l'air frais; en faisant un peu d'exercice; en pleurant; en recevant des témoignages de sympathie.
Aggravation : à la forte chaleur; couchée sur le côté gauche; le soir; en mangeant riche et gras.

RHUME ET TOUX

Symptômes : nez coulant ou bouché en alternance, écoulements vert-jaune, épais et malodorants, acuités olfactive et gustative réduites. On peut noter une toux spasmodique et grasse, avec une production de mucus vert-jaune et un manque de souffle, qui s'aggrave quand le sujet est couché sur le côté gauche. Des quintes de toux, le soir et la nuit surtout, peuvent être déclenchées par la position allongée et perturber le sommeil. Le remède sert aussi en cas de grippe associée à de la fièvre, une absence de soif et, parfois, une otalgie.
Amélioration : à l'air frais; en faisant un peu d'exercice; en pleurant; en recevant des témoignages de sympathie.
Aggravation : en s'allongeant; dans une atmosphère confinée.

SINUSITE

Symptômes : écoulements jaunâtres, larmoiement et maux de tête. Les sinus sont sensibles au toucher. Les douleurs peuvent démarrer du côté droit du visage, puis à migrer.
Amélioration : à l'air frais; en faisant un peu d'exercice.
Aggravation : au froid; le soir; dans une atmosphère confinée.

SOURCE

ANÉMONE PULSATILLE
Cette anémone a des fleurs plus petites et plus foncées que Pulsatilla vulgaris, *espèce plus couramment utilisée en phytothérapie.*

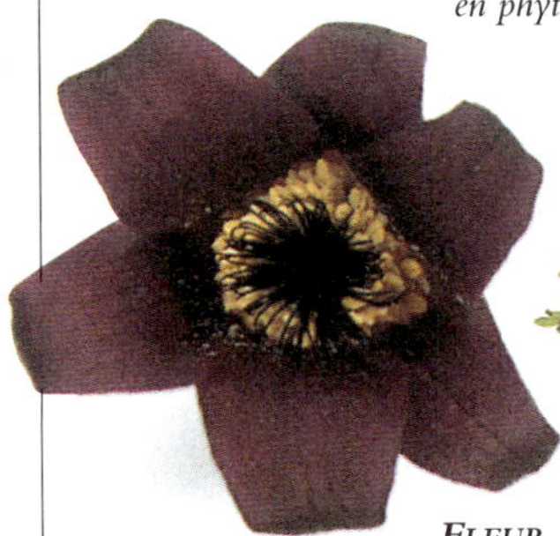

FLEUR

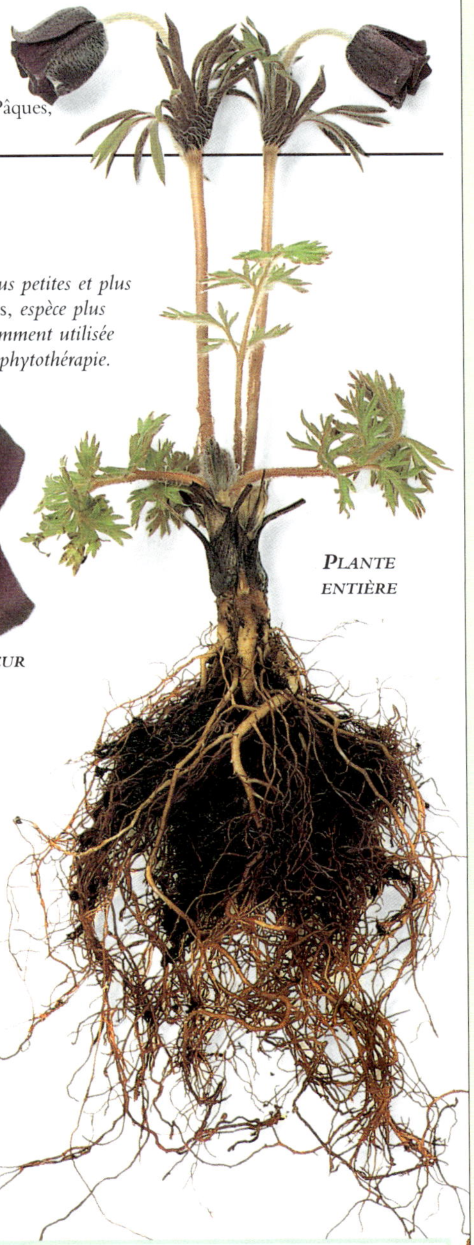

PLANTE ENTIÈRE

ORIGINE
Scandinavie, Danemark, Allemagne et Russie, présente de nos jours dans toute l'Europe centrale et septentrionale.

PRÉCISIONS
L'anémone pulsatille était prescrite au Ier siècle par Dioscoride contre les problèmes oculaires, et au XVIIIe siècle en Europe contre la cataracte, les caries et les ulcères.

PRÉPARATION
La plante entière à floraison, racine comprise, est hachée et macérée dans l'alcool; le liquide est alors filtré avant dilutions et dynamisations.

— PRINCIPAUX SYMPTÔMES —
LARMOIEMENT ◆ DÉSIR DE GRAND AIR ◆ ÉCOULEMENTS NASAUX ÉPAIS ET VERT-JAUNE

INFECTIONS DES YEUX

Symptômes : écoulements vert-jaune, abondants et nauséabonds, sensibilité à la lumière, parfois indigestion. Le remède sert en cas d'orgelet qui démange ou de conjonctivite.
Amélioration : à l'air frais; en faisant de l'exercice ou avec des bains oculaires à l'eau froide.
Aggravation : dans une atmosphère chaude; le soir.

TROUBLES DIGESTIFS

Symptômes : vomissements, nausées, indigestion, diarrhées, hémorroïdes. Chaque selle est différente, la bouche est sèche mais le sujet n'a pas soif, on note un désir ou un dégoût de gras, qui aggrave les symptômes.
Amélioration : à l'air frais; en faisant un peu d'exercice.
Aggravation : couché sur le côté gauche; à la forte chaleur; le soir; en mangeant riche et gras.

VOIR ÉGALEMENT
Appareil respiratoire, *pages 180, 224*; appareil digestif, pages *189, 234*; orgelet, *page 220*; femme, *page 256*

Solanum dulcamara

DULCAMARA

NOMS COURANTS
Morelle douce-amère, vigne de Judée

LA DOUCE-AMÈRE est exploitée depuis la Rome de l'Antiquité dans le traitement d'affections très diverses. Au XVIIIe siècle, le naturaliste suédois Carl Linné en recommandait l'utilisation pour lutter contre les états fébriles et les infections inflammatoires. Le remède homéopathique fut expérimenté par Hahnemann en 1811. L'usage de *Dulcamara* est associé aux personnes frileuses et sensibles à l'humidité. Dans le tableau clinique, les facteurs physiques sont prédominants.

PROFIL DU REMÈDE

Symptômes causés par un temps froid et humide ou de brusques changements de température. On peut observer une confusion, une irritabilité, une impatience et une agitation, avec parfois une attitude dominatrice.

La prédisposition à des infections respiratoires provoquant une abondante production d'épais mucus jaunâtre est typique. Sont courants aussi le rhume des foins et autres réactions allergiques, les céphalées, l'eczéma, les douleurs articulaires, les diarrhées.

RHUME ET TOUX

Symptômes : mal de gorge et écoulements épais et jaunâtres par les yeux et le nez. Un mucus épais peut être lié à une sinusite. Fréquente, la raideur du cou s'accompagne parfois de douleurs dans les membres et le dos. Une conjonctivite, une toux rauque, une bronchite ou même une pneumonie sont possibles.
Amélioration : par temps sec et stable ; en bougeant.
Aggravation : par temps froid et humide ; la nuit.

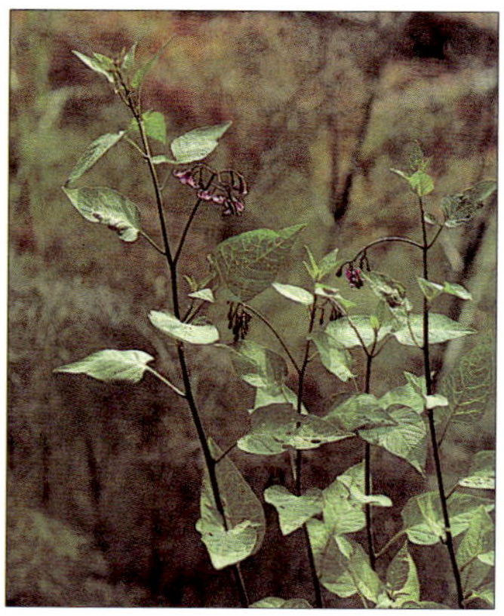

FAMILLE COSMOPOLITE
La famille des solanacées regroupe des plantes diverses parmi lesquelles le tabac, la pomme de terre, la tomate, ainsi que la belladone et la douce-amère, proches d'aspect.

RHUME DES FOINS ET ASTHME

Symptômes : congestion nasale avec écoulements abondants et aqueux par les yeux et gêne respiratoire. Les symptômes peuvent être aggravés par les poils d'animaux, pollens, acariens ou autres agents allergènes.
Amélioration : par temps sec et stable ; en bougeant.
Amélioration : par temps froid et humide ; la nuit.

CÉPHALÉES

Symptômes : douleur localisée dans la tête, ou accompagnée d'une sensation de pesanteur, de nausées ou de confusion. Le remède peut servir à traiter les névralgies faciales.
Amélioration : par temps beau et chaud ; en restant immobile ; en expulsant du mucus.
Aggravation : par temps froid et humide ; en hiver.

AFFECTIONS DE PEAU

Symptômes : épaississement et démangeaisons d'une peau chargée de croûtes, saignant si on les gratte. *Dulcamaria* sert à traiter l'urticaire causée par une sudation dans un milieu humide, les grosses verrues plates et lisses, notamment sur la paume des mains, et la teigne, surtout chez les enfants.
Amélioration : à la chaleur ; par temps sec.
Aggravation : par temps froid et humide ; avant les règles.

DIARRHÉES

Symptômes : selles gluantes, jaunâtres ou verdâtres, avec parfois des traces de sang. On peut noter des nausées et une douleur avant expulsion d'une selle. Peut être causé par une poussée dentaire chez l'enfant.
Amélioration : à la chaleur ; en bougeant.
Aggravation : à l'humidité ; au froid ; au repos.

ARTICULATIONS

Symptômes : raideur des articulations et douleur.
Amélioration : à la chaleur ; en bougeant.
Aggravation : à l'humidité ; au froid ; aux températures extrêmes ; en étant inactif.

SOURCE

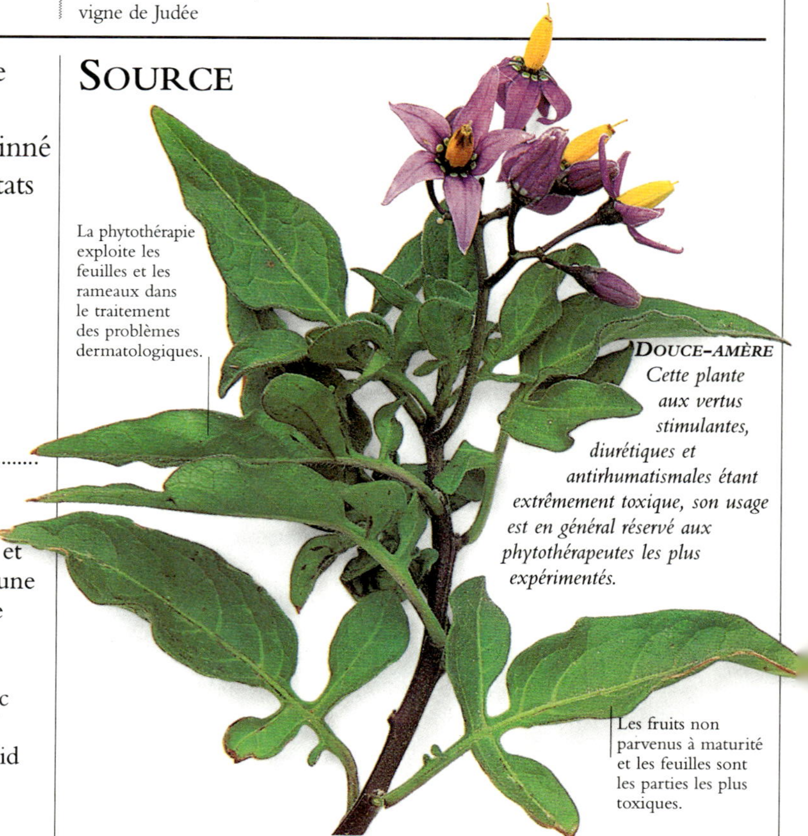

La phytothérapie exploite les feuilles et les rameaux dans le traitement des problèmes dermatologiques.

DOUCE-AMÈRE
Cette plante aux vertus stimulantes, diurétiques et antirhumatismales étant extrêmement toxique, son usage est en général réservé aux phytothérapeutes les plus expérimentés.

Les fruits non parvenus à maturité et les feuilles sont les parties les plus toxiques.

ORIGINE
Nord de l'Afrique, Europe et nord de l'Asie, naturalisée en Amérique du Nord ; croît dans les sols humides et ombragés.

PRÉCISIONS
Anti-inflammatoire et tonique hépatique souvent utilisé. Les extraits de la tige servent contre les verrues et l'eczéma.

PRÉPARATION
Les jeunes tiges et feuilles sont collectées juste avant la floraison, puis hachées menu et macérées dans l'alcool.

— PRINCIPAUX SYMPTÔMES —
SUJET RÉAGISSANT AUX CHANGEMENTS DE TEMPÉRATURE • TEMPÉRAMENT DOMINATEUR • SENSIBILITÉ AU FROID ET À L'HUMIDITÉ • ASTHME • URTICAIRE EN MILIEU HUMIDE

VOIR ÉGALEMENT
Eczéma aigu, *page 194* ; maux de gorge, *page 226*

Strychnos nux-vomica

NUX VOMICA

NOM COURANT
Noix vomique

LE VOMIQUIER fut importé en Europe au XVe siècle. La strychnine, présente dans les graines de l'arbre, est un alcaloïde qui servit de poison avant que, au XVIIe siècle, des médecins en découvrent les effets bénéfiques sur l'appareil digestif et le système nerveux. Si cette substance peut être mortelle, à faibles doses elle agit comme diurétique, stimule l'appétit et facilite la digestion. *Nux vomica* a été expérimenté par Hahnemann en 1805.

PROFIL DU REMÈDE

Bourreaux de travail, sujets aux excès et au stress, ambitieux et arrivistes, aimant les défis. Susceptibles, ils ne supportent pas les objections. Ils ont tendance à solliciter à l'extrême leur organisme. Il est fréquent qu'ils aient une forte libido, mangent trop riche, fassent des excès de café et d'alcool et s'adonnent à la drogue. Ce comportement peut déboucher sur une tension et des insomnies, et provoque souvent des troubles digestifs, parfois graves (ulcère de l'estomac, syndrome du côlon irritable, problèmes hépatiques) si l'organisme ne peut plus suivre un mode de vie débridé.

Nux vomica se donne dans le traitement de l'irritabilité, de l'insomnie, de symptômes digestifs, du rhume ou de la grippe, de l'asthme, de la cystite, des troubles menstruels ou des problèmes liés à une grossesse. Les symptômes s'aggravent si le sujet est exposé au froid, au bruit, à la lumière ou aux odeurs.

IRRITABILITÉ ET INSOMNIE

Symptômes : sommeil perturbé et irritabilité dus à un mode de vie débridé et des excès d'alcool, de café ou d'un autre excitant. On note typiquement un mal de tête avec sensation qu'un clou s'enfonce dans le crâne, et un réveil vers 4 heures du matin, le sujet étant très irritable et incapable de se rendormir.

Amélioration : à la chaleur ; au repos ; en buvant très chaud.
Aggravation : au froid ; au grand air ; au bruit, à la lumière, à des odeurs fortes.

TROUBLES DIGESTIFS

Symptômes : indigestion, et vomissements associés à des haut-le-cœur douloureux. Les diarrhées s'accompagnent de crampes abdominales, et les nausées de douleurs coliques. La constipation peut rendre difficile l'évacuation de toutes les selles. Les ballonnements et flatulences sont fréquents. On note parfois un désir de plats riches, gras ou épicés, même si ces aliments ne font qu'aggraver les symptômes.
Amélioration : à la chaleur ; au repos ; en dormant ; le soir ; en exerçant une ferme pression sur l'abdomen.
Aggravation : au froid ; au bruit ; au toucher ; en mangeant ; en cas d'effort mental excessif ; entre 3 et 4 heures du matin ; en refoulant ses émotions ; en ingérant des plats épicés ou des excitants.

RHUME ET GRIPPE

Symptômes : écoulements aqueux dans la journée, surtout dans une pièce chaude, nez bouché la nuit. On peut noter des éternuements, un mal de gorge avec une toux sèche et irritante, des yeux sensibles qui coulent, ou une grippe avec endolorissement des muscles et frissons fébriles.
Amélioration : à la chaleur ; le soir ; en dormant ; seul.
Aggravation : par temps froid et sec ; au toucher ; au bruit ; entre 3 et 4 heures du matin ; en cas d'effort excessif.

TROUBLES FÉMININS

Symptômes : cystite, mictions fréquentes mais peu abondantes, douleur à la vessie. Le remède sert en cas de troubles prémenstruels causant de la colère, de règles précédées de syncopes ou de règles précoces, irrégulières ou abondantes associées à des douleurs à type de crampe. Il permet aussi de traiter certains désagréments de la grossesse : fatigue, mictions fréquentes, crampes dans les jambes, engourdissement des bras, constipation, nausées matinales.
Amélioration : à la chaleur ; le soir ; en dormant ; en pressant la région affectée ; en étant seule ; en appliquant des compresses chaudes.
Aggravation : au toucher ; au bruit ; en ingérant des plats épicés ou des excitants ; en cas d'effort mental excessif.

SOURCE

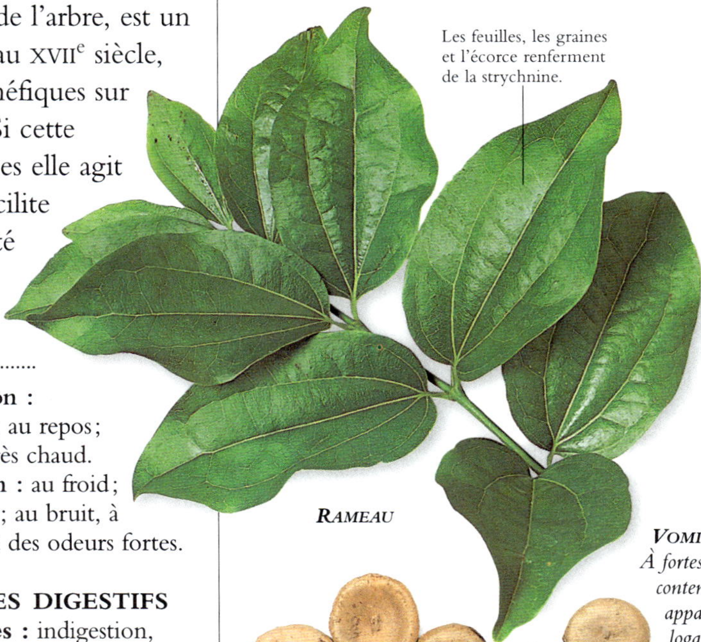
Les feuilles, les graines et l'écorce renferment de la strychnine.
RAMEAU

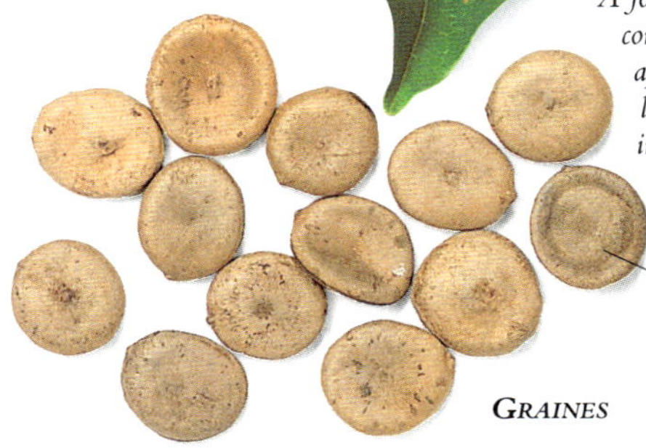
Les graines se trouvent dans les fruits ; elles sont arrondies et aplaties.
GRAINES

VOMIQUIER
À fortes doses, la strychnine contenue dans le vomiquier, arbre appartenant à la famille des loganiacées, provoque des spasmes intenses du diaphragme, ce qui entraîne la mort par suffocation.

ORIGINE
Asie du Sud-Est. Croît dans les sols sablonneux de forêts sèches en Inde, Birmanie, Thaïlande, Chine et Australie.

PRÉCISIONS
Servait de raticide en Europe au Moyen Âge. La phytothérapie indienne utilise l'écorce contre le choléra ; au Népal, on la donne en cas de troubles menstruels et de paralysie.

PRÉPARATION
Les graines mûres sont séchées et trempées au moins cinq jours dans l'alcool ; puis le liquide est filtré avant dilutions et dynamisations.

PRINCIPAUX SYMPTÔMES

IRRITABILITÉ ◆ ESPRIT TRÈS CRITIQUE ◆ TENDANCE À ÊTRE FORTEMENT MOTIVÉ ET AMBITIEUX ◆ FRILOSITÉ ◆ DÉSIR DE NOURRITURE RICHE ET DE STIMULANTS ◆ INDIGESTION ET CONSTIPATION ◆ INSOMNIES

VOIR ÉGALEMENT

Maux de tête, *page 218* ; indigestion, *page 234* ; irritabilité, *page 244* ; cystite, *page 260* ; nausées matinales, *page 262*

Thuya occidentalis

THUYA

NOM COURANT
Thuya du Canada

LE THUYA DU CANADA servait aux Amérindiens de remède médicinal contre les états fébriles, la toux, les maux de tête, les troubles menstruels, les douleurs articulaires et musculaires. Les colons venus d'Europe l'adoptèrent dans leur propre herboristerie, et la culture de cet arbre se répandit par ailleurs dans les jardins. *Thuya* a été expérimenté par Hahnemann, qui a publié le résultat dans sa *Matière médicale pure* (1821-1834).

SOURCE

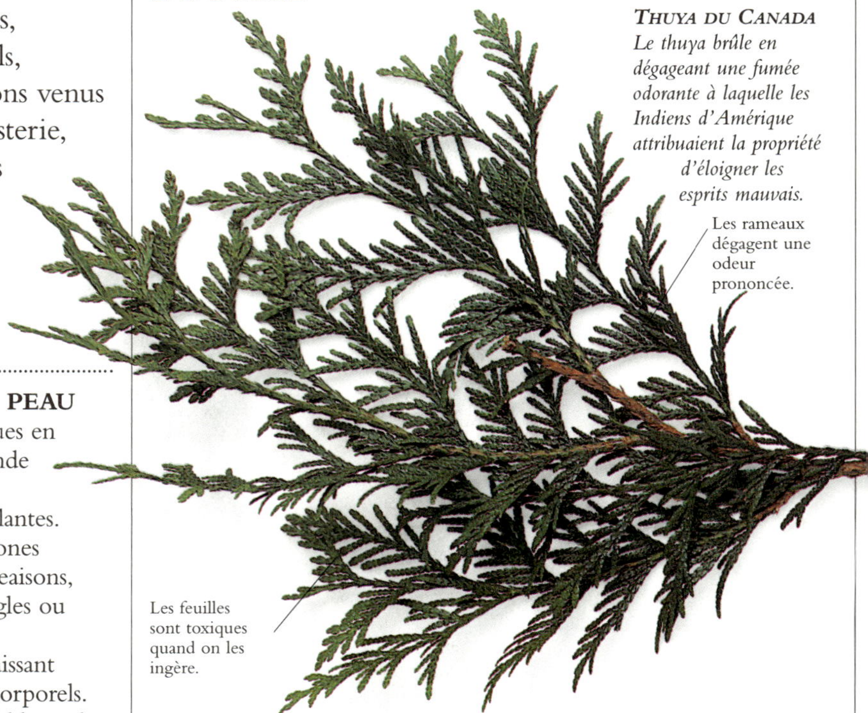
Les rameaux dégagent une odeur prononcée.
Les feuilles sont toxiques quand on les ingère.

THUYA DU CANADA *Le thuya brûle en dégageant une fumée odorante à laquelle les Indiens d'Amérique attribuaient la propriété d'éloigner les esprits mauvais.*

ORIGINE
Canada et est des U.S.A., abondamment cultivé pour ses qualités ornementales. Préfère les zones marécageuses ou humides.

PRÉCISION
La phytothérapie moderne utilise notamment cette plante dans le traitement des verrues de toutes natures, des cancers, des catarrhes...

PRÉPARATION
Les feuilles et rameaux frais d'un an sont hachés menu puis macérés dans l'alcool. Le mélange est alors filtré avant dilutions et dynamisations.

— PRINCIPAUX SYMPTÔMES —
VERRUES ET POLYPES ◆ IMPRESSION DE NE POUVOIR ÊTRE AIMÉ . AFFECTIONS APRÈS UNE VACCINATION OU UNE BLENNORRAGIE ◆ ILLUSIONS ◆ PROBLÈMES D'ONGLES ◆ CATARRHE

PROFIL DU REMÈDE

Sujets sensibles, vite contrariés, sérieux, n'imaginant pas qu'on puisse les aimer. Ils ont tendance à mal dormir. Certains troubles peuvent être manifestes : hallucinations en ce qui concerne le corps, fanatisme des idées ou paranoïa, avec impression d'être manipulé en permanence.

Thuya sert à traiter les troubles dermatologiques ou uro-génitaux, les problèmes respiratoires ou liés à la menstruation, les maux de tête. On note une perte rapide de poids, une douleur localisée, un épuisement. Les symptômes peuvent être dus à des changements de l'état de santé, liés par exemple à une vaccination ou une blennorragie.

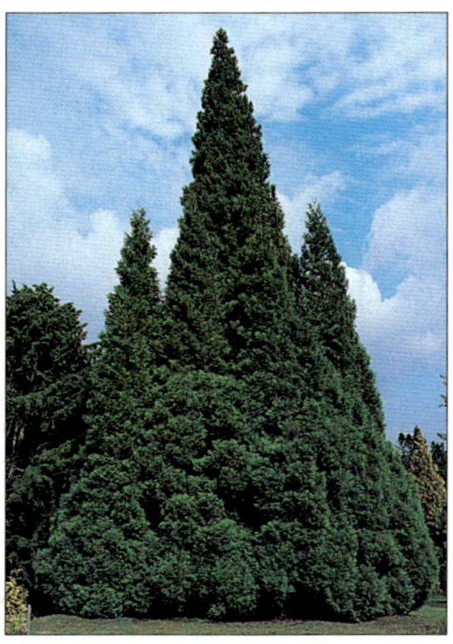

DUR COMME LE THUYA *Très résistant, le bois du thuya servait aux indigènes d'Amérique à fabriquer des pirogues, des arcs et des armatures de toiture.*

AFFECTION DE PEAU

Symptômes : verrues en chou-fleur et de grande taille, ou suintantes, piquantes ou très saillantes. On peut noter des zones squameuses, démangeaisons, déformations des ongles ou taches de vieillesse.
Amélioration : en laissant s'écouler les fluides corporels.
Aggravation : au froid humide ; après une blennorragie ou une vaccination.

TROUBLES URO-GÉNITAUX

Symptômes : inflammation et gonflement de l'urètre, jet urinaire peu puissant et divisé en deux, fréquentes envies pressantes avec parfois une légère incontinence. L'urétrite, fréquente chez l'homme risque d'affecter la prostate. Chez la femme, on peut observer une infection du vagin. L'inflammation peut s'étendre à la région pelvienne. Des verrues ou un herpès génitaux peuvent se développer, de même que des ulcères ou des polypes de l'utérus. *Thuya* sert aussi à traiter une blennorragie.
Amélioration : à l'air chaud ; en ramenant les genoux et les mains vers le tronc.
Aggravation : au froid et à l'humidité ; à la miction ; en bougeant ; en cas de blennorragie.

MAUX DE TÊTE

Symptômes : douleur névralgique perçante liée à l'épuisement, une surexcitation, un stress, ou une sinusite, une gingivite, une carie.
Amélioration : en basculant la tête vers l'arrière.
Aggravation : en cas d'excès sexuel ; en buvant du thé.

CATARRHE, SINUSITE

Symptômes : troubles de l'appareil respiratoire ou des sinus avec écoulements verdâtres et nauséabonds. *Thuya* agit contre l'asthme ou les polypes dans le nez avec mucus verdâtre, épais, contenant sang et pus.
Amélioration : à l'air chaud ; en expulsant les écoulements.
Aggravation : au froid humide ; en fumant ; pendant les règles.

TROUBLES MENSTRUELS

Symptômes : règles précoces ou peu abondantes. On note une douleur menstruelle au-dessus de l'ovaire gauche.
Amélioration : en ramenant les bras et les genoux contre le thorax ; couchée sur le côté douloureux ou sur le dos.
Aggravation : couchée sur le côté gauche ; pendant les règles ; pendant les suites d'une blennorragie.

VOIR ÉGALEMENT
Problèmes de prostate, *page 202* ; dépression, *page 212* ; verrues, *page 242*

Veratrum album

VERATRUM ALB.

NOMS COURANTS
Ellébore blanc, vératre blanc

L'ELLÉBORE BLANC, extrêmement toxique, servait aux Romains à enduire l'extrémité de flèches. Sa dangerosité a limité son usage en herboristerie, mais il s'utilise en médecine vétérinaire et dans la fabrication d'insecticides. Testé entre 1826 et 1830 par Hahnemann, *Veratrum alb.* a contribué, avec *Camphor,* à asseoir la réputation du père de l'homéopathie, dans la mesure où ces deux remèdes permirent de traiter les victimes de l'épidémie de choléra qui sévit en Europe au XIXe siècle.

PROFIL DU REMÈDE

Sujets agités, satisfaits d'eux-mêmes, mélancoliques et solitaires, ou détestant être seuls. Le type sensible peut présenter une hyperactivité ou un état maniaque, avec des comportements répétitifs.

Parmi les symptômes physiques, mentionnons une déficience immunitaire, une extrême froideur de la transpiration et de la peau, et une frilosité pouvant s'étendre à l'haleine et à la langue ; une pâleur bleuâtre ; une rapidité du pouls.; une faiblesse ; une anémie ; une très forte soif ; ou un désir de fruits ou de desserts glacés. Les symptômes ont tendance à s'aggraver la nuit, au froid humide, après un passage à la selle ou après l'ingestion de fruits.

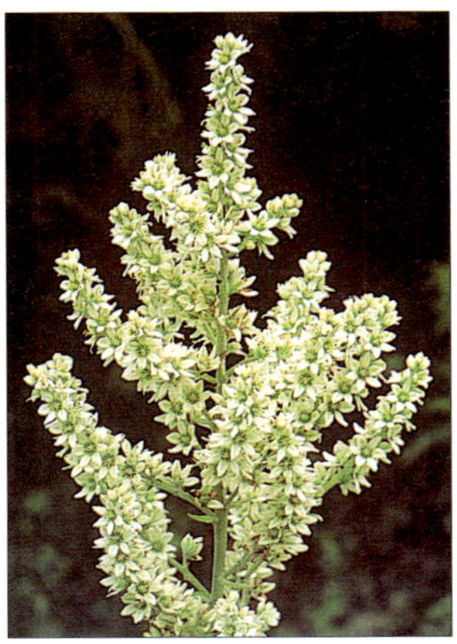

UN SÉRIEUX IRRITANT
Cette plante vivace donne des grappes de fleurs d'un blanc verdâtre. Elle peut atteindre 1,50 m de hauteur. Elle est très irritante pour la peau.

Le remède sert à traiter les troubles gastro-intestinaux, et est utilisé contre les collapsus et certains problèmes psychologiques.

DIARRHÉE

Symptômes : fortes diarrhées avec parfois des vomissements (*voir plus loin*), dues à un choléra, une gastro-entérite, une dysenterie ou un autre trouble digestif. Des crampes marquées peuvent accompagner les crises et déboucher sur un épuisement marqué (*voir plus loin*) dû à la déshydratation. On note une forte soif d'eau froide, un appétit féroce, un désir de plats acides, de glace et de sel.
Amélioration : en s'allongeant ; en buvant du lait, très chaud ou en mangeant chaud.
Aggravation : au toucher ; en bougeant ; en buvant froid.

COLLAPSUS

Symptômes : faiblesse, moiteur et transpiration du front, bleuissement de la peau, déshydratation, parfois syncope. Ces symptômes peuvent être dus à des vomissements violents, des crampes ou des diarrhées (*voir plus haut*), surtout pendant une grossesse. D'autres causes sont possibles : coup de chaleur, forte frayeur, douleur menstruelle.
Amélioration : en étant couvert ; en s'allongeant.
Aggravation : au toucher ; la nuit ; en expulsant une selle ; en buvant froid.

SOURCE

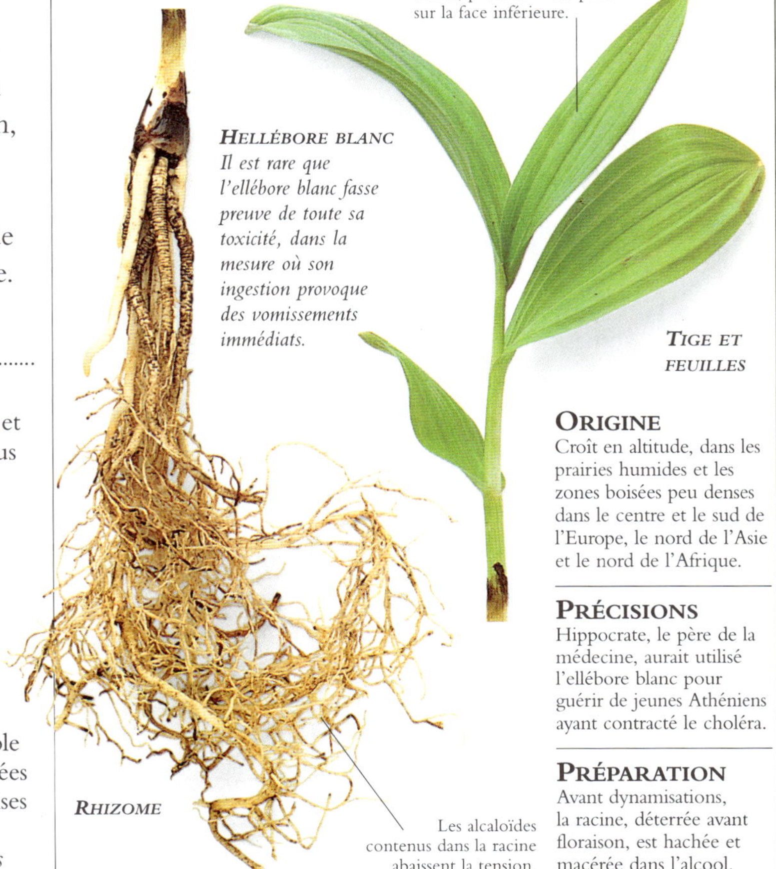
Les feuilles, lisses sur le dessus, présentent des poils sur la face inférieure.
HELLÉBORE BLANC
Il est rare que l'ellébore blanc fasse preuve de toute sa toxicité, dans la mesure où son ingestion provoque des vomissements immédiats.
TIGE ET FEUILLES
RHIZOME
Les alcaloïdes contenus dans la racine abaissent la tension.

ORIGINE
Croît en altitude, dans les prairies humides et les zones boisées peu denses dans le centre et le sud de l'Europe, le nord de l'Asie et le nord de l'Afrique.

PRÉCISIONS
Hippocrate, le père de la médecine, aurait utilisé l'ellébore blanc pour guérir de jeunes Athéniens ayant contracté le choléra.

PRÉPARATION
Avant dynamisations, la racine, déterrée avant floraison, est hachée et macérée dans l'alcool.

PRINCIPAUX SYMPTÔMES

DIARRHÉES ABONDANTES ◆ VOMISSEMENTS ET ÉPUISEMENT ◆ SUEURS FROIDES ◆ BLEUISSEMENT DE LA PEAU ◆ SYNCOPES ◆ HYPERACTIVITÉ OU MÉLANCOLIE

TROUBLES ÉMOTIONNELS

Symptômes : chez l'enfant, hyperactivité ou perturbations, sujet souvent maussade et indifférent. Chez l'adulte, on peut noter une inquiétude sur le maintien ou l'absence d'un statut social, alternant avec une ambition insatiable et, soit une folie des grandeurs, soit l'illusion d'être victime d'une tragédie.
Amélioration : à la chaleur ; en s'allongeant ; chez un enfant, si on marche vite en le portant.
Aggravation : en cas d'effort ou de frayeur ; blessé dans son amour-propre ; la nuit ; avant ou pendant les règles.

VOMISSEMENTS

Symptômes : rejets violents avec nausées, sensation de froid à l'abdomen, peau moiteur, salive fortement salée, et parfois diarrhées et collapsus.
Amélioration : en s'allongeant ; en étant couvert ; en ingérant du lait ; en buvant très chaud ou en mangeant chaud.
Aggravation : au toucher ; la nuit ; en buvant froid ; au moindre mouvement.

VOIR ÉGALEMENT
Nausées et vomissements *page 236* ; diarrhée, *page 238*

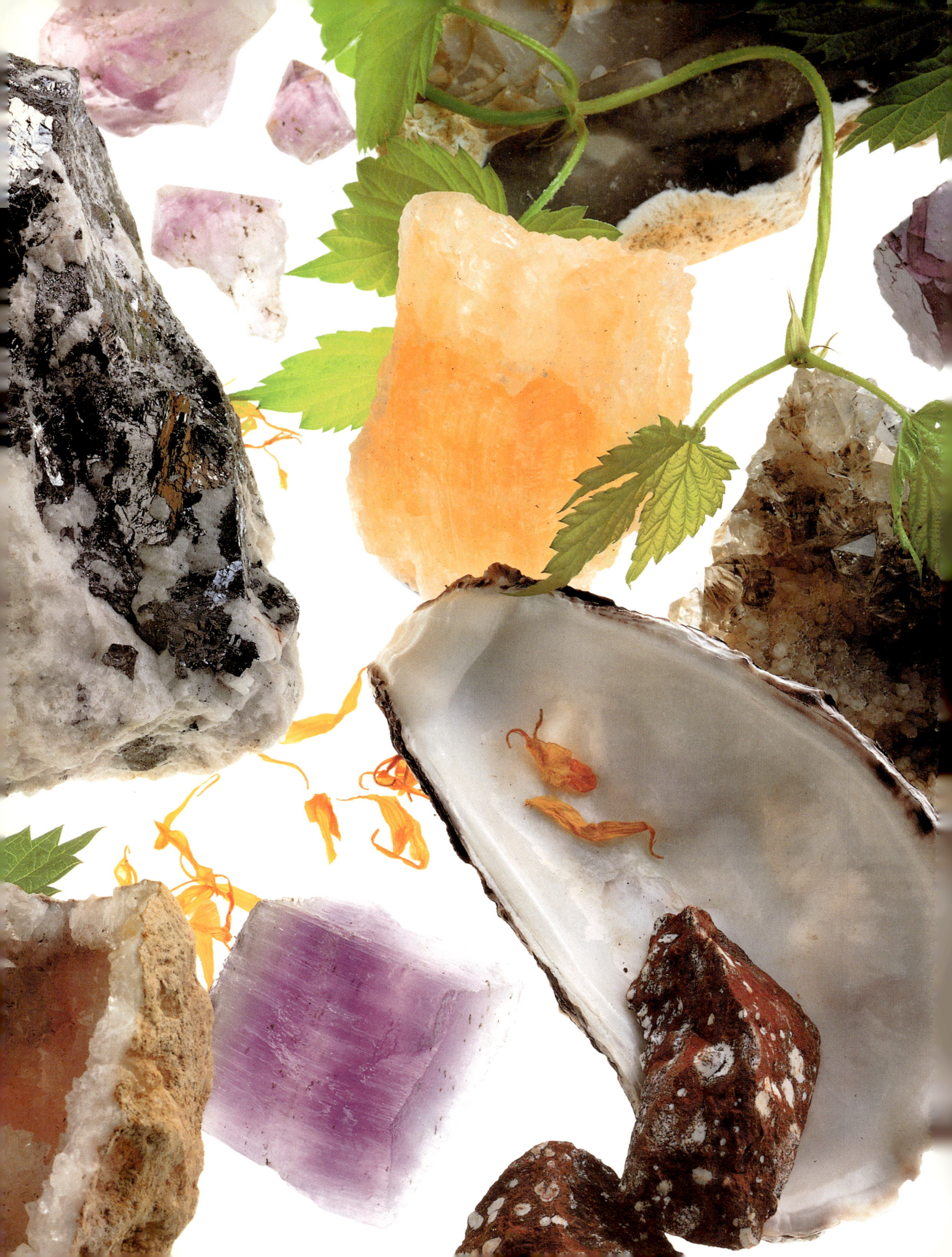

PRINCIPAUX REMÈDES MINÉRAUX

BIEN QUE NETTEMENT MOINS EXPLOITÉS QUE LES PLANTES, LES MINÉRAUX ET COMPOSÉS CHIMIQUES FIGURENT DEPUIS FORT LONGTEMPS DANS LA TRADITION MÉDICINALE. DANS CETTE SECTION SONT REGROUPÉS LES PRINCIPAUX REMÈDES HOMÉOPATHIQUES D'ORIGINE MINÉRALE.

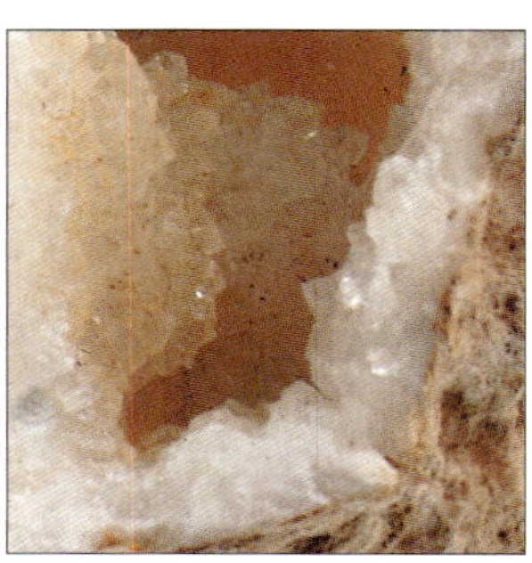

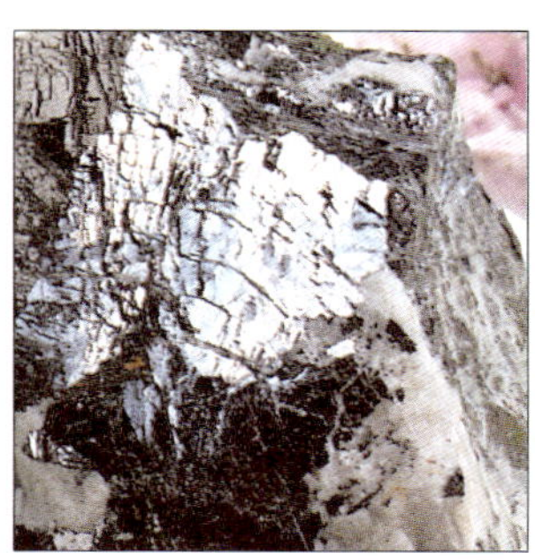

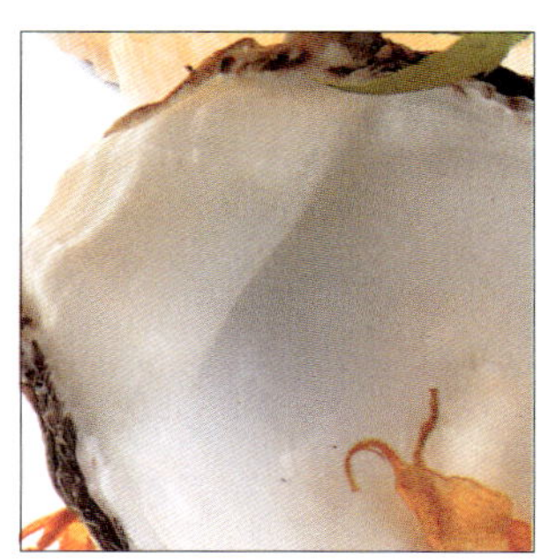

Acidum arsenicosum syn. *Arsenicum album*

ARSEN. ALB.

NOM COURANT
Arsenic

L'ARSENIC, autrefois utilisé dans la confection de papier tue-mouches et la dominoterie, a causé un certain nombre d'empoisonnements accidentels : on a récemment attribué la mort de Napoléon Ier à l'arsenic présent comme colorant dans le papier peint de sa chambre. *Arsen. alb.,* expérimenté par Hahnemann et figurant dans sa *Matière médicale pure* (1821-1834), se donne en priorité pour traiter les muqueuses des voies digestives et respiratoires.

PROFILE DU REMÈDE

Sujets sensibles, affectueux et dotés d'une bonne santé, mais enclins à être agités, stressés et inquiets pour leur santé, ayant donc besoin d'être rassurés. La maladie provoque un chaos et un rapide épuisement physique et mental. Perfectionnistes, ces sujets ne supportent pas le désordre et, en cas de stress ou de maladie, sont susceptibles de développer des phobies ou des obsessions, concernant la propreté, par exemple. Ils aiment l'alcool, les boissons chaudes, les plats chauds, acides, sucrés ou gras. *Arsen. alb.* est un très important remède contre l'essoufflement et l'asthme.

Il se prescrit aussi en cas d'inflammation oculaire, de maux de tête, de démangeaisons et suintements de la peau, de troubles digestifs provoquant diarrhées et vomissements.

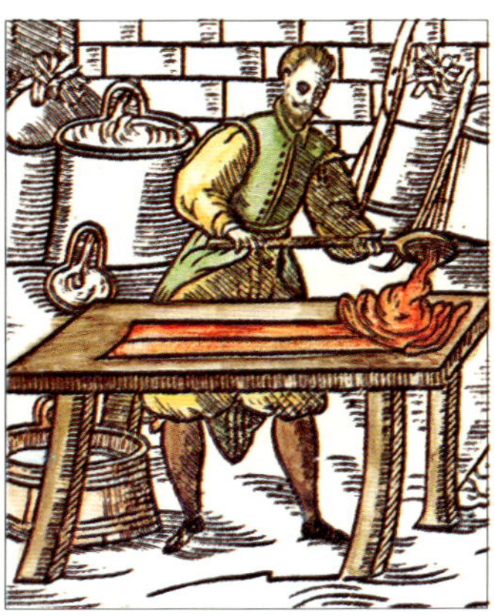

L'ALCHIMISTE ET L'ARSENIC
Le terme grec arsen *signifie « mâle » : les alchimistes considéraient que les éléments avaient chacun un genre spécifique.*

AFFECTIONS RESPIRATOIRES

Symptômes : essoufflement prononcé ou asthme, pouvant être causés par le stress ou l'anxiété. Prédisposition aux rhumes, aux éternuements violents, aux rhumes des foins. Des écoulements aqueux et brûlants rendent les narines et les lèvres sensibles, sèches et crevassées. État de faiblesse et de grand épuisement.
Amélioration : assis bien droit ; à la chaleur ; en bougeant ; en buvant des boissons chaudes.
Aggravation : par temps froid, sec et venteux ; entre minuit et 2 heures du matin ; en cas de stress ; en buvant et mangeant froid.

TROUBLES DIGESTIFS

Symptômes : indigestion et colite aggravées par l'anxiété et le stress. Des selles nauséabondes et liquides peuvent irriter la région anale et provoquer une douleur brûlante au rectum. On note parfois des vomissements et diarrhées suivis d'épuisement et de déshydratation. En cas d'état fébrile, le sujet est extérieurement très chaud mais sent le froid à l'intérieur, ou vice versa.
Amélioration : à la chaleur ; en bougeant ; en étant couché, la tête soutenue ; en buvant de petites gorgées d'eau.
Aggravation : exposé au froid ; entre minuit et 2 heures du matin ; en mangeant et buvant froid.

SOURCE

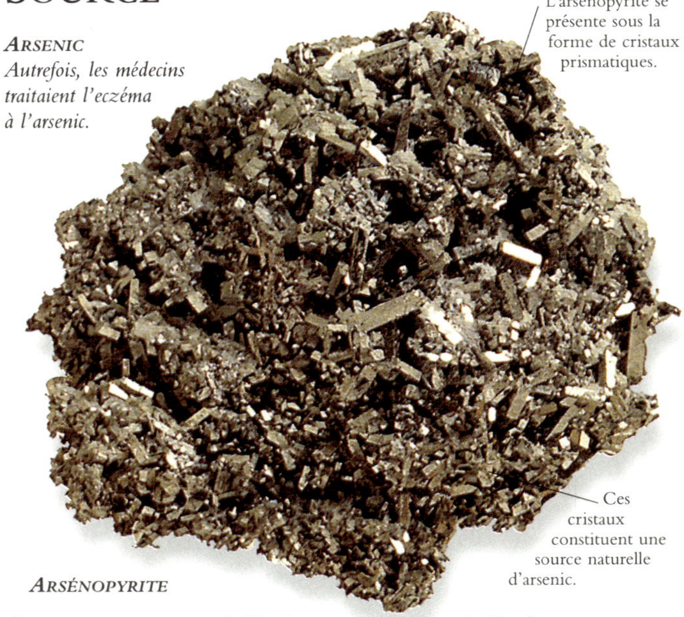
L'arsénopyrite se présente sous la forme de cristaux prismatiques.
Ces cristaux constituent une source naturelle d'arsenic.

ARSENIC
Autrefois, les médecins traitaient l'eczéma à l'arsenic.

ARSÉNOPYRITE

ORIGINE

Extrait de l'arsénopyrite, dont les gisements se trouvent notamment en Norvège, en Suède, en Allemagne, en Angleterre et au Canada.

PRÉCISIONS

Il a longtemps été utilisé en Europe et aux États-Unis conserver des peaux dans l'industrie du cuir ; et dans la fabrication de raticides.

PRÉPARATION

L'arsenic est broyé plusieurs fois avec du lactose. Une fois soluble dans l'eau, il subit des dilutions et dynamisations successives.

PRINCIPAUX SYMPTÔMES

INQUIÉTUDES POUR L'ÉTAT DE SANTÉ ◆ AGITATION, ÉPUISEMENT ◆ FRISSONS ◆ ENVIE DE BOIRE PAR PETITES GORGÉES ◆ DOULEURS BRÛLANTES S'ATTÉNUANT À LA CHALEUR

INTOXICATION

Symptômes : vomissements, épuisement et déshydratation, nausées à la vue ou à l'odeur de la nourriture.
Amélioration : en bougeant ; au chaud ; en buvant de l'eau par petites gorgées.
Aggravation : au froid ; entre minuit et 2 heures du matin.

MAUX DE TÊTE

Symptômes : douleur démarrant à l'arête du nez et s'étendant à toute la tête, associée à des nausées, vomissements et vertiges.
Amélioration : à l'air froid ; en appliquant des compresses froides.
Aggravation : en cas d'excitation ou de stress ; en ayant trop chaud ; exposé à la fumée de tabac ou à l'odeur de nourriture.

INFLAMMATION OCULAIRE

Symptômes : sensation de fortes brûlures aux yeux, sensibilité à une lumière vive.
Amélioration : en appliquant des compresses chaudes.
Aggravation : exposé à l'air froid ou à la fumée de tabac.

ECZÉMA

Symptômes : démangeaisons, et brûlure de la peau qui, grattée, suinte, saigne, est à vif.
Amélioration : en appliquant des compresses chaudes.
Aggravation : en cas de stress.

VOIR ÉGALEMENT

Appareil respiratoire, *page 180* ; digestion, pages *188*, *234* ; peau, pages *192*, *240* ; dépression, *page 212* ; anxiété, *page 244*

Acidum hydrofluoricum

FLUORIC AC.

NOM COURANT
Acide hydrofluorique

LE FLUOR est un composant de l'acide hydrofluorique présent en priorité dans un minéral appelé spath fluor ou fluorine. C'est un élément essentiel pour le bon développement des dents et des gencives : le fluorure, un de ses composés, est souvent présent dans les dentifrices et les systèmes de distribution d'eau, et destiné à la prévention de la carie. Certains considèrent que la prise de fluor par ce biais peut être excessive et susceptible de provoquer des affections qu'ils traitent par *Fluoric ac.* Ce remède, expérimenté par Constantin Hering, a été publié dans *Symptômes clefs de notre matière médicale.*

SOURCE

FLUORINE JAUNE

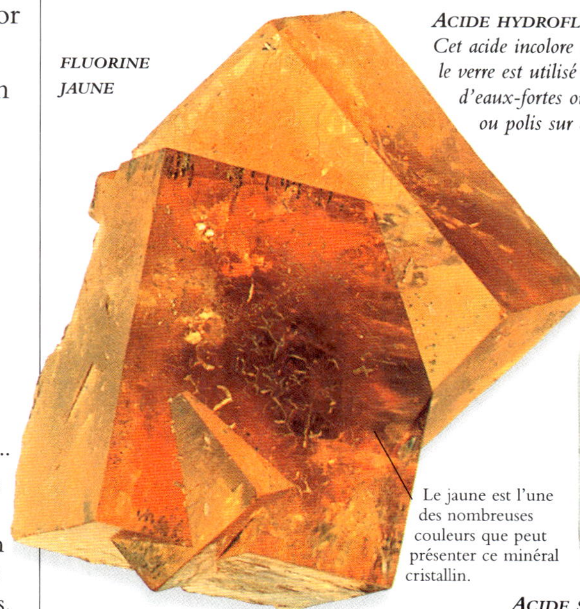

Le jaune est l'une des nombreuses couleurs que peut présenter ce minéral cristallin.

ACIDE HYDROFLUORIQUE
Cet acide incolore attaquant le verre est utilisé dans la production d'eaux-fortes ou de finis glacés ou polis sur du verre industriel.

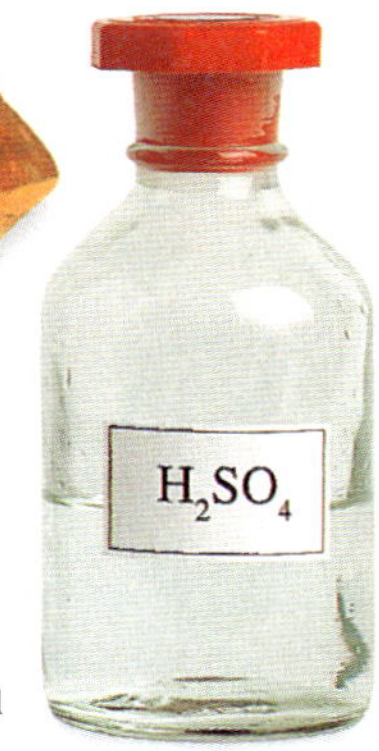

ACIDE SULFURIQUE

ORIGINE
Préparé par distillation de fluorine avec de l'acide sulfurique. Le gaz obtenu (fluorure d'hydrogène) est dissous dans l'eau pour donner de l'acide hydrofluorique

PRÉCISIONS
Prescrit en médecine traditionnelle chinoise dans les cas d'anxiété, d'insomnie et de toux ; utilisé dans la fabrication d'émail ou de verre, et en bijouterie.

PRÉPARATION
L'acide hydrofluorique est tout d'abord dissous dans l'alcool ; ensuite, le mélange fait l'objet de nombreuses dilutions dans l'alcool et dynamisations.

— PRINCIPAUX SYMPTÔMES —

MATÉRIALISME EXTRÊME ◆ INDIFFÉRENCE AUX PROCHES ◆ PRÉOCCUPATIONS CONCERNANT LA SEXUALITÉ ◆ FRAGILITÉ AU NIVEAU DES OS, DES ONGLES ET DES CHEVEUX

PROFIL DU REMÈDE

Sujets présentant beaucoup d'énergie et de vivacité dans les premiers stades d'une affection, mais s'épuisant rapidement et perdant leurs capacités de mémorisation. Ils ont tendance à être très limités sur les plans spirituel et émotionnel, et sont matérialistes à l'extrême.
De ce fait, il est fréquent qu'ils montrent de l'indifférence envers leurs proches, et arrivent même à se couper des autres. Enclins à l'autosatisfaction et à l'égotisme, ils répugnent à endosser des responsabilités ou à s'impliquer dans les relations interpersonnelles, où ils ont d'ailleurs tendance à se montrer dominants. Ils peuvent céder à des obsessions sexuelles, leurs pulsions les amenant au vagabondage ou à des comportements amoraux.

Fluoric ac. s'utilise en cas d'affections des tissus fibreux touchant en général les os, les dents, les ongles, les cheveux et les veines. On le prescrit pour traiter certains troubles sexuels, les varices, la perte de cheveux ou la calvitie liées à une maladie de longue durée, ainsi que les écoulements de l'oreille ou du nez. Il peut aussi soulager l'ostéomyélite (infection osseuse).

TROUBLES SEXUELS
Symptômes : nymphomanie ; chez l'homme, notamment du troisième âge, augmentation de la libido et érections nocturnes susceptibles d'empêcher le sommeil. On peut observer un gonflement du scrotum et des varices des veines spermatiques.
Amélioration : en prenant une douche froide ; après une sieste.
Aggravation : par grande chaleur ; la nuit ; en buvant de l'alcool.

CARIE DENTAIRE
Symptômes : dents se cariant facilement, pouvant jaunir, se tacheter, devenir friables.
Amélioration : facteurs inconnus.
Aggravation : facteurs inconnus.

ONGLES
Symptômes : ongles déformés, fragiles et cassants, ayant tendance à pousser trop vite, plus épais par endroits ou ondulés à d'autres.
Amélioration : facteurs inconnus.
Aggravation : en buvant de l'alcool.

VARICES
Symptômes : sur l'arrière et à l'intérieur des jambes, veines saillantes, douloureuses et dilatées. La région affectée peut être endolorie, la station debout prolongée aggravant la gêne.
Amélioration : en appliquant des compresses froides ; au frais.
Aggravation : à la chaleur ; la nuit ; en buvant de l'alcool.

ALOPÉCIE
Symptômes : zones de calvitie, parfois liées à une maladie prolongée. Cheveux tombant facilement, les nouveaux étant secs et cassants.
Amélioration : en appliquant des compresses froides ; au frais.
Aggravation : par grande chaleur ; en buvant de l'alcool.

ÉCOULEMENTS NASAUX ET AURICULAIRES
Symptômes : écoulement nasal abondant et aqueux. Abondant écoulement dû à une infection de l'oreille à la suite d'un stress, d'une maladie prolongée ou d'une dépression.
Amélioration : au grand air ; dans une pièce fraîche ; après une courte sieste.
Aggravation : à la chaleur ; la nuit ; en buvant de l'alcool.

AFFECTIONS OSSEUSES
Symptômes : os douloureux, enflammé et sensible en raison d'une blessure ou d'une infection osseuse (ostéomyélite) ; gonflement de la zone entourant l'os.
Amélioration : dans une pièce fraîche ; en prenant un bain froid ; après une courte sieste.
Aggravation : à la chaleur ; la nuit ; en buvant de l'alcool.

VOIR ÉGALEMENT
Cancer, *page 208*

Acidum nitricum

NITRIC AC.

NOM COURANT
Acide nitrique

CE PRODUIT, mis au point au XIe siècle par les Arabes, était exploité à des fins thérapeutiques au XVIIIe siècle pour traiter les problèmes de peau, la syphilis, les infections respiratoires et les états fébriles. Aujourd'hui, il est utilisé notamment dans la fabrication d'engrais, de laques, de nylon, de produits chimiques et d'explosifs. *Nitric ac.* a été expérimenté par Hahnemann qui l'a décrit dans ses *Maladies chroniques* (1821-1834). Il sert surtout pour les affections douloureuses de la peau et les miasmes tels que *Sycosis* (*voir page 20*).

SOURCE

ACIDE NITRIQUE
Produit commercialement à partir de l'ammoniaque, cet acide extrêmement corrosif dégage des vapeurs très irritantes, toxiques en cas d'inhalation.

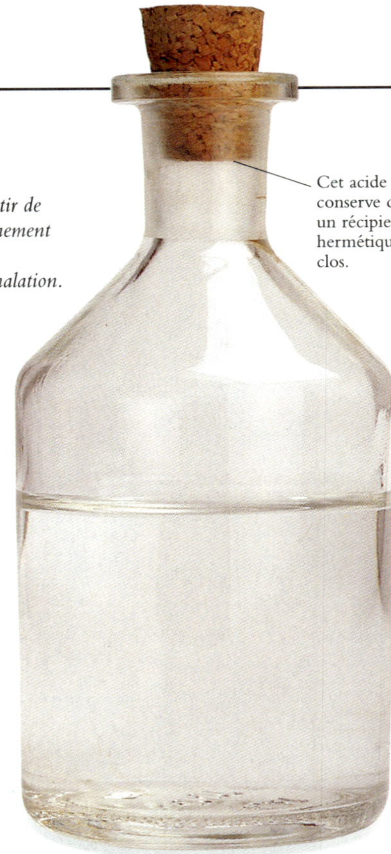

Cet acide se conserve dans un récipient hermétiquement clos.

ORIGINE

Préparé chimiquement à partir de nitrate de sodium (minéral blanc et soluble) et d'acide sulfurique (liquide corrosif dérivé du soufre).

PRÉCISION

S'utilisait au XVIIIe siècle pour brûler les verrues et traiter les affections de la vessie et de l'appareil respiratoire, les calculs rénaux et les états fébriles.

PRÉPARATION

Se fabrique par dilution d'une mesure d'acide nitrique pour neuf d'alcool pur, puis par dilutions et dynamisations.

PRINCIPAUX SYMPTÔMES

INQUIÉTUDES POUR L'ÉTAT DE SANTÉ ◆ DOULEUR D'ÉCHARDE ◆ CREVASSES DES MUQUEUSES DES ORIFICES ◆ ÉCOULEMENTS MALODORANTS ◆ IRRITABILITÉ HYPERSENSIBILITÉ ◆ FRILOSITÉ

PROFIL DU REMÈDE

Les types sensibles à *Nitric ac.* présentent une insatisfaction évidente pouvant être due à la gêne prononcée occasionnée par leurs symptômes. L'égoïsme, la critique et les accès de colère sont typiques chez eux. Leur hypersensibilité les amène à ressentir fortement les offenses qu'ils reçoivent ou causent, et à penser que les autres cherchent à les berner. Si elles se prolongent, les atteintes émotionnelles et mentales déclenchent souvent des maladies. Ces sujets ont peur de la mort et s'inquiètent Pour eux, ce qui leur arrive étant plus grave que ce que subissent les autres, ils doivent être traités en priorité. On observe typiquement chez eux des écoulements malodorants (urine, sueur…). Ils ont tendance à être frileux et recherchent les aliments gras et salés; leur état empire souvent s'ils boivent du lait ou sont soumis à des mouvements de cahotement.

Nitric ac. s'utilise en priorité en cas de douleurs non internes, notamment à la jonction de la peau et des muqueuses au niveau de la bouche, du nez ou de l'anus. Les affections traitées par ce remède se déclarent souvent au niveau superficiel avant de gagner les organes internes. On donne aussi *Nitric ac.* dans d'autres cas : hémorroïdes, verrues, fissures anales, ulcères buccaux, catarrhe.

PROBLÈMES DE PEAU

Symptômes : crevasse et fissure saignant facilement et modérément. Les mamelons peuvent être douloureux et crevassés. On note de violents maux de tête et des furoncles, points noirs, boutons ou ulcérations cutanées. La peau est sujette à une transpiration abondante et malodorante. Ces affections s'accompagnent de douleurs coupantes d'échardes se manifestant et disparaissant.
Amélioration : à la chaleur; en appliquant des compresses chaudes; en exerçant une pression sur la région affectée.
Aggravation : au froid, au contact.

VERRUES

Symptômes : excroissance humide sur la main, causant de vives douleurs et pouvant saigner. La verrue anale cause des douleurs d'échardes, surtout après passage de la selle (*voir ci-dessous*). Les selles et les urines sont souvent nauséabondes.
Amélioration : par enveloppements chauds.
Aggravation : au contact, en se lavant.

HÉMORROÏDES

Symptômes : hémorroïdes très douloureuses s'accompagnant parfois de saignements, de douleurs d'échardes, d'une sensation de brûlure et d'ulcères rectaux. Le passage à la selle peut être infructueux malgré de gros efforts. On peut noter une constipation, des nausées, vomissements et écoulements anaux nauséabonds.
Amélioration : en appliquant des compresses chaudes ou par enveloppements chauds.
Aggravation : au contact de secousses, en buvant du lait.

FISSURE ANALE

Symptômes : crevasses au rectum avec douleurs d'échardes et saignement dû au passage des selles.
Amélioration : en appliquant des compresses chaudes ou par enveloppements chauds.
Aggravation : au contact de secousses.

ULCÈRE BUCCAL

Symptômes : vives douleurs d'échardes avec ulcères de la langue, la bouche ou la gorge. Les gencives peuvent être molles et spongieuses, et les dents branlantes.
Amélioration : en appliquant des compresses chaudes.
Aggravation : au contact, à la déglutition, après un repas.

CATARRHE

Symptômes : écoulement abondant, jaune, brûlant, narines à vif siège d'une douleur d'écharde, croûtes verdâtres au réveil. Saignements de nez possibles.
Amélioration : par temps doux.
Aggravation : en hiver; à l'air froid et humide; la nuit; en ingérant des plats gras ou du lait.

VOIR ÉGALEMENT

Candidose, *page 200*; cancer, *page 208*

Acidum phosphoricum

PHOSPHORIC AC.

NOM COURANT
Acide phosphorique

L'ACIDE PHOSPHORIQUE est largement utilisé dans la fabrication de boissons non alcoolisées, auxquelles elle donne un goût acide et fruité. Il sert aussi pour protéger les métaux de la rouille, et dans la production d'engrais, de sucre, détergents, cires et produits pharmaceutiques. Expérimenté par Hahnemann et décrit dans sa *Matière médicale pure* (1821-1834), *Phosphoric ac.* se prescrit surtout en cas d'épuisement prononcé, mais est utile pour traiter une légère diarrhée.

SOURCE

ACIDE PHOSPHORIQUE
Cet acide est dérivé du phosphore, constituant d'un minéral appelé apatite.

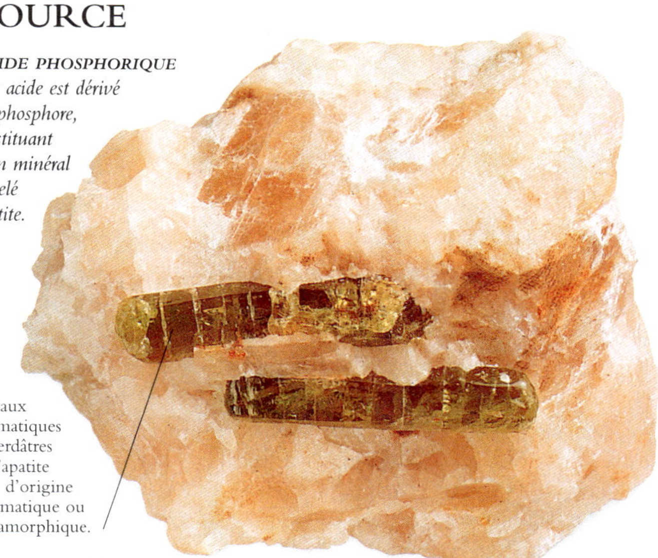

Les cristaux prismatiques et verdâtres de l'apatite sont d'origine magmatique ou métamorphique.

APATITE

ORIGINE
Produit par broyage d'un phosphate ; la poudre obtenue est alors mélangée à de l'acide sulfurique.

PRÉCISIONS
Utilisé autrefois pour stimuler la digestion, aujourd'hui pour abaisser le taux de calcium dans le sang.

PRÉPARATION
L'acide phosphorique est dissous dans l'alcool (1 mesure pour 9), puis fait l'objet de dilutions et dynamisations successives.

PRINCIPAUX SYMPTÔMES

AFFECTIONS DÉCLENCHÉES PAR LE CHAGRIN ◆ GRANDE FATIGUE ◆ APATHIE ◆ FRILOSITÉ ◆ DÉSIR DE FRUITS ET D'ALIMENTS DONNANT DU JUS

PROFIL DU REMÈDE

Sujets calmes et doux ayant tendance à être sensibles et dépendants des autres. Leur robustesse est facilement sapée par un épuisement provoqué par des affections débilitantes, un traumatisme émotionnel ou un abus de médicaments. La perte d'appétit et le désir de boissons fraîches ou de fruits à jus sont des symptômes typiques.

Le remède se donne en cas de chagrin, de stress prononcé, de maux de tête, d'épuisement et de diarrhées. On le prescrit aussi contre les douleurs liées à la croissance, les insomnies et le stress des examens.

CHAGRIN OU CHOC
Symptômes : apathie, léthargie et indifférence totale provoquées par un traumatisme émotionnel, par exemple la perte d'un être cher ou une rupture sentimentale. On peut observer une dégradation des capacités de mémorisation, un grisonnement prématuré ou une chute de cheveux précoce.
Amélioration : à la chaleur.
Aggravation : en cas de stress émotionnel ; exposé au bruit.

ÉPUISEMENT
Symptômes : fatigue physique extrême et apathie mentale conduisant à une attitude amorphe. L'épuisement peut être causé par une tension mentale ou émotionnelle : stress des examens (*voir colonne de droite*), surmenage, chagrin ou choc (*voir ci-dessus*). Il peut aussi être déclenché par un abus de médicaments ou une perte importante de fluides. En cas de choc aigu, de chagrin ou de stress, un grisonnement ou une chute prématurés des cheveux sont possibles ; on note parfois aussi des maux de tête, des troubles de la concentration et de la mémorisation, des insomnies.
Amélioration : en dormant.
Aggravation : en cas d'effort ; de stress émotionnel ; en parlant ; au réveil.

DIARRHÉES
Symptômes : émission, souvent involontaire, de selles très liquides et abondantes, par temps très chaud notamment. Ces selles s'accompagnent de flatulences et de ballonnements, avec parfois des spasmes douloureux. Si ces diarrhées ne sont pas cause d'un épuisement, celui-ci se déclare après un repas ou en raison d'une perte de fluides (*voir à gauche*).
Amélioration : à la chaleur ; en faisant de petits sommes ; en évacuant une selle.
Aggravation : au froid ; dans les courants d'air ; en cas de stress émotionnel ; en se tenant debout ; en mangeant froid.

MAUX DE TÊTE
Symptômes : douleur écrasante aux tempes ou sur le haut du crâne, associée parfois à des vertiges et une fatigue oculaire. Ces céphalées affectent surtout les élèves étudiant trop en vue d'examens, notamment les filles, (*voir colonne de droite*), et les sujets stressés dans leur métier. Elles peuvent aussi être causées par le chagrin, l'épuisement (*voir colonne de gauche*), une marche ou une station debout prolongées.
Amélioration : à la chaleur ; en bougeant ; en dormant ; en exerçant une pression sur la zone affectée ; dans l'exaltation.
Aggravation : au froid ; en cas de stress ; en travaillant trop ; en écoutant de la musique ou en parlant ; le soir.

CROISSANCE
Symptômes : croissance rapide causant des douleurs dans les membres. Parfois, libido exacerbée et recours fréquent à l'onanisme qui, à son tour, engendre un sentiment de culpabilité puis une tension émotionnelle et un épuisement (*voir colonne de gauche*).
Amélioration : à la chaleur ; en dormant ; en exerçant une pression sur la zone affectée
Aggravation : en cas de grande fatigue ou de stress émotionnel.

STRESS DES EXAMENS
Symptômes : maux de tête (*voir à gauche*) associés parfois à une fatigue oculaire, à des vertiges ou à un épuisement total (*voir colonne de gauche*).
Amélioration : à la chaleur ; en bougeant ; en dormant.
Aggravation : au froid ; le soir ; en cas de stress émotionnel ; en travaillant trop ; dans le bruit ; en parlant ou en écoutant de la musique.

VOIR ÉGALEMENT
Diabète, *page 191* ; syndrome de fatigue chronique, *page 205* ; chagrin, *page 213*

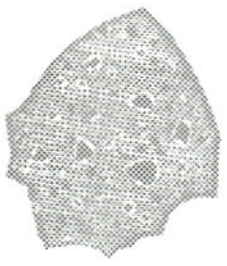

Aluminium oxydatum

ALUMINA

NOMS COURANTS
Alumine, oxyde d'aluminium

ON SOUPÇONNE L'ALUMINIUM, s'il est absorbé par l'organisme en quantités significatives, de ralentir les processus mentaux ; certains avancent qu'il favoriserait la maladie d'Alzheimer. Les sources d'absorption de l'aluminium sont, entre autres, l'eau de boisson, les levures, les additifs et les médicaments contre les indigestions. *Alumina,* expérimenté par Hahnemann et décrit dans sa *Matière médicale pure* (1821-1834), se donne surtout dans les cas d'apathie et de démence.

SOURCE

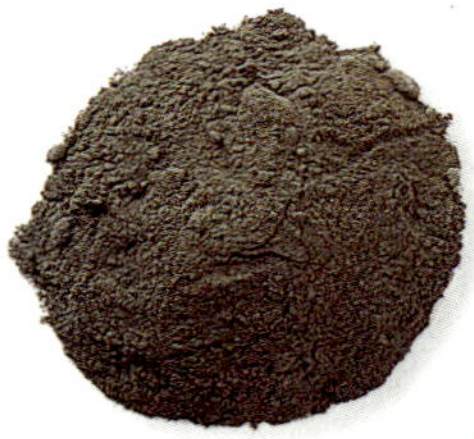

POUDRE D'ALUMINIUM

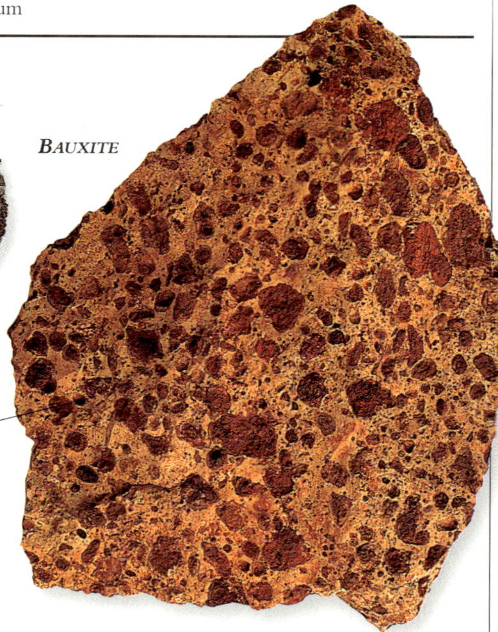

BAUXITE

La roche est très dense et dure.

ALUMINIUM
Composée d'alumine hydratée, la bauxite représente la principale source d'aluminium.

ORIGINE
Le remède provient de la bauxite, minerai dense présent surtout en France, en Italie, en Hongrie, en Russie, en Indonésie, en Jamaïque, au Ghana et aux U.S.A.

PRÉCISIONS
Sert comme antiacide dans les remèdes contre l'indigestion. Sa présence dans les ustensiles de cuisson peut être un facteur déclenchant de la maladie d'Alzheimer.

PRÉPARATION
Les cristaux d'oxyde d'aluminium sont extraits de la bauxite par un procédé industriel. Ils sont alors triturés avec du lactose, filtrés, dilués et dynamisés.

PRINCIPAUX SYMPTÔMES

SENSATION DE PRÉCIPITATION ET D'AGITATION ◆ GRANDE FATIGUE ET INERTIE ◆ DÉFAILLANCE DE LA MÉMOIRE ◆ SÉCHERESSE DE LA PEAU ET DES MUQUEUSES

PROFIL DU REMÈDE

Sujets apathiques, pouvant se trouver dans un état de profond désespoir. La peur de sombrer dans la folie n'est pas rare, par exemple à la vue de couteaux et d'objets pointus pouvant déclencher des idées de suicide. Les réactions aux stimuli externes sont lentes malgré une sensation de confusion et de précipitation.

Il existe un certain nombre de symptômes physiques : peau sèche et grisâtre, muqueuses douloureuses et sèches. On peut aussi observer un manque de coordination, une grande fatigue et une faiblesse, associés parfois à des maladies chroniques.

Alumina s'utilise pour les personnes âgées souffrant de démence ou de confusion et présentant des troubles de la mémoire ; il convient par ailleurs aux bébés délicats.

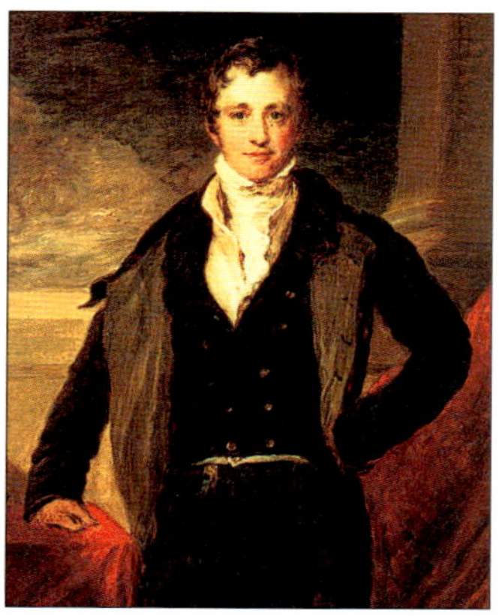

SIR HUMPHREY DAVY
L'aluminium doit son nom à ce chimiste anglais du XIXe siècle, qui inventa aussi une lampe de sûreté pour les mineurs.

On le donne en cas de grande fatigue, de troubles nerveux, de constipation et d'anomalies du comportement alimentaire.

GRANDE FATIGUE
Symptômes : faiblesse, apathie et épuisement. Pâleur de la peau, lourdeur et fatigue dans les jambes, même en position assise.
Amélioration : par temps humide ; en mangeant ; en faisant un effort modéré.
Aggravation : dans une pièce trop chaude ; au réveil ; en s'allongeant ou en s'asseyant.

TROUBLES NERVEUX
Symptômes : grande fatigue, lenteur et manque de vigueur, engourdissement, fourmillements, sensation de paralysie. On peut noter un manque de coordination des extrémités (ataxie) et une atteinte des muscles oculaires provoquant un affaissement des paupières et un strabisme.
Amélioration : en plein air, le soir.
Aggravation : au froid ; le matin ; en mangeant des féculents ou des plats salés.

DÉMENCE
Symptômes : détérioration des processus mentaux conduisant à un comportement léthargique et absent. On note l'impression de dériver de son corps. Les personnes âgées sont les plus affectées, et le remède peut se donner pour traiter une maladie d'Alzheimer.
Amélioration : par temps frais ; le soir ; en faisant un effort modéré.
Aggravation : dans une pièce trop chaude ; au réveil.

CONSTIPATION
Symptômes : le rectum donne l'impression d'être paralysé, et il faut de gros efforts pour expulser une selle. Les sujets fréquemment touchés sont les femmes enceintes, les nourrissons et les enfants. *Alumina* sert aussi aux personnes âgées ou sédentaires souffrant de constipation sans forte envie d'aller à la selle.
Amélioration : à l'air frais ; le soir ; en mangeant et buvant chaud.
Aggravation : par grande chaleur ; à l'air froid ; le matin ; en mangeant des féculents ou des plats salés.

TROUBLES DE L'ALIMENTATION
Symptômes : sécheresse de la gorge et de la bouche, avec fortes envies d'aliments secs ou de substances non digestibles (crayon, craie, argile, marc de café, feuilles de thé) contenant effectivement de l'aluminium.
Amélioration : à l'air frais ; le soir ; en mangeant et buvant chaud.
Aggravation : en mangeant des féculents, ou encore des plats salés ou produits industriellement.

VOIR ÉGALEMENT
Constipation, *page 238*

Ammonium carbonicum

AMMONIUM CARB.

NOM COURANT
Carbonate d'ammonium

PENDANT DES SIÈCLES, le carbonate d'ammonium était utilisé par la médecine occidentale dans le traitement de la scarlatine. À partir du XIXe siècle, il a été principalement exploité à des fins médicinales pour la confection de sels destinés à rendre leurs esprits aux personnes victimes d'un évanouissement. C'est Hahnemann qui a expérimenté ce remède, particulièrement bénéfique dans certains cas de collapsus, et a publié les résultats de ses travaux.

PROFIL DU REMÈDE

Polarisation entre d'une part idéalisme, nervosité et rapidité, et d'autre part comportement absent, chaotique et confus. L'idéalisme peut amener l'individu à mal estimer ses propres capacités, ce qui provoque une déception, un ressentiment et l'impression de ne rien réussir.

Typiquement, ces sujets sont à la recherche de convictions et de valeurs leur permettant de structurer leur vie. Si ce cadre faiblit, en cas de maladie ou de stress par exemple, ils tentent de continuer à se battre malgré l'épuisement et la confusion. Ils sont sensibles aux autres et à la détresse de ceux-ci, mais en même temps portés vers le défi et la désobéissance. Ils ont une tendance aux crises de larmes, à la tristesse, à la distraction et à la mauvaise humeur, surtout par temps nuageux. Parmi les symptômes physiques traités par *Ammonium carb.*, citons la grande fatigue, les éruptions cutanées, les affections respiratoires comme la bronchite, les problèmes liés à une circulation déficiente ; le remède sert en cas de scarlatine.

FATIGUE

Symptômes : fatigue extrême associée parfois à une grande faiblesse, une irritabilité, des syncopes et une dépression. On note un changement de tempérament, le sujet passant d'un état d'esprit idéaliste et positif à un comportement morose, chaotique, confus, absent et hystérique. Ces symptômes peuvent évoluer en dépression et en épuisement nerveux.
Amélioration : dans un cadre sec et chaud ; en surélevant les pieds.
Aggravation : par temps nuageux ; en faisant des mouvements continus.

AFFECTIONS RESPIRATOIRES

Symptômes : sensation d'oppression dans la poitrine, avec toux récurrente, sèche et bruyante provoquant des chatouillements. La toux peut être suffisamment persistante pour provoquer des haut-le-cœur, surtout la nuit, et violente au point de causer des palpitations. Le remède sert couramment dans les cas de bronchite et autres affections respiratoires.
Amélioration : dans un cadre sec et chaud ; en surélevant les pieds ; en exerçant une pression sur la poitrine.
Aggravation : par temps nuageux ; en faisant des mouvements continus.

INSUFFISANCE CIRCULATOIRE

Symptômes : essoufflement, respiration bruyante, palpitations et grande fatigue, surtout après un effort. Ces symptômes s'accompagnent souvent d'une rougeur et d'un gonflement du visage, et sont typiquement causés par une déficience du cœur.

SOURCE

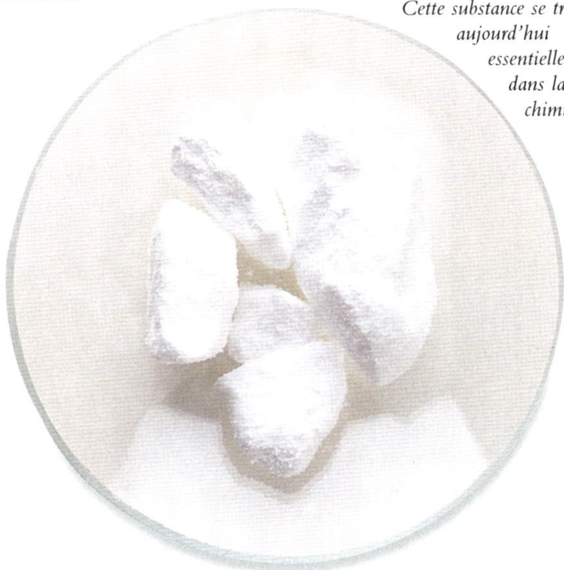

CARBONATE D'AMMONIUM
Cette substance se trouve aujourd'hui essentiellement dans la levure chimique.

ORIGINE

Préparation chimique à partir de composés cristallins du carbonate de sodium (*voir page 91*) et de chlorure d'ammonium (*voir page 123*).

PRÉCISION

Mélangée à de l'alcool et de la lavande, cette substance forme des sels couramment utilisés pour ranimer la victime d'une syncope.

PRÉPARATION

Après dilution dans de l'eau distillée, le carbonate fait l'objet de dilutions et dynamisations successives destinées à renforcer l'efficacité du mélange.

PRINCIPAUX SYMPTÔMES

LÉTHARGIE MENTALE ◆ FATIGUE ◆ SYNCOPE ET FAIBLESSE ◆ ESSOUFFLEMENT ◆ SENSATION DE CONSTRICTION DANS LA POITRINE ◆ SYMPTÔMES EMPIRANT AU FROID ET À L'HUMIDITÉ

Amélioration : dans un cadre sec et chaud ; en surélevant les pieds.
Aggravation : par temps nuageux ; en faisant des mouvements continus.

PROBLÈMES DE PEAU

Symptômes : éruptions cutanées telles que furoncles ou boutons mettant du temps à disparaître. La peau est en général sujette aux réactions allergiques et très sensible, notamment à l'eau, ce qui entraîne un rejet envers un bain ou une toilette. Les éruptions peuvent indiquer des problèmes internes plus graves, et s'accompagnent souvent d'un rougissement et d'une bouffissure du visage provoquée par une insuffisance circulatoire (*voir ci-contre à gauche*).
Amélioration : dans un cadre sec et chaud ; en surélevant les pieds.
Aggravation : par temps nuageux ; en faisant des mouvements continus.

SCARLATINE

Symptômes : éruption de points rouges sur tout le corps à partir du cou et du haut du thorax, avec maux de gorge et de tête et d'un état fébrile.
Amélioration : en pressant la zone touchée ; en se couchant sur le ventre ou le côté droit.
Aggravation : à l'humidité, au froid ; entre 3 et 4 h du matin.

VOIR ÉGALEMENT

Dépression, *page 212*

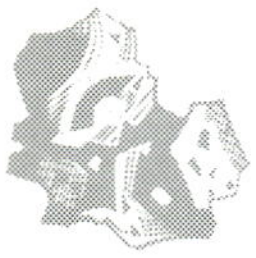

Argentum nitricum

ARGENTUM NIT.

NOMS COURANTS
Nitrate d'argent, pierre infernale, pierre du diable

Au Moyen Âge, les alchimistes exploitaient les propriétés caustiques et antibactériennes du nitrate d'argent pour cautériser les plaies. Cette substance, très toxique si elle est ingérée à fortes doses, est susceptible de provoquer un bleuissement du corps ; elle est aujourd'hui utilisée en photographie et dans la fabrication de miroirs. Le remède a été expérimenté par Hahnemann, mais c'est à l'Autrichien J. O. Müller que l'on doit des travaux plus poussés, finalisés en 1845.

PROFIL DU REMÈDE

Sujets extravertis, pleins d'entrain, impressionnables, impulsifs, pouvant éprouver des difficultés à contrôler leurs émotions et réactions mentales, dont le spectre est très large : ils sont prompts à rire, à pleurer, à céder à l'anxiété, à se mettre en colère, et susceptibles de devenir nerveux, superstitieux, phobiques. Leur motivation les amène à penser, parler et agir rapidement, et ils s'orientent souvent vers des carrières exigeant une bonne mémoire et de la vivacité intellectuelle, ou une grande aisance en public. Certains symptômes physiques sont typiques : digestion « sensible », manque de contrôle physique, tremblements, gaucherie, sensation de chaleur excessive.

Argentum nit. sert pour traiter certains troubles mentaux, nerveux ou digestifs où tous ces symptômes physiques et mentaux se manifestent de façon évidente.

ANXIÉTÉ ET PHOBIES

Symptômes : anxiété pouvant être associée à des palpitations, des tremblements, une gaucherie, des insomnies, une sudation et même des vomissements (*voir plus loin*). On note l'impression de ne pas se contrôler, avec une imagination débordante pouvant exacerber les peurs, l'anxiété, les phobies. Il existe certains facteurs déclenchants : trac, peur, phobies (claustrophobie, vertiges, peur de l'eau ou du dentiste). Les sujets réagissant à ce remède s'inquiètent en général pour leur santé.
Amélioration : au grand air ; dans un environnement frais ; en exerçant une pression sur l'abdomen, par exemple avec un bandage serré.
Aggravation : à la chaleur ; par temps très chaud ; la nuit ; en bougeant ; couché sur le côté gauche ; en cas de surmenage ou de stress ; en parlant.

TROUBLES DIGESTIFS

Symptômes : diarrhées, renvois sonores, distension de l'abdomen et flatulences. Les selles sont nauséabondes, vertes et liquides. On peut noter des vomissements exacerbés par l'anxiété et l'appréhension (*voir plus haut*). Un syndrome du côlon irritable (*voir ci-dessous*) ou une colite sont susceptibles de se déclarer si les symptômes persistent. La digestion est « sensible », avec parfois un fort désir d'aliments salés ou sucrés.
Amélioration : au grand air ; au frais ; en exerçant une pression sur l'abdomen.
Aggravation : à la chaleur ; par temps très chaud ; couché sur le côté gauche ; en mangeant froid ou sucré ; en cas de stress.

SYNDROME DU COLON IRRITABLE

Symptômes : constipation alternant avec flatulences et diarrhées. Sensation de battement l'estomac, et douleur dans la région supérieure droite de l'abdomen.
Amélioration : au grand air ; au frais ; en exerçant une pression sur l'abdomen.
Aggravation : à la chaleur ; par temps chaud ; couché sur le côté gauche ; en cas de stress ; en mangeant froid ou sucré.

TROUBLES NERVEUX

Symptômes : membres semblant affaiblis, contusionnés, agités de tremblements.
On note souvent des vertiges et une tendance à tituber dans l'obscurité. Le remède sert aussi en cas d'engourdissement et de mouvements convulsifs, soit consécutifs à un accident vasculaire cérébral, soit liés à une épilepsie, notamment si la crise survient après une frayeur ou pendant les règles. Le remède peut aussi se prescrire en cas de sclérose en plaques si les symptômes physiques et mentaux correspondent au profil.
Amélioration : au grand air ; dans un environnement frais.
Aggravation : à la chaleur ; la nuit ; pendant les règles.

SOURCE

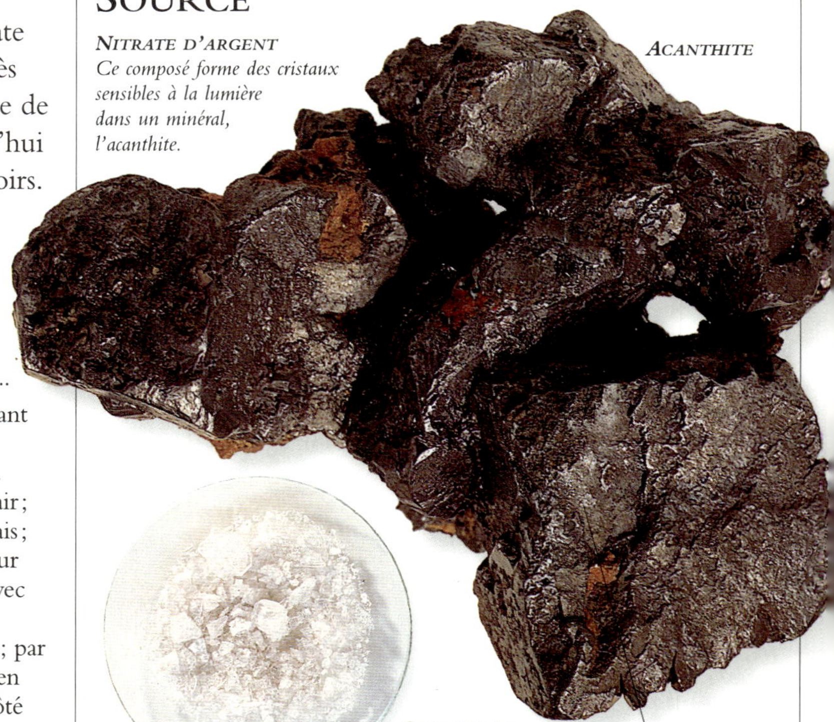

NITRATE D'ARGENT
Ce composé forme des cristaux sensibles à la lumière dans un minéral, l'acanthite.

ACANTHITE

CRISTAUX DE NITRATE D'ARGENT

Ce minéral présente un éclat métallique.

ORIGINE
Se trouve dans l'acanthite, présente sous forme de cristaux dans des veines hydrothermales (USA, Norvège, Am. du Sud).

PRÉCISION
Utilisé au XIXe siècle contre les verrues et infections oculaires ; présent encore dans des médicaments anti-verrue.

PRÉPARATION
Les cristaux purs de nitrate d'argent sont dissous dans l'alcool puis font l'objet de dilutions et dynamisations répétées.

— PRINCIPAUX SYMPTÔMES —
ANXIÉTÉ ◆ IMPULSIVITÉ ◆ PHOBIES ◆ DÉSIR DE PLATS SUCRÉS AGGRAVANT POURTANT LES SYMPTÔMES ◆ TROUBLES DIGESTIFS AVEC FLATULENCES ◆ TENDANCE À AVOIR TRÈS CHAUD

VOIR ÉGALEMENT
Sclérose en plaques, *page 179* ; digestion, *pages 188, 234* ; esprit et émotions, *page 210* ; stress des examens, *page 254*

Aurum metallicum

AURUM MET.

NOM COURANT
Or

LA CIVILISATION ÉGYPTIENNE fut l'une des premières à maîtriser l'extraction et le travail de l'or. Dans de nombreuses cultures, on attribue à ce métal une grande valeur liée à sa rareté aussi bien qu'à sa magnificence. C'est dès le VIIe siècle avant Jésus-Christ que l'or servit aux échanges sous la forme de pièces de monnaie, ouvrant ainsi la voie à l'économie mondialisée. Il joue par ailleurs un rôle dans la médecine classique, qui l'utilise dans le traitement de la polyarthrite rhumatoïde. *Aurum met.* a été expérimenté par Hahnemann en 1818.

PROFIL DU REMÈDE

Personnes ayant souvent l'impression de ne pas exploiter tout leur potentiel, devenant souvent des bourreaux de travail pour chercher à atteindre leurs objectifs. On note une tendance marquée à une hypersensibilité physique et émotionnelle, touchant notamment aussi bien l'odorat, la vue, l'ouïe que le toucher. Du fait de cette surcharge émotionnelle, les sujets concernés ont tendance à avoir des réactions excessives à la critique ou la contradiction : ils explosent alors dans de violentes colères accompagnées de tremblements et d'une rougeur intense.

Aurum met. se prescrit en cas de dépression ou de chagrin, mais aussi pour traiter les troubles circulatoires telles que l'angine de poitrine ou les palpitations, ainsi que les maux de tête, les douleurs osseuses ou encore les problèmes affectant l'appareil génital, qu'il soit féminin ou masculin.

DÉPRESSION

Symptômes : anxiété, sentiment d'inutilité, désillusion et désespoir. On observe une sensation de vide, comme si toute chose brillait mais n'était pas d'or et n'en avait que l'apparence. Dans les cas extrêmes, on peut aboutir à une dépression clinique sévère ou à un suicide. Il arrive que se manifeste une envie de mourir, suscitant parfois des idées de suicide, mais pouvant aussi coexister avec une peur de la mort.

D'autres symptômes sont susceptibles d'être observés, notamment une irritabilité ou un sentiment d'abandon ou de culpabilité, pouvant être lié à un choc tel que la perte d'un être cher ou une rupture.
Amélioration : en se reposant ou en marchant; au grand air.
Aggravation : en cas de stress, notamment la nuit, d'effort mental ou de concentration.

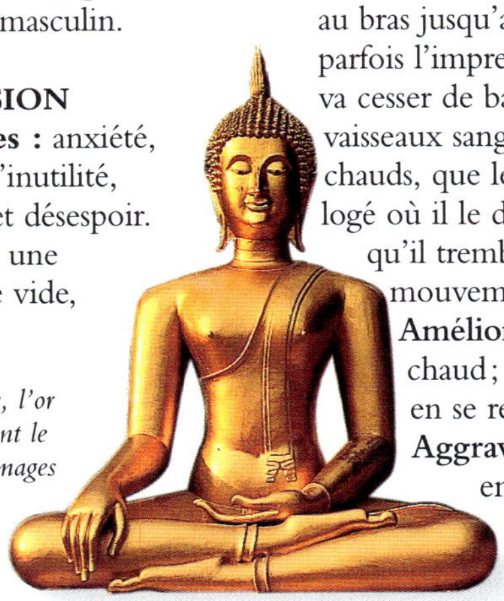

BOUDDHA
Métal précieux, l'or constitue souvent le matériau des images religieuses, témoin ce Bouddha

ANGINE DE POITRINE

Symptômes : palpitations, hypertension, essoufflement et douleurs thoraciques s'étendant au bras jusqu'aux doigts. On a parfois l'impression que le cœur va cesser de battre ou que les vaisseaux sanguins sont très chauds, que le cœur n'est pas logé où il le devrait, ou bien qu'il tremble au moindre mouvement.
Amélioration : au chaud; au grand air; en se reposant.
Aggravation : la nuit; en cas de stress émotionnel ou d'effort.

SOURCE

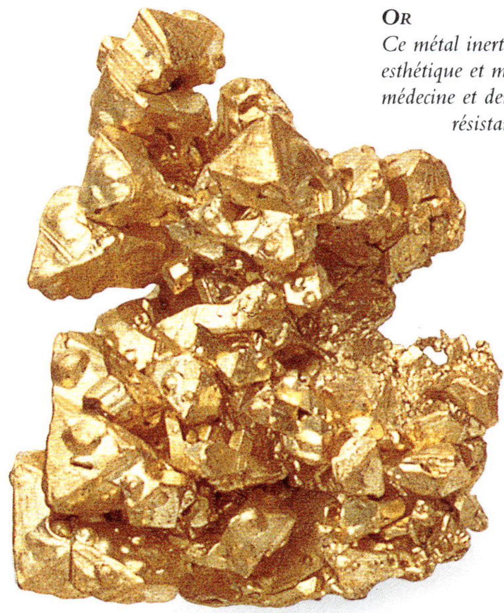

OR
Ce métal inerte et dense a un rôle esthétique et monétaire, mais aussi en médecine et dentisterie en raison de sa résistance aux agents chimiques.

PÉPITE (GROSSIE)

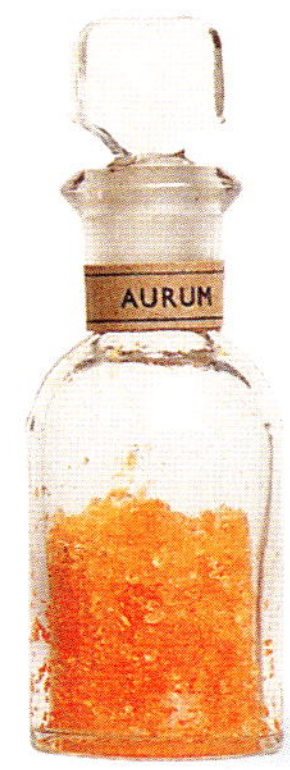

OR EN PAILLETTES

ORIGINE
Veines hydrothermales, et parfois sous forme de grains ou pépites dans le lit de cours d'eau ou des régions sablonneuses (USA, Australie…).

PRÉCISIONS
L'or servait au début du XXe siècle pour les tests sanguins et contre la tuberculose, et au XIIe siècle en Arabie en cas de problèmes cardiaques.

PRÉPARATION
L'or provenant d'une veine ou d'une pépite est purifié, puis trituré avec du lactose et filtré avant d'être dilué et dynamisé.

PRINCIPAUX SYMPTÔMES

DÉSESPOIR À LA PERSPECTIVE D'UN ÉCHEC ◆ ACCÈS DE COLÈRE ET DE VIOLENCE ◆ ANGINE DE POITRINE ◆ DOULEURS OSSEUSES ◆ SYMPTÔMES EMPIRANT LA NUIT

TROUBLES DE L'APPAREIL GÉNITAL

Symptômes : problèmes de testicules (inflammation ou absence de descente dans les bourses). *Aurum met.* sert aussi en cas de règles abondantes, de fibrome, de prolapsus de l'utérus (descente d'organe). Une dépression peut s'installer en cas de stérilité.
Amélioration : en se reposant ou en marchant; au grand air; en se lavant à l'eau froide.
Aggravation : au froid; la nuit; en cas de stress émotionnel.

DOULEURS OSSEUSES

Symptômes : douleurs profondes, harcelantes, souvent au niveau de la mandibule droite et du nez. On peut noter des douleurs rhumatismales migrantes dans les muscles.
Amélioration : à la chaleur; au grand air; en se reposant.
Aggravation : la nuit; en cas de stress émotionnel ou d'effort.

MAUX DE TÊTE

Symptômes : douleurs vives, martelantes, insupportables, avec fortes pulsations de veines aux tempes.
Amélioration : en se reposant; au grand air.
Aggravation : la nuit; en cas de stress émotionnel ou d'effort.

VOIR ÉGALEMENT

Palpitations, *page 186*; arthrite, *page 197*; infertilité, *page 203*; cancer, *page 208*; esprit et émotions, *page 210*

Barium carbonicum syn. *Baryta carbonica*

BARYTA CARB.

NOM COURANT
Carbonate de baryum

Au XVIIe siècle, les alchimistes donnèrent au baryum le nom de *lapis solaris* (pierre solaire) en raison de ses propriétés luminescentes à la chaleur. Il s'agit d'un élément très toxique, dont les composés sont utilisés en radiologie. Le carbonate de baryum sert de vernis de poteries et dans la fabrication de porcelaine, de verrerie et de verres optiques. Expérimenté par Hahnemann (*les Maladies chroniques,* 1821-1834), *Baryta carb.* se prescrit contre les affections de l'enfance et du troisième âge.

PROFIL DU REMÈDE

Personnes présentant un retard de développement émotionnel, tendance à la timidité et à l'introversion due à un manque d'assurance et à une dévalorisation de soi. L'immaturité émotionnelle peut les amener à se considérer comme n'étant pas à la hauteur dans les relations interpersonnelles.

Les types sensibles à *Baryta carb.* ont tendance à transpirer des pieds qui dispensent une odeur nauséabonde, et à se ronger les ongles quand ils sont anxieux. Le remède s'utilise pour les enfants présentant un retard de développement ou un syndrome de Down, et pour les personnes âgées souffrant de démence sénile. On y recourt aussi en cas de rhumes et toux récurrents, de maux de gorge, de gonflement des amygdales, d'anxiété, de phobies et d'impuissance.

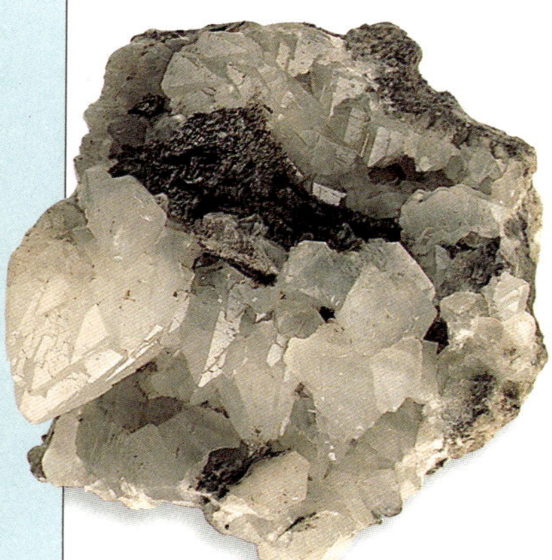

WITHÉRITE
La withérite est un carbonate de baryum naturel ; elle a été découverte en 1783 par le Britannique Withering.

TROUBLES DE CROISSANCE

Symptômes : retard du développement physique (élocution ou marche), pouvant être causé par un syndrome de Down. Les parties génitales et autres parties du corps n'évoluent pas normalement, ce qui donne une tête disproportionnée par rapport à la taille.
Amélioration : facteurs inconnus.
Aggravation : en cas de stress.

TROUBLES DU TROISIÈME ÂGE

Symptômes : comportements puérils, confus et gênés. La mémoire à court terme est altérée, on note parfois une dépression, une paranoïa, une chute de cheveux. Les fréquentes envies d'uriner peuvent évoluer en incontinence. Il arrive que ces symptômes soient associés à un accident vasculaire cérébral.
Amélioration : en ne pensant pas aux symptômes.
Aggravation : en société ; en cas de stress émotionnel.

GONFLEMENT DES AMYGDALES

Symptômes : gorge à vif, douleur à la déglutition, gonflement des amygdales ; parfois, haut-le-cœur. Les ganglions cervicaux peuvent durcir et gonfler, les glandes salivaires sécréter à l'excès. Ces symptômes peuvent indiquer des oreillons.
Amélioration : à la chaleur ; au grand air ; en bougeant.
Aggravation : au froid ; par forte chaleur ; si pieds moites ; en pensant aux symptômes.

SOURCE

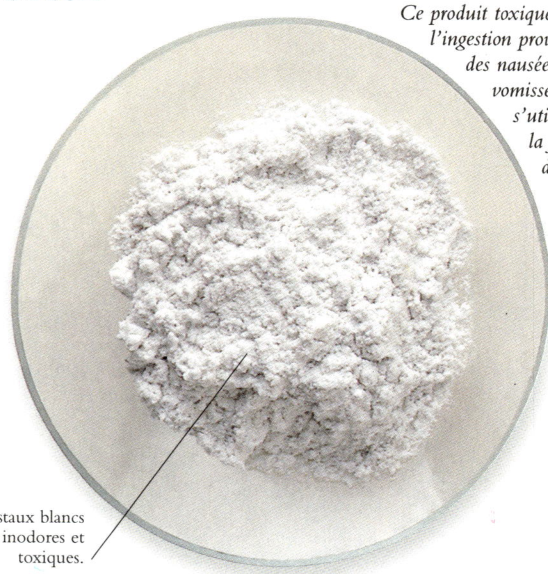

CARBONATE DE BARYUM
Ce produit toxique, dont l'ingestion provoque des nausées et vomissements, s'utilise dans la fabrication de raticides.

Les cristaux blancs sont inodores et toxiques.

ORIGINE
Il fait l'objet d'une précipitation avec une solution d'ammoniaque diluée : on obtient des cristaux blancs et inodores de carbonate de baryum.

PRÉCISION
À la fin du XIXe siècle et au début du suivant, il était prescrit à des fins médicinales dans les cas de tuberculose et de gonflement des ganglions.

PRÉPARATION
Après préparation chimique des cristaux de carbonate, ceux-ci sont mélangés à du lactose avant de subir des triturations.

PRINCIPAUX SYMPTÔMES
IMMATURITÉ PHYSIQUE, MENTALE OU ÉMOTIONNELLE ◆ MANQUE DE CONFIANCE EN SOI ◆ GONFLEMENT DES AMYGDALES ◆ TRANSPIRATION AU NIVEAU DES PIEDS

ANXIÉTÉ ET PHOBIES

Symptômes : peurs et anxiété intenses, souvent irrationnelles, pouvant être déclenchées par la remontée de souvenirs négatifs. Les sujets se rongent fréquemment les ongles.
Amélioration : en marchant seul au grand air ; en ne pensant pas aux symptômes.
Aggravation : en société ; en cas de stress émotionnel.

AFFECTIONS RESPIRATOIRES

Symptômes : bronchites, rhumes et toux récurrents. Les narines peuvent être sèches et à vif.
Amélioration : à la chaleur ; au grand air ; en bougeant.
Aggravation : au froid ; par forte chaleur ; en ayant les pieds moites ; en pensant aux symptômes.

IMPUISSANCE

Symptômes : épisodes de troubles de l'érection ou de baisse de libido au point que le sujet est susceptible de s'endormir pendant un rapport sexuel.
Amélioration : en ne pensant pas aux symptômes.
Aggravation : au froid ; en cas de stress émotionnel ; en ayant les pieds moites.

VOIR ÉGALEMENT
Congestion cérébrale, *page 187* ; problèmes de prostate, *page 202* ; confusion, *page 266* ; démence sénile, *page 266*

Calcium carbonicum Hahnemanni

CALC. CARB.

NOMS COURANTS
Coquille d'huître, carbonate de calcium

LA COQUILLE D'HUÎTRE constitue la source naturelle du carbonate de calcium utilisé dans ce remède, mais cette substance se trouve aussi dans le marbre, la craie, les perles, le calcaire et le corail. Elle fait partie des sels de calcium exploités par l'homéopathie. En effet, le calcium est indispensable au bon fonctionnement de l'organisme, son association avec les protéines permettant la production de composants essentiels. C'est Hahnemann qui a réalisé l'expérimentation du remède et en a publié les résultats.

PROFIL DU REMÈDE

Sujets contemplatifs, timides et sensibles qui, parfois, présentent un côté agité et nerveux, face à une manifestation de cruauté notamment. Méfiants et craintifs, ils ont besoin d'être rassurés. Ils manquent d'énergie, sont distraits et de nature maladroite.

Enfants, ils ont fait leurs dents et marché tard. Ils ont une tendance, persistante à l'âge adulte, à transpirer, surtout de la tête, et à avoir une circulation déficiente. On peut observer une aversion pour le café, la viande et les laitages, et un fort désir de sucreries, d'œufs ou de produits non digestibles (savon, craie…). Les types sensibles sont sujets à la constipation et à la production d'une transpiration âcre, et sont parfois sensibles au froid.

Calc. carb. se prescrit en cas de maux de tête, de troubles osseux, articulaires, dentaires, digestifs, gynécologiques, ou liés à l'anxiété.

ANXIÉTÉ ET PHOBIES

Symptômes : anxiété et peurs évoluant parfois en obsessions, centrées principalement sur la peur que les autres « voient à travers » le sujet et le jugent bluffeur ou incapable de faire face. L'anxiété peut être dûe à des peurs irrationnelles concernant surtout la mort, la pauvreté, la maladie, l'obscurité ou l'échec. Des rêves d'angoisse peuvent troubler ou interrompre le sommeil, entraînant de l'insomnie.
Amélioration : par temps sec ; en fin de matinée ; après le petit déjeuner.
Aggravation : par temps froid ; dans la soirée ; en cas d'effort mental ; après un repas.

DOULEURS OSSEUSES

Symptômes : douleurs dans le dos, ou dues à la croissance osseuse, douleurs articulaires pouvant être causées par une arthrose, un problème lié à une inflammation articulaire, ou à une récupération lente à la suite d'une entorse ou d'une fracture.
Amélioration : en s'allongeant sur le côté touché ; par temps sec ; en fin de matinée.
Aggravation : à l'humidité ; avant les règles ; en transpirant ; en faisant un effort physique.

PROBLÈMES DENTAIRES

Symptômes : poussées dentaires associées à un état fébrile, une transpiration du cuir chevelu, une douleur aux gencives. Le remède sert aussi en cas de lenteur de la dentition, d'une friabilité des dents et de caries, à tout âge.
Amélioration : par temps chaud ; en frottant la zone touchée, en se couchant dessus.
Aggravation : quand la bouche reçoit du très chaud ou du froid ; en cas de courant d'air dirigé directement sur la dent.

TROUBLES DIGESTIFS

Symptômes : indigestion associée à des ballonnements, remontées d'acide et flatulences, ou constipation marquée par des selles malodorantes, dures et pâles.
Amélioration : en fin de matinée ; après le petit déjeuner.
Aggravation : à l'humidité ; au froid ; en transpirant ; au réveil ; en cas d'effort physique ; avant les règles ; en buvant du lait.

SOURCE

CARBONATE DE CALCIUM
Le remède est constitué de coquille d'huître, les restes calcifiés de crustacés contenant du carbonate de calcium.

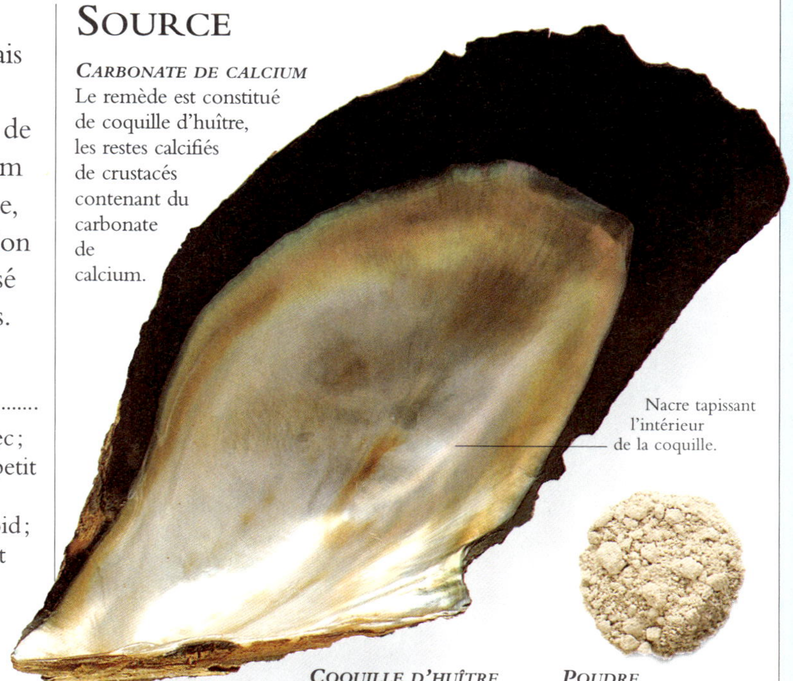

COQUILLE D'HUÎTRE

POUDRE

ORIGINE
Carbonate sécrété par l'huître entre les couches interne et externe de la coquille, et communément appelé nacre.

PRÉCISIONS
Utilisé autrefois comme antiacide, et aujourd'hui dans la dentisterie, l'ébénisterie, la bijouterie, le bâtiment et la chimie.

PRÉPARATION
Après nettoyage et séchage de la coquille, la nacre est extraite avant de faire l'objet de triturations avec du lactose.

PRINCIPAUX SYMPTÔMES

PEURS ◆ RETARD DE DÉVELOPPEMENT ◆ ÉCOULEMENTS À ODEUR ACIDE ◆ SENSIBILITÉ AU FROID ◆ AVERSION POUR LES LAITAGES ◆ DÉSIR DE SUCRERIES ET D'ŒUFS

MAUX DE TÊTE

Symptômes : vives douleurs, souvent du côté droit, associées parfois à des vertiges, un catarrhe ou une congestion. Les maux de tête peuvent évoluer en migraines.
Amélioration : en fin de matinée ; par temps sec.
Aggravation : à l'humidité ; au froid ; au printemps ; avant les règles.

TROUBLES FÉMININS

Symptômes : démangeaisons et sensation de brûlure au vagin, avec écoulement épais, jaunâtre ou blanchâtre, dû à une candidose ; on observe parfois des règles abondantes ou des troubles prémenstruels. En période de ménopause, douleurs aux seins et hémorragies abondantes.
Amélioration : à la chaleur ; en se reposant ; par temps sec.
Aggravation : au froid ; en cas d'effort ou de stress émotionnel.

VOIR ÉGALEMENT
Respiration, *page 180* ; palpitations, *page 186* ; peau, *pages 192, 194* ; appareils génitaux, *page 198* ; système immunitaire, *page 204*

Calcium phosphoricum

CALC. PHOS.

NOM COURANT
Phosphate de calcium

LE PHOSPHATE DE CALCIUM est un sel minéral se trouvant à l'état naturel sous la forme d'apatite, que l'on trouve surtout en Afrique du Nord. Cette substance est le principal composant des os et des dents, puisqu'il représente environ 60 % du squelette humain. En 1873, Wilhelm Schüssler l'a choisi comme l'un des douze sels minéraux essentiels (*voir page 90*). Le remède, qui a été expérimenté en 1837 par Constantin Hering, se prescrit surtout dans les cas d'affections osseuses ou dentaires.

SOURCE

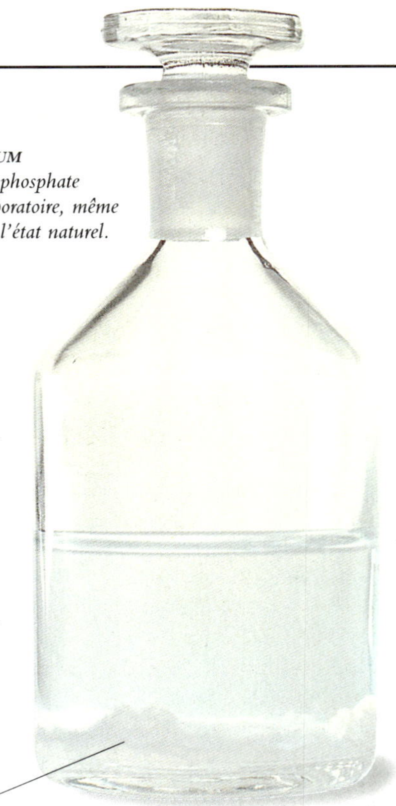

PHOSPHATE DE CALCIUM
L'homéopathie utilise un phosphate de calcium fabriqué en laboratoire, même si cette substance existe à l'état naturel.

ORIGINE

Substances obtenues avec des dilutions d'acide phosphorique et d'hydroxyde de calcium. Ces deux solutions réagissent en formant un précipité trouble et blanc de phosphate de calcium.

PRÉCISIONS

Sert dans la fabrication de verre et d'engrais, en dentisterie (poudre de polissage des dents), ou comme agent de stabilisation (plastiques) ou de fermentation (boulangerie).

PRÉPARATION

Le précipité de phosphate de calcium est filtré, séché, puis trituré avec du lactose.

Le phosphate de calcium forme un précipité blanc quand on mélange les deux solutions.

PROFIL DU REMÈDE

Sujets sociables et sensibles en général, exposés à un sentiment de grande insécurité sur leur santé et leurs amis. Ils peuvent céder à l'épuisement ou à la dépression, et à l'impression d'être insuffisamment nourris aux plans physique et émotionnel; cette sensation les amène souvent à être agités et à ne pas savoir ce qu'ils veulent. Ils recherchent sans cesse la nouveauté dans la stimulation et les contacts, aiment voyager et faire des rencontres, mais ont tendance à être insatisfaits, blasés et irritables sans savoir pourquoi. Enfants, ils présentaient le même manque de contentement.

Calc. phos. s'utilise pour traiter les affections osseuses telles que les problèmes articulaires, les fractures lentes à consolider ou les retards de croissance. Il se prescrit aussi en cas de poussée ou de faiblesse dentaire, de fatigue, d'anémie, de migraines et de troubles digestifs.

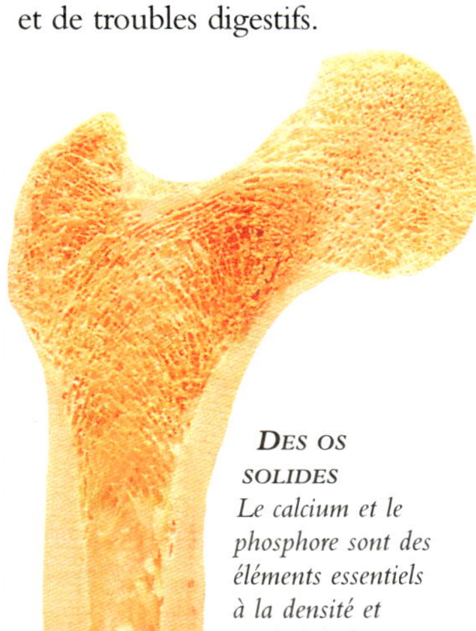

DES OS SOLIDES
Le calcium et le phosphore sont des éléments essentiels à la densité et rigidité de l'os.

AFFECTIONS OSSEUSES ET ARTICULAIRES

Symptômes : douleur et raideur dans le cou et le dos. Les articulations peuvent être douloureuses en raison par exemple d'une arthrite. On constate parfois une anomalie provoquant une fusion des os dans une articulation provoquant une perte de motricité ou une déformation de la colonne vertébrale.
Amélioration : l'été; par temps chaud et sec.
Aggravation : par temps froid et humide.

POUSSÉE DENTAIRE

Symptômes : dentition difficile ou prolongée, s'accompagnant de rhumes, de toux et de diarrhées. Une fois sorties, les dents se carient facilement.
Amélioration : l'été; par temps chaud et sec.
Aggravation : par temps froid et humide.

GRANDE FATIGUE

Symptômes : sensation de malaise. Faiblesse, épuisement et anémie peuvent être consécutifs à une maladie ou un stress émotionnel, ou traduire une sensibilité au froid et aux courants d'air.
Amélioration : l'été; après un bain très chaud.
Aggravation : par temps humide et froid; en cas d'inquiétude, de chagrin, d'effort excessif; en cas de sexualité excessive.

PRINCIPAUX SYMPTÔMES

INSATISFACTION ◆ ENVIE DE VOYAGER ◆ RETARD OU ACCÉLÉRATION DE LA CROISSANCE ◆ DÉSIR DE VIANDES FUMÉES ◆ PRÉDISPOSITION AUX AFFECTIONS OSSEUSES ET DENTAIRES

CROISSANCE

Symptômes : lenteur du développement pendant l'enfance ou l'adolescence, ou croissance rapide au cours de la puberté, s'accompagnant d'un engourdissement et de fourmillements dans les mains et les pieds.
Amélioration : par temps chaud et sec.
Aggravation : par temps froid et humide; pendant la puberté; pendant les dentitions.

MAUX DE TÊTE

Symptômes : violentes douleurs le long des sutures crâniennes (articulations reliant les os du crâne), pouvant évoluer en migraine.
Amélioration : l'été; par temps chaud et sec.
Aggravation : par temps froid et humide; en cas d'inquiétude, de chagrin, d'effort excessif.

TROUBLES DIGESTIFS

Symptômes : indigestion, douleur après un repas, brûlures d'estomac. Chez l'adulte, on peut noter une difficulté à s'alimenter naturellement en raison de nausées, crampes, vomissements ou diarrhées. Chez l'enfant, il peut exister une difficulté à l'ingestion, des vomissements persistants même s'il est nourri au sein, et des crampes et coliques après avoir été nourri.
Amélioration : l'été; par temps chaud et sec.
Aggravation : par temps humide et froid; en s'appesantissant sur les symptômes; en buvant du lait.

VOIR ÉGALEMENT

Rosacée, *page 193*; polyarthrite rhumatoïde, *page 197*; problèmes au sein, *page 201*; phobies, *page 211*

Causticum Hahnemanni

CAUSTICUM

NOM COURANT
Hydrate de potassium

Ce composé de potassium a été conçu et expérimenté par Hahnemann qui a publié ses résultats dans *Maladies chroniques* (1821-1834) : cette substance provoque une sensation astringente et une impression de brûlure sur la langue. *Causticum* est un remède pour les premiers soins à administrer en présence d'une brûlure sévère, et on le donne aussi à un sujet éprouvant une sensation de douleur brûlante. On le prescrit par ailleurs dans les cas de paralysie locale, d'incontinence urinaire, de maux de gorge et de toux.

PROFIL DU REMÈDE

Sujets sérieux, portés à l'introspection. Ils ressentent le chagrin pendant une durée prolongée, et peuvent devenir mentalement affaiblis, absents, désespérés, anxieux, assaillis par la peur ou des idées fantasques. Leur étourderie et leur besoin de vérifier leurs peurs et fantasmes peut les amener à des troubles compulsifs. Ils marquent une sympathie prononcée pour la souffrance des autres, et peuvent réagir violemment face à une détresse ou une injustice. Ces sujets sont souvent frileux et ont une tendance à être affectés par les changements météorologiques, le temps froid et sec, le fait de recevoir la pluie.

Causticum se prescrit principalement dans les cas de faiblesse musculaire ou nerveuse, pouvant évoluer en paralysie, notamment de la vessie, du larynx, des cordes vocales, de la paupière supérieure et du côté droit du visage. La faiblesse musculaire peut se manifester, soit par des tressautements, soit par une raideur entraînant des problèmes moteurs.

TREMBLEMENTS ET PARALYSIE

Symptômes : faiblesse musculaire, tremblements, affaissement du haut des paupières. On peut observer des troubles de l'élocution, et des vertiges associés à un manque de coordination. Une névralgie ou une paralysie faciales (paralysie de Bell) sont possibles surtout du côté droit ; on note parfois aussi une paralysie à évolution lente. Des crises sont susceptibles de se déclarer : petit mal épileptique, fortes convulsions, avec une tendance aux mouvements saccadés dans les cas extrêmes.
Amélioration : à la chaleur ; en se lavant.
Aggravation : par vent froid et sec ; le soir ; en cas d'effort.

TROUBLES URINAIRES

Symptômes : incontinence urinaire (personne âgée), énurésie persistante (enfant). Dans d'autres cas, le sujet peut éprouver de fréquentes envies de miction ou, à l'inverse, faire une rétention due à une paralysie temporaire. On observe parfois une incontinence due au stress si le corps subit des à-coups, par exemple si la personne court, rit, tousse ou éternue. Ce cas est courant surtout chez les femmes enceintes ou venant d'accoucher. *Causticum* sert aussi à traiter une cystite accompagnée de fortes envies d'uriner impossibles à satisfaire.

Les hommes et femmes réagissant bien à ce remède peuvent éprouver une baisse du plaisir sexuel ou une aversion pour les rapports sexuels.
Amélioration : à la chaleur ; en se lavant ; en buvant froid.
Aggravation : par vent froid et sec ; le soir ; en buvant du café.

SOURCE

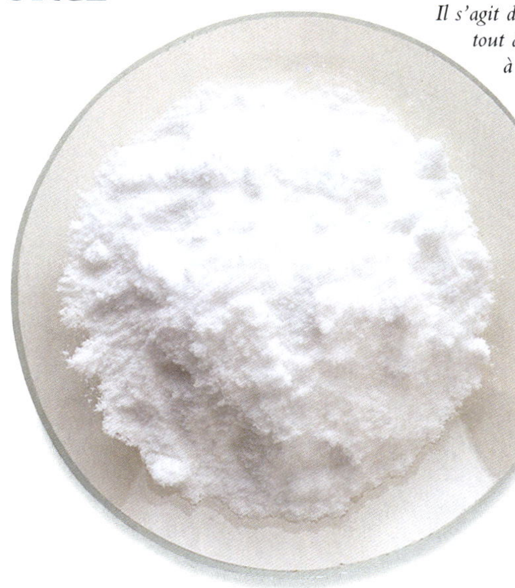

HYDRATE DE POTASSIUM
Il s'agit d'un composé tout à fait spécifique à l'homéopathie.

ORIGINE
Hahnemann l'a créé en mélangeant à parts égales de la chaux éteinte (hydroxyde de calcium) et du sulfate de potasse (bisulfate de potassium).

PRÉCISION
Réalisé par Hahnemann qui souhaitait un remède fortement caustique, ce mélange était tout à fait inédit dans le répertoire médical de l'époque.

PRÉPARATION
On dissout dans de l'eau distillée le mélange de sulfate de potasse et de chaux éteinte, puis la solution fait l'objet de dilutions et dynamisations.

— PRINCIPAUX SYMPTÔMES —

HYPERSENSIBILITÉ ◆ INTOLÉRANCE À L'INJUSTICE ◆ PARALYSIE PROGRESSIVE ◆ DOULEUR VIVE ET BRÛLANTE ◆ SUJET SE SENTANT MOINS BIEN PAR TEMPS FROID, SEC ET VENTEUX

PROBLÈMES DE PEAU

Symptômes : larges verrues pouvant saigner facilement sur le dos de la main, le visage et le bout des doigts ; cicatrice n'évoluant pas correctement ; brûlure formant des vésicules et tardant à guérir. Eczéma, acné, herpès, furoncles, ampoules.
Amélioration : à la chaleur ; en lavant la peau.
Aggravation : par vent froid et sec ; le soir ; en cas d'effort.

MAUX DE GORGE

Symptômes : sécheresse de la gorge, avec envie constante d'avaler ou d'expulser le mucus et parfois impression d'étouffer. On observe un enrouement et une inflammation du larynx et des cordes vocales. La sensation de constriction et de douleur déchirante dans la poitrine est parfois liée à l'asthme.
Amélioration : au chaud ; en faisant des bains de bouche ; en buvant froid.
Aggravation : par vent froid et sec ; le soir ; en sollicitant trop la voix.

TOUX

Symptômes : toux sèche et grave causant une douleur à la poitrine, chatouillement persistant dans la gorge et difficulté à expectorer.
Amélioration : par temps chaud et humide ; au chaud dans un lit ; en buvant froid.
Aggravation : par vent froid et sec ; le soir ; en cas d'effort.

VOIR ÉGALEMENT

Sclérose en plaques, *page 179* ; peau, *pages 192, 240-242* ; émotions, *page 210* ; laryngite, *page 228* ; énurésie, *page 248*

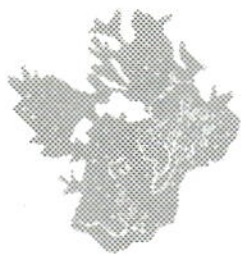

Cuprum metallicum

CUPRUM MET.

NOM COURANT
Cuivre

C'EST À CHYPRE, où il fut découvert, que le cuivre doit ses noms grec (*kupris*) et latin (*cuprum*). Si les médecins l'utilisèrent sous forme de pommades jusque dans les années 1880, les chaudronniers et artisans travaillant le cuivre connaissaient depuis longtemps la toxicité de ce métal. Une intoxication provoque des toux, des coliques, des diarrhées et des difficultés à assimiler les aliments quand elle est chronique ; mais si elle est aiguë, elle peut entraîner des convulsions, une paralysie et même la mort. Le remède *Cuprum met.* a été expérimenté par Hahnemann en 1834.

SOURCE

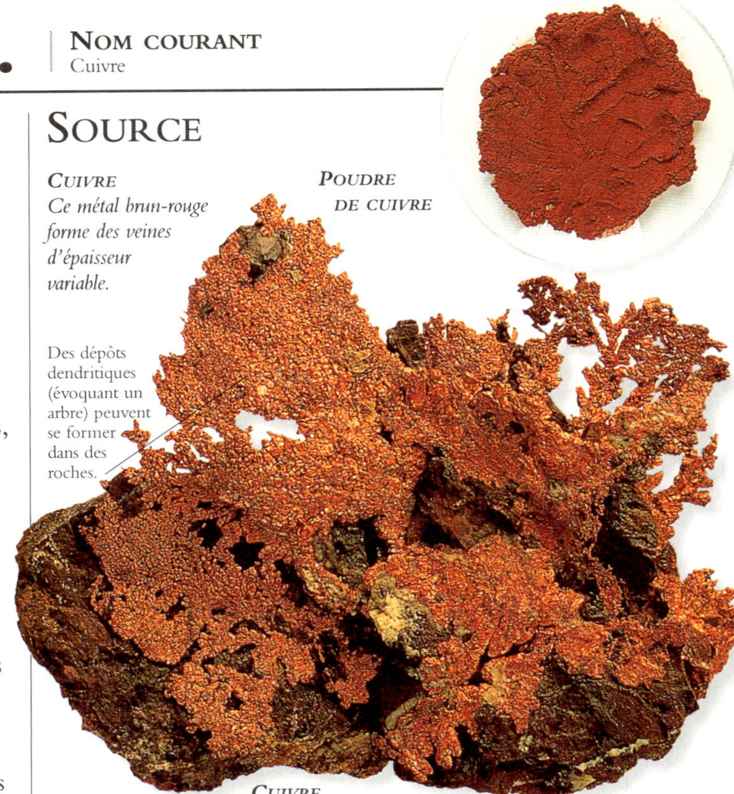
CUIVRE
Ce métal brun-rouge forme des veines d'épaisseur variable.
POUDRE DE CUIVRE
Des dépôts dendritiques (évoquant un arbre) peuvent se former dans des roches.
CUIVRE

ORIGINE
Présent dans le monde entier, au Chili notamment. Ce métal aux utilisations multiples sert aussi dans la confection d'alliages, comme le bronze.

PRÉCISIONS
Le cuivre est le premier métal à avoir été utilisé dans la fabrication d'outils ; c'est un oligo-élément essentiel pour la croissance osseuse et l'état de santé général.

PRÉPARATION
Le métal est trituré avec du lactose, puis broyé jusqu'à ce que la poudre soit assez fine pour être soluble dans l'eau. Après filtrage, le mélange est dilué et dynamisé.

PROFIL DU REMÈDE

Sujets ayant tendance à ressentir intensément leurs émotions, mais aussi à les réprimer. Chez les adolescents, on peut noter un refoulement de pulsions sexuelles vécues comme trop difficiles à affronter. Les comportements vont de la soumission à l'entêtement, de l'apathie à la rage destructrice et même à des accès de folie violente. Parmi les symptômes, citons la pâleur du visage, des traits tirés, un bleuissement des lèvres et une froideur des extrémités. Ces manifestations peuvent être très marquées et s'aggraver en cas de retard de règles ou de suppression d'éruption cutanée (eczéma traité par corticoïdes locaux) ou d'écoulements corporels (sueurs supprimées par un bain frais, ou écoulement nasal traité par un antihistaminique.

Le remède est surtout associé aux troubles nerveux, digestifs ou respiratoires. Les crampes touchent les pieds, les orteils, les jambes ou l'abdomen. L'épuisement, fréquent, peut être consécutif à une maladie, un déficit de sommeil ou une forte tension mentale.

CRAMPES, CONVULSIONS ET ÉPILEPSIE

Symptômes : le sujet a l'impression d'avoir les muscles noués, notamment dans les pieds, les jambes et les mollets. Les crampes et spasmes musculaires se manifestent dans les membres, surtout la nuit. La froideur des extrémités et le bleuissement des lèvres sont d'autres symptômes. Les spasmes musculaires peuvent être marqués lors d'une grossesse et après un accouchement. Chez les enfants, on note parfois de grosses colères ou des problèmes de poussée dentaire. Les spasmes musculaires et les convulsions dues à l'épilepsie, susceptibles d'être violents, se manifestent dans les doigts et les orteils remontent vers le centre du corps.
Amélioration : en transpirant ; en buvant froid.
Aggravation : par temps très chaud ; la nuit ; au contact ; en refoulant ses émotions ; en supprimant sueurs et éruptions.

TOUX ET ASTHME

Symptômes : violentes quintes de toux spasmodique prolongée, pouvant être liées à une coqueluche. La respiration, rapide et difficile peut sembler s'arrêter pendant les quintes. On note parfois une pâleur du visage, un bleuissement des lèvres et un goût de métal dans la bouche.
Amélioration : en transpirant ; en buvant froid.
Aggravation : par temps très chaud ; à l'air froid ; au contact tactile ; en vomissant ; en refoulant ses émotions.

PRINCIPAUX SYMPTÔMES

SPASMES ET CRAMPES ◆ REFOULEMENT DES ÉMOTIONS ◆ AFFECTIONS DÉCLENCHÉES PAR LA SUPPRESSION DES ÉRUPTIONS ◆ SUJET SE SENTANT MIEUX EN BUVANT FROID

CRAMPES ABDOMINALES

Symptômes : violentes douleurs spasmodiques, associées parfois à des vomissements, nausées ou diarrhées. L'abdomen est très chaud, sensible et endolori, on note un trait bleu à la limite des gencives et un goût de métal dans la bouche. Ces symptômes peuvent être suivis d'un épuisement et d'une perte d'appétit. *Cuprum met.* sert aussi en cas de nausées associées à un choléra.
Amélioration : en transpirant ; en buvant froid.
Aggravation : par temps très chaud ; au contact tactile ; en vomissant ; en refoulant ses émotions.

ÉPUISEMENT

Symptômes : grande fatigue due à un surmenage, des insomnies ou un sommeil agité. On note des crampes et des céphalées entre les yeux. Cette fatigue peut aussi être causée par des crampes abdominales et des vomissements (*voir ci-contre*).
Amélioration : en transpirant.
Aggravation : en cas de stress ; par temps très chaud ; en éliminant sueurs et éruptions ; pendant une grossesse.

VOIR ÉGALEMENT

Crampe, *page 230*

Ferrum metallicum

FERRUM MET.

NOM COURANT
Fer

LE FER est un élément essentiel à la formation d'hémoglobine, substance présente dans les globules rouges et véhiculant l'oxygène du sang. Une carence peut entraîner une anémie, un essoufflement, une grande fatigue. *Ferrum met.*, sans doute expérimenté par Hahnemann, entre 1821 et 1834, se prescrit en cas d'anémie causée par une perte de sang ; on pense par ailleurs qu'il contribue à une meilleure fixation du fer dans l'organisme.

PROFIL DU REMÈDE

Sujets lunatiques, irritables, sensibles, et ne supportant pas la contradiction. Les comportements compulsifs peuvent entraîner une impression d'échec, une agitation et une négligence envers les tâches à effectuer, mais mènent souvent aux effets inverses : fatigue extrême, faiblesse et dépression.

Parmi les symptômes, mentionnons une pâleur du visage et des lèvres, une tendance à rougir facilement, un teint rose suggérant une bonne santé mais, en fait, dû à une insuffisance circulatoire. On peut observer une abondante sueur froide avec moiteur de la peau. Les vertiges sont possibles, ainsi qu'une sensibilité au froid et au bruit. On note des troubles digestifs et circulatoires. La motricité peut être entravée par des douleurs aux articulations, dans le dos, à la tête.

ANÉMIE

Symptômes : pâleur d'un visage rougissant facilement, pâleur des lèvres et grande fatigue *(voir ci-contre)*.

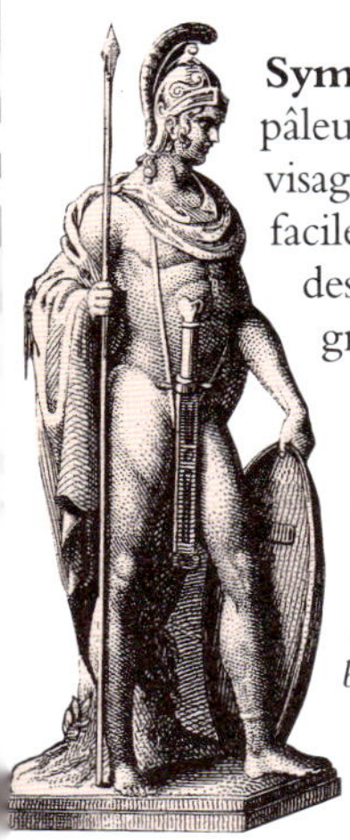

MARS, DIEU DE LA GUERRE *Mars étant d'esprit belliqueux, les alchimistes l'avaient associé au fer.*

Ferrum met. se donne en cas d'anémie consécutive à une perte de sang, due à des règles abondantes ou à des problèmes pendant la grossesse.
Amélioration : l'été ; en faisant des mouvements en douceur.
Aggravation : en cas d'effort violent ; pendant les règles.

FATIGUE EXTRÊME

Symptômes : très grande fatigue physique et mentale, provoquant une forte sensibilité au bruit.
Amélioration : en marchant lentement au grand air.
Aggravation : la nuit ; en cas d'effort violent ou de stress ; en cas de perte de liquides corporels.

TROUBLES CIRCULATOIRES

Symptômes : varices douloureuses, notamment pendant une grossesse. On peut observer des hémorragies telles que des saignements de nez et des battements des vaisseaux sanguins accompagnés de maux de tête, des bouffées de chaleur, un état fébrile ou des palpitations.
Amélioration : en faisant des mouvements en douceur.
Aggravation : par grande chaleur ; la nuit ; en étant allongé ; en cas de perte de liquides corporels.

TROUBLES DIGESTIFS

Symptômes : nausées provoquées par l'ingestion d'aliments, ce qui entraîne une répugnance à se nourrir. Les symptômes sont une constipation ou une sensation de crampes à l'estomac. On note une intolérance aux œufs et aux plats salés. Les poussées dentaires chez les enfants peuvent provoquer des diarrhées pendant les repas. *Ferrum met.* s'utilise aussi contre les nausées post-opératoires.
Amélioration : en faisant des mouvements en douceur.
Aggravation : la nuit ; en mangeant (œufs ou plats gras).

DOULEURS

Symptômes : raideur dans le bas du dos et le cou, sciatique, arthrite, notamment dans les épaules ; pendant la journée, crampes et froideur affectant les pieds. La douleur ou l'agitation entraînent un besoin compulsif de bouger.
Amélioration : en faisant des mouvements en douceur ; en marchant lentement.
Aggravation : la nuit ; en commençant à bouger.

MAUX DE TÊTE

Symptômes : élancements au niveau du front pouvant s'accompagner de vertiges et de douleurs au cuir chevelu.
Amélioration : en s'allongeant ; en exerçant une pression sur la zone du crâne touchée.
Aggravation : en descendant des marches ; en se penchant ; en écrivant ; avant les règles.

SOURCE

HÉMATITE
Il représente la plus importante source de minerai de fer, élément qui représente 70 % de sa composition.

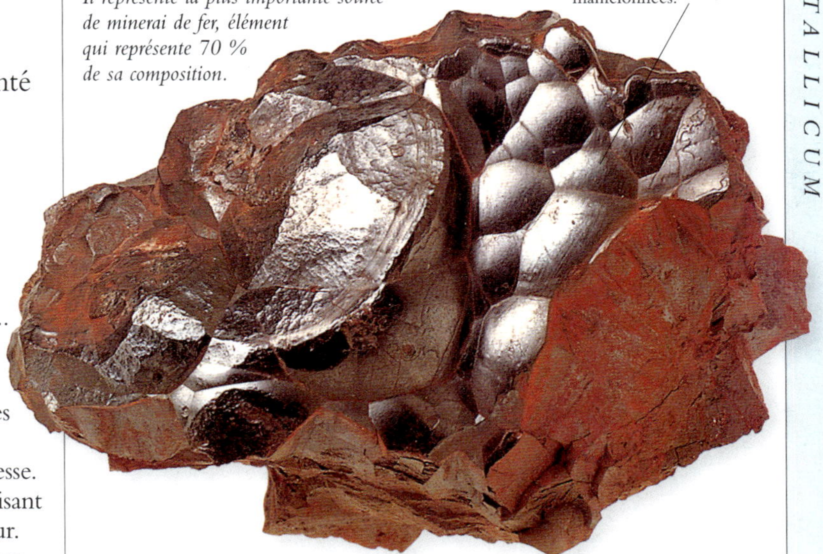

L'hématite se présente souvent en concrétions mamelonnées.

ORIGINE
Deuxième métal le plus courant sur Terre, le fer se trouve dans les minerais tels que l'hématite, présents au Canada, aux U.S.A. et au Venezuela.

PRÉCISIONS
Ce métal eut un rôle éminent dans l'histoire, comme le montre l'expression « âge de fer ». C'est aussi un oligo-élément très important.

PRÉPARATION
Le fer réduit en poudre est trituré avec du lactose ; après broyages, il est dissous dans l'eau puis subit des dilutions et dynamisations.

— PRINCIPAUX SYMPTÔMES —
FRILOSITÉ ◆ INTOLÉRANCE AU BRUIT ET À LA CONTRADICTION ◆ INTOLÉRANCE AUX ŒUFS ET AU GRAS ◆ TENDANCE À ROUGIR ◆ SUJET ALLANT MIEUX EN FAISANT DES MOUVEMENTS DOUX

VOIR ÉGALEMENT
Syndrome de fatigue chronique, *page 205* ; maux de tête, *page 218* ; varices, *page 230* ; nausées et vomissements, *page 236*

Ferrum phosphoricum

FERRUM PHOS.

NOM COURANT
Phosphate de fer

FERRUM PHOS. est l'un des sels minéraux biochimiques que Wilhelm Schüssler considérait comme susceptible de combattre les déséquilibres de l'organisme (*voir page 90*). Cet homéopathe allemand voyait dans ce remède un produit permettant de renforcer les parois des vaisseaux sanguins, de rétablir le flux sanguin dans les cas d'hémorragie, d'inflammation aiguë ou de congestion. J.-C. Morgan a expérimenté en 1876 ce remède, qui sert dans les premiers stades d'une infection et dans les cas d'inflammation.

PROFIL DU REMÈDE

Sujets vifs, sociables et ouverts, qui sont sensibles mais qui, en même temps, aiment passer à l'action quand ils sont contrariés. Souvent surexcités et très bavards, ils peuvent avoir des difficultés à se concentrer. Cette attitude est susceptible d'alterner rapidement avec un état dépressif dans lequel ils se montrent indifférents.

Ferrum phos. se donne aux premiers stades d'une infection ou en cas d'otalgies ou d'état fébrile, ou encore de troubles respiratoires, digestifs, circulatoires ou uro-génitaux.

ÉTAT FÉBRILE

Symptômes : fièvre avec bouffées de chaleur, sudation excessive, soif intense et zones d'inflammation aiguë.
Amélioration : au froid ; en appuyant sur la région enflammée ; en étant seul.
Aggravation : la nuit ; en cas d'effort physique ; avant de commencer à transpirer.

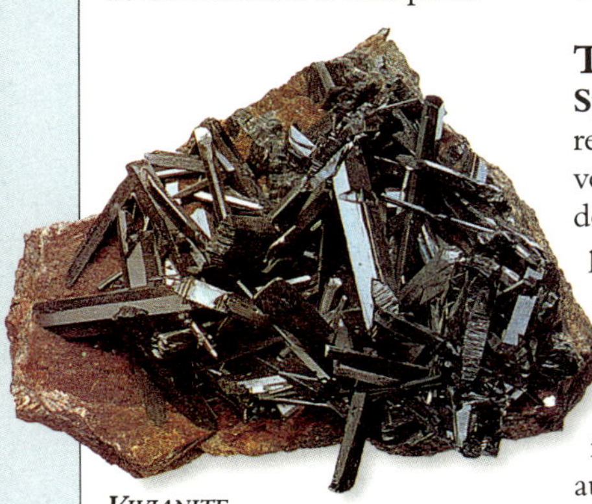

VIVIANITE
Ce minéral est une source naturelle de phosphate de fer ; il enrobe souvent les restes fossilisés des os et arêtes.

MALADIES RESPIRATOIRES

Symptômes : rhume évoluant lentement, associé parfois à des saignements de nez, une toux sèche et opiniâtre et, souvent, une douleur thoracique. On peut noter un enrouement et un mal de gorge, typiques de la laryngite, ou un halètement pouvant être lié à une pneumonie ou une pleurésie.
Amélioration : en faisant un peu d'exercice ; en appliquant des compresses froides.
Aggravation : la nuit ; entre 4 et 6 heures du matin ; en cas d'effort physique ; avant de commencer à transpirer.

OTALGIE

Symptômes : douleur et démangeaison dans l'oreille, pouvant s'accompagner d'une perte de l'acuité auditive.
Amélioration : au froid ; en appuyant sur l'oreille.
Aggravation : la nuit ; en cas d'effort physique.

TROUBLES DIGESTIFS

Symptômes : indigestion, remontées d'acide et vomissements d'aliments donnant l'impression de ne pas avoir été digérés. On peut observer des diarrhées ayant tendance à récidiver l'été ou liées à un syndrome du côlon irritable. *Ferrum phos.* sert aussi en cas de constipation, surtout en cas d'hémorroïdes.
Amélioration : en faisant de l'exercice en douceur.
Aggravation : exposé à une forte chaleur, aux secousses ; en absorbant des boissons froides ou des plats acides.

CIRCULATION

Symptômes : varices, hémorragies et saignements de nez associés à un pouls faible et accéléré.
Amélioration : en appliquant des compresses froides.
Aggravation : exposé à une forte chaleur, aux secousses.

MALADIE DE RAYNAUD

Symptômes : restriction du flux sanguin par constriction des vaisseaux sanguins au froid : les doigts et les orteils sont blancs, froids, engourdis, brûlants, et le siège de fourmillements. Quand le flux sanguin est rétabli, les doigts bleuissent avant de rougir.
Amélioration : en exerçant une pression sur les doigts ; en marchant à allure réduite.
Aggravation : à l'air froid ; en secouant les doigts.

TROUBLES URO-GÉNITAUX

Symptômes : cycle menstruel court, ou sécheresse vaginale, douleur utérine traînante, incontinence nocturne, diminution marquée de la libido chez l'homme.
Amélioration : en faisant de l'exercice en douceur.
Aggravation : la nuit, au contact.

SOURCE

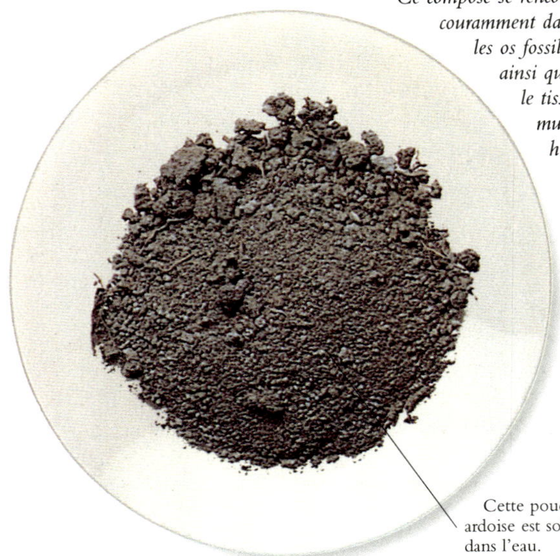

PHOSPHATE DE FER
Ce composé se rencontre couramment dans les os fossilisés, ainsi que dans le tissu musculaire humain.

Cette poudre bleu ardoise est soluble dans l'eau.

ORIGINE
Préparé chimiquement pour la fabrication de remèdes homéopathiques. La vivianite représente une source naturelle de phosphate de fer.

PRÉCISION
Utilisé par Wilhelm Schüssler pour la fabrication d'un sel minéral biochimique contre les premiers stades de l'inflammation.

PRÉPARATION
Préparé chimiquement à partir de sulfate de fer, de phosphate de sodium et d'acétate de sodium. La poudre fait alors l'objet de triturations.

PRINCIPAUX SYMPTÔMES

RHUME ASSOCIÉ À UNE SURDITÉ TEMPORAIRE ♦ AFFECTIONS SE MANIFESTANT PROGRESSIVEMENT ♦ BOUFFÉES DE CHALEUR ♦ TEINT PÂLE MAIS VISAGE ROUGISSANT FACILEMENT

VOIR ÉGALEMENT
Rhume, *page 224*

Graphites

GRAPHITES

NOMS COURANTS
Graphite, plombagine, mine de plomb

SON NOM est dérivé du verbe grec *graphein,* « écrire ». Ce carbone presque pur est le principal composant de la mine de plomb des crayons, et s'utilise aussi dans la production de lubrifiants, de cires, de batteries et moteurs électriques. Expérimenté par Hahnemann et publié dans ses *Maladies chroniques* (1821-1834), ce remède se donne souvent en cas de troubles dermatologiques ou d'anxiété accompagnée d'un manque de confiance en soi.

PROFIL DU REMÈDE

Dotés d'un esprit pratique, les sujets préfèrent l'action à la discussion et savent se débrouiller; pour autant, ils peuvent être léthargiques, au réveil notamment. D'apparence lunatique, pessimiste et agitée, ils sont en fait très émotifs.

Les symptômes touchent la peau, les ongles, les muqueuses et le côté gauche du corps; ces manifestations sont souvent liées à des problèmes endocriniens. On note par ailleurs typiquement une sensibilité au froid et des maux de tête quand un repas est sauté.

AFFECTIONS DE LA PEAU ET DES ONGLES

Symptômes : irritation, crevasses et sécheresse cutanées à l'arrière des oreilles, sur le pourtour des narines, aux genoux, aux mamelons, au bout des doigts. L'eczéma ou le psoriasis peuvent causer des suintements couleur miel. Les crevasses saignent et s'infectent facilement. On note parfois une ulcération ou une brûlure liées à d'anciennes cicatrices, des boutons de fièvre autour de la bouche, et des vésicules d'herpès autour des parties génitales.

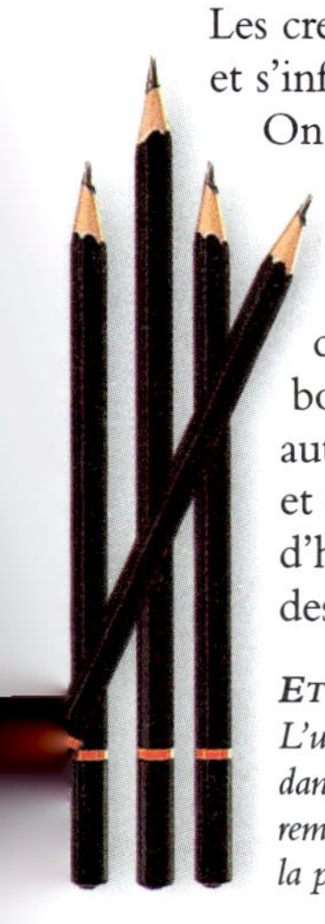

ET AUSSI DES CRAYONS... L'utilisation de graphite dans la confection de crayons remonte à 1562, ouverture de la première fabrique anglaise.

Amélioration : au chaud et au grand air; dans l'obscurité; en dormant ou en mangeant.
Aggravation : au froid; durant les règles; en mangeant sucré ou des fruits de mer.

ANXIÉTÉ ET TIMIDITÉ

Symptômes : doute de soi, manque d'assurance, timidité et indécision. On note une tendance à appréhender le pire, à céder à une grande anxiété, à se contrarier pour un rien, ce qui provoque souvent un état dépressif ou une surexcitation. Méticulosité et perfectionnisme sont deux autres caractéristiques des types sensibles à *Graphites.*
Amélioration : en plein air; dans l'obscurité; en étant dans un véhicule en mouvement.
Aggravation : au réveil; pendant les règles.

AFFECTIONS DES YEUX, DES OREILLES ET DU NEZ

Symptômes : gonflement, rougeur et sécheresse des paupières, et orgelets associés à un écoulement jaune. Écoulement auriculaire accompagné d'une infection et de démangeaisons de l'oreille externe. On peut noter un bruit de craquement, notamment au cours d'un repas, ainsi qu'une surdité liée à une otosclérose, qui est un trouble de l'oreille moyenne.
Amélioration : à la chaleur; au grand air.
Aggravation : au froid; du côté gauche; avant ou pendant les règles.

SOURCE

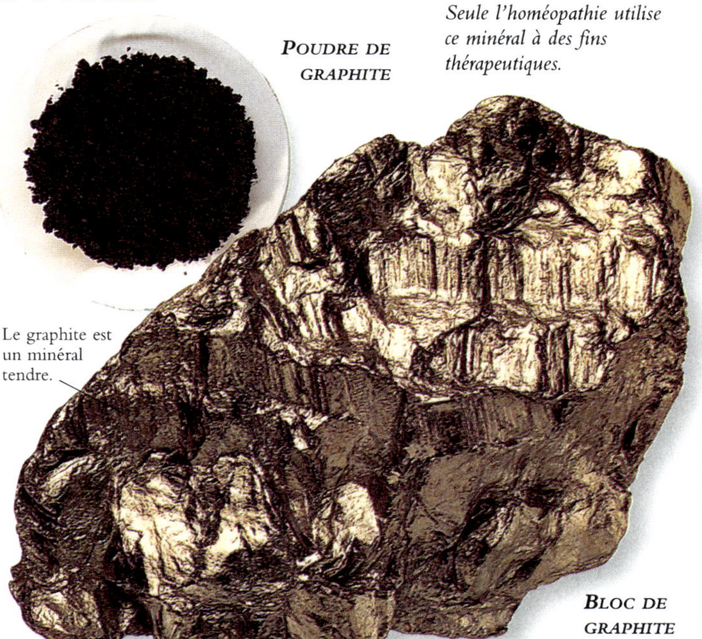
POUDRE DE GRAPHITE
GRAPHITE
Seule l'homéopathie utilise ce minéral à des fins thérapeutiques.
Le graphite est un minéral tendre.
BLOC DE GRAPHITE

ORIGINE
Se forme dans des roches telles que le granite, l'ardoise, le schiste et le marbre. Courant au Sri Lanka, au Mexique et en Amérique du Nord.

PRÉCISION
Contemporain de Hahnemann, l'Allemand Weinhold avait remarqué que les ouvriers miroitiers soignaient les boutons de fièvre avec du graphite.

PRÉPARATION
La poudre est solubilisée par trituration avec du lactose. Après avoir été dissoute dans l'eau, elle fait l'objet de dilutions et dynamisations répétées.

— PRINCIPAUX SYMPTÔMES —
MANQUE DE CONCENTRATION ◆ INDÉCISION ◆ AFFECTIONS TENDANCE AUX LARMES EN ÉCOUTANT DE LA MUSIQUE ◆ FRILOSITÉ ◆ CREVASSES AVEC ÉCOULEMENTS COULEUR MIEL

TROUBLES DIGESTIFS

Symptômes : constipation, ballonnements et flatulences, associés parfois à des crampes. Démangeaisons au rectum, hémorroïdes, fistules anales, et douleurs à l'estomac associées à des vomissements ou une sensation de faim.
Amélioration : à la chaleur, au grand air; en mangeant chaud.
Aggravation : au froid; durant les règles; en mangeant sucré ou des fruits de mer.

TROUBLES MENSTRUELS

Symptômes : règles irrégulières et peu abondantes, seins gonflés, durs et douloureux. Démangeaisons aux parties génitales et constipation (*voir ci-dessus*).
Amélioration : en s'enveloppant chaudement.
Aggravation : en se grattant.

ÉRECTION

Symptômes : impuissance précoce mais forte libido. Le priapisme (érection prolongée et douloureuse) peut toucher des hommes peu attirés par l'acte sexuel.
Amélioration : en marchant au grand air.
Aggravation : en cas d'excès sexuel ou de masturbation.

VOIR ÉGALEMENT
Eczéma, *pages 194, 240*; appareils génitaux, *page 198*; esprit et émotions, *page 210*; catarrhe, *page 226*

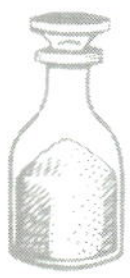

Hepar sulfuris calcareum

HEPAR SULF.

NOM COURANT
Sulfure de calcium

AU XVIIIe SIÈCLE, le sulfure de calcium était exploité pour traiter l'acné, les furoncles et la goutte. Aujourd'hui, il sert encore en médecine vétérinaire et dans l'industrie des peintures. Le remède homéopathique a été utilisé pour la première fois en 1794 par Hahnemann comme antidote du mercure, auquel on recourait beaucoup à l'époque (*voir page 85*). *Hepar sulf.* se donne pour traiter les affections respiratoires, croup ou toux par exemple, ainsi que les infections de la peau.

SOURCE

ORIGINE
Mélange de poudre de coquille d'huître (*voir page 77*) et de fleur de soufre (*voir page 99*).

PRÉCISION
Servait au XVIIIe siècle contre le goitre, la goutte, les douleurs rhumatismales et la tuberculose.

PRÉPARATION
Après calcination de fleur de soufre et de coquille d'huître broyée, on dissout le mélange dans de l'acide puis on effectue des triturations avec du lactose.

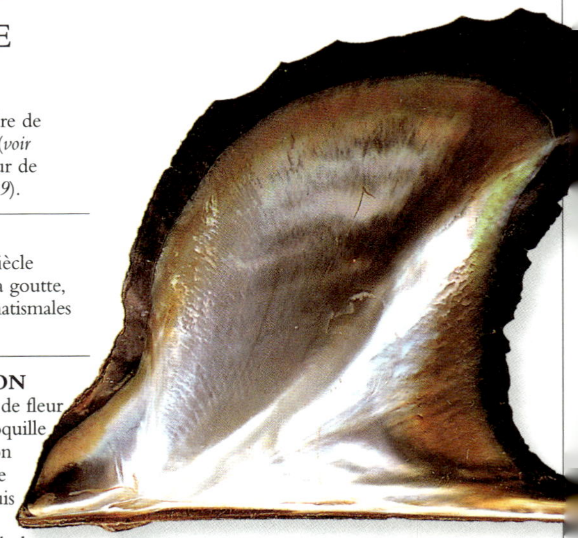

COQUILLE D'HUÎTRE

SULFURE DE CALCIUM
Au lieu d'utiliser de la chaux ordinaire, Hahnemann préféra recourir à un mélange de fleur de soufre et de coquille d'huître réduite en poudre.

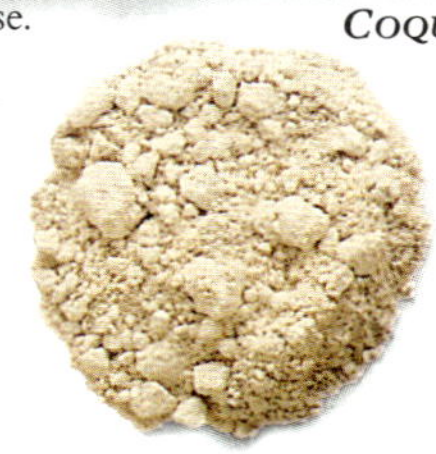

POUDRE DE COQUILLE D'HUÎTRE

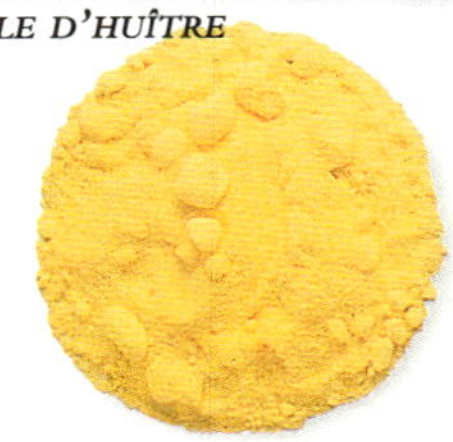

FLEUR DE SOUFRE

PROFIL DU REMÈDE

Sujets susceptibles à tous égards. La maladie accentue l'irascibilité et l'impétuosité ; la colère, la douleur ou l'angoisse peuvent causer des explosions violentes. On note parfois une faible estime de soi et l'impression d'être rejeté.

Hypersensibles, ils supportent mal la douleur et réagissent exagérément à la maladie. Ils manquent de chaleur interne et ressentent facilement le froid, surtout sec. Les symptômes empirent en général la nuit, et s'aggravent au moindre contact avec la zone affectée. On note souvent un désir de plats gras et d'aliments acides.

Hepar sulf. se donne en cas d'infection, surtout cutanée ou respiratoire. Il est très approprié si l'affection s'accompagne d'un gonflement des ganglions, notamment au cou et à l'aine, ou d'une forte fièvre alternant avec des frissons.

RHUME ET CATARRHE
Symptômes : rhume ou grippe avec fièvre, sudation, éternuements et besoin de chaleur. L'écoulement peut être aqueux au début pour devenir sanglant, épais et jaunâtre, avec une odeur de vieux fromage. Le contact avec l'air froid déclenche des éternuements, les narines peuvent être endolories et à vif. La sinusite provoque des douleurs au niveau des os de la face et de l'arête du nez. La douleur siège souvent du côté droit et s'étend à l'oreille, notamment à la déglutition. On peut noter une otalgie causant une douleur perçante, associée à des écoulements malodorants.
Amélioration : à la chaleur ; par temps chaud et humide ; en mangeant ; en se couvrant la tête.
Aggravation : exposé au froid et aux courants d'air froids ; en se déshabillant ; au contact.

MAUX DE GORGE
Symptômes : enrouement, maux de gorge et gonflement des amygdales. On peut noter par ailleurs des abcès suintants aux gencives ou aux ganglions accompagnés de vives douleurs en échardes, à la déglutition surtout, pouvant s'étendre à l'oreille.
Amélioration : par temps chaud et humide ; en se couvrant la gorge ; en appliquant des compresses chaudes.
Aggravation : au froid ; en touchant la gorge ; en buvant froid ; à la déglutition.

TOUX ET CROUP
Symptômes : toux opiniâtre et sèche, provoquant souvent des maux de gorge (*voir ci-dessus*). Si la toux donne des expectorations filantes, une quinte peut se déclencher si on touche la gorge et donner une sensation d'étouffement. Des glaires épais logés dans la poitrine sont possibles. La toux est plutôt sèche le soir, fluide le matin. Les symptômes du croup sont similaires, mais avec une toux aboyante et des difficultés à expectorer les glaires.
Amélioration : par temps chaud et humide ; en se couvrant chaudement.
Aggravation : au froid ; le matin et le soir ; en touchant la gorge.

AFFECTIONS DE LA PEAU
Symptômes : peau se crevassant et devenant rugueuse facilement, éruptions telles que l'acné s'enflammant et devenant douloureuses, avec formation de pus jaune et nauséabond. Les éruptions tardent à guérir et sont sujettes à infection. Les orgelets, furoncles ou boutons de fièvre peuvent s'accompagner du classique écoulement jaune. Les abcès et ulcères saignent facilement.
Amélioration : à la chaleur ; en appliquant des compresses chaudes sur la zone touchée ; en mangeant.
Aggravation : au froid ; en se déshabillant ; au contact.

TROUBLES DIGESTIFS
Symptômes : nausées, vomissements et diarrhées chroniques. Les selles, pâles et molles, ont une odeur aigre, de même que les urines.
Amélioration : par temps chaud et humide ; à la chaleur ; en mangeant.
Aggravation : au froid ; en se déshabillant.

PRINCIPAUX SYMPTÔMES

SAUTES D'HUMEUR VIOLENTES ◆ HYPERSENSIBILITÉ ◆ FRILOSITÉ ◆ ÉCOULEMENTS NAUSÉABONDS ◆ DOULEURS EN ÉCHARDES ◆ DÉSIR D'ALIMENTS ET BOISSONS ACIDES

VOIR ÉGALEMENT
Eczéma, *pages 194, 240* ; otalgie, *page 222* ; sinusite, *page 226* ; acné modérée, *page 240* ; amygdalite, *page 250* ; croup, *page 250*

Hydrargyrum metallicum syn. *Mercurius solubilis Hahnemanni*

MERC. SOL.

NOMS COURANTS
Mercure, vif-argent, mercure soluble de Hahnemann, oxyde noir de mercure

ON TROUVE des papyrus égyptiens du XVIe siècle av. J.-C. mentionnant l'exploitation du mercure à des fins thérapeutiques. Utilisé ensuite par les Grecs, les Romains et les Arabes, ce métal servit jusque vers 1900 en Occident contre la syphilis et autres maladies, avant que sa toxicité soit jugée trop dangereuse. Expérimenté par Hahnemann et publié dans sa *Matière médicale pure* (1821-1834), *Merc. sol.* se donne en cas d'ulcères, de problèmes de ganglions et d'écoulements nauséabonds.

PROFIL DU REMÈDE

Sujets anxieux, agités, au côté rigide tenant à un besoin d'ordre et de stabilité. Ils refoulent leurs sentiments conflictuels puis cèdent à une rage aveugle. L'affection peut provoquer une confusion, une déficience de la mémoire, des difficultés d'élocution et une tendance aux crises de larmes.

On note typiquement une sensation constante de faim, avec un désir de pain, de beurre et de boissons froides comme le lait ou la bière, mais une aversion pour les autres boissons alcoolisées, le café, la viande et les plats sucrés.

Parmi les symptômes physiques, mentionnons des abcès, des ulcérations, un état fébrile, un gonflement des ganglions, une sudation abondante. Les symptômes empirent la nuit, et s'aggravent par grand froid ou forte chaleur, la récupération exigeant une température modérée. On observe souvent une salivation excessive, des déglutitions constantes et un écoulement de bave sur l'oreiller pendant la nuit.

AFFECTIONS DE LA BOUCHE ET DE LA GORGE

Symptômes : ulcérations sur la langue, l'intérieur de la joue et les gencives. Dans la bouche, zones crème, en relief et douloureuses, ce qui indique en général un muguet. Une gorge endolorie peut s'ulcérer et une amygdalite se déclarer. La formation d'abcès à la racine des dents provoque des gonflements douloureux. Inflammation et saignement de gencive (gingivite) ou maux de dents avec déchaussement. Parmi les autres symptômes typiques traités par *Merc. sol.*, mentionnons une amertume dans la bouche, une mauvaise haleine, un gonflement des ganglions, un état fébrile (*voir plus loin*) et sur la langue un enduit jaune pouvant comporter la trace des dents.
Amélioration : en se reposant; en appliquant des compresses chaudes.
Aggravation : au chaud ou au froid extrêmes; en transpirant; en mangeant ou buvant froid ou très chaud.

CATARRHE ET RHUME

Symptômes : écoulements aqueux, jaunâtres ou verdâtres à forte odeur, associés à des éternuements constants et à la sensation d'avoir les narines brûlantes et à vif. Les frissons, les douleurs, les états fébriles (*voir plus loin*) et les grippes s'accompagnent d'un goût amer dans la bouche, de maux de tête et de gorge (*voir plus haut*). Les douleurs aux sinus peuvent s'étendre aux dents et aux oreilles.
Amélioration : au repos; à température modérée.
Aggravation : au froid ou à la chaleur extrêmes; couché sur le côté droit; en transpirant.

SOURCE

MERCURE
Se trouve souvent à l'état liquide dans des roches volcaniques, notamment le cinabre.

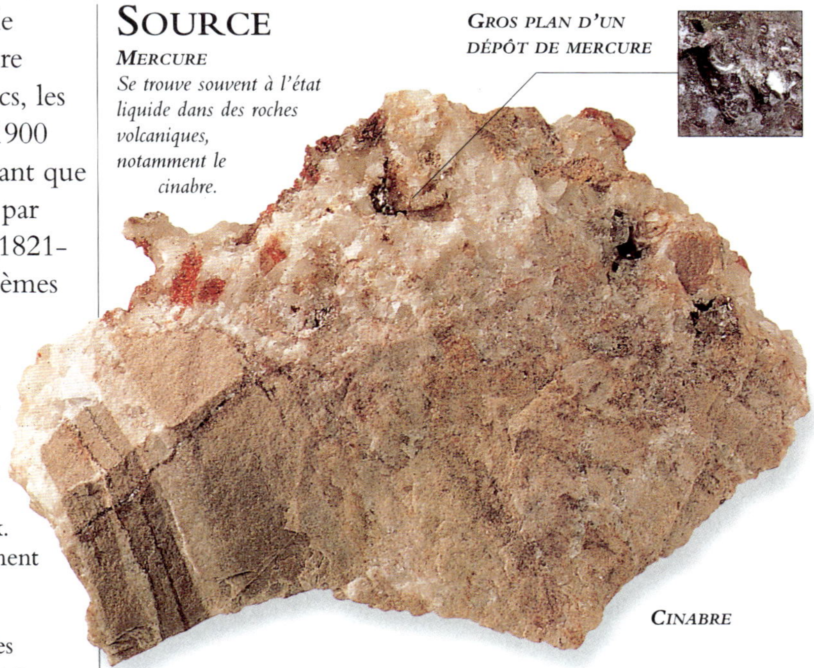

ORIGINE
Le plus important minerai de mercure, le cinabre, se trouve à proximité de tufs volcaniques et sources chaudes (Espagne, Italie, Chine, Pérou, U.S.A).

PRÉCISION
Préconisé par Paracelse au XVIe siècle, ce métal fut notamment prescrit à Charles II d'Angleterre ainsi qu'à George Washington.

PRÉPARATION
On obtient un précipité en dissolvant du mercure dans de l'acide nitrique; la poudre est alors filtrée, séchée, et triturée jusqu'à ce qu'elle soit soluble.

— PRINCIPAUX SYMPTÔMES —

ÉCOULEMENTS MALODORANTS ◆ RÉSERVE ET SUSPICION ◆ ANXIÉTÉ ◆ TRANSPIRATION ABONDANTE NE SOULAGEANT PAS LES SYMPTÔMES ◆ SUJET SE SENTANT MOINS BIEN LA NUIT

ŒIL ET OREILLE

Symptômes : œil larmoyant, enflé, enflammé ou sensible à la lumière, avec un écoulement vert, jaune ou sanglant, pouvant être causé par une conjonctivite. *Merc. sol.* se donne aussi en cas d'otalgie.
Amélioration : au repos; à température modérée.
Aggravation : au froid ou à la chaleur extrêmes; la nuit; en se penchant; au contact.

ÉTAT FÉBRILE

Symptômes : forte fièvre liée à une transpiration malodorante et des frissons. On note un gonflement des ganglions, des douleurs névralgiques, des céphalées.
Amélioration : au repos; à température modérée.
Aggravation : par une chaleur intense; en cas de changement de température; couché sur le côté droit; en transpirant; la nuit.

HERPÈS GÉNITAL

Symptômes : suintements brûlants avec démangeaisons vaginales; vésicules rouges et irritantes sur le pénis, avec suintement.
Amélioration : en se baignant à l'eau fraîche; au repos.
Aggravation : au contact; à l'humidité.

VOIR ÉGALEMENT
Pneumonie, *page 183*; ostéoarthrite, *page 196*; bouche, *page 232*; enfant, *page 246*

Iodum

IODUM

NOM COURANT
Iode

L'IODE est essentiel au bon fonctionnement de la thyroïde. Une carence provoque des symptômes tels qu'une faiblesse musculaire, une perte de poids, une apathie mentale et une grande fatigue. Un tel déficit est rare en Occident, le sel de table y étant enrichi d'un sel d'iode, l'iodure de potassium. Le remède a été expérimenté en 1837 par Hahnemann ; il s'utilise principalement pour traiter les nombreux symptômes associés à une hyperactivité de la thyroïde et à l'accélération du métabolisme qu'elle entraîne.

PROFIL DU REMÈDE

Sujets bavards, présentant une forte agitation mentale et une irritabilité due à l'anxiété. Ils ont l'envie compulsive d'être occupés en permanence, mais sont étourdis et désorganisés. *Iodum* se donne contre les symptômes causés par une activité excessive de la thyroïde (hyperthyroïdie) et l'accélération du métabolisme qu'elle provoque. Parmi les symptômes psychologiques, mentionnons des troubles de l'alimentation et une anxiété pouvant se manifester par une rage violente si un repas n'est pas prêt dès que le sujet éprouve une sensation de faim.

Les symptômes physiques sont une exophtalmie et une douleur oculaire liée à l'hyperthyroïdie ; des nausées, une salivation excessive, des problèmes respiratoires, un grossissement des ganglions et une forte sudation.

Les types sensibles craignent les fortes chaleurs et cherchent systématiquement la fraîcheur : ils préfèrent les vêtements légers, et se sentent mal dans une atmosphère trop chaude.

HYPERACTIVITÉ DU MÉTABOLISME

Symptômes : perte de poids et amaigrissement rapides et notables malgré un appétit insatiable. On note une soif excessive. Le foie peut grossir, des signes de jaunisse sont possibles, et le pancréas peut être douloureux. On observe une diarrhée chronique, ainsi qu'une constipation chez un sujet expulsant des selles de couleur pâle.
Amélioration : à l'air frais ; en bougeant ou en mangeant.
Aggravation : à la chaleur ; soumis à l'anxiété.

ALIMENTATION

Symptômes : perte de poids et amaigrissement rapides et notables malgré un appétit insatiable. On note une soif excessive. Le foie peut grossir, des signes de jaunisse sont possibles, le pancréas peut être douloureux. On observe parfois une diarrhée chronique liée à la nervosité ou à l'ingestion de certains aliments, ainsi qu'une constipation chez un sujet expulsant des selles pâles.
Amélioration : à l'air frais ; en bougeant ou en mangeant.
Aggravation : à la chaleur ; soumis à l'anxiété.

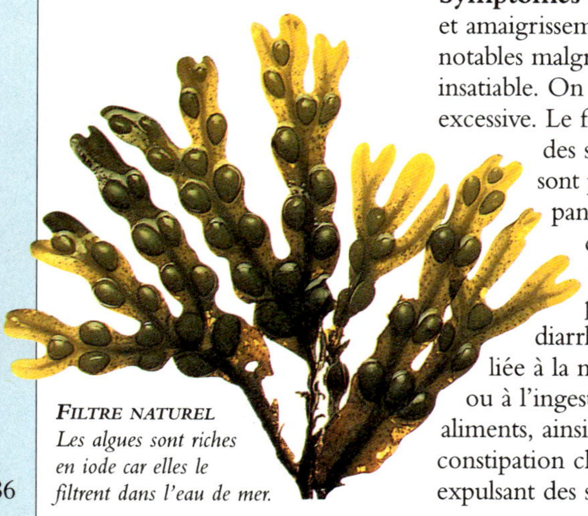

FILTRE NATUREL
Les algues sont riches en iode car elles le filtrent dans l'eau de mer.

SOURCE

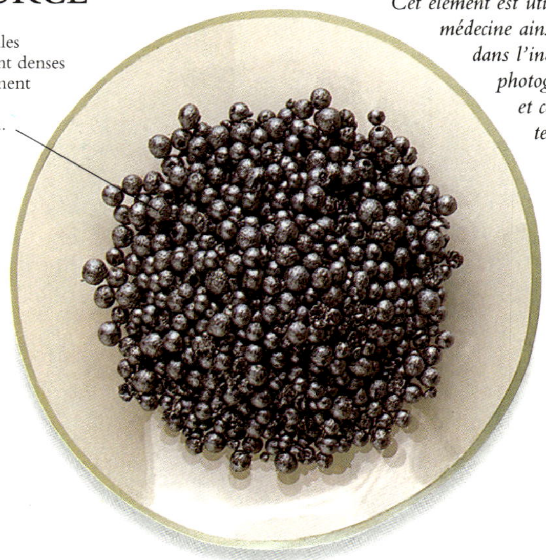

Les granules d'iode sont denses et légèrement solubles dans l'eau.

IODE
Cet élément est utilisé en médecine ainsi que dans l'industrie photographique et comme teinture.

ORIGINE
S'extrayait autrefois d'algues que l'on faisait brûler lentement ; aujourd'hui, préparé en général chimiquement.

PRÉCISIONS
Il y a 2000 ans, les Chinois utilisaient des algues brûlées contre les problèmes thyroïdaux ; l'iode est aussi un antiseptique.

PRÉPARATION
Les sels d'iode sont dissous dans l'alcool, puis le mélange fait l'objet de dilutions et dynamisations répétées.

— PRINCIPAUX SYMPTÔMES —
PERTE DE POIDS ◆ INTOLÉRANCE À LA GROSSE CHALEUR ◆ ABSENCE DE SENSATION DE SOIF ◆ HYPERTROPHIE, PUIS ATROPHIE GLANDULAIRE ◆ ANXIÉTÉ ET AGITATION

TOUX

Symptômes : toux spasmodique, sèche, étouffante, pouvant s'accompagner de haut-le-cœur et de vomissements. Il peut y avoir mucus en abondance et bruit d'encombrement dans la poitrine (sans expectoration si les symptômes sont dus à une pneumonie ou à de l'asthme).
Amélioration : à l'air frais.
Aggravation : au chaud ; en cas d'excès alimentaires ; par nuit fraîche suivant une journée très chaude.

MALADIES RESPIRATOIRES

Symptômes : écoulement nasal aqueux, très abondant, pouvant être associé à un rhume des foins, ou sécheresse et obstruction du nez avec hypertrophie des végétations. *Iodum* soulage aussi l'asthme couplé à un rhume des foins.
Amélioration : à l'air frais ; en bougeant ou en mangeant.
Aggravation : à la chaleur.

CHALEUR

Symptômes : détresse physique et état fébrile dans un environnement chaud. Toute activité physique provoque une transpiration notable.
Amélioration : à l'air frais ; dans un environnement frais ; en portant des vêtements légers.
Aggravation : à la chaleur.

VOIR ÉGALEMENT
Polyarthrite rhumatoïde, *page 197* ; problèmes de prostate, *page 202* ; obstruction des trompes d'Eustache, *page 222*

Kalium bichromicum

KALI. BICH.

NOMS COURANTS
Bichromate de potassium, bichromate de potasse

LES APPLICATIONS industrielles de ce composé sont nombreuses, notamment pour la fabrication de pigments chromés. Drysdale a expérimenté le remède homéopathique, les résultats ayant été publiés en 1864. Tout comme les autres remèdes *Kali.*, on l'utilise pour traiter les affections caractérisées par un écoulement nasal abondant et certains problèmes de peau. Mais il agit aussi sur les troubles gastriques, à la différence des autres remèdes *Kali.*

SOURCE

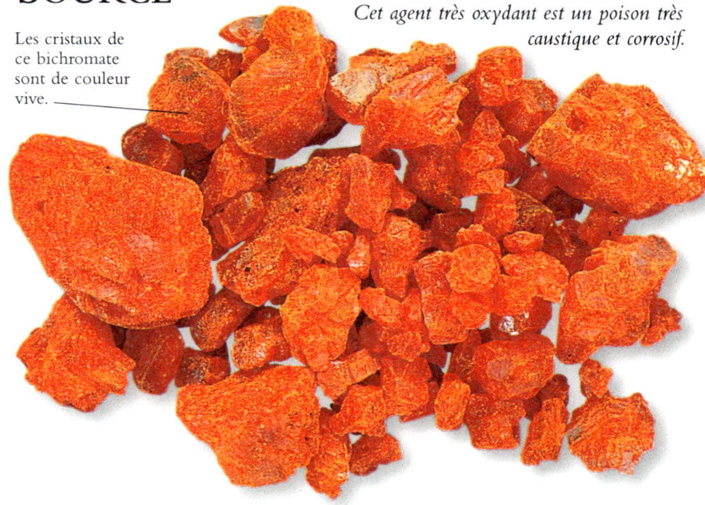

Les cristaux de ce bichromate sont de couleur vive.

BICHROMATE DE POTASSIUM
Cet agent très oxydant est un poison très caustique et corrosif.

ORIGINE
Cette substance n'existant pas à l'état naturel, elle est en général obtenue chimiquement par combinaison de chromate de potassium, neutre, et d'acide chlorhydrique.

PRÉCISIONS
Le bichromate de potassium est utilisé pour teindre les tissus et le bois, ainsi que dans la fabrication des batteries électriques et l'industrie photographique.

PRÉPARATION
Les cristaux sont broyés (trituration) avec du lactose jusqu'à ce qu'ils soient solubles dans l'eau. Ils sont alors filtrés avant de faire l'objet de dilutions et dynamisations.

PRINCIPAUX SYMPTÔMES

GRANDE ATTENTION AUX DÉTAILS ◆ DOULEUR LOCALISÉE ◆ ÉCOULEMENT VERT-JAUNE, FILANT, CROÛTEUX ◆ SUJET SE SENTANT MOINS BIEN ENTRE 2 ET 5 HEURES DU MATIN

PROFIL DU REMÈDE

Sujets routiniers et aimant aller dans le détail même si l'enjeu est minime. On peut noter une douleur dans des zones bien localisées, et des douleurs articulaires alternant avec des diarrhées en été. On observe un désir de bière et parfois, aussi, la sensation d'avoir un cheveu sur la langue au sens propre.

Kali. bich. ayant un effet bénéfique sur les muqueuses, il se prescrit en cas d'affection des voies respiratoires caractérisée par un écoulement très important. On le donne aussi contre les indigestions, les maux de tête, et les affections de la peau accompagnées d'écoulement, comme les ulcérations cutanées ou l'acné associées à des douleurs brûlantes. Il sert par ailleurs contre les douleurs articulaires.

CATARRHE ET SINUSITE

Symptômes : écoulement vert-jaune constant, filant ou visqueux, et difficile à expulser. La nuit, le catarrhe peut s'accumuler dans le nez ou s'écouler sur l'arrière de la gorge ; il arrive qu'il devienne sec et dur. Les sinus sont enflammés, avec une vive douleur sur l'arête du nez. Une otite séreuse peut se développer, provoquant une otalgie et un écoulement épais et jaunâtre. Une obstruction catarrhale peut entraîner des maux de tête (*voir plus loin*) et même parfois des vomissements.
Amélioration : à la chaleur ; au chaud dans un lit ; en exerçant une ferme pression sur l'arête du nez.
Aggravation : au froid ; le matin ; en se penchant ; au printemps et en automne.

MAUX DE GORGE, TOUX ET CROUP

Symptômes : gonflement de la gorge et des amygdales. Le larynx est tapissé d'un mucus filant difficile à expulser. Les douleurs thoraciques peuvent s'étendre au dos et aux épaules. On peut observer une sécheresse buccale, des ulcérations de la bouche et une coloration jaune de la langue, parfois liées à des troubles digestifs (*voir plus loin*).
Amélioration : à la chaleur ; par temps doux ; au chaud dans un lit ; la nuit ; en bougeant ; en expulsant du mucus.
Aggravation : à l'humidité et au froid ; le matin ; au printemps et en automne ; en respirant profondément.

INDIGESTION

Symptômes : vives douleurs rappelant des coups de couteau irradiant jusqu'aux reins, et point douloureux à l'estomac rappelant un ulcère. On note la sensation que le processus de digestion est interrompu, avec une lourdeur à l'estomac juste après un repas. Aversion pour la viande ; désir de boire de la bière malgré les conséquences.
Amélioration : en expulsant gaz intestinaux ou renvois.
Aggravation : au froid ; au printemps ou en automne ; en mangeant des plats riches et lourds ; en buvant de la bière.

MAUX DE TÊTE

Symptômes : douleur localisée s'étendant parfois à toute la tête, pouvant être due à une sinusite (*voir plus haut*). On peut noter des nausées et la présence d'un mucus filant dans la gorge.
Amélioration : à la chaleur ; en exerçant une ferme pression sur l'arête du nez.
Aggravation : au froid ; en se penchant en avant.

PROBLÈMES DE PEAU

Symptômes : acné au visage avec petites bosselures rouges et fermes donnant un écoulement jaune. On peut observer une éruption rappelant des vésicules et provoquant des démangeaisons, avec des douleurs brûlantes, des ulcérations cutanées à la bordure en relief, et des vésicules sur la plante des pieds.
Amélioration : par temps frais.
Aggravation : par temps très chaud ; au contact tactile.

DOULEURS ARTICULAIRES

Symptômes : douleurs se déclarant et disparaissant subitement. Les fortes douleurs peuvent se diffuser au voisinage de l'articulation.
Amélioration : à la chaleur ; bien au chaud dans un lit.
Aggravation : au froid ; en été ; en cas de chaleur extrême ou subite.

VOIR ÉGALEMENT

Polyarthrite rhumatoïde, *page 197* ; sinusite, *page 226* ; otite séreuse, *page 250*

Kalium carbonicum
KALI. CARB.

NOM COURANT
Carbonate de potassium

L'EXPLOITATION du carbonate de potassium dans la production de verre, connue des Égyptiens, reste courante de nos jours. Ce composé s'utilise aussi dans la fabrication de savon et autres produits. Présent dans toutes les cellules de l'organisme, le potassium forme avec le sodium un équilibre délicat dont la rupture cause notamment une faiblesse musculaire et une arythmie cardiaque. Hahnemann a testé le remède et publié les résultats dans ses *Maladies chroniques* (1821-1834).

SOURCE

CARBONATE DE POTASSIUM
Ce composé blanc et inodore est un alcali puissant utilisé par l'industrie et dans la fabrication d'autres composés de potassium.

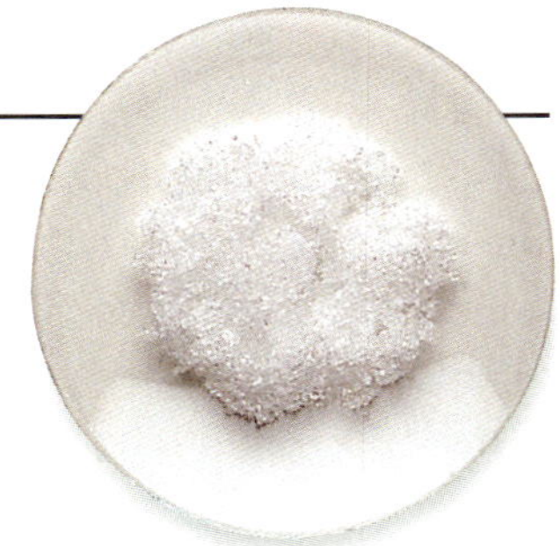

CARBONATE DE POTASSIUM

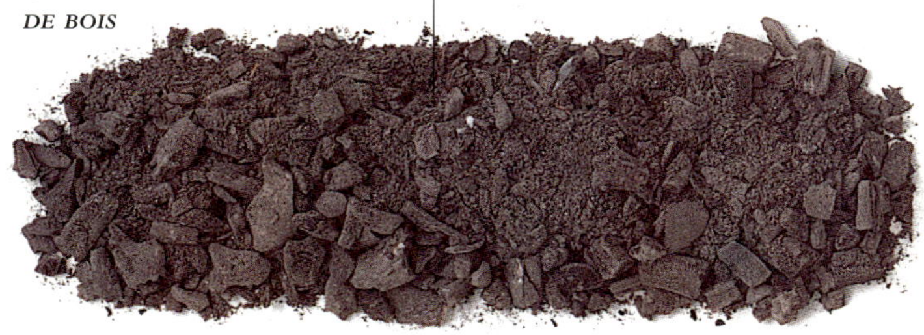

CENDRE DE BOIS

La cendre de bois brûlé constitue une source couramment utilisée de carbonate de potassium.

ORIGINE
Préparé autrefois par filtration de cendre de bois et évaporation de la solution dans des pots en fer; aujourd'hui, le carbonate de potassium est préparé chimiquement.

PRÉCISION
Peu prescrit à usage interne à des fins thérapeutiques car très caustique, mais utilisé couramment pour des traitements externes, des lotions pour la peau par exemple.

PRÉPARATION
Le carbonate de potassium est trituré par broyages successifs avec du lactose jusqu'à ce qu'il soit soluble dans l'eau; la solution fait alors l'objet de dilutions et dynamisations.

PROFIL DU REMÈDE

Sujets susceptibles, irritables, possessifs, se sentant en conflit avec les autres, détestant le contact physique bien qu'ayant besoin de compagnie. Ils ont un sens très profond du devoir et des responsabilités. Les contrariétés émotionnelles leur donnent une sensation d'anxiété se manifestant comme un coup de poing à l'estomac. Ils appréhendent l'avenir, la mort, la perte du contrôle de soi, et même le surnaturel.

Parmi les symptômes typiques une forte sensibilité aux courants d'air et au froid. *Kali. carb.* se donne en cas de fièvre récurrente, de toux, de rhume et autres problèmes respiratoires, l'asthme notamment. On peut noter de vives douleurs lancinantes dans certaines parties du corps, et un gonflement au-dessus des yeux. Les symptômes ont tendance à empirer au petit matin; l'insomnie est par ailleurs caractéristique des types sensibles à *Kali. carb.* Ceux-ci sont en général au minimum d'âge moyen, corpulents ou obèses, et présentent un grand désir de sucré.

TOUX ET RHUME
Symptômes : toux spasmodique et sèche avec expectoration le matin de mucus nauséabond de couleur jaune-vert. *Kali. carb.* sert aussi en cas de rhumes récurrents se portant sur la gorge associés à un enrouement ou une aphonie dus à une grande frilosité consécutive à une abondante transpiration.
Amélioration : à la chaleur; en se tenant debout et penché en avant.
Aggravation : à l'air froid et aux courants d'air; entre 2 et 4 heures du matin.

ASTHME
Symptômes : asthme très sévère empêchant le sujet d'être allongé confortablement, avec parfois une toux sèche pouvant interrompre le sommeil entre 2 et 4 heures du matin.
Amélioration : en étant soutenu physiquement; assis bien droit; en se penchant, la tête sur les genoux.
Aggravation : à l'air froid et aux courants d'air; en étant allongé; en cas d'effort.

DOULEURS ARTICULAIRES
Symptômes : vive douleur dans les épaules, les bras, les jambes et les hanches, plus forte du côté gauche du corps. On peut noter une faiblesse des bras et des impatiences dans les jambes. L'arthrite peut être assez forte pour causer les déformations de la polyarthrite rhumatoïde. Une sciatique est susceptible de provoquer un besoin de se dresser ou de se retourner dans le lit.
Amélioration : à la chaleur; en bougeant.
Aggravation : à l'air froid et aux courants d'air; entre 2 et 4 heures du matin; couché du côté affecté par les symptômes.

PRINCIPAUX SYMPTÔMES

FRILOSITÉ ◆ DOULEURS LANCINANTES ◆ ANXIÉTÉ LOCALISÉE AU NIVEAU DE L'ESTOMAC ◆ SENS AIGU DU DEVOIR ◆ SUJET SE SENTANT MOINS BIEN ENTRE 2 ET 4 HEURES DU MATIN

MAL DE DOS
Symptômes : douleur démarrant au creux des reins. Cette douleur, plus forte du côté gauche, irradie jusqu'aux parties génitales et aux membres inférieurs. Elle peut être particulièrement sévère pendant une grossesse ou en phase de travail, ou à la suite d'une blessure, d'un accouchement ou d'un avortement.
Amélioration : à la chaleur; au grand air.
Aggravation : à l'air froid et aux courants d'air; entre 2 et 4 heures du matin; en restant longtemps assis; avant les règles.

TROUBLES RÉNAUX
Symptômes : calculs ou autres affections rénales, avec douleurs lancinantes au creux des reins, pouvant être plus fortes du côté gauche du corps. On observe parfois un gonflement des paupières.
Amélioration : à la chaleur; en bougeant.
Aggravation : à l'air froid et aux courants d'air; entre 2 et 4 heures du matin.

INSOMNIE
Symptômes : difficultés à trouver le sommeil, ou endormissement suivi par un état de veille entre 2 et 4 heures du matin avec le sentiment qu'il sera impossible de se rendormir. Le sujet parle parfois pendant son sommeil.
Amélioration : à la chaleur; au grand air.
Aggravation : à l'air froid et aux courants d'air; couché sur le côté gauche; avant les règles.

VOIR ÉGALEMENT
Asthme, *page 181*; palpitations, *page 186*; ostéoarthrite, *page 196*; coqueluche, *page 250*; incontinence, *page 268*

Kalium phosphoricum

KALI. PHOS.

NOMS COURANTS
Phosphate bipotassique, phosphate de potassium

LE POTASSIUM favorise le stockage de l'énergie dans les cellules, le maintien du rythme cardiaque, et la transmission des impulsions nerveuses. Il est rare d'en observer une carence dans l'organisme car la plupart des aliments en contiennent. *Kali. phos.* constitue l'un des douze « sels minéraux organiques » de Schüssler aidant à lutter contre toutes les déficiences (*voir p. 90*). Expérimenté par Allen en 1892, le remède se prescrit principalement en cas de collapsus nerveux et d'épuisement.

PROFIL DU REMÈDE

Sujets totalement épuisés sur les plans mental et physique, notamment en raison d'un stress ou d'un surmenage. Les types sensibles ont souvent les pieds sur terre et une grande moralité, avec tendance au conformisme. Ils réagissent fortement à la détresse d'autrui présentée par les médias, famine ou violence par exemple. Ils sont extravertis, mais une trop grande fatigue les amène à être hypersensibles, nerveux et renfermés. La maladie les empêche de communiquer, les rend réservés et provoque une aversion pour la compagnie.

Les symptômes physiques sont notamment une incapacité à rester en place, un affaissement de la paupière gauche, une tendance à une sudation excessive malgré une forte sensibilité au froid, et une douleur à la colonne vertébrale.

Kali. phos. s'utilise par ailleurs en cas de crampes dues à la faim, de maux de tête et d'insomnies.

SYNDROME DE FATIGUE CHRONIQUE

Symptômes : très grande fatigue physique et mentale consécutive à une maladie ou une surcharge de travail. Léger état fébrile possible. On observe une léthargie, une dépression, de la frustration, de la colère et de l'irascibilité. L'hypersensibilité provoque une prédisposition à la frilosité et au tressaillement à une lumière vive ou au moindre bruit. La langue est revêtue d'un enduit jaune.
Amélioration : à la chaleur; en bougeant doucement; en dormant; en mangeant.
Aggravation : au froid; à la moindre excitation; en cas d'effort physique ou de tracas; exposé au bruit.

ÉCOULEMENTS ANORMAUX

Symptômes : écoulements jaune orangé purulents provenant du vagin, de la vessie ou des poumons, ou observables dans les selles.
Amélioration : à la chaleur; en dormant; en se reposant.
Aggravation : en cas d'effort; en cas de tracas; en buvant du lait ou des boissons froides.

CRAMPES DE FAIM

Symptômes : sensation nerveuse d'avoir l'estomac vide, liée au stress et parfois associée à des maux de tête *(voir plus loin)*. On note des grignotages entre les repas; le désir de sucré, chocolat par exemple, est fréquent, et on peut observer une forte aversion pour le pain.
Amélioration : à la chaleur; en faisant des mouvements doux; en mangeant.
Aggravation : en cas d'effort; en cas de tracas; en buvant du lait ou des boissons froides.

TRANSPIRATION

Symptômes : forte sudation se manifestant en période de maladie, notamment en cas de grande fatigue (*voir plus haut*).

SOURCE

PHOSPHATE BIPOTASSIQUE
Schüssler considérait qu'une carence en potassium provoquait abattement et anxiété.

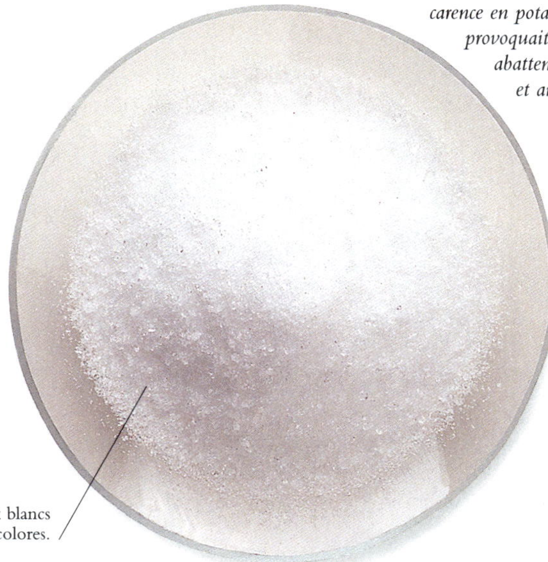

Cristaux blancs ou incolores.

ORIGINE
La combinaison d'un soluté de carbonate de potassium et d'une dilution d'acide phosphorique donne du phosphate de potassium précipité.

PRÉCISION
Ce composé est utilisé, parmi bien d'autres, en médecine classique sous forme diluée au profit des malades nourris par voie intraveineuse.

PRÉPARATION
Le précipité de phosphate de potassium, sous forme cristalline, est séché puis trituré avec du lactose jusqu'à ce qu'il soit soluble dans l'eau.

— PRINCIPAUX SYMPTÔMES —
ÉPUISEMENT PHYSIQUE ET MENTAL ◆ ÉCOULEMENTS JAUNE ORANGÉ ◆ FRILOSITÉ ◆ SUJET SE SENTANT MIEUX EN FAISANT DES MOUVEMENTS DOUX

Elle peut se former sur le cuir chevelu et le visage, surtout après un repas, au moindre effort ou à toute agitation.
Amélioration : en dormant.
Aggravation : en cas d'effort; en mangeant.

MAUX DE TÊTE

Symptômes : céphalées touchant en général un seul côté de la tête, et sensation nerveuse d'avoir l'estomac vide *(voir plus haut)*.
Amélioration : au grand air; en mangeant.
Aggravation : au froid.

INSOMNIE

Symptômes : insomnie associée à une sensation nerveuse de vide au creux de l'estomac et parfois des crampes dues à la faim (*voir plus haut*).
Amélioration : à forte chaleur; en faisant des mouvements en douceur; en mangeant.
Aggravation : à l'air froid et sec; en cas d'effort mental; soumis à des tracas.

MAL DE DOS

Symptômes : douleur le long de la colonne vertébrale. Sensation possible de pesanteur et de froid dans les membres.
Amélioration : à la chaleur; en faisant des mouvements en douceur; en dormant.
Aggravation : en cas d'effort, au contact.

VOIR ÉGALEMENT
Syndrome de fatigue chronique, *page 205*; maux de tête, *page 218*; insomnie, *page 244*

Magnesium phosphoricum

MAG. PHOS.

NOMS COURANTS
Phosphate de magnésium, phosphate de magnésie

UNE CARENCE en magnésium peut provoquer des douleurs névralgiques. Ce minéral est, après le potassium, le plus abondant dans l'organisme. *Mag. phos.* est l'équivalent homéopathique de l'aspirine, car il se donne couramment contre les douleurs modérées. Il a été expérimenté par Wessehoeft et Gann, et les résultats ont été publiés en 1889 par Allen dans *Medical advances*; on le prescrit surtout en cas de névralgie ou de douleur à type de crampe.

SOURCE

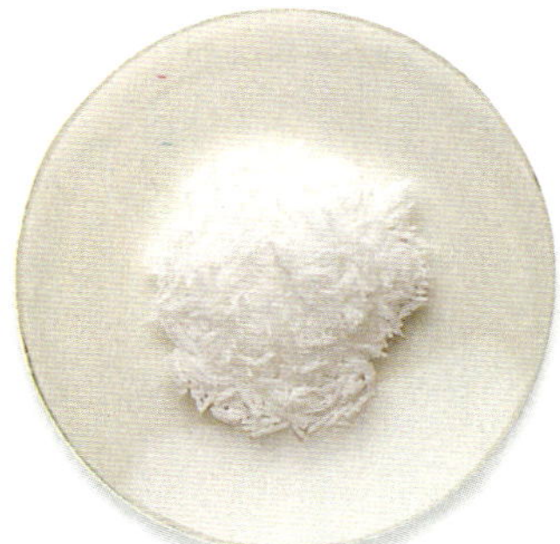

PHOSPHATE DE SODIUM

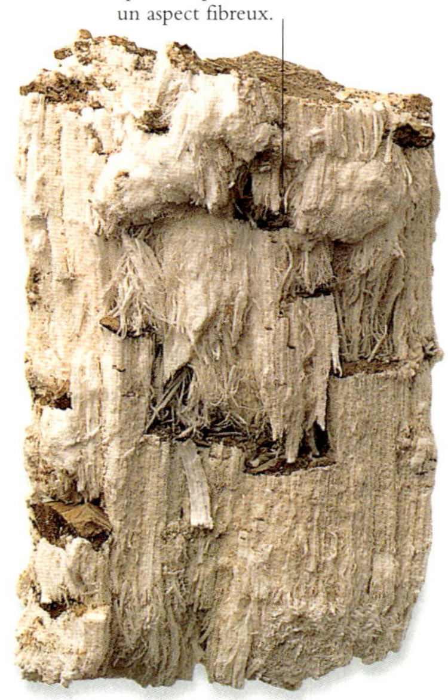

L'epsomite présente un aspect fibreux.

PHOSPHATE DE MAGNÉSIUM
Ce composé n'existe pas à l'état naturel : il est obtenu chimiquement à partir de phosphate de sodium et d'epsomite.

EPSOMITE (SULFATE DE MAGNÉSIUM)

ORIGINE
Le phosphate de sodium s'obtient à partir d'acide phosphorique et carbonate de sodium. Le sulfate de magnésium se forme dans des grottes et à la surface de certaines roches.

PRÉCISIONS
Le magnésium est indispensable à l'organisme dans la décomposition des nutriments. Le phosphate de magnésium est l'un des douze sels organiques de Schüssler.

PRÉPARATION
On mélange dans de l'eau et on laisse cristalliser du sulfate de magnésium et du phosphate de sodium. Les cristaux font ensuite l'objet d'une trituration avec du lactose.

PRINCIPAUX SYMPTÔMES

DOULEURS À TYPE DE CRAMPE ◆ TEMPÉRAMENT ARTISTE, SENSIBLE, INTELLECTUEL ◆ AFFECTIONS TOUCHANT PLUTÔT LE CÔTÉ DROIT ◆ SUJET SE SENTANT MIEUX EXPOSÉ À LA CHALEUR

PROFIL DU REMÈDE

Sujets sociables prédisposés à l'impulsivité et à l'agitation. Souvent sensibles, intellectuels et de tempérament artiste, ils ont tendance à être distraits et incapables de se concentrer. Ils peuvent aussi être portés à l'irritabilité, à la nervosité et à l'épuisement. Ils ont peur de l'obscurité, de l'orage et de la confrontation avec autrui. L'hypochondrie est courante chez les types sensibles; elle se manifeste par une sensibilité au froid et des crampes fréquentes.

Les symptômes sont souvent plus accentués sur le côté droit du corps. On peut observer un fort désir de sucre et une aversion pour le café.

Mag. phos. se prend en cas de douleurs menstruelles ou névralgiques, de douleurs abdominales aiguës, de maux de tête, de dents ou d'oreille.

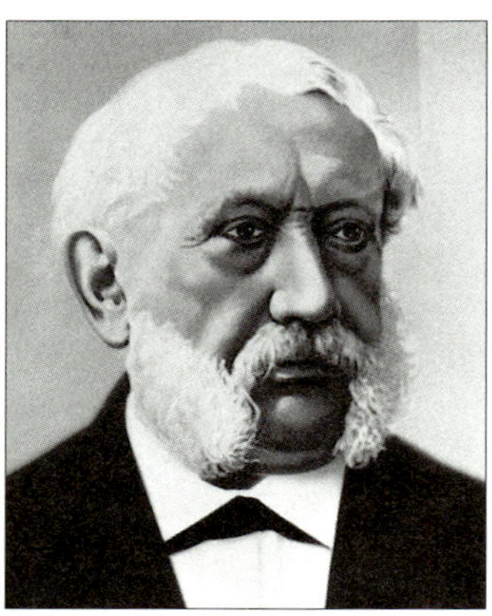

WILHELM SCHÜSSLER
Cet homéopathe allemand affirmait, en 1872-1873, qu'il existait douze sels, dont Mag. phos., *pouvant combattre les dysfonctionnements de l'organisme.*

CRAMPES ABDOMINALES
Symptômes : douleurs coliques. La douleur, qui apparaît et disparaît rapidement, se manifeste souvent du côté droit, avec une intensité pouvant provoquer une agitation et des cris de souffrance. Les renvois ne dissipent pas la gêne des ballonnements.
Amélioration : à forte chaleur; en exerçant une pression sur l'abdomen.
Aggravation : au froid.

NÉVRALGIE
Symptômes : vives douleurs irradiantes à type de crampe, apparaissant et disparaissant rapidement. On note un engourdissement, une raideur et une maladresse des muscles.
Amélioration : à forte chaleur; en prenant un bain très chaud; en exerçant une pression sur la région affectée.
Aggravation : à l'air froid; la nuit.

DOULEURS DE RÈGLES
Symptômes : douleurs à type de crampe, soudaines et lancinantes, dans le bas-ventre pendant les règles.
Amélioration : à la chaleur; en se pliant en deux; en buvant des boissons chaudes.
Aggravation : du côté droit; avant les règles.

MAUX DE TÊTE
Symptômes : douleur lancinante et spasmodique sur le côté droit ou l'arrière du cou, s'étendant sur le dessus du crâne et s'installant autour de l'œil droit.
Amélioration : en exerçant une pression sur la tête.
Aggravation : au froid.

MAUX DE DENTS
Symptômes : douleur sourde et lancinante ou élancements.
Amélioration : à forte chaleur, en appliquant des compresses chaudes sur la gencive ou la dent.
Aggravation : aux courants d'air froid ou au contact.

CRAMPES
Symptômes : crampes soudaines dans les poignets, les doigts, les mains, les bras.
Amélioration : à la chaleur; en exerçant une pression ferme sur la région touchée.
Aggravation : au froid.

OTALGIE
Symptômes : douleur lancinante et spasmodique à l'oreille, notamment après une exposition à un vent froid.
Amélioration : à forte chaleur; en exerçant une ferme pression sur l'oreille.
Aggravation : au froid; en tournant la tête.

VOIR ÉGALEMENT
Colique, *page 246*; règles douloureuses, *page 256*

Natrum carbonicum

NAT. CARB.

NOMS COURANTS
Carbonate de sodium, soude ménagère

ENVIRON 35 millions de tonnes de carbonate de sodium sont produits par an, notamment pour la fabrication de verre, de céramique, de papier et de détergents. Cette substance était nettement réservée à l'usage externe en médecine classique ; l'homéopathie l'utilise contre les troubles digestifs, dermatologiques ou nerveux. *Nat. carb.* a été expérimenté notamment par Hahnemann ; les résultats ont été publiés dans *les Maladies chroniques* (1821-1834).

PROFIL DU REMÈDE

Sujets sensibles, incapables en général d'assimiler les choses à la fois sur les plans physique et émotionnel : ainsi, ils peuvent avoir une incapacité à tolérer le bruit, la musique, la canicule, l'orage, ou même la compagnie d'autrui. Au plan physique, cette entrave émotionnelle peut se traduire par des troubles digestifs, par exemple. Les sujets concernés ont tendance à consacrer leur vie à une seule personne et à tout sacrifier à cette relation. Ils se montrent souvent enjoués même s'ils sont tristes : ce faisant, ils ajoutent encore à la tension mentale, la fatigue et l'irritabilité qu'ils subissent fréquemment.

Les sujets réagissant à *Nat. carb.* voient en général leurs symptômes s'aggraver quand ils sont stressés mentalement ou font un effort physique.

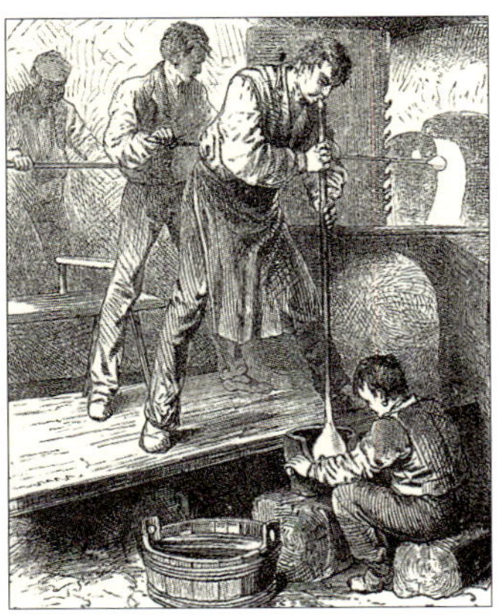

LA VERRERIE
Le carbonate de sodium est utilisé depuis des siècles dans la fabrication du verre ; encore aujourd'hui, cette activité absorbe 50 % de la production totale.

TROUBLES DIGESTIFS

Symptômes : indigestion avec renvois, remontées d'acide et nausées. Intolérance marquée au lait dont l'ingestion d'une faible quantité provoque des diarrhées. L'abdomen peut être douloureux au toucher, et on observe parfois une forte soif. Le sujet est souvent tenaillé par une sensation de vide dans l'estomac, et il lui arrive alors de se lever pour manger quelque chose de sucré. Le grignotage à toute heure, surtout de pain et confiseries, est un symptôme typique.
Amélioration : en exerçant une pression sur l'abdomen ; en bougeant ; en mangeant souvent par petites quantités.
Aggravation : à la chaleur et au soleil ; en buvant du lait ; dans l'agitation.

RHUME ET CATARRHE

Symptômes : rhume aggravé par une exposition aux courants d'air en position assise, avec écoulement vers la gorge, susceptible d'être malodorant.
Amélioration : en transpirant.
Aggravation : exposé aux courants d'air ; un jour sur deux.

MAUX DE TÊTE

Symptômes : maux de tête alternant avec une douleur à l'estomac, accompagnés d'une sensibilité au bruit et à la musique. Les céphalées peuvent être dues à des activités mentales soutenues, ou encore à une exposition excessive au soleil. On peut observer une sensation de vertiges.
Amélioration : en bougeant ; en mangeant.
Aggravation : au soleil et par temps très chaud ; exposé aux courants d'air ; pendant un orage ; en cas d'effort mental.

PROBLÈMES DE PEAU

Symptômes : affections dermatologiques très diverses : verrues, grains de beauté, cors et ampoules, associées soit à une sécheresse cutanée, soit à une tendance à transpirer. On peut observer une extrême sensibilité au soleil, la plus brève exposition pouvant provoquer un coup de chaleur ou un coup de soleil.
Amélioration : en frottant ou grattant, ou en exerçant une pression sur la zone touchée.
Aggravation : à la chaleur.

SOURCE

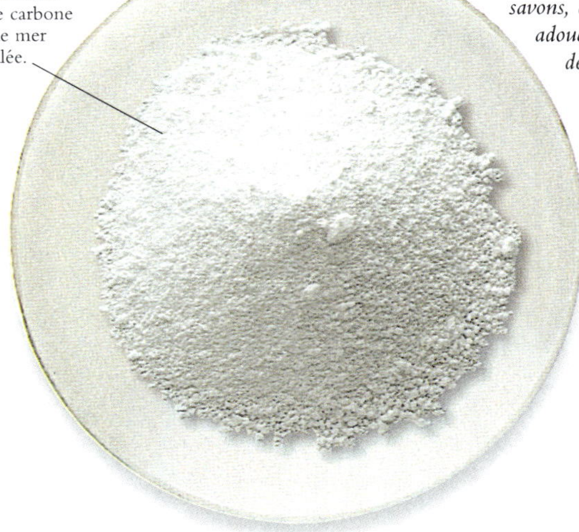
Les cristaux se forment par absorption du dioxyde de carbone par l'eau de mer ou l'eau salée.

CARBONATE DE SODUIM
Le carbonate de sodium s'utilise dans la fabrication de nombreux produits : savons, détergents, adoucissants de l'eau…

ORIGINE
Recueilli autrefois dans les cendres d'algues ; de nos jours, produit à partir de chlorure de sodium, d'ammoniaque et de dioxyde de carbone.

PRÉCISION
Utilisé au XIXe siècle en médecine classique occidentale contre les brûlures, l'eczéma, le catarrhe et les écoulements vaginaux.

PRÉPARATION
Le carbonate de sodium mélangé avec du lactose est trituré jusqu'à obtention d'une poudre suffisamment fine pour être soluble dans l'eau.

PRINCIPAUX SYMPTÔMES
SUJET TRÈS DÉVOUÉ À L'ÊTRE AIMÉ ◆ SUPPRESSION DES ÉMOTIONS ◆ FAIBLESSE DES CHEVILLES ◆ SENSIBILITÉ AU SOLEIL ◆ INTOLÉRANCE AU LAIT

CHEVILLE

Symptômes : tendance à l'entorse et à la luxation des chevilles.
Amélioration : en frottant la cheville ou en exerçant une pression sur celle-ci.
Aggravation : si effort excessif.

ÉPUISEMENT

Symptômes : grande fatigue due à un surmenage ou à une exposition excessive au soleil.
Amélioration : en exerçant une friction ou une pression sur la zone touchée.
Aggravation : à la chaleur ; exposé au bruit ou à l'effort.

VOIR ÉGALEMENT
Infertilité, *page 203* ; allergies, *page 206* ; phobies, *page 211* ; dépression, *page 212*

Natrum chloratum syn. *N. muriaticum*

NAT. MUR.

NOMS COURANTS
Sel marin, sel gemme, chlorure de sodium

LE CHLORURE DE SODIUM se trouve à l'état naturel sous forme de sel de terre ou de mer. C'est un condiment essentiel, une carence provoquant une grande fatigue et des crampes musculaires ; en revanche, une consommation excessive est cause d'hypertension et favorise les maladies cardiaques. La médecine classique utilise le sel en solution, en général pour compenser une perte de fluide. *Nat. mur.* a été expérimenté par Hahnemann, qui a publié les résultats dans ses *Maladies chroniques* (1821-1834).

SOURCE

L'halite présente un éclat vitreux.

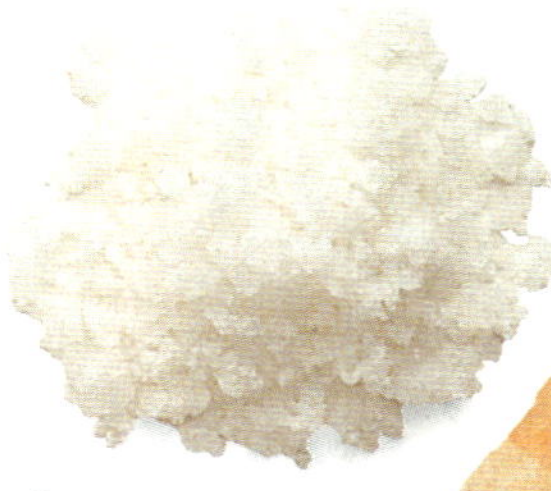

SEL GEMME GROSSIÈREMENT BROYÉ

SEL
L'halite, ou sel gemme, est une source de sel utilisée ; elle se forme dans les zones d'évaporation d'anciens lacs salés, qui peuvent être souterrains.

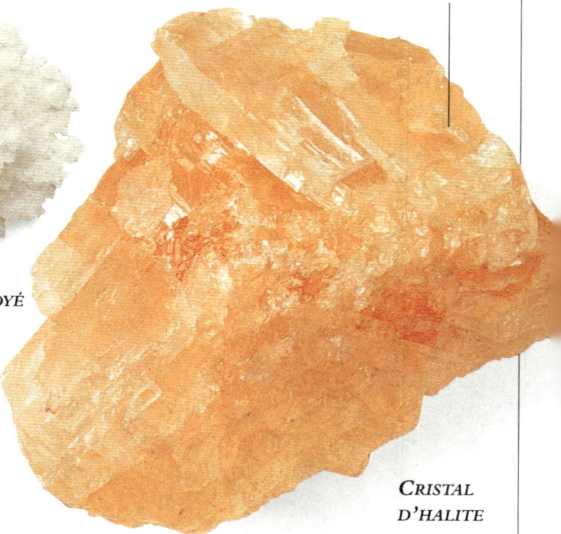

CRISTAL D'HALITE

ORIGINE
Le sel de terre est présent dans le sous-sol sous forme d'halite ; par ailleurs, l'évaporation de l'eau de mer produit elle aussi du sel.

PRÉCISIONS
Conservateur et condiment, le sel a toujours revêtu une grande importance économique. Hormis en homéopathie, son rôle médicinal est limité.

PRÉPARATION
Il est dissous dans de l'eau bouillante puis filtré ; l'évaporation donne du chlorure de sodium pur qui fait alors l'objet d'une trituration avec du lactose.

PRINCIPAUX SYMPTÔMES

AFFECTIONS PROVOQUÉES PAR LA SUPPRESSION DES ÉMOTIONS ◆ SUJET SE SENTANT MOINS BIEN EN SE FAISANT RÉCONFORTER ◆ DÉSIR DE SEL ◆ ÉCOULEMENTS ÉVOQUANT DU BLANC D'ŒUF

PROFIL DU REMÈDE

Sujets sensibles à la critique ; en réprimant leurs émotions, ils peuvent devenir égocentriques et lunatiques. Malgré un désir de compagnie, ils sont mal à l'aise en société. Ils sont entravés par des inhibitions par exemple, ils sont incapables d'uriner dans les toilettes publiques. Ils se montrent consciencieux, appliqués, loyaux. La suppression des émotions est souvent cause de maladies. Les sujets sensibles à *Nat. mur.* détestent la compassion et l'agitation ; ils sont prédisposés aux rhumes, éprouvent un fort désir de sel et se sentent moins bien dans une atmosphère trop chaude et confinée, au soleil, en mangeant, en faisant un effort physique ou en transpirant.

Amélioration : au grand air ; en prenant un bain.
Aggravation : à forte chaleur ; entre 9 et 11 heures du matin.

RHUME
Symptômes : écoulements aqueux abondants rappelant l'aspect du blanc d'œuf cru et pouvant passer vers la gorge. On observe parfois une toux sèche et spasmodique.

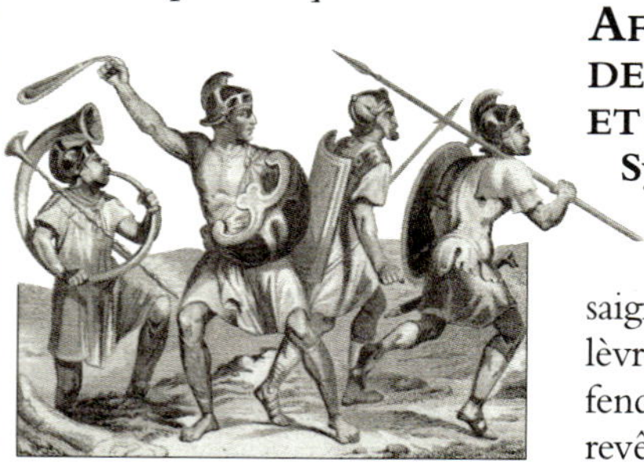

DU SEL AU SALAIRE
Le salarium *perçu par les soldats romains était destiné à l'achat de* sal *(sel) : le terme « salaire » en est dérivé.*

MAUX DE TÊTE
Symptômes : douleur martelante et violente ou migraine au-dessus des yeux, pouvant s'accompagner de troubles de la vision : par exemple, des lignes en zigzag.
Amélioration : en exerçant une pression sur les yeux ; allongé dans le noir.
Aggravation : à forte chaleur ; exposé au bruit, à la lumière ; en bougeant ; en lisant ; pendant les règles.

PROBLÈMES DE PEAU
Symptômes : peau et cheveux gras, pellicules à la limite du front.
Amélioration : à l'air frais ; en prenant un bain froid ; en transpirant ; en jeûnant.
Aggravation : à forte chaleur ; au soleil ; à l'air marin ; après les règles.

AFFECTIONS DE LA BOUCHE ET DE LA GORGE
Symptômes : boutons de fièvre, aphtes, abcès dentaires et gingivites avec saignements des gencives. Les lèvres peuvent être sèches et fendillée. La langue, rouge vif et revêtue d'un enduit blanchâtre, peut présenter des vésicules. Certains symptômes sont typiques : soif intense, goût amer dans la bouche et mauvaise haleine. On peut observer des maux de gorge provoquant la production d'un mucus blanchâtre et la sensation d'avoir une boule dans la gorge.
Amélioration : à l'air frais ; en jeûnant.
Aggravation : à forte chaleur ; à l'air marin ; en cas de stress.

PROBLÈMES FÉMININS
Symptômes : écoulement vaginal évoquant le blanc d'œuf cru, dû en général à un herpès génital. Une grande fatigue est susceptible de se déclarer avant et après les règles. Les troubles prémenstruels sont marqués par des œdèmes et des maux de tête sévères *(voir plus haut)*. Les règles peuvent être irrégulières et même disparaître à la suite d'un choc ou d'un chagrin. La sécheresse et l'endolorissement du vagin provoquent parfois un vaginisme.
Amélioration : à l'air frais ; allongée sur le côté droit.
Aggravation : à forte chaleur ; en cas de stress émotionnel.

TROUBLES DIGESTIFS
Symptômes : constipation avec émission de selles sèches et dures, douleurs coliques et nausées, parfois fistules anales, hémorragies rectales et mal de dos. Remontées acides et goût amer dans la bouche.
Amélioration : à l'air frais ; en portant des vêtements ajustés ; couché sur le côté droit ; en jeûnant.
Aggravation : par forte chaleur ; exposé au stress ou à l'agitation.

VOIR ÉGALEMENT
Peau, *page 192* ; migraine, *page 218* ; appareil respiratoire, *page 224* ; gingivite, *page 232* ; bouton de fièvre, *page 242*

Petroleum rectificatum syn. *Oleum petrae*

PETROLEUM

NOM COURANT
Pétrole

LE PÉTROLE est une huile minérale. Il se forme par décomposition de matière animale dans des dépôts sédimentaires de fonds marins. Au fil du temps, la chaleur et la pression transforment la matière organique en pétrole brut servant à fabriquer des engrais, explosifs, peintures, plastiques… Le remède a été expérimenté par Hahnemann et figure dans *Maladies chroniques* (1821-1834) ; il se prescrit surtout en cas de nausées et de problèmes de peau.

SOURCE

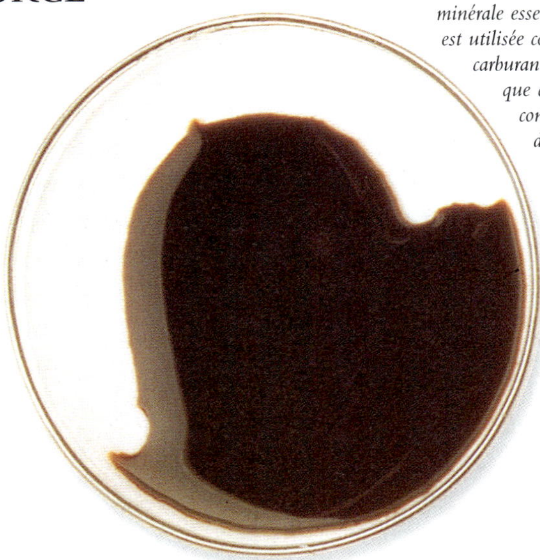

PÉTROLE
Cette ressource minérale essentielle est utilisée comme carburant ainsi que dans la construction de routes et de navires.

ORIGINE
Gisements concentrés dans la région du golfe Persique, en mer du Nord et dans certaines zones d'Amérique du Nord et du Sud.

PRÉCISIONS
Utilisé sous forme de carburant, de paraffine, ou encore de vaseline. Celle-ci est utilisée en médecine pour ses qualités émollientes et protectrices.

PRÉPARATION
Le remède se fabrique par distillation de pétrole purifié. La solution est alors diluée dans l'acide sulfurique et fait l'objet de dynamisations.

PROFIL DU REMÈDE

Sujets irritables et ergoteurs, perdant facilement leur sang-froid. Ils ont une réputation d'indécision et une tendance à la distraction pouvant les désorienter et provoquer une confusion. Il arrive qu'ils éprouvent la sensation d'avoir le corps, soit divisé, soit pas totalement à eux.

En général, les symptômes empirent dans la journée et pendant l'hiver. Souvent frileux, ces sujets sont prédisposés à une transpiration malodorante des pieds et des aisselles, même par temps froid. On note souvent une aversion pour les plats riches et gras. L'inhalation de vapeurs pétrochimiques est susceptible d'aggraver leurs symptômes et de causer faiblesse et irritabilité.

Petroleum se donne surtout en dermatologie (eczéma, psoriasis et engelures), mais aussi en cas de diarrhées, de nausées, de mal des transports, de nausées matinales, d'halitose (mauvaise haleine) et de migraine.

ECZÉMA ET PSORIASIS
Symptômes : peau sèche et tannée, avec de profondes crevasses surtout aux paumes, au bout des doigts et aux plis cutanés, (derrière les oreilles ou les genoux…). On observe parfois un psoriasis, avec d'épaisses plaques de peau squameuse et enflammée qui causent une forte gêne ; il arrive de surcroît que l'on note une tendance aux boutons de fièvre, furoncles et engelures (*voir plus loin*). *Petroleum* est approprié notamment si les symptômes sont dus à un travail manuel difficile ou à une exposition régulière à des substances chimiques.
Amélioration : par temps chaud ; après s'être restauré.
Aggravation : au chaud dans un lit ; en hiver.

ENGELURES
Symptômes : sensation de brûlure et démangeaisons, surtout aux mains, aux pieds et aux orteils. Le sujet peut se gratter jusqu'à être à vif, ce qui entraîne un écoulement et une possible infection.
Amélioration : par temps sec ; à la chaleur.
Aggravation : par temps froid et humide ; au contact.

DIARRHÉE ET NAUSÉE
Symptômes : diarrhées se déclarant uniquement pendant la journée. Une faim de loup permanente augmente après un passage à la selle, mais il se manifeste à l'abdomen une douleur aiguë qui empire quand le sujet mange. On peut noter des nausées associées à des vomissements, des vertiges et une douleur pressante à l'arrière du crâne (*voir plus loin*). Une autre manifestation associée est une halitose, l'haleine dégageant une forte odeur d'ail. Ces symptômes peuvent être liés à des nausées matinales, à un mal des transports (*voir plus loin*) ou à des troubles de l'alimentation tels qu'une boulimie ou une anorexie d'origine nerveuse, ou à d'autres troubles psychologiques provoquant des excès prolongés de nourriture.
Amélioration : temporaire après l'ingestion d'aliments ; en allant à la selle ; en se pliant en deux.
Aggravation : par temps froid ; le matin ; en bougeant ; en se restaurant.

MAL DES TRANSPORTS
Symptômes : nausées et vomissement au cours d'un voyage, associés souvent à un fort mal de tête (*voir plus loin*). Les nausées se déclarent au moindre mouvement, et peuvent s'accompagner d'une salivation accrue.
Amélioration : temporaire après l'ingestion d'aliments.
Aggravation : par temps froid ; à l'air frais ; en bougeant.

PRINCIPAUX SYMPTÔMES
CREVASSES ◆ FRILOSITÉ ◆ AVERSION POUR LES ALIMENTS GRAS ◆ IRRITABILITÉ ◆ TRANSPIRATION NAUSÉABONDE ◆ SUJET AYANT TENDANCE À SE SENTIR MOINS BIEN EN HIVER

MIGRAINE
Symptômes : forte céphalée associée à la sensation d'une pesanteur marquée sur l'arrière de la tête. Le cuir chevelu est sensible au froid et au toucher. On observe parfois la sensation d'une brise passant sur le crâne, ou un engourdissement de la tête, comme figée. On peut noter en même temps une perte temporaire de l'acuité auditive, ainsi que des nausées (*voir plus haut*).
Amélioration : en exerçant une pression sur les tempes.
Aggravation : au froid ; au contact ; aux secousses causées par une toux.

VOIR ÉGALEMENT
Psoriasis, *page 195*

Phosphorus

PHOSPHORUS

NOMS COURANTS
Phosphore, phosphore blanc, phosphore jaune

LE MOT phosphore signifie « qui apporte la lumière » en grec, car il est visible dans l'obscurité. Cet élément fut découvert au XVIIe siècle par Hennig Brand, alchimiste allemand. Sa méthode d'extraction de l'urine fut, peu après, appliquée par le chimiste irlandais Robert Boyle. À partir de 1669, on a exploité le phosphore blanc ou jaune, très toxique, pour la fabrication d'allumettes et de feux d'artifice ; en 1845, ces substances ont été remplacées par du phosphore rouge, non toxique. Le remède a été expérimenté par Hahnemann qui a publié ses résultats dans ses *Maladies chroniques* (1821-1834).

PROFIL DU REMÈDE

Sujets aimant monopoliser l'attention, s'enflammant aisément ; de nature artiste, ils sont affectueux, mais promettent souvent plus qu'ils ne peuvent tenir. Vite abattus par la maladie ou le stress, ils sont alors léthargiques, tout en réagissant aux manifestations de sympathie. Ils se sentent mieux après un petit somme et, s'ils sont malades, subissent des vagues anxiétés cristallisant en peurs concrètes qui provoquent fatigue et tension nerveuses.

On note un désir d'aliments salés, épicés, sucrés, de boissons froides et gazeuses ou de lait froid. Des brûlures d'estomac peuvent se déclarer à l'ingestion de boissons ou plats chauds, ou de boissons froides après réchauffement dans l'organisme.

Le remède sert en cas de troubles circulatoires, saignements, perturbations respiratoires ou brûlures digestives.

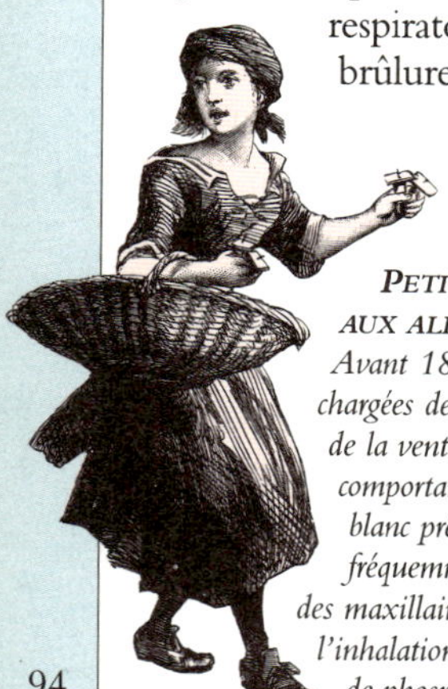

PETITE FILLE AUX ALLUMETTES
Avant 1845, les personnes chargées de la fabrication et de la vente des allumettes comportant du phosphore blanc présentaient fréquemment une nécrose des maxillaires causée par l'inhalation de vapeurs de phosphore.

INSUFFISANCE CIRCULATOIRE

Symptômes : sensation de forte chaleur aux extrémités, qui sont froides au toucher. L'irrégularité du flux sanguin peut entraîner une faiblesse du pouls, des bouffées de chaleur, syncopes, vertiges ou palpitations. On peut noter une douleur névralgique brûlante *(voir colonne de droite)* et une sensation de suffocation.
Amélioration : au froid ; en se faisant masser ; couché sur le côté droit ; en dormant ou en mangeant.
Aggravation : par temps orageux ; couché sur le côté gauche ; en cas de stress.

HÉMORRAGIES

Symptômes : écoulements rouge vif abondants, surtout par les gencives, le nez ou la paroi de l'estomac, ou encore lors d'un flux menstruel abondant. Les hématomes sont courants.
Amélioration : au froid ; en se faisant masser ; couché sur le côté droit ; en dormant ou en mangeant.
Aggravation : par temps orageux ; couché sur le côté gauche ; en cas de stress.

TROUBLES DIGESTIFS

Symptômes : vomissements, nausées et constipation, souvent causées par une intoxication alimentaire, un stress, un ulcère de l'estomac, une gastroentérite. Longues et rubanées, les selles sont parfois sanglantes.
Amélioration : couché sur le côté droit ; en mangeant, surtout des plats et boissons froids.
Aggravation : couché sur le côté gauche ; en mangeant chaud ou salé ; en cas de stress.

MALADIES RESPIRATOIRES

Symptômes : maux de gorge et toux sèche causant parfois haut-le-cœur et vomissements. Les mucosités peuvent être dues à de l'asthme, une bronchite ou une pneumonie. Les rhumes ont tendance à se porter sur la poitrine.
Amélioration : assis bien droit ; couché sur le côté droit ; en dormant ; en buvant et mangeant froid.
Aggravation : couché sur le côté gauche ; en riant ; en mangeant ou buvant chaud.

DOULEURS

Symptômes : douleurs névralgiques dans les membres, la colonne vertébrale ou l'estomac, avec fourmillements, piqûres et engourdissement, dans les omoplates, la colonne vertébrale, les membres.
Amélioration : en se faisant masser.
Aggravation : par temps venteux ; en cas de stress.

SOURCE

PHOSPHORE
Le phosphore blanc est très toxique : une exposition excessive à cet élément peut être mortelle.

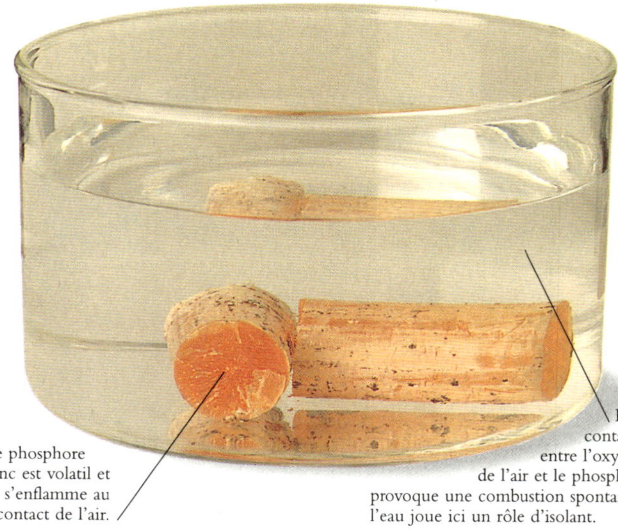
Le phosphore blanc est volatil et s'enflamme au contact de l'air.
Le contact entre l'oxygène de l'air et le phosphore provoque une combustion spontanée ; l'eau joue ici un rôle d'isolant.

ORIGINE
Élément jaune pâle à odeur caractéristique, présent dans des roches phosphatées en région volcanique. Les principaux gisements se trouvent en Afrique du Nord.

PRÉCISIONS
Utilisé jusqu'au XIXe siècle dans un but thérapeutique contre la pneumonie, la malaria, la rougeole, l'épilepsie, les maux de tête, les rhumatismes ; sa toxicité est reconnue.

PRÉPARATION
Le phosphore blanc est une substance cireuse non soluble dans l'eau ; on le dissout dans l'alcool, puis on filtre le mélange avant de lui faire subir des dilutions et dynamisations.

PRINCIPAUX SYMPTÔMES
SUJET AFFECTUEUX ◆ TENDANCE AUX LARMES ◆ DÉSIR DE BOISSONS FROIDES ET DE PLATS SALÉS ◆ DOULEURS BRÛLANTES ◆ SUJET SE SENTANT MAL COUCHÉ SUR LE CÔTÉ GAUCHE

VOIR ÉGALEMENT
Respiration, *pages 180, 224* ; palpitations, *page 186* ; digestion, *pages 188, 234* ; appareils génitaux, *page 198*

Platinum metallicum

PLATINA

NOM COURANT
Platine

CE SONT les Indiens Chibcha, indigènes de Colombie, qui furent les premiers à utiliser le platine en 1735. Ce métal doit son nom au terme espagnol *platina,* « petit argent »; il joue un rôle clef dans les technologies de pointe. Malléable, il sert dans la frappe de monnaies, la bijouterie, la fabrication d'instruments chirurgicaux et l'obtention d'alliages dentaires. L'industrie l'utilise dans le raffinage de pétrole et la diminution de la pollution causée par les gaz d'échappement. Le remède homéopathique a été expérimenté par Staph et Gross, disciples de Hahnemann qui en a publié les résultats dans *Maladies chroniques* (1821-1834).

PROFIL DU REMÈDE

Destiné surtout aux femmes, *Platina* convient aux sujets ayant tendance à être arrogants et passionnés. Leurs attentes, qu'ils placent très haut pour leur partenaire et eux-mêmes, sont souvent déçues. Ils vivent souvent dans le passé, et peuvent avoir une impression d'abandon et d'isolement les amenant à l'indépendance et l'introspection. S'ils sont insatisfaits, ils peuvent se montrer hautains et déprimés. Une crise de larmes est susceptible d'apporter un soulagement; ces sujets voient souvent les objets plus petits qu'ils le sont en réalité. *Platina* convient aux personnes présentant une alternance de symptômes émotionnels et physiques, et dont les douleurs évoluent lentement en intensité, dans un sens ou dans l'autre.

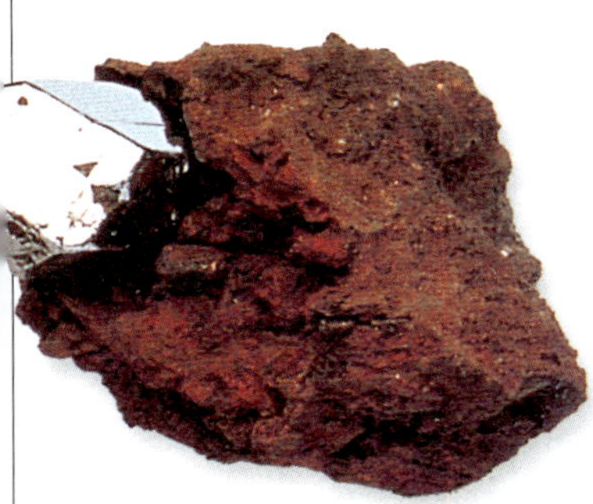

CRISTAL DE SPERRYLITE
On trouve des dépôts de platine dans la sperrylite, minerai qui a été découvert dans les années 1920 au Transvaal (Afrique du Sud).

Les sécrétions telles que le sang menstruel ou les larmes sont souvent visqueuses, la libido est fréquemment exacerbée. *Platina* s'utilise en cas de problèmes sexuels et menstruels chez la femme, et de troubles nerveux chez les deux sexes.

TROUBLES MENSTRUELS

Symptômes : abondance, absence ou brièveté de la période de règles. En cas de ménorragie (règles abondantes), on observe parfois des caillots de sang dans le flux menstruel. On peut noter des crampes utérines ou des douleurs dans la région des ovaires.
Amélioration : en marchant en plein air; au soleil; en s'étirant.
Aggravation : au contact; le soir; en cas de fatigue nerveuse ou de stress émotionnel.

PARTIES GÉNITALES FÉMININES SENSIBLES

Symptômes : hypersensibilité de la vulve et du vagin pendant et entre les règles, pouvant causer une stimulation lors de l'acte sexuel ou encore une extrême douleur et même une syncope. On peut observer des spasmes des muscles vaginaux (vaginisme), des démangeaisons généralisées, une exacerbation de la libido et une tendance à la masturbation. La douleur, intermittente, ne se manifeste pas à chaque rapport sexuel, mais est souvent plus forte au début des règles, en cas d'examen vaginal, au contact d'un tampon ou d'une serviette hygiénique.
Amélioration : en marchant en plein air; au soleil; en s'étirant.
Aggravation : au contact; le soir; en cas de fatigue nerveuse ou de stress émotionnel.

ENGOURDISSEMENT

Symptômes : froideur et perte de sensibilité de la peau, crampes dans les mollets et sensation d'être comprimé au niveau des membres, notamment des cuisses, comme par un bandage très serré.
Amélioration : en marchant en plein air; au soleil; en s'étirant.
Aggravation : au contact; le soir; en cas de fatigue nerveuse ou de stress émotionnel.

ET DOULEURS FACIALES

Symptômes : douleur et sensation de constriction dans la tête, évoluant lentement dans un sens ou dans l'autre. On peut noter des douleurs névralgiques faciales alternant avec un engourdissement, ou une paralysie faciale non douloureuse (paralysie de Bell).
Amélioration : en marchant en plein air; au soleil; en s'étirant.
Aggravation : au contact; en se courbant vers l'arrière.

SOURCE

Les dépôts de platine sont gris argenté à blancs.

PLATINE
Le platine ne subit pas la corrosion : c'est un matériau idéal pour la fabrication d'électrodes.

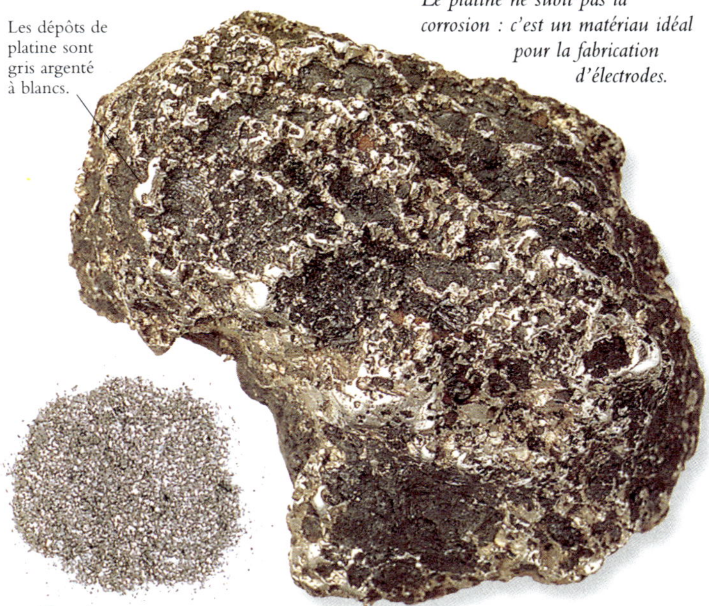

GRAINS DE PLATINE

DÉPÔTS DE PLATINE DANS UNE ROCHE

ORIGINE
Sous forme de grains à l'intérieur ou près de dépôts de nickel. Présent en Amérique du Sud, au Canada et en Russie.

PRÉCISION
Remède contre la syphilis au XIXe siècle, mais ses applications industrielles ne sont exploitées que depuis le XXe siècle.

PRÉPARATION
Les grains de platine sont chauffés dans de l'acide en ébullition, rincés et séchés. Ils font alors l'objet d'une trituration avec du lactose.

PRINCIPAUX SYMPTÔMES

FORTES EXIGENCES ◆ EXACERBATION DE LA LIBIDO ◆ ENGOURDISSEMENT ◆ SENSATION D'ÊTRE COMPRIMÉ COMME AVEC UN BANDAGE ◆ SUJET SE SENTANT MIEUX AU GRAND AIR

VOIR ÉGALEMENT
Dépression, *page 212*

Plumbum metallicum

PLUMBUM MET.

NOM COURANT
Plomb

LE PLOMB a été très largement utilisé depuis l'époque romaine, mais c'est seulement au XXe siècle que sa toxicité a été reconnue. Aujourd'hui, on l'a éliminé des peintures et des jouets, et il disparaît progressivement des carburants : on craint en effet que ce métal n'affecte le développement mental des enfants. Sur le plan physique, l'intoxication au plomb provoque notamment des troubles neurologiques (polynévrites) et des douleurs coliques. *Plumbum met.* a été expérimenté par Hering, Hartlaub, Trinks et Menning, et les résultats ont été publiés dans *l'Encyclopédie de la matière médicale* d'Allen (1874-1879).

SOURCE

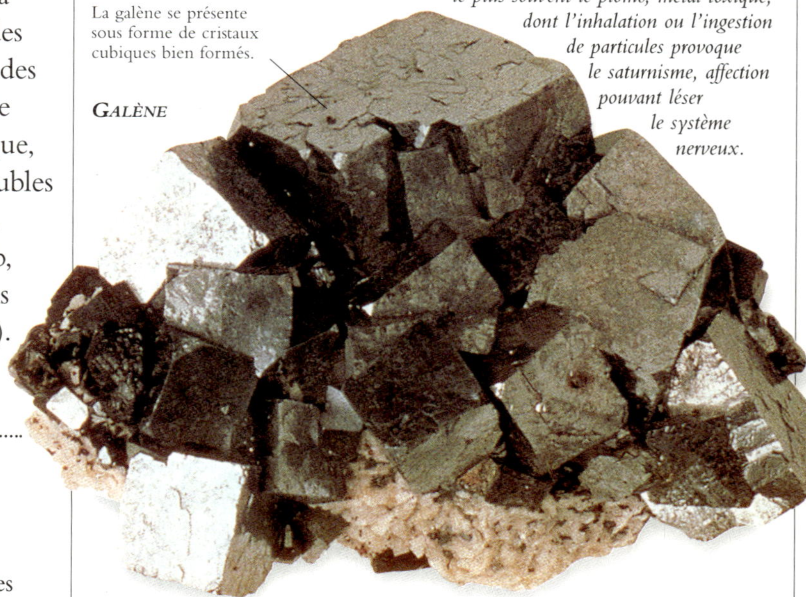

La galène se présente sous forme de cristaux cubiques bien formés.

GALÈNE

PLOMB
La galène est le minerai dont on extrait le plus souvent le plomb, métal toxique, dont l'inhalation ou l'ingestion de particules provoque le saturnisme, affection pouvant léser le système nerveux.

ORIGINE
Les gisements de galène, minerai de plomb, se trouvent en Europe centrale, en Afrique, aux U.S.A. et en Australie.

PRÉCISION
Mou et malléable, le plomb est utilisé depuis l'époque romaine dans la fabrication d'objets et ustensiles très divers.

PRÉPARATION
Pour faire la teinture mère, on extrait du plomb pur de la galène et on le broie jusqu'à ce qu'il soit soluble dans l'alcool.

PRINCIPAUX SYMPTÔMES

LENTEUR MENTALE ◆ DURCISSEMENT DU COMPORTEMENT ◆ DURCISSEMENT OU ÉPAISSISSEMENT DES TISSUS OU DES ARTÈRES ◆ EXTRÊME FRILOSITÉ ◆ DOULEURS LANCINANTES

PROFIL DU REMÈDE

Remède associé surtout à des symptômes physiques, mais lié aussi à l'irritabilité, la timidité, l'agitation, l'apathie, l'anxiété et la dépression. Les symptômes peuvent se déclarer dès l'enfance : les sujets sont agités, ont une mémoire déficiente et présentent une instabilité émotionnelle. Les adultes réagissant le mieux à *Plumbum met.* ont une tendance à l'égocentrisme et aux impulsions autodestructrices. On peut observer des difficultés de perception, de faibles capacités à exprimer ses pensées, des pertes de mémoire.

Ces symptômes marquent un manque de flexibilité émotionnelle pouvant se répercuter dans une perte de souplesse physique. Le remède se donne donc en cas d'affections ayant un rapport avec une sclérose (durcissement des tissus) comme l'athérosclérose et la maladie de Dupuytren, qui déforme en position fléchie certains doigts d'une main ou des deux.

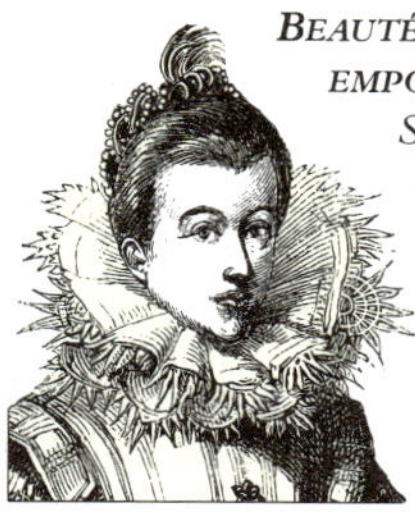

BEAUTÉ EMPOISONNÉE
Sous le règne d'Elizabeth Ière, pour avoir un teint de lis, les dames s'appliquaient du plomb sur le visage afin de détruire les couches superficielles de la peau.

AFFECTIONS NEUROLOGIQUES

Symptômes : spasmes, tremblements et faiblesse musculaire (*voir plus loin*) ; les articulations peuvent être raides, et les mouvements ralentis hors des épisodes de spasmes. Quand le système nerveux sensoriel (somatique) est affecté, on peut observer des troubles de la vision et une perte de sensibilité. Ces symptômes peuvent indiquer un trouble neurologique à évolution progressive, comme une sclérose en plaques ou une maladie de Parkinson. Peuvent aussi s'installer à la suite d'un accident vasculaire cérébral, avec parfois une douleur et une paralysie dans un membre. *Plumbum met.* sert aussi en cas de douleur névralgique irradiant dans toutes les directions, ou atteignant le patient des orteils aux hanches.
Amélioration : à la chaleur ; en exerçant un massage ou une pression sur la région affectée.
Aggravation : la nuit ; en bougeant.

FAIBLESSE MUSCULAIRE

Symptômes : faiblesse, spasmes et tremblements dans les muscles qui sont douloureux et donnent une sensation de fatigue et de pesanteur. Impression de rétraction, par exemple comme si les yeux rentraient dans la tête. On peut aussi observer une chute du poignet due à une faiblesse des muscles impliqués.
Amélioration : à la chaleur ; en exerçant un massage ou une pression sur la région affectée.
Aggravation : la nuit ; en bougeant.

CONSTIPATION

Symptômes : constipation. Le besoin d'aller à la selle est très pressant, mais le sujet n'expulse que de petites boules noirâtres. Une rétention urinaire douloureuse et la sensation d'avoir le nombril qui rentre dans la colonne vertébrale sont d'autres symptômes possibles.
Amélioration : à la chaleur ; en se pliant en deux ; en exerçant une pression ferme ou un massage sur l'abdomen.
Aggravation : en jeûnant ; le soir ou la nuit ; en bougeant.

MALADIE DE DUPUYTREN

Symptômes : épaississement et raccourcissement des tissus ou des tendons des doigts ou de la paume de la main ; la flexion d'un ou plusieurs doigts est définitive. L'affection peut toucher une main ou les deux.
Amélioration : en massant la région touchée.
Aggravation : en cherchant à saisir des objets lisses.

VOIR ÉGALEMENT
Sclérose en plaques, *page 179* ; diabète, *page 191* ; vaginisme, *page 260*

Silicea terra syn. *Acidum silicum*

SILICEA

NOM COURANT
Silice

LA SILICE est une forme du silicium, élément non métallique très abondant dans l'écorce terrestre et essentiel dans la structure des végétaux. Au niveau de l'organisme humain, elle fortifie les dents, les ongles et les cheveux, et est présente dans les tissus conjonctifs. Le remède, expérimenté par Hahnemann en 1828, se donne plus en cas de troubles à évolution lente que d'affections aiguës. Il offre aussi la particularité de favoriser l'expulsion de corps étrangers, d'échardes par exemple.

PROFIL DU REMÈDE

Sujets manquant d'endurance physique et mentale, souvent victimes d'épuisement et d'insomnie. Ils peuvent être anxieux et hésitants, et redouter les objets pointus (aiguilles, etc). La peur de l'échec limite leurs attentes et perspectives. Très timides étant enfants, ils se montrent gênés et peu assurés à l'âge adulte, mais peuvent être obstinés et vider leurs frustrations sur leurs subordonnés.

La frilosité est un symptôme typique, de même qu'une tendance marquée à sécréter une transpiration abondante et malodorante. On peut noter des troubles digestifs et une fragilité osseuse, ainsi que des infections récurrentes dues à une déficience immunitaire.

Les affections de la peau et des os sont longues à guérir. Les fontanelles se referment lentement, l'ossification et la dentition évoluent moins vite et moins bien que chez les autres enfants.

AFFECTIONS DE LA PEAU, DES DENTS, DES ONGLES ET DES OS

Symptômes : percée tardive des dents, problèmes de dents de sagesse et affections de la peau, des cheveux et des ongles. On observe souvent des ongles cassants, déformés et infectés, ainsi que des ongles incarnés. Les blessures les plus légères, même les éraflures, suppurent et guérissent lentement; des abcès peuvent se déclarer en tout endroit du corps, notamment à la racine des dents. On peut observer une acné persistante et une sudation abondante, et après une blessure une cicatrice chéloïde (à fort relief) qui démange. Le mal de dos est fréquent, les os sont fragiles, la consolidation des fractures est lente, et une déformation de la colonne vertébrale est possible.
Amélioration : l'été; en s'allongeant; en étant bien emmitouflé.
Aggravation : au froid et à l'humidité; pendant les règles; en exerçant une pression sur la zone douloureuse.

AFFECTIONS DU NEZ DE L'OREILLE, ET DE LA GORGE

Symptômes : rhumes, gonflement des ganglions, infections de l'oreille et amygdalites. Un catarrhe chronique peut causer une sinusite, et une otite séreuse, provoquer une otalgie et des troubles de l'audition.
Amélioration : en s'allongeant; en étant bien emmitouflé; en buvant chaud.
Aggravation : au froid et à l'humidité; aux courants d'air; en supprimant la transpiration.

TOUX

Symptômes : toux persistante, sèche, irritante, se manifestant en fortes quintes très fatigantes. Les complications inflammatoires (bronchite), peuvent s'accompagner d'expectorations nauséabondes.
Amélioration : en étant bien emmitouflé; en s'allongeant; en buvant chaud.
Aggravation : au froid et à l'humidité; aux courants d'air; en supprimant la transpiration.

TROUBLES DIGESTIFS

Symptômes : intolérance à certains aliments, notamment les graisses et le lait (parfois même au lait maternel). On peut noter une déficience de l'absorption de sels minéraux par l'organisme, ainsi qu'une préférence pour les plats froids. D'autres symptômes sont observables : des crampes abdominales et des flatulences nauséabondes, ou encore une constipation provoquant un reflux des selles susceptibles de provoquer des fissures anales ou un abcès.
Amélioration : en été; en étant bien emmitouflé.
Aggravation : au froid et à l'humidité; à la nouvelle lune; en supprimant la transpiration.

MAUX DE TÊTE

Symptômes : douleurs sévères démarrant à l'arrière de la tête et s'étendant au front, avec vertiges et troubles de la vision.
Amélioration : à la chaleur; en ayant les yeux fermés; au calme dans une pièce sombre; en s'enveloppant la tête.
Aggravation : exposé au froid, à la lumière ou au bruit.

SOURCE

SILICE
La silice est le composant principal du grès et d'autres roches. On la trouve sous des aspects très divers puisqu'elle est présente aussi bien dans le cristal de roche que le silex ou l'opale.

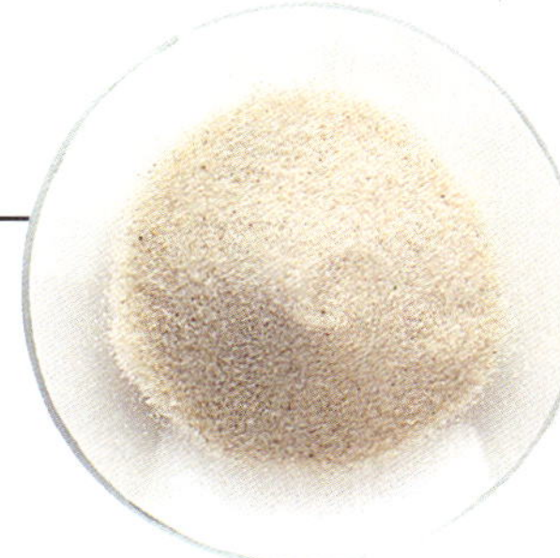

DIOXIDE DE SILICIUM

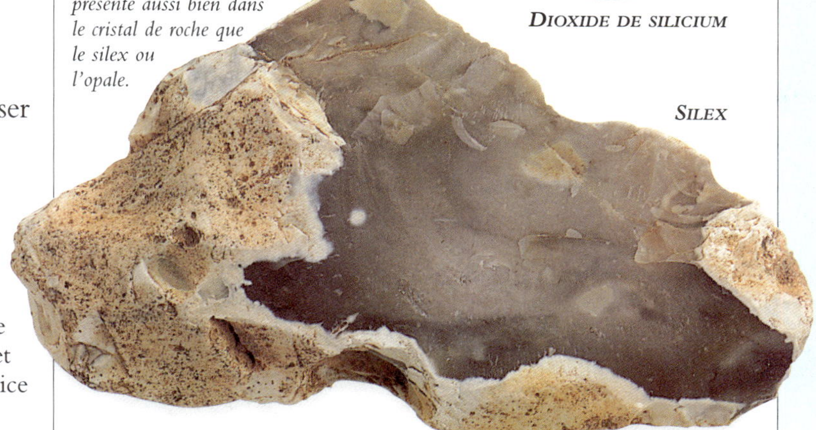

SILEX

ORIGINE

Hahnemann préparait *Silicea* à partir de cristal de roche; plus tard, on a recouru au silex. De nos jours, le remède se fait avec du dioxyde de silicium.

PRÉCISION

Le sable sert dans l'industrie pour la fabrication de béton, de ciment, de verre et de céramique. On l'utilise par ailleurs pour le polissage de la pierre et du verre.

PRÉPARATION

Le dioxyde de silicium est broyé à plusieurs reprises avec du lactose jusqu'à ce qu'il soit soluble dans l'eau; il fait alors l'objet de dilutions et dynamisations.

PRINCIPAUX SYMPTÔMES

MANQUE D'OBSTINATION ◆ MANQUE D'ENDURANCE
◆ FRILOSITÉ MALGRÉ UNE TRANSPIRATION NAUSÉABONDE
◆ PRÉDISPOSITION À DES INFECTIONS RÉCURRENTES

VOIR ÉGALEMENT

Tuberculose, *page 182*; diabète, *page 191*; peau, *page 192*; osteoarthrite, *page 196*; appareils génitaux, *page 198*

Stibium sulfuratum nigrum syn. *Antimonium crudum*

ANTIMONIUM CRUD.

NOM COURANT
Sulfure noir d'antimoine

PRÉSENT dans les cristaux de stibine, l'antimoine servait comme cosmétique (kôhl) sous l'Antiquité, à Rome et dans le Moyen-Orient. On le prépare chimiquement pour des applications très diverses : il est notamment utilisé dans le revêtement des extrémités des allumettes, car il s'enflamme par friction au contact du phosphore rouge. Le remède homéopathique, expérimenté en 1828 par Hahnemann et Caspari, se prescrit surtout en cas de problèmes dermatologiques et de troubles digestifs.

SOURCE

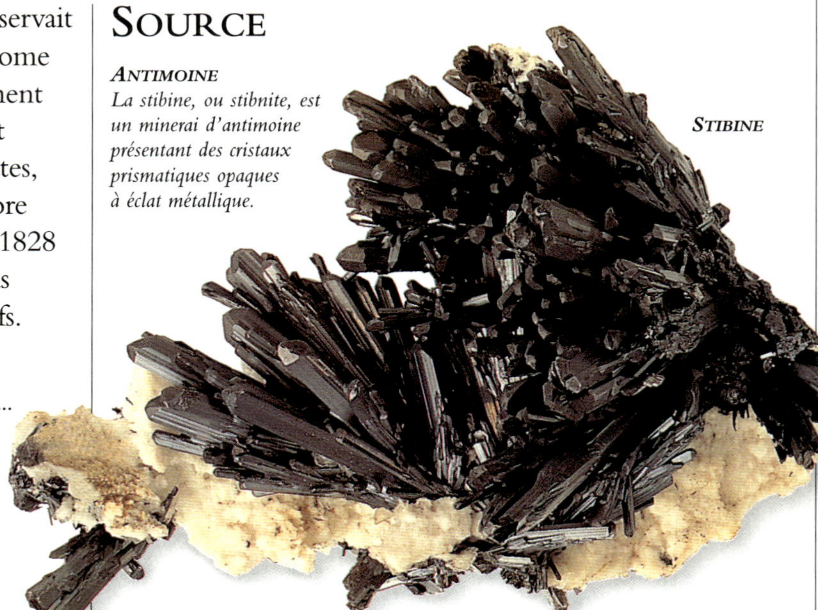

ANTIMOINE
La stibine, ou stibnite, est un minerai d'antimoine présentant des cristaux prismatiques opaques à éclat métallique.

ORIGINE
Présent dans la stibine, minerai formant des cristaux dans des veines quartziques, on le trouve notamment en Europe et aux U.S.A.

PRÉCISIONS
S'utilise notamment pour engraisser les porcs et le bétail. L'industrie l'exploite pour purifier l'or et dans le placage d'instruments en laiton.

PRÉPARATION
La stibnite est chauffée à haute température avec du carbone pour extraire l'antimoine qui est trituré avec le lactose puis dilué et dynamisé.

PROFIL DU REMÈDE

Sujets sentimentaux et nostalgiques. Ils peuvent être renfermés, irritables, maussades et, susceptibles de céder au chagrin, à une dépression sévère et à l'abattement. Ils répugnent à être touchés, et même à ce qu'on leur adresse la parole. Ils sont souvent dotés d'un très gros appétit; toutefois, on note parfois une aversion pour la nourriture pouvant entraîner un amaigrissement prononcé. S'ils sont malades, il arrive que les enfants ne supportent pas d'être regardés et présentent une tendance aux crises de larmes.

Parmi les symptômes physiques, mentionnons des troubles digestifs récurrents ainsi qu'un enduit blanchâtre et épais sur la langue. On note souvent une sensibilité des pieds, dont une tendance aux cors et aux cals rendant la marche douloureuse.
Le remède se prescrit surtout contre certaines affections de la peau, les maux de dents, les troubles digestifs et la goutte.

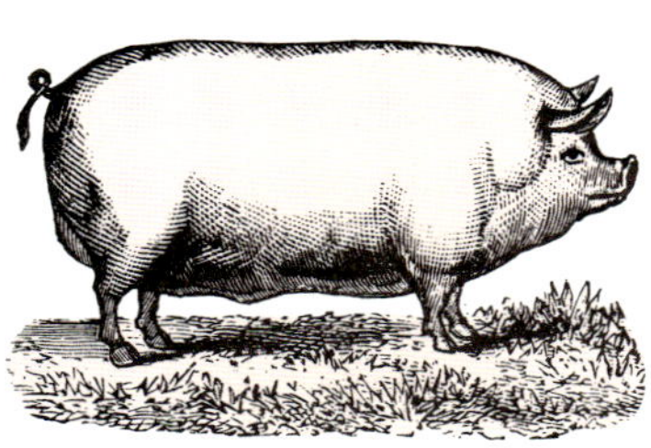

COCHON BIEN GRAS
Un moine ayant constaté que ses porcs engraissaient sous l'action d'une certaine substance en donna à ses frères, qui trépassèrent : de là, à en croire la légende, le nom d'antimoine…

AFFECTION DES ONGLES ET DE LA PEAU

Symptômes : verrues, cals et cors sur les mains, sous les ongles, sur la plante des pieds et au bout des orteils. La peau peut se gercer, épaissir ou devenir rêche; on observe alors souvent des crevasses, notamment aux ailes du nez et à la commissure des lèvres. Les ongles peuvent aussi se fendre.
Amélioration : le soir; en se reposant.
Aggravation : au froid; à la forte chaleur; au contact.

AFFECTIONS DE LA PEAU

Symptômes : éruption sur le tronc, les bras, les jambes, dans la bouche ou, dans le cas d'une varicelle, derrière les oreilles, associée à un état fébrile léger. On peut observer un eczéma, une urticaire ou une éruption évoquant une rougeole. Des vésicules remplies de liquide peuvent apparaître en plaques, en général autour de la bouche et du nez.
Amélioration : le soir; en se reposant.
Aggravation : au froid; à la forte chaleur; au contact.

MAUX DE DENTS

Symptômes : élancements persistants dus en général à des caries; la douleur peut s'étendre à la tête.
Amélioration : à l'air frais; en se reposant.
Aggravation : la nuit; en se restaurant, surtout si on mange et boit froid.

TROUBLES DIGESTIFS

Symptômes : indigestion causant des renvois, des nausées et, parfois, des remontées de bile. Le sujet a une sensation de ballonnements ou d'un estomac vide. On note une alternance de constipation et de diarrhées. La langue est revêtue d'un enduit blanchâtre et épais, et les maux de tête sont possibles. La digestion est très sensible, mais on observe parfois un désir d'aliments acides, comme les cornichons, qui aggravent les troubles. Ces symptômes sont souvent déclenchés par une grossesse ou par des excès de table. Le remède se donne aussi aux nourrissons qui rejettent le lait maternel, et à leur mère.
Amélioration : en se reposant.
Aggravation : la nuit; au contact; en mangeant des aliments acides ou féculents; en mangeant ou buvant froid.

GOUTTE

Symptômes : inflammation et rougeur des articulations touchées pouvant gêner la marche. Un état fébrile léger peut se manifester, ainsi qu'une sensation d'inconfort et des impatiences au niveau de muscles raidis et agacés.
Amélioration : en se reposant.
Aggravation : au froid; à la forte chaleur; au contact.

PRINCIPAUX SYMPTÔMES

SENTIMENTALISME ◆ AVERSION POUR LE CONTACT ET LE REGARD DES AUTRES ◆ APPÉTIT INSATIABLE ◆ ENDUIT ÉPAIS ET BLANCHÂTRE SUR LA LANGUE ◆ TROUBLES DIGESTIFS

VOIR ÉGALEMENT

Maux de dents, *page 232*; indigestion, *page 234*; peau, *page 240*

Sulfur

SULFUR

NOMS COURANTS
Soufre, fleur de soufre, soufre sublimé lavé

LE POÈTE Homère purifiait sa maison en y faisant brûler du soufre. Les médecins chinois et occidentaux ont longtemps utilisé cet élément comme antiseptique et pour traiter les affections dermatologiques ; sur notre continent, il a été administré aux enfants pour épurer le sang et entretenir le transit intestinal. Le remède homéopathique, expérimenté par Hahnemann et mentionné dans sa *Matière médicale pure* (1821-1834), se donne surtout en cas de problèmes de peau et de troubles digestifs.

PROFIL DU REMÈDE

Sujets imaginatifs et inventifs, mais dénués de sens pratique. Leur principal problème réside dans l'incapacité à organiser et canaliser leurs pensées. Animés d'un désir de reconnaissance, ils peuvent consacrer beaucoup d'énergie à des idées et conjectures, mais en pure perte : manquant de résolution, ils passent pour paresseux et égocentriques. Ils exaspèrent leurs amis par leur impatience et leur irritabilité, mais les séduisent par leur générosité, leur naïveté et leur amabilité. Sensibles à la chaleur, ils ont tendance à étouffer rapidement et à se découvrir. Leur sueur, leurs selles et autres écoulements sont souvent malodorants. Leurs symptômes sont en général aggravés par la chaleur, la station debout, la toilette corporelle et l'ingestion d'aliments.

En homéopathie, *Sulfur* permet de traiter un spectre d'affections particulièrement large ; il se donne par ailleurs, quel que soit le type du patient, pour stimuler sa vitalité et traiter les affections persistantes.

PROBLÈMES DE PEAU

Symptômes : plaques rouges, irritantes et suintantes, la peau étant par ailleurs sèche et d'aspect sale. *Sulfur* s'utilise contre de nombreuses affections dermatologiques (érythème fessier, croûtes de lait, acné…). Il se prescrit en cas d'infections bactériennes (furoncle, érysipèle, impétigo…), ou virales (herpès), de rougeole ou de varicelle.
Amélioration : au grand air, chaud et sec ; couché sur le côté droit.
Aggravation : dans une ambiance étouffante ; au chaud dans un lit ; en se grattant ; en lavant la peau ; en portant de la laine à même le corps.

TROUBLES DIGESTIFS

Symptômes : ballonnements associés à des douleurs brûlantes, des renvois, des flatulences, une crise de foie et une tendance à régurgiter. Les vomissements et diarrhées sont particulièrement prononcés vers 5 heures du matin, et alternent typiquement avec des épisodes de constipation. Des douleurs et démangeaisons anales se manifestent après un passage à la selle, et on peut noter la formation d'hémorroïdes. Les productions organiques telles que selles et gaz sont nauséabondes.
Amélioration : en mangeant et buvant froid ; en expulsant les gaz intestinaux.
Aggravation : en cas d'effort excessif ; en buvant du lait.

TROUBLES FÉMININS

Symptômes : règles douloureuses ou irrégulières, avec sensation de brûlure au niveau de la vulve et du vagin. On peut observer des démangeaisons vaginales, ainsi qu'un écoulement jaunâtre dû typiquement à un herpès. *Sulfur* peut agir sur les brûlures causées par la cystite ainsi que sur les vertiges, bouffées de chaleur et transpirations malodorantes de la ménopause.
Amélioration : au grand air, chaud et sec ; couchée sur le côté droit.
Aggravation : dans une ambiance étouffante ; la nuit.

TROUBLES MASCULINS

Symptômes : impuissance ou troubles de l'érection, accompagnés de vives douleurs au pénis et de démangeaisons au gland. *Sulfur* est susceptible de soulager une inflammation du pénis ou de la prostate.
Amélioration : au grand air, chaud et sec ; en bougeant.
Aggravation : à la chaleur ; la nuit ; en se reposant.

MALADIES RESPIRATOIRES

Symptômes : maux et sécheresse de gorge, sensation d'étouffer, enrouement et gonflement des amygdales. La toux perturbe le sommeil, le rhume peut évoluer en bronchite, pleurésie ou pneumonie.
Amélioration : au grand air, chaud et sec ; couché sur le côté droit.
Aggravation : la nuit, le matin, en s'allongeant.

SOURCE

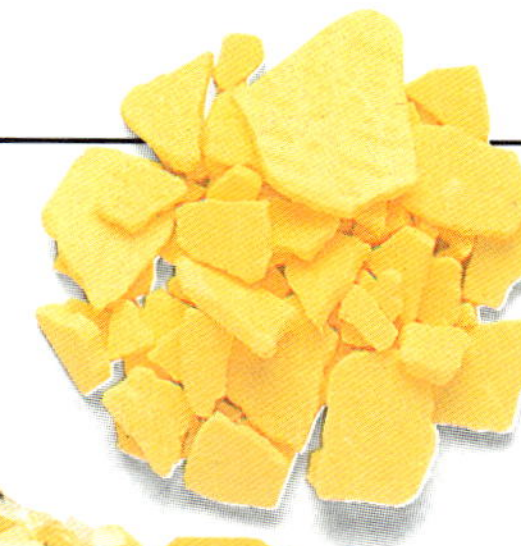

FLEUR DE SOUFRE

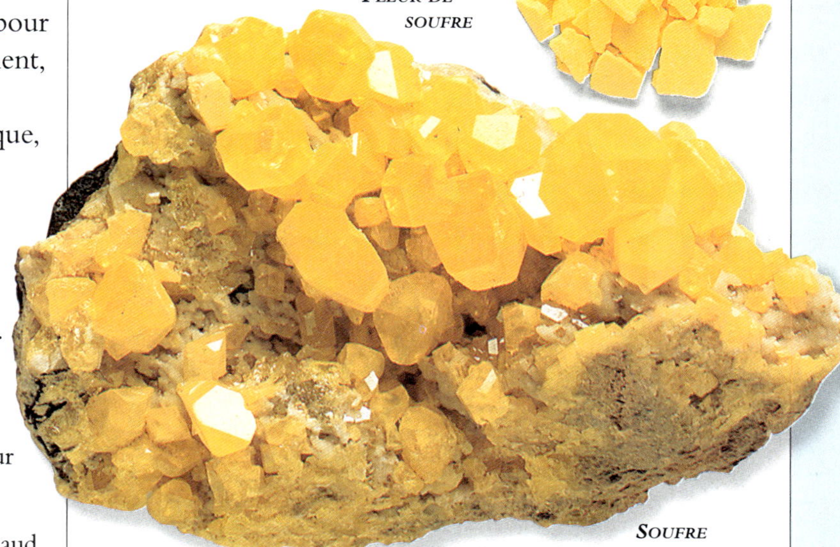

SOUFRE

SOUFRE

Le raffinage du soufre permet d'obtenir de la fleur de soufre ; la combustion de celle-ci donne du dioxyde de soufre, substance qui est un puissant désinfectant.

ORIGINE
Produit de l'activité volcanique, présent à proximité de sources chaudes et de cratères en Sicile, dans la péninsule italienne et aux U.S.A.

PRÉCISION
Désinfectant, laxatif et purgatif, il sert aussi à traiter les problèmes de peau, dégager les bronches, soulager les douleurs rhumatismales.

PRÉPARATION
Le soufre est purifié chimiquement, puis fait l'objet de trituration par broyage en une fine poudre soluble dans l'eau et l'alcool.

— PRINCIPAUX SYMPTÔMES —

PARESSE ◆ TENDANCE À AVOIR TROP CHAUD ◆ ÉGOCENTRISME ◆ TENDANCE À ÊTRE PHILOSOPHE ◆ DÉMANGEAISONS ◆ DOULEURS BRÛLANTES

VOIR ÉGALEMENT
Peau et squelette, *pages 192, 240, 268* ; appareils génitaux, *page 198* ; enfant, *page 246* ; femme, *page 256*

Tartarus stibiatus syn. *Antimonium tartaricum*

ANTIMONIUM TART.

NOM COURANT
Tartrate double d'antimoine et de potassium

CE PRODUIT était déjà connu des alchimistes pour être un puissant émétique, surnommé « prince des évacuants », se prenait autrefois pour provoquer l'expulsion des vers intestinaux. Le remède *Antimonium tart.* a été expérimenté séparément par Hahnemann, Stapf et Hencke ; les résultats ont été publiés dans l'ouvrage d'Allen, *Encyclopédie de la matière médicale* (1874-1879). Il est couramment prescrit contre les maladies qui sapent l'énergie de sujets jeunes ou du troisième âge.

SOURCE

TARTRATE D'ANTIMOINE ET DE POTASSIUM
Ce composé est couramment utilisé comme insecticide et fixateur de teintures destinées aux tissus ou aux cuirs.

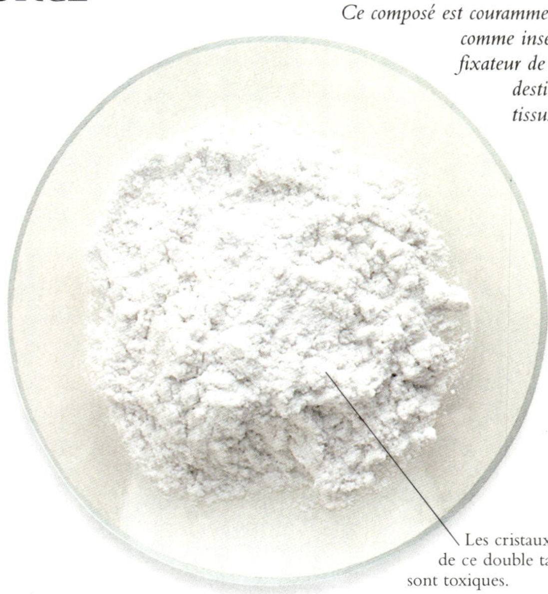

Les cristaux de ce double tartrate sont toxiques.

ORIGINE
Préparé par combinaison de tartrate de potassium et d'oxyde d'antimoine, formé par action de l'humidité de l'air sur l'antimoine (*voir page 98*).

PRÉCISIONS
Utilisé par la médecine classique occidentale comme expectorant, et aussi dans le traitement des vers intestinaux et infections fongiques.

PRÉPARATION
Se prépare par trituration de tartrate d'antimoine et de potassium avec du lactose ; le mélange fait ensuite l'objet de dilutions et dynamisations.

PROFIL DU REMÈDE

Sujets ayant besoin d'attirer l'attention, réagissant bien au repos ou au fait d'être réconfortés et rassurés. La maladie provoque souvent chez les enfants un épuisement qui les rend agités, apathiques et somnolents. Leur niveau énergétique peut être si bas qu'ils sont incapables d'expectorer du mucus et semblent risquer l'étouffement. Ils deviennent irritables et répugnent à être dérangés, n'aimant pas être touchés.

Les symptômes typiques sont notamment une absence de soif et une sueur froide et abondante. *Antimonium tart.* se prescrit en cas d'affections respiratoires telles qu'une toux de coqueluche, qui sont marquées par un râle dû à la présence de mucus dans la poitrine. On le donne aussi contre les maux de tête, nausées et vomissements, et les affections de la peau telles que l'impétigo, la varicelle, l'acné.

MALADIES RESPIRATOIRES
Symptômes : infection respiratoire sévère ou bronchite chronique accompagnées d'une toux de coqueluche et d'un bruit de raclement dans la gorge et la poitrine dû à l'accumulation de mucus. Une grande fatigue rend l'expectoration difficile. Les quintes de toux peuvent alterner avec un halètement accompagné d'une sensation de suffocation.
Amélioration : à l'air froid ; en étant assis bien droit ; en expectorant du mucus.
Aggravation : à la chaleur ; au froid et à l'humidité ; en s'allongeant ; en bougeant.

COQUELUCHE
Symptômes : essoufflement et toux spasmodique, le plus souvent chez l'enfant ; ces symptômes sont suivis d'un endormissement ou de nausées (*voir plus loin*). La présence de mucus cause une congestion et un encombrement.
Amélioration : en étant assis bien droit ; en expectorant ; en vomissant.
Aggravation : à la chaleur ; en s'allongeant ; en bougeant ; en buvant du lait.

NAUSÉES
Symptômes : nausées tenaces accompagnées de tremblements, de syncopes et d'une faiblesse. Les nausées semblent centrées sur la poitrine ; elles peuvent s'accompagner d'une toux. On note des vomissements.
Amélioration : À l'air froid ; assis bien droit ; en expulsant des renvois ; en vomissant.
Aggravation : à la chaleur ; en ayant froid ou trop chaud ; en s'allongeant ; en bougeant.

PROBLÈMES DE PEAU
Symptômes : éruption de pustules laissant une marque violacée après guérison. L'impétigo provoque de petites vésicules remplies de liquide ainsi qu'un rougissement de la peau.
Amélioration : à l'air froid ; en étant assis bien droit.
Aggravation : en prenant un bain d'eau froide ; le soir ; en s'allongeant.

VARICELLE
Symptômes : éruption cutanée étendue, donnant des vésicules susceptibles de laisser des cicatrices violacées. Le remède est particulièrement approprié si les symptômes cutanés ne sont pas trop prononcés, mais sont associés à des manifestations respiratoires ou digestives. La langue est revêtue d'un enduit blanc, et on peut noter une extrême irritabilité.
Amélioration : au froid ; en expectorant du mucus.
Aggravation : à la chaleur ; en prenant un bain d'eau froide ; en ayant trop chaud dans un lit ; le soir ; en s'allongeant.

MAUX DE TÊTE
Symptômes : sensation d'avoir la tête serrée par une bande, aggravée par la toux. On peut observer une grande lassitude.
Amélioration : au grand air ; en prenant un bain d'eau froide ; en bougeant.
Aggravation : à la chaleur ; la nuit ; le matin ; en faisant des excès alimentaires.

— PRINCIPAUX SYMPTÔMES —
FORT RÂLE PROVOQUÉ PAR DU MUCUS DANS LA POITRINE, ET IMPRESSION DE SUFFOQUER ◆ FAIBLESSE S'AGGRAVANT ◆ AVERSION POUR L'EXAMEN MÉDICAL ◆ ABSENCE DE SOIF

VOIR ÉGALEMENT
Asthme, *page 181*

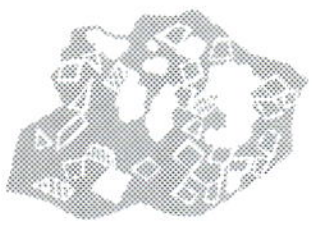

Zincum metallicum

ZINC. MET.

NOM COURANT
Zinc

MÉTAL mou et bleu-pâle, le zinc sert à réaliser des toitures galvanisées, ou sous forme de laiton, entre dans la fabrication d'instruments de musique. Il stimule la production de nombreuses protéines dans l'organisme, et représente un oligo-élément essentiel. En médecine, on soigne les ulcérations avec de la pommade à l'oxyde de zinc, composé qui se donne comme complément en cas de tétanos, névralgie et convulsions. Le remède homéopathique a été expérimenté par Hahnemann en 1828.

PROFIL DU REMÈDE

Sujets ayant du mal à se relaxer, surchargés de responsabilités qui provoquent un stress. Celui-ci est suivi par une période d'excitation nerveuse qui les rend irritables, grincheux et sensibles, au bruit notamment; elle sape aussi leur vitalité et peut mener à l'épuisement physique et mental.
Les symptômes empirent souvent la nuit, les tics nerveux persistant pendant le sommeil. L'absorption d'aliments et d'alcool, notamment le vin, aggrave aussi les symptômes, qui s'atténuent après expulsion de productions organiques, urine, selles et flux menstruel.

Les manifestations physiques sont une grande fatigue, une faiblesse générale et des tressautements et tremblements dans les membres, notamment les jambes. *Zinc. met.* s'utilise contre ces symptômes, les troubles nerveux ou génito-urinaires, ou les éruptions cutanées pruriantes et associées à une grande fatigue et des tressautements dans les membres.

ÉPUISEMENT NERVEUX

Symptômes : collapsus dû au surmenage, au stress ou à une stimulation excessive, et marqué par une faiblesse physique et mentale. On note parfois de violents maux de tête (*voir plus loin*), d'incessants tremblements dans les jambes, dus à la faiblesse, et des impatiences dans les pieds, agités constamment; une douleur à la plante des pieds est possible. L'épuisement nerveux évolue parfois en dépression, le sujet devenant lunatique, introverti et irritable. Les bavardages et le bruit peuvent devenir intolérables, la colère a tendance à provoquer des crises de larmes.
Amélioration : en frottant le corps; en bougeant.
Aggravation : exposé au contact ou aux secousses; en buvant du vin.

TRESSAUTEMENTS

Symptômes : tics nerveux ou même convulsions associés à une pâleur du visage. On peut noter des impatiences marquées dans les jambes malgré une grande lassitude, ainsi qu'une froideur et un engourdissement des pieds et un désir de maintenir les jambes en mouvement. Les spasmes peuvent être dus à une chorée ou une maladie de Parkinson.
Amélioration : en frottant le corps; en bougeant.
Aggravation : au contact ou aux secousses; en buvant du vin.

TROUBLES UROGÉNITAUX

Symptômes : perte d'urine à la suite d'un effort, d'un éclat de rire ou d'une toux. La perte totale du contrôle de la vessie est possible lors de convulsions sévères. Le remède sert aussi en cas de rétention urinaire due à la nervosité ou à une hypertrophie de la prostate, ou encore d'éjaculation précoce.

SOURCE

ZINC
Le zinc est un oligo-élément essentiel pour l'organisme; toutefois, sa présence excessive peut provoquer une anémie, affaiblir le système immunitaire et entraver les processus de guérison.

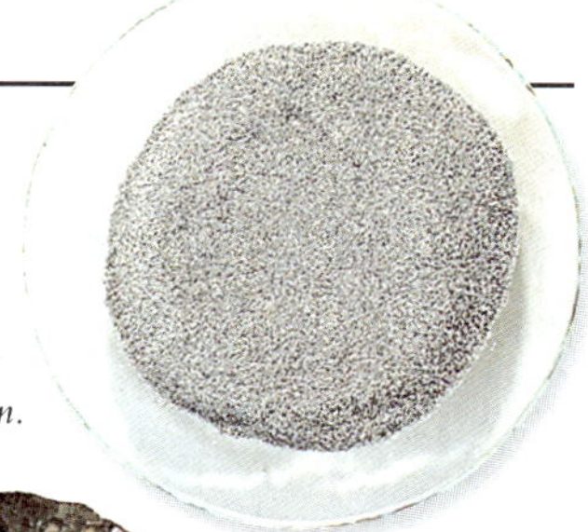

POUDRE DE ZINC

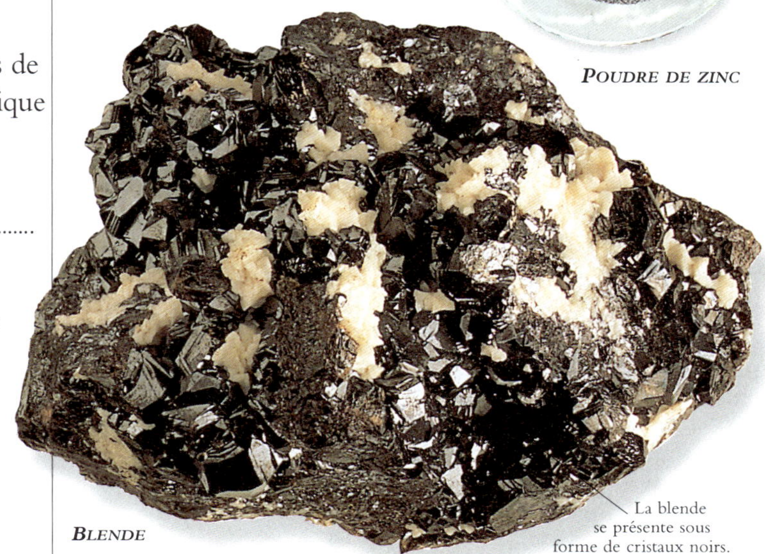

BLENDE

La blende se présente sous forme de cristaux noirs.

ORIGINE

La blende, ou sphalérite, minerai de zinc formé dans des gîtes hydrothermaux aux U.S.A., en Amérique du Sud et en Australie.

PRÉCISIONS

Astringent et antiseptique classique dans diverses lotions; sert dans les écrans solaires pour arrêter les rayons U.-V.

PRÉPARATION

Le zinc est chauffé puis réduit en fine poudre par broyage. Il subit ensuite une trituration en présence de lactose.

PRINCIPAUX SYMPTÔMES

FATIGUE NERVEUSE ◆ IMPATIENCES DANS LES PIEDS ◆ TRESSAUTEMENTS ET TREMBLEMENTS ◆ SUJET SE SENTANT MIEUX APRÈS UN ÉCOULEMENT OU UNE ÉRUPTION CUTANÉE

Amélioration : en bougeant.
Aggravation : au bruit; le soir; la nuit; en buvant du vin.

ECZÉMA ET INFECTIONS CUTANÉES

Symptômes : plaques rouges, irritantes, suintantes ou couvertes d'une croûte, notamment à l'intérieur des articulations des membres. *Zinc. met.* traite aussi les maladies infantiles virales (varicelle, rougeole ou rubéole), si l'éruption est lente à évoluer, si l'enfant présente une faiblesse mentale et physique, et est agité de tressautements involontaires.
Amélioration : en bougeant; en laissant suinter les plaques.
Aggravation : au bruit; au contact; la nuit.

MAUX DE TÊTE

Symptômes : violentes douleurs martelantes au niveau du front ou des tempes, parfois d'un seul côté, dues à un surmenage ou un épuisement nerveux (*voir plus haut*).
Amélioration : à l'air frais; en bougeant.
Aggravation : au bruit; au contact; en buvant du vin.

VOIR ÉGALEMENT

Impatience dans les jambes, *page 230*

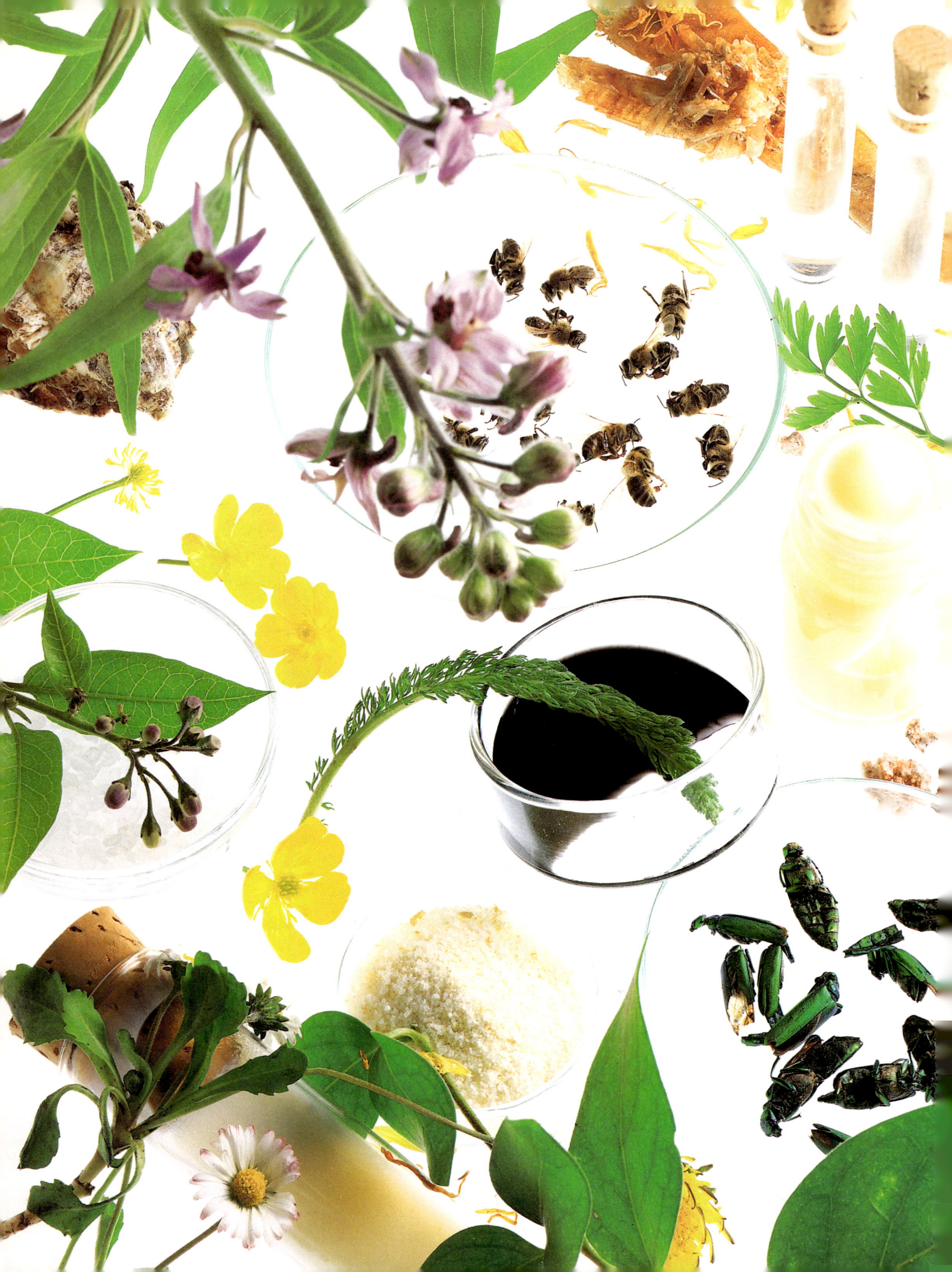

PRINCIPAUX REMÈDES ANIMAUX

DANS CETTE SECTION SE TROUVENT DES ÉLÉMENTS DE LA MATIÈRE MÉDICALE QUI, POUR ÊTRE PEU NOMBREUX, N'EN SONT PAS MOINS IMPORTANTS. CES REMÈDES SONT RÉALISÉS À PARTIR D'ANIMAUX OU DE LEURS SÉCRÉTIONS, OU ENCORE DE BACTÉRIES STÉRILISÉES PROVENANT DE TISSUS MALADES.

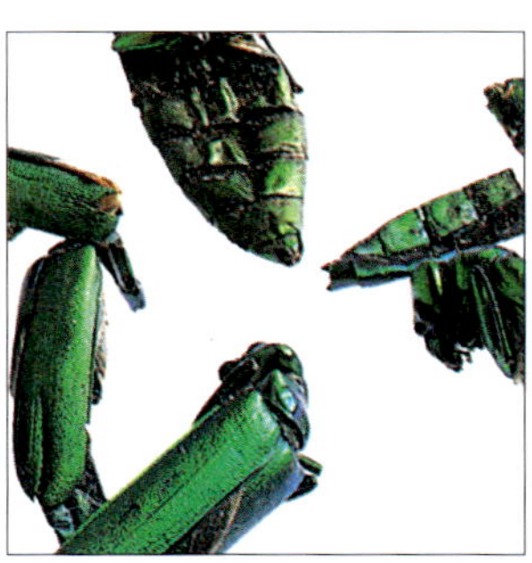
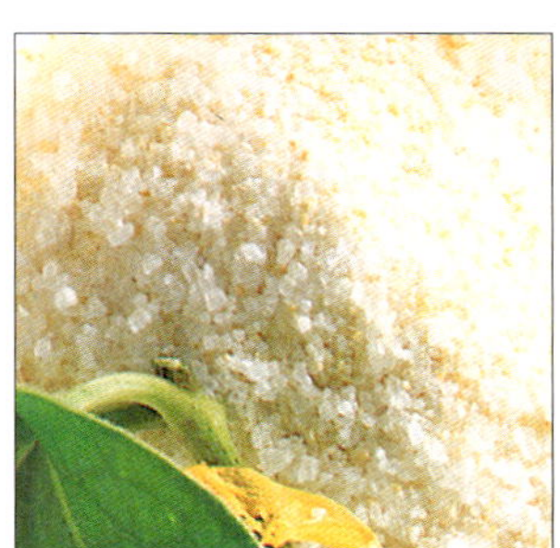
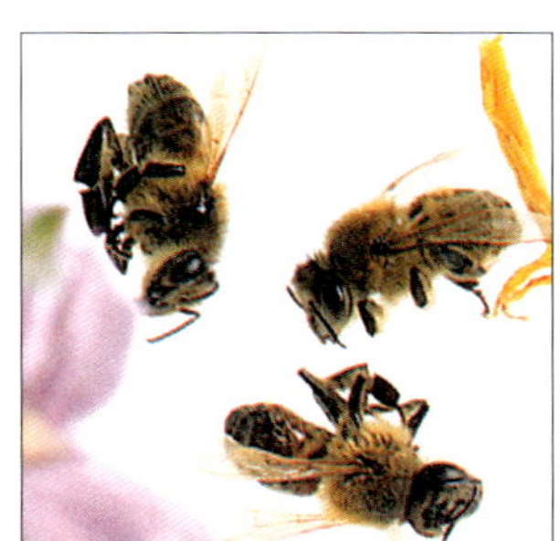

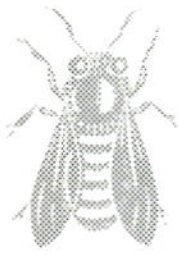

Apis mellifica

APIS

NOMS COURANTS
Abeille, abeille domestique, abeille mellifère

ON A TROUVÉ dans une grotte une fresque murale vieille de 9000 ans, représentant un personnage qui prélève du miel dans une ruche : c'est le plus ancien témoignage des relations entre l'homme et l'abeille. Celle-ci donne du miel mais aussi de la cire, de la propolis (résine collectée sur les bourgeons) exploitée à des fins médicinales, et de la gelée royale constituant un complément nutritionnel. Expérimenté par Frederick Humphries en 1852, *Apis* sert fréquemment pour traiter les piqûres et morsures d'insectes.

SOURCE

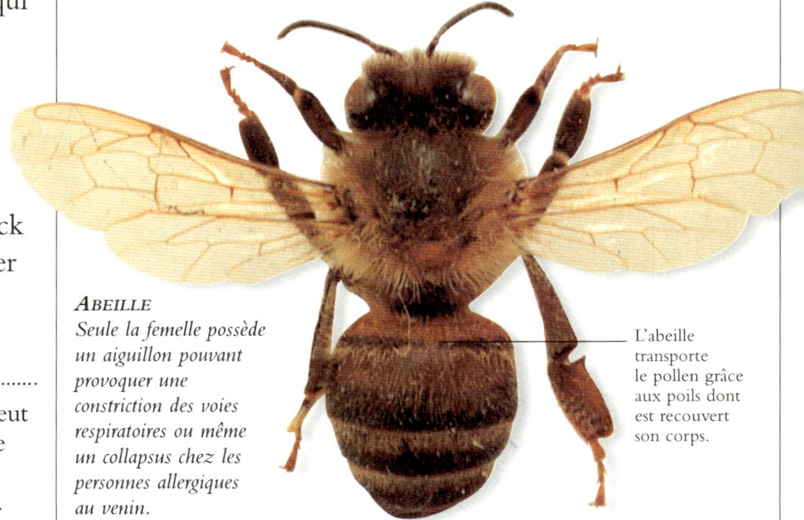
L'abeille transporte le pollen grâce aux poils dont est recouvert son corps.

ABEILLE
Seule la femelle possède un aiguillon pouvant provoquer une constriction des voies respiratoires ou même un collapsus chez les personnes allergiques au venin.

ORIGINE
Réalisé à partir de l'abeille domestique, originaire d'Europe mais aujourd'hui présente dans de nombreuses autres régions du monde, dont le Canada et les U.S.A.

PRÉCISION
Les substances provenant de l'activité de l'abeille, sont exploitées depuis longtemps en médecine, par exemple par les Grecs de l'Antiquité, les Chinois, les Européens.

PRÉPARATION
Le remède est constitué du corps entier de l'abeille femelle, aiguillon compris. L'insecte est écrasé et dissous dans l'alcool avant dilutions et dynamisations.

PRINCIPAUX SYMPTÔMES
DOULEURS BRÛLANTES ET PIQUANTES ◆ GONFLEMENTS . RÉACTIONS ALLERGIQUES ◆ AGITATION ET ANXIÉTÉ ◆ JALOUSIE

PROFIL DU REMÈDE

Le sujet susceptible de réagir à *Apis* a tendance à être méticuleux, agité, irritable, difficile à contenter. Hypersensible, il est sujet à la tristesse et aux crises de larmes et déteste la solitude. Ce besoin de compagnie lui donne la réputation d'organiser la vie de chacun. Farouchement attaché à son territoire, il peut se montrer très jaloux ou soupçonneux envers les nouveaux venus.

En général, *Apis* se prescrit dans le cas de symptômes démarrant sur le côté droit du corps puis migrant jusqu'au gauche. Parmi les affections traitées par *Apis :* l'urticaire, les piqûres ou morsures d'insectes, les brûlures. On utilise aussi ce remède contre les infections urinaires comme la cystite, la rétention urinaire et les œdèmes. Par ailleurs, *Apis* peut être utile en cas d'état fébrile et d'inflammation des yeux, de la bouche ou de la gorge.

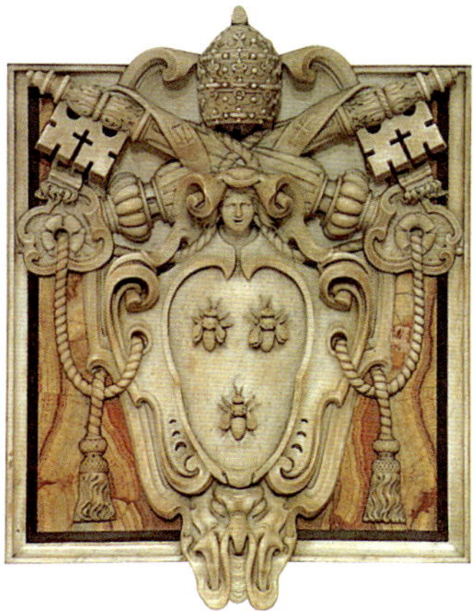

LA SYMBOLIQUE DE L'ABEILLE
Symbole d'immortalité et d'application, l'abeille figure dans les armoiries de la famille du pape Urbain VIII.

URTICAIRE, PIQÛRES ET MORSURES D'INSECTES

Symptômes : la peau démange, est enflée et très sensible, la douleur est piquante. La peau est bouffie et marbrée, avec des reliefs paraissant pleins d'eau. L'urticaire peut se développer à la suite de fièvre (*voir plus loin*).
Amélioration : au frais; en se lavant; en appliquant des compresses froides sur la peau.
Aggravation : à la chaleur; dans des pièces mal ventilées et trop chaudes; la nuit; au contact ou si la zone affectée subit une pression.

CYSTITE

Symptômes : à la miction, douleur brûlante et piquante à l'urètre et la vessie. Les envies d'uriner sont fréquentes, mais les émissions peu abondantes. *Apis* sert en cas d'inflammations rénales associées à une bouffissure des yeux et une absence de sensation de soif.
Amélioration : au frais.
Aggravation : à la chaleur; quand la vessie subit une pression.

ŒDÈME

Symptômes : gonflement de tissus dû à une rétention de fluides, pouvant être associé à une pleurésie, une méningite, une péritonite ou une arthrite (avec douleur brûlante ou piquante typique).
Amélioration : en appliquant des compresses froides sur les zones affectées.
Aggravation : à la chaleur; au contact ou si on exerce une pression sur la zone touchée.

INFLAMMATION DES YEUX, DE LA BOUCHE OU DE LA GORGE

Symptômes : les yeux sont rouges, douloureux, sensibles à la lumière et peuvent être le siège d'écoulements aqueux brûlants. La bouche et la gorge, enflées, peuvent être le siège de douleurs brûlantes. Tout gonflement de la gorge peut gêner la respiration. Absence de sensation de soif.
Amélioration : en appliquant des compresses froides sur la zone touchée; à l'air frais.
Aggravation : à la chaleur; au contact.

ÉTAT FÉBRILE

Symptômes : fièvre pouvant s'accompagner de maux de gorge et d'une absence de soif. On note de violentes céphalées donnant des douleurs lancinantes et une sensation de forte chaleur à la tête, des frissons et une sensibilité de la peau.
Amélioration : au frais; en se découvrant; en appliquant des compresses froides.
Aggravation : à la chaleur; dans une atmosphère confinée; en dormant; au contact ou en pressant la région touchée.

VOIR ÉGALEMENT
Circulation, *page 184*; ostéoarthrite, *page 196*; problèmes de prostate, *page 202*; allergies, *page 206*; urticaire, *page 242*

Cantharis vesicatoria syn. *Lytta vesicatoria*

CANTHARIS

NOM COURANT
Cantharide

LA CANTHARIDE est un coléoptère contenant une substance irritante, la cantharidine. Celle-ci bénéficie d'une réputation de longue date, due à ses propriétés prétendument aphrodisiaques. Prise à trop forte dose, elle constitue un violent poison qui attaque le système urinaire et provoque diarrhées, vomissements, douleurs brûlantes à l'estomac et la gorge, lésions rénales, voire la mort. Le remède *Cantharis*, expérimenté par Hahnemann en 1805, se prescrit en cas d'affections accompagnées de douleurs brûlantes.

PROFIL DU REMÈDE

Sujets ayant en général de fortes pulsions sexuelles, parfois incontrôlables. Ils peuvent être agités, grincheux et de contact difficile quand ils sont malades. L'irritabilité ou l'insolence risquent même d'exploser en accès de violence ou de rage. *Cantharis* se prescrit en cas d'affections à évolution négative rapide. Les symptômes typiques en sont une perte de l'appétit, une douleur brûlante à la gorge ou à l'estomac, une très forte soif malgré une répugnance à boire, la moindre gorgée faisant empirer la douleur à la vessie.

Les cystites brûlantes et les inflammations des voies urinaires sont les principales affections contre lesquelles on utilise *Cantharis*. Ce remède permet de soulager la sensibilité dans la région des reins, la colique néphrétique, les inflammations rénales comme la néphrite et la pyélonéphrite, et d'autres troubles urinaires. Il se donne aussi en cas de coups de soleil, d'ébouillantage et de brûlures entraînant la formation de vésicules, ou contre les piqûres ou morsures d'insectes. Par ailleurs, certaines affections des voies digestives peuvent bien réagir au remède, tout comme l'excès de libido.

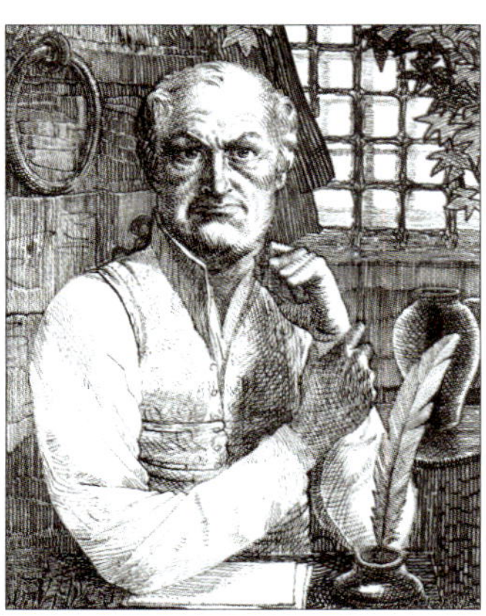

LE MARQUIS DE SADE
Au XVIIIe siècle, Sade utilisait la cantharide comme aphrodisiaque pour ses victimes.

CYSTITE AIGUË

Symptômes : envies constantes et très fortes d'uriner, liées à de violentes douleurs spasmodiques au bas de l'abdomen. Les urines sont peu abondantes, brûlantes et saignantes, l'émission goutte à goutte s'accompagne de douleurs brûlantes ou coupantes à la vessie et l'urètre. On observe une rétention d'urine, entraînant une perte de tonus musculaire de la vessie. Une inflammation des parties génitales risque de causer une stimulation excessive de la libido (*voir plus loin*).
Amélioration : au chaud; la nuit.
Aggravation : avant, pendant et après une miction; en prenant du café ou des boissons froides.

BRÛLURES

Symptômes : brûlures, coups de soleil et ébouillantages, si la peau forme des vésicules. *Cantharis* se prescrit en cas de vésicules évoquant des brûlures.
Amélioration : en appliquant des compresses froides sur la zone touchée.
Aggravation : au contact; à la chaleur.

PIQÛRES D'INSECTES

Symptômes : douleur très aiguë au site de la lésion, dont le centre est noir. Excitabilité, aggravation d'autres symptômes.
Amélioration : en appliquant des compresses froides sur la zone touchée.
Aggravation : à la chaleur; en prenant du café.

TROUBLES GASTRIQUES

Symptômes : douleur violente et brûlante, distension de l'abdomen, diarrhées et sensation de brûlure par liquide. On peut noter une forte envie de vider les intestins lors des mictions, une irritabilité, une perte d'appétit.
Amélioration : à la chaleur; la nuit; en se pliant en deux.
Aggravation : à la miction; en ingérant des boissons.

LIBIDO EXACERBÉE

Symptômes : excitation sexuelle incontrôlable et inappropriée. La libido peut être stimulée par l'inflammation d'une zone génitale due à une infection des voies urinaires (*voir plus haut*). Les fantasmes peuvent perturber le sommeil.
Amélioration : à la chaleur; en se reposant; en se frottant les parties génitales.
Aggravation : à la miction; pendant l'acte sexuel.

SOURCE

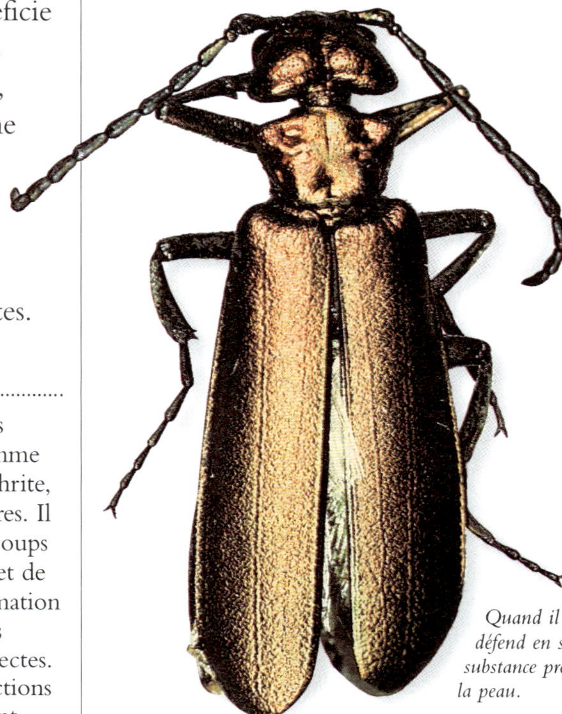

CANTHARIDE
Quand il est touché, ce coléoptère se défend en sécrétant de la cantharidine, substance provoquant des vésicules sur la peau.

ORIGINE
Insecte présent en Europe méridionale mais aussi en Asie occidentale, se nourrissant de feuilles de peuplier blanc troène, frêne, sureau et lilas.

PRÉCISION
Hippocrate en vantait les vertus contre l'hydropisie. La cantharide sert contre les verrues et la calvitie, ou pour augmenter la libido ou provoquer les avortements.

PRÉPARATION
On tue l'insecte par la chaleur, puis on le fait macérer entier dans l'alcool pendant cinq jours. Le mélange est alors filtré, avant dilutions et dynamisations.

PRINCIPAUX SYMPTÔMES

DOULEURS BRÛLANTES ◆ MICTIONS GOUTTE À GOUTTE ◆ LIBIDO DÉVELOPPÉE, ASSOCIÉE À DES TROUBLES URINAIRES ◆ VIOLENCE ◆ SYMPTÔMES EMPIRANT À LA PRISE DE CAFÉ

VOIR ÉGALEMENT
Colopathie fonctionnelle, *page 189*; rectolite hémorragique, *page 190*; cystite, *page 260*

Carcinosinum

CARCINOSINE

NOM COURANT
Tissu cancéreux du sein

CE REMÈDE est constitué à partir de tissu cancéreux. Dans les pays développés, le cancer du sein représente la deuxième cause de mortalité après les maladies cardiaques. Le développement d'un remède homéopathique à partir d'un tissu cancéreux du sein est dû à deux Britanniques, Compton Burnett et Clarke, qui l'ont expérimenté à la fin du XIXe siècle. Son usage s'est considérablement répandu à la suite de la publication en 1989 du résultat des recherches menées par l'Américain, Jonathan Shore. On considère que *Carcinosinum* est particulièrement bénéfique aux personnes non atteintes par un cancer, mais ayant de nombreux antécédents familiaux au niveau de cette maladie.

SOURCE

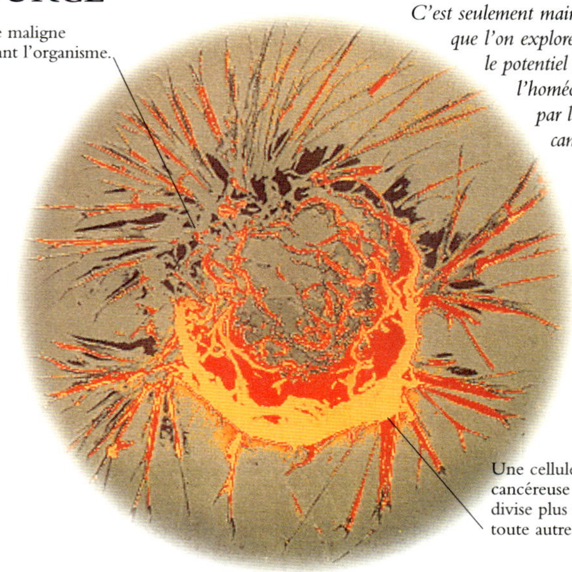

ORIGINE

Ce remède est un nosode, (il provient d'un tissu malade, *voir page 20*). Il se prépare à partir de tissu cancéreux, en général prélevé au niveau du sein.

PRÉCISION

Chez les femmes, c'est le sein qui est l'organe le plus touché par le cancer. Les tumeurs les plus malignes se localisent vers le haut et l'extérieur du sein.

PRÉPARATION

Après préparation, le spécimen de tissu cancéreux est stérilisé puis dissout dans de l'eau distillée. Le mélange subit alors des dilutions et dynamisations successives.

PROFIL DU REMÈDE

Personnes ayant été timides, hypersensibles et d'une compassion excessive pendant leur enfance. Ces jeunes sujets répriment leurs émotions, n'aiment pas être critiqués ou réprimandés. Pendant la puberté, ils peuvent éprouver des difficultés à maîtriser leur sexualité. Devenus adultes, ils ont tendance à être passionnés et à devenir des bourreaux de travail repoussant leurs limites en permanence. Ils peuvent éprouver une forte envie de voyages et d'émotions. Leur désir d'accomplissement total risque de provoquer un épuisement et la survenue de maladies.

On note parfois un fort désir d'aliments gras, notamment de chocolat et de beurre. Les symptômes physiques peuvent empirer ou s'atténuer au bord de la mer. Les sujets concernés se sentent en général mieux s'ils dansent ou écoutent de la musique, et il arrive que leurs symptômes s'atténuent s'ils s'allongent les genoux remontés au niveau des coudes.

Carcinosinum se prescrit aussi aux sujets ayant des antécédents personnels ou familiaux en matière de cancer, de diabète ou de tuberculose. Ce remède peut même s'utiliser dans le traitement d'affections déclarées. Il présente par ailleurs une affinité avec les personnes ayant subi un stress émotionnel, ou qui sont en convalescence d'un syndrome de fatigue chronique ou d'une mononucléose infectieuse.

SYNDRÔME DE FATIGUE CHRONIQUE

Symptômes : épuisement et faiblesse avec une sensibilité des muscles. On note souvent des vertiges, des engourdissements et des nausées. La fréquence des rhumes et la récurrence de maladies aiguës sont aussi des caractéristiques. On observe parfois un état dépressif et des difficultés de concentration.
Amélioration : le soir ; au bord de la mer ; en faisant de petits sommes ; en s'allongeant et en remontant les genoux au niveau des coudes.
Aggravation : en se dévêtant ; en cas d'effort physique ; dans une atmosphère humide.

INSOMNIE

Symptômes : incapacité chronique à avoir un sommeil de qualité. Ce type d'insomnie est associé à des périodes de stress émotionnel, un rejet constituant souvent la cause première du problème.
Amélioration : le soir ; en faisant de petits sommes.
Aggravation : en cas d'effort physique ; pendant un orage.

PRINCIPAUX SYMPTÔMES

BOURREAU DE TRAVAIL ◆ ÊTRE PASSIONNÉ ◆ SYMPTÔMES ÉVOLUANT EN INTENSITÉ AU BORD DE LA MER ◆ DÉSIR DE BEURRE ET DE CHOCOLAT ◆ TROUBLES DU SOMMEIL

AFFECTIONS RESPIRATOIRES

Symptômes : bronchite accompagnée d'une toux, se développant à partir d'un chatouillement dans la gorge. Asthme et sensation de constriction dans la poitrine.
Amélioration : le soir ; en faisant de petits sommes.
Aggravation : à l'air froid ; en parlant ; en riant ; en courant ; en se déshabillant.

DOULEURS ABDOMINALES

Symptômes : douleurs associées à une sécheresse et une dureté des selles ainsi qu'à une douleur brûlante sur le côté droit du côlon, avec parfois une constipation qui s'accompagne d'un désir d'aliments gras (chocolat, etc.).
Amélioration : en exerçant une pression sur l'abdomen ; en se penchant ; en buvant chaud.
Aggravation : entre 4 et 6 heures de l'après-midi.

EXCROISSANCES CUTANÉES, BOUTONS

Symptômes : très nombreux grains de beauté et boutons, acné sur le dos et le torse, ou furoncles. Démangeaisons et tendance aux bleus et aux saignements.
Amélioration : le soir.
Aggravation : en se déshabillant.

VOIR ÉGALEMENT

Allergies, *page 206*

Crotalus horridus horridus

CROTALUS

NOMS COURANTS
Crotale, serpent à sonnettes

En grec, *krotalon* signifie « bruit de crécelle ». Le crotale se caractérise effectivement par le son très particulier qu'il émet en se déplaçant quand il s'apprête à attaquer une proie, sa queue effectuant alors 50 battements à la seconde. Le remède, expérimenté en 1837 par l'Américain Constantin Hering, se prescrit dans le cas de troubles graves (hémorragie, angine de poitrine [angor], accident vasculaire cérébral ou encore certaines infections).

SOURCE

CROTALE
Ce serpent venimeux est doté, entre les yeux et les narines, de fossettes sensibles aux infrarouges lui permettant de localiser sa proie.

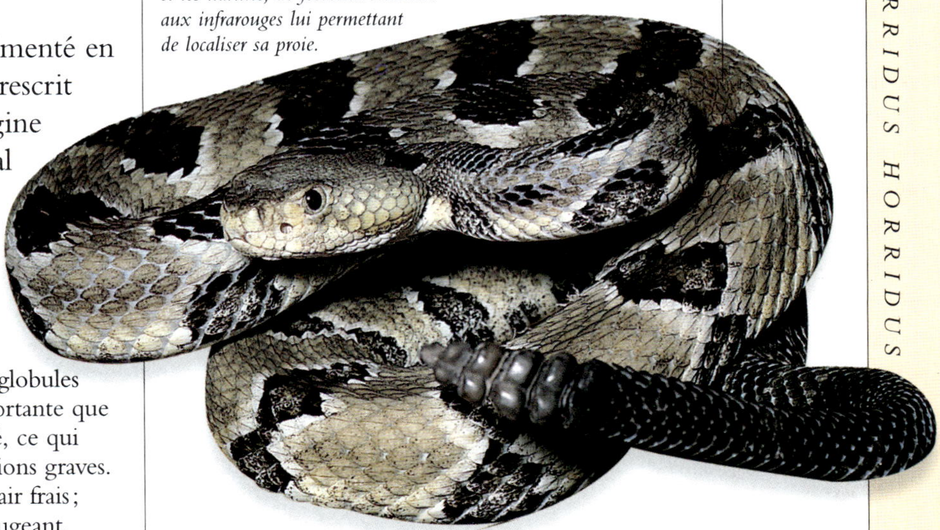

La mue peut intervenir deux ou trois fois par an.

ORIGINE
L'habitat naturel est celui de nombreux autres crotalinés : Canada, U.S.A. et Amérique latine, dans des zones arides ou désertiques.

PRÉCISION
Le venin, « trait » de l'animal vivant, est utilisé dans la fabrication d'un antidote qui, en déclenchant la production d'anticorps, neutralise le venin.

PRÉPARATION
Après « traite » d'un serpent vivant, le venin est versé goutte à goutte sur du lactose. Le mélange fait alors l'objet de triturations successives.

PRINCIPAUX SYMPTÔMES
SAIGNEMENTS ◆ SEPTICÉMIE, OU MÊME CHOC SEPTIQUE ◆ AVERSION À AVOIR LE COU SERRÉ

PROFIL DU REMÈDE

Les sujets réagissant le mieux à *Crotalus* ont une tendance à la léthargie et la mélancolie. Ils sont sujets à la distraction, et vont parfois jusqu'à oublier le nom d'amis très proches. Ils présentent une aversion envers certains membres de leur famille, ainsi qu'une forte envie de viande.

Crotalus étant apte à favoriser le tarissement des saignements, quel que soit l'orifice naturel en cause. On le donne à la suite de la survenue d'un collapsus général pouvant être dû à un état septique grave, un accident vasculaire cérébral ou une crise cardiaque.

SAIGNEMENTS

Symptômes : hémorragie abondante provenant d'un orifice naturel, quel qu'il soit. Le remède est particulièrement efficace en cas d'épanchements lents ou libérant un sang liquide et foncé qui ne coagule pas facilement. Il arrive que l'écoulement soit associé à un collapsus ou une infection grave. C'est ainsi que *Crotalus* s'utilise en cas de septicémie accompagnée d'hémorragies, la décomposition des globules rouges étant si importante que le foie est submergé, ce qui provoque des affections graves.
Amélioration : à l'air frais; à la lumière; en bougeant.
Aggravation : couché sur le côté gauche; en portant des vêtements trop serrés.

LE CROTALE
Une fois que ce crotaliné a atteint la maturité sexuelle, sa queue s'enrichit à chaque mue d'un nouveau segment fait d'un anneau corné.

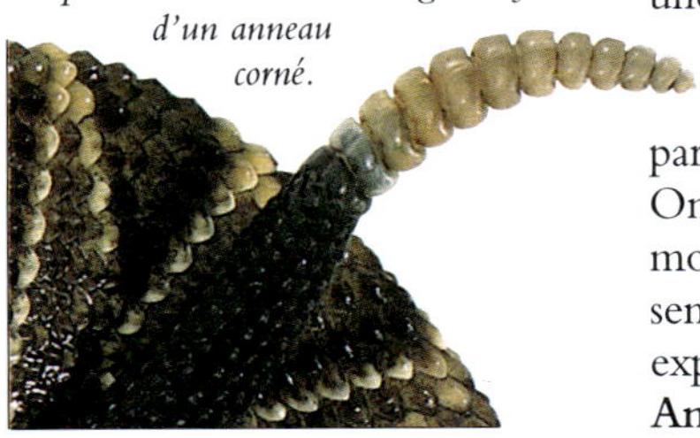

ACCIDENT VASCULAIRE CÉRÉBRAL

Symptômes : grande faiblesse ou collapsus général à la suite d'une congestion cérébrale. On observe une paralysie ou une diminution de la motricité des membres, en général du côté droit. Parmi les autres symptômes : une hémorragie rétinienne ou des saignements de nez, ou encore signes de délire.
Amélioration : à l'air frais; à la lumière.
Aggravation : couché sur le côté gauche.

TROUBLES CARDIAQUES

Symptômes : collapsus partiel ou général consécutif à une crise d'angine de poitrine (angor) ou une crise cardiaque. On peut observer une faiblesse, une syncope, et une douleur plus forte sur le côté gauche du corps et s'étendant parfois jusqu'à la main. On note une répugnance au mouvement causée par la sensation que quelque chose va exploser au-dessous du sternum.
Amélioration : à la lumière.
Aggravation : couché sur le côté gauche; en montant des marches ou en gravissant une pente.

DÉLIRE

Symptômes : pensées confuses et désordonnées à la suite d'une infection grave, d'un accident vasculaire cérébral ou d'une crise cardiaque. Anxiété, irritabilité et incapacité à répondre aux questions. Il arrive aux sujets de se lever d'un bond de leur lit et d'essayer de fuir en marmonnant et en bafouillant. Ces symptômes peuvent être associés à un delirium tremens provoqué par l'alcoolisme.
Amélioration : à la lumière
Aggravation : en s'endormant, en se réveillant, en buvant de l'alcool.

INFECTIONS DE LA GORGE

Symptômes : inflammation ou infection de la gorge, souvent due à une laryngite. La douleur est particulièrement aiguë sur le côté gauche de la gorge et souvent accompagnée par une toux sèche et irritative. Un autre symptôme associé à *Crotalus* est la douleur de la gorge avec difficulté à avaler.
Amélioration : au grand air.
Aggravation : en se couchant sur le côté gauche, en portant des vêtements qui serrent le cou.

VOIR ÉGALEMENT
Cancer, *page 208*

Lac caninum

LAC CAN.

NOM COURANT
Lait de chienne

LE LAIT de chienne en phase d'allaitement est exploité à des fins médicinales depuis la Rome antique. Au Ier siècle après Jésus-Christ, le naturaliste Pline l'Ancien prônait les bienfaits de ce lait pour traiter certains troubles de l'appareil génital féminin. Le médecin grec Sextus l'utilisait au IIIe siècle en cas d'intolérance légère et d'inflammation de l'oreille moyenne. Le remède homéopathique *Lac can.* a été expérimenté en 1888 par deux médecins, Swan et Berridge.

SOURCE

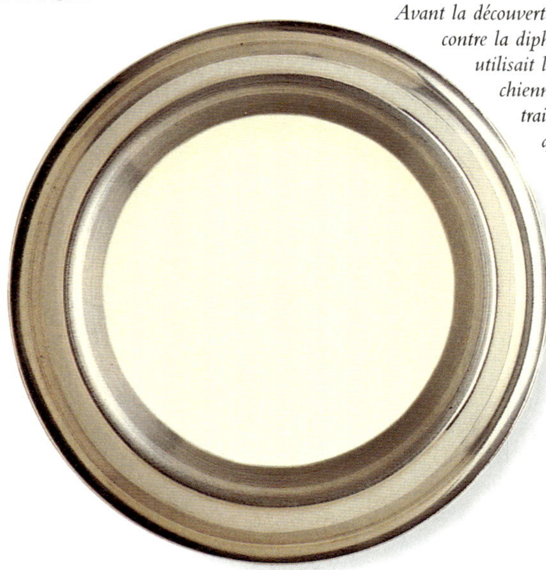

LAIT DE CHIENNE
Avant la découverte du vaccin contre la diphtérie, on utilisait le lait de chienne pour traiter cette affection.

ORIGINE
On peut utiliser le lait de n'importe quelle chienne, mais on exploite le plus souvent celui des bâtardes.

PRÉCISION
Les Romains traitaient les douleurs ovariennes et les problèmes d'utérus ou de son col avec des remèdes dérivés du lait de chienne.

PRÉPARATION
Le lait d'une chienne qui allaite est recueilli par traite puis dilué dans un mélange d'alcool et d'eau constituant la teinture mère.

PRINCIPAUX SYMPTÔMES

DOULEUR ALTERNANT D'UN CÔTÉ À L'AUTRE ◆ PEUR DES SERPENTS ◆ MANQUE D'ASSURANCE ◆ SENSIBILITÉ AU CONTACT ◆ GONFLEMENT DES SEINS AVANT LES RÈGLES

PROFIL DU REMÈDE

Sujets manquant de confiance en eux. Souvent nerveux, ils peuvent être très sensibles à la stimulation des sens. L'association d'une imagination foisonnante et d'une nature excitable conduit à des peurs irrationnelles pouvant dégénérer en phobies. On observe parfois des épisodes dépressifs.

Il existe un symptôme typique des sujets réagissant bien à *Lac can.* : celui de ne pas avoir les pieds sur terre, la personne ayant la sensation de « flotter dans l'air ».

Lac can. s'utilise en cas de phobies irrationnelles et d'hypersensibilité sensorielle aiguë. Il est aussi considéré comme particulièrement efficace dans les affections de la gorge, du système nerveux, de l'appareil génital féminin. Dans tous les cas, les symptômes ont tendance à se déplacer d'une zone à l'autre.

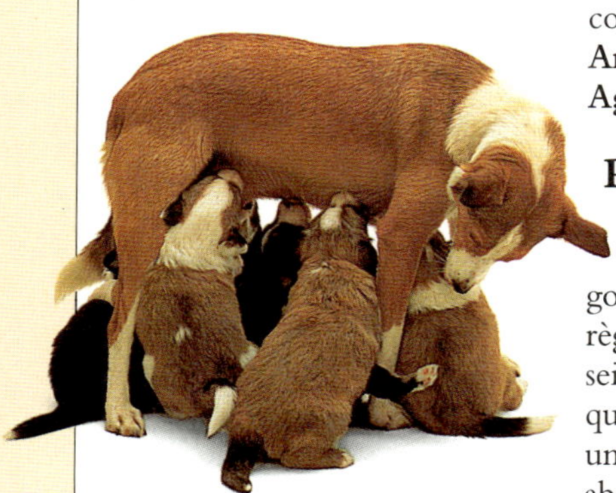

CHIENNE À L'ALLAITEMENT
Le calme d'une chienne allaitant ne traduit un amour maternel ; en fait, il est dû à une réaction hormonale destinée à stimuler la sortie de lait.

INFECTIONS DE LA GORGE

Symptômes : sécheresse extrême de la gorge. Douleur brûlante rendant la déglutition difficile. La douleur alterne d'un côté à l'autre. La salive est visqueuse, l'arrière de la gorge pouvant être revêtue d'un enduit gris argenté. Les symptômes peuvent coïncider avec les règles s'ils sont causés par une amygdalite.
Amélioration : à l'air frais ; en buvant des boissons fraîches.
Aggravation : au contact.

PHOBIES

Symptômes : peurs irrationnelles, en général des serpents, des orages, des chiens ou de la maladie. On peut observer une hypochondrie ainsi qu'un besoin constant de se laver les mains. L'anxiété et la peur sont susceptibles de déclencher des crises d'hystérie, avec éventuellement un comportement agressif.
Amélioration : à l'air frais.
Aggravation : au contact.

PROBLÈMES AU SEIN

Symptômes : endolorissement et gonflement des seins avant les règles, la douleur alternant d'un sein à l'autre. Chez les femmes qui allaitent, on peut observer une lactation insuffisante ou absente ou, à l'inverse, une production excessive de lait. Les seins, douloureux, donnent l'impression de renfermer de nombreuses grosseurs dures.
Amélioration : à la chaleur ; au grand air ; en se reposant.
Aggravation : au contact ; en bougeant ; en montant et descendant un escalier.

ÉCOULEMENTS VAGINAUX

Symptômes : hémorragies entre les règles ou après un rapport sexuel. L'épanchement vaginal peut s'accompagner de saignements, notamment avant une menstruation. Les parties génitales sont très sensibles au toucher ou à la pression, même à la toilette ou au frottement des vêtements. La relation sexuelle peut être douloureuse. La libido est susceptible d'augmenter ou de diminuer fortement.
Amélioration : à la chaleur ; au grand air ; en se reposant.
Aggravation : au contact ; en bougeant.

HYPERSENSIBILITÉ

Symptômes : hypersensibilité mentale due à une imagination trop fertile. On peut noter un état d'hystérie, la personne voyant des visages et entendant des bruits qui sont imaginaires. Cette hypersensilibilité affecte aussi certaines zones du corps, surtout les parties génitales. Le contact est fortement ressenti, au point d'avoir très envie d'écarter les doigts ou les jambes. On note aussi une distraction et une hypocondrie.
Amélioration : à la chaleur ; au grand air ; en se reposant.
Aggravation : au contact ; en bougeant ; à l'air froid.

VOIR ÉGALEMENT
Phobies, *page 211* ;
maux de gorge, *page 226* ;
douleur au sein, *page 258*

Lachesis muta syn. *Trigonocephalus lachesis*

LACHESIS

NOMS COURANTS
Trigonocéphale, surucucu

APPELÉ surucucu par les populations indigènes d'Amérique du Sud, ce serpent est très dangereux puisque son venin entrave les impulsions nerveuses cardiaques, détruit les globules rouges et empêche la coagulation. Une seule morsure dans une veine peut provoquer la mort instantanée. Ce remède, expérimenté en 1828 par Constantin Hering, se donne principalement contre les affections vasculaires et circulatoires.

SOURCE

TRIGONOCÉPHALE
Contrairement aux autres crotalinés, ce reptile est un chasseur très agressif, qui émet un son caractéristique très fort et dispose d'un venin extrêmement toxique.

Le serpent adulte peut atteindre 3 mètres de long.

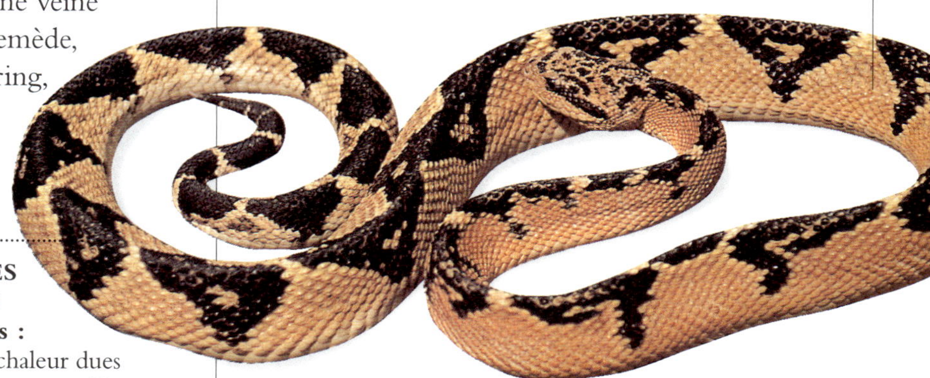

ORIGINE
Ce serpent très dangereux, de la sous-famille des crotalinés, vit en Amérique du Sud, de préférence dans les contrées boisées régies par un climat tropical.

PRÉCISION
Le venin du trigonocéphale est « trait » sur un reptile vivant, puis sert à la fabrication d'un antidote destiné à combattre les effets de la morsure de ce même serpent.

PRÉPARATION
On « trait » le venin sur un serpent vivant, puis on le dissout dans l'alcool. Le mélange fait alors l'objet de dilutions et dynamisations successives.

PRINCIPAUX SYMPTÔMES

TEMPÉRAMENT ZÉLÉ ◆ LOQUACITÉ ◆ AFFECTIONS SE DÉCLARANT EN GÉNÉRAL SUR LE CÔTÉ GAUCHE DU CORPS ◆ PERSONNE SE SENTANT MIEUX APRÈS ÉCOULEMENTS PHYSIOLOGIQUES

PROFIL DU REMÈDE

Sujets assez perspicaces, ambitieux, créatifs, et bavards ils vivent la vie avec intensité. S'ils croient à une idéologie, ils sont portés au dogmatisme au point d'arriver au fanatisme. Ils ont horreur d'être comprimés, soit physiquement, par exemple dans des vêtements trop serrés, soit mentalement, dans le cadre d'une relation trop étouffante.

Vivant intensément, ils sont portés à une extrême stimulation pouvant causer une « congestion » physique et mentale qui rend difficile le contrôle des émotions; on note parfois égocentrisme, cruauté et jalousie maladive, les sujets concernés étant par ailleurs exposés à une dépression ou à une extrême loquacité.

Les symptômes affectent en général le côté gauche du corps, et ont tendance à se manifester ou à empirer pendant le sommeil. Le tonus fluctue, les symptômes physiques sont soulagés par l'expulsion de productions naturelles (gaz intestinaux, règles...). De même, le sujet éprouve un mieux-être s'il évacue ses « sécrétions émotionnelles ».

Lachesis est très utilisé en cas de problèmes prémenstruels, de bouffées de chaleur de la ménopause, de certains troubles nerveux. Il se donne aussi en cas d'affections vasculaires telles que l'angine de poitrine, de problèmes circulatoires, de varices, de maux de gorge.

TROUBLES FÉMININS

Symptômes : bouffées de chaleur dues à la ménopause, associées parfois à des syncopes, sueurs chaudes et palpitations. *Lachesis* s'utilise aussi en cas de règles douloureuses ou de troubles prémenstruels.
Amélioration : à l'air frais; pendant les règles; après expulsion de productions naturelles; en mangeant.
Aggravation : exposée à une forte chaleur; au réveil; au contact; à la pression de vêtements trop serrés.

SPASMES ET TREMBLEMENTS

Symptômes : tremblements et faiblesse dans les jambes, spasmes musculaires pouvant se déclencher au moindre contact, et s'accompagner d'évanouissements et de convulsions.
Amélioration : à l'air frais; en bougeant; en buvant froid; après expulsion de productions naturelles.
Aggravation : à l'air chaud; en dormant; au contact; du côté gauche du corps; pendant la ménopause; en absorbant de l'alcool ou des boissons chaudes.

INSUFFISANCE RESPIRATOIRE ET VARICES

Symptômes : insuffisance circulatoire donnant une couleur bleuâtre ou violacée au visage, aux oreilles et aux extrémités. *Lachesis* se donne aussi en cas de varices engorgées de couleur bleu violacé.
Amélioration : à l'air frais; après expulsion de productions naturelles; en mangeant.
Aggravation : allongé sur le côté gauche; en portant des vêtements serrés; au contact.

MAUX DE GORGE

Symptômes : gonflement de la gorge qui prend une couleur violacée, et douleur rappelant celle provoquée par des échardes et pouvant s'étendre aux oreilles. L'air ou les liquides semblent plus difficiles à avaler que les aliments solides.
Amélioration : à l'air frais; après expulsion de productions naturelles.
Aggravation : à la chaleur; en dormant; au réveil; en ayant le cou serré; en ingérant du liquide.

TROUBLES CARDIAQUES

Symptômes : douleurs rappelant celles d'une crampe dans la poitrine, pouls irrégulier, accéléré et faible; parfois, palpitations. Il existe d'autres symptômes typiques : anxiété et cyanose (bleuissement des extrémités, des lèvres, de la langue).
Amélioration : à l'air frais; après expulsion de productions naturelles; en mangeant.
Aggravation : à la chaleur; allongé sur le côté gauche; en dormant; à toute constriction au niveau du cou ou du thorax; au contact.

VOIR ÉGALEMENT

Sclérose en plaques, *p. 179*; palpitations, *p. 186*; rosacée, *p. 193*; appareils génitaux, *p. 198*, *258*; émotions, *p. 210*

Medorrhinum

MEDORRHINUM

NOMS COURANTS
Blennorragie, gonorrhée, gonococcie

C'EST À GALIEN, médecin grec vivant au IIe siècle av. J.-C., que l'on doit le terme de gonorrhée (*gonos,* « graine » et *rhoia,* « flux »). On pense toutefois que cette maladie est antérieure à cette période de la Grèce, et qu'elle était déjà connue des Égyptiens et des Chinois de l'Antiquité. Très répandue au XVIIIe siècle, elle était considérée comme cause sous-jacente d'autres affections, et fut qualifiée de « miasme » par Hahnemann (*voir page 20*). Le remède, dérivé d'un nosode de l'infection (*voir page 20*), a été expérimenté par Swan et publié dans l'ouvrage d'Allen intitulé *Matière médicale des nosodes* (1880-1890).

PROFIL DU REMÈDE

Sujets éprouvant précipitation et anxiété, ayant l'impression d'être isolés et vidés, détachés, comme dans un rêve, ayant souvent des comportements extrêmes.

Typiquement, les symptômes physiques se concentrent sur les muqueuses, très exposées aux infections. En général, ils s'atténuent après un écoulement de mucus, au bord de la mer ou dans la soirée, et empirent entre 3 et 4 heures du matin ou à l'humidité. On note un désir de boissons froides, de viande, de poisson, de crudités et de friandises, et une aversion envers les aliments « gluants », les huîtres par exemple.

Medorrhinum se prescrit en cas d'infection des voies urinaires ou respiratoires et de l'appareil génital. C'est aussi un remède pour les asthmatiques, et il peut être très efficace chez les sujets ayant souffert précocement d'une maladie cardiaque ou présentant des antécédents de blennorragie, personnels ou familiaux.

INFECTIONS DES VOIES URINAIRES

Symptômes : vive brûlure à la miction, avec écoulements de pus jaunâtres ou d'une hématurie (présence de sang dans l'urine). En cas de cystite, on note aussi de fréquents besoins pressants d'uriner. Dans les cas aigus, ces infections peuvent être suivies de troubles rénaux. Chez l'homme, si l'infection est associée à un écoulement urétral, un état fébrile et une douleur dans le bas du dos, à l'abdomen, au rectum ou aux testicules, il peut s'agir d'une prostatite (*voir ci-dessous*).
Amélioration : agenouillé les mains au sol « à quatre pattes »; couché sur le ventre; le soir.
Aggravation : par temps très chaud; à la miction; en bougeant.

TROUBLES FÉMININS

Symptômes : règles très abondantes, écoulements vaginaux épais et âcres avec une odeur de poisson. On peut observer une sensibilité marquée dans la région du col de l'utérus, ainsi qu'au niveau des seins et des mamelons, et même une stérilité.
Amélioration : agenouillée les mains au sol; couchée sur le ventre; le soir.
Aggravation : par temps chaud; à la miction; en bougeant.

DOULEURS TESTICULAIRES

Symptômes : prostatite associée à un grossissement de la glande, qui est pesante et douloureuse.
Amélioration : agenouillé les mains au sol; couché sur le ventre; le soir.
Aggravation : par temps très chaud; à la miction; en bougeant.

SOURCE

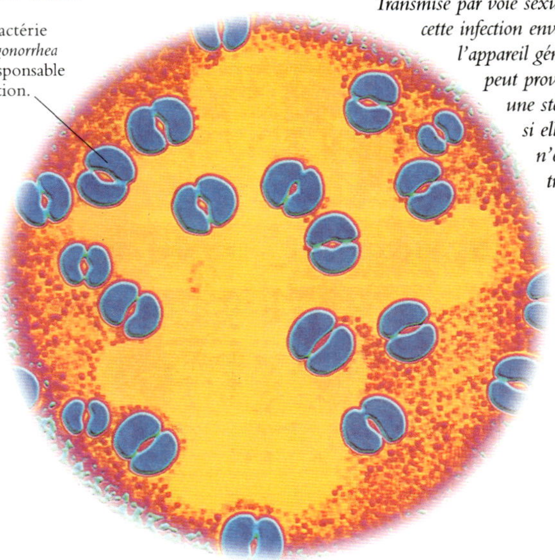

ORIGINE
L'écoulement provoqué par la bactérie *Neisseria gonorrhoeae,* gonocoque très répandu, provoque une infection, notamment des muqueuses du vagin ou de l'urètre.

PRÉCISIONS
La blennorragie est la M.S.T. la plus répandue au plan mondial. Aujourd'hui vaincue par antibiotiques, elle se traitait autrefois par injections de nitrate d'argent.

PRÉPARATION
Après dilution dans de l'eau distillée d'écoulement urétral provenant d'un patient masculin souffrant d'une blennorragie, le mélange fait l'objet de dynamisations successives.

PRINCIPAUX SYMPTÔMES

COMPORTEMENTS EXTRÊMES ◆ PRÉCIPITATION ◆ TEMPÉRAMENT PASSIONNÉ À L'EXTRÊME ◆ SUJET SE SENTANT MIEUX LE SOIR OU COUCHÉ SUR LE VENTRE

VERRUES GÉNITALES ET HERPÈS GÉNITAL

Symptômes : sur les parties génitales, verrues roses. L'herpès se décèle à une éruption causant démangeaisons et douleur et à de petites vésicules évoluant en ulcérations douloureuses.
Amélioration : couché sur le ventre; le soir.
Aggravation : par temps chaud; à la miction; en bougeant.

RHINITE, SINUSITE ET ASTHME

Symptômes : écoulements abondants et brûlants, associés à une inflammation des muqueuses nasales. Dans les cas de rhinite, on peut observer un écoulement de mucus vers l'arrière de la gorge et des éternuements en salves. Une sensation de pression et une douleur aux sinus sont susceptibles d'évoluer en sinusite. Quant à l'asthme, il se décèle par une attitude typique du patient, qui éprouve un mieux s'il est couché sur le ventre et tire la langue. Il arrive qu'une toux s'atténue si le sujet se couche sur le ventre, et s'aggrave à l'ingestion de boissons et aliments sucrés.
Amélioration : à l'air marin; en se couchant sur le ventre et en tirant la langue.
Aggravation : au froid; à l'humidité; pendant la journée.

VOIR ÉGALEMENT

Asthme, *page 181*; polyarthrite rhumatoïde, *page 197*; candidose, *page 200*

PSORINUM

NOMS COURANTS
Gale, gale sarcoptique, scabiose

LE NOM LATIN du sarcope de la gale, *Sarcoptes scabiei*, est formé avec le verbe scabere, « gratter » car l'acarien responsable de l'infection provoque des démangeaisons et la formation de vésicules. Hahnemann pensait que cette affection reflétait une maladie plus profondément ancrée, un « miasme » *(voir page 20)* qui pouvait être révélé et guéri. Il expérimenta le remède à partir d'un nosode *(voir page 20)* de l'infection, mais la publication des travaux n'intervint qu'après nouvelle expérimentation réalisée par Hering, en 1831. *Psorinum* s'utilise surtout en cas d'affections de la peau, de l'intestin et des voies respiratoires.

PROFIL DU REMÈDE

Sujets montrant peu d'ambition, anxieux, pessimistes. Le manque de résistance est typique. Ils sont en général dotés d'une faible constitution les exposant aux infections et ralentissant la guérison. Ils se sentent souvent plus mal par temps glacial, sont très frileux ; pour autant, ils souffrent de la très forte chaleur. Ils sont souvent minces malgré leur très solide appétit. Ils éprouvent un sentiment accru de bien-être juste avant la survenue d'une affection mais, une fois déclarée celle-ci, cèdent aux idées noires en pensant la guérison impossible.

Psorinum se prescrit surtout en cas d'affections de l'intestin, des voies respiratoires ou de la peau, et pour les sujets ayant un déficit de vitalité.

AFFECTIONS DE LA PEAU

Symptômes : boutons contenant du pus, éruptions provoquant des croûtes et des squames, ou vésicules en plaques. Même lavée, la peau paraît sale. Souvent purulents, les boutons d'acné touchent le visage, le cou, le cuir chevelu, la naissance des cheveux. Ils affectent surtout l'adolescent (acné juvénile) et la femme d'âge moyen (acné rosacée). Les éruptions squameuses, dues à l'eczéma, forment de larges zones suintantes ou des plaques squameuses qui démangent et peuvent s'accompagner de vésicules. L'infection et la suppuration, fréquentes, donnent un écoulement jaunâtre et nauséabond.
Amélioration : en se lavant ; en étant chaudement vêtu.
Aggravation : en ayant trop chaud à la suite d'un effort.

DIARRHÉES

Symptômes : diarrhées accompagnées de spasmes douloureux et d'un très gros appétit ne se traduisant pas par un gain de poids. Les selles sont abondantes, liquides, sanglantes, nauséabondes et foncées. Ces symptômes peuvent être associés à des maux de tête et à une production de mucus au niveau du rectum, où on éprouve une sensation de brûlure.
Amélioration : par température ambiante modérée.
Aggravation : au froid ; par forte chaleur ; très tôt le matin ; en buvant du café.

MALADIES RESPIRATOIRES

Symptômes : affections respiratoires récurrentes et aiguës, avec écoulements malodorants et essoufflement. Les sinusites sont fréquentes, de même que les bronchites et les toux associées à une grande fatigue. Certains symptômes typiques du rhume des foins et de l'asthme sont susceptibles de bien réagir à *Psorinum :* toux, essoufflement et respiration sifflante, souvent exacerbés par l'exercice physique ou un temps froid. Il peut s'y associer une infection de l'œil ou de l'oreille *(voir ci-dessous)*.
Amélioration : par température ambiante modérée ; allongé sur le dos, bras en croix.
Aggravation : au froid ; à l'air frais ; en buvant froid.

INFECTIONS DES YEUX ET DES OREILLES

Symptômes : orgelets douloureux renfermant un pus jaunâtre, ou infection oculaire (conjonctivite, etc.) avec inflammation de la paupière et écoulement jaunâtre. Les infections de l'oreille telles que l'otite moyenne ou externe réagissent bien à *Psorinum* en cas d'écoulement malodorant.
Amélioration : par température ambiante modérée.
Aggravation : au froid ; à l'air frais.

DÉPRESSION

Symptômes : grande peur de la mort, de l'échec, de la pauvreté. L'impression de solitude intense et d'abandon peut mener au désespoir et à des idées de suicide.
Amélioration : au chaud ; en mangeant.
Aggravation : au froid ; en buvant du café.

SOURCE

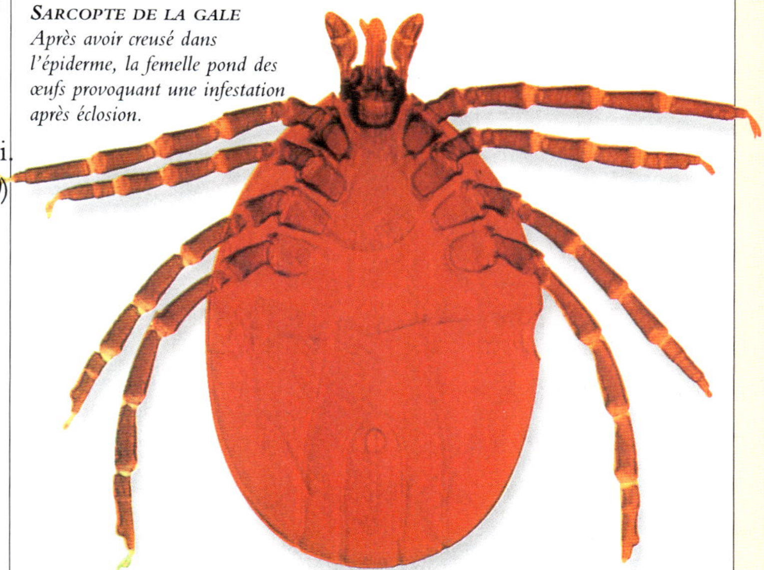

SARCOPTE DE LA GALE
Après avoir creusé dans l'épiderme, la femelle pond des œufs provoquant une infestation après éclosion.

ORIGINE
Le sarcopte de la gale pond des œufs dans l'épiderme. Sa salive, très urticante, provoque des vésicules remplies d'un liquide constituant la base du remède.

PRÉCISIONS
Transmise par contact, la gale est une affection très contagieuse répandue dans le monde entier. Elle se traite par application, sur tout le corps, d'une lotion insecticide.

PRÉPARATION
Prélevé à la seringue, le liquide contenu dans la vésicule d'un sujet infecté est stérilisé, dissous dans de l'eau distillée, puis fait l'objet de dilutions et dynamisations.

— PRINCIPAUX SYMPTÔMES —
DÉSESPOIR ET PESSIMISME ◆ SENTIMENT D'ÊTRE ABANDONNÉ ◆ FRILOSITÉ ◆ ÉCOULEMENTS NAUSÉABONDS ◆ SENSATION CONSTANTE DE FAIM

VOIR ÉGALEMENT
Rosacée, *page 193* ; eczéma aigu, *page 194* ; phobies, *page 211* ; affections dermatologiques, *page 268*

Sepia officinalis

SEPIA

NOM COURANT
Seiche

APPELÉE aussi sépia, l'encre de seiche est exploitée depuis fort longtemps dans la fabrication d'un pigment brun foncé utilisé par les peintres et imprimeurs. Le remède a été expérimenté en 1834 par Hahnemann, qui avait remarqué qu'un de ses amis artiste, présentant une apathie et un état dépressif, avait tendance en travaillant à sucer son pinceau enduit d'encre de seiche. *Sepia* se prescrit surtout contre les troubles gynécologiques, et pendant toute la durée de la ménopause.

PROFIL DU REMÈDE

Sujets irascibles avec leurs proches, mais très extravertis en société. Souvent têtus, détachés et durs, ils détestent les manifestations de sympathie et dissimulent leur vulnérabilité. Leur préférence va aux plats et boissons acides, aux aliments sucrés et à l'alcool, et ils n'aiment ni le lait ni le porc.

Sepia est surtout associé au vagin, à l'utérus et aux ovaires; on l'utilise en cas de ménopause, de syndrome prémenstruel et, parfois, d'affections liées à la grossesse. Il peut aussi être utile contre l'indigestion, les maux de tête, le catarrhe, les décolorations et démangeaisons de la peau, et les troubles circulatoires.

TROUBLES FÉMININS

Symptômes : *Sepia* se prend en cas de déséquilibres hormonaux liés à un syndrome prémenstruel, de menstruations abondantes ou douloureuses, de candidose et de ménopause. On peut noter un refus du contact physique. Ce remède peut aussi être utile avant, pendant ou après une grossesse, pour traiter les affections émotionnelles et physiques comme les nausées et la fatigue. Les rapports sexuels peuvent paraître pénibles et entraîner une aversion. On note parfois une intense pression sur l'abdomen et une incontinence liée au stress quand la personne rit ou tousse, pouvant indiquer un prolapsus de l'utérus (descente d'organe).
Amélioration : au grand air; en faisant de l'exercice; en croisant les jambes; en étant occupée; en dormant; en mangeant.
Aggravation : tôt le matin; en début de soirée; par temps orageux; couchée sur le côté gauche; par grande fatigue.

GRANDE FATIGUE

Symptômes : épuisement général. Le dos et les côtés du corps peuvent être endoloris, et les muscles faibles.
Amélioration : à la chaleur; au grand air; en dormant; en étant occupé; en faisant de l'exercice physique avec vigueur.
Aggravation : tôt le matin; en début de soirée; si le temps est orageux; avant les règles.

TROUBLES DIGESTIFS

Symptômes : indigestion et flatulences; sensible, l'abdomen donne la sensation d'être vide, même après un repas. On peut noter une constipation liée à une sensation d'une grosseur dans le rectum.
Amélioration : à la chaleur; en faisant des exercices vigoureux; en dormant.
Aggravation : en cas de fatigue; couché sur le côté gauche.

MAUX DE TÊTE

Symptômes : maux de tête se manifestant surtout sur le côté gauche, pouvant être associés à des nausées, des vertiges, et une chute de cheveux.
Amélioration : à la chaleur; à l'air; en dormant; en mangeant.
Aggravation : tôt le matin; en début de soirée; couché sur le côté gauche; avant les règles.

CATARRHE

Symptômes : écoulement salé provoqué par une allergie ou un rhume, avec toux.
Amélioration : à la chaleur; à l'air; en étant assis bien droit.
Aggravation : la nuit; pendant le sommeil.

PROBLÈMES DE PEAU

Symptômes : zones décolorées et irritantes, chloasma (nappe brun-jaune) enjambant le nez et les joues, notamment pendant la grossesse (masque de grossesse).
Amélioration : au grand air.
Aggravation : avant les règles; pendant une grossesse.

INSUFFISANCE CIRCULATOIRE

Symptômes : varices, ou alternance de bouffées de chaleur et de froid.
Amélioration : en faisant de l'exercice; à l'air; en mangeant.
Aggravation : très tôt le matin; en début de soirée; avant les règles; pendant la ménopause.

SOURCE

SEICHE
Apparenté à la pieuvre et au calmar, ce mollusque se protège, quand il se sent menacé, en changeant de couleur et en projetant un jet d'encre de coloration brun noirâtre.

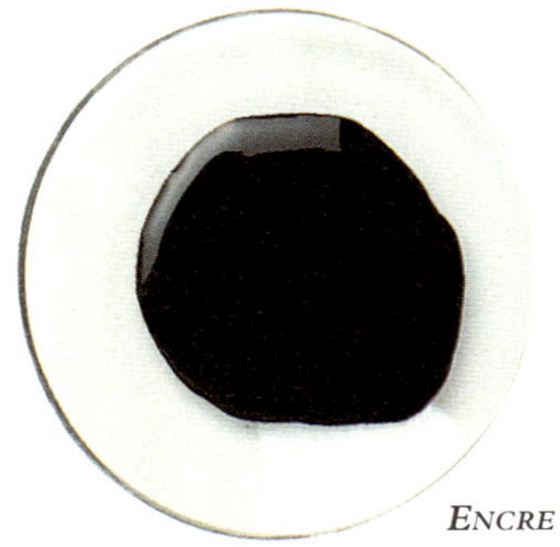

ENCRE

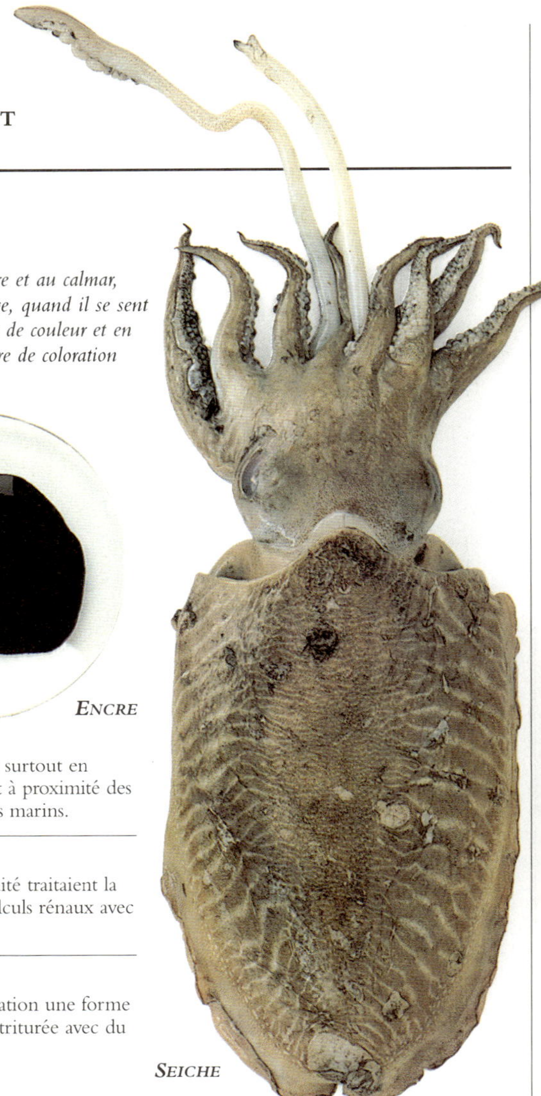

SEICHE

ORIGINE
La seiche est présente surtout en Méditerranée, surtout à proximité des rivages, près des fonds marins.

PRÉCISION
Les Grecs de l'Antiquité traitaient la blennorragie et les calculs rénaux avec de l'encre de seiche.

PRÉPARATION
Ayant pris par dessiccation une forme cristalline, l'encre est triturée avec du lactose.

PRINCIPAUX SYMPTÔMES

FROIDEUR ◆ TENDANCE AUX CRISES DE LARMES ◆ IRRITABILITÉ ◆ INDIFFÉRENCE ◆ AVERSION ENVERS LES RELATIONS SEXUELLES ◆ DÉSIR DE BOISSONS ACIDES

VOIR ÉGALEMENT

Palpitations, *p. 186*; peau, *p. 192, 242*; appareils génitaux, *p. 198*; émotions, *p. 210*; femme, *p. 256*

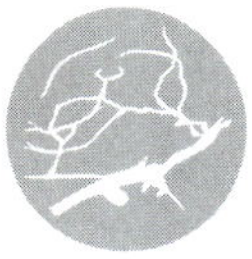

Syphilinum

SYPHILINUM

NOM COURANT
Syphilis

LA SYPHILIS devrait son nom à un berger nommé Syphilus, première victime de la maladie, et personnage d'une œuvre de Fracastoro, poète italien du XVIe siècle. Appelée aussi mal de Naples, cette maladie a pris les proportions d'une épidémie à la fin du XVe siècle, mais le nombre de cas a chuté de façon spectaculaire depuis la découverte de la pénicilline par Fleming, en 1928. Après une infection initiale, les symptômes peuvent disparaître pour, si la maladie n'est pas traitée, se manifester à nouveau en ravageant l'organisme. Le remède *Luesinum* a été expérimenté par un Samuel Swan et publié dans *la Matière médicale des nosodes* d'Allen (1880-1890).

SOURCE

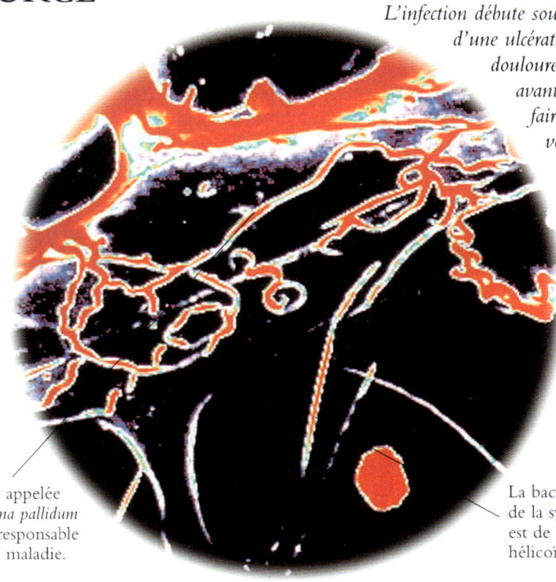

SYPHILIS
L'infection débute sous forme d'une ulcération non douloureuse, avant de faire de véritables ravages.

C'est la bactérie appelée *Treponema pallidum* qui est responsable de cette maladie.

La bactérie de la syphilis est de forme hélicoïdale.

ORIGINE
Due au tréponème pâle (*Treponema pallidum*), la syphilis se transmet la plupart du temps par voie sexuelle via les muqueuses et les lésions cutanées.

PRÉCISION
La syphilis était traitée au mercure et à l'arsenic, inefficaces et presque aussi dangereux que la maladie elle-même, et aujourd'hui à la pénicilline.

PRÉPARATION
Le prélèvement de sérum recouvrant un chancre (ulcération) est stérilisé, dissous, puis fait l'objet de dilutions et dynamisations successives.

PROFIL DU REMÈDE

Sujets ayant du mal à mémoriser et à se concentrer. Souvent très anxieux, parfois obsessionnels, ils peuvent être parfois dépendants de l'alcool, de la drogue ou du tabac. Cette addiction est typique, comme l'est une peur intense de la mort, avec parfois des idées de suicide. L'atteinte physique peut être manifeste, avec notamment des ulcères et des douleurs ou déformations osseuses. Les symptômes tendent à empirer la nuit et à survenir et disparaître par étapes. On constate souvent une très forte envie d'alcool.

Parmi les symptômes physiques traités par le remède, citons les troubles menstruels, les ulcères, la constipation, les maux de tête et inflammations oculaires, l'asthme.

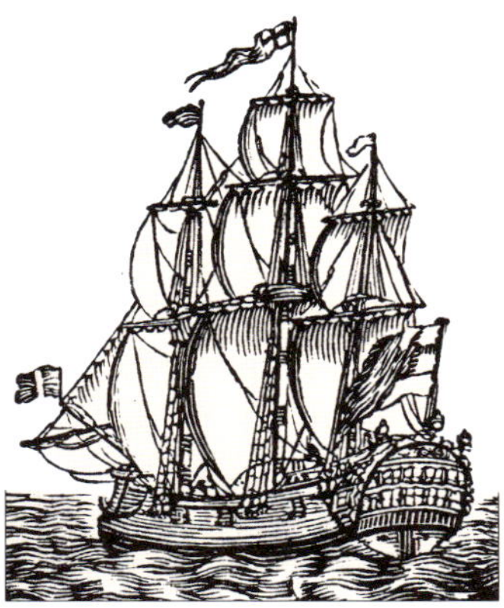

LES EXPÉDITIONS DE COLOMB
On pense que la syphilis fut rapportée d'Amérique en Europe à la fin du XVe siècle par Christophe Colomb.

ULCÈRES
Symptômes : furoncles récurrents, abcès et suppurations liés à une ulcération chronique, souvent à l'aine, dont s'écoule du pus. *Luesinum* s'avère utile aussi en cas d'ulcères buccaux.
Amélioration : dans la journée.
Aggravation : la nuit; en cas de chaleur ou de froid extrêmes.

ASTHME
Symptômes : essoufflement et respiration sifflante pouvant être associée à une toux sèche et une constriction dans la poitrine.
Amélioration : par temps chaud et humide; pendant un orage; en altitude; en s'allongeant.
Aggravation : la nuit.

CONSTIPATION
Symptômes : paresse intestinale. On observe parfois des spasmes rectaux, pouvant s'accompagner de l'impression que le rectum est trop étroit pour l'évacuation des selles.
Amélioration : en marchant lentement.
Aggravation : la nuit.

TROUBLES OBSESSIONNELS COMPULSIFS
Symptômes : obsessions ou compulsions (lavages de mains répétés, etc.), souvent associées à une forte anxiété. Dans le cas d'addiction, il arrive que des tendances destructrices s'étendent au sujet lui-même et lui donnent des pensées suicidaires.
Amélioration : dans la journée.
Aggravation : la nuit.

TROUBLES MENSTRUELS ET FAUSSE COUCHE
Symptômes : règles douloureuses, peu abondantes et malodorantes. On peut noter un écoulement vaginal, en général abondant, liquide, à odeur âcre. *Luesinum* se donne aussi en cas de fausses couches répétées.
Amélioration : dans la journée.
Aggravation : surtout pendant la nuit.

PROBLÈMES AUX YEUX
Symptômes : inflammation de l'iris ou de la conjonctive, pouvant être due à un ulcère de la cornée.
Amélioration : la journée.
Aggravation : la nuit.

MAUX DE TÊTE
Symptômes : douleur donnant l'impression d'être logée en profondeur dans le cerveau, avec une douleur au-dessus de l'œil droit. Le mal empire quand on tire la langue.
Amélioration : dans la journée.
Aggravation : la nuit.

PRINCIPAUX SYMPTÔMES
COMPORTEMENT COMPULSIF ◆ ULCÈRES ET DESTRUCTION DES TISSUS OSSEUX ◆ AFFECTIONS S'AGGRAVANT LA NUIT ◆ TRÈS FORTE ENVIE D'ALCOOL

VOIR ÉGALEMENT
Asthme, *page 181*; aphte, *page 232*; constipation, *page 238*; règles douloureuses, *page 256*

Tarentula hispanica syn. *Lycosa tarentula*

TARENTULA

NOMS COURANTS
Tarentule, lycose de Tarente, araignée-loup

SOUVENT CONFONDUE avec la tarentule d'Amérique, qui est très dangereuse et appartenant à une autre famille, cette araignée européenne n'est pas mortelle ; pour autant, on la rendait autrefois responsable du tarentisme, affection provoquant notamment une manie ou une mélancolie. Elle doit son nom populaire à Tarente, port situé au sud-est de l'Italie et dans la région duquel elle est très courante. Cette lycose présente la caractéristique de chasser ses proies, non de les prendre dans une toile. *Tarentula* a été expérimenté en 1864 par l'homéopathe espagnol Nuñez, et s'utilise principalement dans les cas de stimulation excessive du système nerveux.

PROFIL DU REMÈDE

Sujets présentant en général des signes d'hyperactivité, de stimulation excessive, d'extrême sensibilité à la musique. Ils présentent souvent le symptôme classique de la saute d'humeur, passant de la joie à une rage violente et destructrice et à une tendance marquée à la manipulation. Ils ne peuvent rester calmes ne serait-ce que sur une courte période. Ils ressentent souvent un fort désir d'aliments salés et épicés, et peuvent éprouver une profonde aversion pour la viande. En cas de maladie, ils ont tendance à rouler de côté et d'autre pour tenter de soulager leurs symptômes.

Tarentula se prescrit le plus fréquemment pour traiter les fortes colères et sautes d'humeur, les impatiences dans les membres et la chorée (danse de saint Guy), ainsi que des problèmes cardiaques. On donne ce remède contre certaines affections gynécologiques.

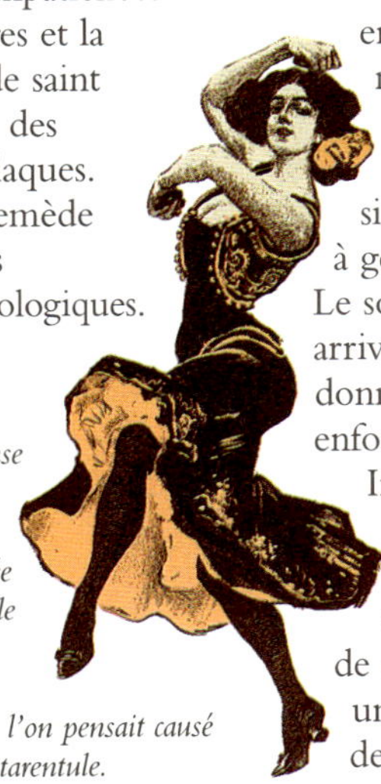

TARENTELLE
Cette frénétique danse populaire italienne était autrefois considérée comme liée au tarentisme, trouble nerveux provoquant des mouvements incontrôlables et que l'on pensait causé par une morsure de tarentule.

SAUTES D'HUMEUR

Symptômes : changements soudains d'humeur, la gaîté alternant avec des dispositions d'esprit très négatives marquées par une attitude querelleuse. On note une extrême sensibilité à la musique, un comportement imprévisible, des actions destructrices suivies par un rire puis des excuses.
Amélioration : en écoutant de la musique ; en se relaxant ; en fumant une cigarette.
Aggravation : au contact ; dans le bruit ; après les règles.

IMPATIENCE DANS LES MEMBRES ET CHORÉE

Symptômes : tremblements et mouvements saccadés des mains et des jambes, incontrôlables, associés parfois à des fourmillements ou un engourdissement. On peut noter une précipitation compulsive et une énergie frénétique même si la marche ou la position à genoux sont pénibles. Le sommeil est agité, et il arrive que des maux de tête donnent la sensation d'aiguilles enfoncées dans le cerveau. Irritabilité et impatience prononcées possibles.
Amélioration : au grand air ; à la vue de couleurs vives ; en fumant une cigarette ; en écoutant de la musique.
Aggravation : au contact ; en bougeant ; à la vue de la souffrance ou de la douleur des autres ; dans un cadre bruyant.

ANGINE DE POITRINE, TROUBLES CARDIAQUES

Symptômes : tremblements, tressaillements et coup de poing au cœur. Le pouls est lent et irrégulier, et on peut observer une chorée (*voir plus haut*).
Amélioration : à l'air frais ; en se reposant ; en écoutant de la musique.
Aggravation : au contact ; dans le bruit ; en cas d'effort ; avec les mains dans l'eau froide.

TROUBLES FÉMININS

Symptômes : sensibilité des parties génitales accompagnée de fortes démangeaisons de la vulve. On note parfois une sensation que le vagin est très chaud, sec et à vif.
Amélioration : en roulant de côté et d'autre.
Aggravation : au contact ; en se grattant ; après des règles abondantes ; du côté gauche.

CYSTITE

Symptômes : sensation de brûlure et de piqûre à la miction, envies fréquentes et pressantes d'uriner, et incontinence lors d'un rire ou d'une toux. Malodorantes, les urines présentent des dépôts de sable.
Amélioration : en roulant de côté et d'autre ; en se reposant.
Aggravation : au froid ; le soir ; au contact ; après les règles.

SOURCE

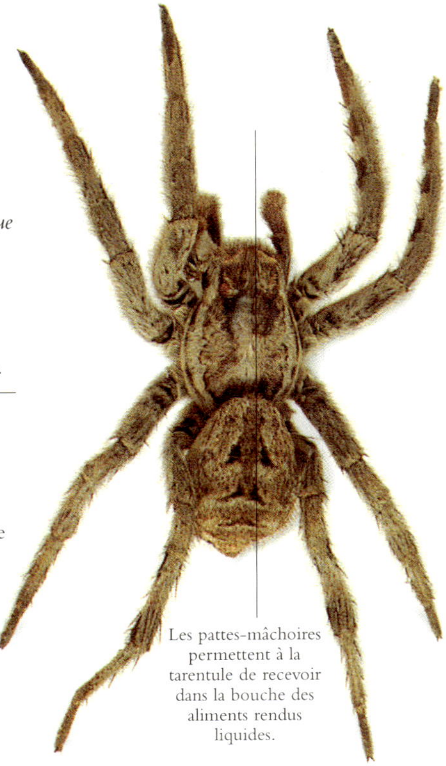

TARENTULE
Malgré une effrayante réputation, fondée sur l'homonymie avec la tarentule d'Amérique du Nord, qui est mortelle, la morsure de cette lycose n'est pas plus toxique qu'une piqûre d'abeille.

Les pattes-mâchoires permettent à la tarentule de recevoir dans la bouche des aliments rendus liquides.

ORIGINE
Présente dans de nombreuses régions d'Europe méridionale.

PRÉCISIONS
La médecine chinoise utilise une espèce apparentée, *Ctenizia fodiens,* dans les cas de gonflement et d'ulcération de la peau. En Occident, seule l'homéopathie exploite les vertus de la tarentule.

PRÉPARATION
On fait dissoudre par macération l'araignée entière et vivante ; ensuite, la solution subit des dilutions et dynamisations successives.

PRINCIPAUX SYMPTÔMES

SENSIBILITÉ À LA MUSIQUE ◆ SAUTES D'HUMEUR ◆ AGITATION ◆ ROULEMENT DU CORPS ALLONGÉ ◆ VAGABONDAGE SEXUEL ET AUGMENTATION DE LA LIBIDO ◆ DÉSIR D'ALIMENTS ÉPICÉS

VOIR ÉGALEMENT
Sclérose en plaques, *page 179* ; diabète, *page 191*

Tuberculinum Koch & T. bovum

TUBERCULINUM

NOM COURANT
Tuberculine

Au milieu du XIXe siècle, la tuberculose était responsable de 25 % des morts en Europe. Elle sévissait dans le monde entier et frappait les personnes souffrant de malnutrition ou affaiblies par la maladie. Le bactériologiste allemand Robert Koch a identifié le bacille en 1882, et découvert l'utilité d'une préparation de tuberculine, autrement dit de bacilles morts, dans le traitement et la prévention de la maladie. Le Britannique James Compton Burnett a entamé, en 1885, une série de tests sur des tissus pulmonaires prélevés sur des patients infectés, et a expérimenté en 1890 le remède, qui se prescrit surtout en cas d'affection des voies respiratoires.

Source

C'est le bacille *Mycobacterium tuberculosis* qui est responsable de la tuberculose.

TUBERCULINE
Le bacille pénètre par les voies respiratoires ou digestives avant d'infecter le système lymphatique.

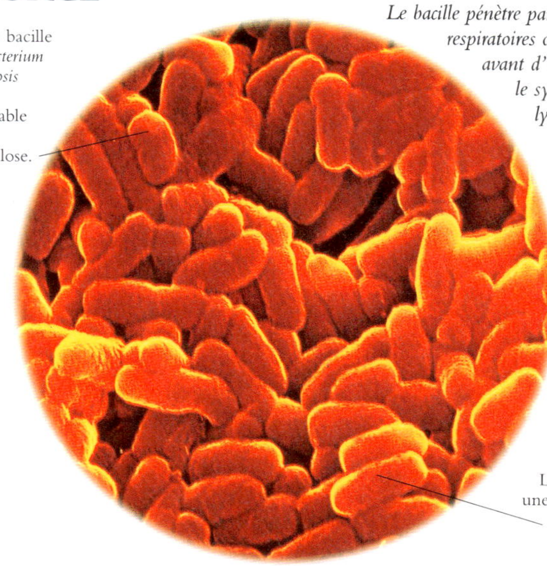

Le bacille a une forme de bâtonnet.

Origine
Le remède est préparé à partir de crachat humain (*Koch*) ou de tissu de ganglion lymphatique de bœuf (*bovum*) infecté.

Précision
La tuberculose a diminué fortement grâce à la vaccination, mais connaît une recrudescence en raison des cas de sida.

Préparation
Les bacilles provenant de tissus infectés ou de crachats sont stérilisés, dissous dans l'eau distillée, dilués et dynamisés.

Principaux symptômes

DÉSIR PERMANENT DE CHANGEMENT ◆ TEMPÉRAMENT IRRITABLE ◆ NATUREL ROMANTIQUE ◆ SENSIBILITÉ AUX MALADIES RESPIRATOIRES ◆ DÉSIR DE GRAND AIR

Profil du remède

Sujets se caractérisant par l'ardeur et l'intensité des désirs, et un besoin constant de stimulation et de variété. De telles tendances sont susceptibles d'avoir des conséquences négatives : par exemple, une désillusion sentimentale peut parfois se traduire par de la malveillance, de la cruauté et une colère destructrice, et même une addiction à la drogue ou à l'alcool.

Le remède n'est certes pas exploité en cas de tuberculose, mais les personnes y réagissant bien ont souvent des antécédents familiaux au niveau de cette maladie. Les symptômes souvent observés sont notamment une tendance aux rhumes et une fatigue persistante, qui s'atténuent à l'air sec et frais, en altitude par exemple. On note par ailleurs un désir de friandises, de lait froid et de viandes fumées, et une forte tendance à transpirer la nuit.

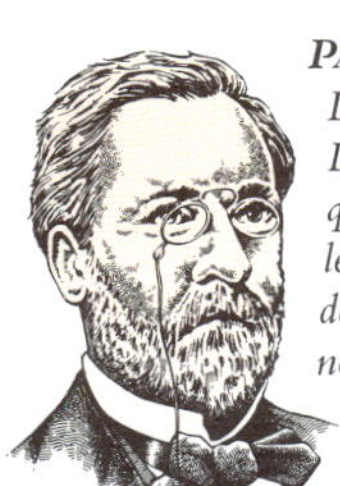

PASTEURISATION
Dans les années 1860, Louis Pasteur découvrit que le fait de chauffer le lait permettait de détruire les bactéries nocives, ce qui éliminait les risques à l'ingestion. Avant cette pasteurisation, il était très fréquent que des vaches infectées transmettent la tuberculose.

Toux et bronchite aiguë
Symptômes : toux sèche et prononcée, parfois récurrente, pouvant s'accompagner d'un état fébrile et de sueurs nocturnes. De vives douleurs risquent d'être ressenties dans la partie supérieure du poumon gauche, les glanglions du cou peuvent gonfler. Si ces symptômes sont associés à une bronchite, on note un essoufflement, une respiration sifflante, une toux persistante avec mucosités jaunâtres. L'affection est susceptible de déboucher sur un amaigrissement majeur.
Amélioration : au grand air ; par vent frais ; dans une atmosphère sèche.
Aggravation : à l'humidité ; à la chaleur ; en cas d'effort physique ; dans une ambiance confinée.

Rhume
Symptômes : inflammation des voies respiratoires s'accompagnant d'un écoulement jaunâtre et épais, d'un état fébrile léger et d'un endolorissement des muscles. On note un mal de gorge et une tendance au larmoiement.
Amélioration : au grand air ; dans une atmosphère fraîche.
Aggravation : dans un froid sec ; à l'humidité ; dans une pièce confinée.

Douleurs arthritiques
Symptômes : endolorissement des articulations et douleurs dans les membres, migrant d'une région du corps à l'autre. On observe parfois une raideur s'atténuant avec les mouvements.
Amélioration : au grand air ; dans un environnement frais et sec.
Aggravation : à l'humidité ; au froid ; en cas d'effort physique.

Rhume des foins
Symptômes : écoulements nasaux continus accompagnés d'éternuements constants, de congestion nasale et de catarrhe aqueux.
Amélioration : au grand air ; dans un environnement frais et sec.
Aggravation : à l'humidité ; au froid ; en cas d'effort physique.

Comportement névrotique
Symptômes : irritabilité et malveillance, associées à un profond sentiment de mécontentement. Ce comportement peut provoquer une envie compulsive de changer de travail, de déménager, de voyager. Ce manque d'accomplissement s'accompagne souvent d'un incurable romantisme, et d'une tendance à l'insomnie.
Amélioration : au grand air ; dans un environnement frais et sec.
Aggravation : à l'humidité ; au froid ; en cas d'effort physique.

Voir également
Asthme, *page 181* ; tuberculose, *page 182* ; ostéoarthrite, *page 196* ; allergies, *page 206*

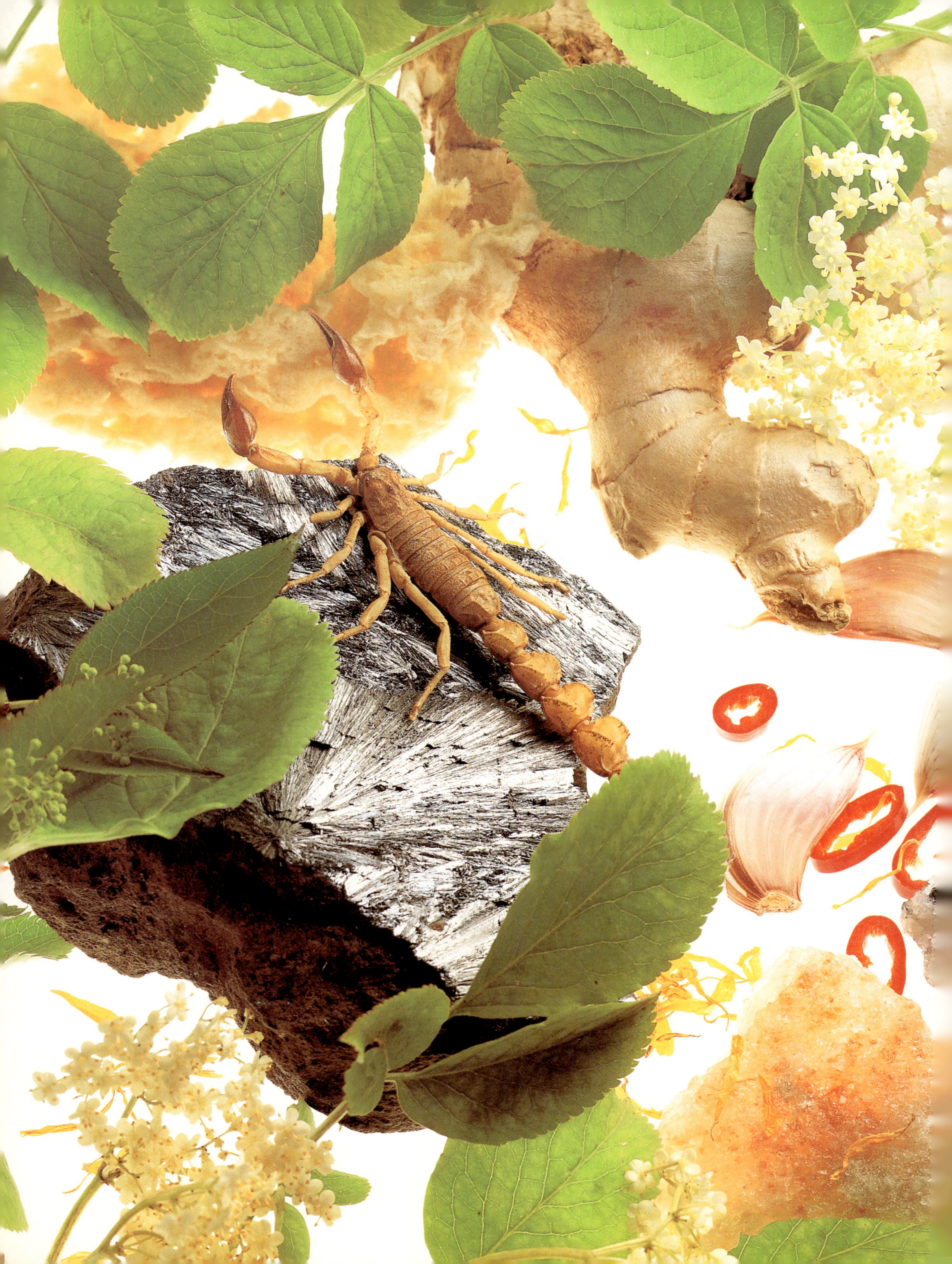

AUTRES REMÈDES

LA MATIÈRE MÉDICALE HOMÉOPATHIQUE REGROUPE PLUS DE 2 000 REMÈDES PRÉPARÉS À PARTIR DE SOURCES APPARTENANT AUX RÈGNES VÉGÉTAL, MINÉRAL OU ANIMAL. LES PLUS IMPORTANTS ONT ÉTÉ ÉVOQUÉS PRÉCÉDEMMENT. DANS CETTE SECTION SONT PRÉSENTÉS ENVIRON 250 REMÈDES QUI SONT, EUX AUSSI, LARGEMENT UTILISÉS.

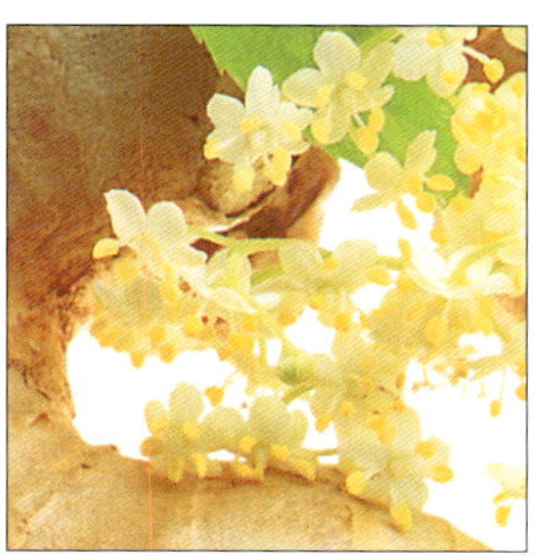
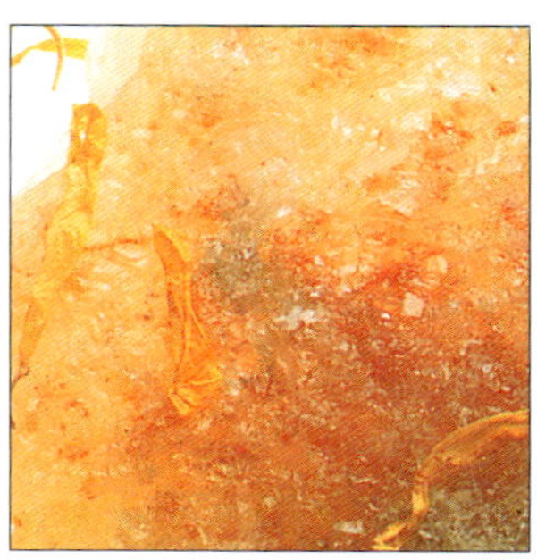
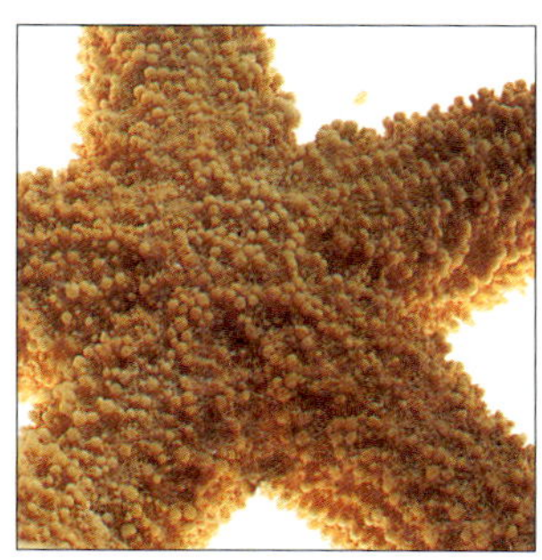

Abies canadensis syn. *Tsuga canadensis*

ABIES CAN.

NOMS COURANTS. Sapin du Canada, pruche de l'Est.
ORIGINE. Originaire d'Amérique du Nord et d'Asie orientale.
PRÉCISION. En 1535, les indigènes d'Amérique du Nord utilisaient cette plante à usage interne contre l'indigestion et à usage externe, mélangée à de l'huile de ricin, contre la blennorragie.
PRÉPARATION. On macère dans l'alcool l'écorce fraîche et les bourgeons.

PROFIL DU REMÈDE

Sujets calmes et soigneux, ou maussades, souvent faibles, anxieux et étourdis. Les symptômes physiques sont une frilosité et une moiteur de la peau, la sensation d'avoir un sang très froid ou encore un linge mouillé entre les omoplates. *Abies can.* se donne surtout dans le traitement des troubles digestifs associés à une inflammation des muqueuses de l'estomac et à une mauvaise absorption de la nourriture. Les excès alimentaires sont alors courants; même après un repas, le sujet éprouve des crampes dues à la faim et produit des gargouillements. Des nausées, ballonnements et douleurs abdominales peuvent provoquer des palpitations.
Amélioration : en exerçant une pression sur la région touchée; en expulsant les gaz intestinaux.
Aggravation : en restant debout pendant longtemps; en étant assis; en buvant du thé.

Acanthia lectularia syn. *Cimex lectularius*

CIMEX

NOM COURANT. Punaise des lits.
ORIGINE. Se trouve dans les environnements manquant d'hygiène dans les régions tempérées.
PRÉCISIONS. Dans l'Antiquité, les Romains et les Grecs confectionnaient des pommades oculaires en mélangeant des punaises écrasées avec du sel et du lait de femme. Réduite en poudre, la punaise s'utilisait en cas d'état fébrile ou comme remède préventif contre la peste.
PRÉPARATION. Les punaises vivantes sont macérées dans l'alcool, puis diluées et dynamisées.

PROFIL DU REMÈDE

Sujets portés à l'anxiété, notamment après avoir eu des frissons ou absorbé de l'alcool. Un épisode de frissons peut se manifester avant un état fébrile et s'accompagner d'un violent désir de tout mettre en pièces.

Cimex se prescrit contre certaines douleurs articulaires ou musculaires associées à une envie compulsive de s'étirer et, parfois, à des frissons et un état fébrile.
Amélioration : en étant recroquevillé; en expulsant des gaz intestinaux; en évitant l'alcool.
Aggravation : en bougeant; en s'étirant.

Achillea millefolium

MILLEFOLIUM

NOMS COURANTS. Millefeuille, achillée millefeuille.
ORIGINE. Originaire d'Europe et d'Asie occidentale, cette plante pousse à l'état sauvage dans les prairies et friches régies par un climat tempéré.
PRÉCISIONS. Le nom latin de la plante est dérivé d'Achille, héros de la guerre de Troie, qui aurait utilisé la plante pour étancher le sang des blessures de ses soldats. En Europe, l'achillée a servi pendant des siècles de tonique amer.
PRÉPARATION. Les fleurs fraîches sont hachées avant macération dans l'alcool.

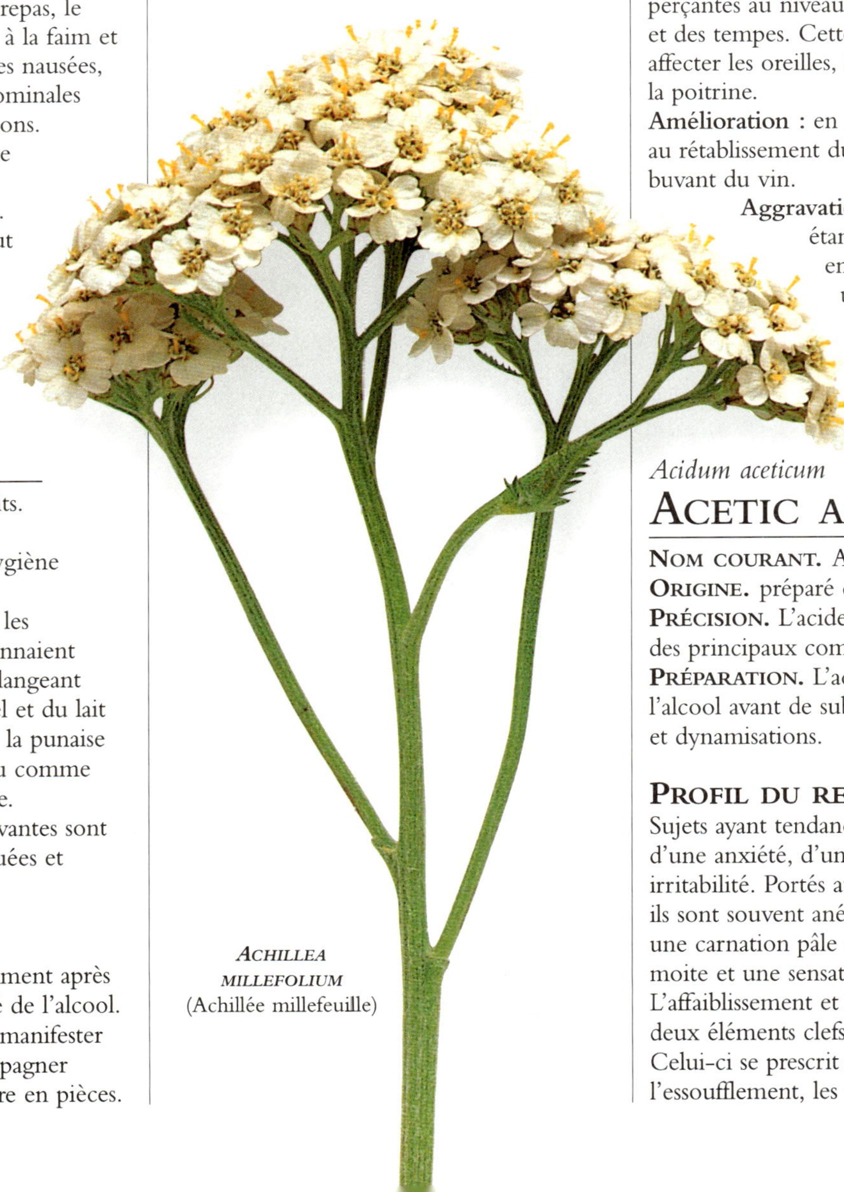

ACHILLEA MILLEFOLIUM (Achillée millefeuille)

PROFIL DU REMÈDE

Sujets ayant tendance à être irritables le soir. Malgré une forte envie de se reposer, ils vont se coucher tard et se réveillent non dispos, éprouvant confusion et vertiges comme s'ils étaient ivres. Il leur arrive de céder à la violence quand ils sont d'humeur irascible. Les enfants présentant ce type sensible sont portés à être grognons.

Millefolium s'utilise en cas de saignement dû à une blessure, d'hémorragies internes et d'irrégularités de la menstruation (retard ou absence de règles) pouvant provoquer des convulsions, ou de règles dont l'abondance est susceptible d'empêcher une fécondation. Le remède se donne aussi pendant une grossesse en cas de fortes douleurs coliques, de diarrhées et de varices douloureuses, ou pour favoriser le rétablissement à la suite d'une fausse couche. On le prescrit en cas d'hémorragies abondantes après un accouchement ou un avortement, et pour traiter l'endolorissement des mamelons ou l'absence de lactation après la naissance d'un enfant.

L'autre symptôme typique de *Millefolium* est une congestion associée à des douleurs perçantes au niveau des oreilles, des dents et des tempes. Cette congestion peut affecter les oreilles, les yeux, le nez ou la poitrine.
Amélioration : en cas de saignement; au rétablissement du flux menstruel; en buvant du vin.
Aggravation : en dormant ou en étant allongé; en se pliant en deux; en soulevant une charge; en faisant un effort violent; en buvant du café; en ayant eu une blessure.

Acidum aceticum

ACETIC AC.

NOM COURANT. Acide acétique.
ORIGINE. préparé chimiquement.
PRÉCISION. L'acide acétique dilué est l'un des principaux composants du vinaigre.
PRÉPARATION. L'acide est dissout dans l'alcool avant de subir des dilutions et dynamisations.

PROFIL DU REMÈDE

Sujets ayant tendance à soupirer en raison d'une anxiété, d'une dépression ou d'une irritabilité. Portés aux pertes de mémoire, ils sont souvent anémiques et présentent une carnation pâle et cireuse, une peau moite et une sensation intense de soif. L'affaiblissement et l'amaigrissement sont deux éléments clefs liés à ce remède. Celui-ci se prescrit pour traiter les syncopes, l'essoufflement, les œdèmes, le diabète ou un grand épuisement consécutif à une opération, une blessure ou une hémorragie.

Acetic ac. s'utilise aussi en cas de fortes douleurs brûlantes et de sensibilité de l'estomac, si ces manifestations s'accompagnent de remontées d'acide, de vomissements, de salivation excessive ou des symptômes de l'affaiblissement.

Amélioration : couché sur le ventre ; en émettant des renvois ; en mangeant des pommes de terre.

Aggravation : le matin ; couché sur le dos ; en bougeant ou en faisant un effort excessif ; en mangeant des tartines beurrées ou des légumes ; en buvant du vin ou des boissons froides.

Acidum benzoicum

BENZOIC AC.

NOM COURANT. Acide benzoïque.

ORIGINE. Préparé chimiquement.

PRÉCISION. Présent naturellement dans le benjoin, cet acide a été produit par synthèse pour la première fois dans les années 1860 à partir de goudron de houille (coaltar).

PRÉPARATION. L'acide est dissous dans l'alcool avant de subir des dilutions et dynamisations.

PROFIL DU REMÈDE

Sujets ayant tendance à osciller entre d'une part l'excitation et d'autre part l'apathie et l'abattement. S'ils sont préoccupés, ils peuvent ressasser les malheurs subis par eux-mêmes et les autres. Ils sont souvent extrêmement sensibles au bruit, notamment s'ils présentent une maladie de Menière (affection de l'oreille interne). Les bébés réagissant bien à *Benzoic ac.* aiment être pris dans les bras, mais n'apprécient pas être posés à terre.

Ce remède est associé à des douleurs irradiées, migrant par exemple des articulations des jambes aux organes internes, puis aux articulations des extrémités. Parmi les autres symptômes, un craquement des articulations associé à une rougeur et un gonflement pouvant indiquer une crise de goutte aiguë, et des douleurs violentes dans l'articulation du gros orteil. Le remède s'utilise en cas d'émission abondante d'une urine brun foncé, très odorante ainsi que d'incontinence nocturne, ou encore de selles blanches et mousseuses très nauséabondes.

Amélioration : à la chaleur ; en se reposant ; en émettant de grosses quantités d'urine.

Aggravation : au froid ; par temps humide ; exposé aux courants d'air ; en bougeant ; en émettant de petites quantités d'urine ; en consommant du chocolat, des bonbons, du vin, de l'alcool ou du café.

Acidum boricum

BORIC AC.

NOM COURANT. Acide borique.

ORIGINE. Préparé chimiquement.

PRÉCISIONS. Utilisé comme antiseptique par la médecine classique, il est également exploité par l'industrie nucléaire.

PRÉPARATION. L'acide borique, pulvérisé ou en cristaux, est trituré avec du lactose.

PROFIL DU REMÈDE

Sujets démoralisés, ayant une tendance aux soupirs et aux crises de larmes.

Parmi les symptômes, mentionnons une sensation de nausée à l'estomac associée à une production abondante de salive froide et à un enduit sur la langue et la gorge, qui sont sèches. Le remède se prescrit aussi en cas de maux de tête accompagnés de nausées et vertiges, ou d'une tendance à la conjonctivite et au gonflement des yeux aggravée par une forte lumière.

Boric ac. présente par ailleurs des propriétés antiseptiques : il sert pour arrêter la putréfaction des plaies et en cas d'éruptions cutanées accompagnées de squames, de démangeaisons et de taches rouges, dures et gonflées.

Amélioration : en marchant, au grand air.

Aggravation : facteurs inconnus.

Acidum carbolicum

CARBOLIC AC.

NOMS COURANTS. Phénol, acide phénique.

ORIGINE. Préparé chimiquement.

PRÉCISIONS. Cet acide était utilisé au XIXe siècle en Occident pour la stérilisation des équipements chirurgicaux. Il a des propriétés antiseptiques et désinfectantes, mais provoque des problèmes de santé en cas de contact prolongé.

PRÉPARATION. Après dissolution dans l'eau distillée, le phénol subit des dilutions et dynamisations.

PROFIL DU REMÈDE

Sujets agités, irritables, déconcertés et distraits. Souvent épuisés, ils bâillent et s'étirent en permanence ; ils se réveillent sans être dispos. Ils ont, par ailleurs, un odorat très développé.

Carbolic ac. s'utilise en cas de douleurs brûlantes ou piquantes ou de picotements subits, associés à un collapsus prononcé, par exemple à un choc anaphylactique consécutif à une piqûre d'abeille. On le prescrit aussi pour traiter les blessures septiques ou malignes, notamment si celles-ci sont liées à des fractures à nombreux fragments. Le remède sert aussi en cas d'augmentation des émissions d'urine avec ou sans sensation de brûlure, pouvant être associée à un diabète ou une autre affection influant sur la production urinaire. L'urine est typiquement brun foncé ou verdâtre, et on note parallèlement des écoulements nauséabonds, notamment par l'anus.

Le remède se prescrit aussi pour traiter les vomissements dus au mal de mer, à un cancer ou à une grossesse, et accompagnés d'une sensation permanente de soif, d'une tendance aux renvois et de douleurs abdominales. Il sert aussi en cas de diarrhées, de dysenterie, de choléra, ou de constipation associée à une haleine fétide.

Amélioration : en frottant et en bandant la région douloureuse ; en fumant ; en buvant du thé fort.

Aggravation : pendant une grossesse ; exposé à des secousses ou un effort mental ; en marchant.

Acidum hydrochloricum
syn. *A. muriaticum*

MURIATIC AC.

NOM COURANT. Acide chlorhydrique.

ORIGINE. Préparé chimiquement.

PRÉCISIONS. Découvert au XIIIe siècle par des alchimistes, cet acide est présent dans les sucs gastriques ; une surproduction dans l'organisme peut causer un ulcère gastrique, tandis qu'une insuffisance d'acide compromet l'absorption des aliments et entraîne une anémie.

PRÉPARATION. Après dissolution dans l'alcool, l'acide subit des dilutions et dynamisations.

PROFIL DU REMÈDE

Sujets affectés d'une faiblesse rendant les mouvements difficiles. Somnolents pendant la journée mais agités quand ils sont couchés, ils font de mauvais rêves et ont tendance à parler pendant leur sommeil. Ils peuvent être, soit tristes et réservés, soit au contraire loquaces.

Le remède se prescrit en cas de faiblesse ou de collapsus physique. On peut noter une faiblesse, un épuisement ou une paralysie partielle des muscles, au niveau du cœur, de la langue, de la vessie ou de l'anus.

Muriatic ac. se donne en cas de collapsus associé à une sécheresse, une ulcération et des saignements des muqueuses de la bouche et des voies digestives. L'élocution peut être rendue difficile par une langue chargée et une bouche sèche, et il arrive que l'on observe de profonds ulcères ou de petites tumeurs sur la langue.

Amélioration : à la chaleur ; en bougeant ; allongé sur le côté gauche.

Aggravation : par temps humide ; en prenant des bains de mer ; au contact ; pendant les règles ; en buvant froid.

Acidum oxalicum

OXALIC AC.

NOM COURANT. Acide oxalique.
ORIGINE. Préparé chimiquement.
PRÉCISION. Identifié au XVIIe siècle comme constituant de l'oseille sauvage, cet acide a été obtenu de façon synthétique pour la première fois en 1776.
PRÉPARATION. Les cristaux d'acide oxalique sont dissous dans l'alcool avant de faire l'objet de dilutions et dynamisations.

PROFIL DU REMÈDE

Sujets soumis à des douleurs se manifestant dans des régions bien localisées du corps. Ils sont nerveux, confus, ont des vertiges et souvent des troubles du sommeil.

En général, le remède se donne en cas d'angine de poitrine accompagnée de palpitations empirant quand la personne est allongée. Chez l'homme, les autres symptômes traités par *Oxalic ac.* sont une douleur percutante et des élancements aux testicules ou une douleur au cordon spermatique.
Amélioration : après une selle ; en changeant de position.
Aggravation : au froid ; en s'appesantissant sur ses symptômes ; en cas d'effort mental ; à la lumière ; au petit matin ; le soir ou la nuit ; en bougeant ; en étant touché au côté gauche ; en se rasant ; en mangeant du raisin, des fraises ou des fruits acides, du sucre ; en buvant du café ou du vin.

Acidum picrinicum

PICRIC AC.

NOMS COURANTS. Acide picrique, trinitrophénol.
ORIGINE. Préparé chimiquement.
PRÉCISIONS. Le terme picrique vient du mot grec *pikros,* « amer ». Cet acide est utilisé comme produit tinctorial jaune et dans la fabrication des explosifs.
PRÉPARATION. Les cristaux sont dissous dans l'alcool, dilués puis dynamisés.

PROFIL DU REMÈDE

Personnes sujettes aux collapsus intellectuels et à l'épuisement nerveux. Elles ont tendance à être indifférentes et apathiques, et à manquer de motivation.

Les symptômes classiques sont une indifférence associée à une grande fatigue sur les plans physique et mental pouvant évoluer en une véritable paralysie. Les douleurs musculaires dans les membres sont susceptibles de s'accompagner d'une fatigue ou d'une sensation de faiblesse ou de lourdeur dans les membres et dans le dos, ainsi que d'une sensation de brûlure le long de la colonne vertébrale, notamment à l'occasion d'un effort.
Amélioration : en bandant la région affectée ; en se reposant ; au soleil et au grand air ; à l'air frais ; en prenant un bain froid.
Aggravation : en bougeant ; en cas d'effort mental ; en cas de sécrétions de toutes sortes : sang, sperme, écoulements nasaux ou vaginaux…

Acidum salicylicum

SALICYLIC AC.

NOM COURANT. Acide salicylique.
ORIGINE. Obtenu à l'origine à partir de l'écorce de saule ; préparé aujourd'hui par synthèse à partir du phénol.
PRÉCISION. L'acide salicylique a été utilisé en 1838 par le chimiste italien R. Piria pour la première fois dans la préparation de l'aspirine, dont il est le principal composant.
PRÉPARATION. Les cristaux d'acide salicylique sont triturés avec du lactose.

PROFIL DU REMÈDE

Sujets prédisposés à des syncopes et à une prostration et une faiblesse extrêmes, souvent consécutives à une attaque virale. Ils peuvent être de tempérament doux, agité ou anxieux, et tendent à se montrer, soit surexcités, soit maussades et abrutis.

Les principaux symptômes associés à *Salicylic ac.* sont les suivants : faiblesse, ulcération et problèmes auriculaires, par exemple bourdonnements d'oreille, vertiges et évolution progressive vers la surdité, pouvant être dus à une affection de l'oreille interne, la maladie de Ménière. Le remède peut aussi s'utiliser en cas de violents maux de tête donnant des douleurs perçantes qui démarrent sur le haut ou l'arrière du crâne. Par ailleurs, il sert à traiter les ulcérations ayant tendance à se concentrer sur les muqueuses, les aphtes par exemple.
Amélioration : en appliquant des compresses très chaudes, surtout si elles sont sèches.
Aggravation : à l'air froid ; la nuit ; au moindre contact froid ; en bougeant.

VOIR AUSSI bourdonnements d'oreille, *page 222*

Acidum sulfuricum

SULFURIC AC.

NOMS COURANTS. Acide sulfurique, huile de vitriol, vitriol.
ORIGINE. Préparé chimiquement.
PRÉCISIONS. Ce liquide huileux et corrosif a été découvert par des alchimistes au XIIIe siècle. Il est utilisé dans la fabrication de teintures, de médicaments et d'engrais.
PRÉPARATION L'acide sulfurique est dissous dans l'alcool, dilué et dynamisé.

PROFIL DU REMÈDE

Sujets portés à la précipitation, agités et excitables malgré un grand épuisement, une faiblesse et des tremblements.

Le symptôme typique du remède est une fatigue extrême consécutive à une blessure, une commotion cérébrale ou une opération, notamment si la récupération est lente, avec d'autres symptômes d'affaiblissement tels qu'hématomes, hémorragies, ulcérations, gangrène… On note souvent une sensibilité marquée à certains facteurs polluants, la fumée par exemple. *Sulfuric ac.* peut aussi se prescrire en cas de diabète.
Amélioration : à température modérée ; couché sur le côté affecté ; en buvant très chaud.
Aggravation : au grand air ; pendant la ménopause ; en cas de blessure ; à l'odeur du café ; à la pollution atmosphérique et à la fumée de tabac.

VOIR AUSSI diabète, *page 191*

Actaea spicata

ACTAEA SPIC.

NOM COURANT. Herbe de saint Christophe.
ORIGINE. Originaire d'Eurasie, mais présente dans de nombreuses régions tempérées de l'hémisphère Nord.
PRÉCISONS. Les phytothérapeutes utilisent cette plante en cas de symptômes rhumatismaux, surtout ceux qui affectent les articulations mineures. Ses baies violet foncé servent d'agent tinctorial.
PRÉPARATION. La racine fraîche est collectée après émergence des jeunes pousses et avant floraison. Elle est alors hachée puis macérée dans l'alcool.

PROFIL DU REMÈDE

Sujets tristes et absents, sursautant facilement et subissant souvent l'anxiété ou la peur. On observe fréquemment une peur de la mort, tout particulièrement la nuit dans un lit. Ils manquent en général de jugement et peuvent ressentir du désespoir, de la confusion, de l'impatience et de l'agitation, surtout s'ils subissent un choc.

Actaea spic. se donne en général aux sujets présentant cette personnalité et affectés de polyarthrite rhumatoïde, notamment si celle-ci touche les articulations mineures comme celle du poignet. La douleur est susceptible d'être si forte que le patient a la sensation d'une paralysie des membres, ce qui provoque des cris, une lassitude, et peut évoluer vers une boiterie.
Amélioration : facteurs inconnus.
Aggravation : en cas de changement de temps ou de température ; à l'air froid ; la nuit ; au contact; à la moindre fatigue ou au moindre effort ; en cas d'effort mental.

Adonis vernalis

ADONIS

NOMS COURANTS. Adonide de printemps, faux ellébore noir.
ORIGINE. Originaire de Russie et du pourtour de la mer Noire ; se trouve aujourd'hui dans la plupart des régions d'Europe, dans les pâturages de montagne.
PRÉCISIONS. Cette plante doit son nom à Adonis, personnage de la mythologie grecque associé à la renaissance de la végétation au printemps. En Russie, on l'utilise en cas de troubles cardiaques.
PRÉPARATION. Les parties aériennes sont hachées puis macérées dans l'alcool.

PROFIL DU REMÈDE

Sujets portés à l'appréhension, à des rêves terrifiants, à un sommeil agité. Le symptôme classique est une dégénérescence cardiaque, consécutive, par exemple, à une forte grippe ou à un rhumatisme articulaire aigu. Le rythme cardiaque peut être anormalement rapide, ou lent et irrégulier.

Par ailleurs, *Adonis* peut traiter les œdèmes (accumulations irrégulières de fluides dans les tissus ou cavités) résultant d'une insuffisance circulatoire associée à des émissions d'urine peu abondantes.

Le remède s'utilise également en cas d'asthme s'accompagnant d'un essoufflement, d'une gêne ou d'une affection cardiaque. Parmi les autres symptômes, mentionnons des maux de tête migrant de l'arrière de la tête aux yeux en passant par les tempes.
Amélioration : en cas d'effort.
Aggravation : au froid, en s'allongeant.

Aesculus hippocastanum

AESCULUS

NOM COURANT. Marronnier commun.
ORIGINE. Originaire d'Europe du Sud-Est, aujourd'hui planté dans toutes les régions tempérées du monde.
PRÉCISION. Traditionnellement, les Turcs en nourrissaient les chevaux comme antidote aux flatulences.
PRÉPARATION. Les fruits frais et mûrs sont macérés dans l'alcool après pelage et hachage.

PROFIL DU REMÈDE

Sujets déprimés et irritables, ayant du mal à se concentrer. Ils se mettent facilement en colère, puis ont tendance à ruminer.

Le remède se donne surtout pour traiter les hémorroïdes, notamment en cas de sensation de sécheresse et de gêne au rectum, ou s'il s'agit d'hémorroïdes internes associées à une constipation et à une douleur dans le bas du dos. On observe souvent une sécheresse, une chaleur et des démangeaisons à l'anus et, parfois, des selles grumeleuses accompagnées de douleurs lancinantes, déchirantes, ou d'échardes à l'anus. On peut noter une distension intestinale et des gaz douloureux et nauséabonds. Les hémorroïdes peuvent être associées à des douleurs et des frissons dans la colonne vertébrale, et à une douleur chronique et sourde dans le dos ; en raison de celle-ci, il est difficile de se pencher en avant ou de se lever d'un siège, et la marche est pratiquement impossible.

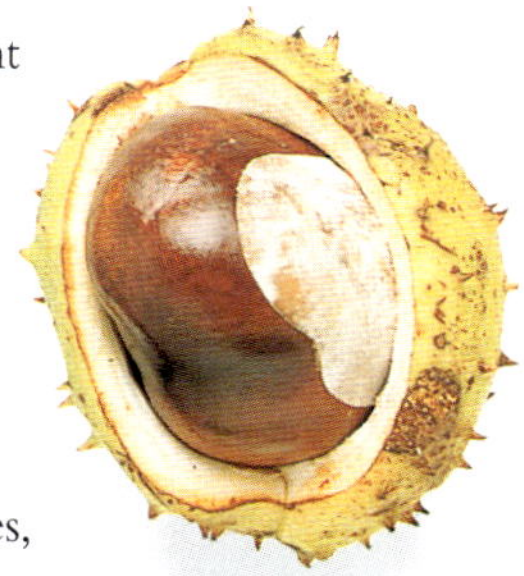

AESCULUS HIPPOCASTANUM
(Marronnier commun)

Le remède se donne par ailleurs en cas de sécheresse de la gorge, qui est à vif et donne une sensation de brûlure, s'accompagnant d'éternuements et d'écoulements abondants.
Amélioration : à l'air frais, sauf s'il est inhalé directement.
Aggravation : en se penchant ou en se levant d'un siège ; en marchant, en respirant profondément ; en déglutissant ; après un repas ; en allant à la selle.

VOIR AUSSI hémorroïdes, *page 238*

Aethusa cynapium

AETHUSA

NOM COURANT. Petite ciguë.
ORIGINE. Présente dans toute l'Europe.
PRÉCISION. On prête au suc vénéneux de cette plante la propriété de provoquer un état de stupeur.
PRÉPARATION. On hache toute la plante en période de floraison, racine et fruits non mûrs compris, puis on la macère dans l'alcool.

PROFIL DU REMÈDE

Sujets manquant de capacité de concentration et facilement distraits. Ils sont généralement réservés, solitaires et irritables.
Parmi les principaux symptômes associés à *Aethusa,* mentionnons notamment une confusion mentale, les personnes touchées pouvant parler toutes seules ou présenter un comportement insensé. On note typiquement par ailleurs, un désintérêt marqué et une lenteur d'esprit, parfois liés à une incapacité à étudier. Ces symptômes peuvent s'accompagner d'une prostration et de l'impression d'un manque de fraîcheur, ou d'une anxiété provoquant des diarrhées d'origine nerveuse.

Aethusa convient également aux enfants présentant une intolérance au lait.
Le déficit nutritionnel peut provoquer un cercle vicieux, la faim entraînant de fréquentes tétées qui, à leur tour, causent de violents vomissements. On risque ainsi d'aboutir à un grand épuisement et à un collapsus : les traits sont tirés, le bébé a l'air angoissé et fait plus que son âge. Parfois, on a l'impression que tout le corps s'est étoffé, notamment dans la région du cœur.
Amélioration : au grand air ; en marchant ; en bavardant ou en n'étant pas seul ; en se reposant.
Aggravation : à la chaleur ou par temps très chaud ; entre 3 et 4 heures du matin ; en cas d'effort excessif ; en buvant du lait ; en s'alimentant trop fréquemment.

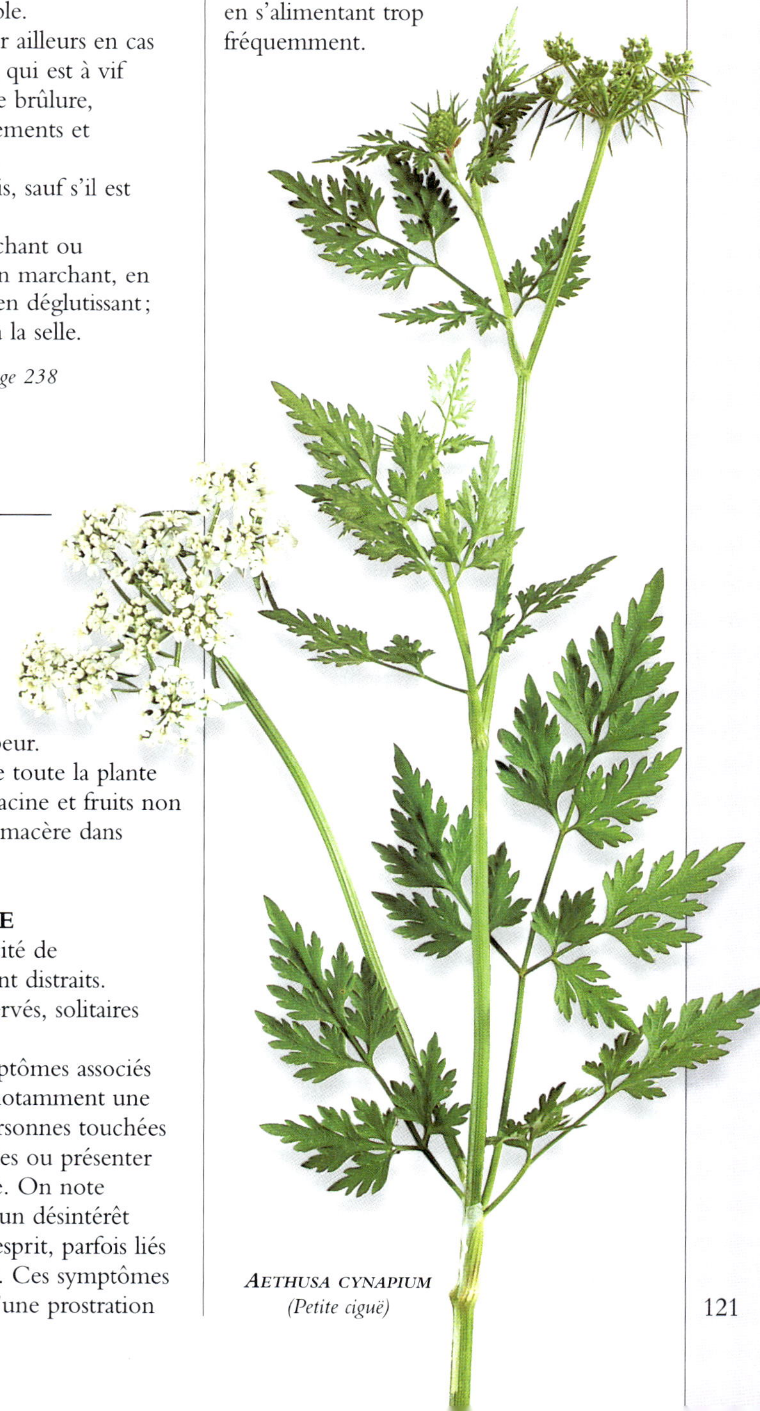

AETHUSA CYNAPIUM
(Petite ciguë)

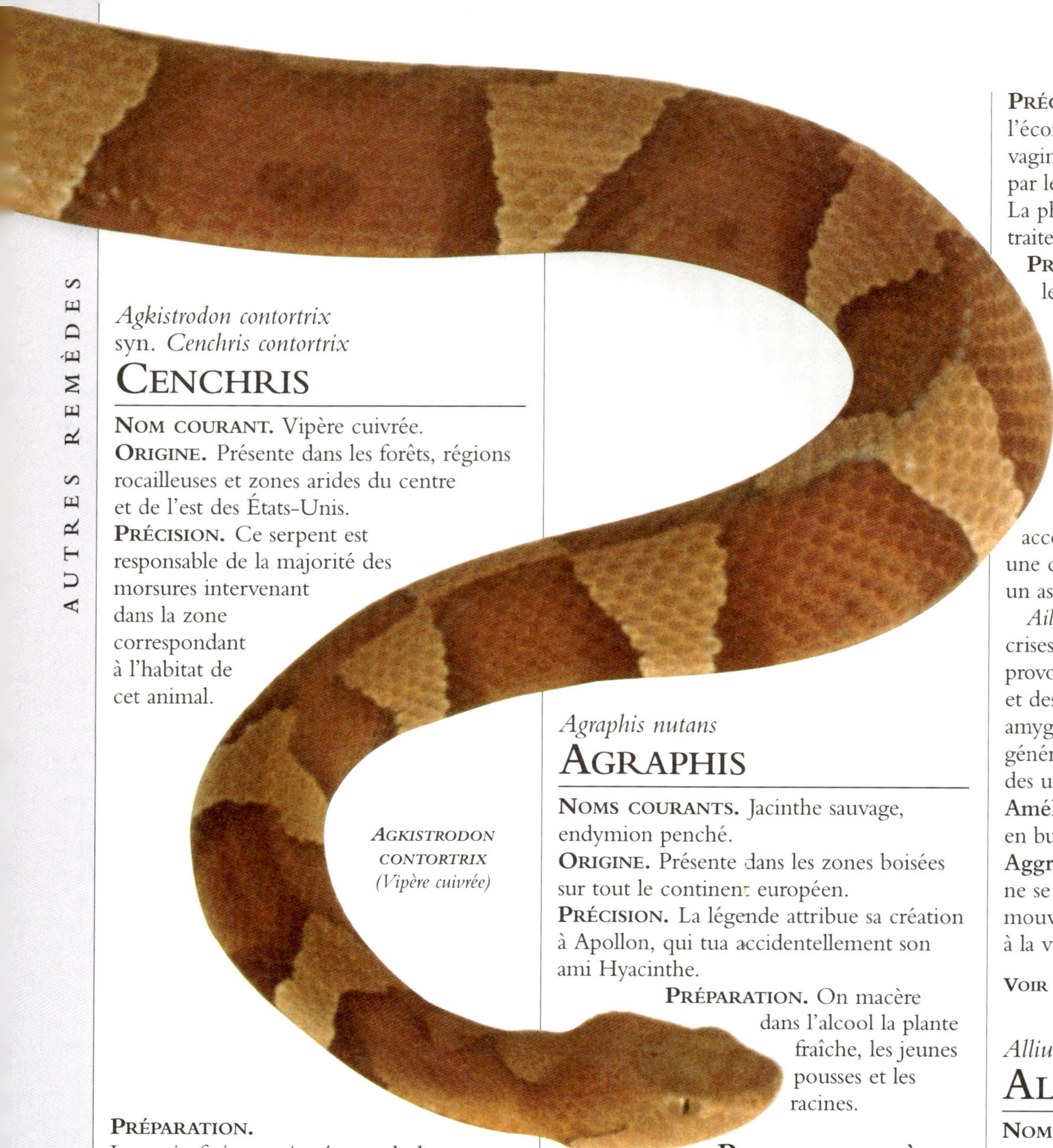

Agkistrodon contortrix
syn. *Cenchris contortrix*

CENCHRIS

NOM COURANT. Vipère cuivrée.
ORIGINE. Présente dans les forêts, régions rocailleuses et zones arides du centre et de l'est des États-Unis.
PRÉCISION. Ce serpent est responsable de la majorité des morsures intervenant dans la zone correspondant à l'habitat de cet animal.

AGKISTRODON CONTORTRIX
(Vipère cuivrée)

PRÉPARATION.
Le venin frais est trituré avec du lactose.

PROFIL DU REMÈDE

Sujets présentant une grande agitation mentale, jaloux, soupçonneux et ressentant un sentiment d'abandon. Ils ont tendance à être assez absents, lunatiques et distraits. Leur anxiété peut les amener à avoir peur du viol, des objets pointus, de l'endormissement et de la mort subite.

Les symptômes typiques sont un essoufflement, une agitation physique et mentale, et un désir de boire de l'eau par petites gorgées. Il existe un autre symptôme classique : le besoin de se défaire de vêtements trop serrés, provoqué par une congestion des vaisseaux sanguins. En général, les manifestations affectent le côté droit du corps. On peut par ailleurs observer une prédisposition aux allergies, au printemps notamment.
Amélioration : le matin.
Aggravation : l'après-midi, le soir, et pendant toute la nuit ; en s'allongeant ; au réveil ; en exerçant une pression sur la zone affectée.

Agraphis nutans

AGRAPHIS

NOMS COURANTS. Jacinthe sauvage, endymion penché.
ORIGINE. Présente dans les zones boisées sur tout le continent européen.
PRÉCISION. La légende attribue sa création à Apollon, qui tua accidentellement son ami Hyacinthe.
PRÉPARATION. On macère dans l'alcool la plante fraîche, les jeunes pousses et les racines.

PROFIL DU REMÈDE

Sujets manquant de vitalité et prédisposés aux rhumes. Les symptômes classiques sont des infections de l'oreille, du nez et de la gorge, associées à un catarrhe et à une surdité, tout particulièrement pendant l'enfance. Les frissons, qui se manifestent facilement après une exposition au froid, s'accompagnent de diarrhées avec mucus. Pendant les épisodes infectieux, il arrive que l'on note un gonflement des amygdales et des végétations.
Amélioration : en étant abrité ; couché sur le ventre.
Aggravation : par forte chaleur, à l'humidité.

Ailanthus altissima

AILANTHUS

NOMS COURANTS. Ailante, arbre du ciel, faux vernis du Japon, frêne puant.
ORIGINE. Originaire de Chine et d'Inde, mais présent aussi en Europe, en Amérique du Nord et en Australie.
PRÉCISIONS. En Asie et en Australie, l'écorce s'utilisait contre les écoulements vaginaux, la blennorragie, l'infestation par les vers, la malaria, l'asthme. La phytothérapie chinoise l'exploite pour traiter les diarrhées et la dysenterie.
PRÉPARATION. On macère dans l'alcool les fleurs fraîches en boutons.

PROFIL DU REMÈDE

Sujets extrêmement faibles pendant une maladie, ayant tendance à adopter des comportements insensés, confus et apathiques. Les symptômes clefs indiquant que le remède est approprié sont des états fébriles accompagnés d'une grande faiblesse, et une congestion du sang donnant à la peau un aspect violacé, gonflé et marbré.

Ailanthus se donne souvent en cas de crises aiguës de mononucléose infectieuse provoquant un gonflement des amygdales et des ganglions cervicaux. Ce sont les amygdales du côté gauche qui sont en général touchées, et l'affection peut causer des ulcères ou une production de mucus.
Amélioration : couché sur le côté droit ; en buvant des boissons très chaudes.
Aggravation : en cas d'éruptions cutanées ne se développant pas ; au moindre mouvement ; en étant assis bien droit ; à la vue de nourriture.

VOIR AUSSI mononucléose infectieuse, *page 254*

Allium sativum

ALLIUM SAT.

NOM COURANT. Ail.
ORIGINE. Originaire d'Asie centrale, mais cultivé dans le monde entier aujourd'hui.
PRÉCISIONS. C'est l'une des plantes médicinales les plus anciennes, puisque l'ail était exploité par les Babyloniens 3000 ans avant Jésus-Christ. Il est très utilisé en cuisine, et ses propriétés antibiotiques en font une plante médicinale importante.
PRÉPARATION. Les bulbes frais sont hachés puis macérés dans l'alcool.

PROFIL DU REMÈDE

Sujets hypersensibles et ayant besoin de compagnie, subissant de nombreuses craintes mais, tout particulièrement, la peur d'être empoisonnés. Le remède est surtout associé à une indigestion provoquée par une nourriture trop riche ou un changement de régime alimentaire. La digestion s'accompagne d'une pression dans la partie supérieure de l'abdomen, de gaz intestinaux nauséabonds, et de douleurs coliques dans la région du nombril. *Allium sat.* s'utilise aussi contre les douleurs déchirantes dans la région de la hanche et à l'abdomen.

Amélioratin : assis courbé vers l'avant.
Aggravation : le soir ; en marchant ; en exerçant une pression sur la zone affectée.

Aluminium potassium sulfuricum

ALUMEN

NOMS COURANTS. Alun de potasse, sulfate double d'aluminium et de potassium.
ORIGINE. Produit chimiquement à partir de sulfates d'aluminium et de potassium.
PRÉCISIONS. Il s'utilise dans la fabrication de peaux de chamois et comme agent tinctorial dans l'industrie des peintures. Sur le plan médicinal, on y recourt contre les plaies mineures et les ulcères buccaux.
PRÉPARATION. Les cristaux purs d'alun de potasse sont triturés avec du lactose.

PROFIL DU REMÈDE

Sujets extrêmement tristes et anxieux ; très nerveux en général, ils éprouvent des tremblements à l'annonce de mauvaises nouvelles, ou des palpitations à la pensée de maladies susceptibles de les frapper. Leur sommeil est léger et fuyant. Par ailleurs, *Alumen* se donne fréquemment aux personnes âgées.

Les symptômes sont des problèmes intestinaux et une faiblesse musculaire se traduisant par une apathie et une sensation de paralysie. Parmi les troubles digestifs, on peut observer une dysenterie, des diarrhées sanglantes, une ulcération douloureuse du rectum, des hémorroïdes s'accompagnant d'hémorragies et de fortes douleurs à l'anus.
Améloration : au grand air.
Aggravation : au froid ; en apprenant de mauvaises nouvelles ; pendant le sommeil ; couché sur le côté droit.

Ambrosia artemisiaefolia

AMBROSIA

NOM COURANT. Ambroisie à feuilles d'armoise.
ORIGINE. Présente en Europe, en Amérique du Nord, au Mexique, au Brésil.
PRÉCISION. Cette plante donne des fleurs vertes dont le pollen très abondant peut déclencher un rhume des foins sévère.
PRÉPARATION. La teinture se confectionne avec les têtes de fleurs fraîches et les jeunes pousses.

PROFIL DU REMÈDE

Ambrosia se donne en général contre le rhume des foins pouvant affecter l'ensemble de l'appareil respiratoire. On observe une sensation de congestion du nez et de la tête, des éternuements en salves, des écoulements aqueux, et parfois des saignements de nez. Les yeux, larmoyants, démangent, piquent et brûlent. On peut noter une toux sifflante, une irritation asthmatique, ou une toux de coqueluche.
Amélioration : à l'intérieur.
Aggravation : à l'extérieur.

Ammonium bromatum

AMMONIUM BROM.

NOM COURANT. Bromure d'ammoniaque.
ORIGINE. Préparé chimiquement.
PRÉCISION. Ce composé existe sous forme de cristaux prismatiques incolores à saveur salée. Il n'est pas utilisé dans le commerce.
PRÉPARATION. Les cristaux sont dissous dans l'alcool, puis le mélange fait l'objet de dilutions et dynamisations.

PROFIL DU REMÈDE

Sujets timides et manquant de confiance en eux-mêmes, qui ont peur de l'échec ou de la critique et sont envieux des autres. Les principaux symptômes sont des maux de tête névralgiques, des problèmes d'ovaires, un mal aux yeux et une épilepsie. Pendant l'aura, manifestation annonçant une crise d'épilepsie, on peut observer une sensation de suffocation et de faiblesse, ainsi qu'un épisode de soupirs et un besoin de marcher de long en large.

Les symptômes oculaires sont notamment une irritation, le sujet ayant l'impression d'avoir du sable dans l'œil. On peut par ailleurs noter la présence de mucus, un gonflement des paupières, et parfois un ptérygion, c'est-à-dire le développement d'un voile correspondant à un épaississement de la conjonctive. Chez la femme, les symptômes peuvent être associés aux ovaires : douleurs névralgiques, hémorragies utérines, gonflement et durcissement, parfois en association avec une irritation de l'œil. *Ammonium brom.* se prescrit aussi en cas de toux spasmodique harcelant le sujet et provoquant un chatouillement (toux de coqueluche par exemple), ou en cas de toux étouffante avec expectoration de mucus, ayant tendance à se déclencher le matin. Il arrive que les quintes soient incessantes la nuit.
Amélioration : à la chaleur ; en buvant chaud.
Aggravation : au grand air ou à l'air froid.

Ammonium chloratum

AMMONIUM MUR.

NOMS COURANTS. Chlorure d'ammonium, sel ammoniac.
ORIGINE. Jusqu'au XIXe siècle, sa seule source se trouvait en Asie centrale ; aujourd'hui, il est préparé chimiquement.
PRÉCISIONS. Le sel ammoniac est utilisé comme électrolyte dans la fabrication des batteries sèches ; sur un plan thérapeutique, il est présent dans de nombreux médicaments contre les rhumes et la toux.
PRÉPARATION. Ce composé est dissous dans l'alcool avant de faire l'objet de dilutions et dynamisations.

PROFIL DU REMÈDE

Sujets tristes, déprimés. Souvent apitoyés sur leur sort, ils peuvent avoir du mal à être seuls.

Ammonium mur. s'utilise en général quand ces symptômes psychologiques sont associés à des problèmes hépatiques, surtout si ceux-ci s'accompagnent de douleurs pinçantes et lancinantes à l'estomac, de catarrhe et d'une toux violente qui, soit est sèche et irritante, soit donne des expectorations filantes et abondantes. D'autres symptômes peuvent se manifester : inflammation oculaire, troubles de la menstruation, grossissement des ganglions, douleurs articulaires et sciatique. Il existe certains symptômes respiratoires : congestion nasale, éternuements, baisse de l'acuité olfactive, maux de gorge, enrouement, et présence d'un mucus épais et visqueux dans le nez et la gorge.
Amélioration : au grand air ; en faisant des mouvements rapides ; en marchant courbé.
Aggravation : en marchant droit ; le matin (en cas de symptômes affectant la tête et la poitrine) ; l'après-midi (en cas de douleurs abdominales) ; le soir (en cas de douleurs articulaires) ; en cas d'entorses chroniques.

VOIR AUSSI sciatique, *page 218*

AMMONIUM CHLORATUM
(Sal ammoniac)

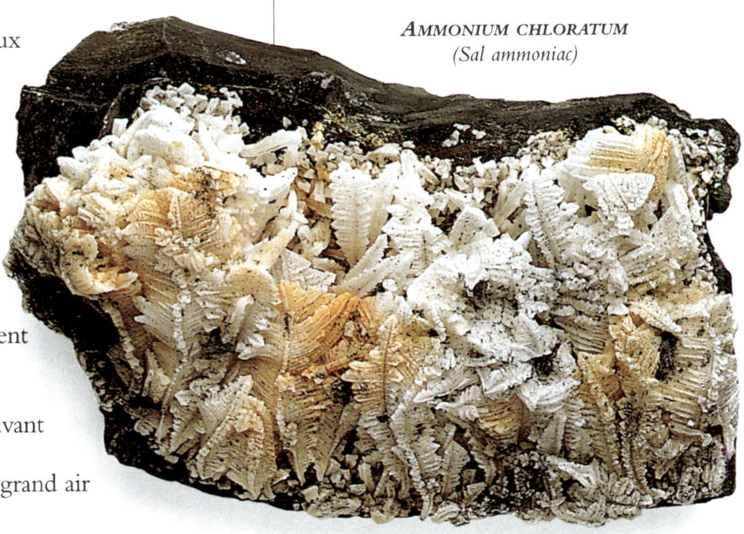

Amylium nitrosum

AMYL NIT.

NOM COURANT. Nitrite d'amyle.
ORIGINE. Préparé chimiquement.
PRÉCISION. Substance puissante provoquant une dilatation des vaisseaux sanguins, le nitrate d'amyle est souvent utilisé dans les drogues « récréatives ».
PRÉPARATION. Le nitrate d'amyle est dissous dans l'eau distillée, puis dilué et dynamisé.

PROFIL DU REMÈDE

Sujets au teint rouge et ayant très chaud, qui se sentent comprimés dans leurs vêtements et éprouvent un besoin d'air frais. Ils peuvent être anxieux, agités, las, en raison souvent d'un sommeil perturbé.

Le symptôme classique est une rougeur cutanée s'étendant rapidement, suivie par de très fortes sueurs et un épuisement. Le remède peut s'utiliser pour ces manifestations associées à la ménopause, un coup de soleil ou des problèmes cardiaques. Les symptômes typiques traités par *Amyl. nit.* sont des douleurs aiguës dans la région du cœur et une sensation d'oppression, avec une douleur irradiant le long du bras droit.
Amélioration : en plein air; en faisant de l'exercice au grand air; en se reposant; en buvant de l'eau froide.
Aggravation : à la moindre émotion; en cas d'effort physique ou mental; pendant la ménopause.

Anacardium occidentale

ANACARDIUM OCC.

NOMS COURANTS. Anacardier occidental, pommier d'acajou, pommier de cajou.
ORIGINE. Antilles.
PRÉCISIONS. Sous la coquille extérieure de la noix de cajou se trouve une huile résineuse irritant la peau et provoquant des vésicules. Ce baume était utilisé au XIXᵉ s. en Europe pour brûler les verrues et les cors.

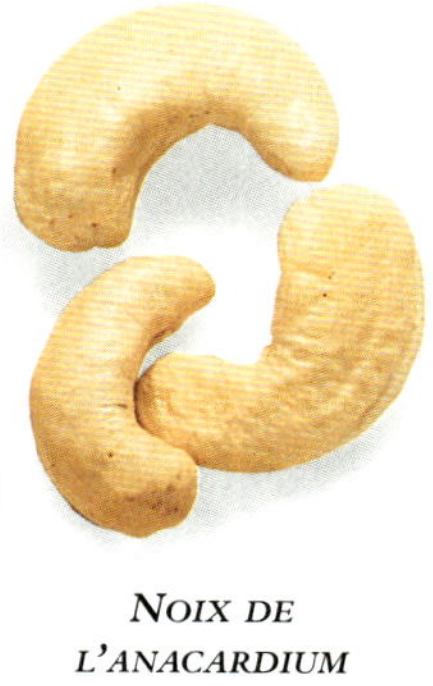

NOIX DE L'ANACARDIUM (Noix de cajou)

PRÉPARATION. L'huile située entre les coquilles extérieure et intérieure est dissoute dans l'alcool, puis fait l'objet de dilutions et dynamisations.

PROFIL DU REMÈDE

Sujets ayant une mémoire déficiente et un manque de volonté, et qui ressentent une apathie et un engourdissement physiques et mentaux. Ils sont exposés aux phobies et au stress des examens.

Le remède se donne quand ces symptômes sont associés à des troubles dermatologiques et musculaires. *Anacardium occ.* peut aussi se prescrire contre les verrues ou la lèpre.
Amélioration : facteurs inconnus.
Aggravation : en commençant à bouger.

VOIR AUSSI phobies, *page 211*; stress des examens, *page 254*

Anamirta cocculus syn. *Cocculus indicus*

COCCULUS

NOM COURANT. Coque du Levant.
ORIGINE. Présent en Inde et en Asie du Sud-Est.
PRÉCISIONS. Dans le sud de l'Inde, les pêcheurs utilisent cette plante toxique pour stupéfier les poissons et les prendre plus facilement. Autrefois, on ajoutait de la coque du Levant à la bière pour augmenter ses capacités toxiques.
PRÉPARATION. Les graines réduites en poudre sont macérées dans l'alcool.

PROFIL DU REMÈDE

Sujets se sentant « au bout du rouleau » à force de se faire du souci pour les autres.

Le remède présente une forte affinité avec les troubles affectant le système nerveux central, et notamment les vertiges, les nausées, le mal de mer ou des voyages, les vomissements et l'hypersensibilité au toucher. L'extrême sensibilité nerveuse peut au départ provoquer une agitation et des vertiges, pour évoluer éventuellement en symptômes plus sérieux tels qu'une faiblesse musculaire, des spasmes dans les jambes et une paralysie progressive.
Amélioration : assis dans une pièce à bonne température; allongé au calme.
Aggravation : au froid; en cas de déficit de sommeil; en bougeant; exposé aux secousses dans un véhicule; sous l'effet de l'anxiété ou d'un stress émotionnel.

Anhalonium lewinii
syn. *Lophophora williamsii*

ANHALONIUM

NOM COURANT. Peyotl.
ORIGINE. Mexique et sud-ouest des U.S.A.
PRÉCISION. Depuis trois millénaires, ce cactus est utilisé en Amérique pour ses propriétés hallucinogènes que l'on exploite pour augmenter les sentiments de spiritualité lors de rites religieux.
PRÉPARATION. On verse en deux fois de l'eau bouillante sur la racine hachée fraîche.

PROFIL DU REMÈDE

Sujets ayant perdu toute notion du temps et se sentant coupés de la vie quotidienne. Ils peuvent être introvertis, léthargiques, déprimés, et montrer du ressentiment et de la défiance envers autrui; ils peuvent vivre des changements d'humeur tout à fait irrationnels.

Les symptômes typiques de ce remède sont un épuisement mental, des hallucinations se traduisant par la vision de couleurs très vives, des migraines et un manque de coordination. Des céphalées ou des migraines peuvent se manifester sur l'avant de la tête, ainsi qu'une sensation persistante de douleur et de fatigue sur l'arrière de la tête. On observe parfois une dilatation des paupières, une vision floue et des troubles visuels se traduisant par la perception d'images grotesques fortement colorées. L'exposition à la musique peut déclencher l'impression que chaque note est entourée d'un halo de couleur dont les pulsations suivent les sons.

Anhalonium est également associé à un manque accentué de coordination s'accompagnant parfois de tremblements, de nausées, de syncopes et de vertiges, ainsi que de douleurs névralgiques et de paralysie faciale. Il est fréquent que le cerveau soit hyperactif, ce qui empêche le sujet de trouver le sommeil.
Amélioration : en s'allongeant.
Aggravation : en fermant les yeux; en bougeant.

Apocynum cannabinum

APOCYNUM

ORIGINE. Amérique du Nord.
PRÉCISIONS. Cette plante est connue de longue date par les indigènes d'Amérique dans le traitement des affections cardiaques chroniques. Ses fibres sont utilisées pour la confection de cordes, paniers et carpettes.
PRÉPARATION. Les parties souterraines fraîches sont hachées puis détrempées dans l'alcool.

PROFIL DU REMÈDE

Sujets démoralisés, ressentant une confusion et une détresse. Le remède se prescrit surtout dans le traitement des œdèmes qui sont associés à une affection de certains organes, et peuvent être liés à une maladie de Hodgkin (lymphome) ou une insuffisance rénale chronique. On note souvent une grande faiblesse, une irritation de l'appareil digestif, un ralentissement ou une irrégularité du pouls, et une très forte sensation de soif. Les sécrétions naturelles (transpiration, urine) peuvent être réduites, la gêne respiratoire est possible.
Amélioration : à la chaleur; en se tenant assis bien droit; après expulsion d'une selle.
Aggravation : au froid; en découvrant le corps; après avoir dormi.

Aqua sanicula

SANICULA

NOM COURANT. Eau de Sanicula.
ORIGINE. Près d'Ottawa, Illinois, U.S.A.
PRÉCISION. Cette eau provient d'une source thermale (Sanicula Springs), tarie selon certains.
PRÉPARATION. L'eau de source est mélangée à de l'alcool avant dilutions et dynamisations.

PROFIL DU REMÈDE

Sujets facilement irrités. Chez les enfants, l'enjouement alterne avec des épisodes de mauvaise humeur au cours desquels ils rejettent leur corps en arrière. L'autre caractéristique du remède est une intolérance à la moindre secousse. Le tableau clinique correspond à un manque de vitalité provoqué par une sous-alimentation, et une lenteur de la digestion. Le sujet est mince, et a une peau en mauvais état. Les symptômes ont tendance à changer fréquemment. On note souvent une transpiration aux zones de contact entre deux parties du corps.

Les symptômes d'ordre digestif associés à *Sanicula* sont notamment des selles lourdes, grosses et douloureuses à évacuer, un corps restant maigre malgré un gros appétit ; l'ingestion d'aliments provoque des ballonnements, des remontées d'acide et une forte envie d'aller à la selle. On peut observer une halitose (mauvaise haleine) et un mauvais goût dans la bouche.
Amélioration : en vomissant ; au grand air ; en se reposant ; en s'allongeant.
Aggravation : en bougeant ; en cas d'effort ; exposé aux secousses ; en ingérant aliments et boissons.

Araneus diadematus

ARANEA DIADEMA

NOMS COURANTS. Épeire diadème, araignée porte-croix.
ORIGINE. Présente en Europe et aux U.S.A.
PRÉCISIONS. Le nom de « porte-croix » est dû aux croix jaunes et blanches disposées sur son dos. Après l'accouplement, il est fréquent que la femelle entrave le mâle avec de la soie, le tue et le mange.
PRÉPARATION. L'araignée vivante est écrasée puis macérée dans l'alcool.

PROFIL DU REMÈDE

Sujets ayant tendance à être irritables, mal à l'aise et nerveux. Ils souffrent parfois aussi de claustrophobie et de confusion.

Aranea diadema convient en cas de problèmes affectant le système nerveux et s'accompagnant d'une frilosité et d'une sensibilité à l'humidité. Toutes les parties du corps peuvent subir une sensation de pesanteur, d'engourdissement et d'augmentation de volume, au réveil notamment.

Les symptômes ont tendance à se manifester ou à récidiver de façon régulière, ou tous les jours à la même heure ; ils se portent en général sur le côté droit du corps.
Amélioration : en fumant ; au grand air ; en exerçant une pression sur la zone affectée.
Aggravation : au froid ; à l'humidité ; à la pluie ; en étant mouillé ; à la même heure tous les jours.

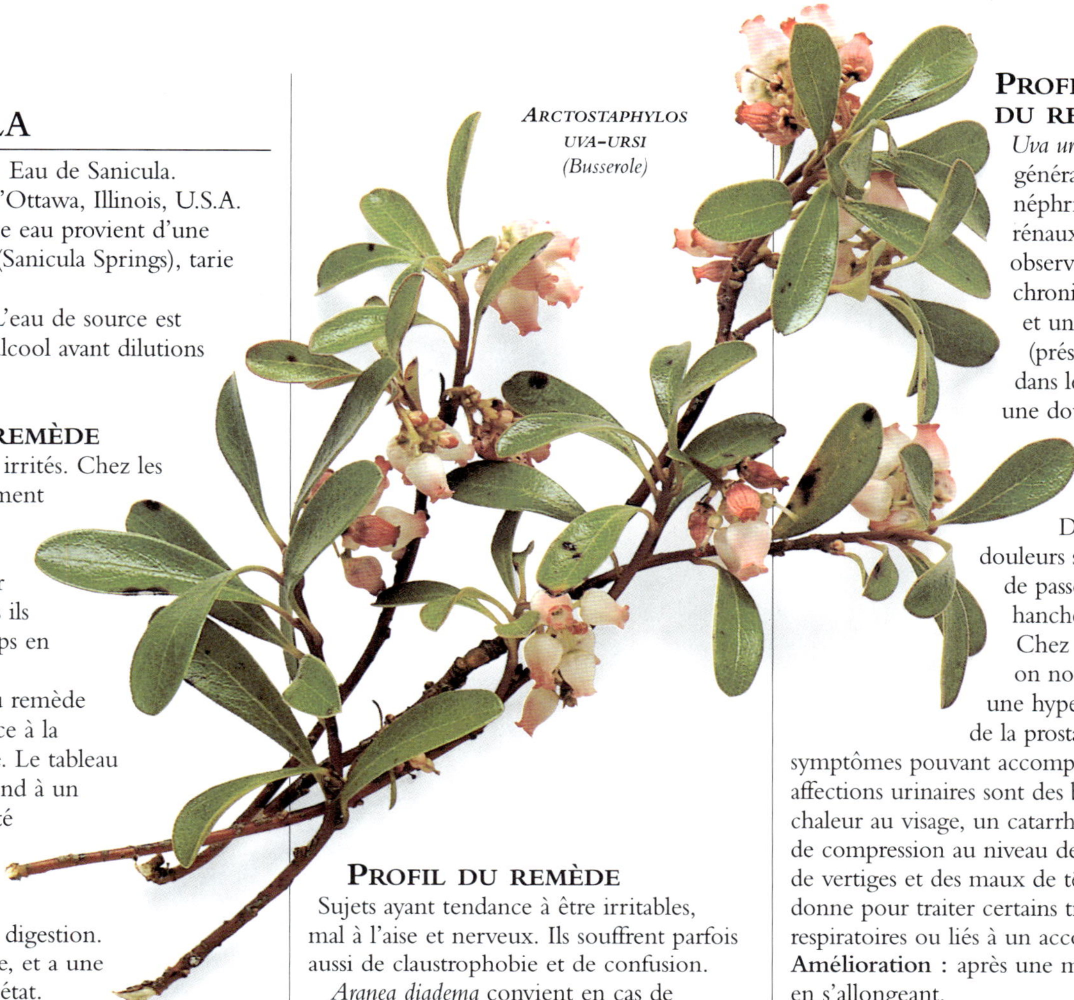

ARCTOSTAPHYLOS UVA-URSI
(Busserole)

Arctostaphylos uva-ursi

UVA URSI

NOMS COURANTS. Busserole, raisin d'ours.
ORIGINE. Présente en Europe, au Mexique, aux U.S.A. et dans le nord de l'Asie.
PRÉCISION. Les noms français et latin de cette espèce font référence au goût qu'ont les ours pour les fruits de cette plante.
PRÉPARATION Les feuilles fraîches et les jeunes pousses sont hachées puis détrempées dans l'alcool.

PROFIL DU REMÈDE

Uva ursi s'utilise en général en cas de néphrites et de calculs rénaux. On peut observer une irritation chronique de la vessie et une hématurie (présence de sang dans les urines), ou une douleur lors de mictions exigeant des efforts. De vives douleurs sont susceptibles de passer d'une hanche à l'autre. Chez l'homme, on note parfois une hypertrophie de la prostate. Les autres symptômes pouvant accompagner ces affections urinaires sont des bouffées de chaleur au visage, un catarrhe, une sensation de compression au niveau de la poitrine, de vertiges et des maux de tête. *Uva ursi* se donne pour traiter certains troubles digestifs, respiratoires ou liés à un accouchement.
Amélioration : après une miction ; en s'allongeant.
Aggravation : pendant une miction ; le soir.

Argentum metallicum

ARGENTUM MET.

NOM COURANT. Argent.
ORIGINE. Si les dépôts sont largement répartis dans le monde entier, ils sont la plupart du temps peu importants.
PRÉCISION. Ce métal précieux est présent dans des objets et ornements vieux de six millénaires ; il s'utilise depuis très longtemps pour la fabrication de bijoux et la frappe de monnaies.
PRÉPARATION. Le métal broyé fait l'objet d'une trituration avec du lactose.

PROFIL DU REMÈDE

Sujet soumis à la précipitation, l'agitation et l'anxiété, agissant sur des coups de tête. Quand ils sont malades, le fait de se concentrer aggrave leur état. Bien qu'étant d'un naturel enjoué et plein d'entrain, ils ont souvent l'humeur changeante et une attitude trompeuse ; ils peuvent être extrêmement déprimés à la moindre contrariété.

Argentum met. s'utilise principalement en cas d'affections osseuses et articulaires associées aux tissus conjonctifs, notamment les cartilages.

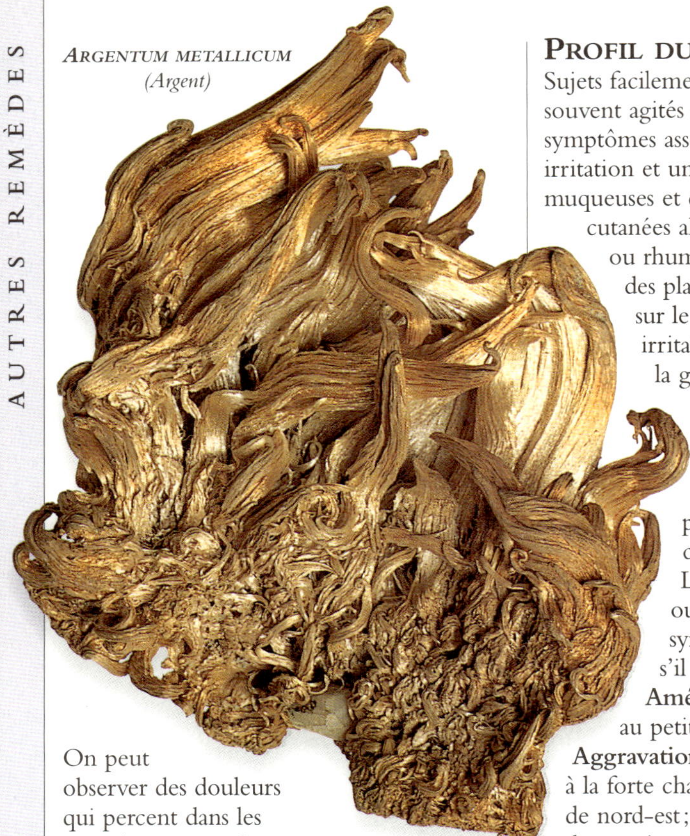

ARGENTUM METALLICUM
(Argent)

On peut observer des douleurs qui percent dans les articulations, ou des douleurs à type de crampe dans les os et les membres. Le remède traite les affections nerveuses se traduisant par des mouvements spasmodiques et des convulsions.

Argentum met. sert aussi contre les troubles de l'appareil génital, surtout s'ils s'accompagnent de sécrétions épaisses et abondantes des muqueuses concernées. Le remède permet de traiter, chez l'homme les pollutions nocturnes, chez la femme les douleurs ovariennes pouvant être dues à un kyste ou à une tumeur, ou des saignements entre les règles, ou encore de fortes hémorragies pendant la ménopause. Par ailleurs, *Argentum met.* s'avère utile contre les inflammations de la gorge et l'aphonie.
Amélioration : en s'emmitouflant; en bougeant.
Aggravation : à la chaleur; au soleil; en cas d'effort mental; en parlant.

Arisaema triphyllum syn. *A. atrorubens, Arum triphyllum*

ARUM TRIPH.

NOM COURANT. Navet indien.
ORIGINE. Présent en Amérique du Nord.
PRÉCISIONS. Cette plante était exploitée dans un but médicinal par les indigènes d'Amérique. Si elle est fraîche, la racine irrite fortement la peau; mais quand elle est séchée, elle sert à traiter des affections très diverses (maux de tête, problèmes de bronches et polyarthrite rhumatoïde).
PRÉPARATION. Le tubercule frais est haché puis macéré dans l'alcool.

PROFIL DU REMÈDE

Sujets facilement nerveux et excitables, souvent agités et agacés. Les principaux symptômes associés à *Arum triph.* sont une irritation et une inflammation des muqueuses et de la peau : réactions cutanées allergiques, eczéma, scarlatine ou rhume des foins. Mentionnons des plaques rouges et à vif, surtout sur le visage, ainsi qu'une forte irritation de la bouche et de la gorge, provoquant une sensation de brûlure et s'accompagnant d'un enrouement aigu ou chronique. Les lèvres peuvent être gercées ou crevassées aux commissures. Le fait de se gratter les lèvres ou le nez constitue un autre symptôme courant, surtout s'il s'accompagne d'un délire.
Amélioration : à la chaleur; au petit déjeuner et au dîner.
Aggravation : au froid et à l'humidité; à la forte chaleur; exposé à un vent froid de nord-est; en faisant un usage excessif de sa voix; en s'allongeant.

VOIR AUSSI allergies, *page 206*

Arsenicum iodatum

ARSEN. IOD.

NOM COURANT. Iodure d'arsenic.
ORIGINE. Préparé chimiquement.
PRÉCISION. Les cristaux, de couleur rouge orangé, sont extrêmement toxiques; pour éviter la perte d'iode, il convient de les conserver à l'abri de la lumière.
PRÉPARATION. Les cristaux purs d'iodure d'arsenic sont dissous dans l'alcool.

PROFIL DU REMÈDE

Sujets irritables et agités, excitables et impatients, susceptibles de céder à des impulsions soudaines et violentes.
Le tableau clinique correspond soit à une grande agitation soit, au contraire, à un épuisement total, pouvant être associés à une infection chronique des bronches et à des écoulements brûlants venant des muqueuses. Il arrive que l'on observe des antécédents en matière d'allergies et de troubles respiratoires.
Arsen. iod. s'utilise en cas de rhume des foins ou de grippe avec des écoulements brûlants, un endolorissement des muqueuses, et des éternuements fréquents. On note une toux brève, sèche et spasmodique, ou un mal de gorge causant des brûlures et associé à une inflammation. Le remède se donne aussi en cas d'asthme et d'accélération progressive de la respiration, qui devient sifflante.
Amélioration : au grand air; après s'être restauré.
Aggravation : par temps sec, venteux, froid ou brumeux; au chaud dans un lit; en cas d'effort; exposé à la fumée de tabac.

VOIR AUSSI rhume des foins et rhinite allergique, *page 224*

Artemisia abrotanum

ABROTANUM

NOMS COURANTS. Aurone mâle, armoise aurone.
ORIGINE. Originaire d'Europe du Sud.
PRÉCISION. Cette plante renferme une huile essentielle qui éloigne les insectes; placées dans une garde-robe, ses feuilles jouent le rôle d'antimite.
PRÉPARATION. Les feuilles et jeunes pousses fraîches sont hachées puis détrempées dans l'alcool.

PROFIL DU REMÈDE

Sujets portés à l'anxiété et à la dépression, pouvant manquer de vivacité d'esprit et se fatigant facilement. Ils peuvent aussi être irritables, énervés et violents.
Les principaux symptômes sont notamment un amaigrissement et un affaiblissement des membres inférieurs, dus par exemple à des problèmes de croissance ou une poliomyélite. Abrotanum se caractérise par le fait que les symptômes disparaissent rapidement pour être remplacés par d'autres. Ainsi, des manifestations affectant les bronches peuvent se déclarer après une éruption cutanée avortée.
Amélioration : en expulsant des selles molles; en bougeant.
Aggravation : exposé à l'air froid et humide; en cas de suppression de sécrétions, par exemple si l'on a pris des médicaments antidiarrhéiques.

Artemisia absinthium

ABSINTHIUM

NOMS COURANTS. Absinthe, armoise absinthe.
ORIGINE. Originaire d'Europe. Croît à l'état sauvage en Asie centrale et dans l'est des U.S.A., et est abondamment cultivée dans les régions tempérées.
PRÉCISIONS. Cette plante fut utilisée pour aromatiser certains vermouths; elle constitua ensuite l'ingrédient de base de l'absinthe, boisson très courante au XIXe siècle. en France, mais provoquant de fortes dépendances. Aujourd'hui, cet alcool est interdit dans de nombreux pays.
PRÉPARATION. Les fleurs et les jeunes pousses et feuilles, encore fraîches, sont détrempées dans l'alcool.

PROFIL DU REMÈDE
Sujets exposés à la surexcitation, ayant tendance à faire des rêves terrifiants et à avoir des hallucinations effrayantes. *Absinthum* est surtout associé aux nerfs, les principaux symptômes étant notamment des tremblements, des expressions grimaçantes et un manque de stabilité sur ses jambes, pouvant être liés à l'alcoolisme. Chez l'enfant, le remède peut se donner si le sujet fait des rêves effrayants, est nerveux ou souffre d'insomnies, de vertiges, d'attaques ou d'épilepsie.
Amélioration : en bougeant.
Aggravation : en sortant d'un lit ou en se levant d'un siège ; en restant immobile.

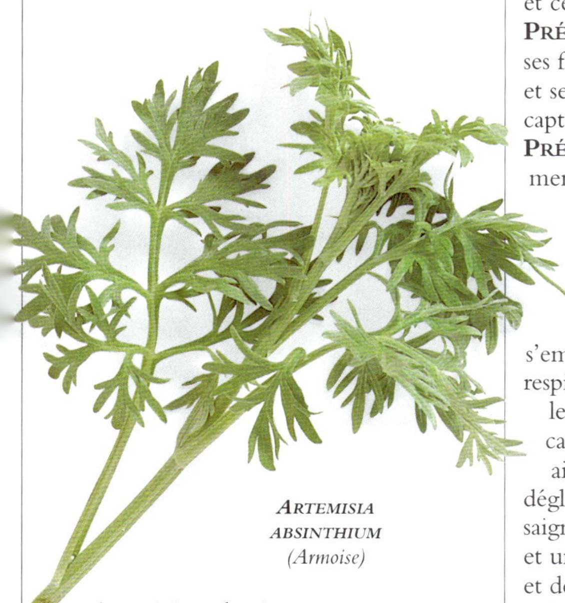

ARTEMISIA ABSINTHIUM
(Armoise)

Artemisia vulgaris
ARTEMISIA

NOM COURANT. Armoise
ORIGINE. Présente dans les régions tempérées de l'hémisphère Nord.
PRÉCISIONS. Au Moyen Âge, on mettait de l'armoise dans les maisons pour éloigner le diable. La médecine chinoise utilise cette plante pour la moxibustion, technique consistant à réchauffer un point d'acupuncture en utilisant la combustion de feuilles.
PRÉPARATION. La racine est déterrée en début d'hiver, hachée, puis macérée dans l'alcool.

PROFIL DU REMÈDE
Sujets souffrant de problèmes nerveux pouvant être déclenchés par un chagrin, un coup à la tête, de mauvaises nouvelles. Les troubles traités sont le somnambulisme, les attaques ou crises convulsives, la chorée (mouvements involontaires et saccadés), et l'épilepsie. On observe parfois un état de stupeur. Les convulsions peuvent être provoquées par un refroidissement après un effort, ou par le vacillement de lumières. Les enfants susceptibles de bien réagir à *Artemisia* peuvent avoir une tendance au petit mal épileptique ou à des absences, notamment en période de poussée dentaire.
Amélioration : la nuit ; en se frottant les yeux ; en respirant profondément.
Aggravation : en proie à la frayeur ou au chagrin ; en cas de blessure à la tête ; en cas de troubles menstruels ; en dansant trop longtemps.

Arum maculatum
ARUM MAC.

NOMS COURANTS. Gouet, pied de veau.
ORIGINE. Originaire d'Europe occidentale et centrale, croît dans les bois et les haies.
PRÉCISIONS. Cette plante est toxique par ses feuilles en forme de flèche (sagittées) et ses fleurs rouge vif. Les insectes se font capturer par les fleurs avant d'être digérés.
PRÉPARATION. Le tubercule frais est haché menu avant d'être macéré dans l'alcool.

PROFIL DU REMÈDE
Arum mac. est associé à une inflammation sévère et violente ou une irritation des muqueuses, et s'emploie en cas de problème des voies respiratoires. Les symptômes traités par le remède sont ceux de l'asthme, du catarrhe, des polypes des fosses nasales, ainsi qu'une tendance constante à déglutir sa salive. On peut observer un saignement des gencives et un gonflement et un endolorissement de la langue et de la gorge rendant la déglutition difficile. Le sujet peut éprouver une sensation de constriction à la poitrine, et être exposé à une toux violente et à des écoulements abondants, comportant parfois des traînées sanguinolentes.
Amélioration : facteurs inconnus.
Aggravation : en exerçant une pression sur la zone affectée ; en s'étirant ; au niveau de l'hémicorps gauche.

Arundo mauritanica
ARUNDO

NOM COURANT. Roseau de Mauritanie.
ORIGINE. Présent en Europe du Sud, en Afrique et en Asie.
PRÉCISIONS. Les plantes du genre *Arundo* sont utilisées dans la fabrication d'instruments de musique à vent, d'objets de vannerie et de brise-vent.
PRÉPARATION. Les pousses de la racine sont macérées dans l'alcool.

PROFIL DU REMÈDE
Sujets ayant le rire facile, portés aux pensées lascives. Le remède traite principalement les symptômes d'allergies. Les affections typiques sont notamment un rhume des foins provoquant des éternuements en salves, une inflammation catarrhale et des démangeaisons extrêmes des fosses nasales, accompagnés d'une production excessive de salive. Une douleur à l'arrière du crâne est susceptible de s'étendre à l'œil droit, le mal de tête s'installant profondément de chaque côté du visage. Les symptômes du rhume des foins peuvent gagner les yeux, provoquant des picotements, des démangeaisons et une sensation de brûlure à la conjonctive.

Arundo s'utilise dans le traitement de la blépharite (inflammation des paupières). Le remède se prescrit aussi en cas de toux grasse associée à un essoufflement.
Amélioration : au grand air.
Aggravation : en bougeant.

VOIR AUSSI allergies, *page 206*

Asarum europaeum
ASARUM

NOMS COURANTS. Asaret, cabaret, oreille d'homme.
ORIGINE. Originaire des bois et zones ombragées d'Europe septentrionale et orientale.
PRÉCISIONS. C'est le médecin grec Dioscoride qui utilisa le premier cette plante à des fins médicinales, essentiellement pour ses vertus émétiques. L'asaret ayant aussi des propriétés stimulantes, il entra dans la composition de tabacs à priser destinés à « dégager la tête ».
PRÉPARATION. Les parties souterraines fraîches sont hachées puis macérées dans l'alcool.

PROFIL DU REMÈDE
Sujets nerveux et hypersensibles. Ce sont des individus en général faibles, souvent frileux, dotés d'une force insuffisante pour mener une vie normale. *Asarum* se donne également dans le sevrage des éthyliques. Le tableau clinique courant correspond à une hypersensibilité nerveuse et un comportement crispé et hystérique. Parmi les autres symptômes habituels, mentionnons un épuisement nerveux, une agitation, des torsions de mains, des insomnies prononcées, ainsi qu'une sensation de flottement et de vertiges. Ces troubles peuvent s'accompagner de problèmes liés à l'alimentation et la digestion, et être liés à une anorexie. On constate souvent un éthylisme ou un désir d'alcool, et une aversion pour l'acte sexuel.
Amélioration : par temps humide ; en prenant un bain froid.
Aggravation : par temps froid et sec ; au moindre bruit, et à la simple perspective du bruit ; exposé à des sons perçants.

Asclepias tuberosa

ASCLEPIAS TUB.

NOM COURANT. Asclépiade tubéreuse.
ORIGINE. Originaire du sud des U.S.A.
PRÉCISIONS. Cette plante était considérée comme une panacée par les indigènes d'Amérique ; elle s'utilisait par ailleurs dans le traitement des états fébriles.
PRÉPARATION. La racine fraîche est hachée puis macérée dans l'alcool.

PROFIL DU REMÈDE

Sujets ayant tendance à être déprimés, alanguis et incapables de se concentrer.

Asclepias tub. est associé aux douleurs rhumatismales et au catarrhe, ces affections ayant tendance à se déclarer par temps humide. Les douleurs rhumatismales se caractérisent par des sensations piquantes dans les muscles et les articulations. Le remède peut se prescrire contre un certain nombre d'inflammations respiratoires : grippe, bronchite, pleurésie et états fébriles accompagnés d'une toux sèche, spasmodique et douloureuse. Tous ces symptômes s'accompagnent souvent d'un catarrhe, d'une transpiration abondante, ainsi que d'un sommeil troublé et agité.
Amélioration : en se penchant en avant, ce qui soulage la douleur pulmonaire.
Aggravation : en bougeant ; en respirant profondément ; en s'allongeant ; le matin ; en hiver.

Astacus fluviatilis

ASTACUS

NOMS COURANTS. Écrevisse des fleuves, écrevisse à pieds rouges.
ORIGINE. Vit en Amérique dans le golfe du Mexique et le long des côtes atlantiques.
PRÉCISION. Le terme « écrevisse » vient du mot allemand *Krebs.*
PRÉPARATION. L'animal est battu vivant, puis macéré dans l'alcool.

PROFIL DU REMÈDE

Sujets se sentant très exposés et vulnérables lors des phases de transition de leur existence. Ce sont des solitaires et des taciturnes, qui aiment le calme et la précision, mais ont tendance à être absents et distraits, ayant l'impression d'avoir du coton dans la tête.

Astacus présente une forte affinité avec le foie, la digestion. On l'utilise notamment en cas d'urticaire, surtout si l'éruption s'accompagne de douleurs et de crampes, ou encore lors d'une inflammation dans la région du foie, qui empire sous l'effet d'une pression. On peut observer des douleurs piquantes aux tempes, aux oreilles ou aux reins, ainsi qu'un gonflement et une inflammation des ganglions, tout particulièrement chez les enfants et les personnes du troisième âge.
Amélioration : en marchant ; en étant assis ; après avoir pleuré.
Aggravation : en découvrant la région touchée ou en l'exposant à l'air ; en mangeant de la viande ou du poisson.

Asterias rubens

ASTERIAS

NOM COURANT. Étoile de mer commune.
ORIGINE. Vit le long des côtes d'Europe occidentale.
PRÉCISIONS. Cette espèce remonte au précambrien, c'est-à-dire à la première période de l'ère primaire. Elle possède d'étonnantes capacités de régénération puisque, si elle perd un de ses cinq bras, il en pousse un nouveau.
PRÉPARATION. L'animal vivant et entier est découpé en morceaux puis macéré dans l'alcool.

PROFIL DU REMÈDE

Sujets ayant tendance aux crises de larmes, qui se sentent mieux après avoir pleuré. Ils apprécient la compagnie, mais aiment garder une certaine indépendance. Ils peuvent se montrer irritables et coléreux quand on les contredit, surtout par temps très chaud. *Asterias* s'utilise dans le traitement d'affections touchant le côté gauche du corps le plus souvent chez les femmes, ou encore de problèmes circulatoires chez les individus des deux sexes. *Asterias* peut être utile aux femmes dont la libido augmente à un point tel qu'elle donne un sommeil agité, des rêves érotiques, une mauvaise humeur et une tendance à pleurer. D'autres symptômes sont susceptibles de bien réagir au remède : constipation persistante, gonflement et durcissement des ganglions axillaires (sous les aisselles) ou douleurs nocturnes aux seins avec sensation de tiraillement aux mamelons, surtout du côté gauche, symptômes parfois accompagnés d'une augmentation de la libido.

Le remède sert aussi en cas de troubles circulatoires, une congestion cérébrale par exemple, notamment s'ils sont précédés d'une impatience marquée, de vertiges et de spasmes musculaires dans les membres.
Amélioration : après des maux de tête ; après avoir pleuré ; en buvant froid.
Aggravation : à la forte chaleur ; au froid ; par temps humide ; la nuit ; au niveau de l'hémicorps gauche ; pendant les règles ; en étant contredit ; en buvant du café.

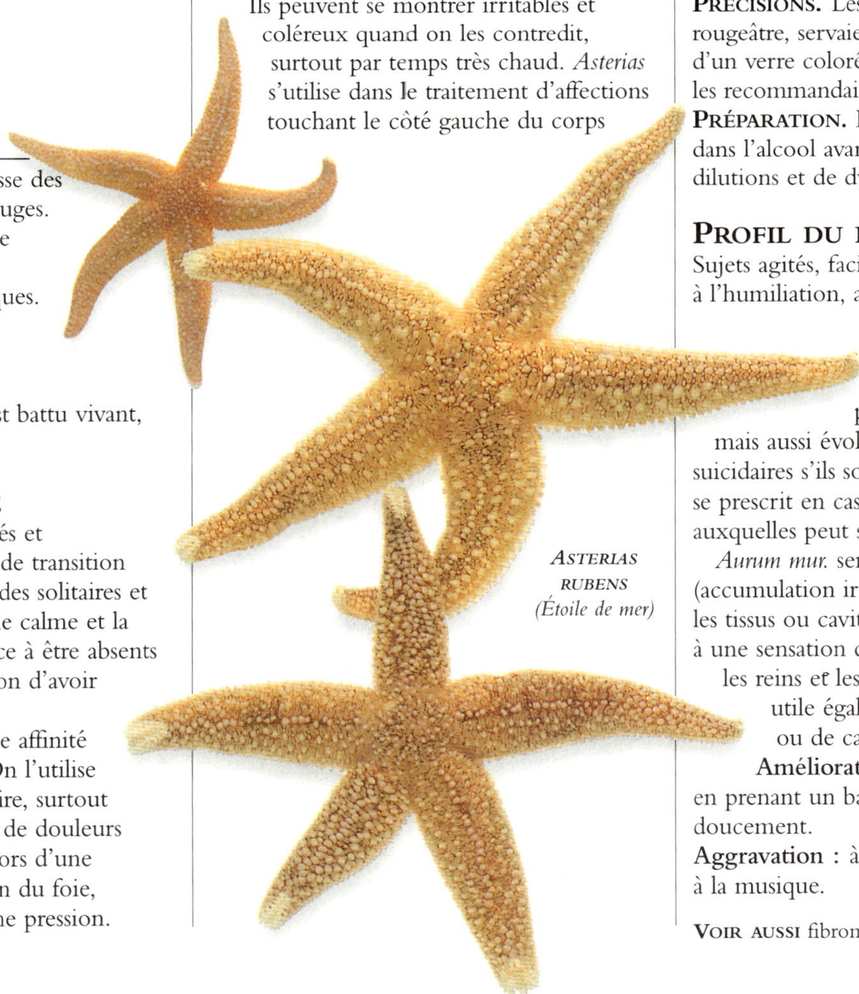

ASTERIAS RUBENS
(Étoile de mer)

Aurum chloratum

AURUM MUR.

NOM COURANT. Chlorure d'or.
ORIGINE. Préparé chimiquement.
PRÉCISIONS. Les cristaux, de couleur jaune rougeâtre, servaient autrefois à la fabrication d'un verre coloré. Au XVIe siècle, Paracelse les recommandait contre la syphilis.
PRÉPARATION. Les cristaux sont dissous dans l'alcool avant de faire l'objet de dilutions et de dynamisations.

PROFIL DU REMÈDE

Sujets agités, facilement déprimés, sensibles à l'humiliation, anxieux à la perspective de l'évolution des maladies. Ces sentiments peuvent être atténués par la compagnie d'autrui, mais aussi évoluer vers des tendances suicidaires s'ils sont négligés. Le remède se prescrit en cas d'affections cardiaques auxquelles peut s'associer une hypertension.

Aurum mur. sert aussi contre les œdèmes (accumulation irrégulière de fluides dans les tissus ou cavités de l'organisme) associés à une sensation de congestion dans le foie, les reins et les parties génitales. Il est utile également en cas de fibrome ou de cancer.
Amélioration : par temps froid ; en prenant un bain froid ; en bougeant doucement.
Aggravation : à la chaleur ; la nuit ; exposé à la musique.

VOIR AUSSI fibrome, *page 199* ; cancer, *page 208*

Avena sativa

AVENA

NOM COURANT. Avoine.
ORIGINE. Originaire de l'Europe du Nord ; de nos jours, cultivée dans les zones tempérées du monde entier.
PRÉCISIONS. En Europe, on utilise depuis l'avoine dans un but médicinal pour traiter de très nombreuses affections. La phytothérapie y recourt surtout en cas de faiblesse généralisée, d'eczéma et de troubles nerveux.
PRÉPARATION. On extrait par pression le jus des parties aériennes, fraîches et encore vertes ; ce jus est alors mélangé à de l'alcool.

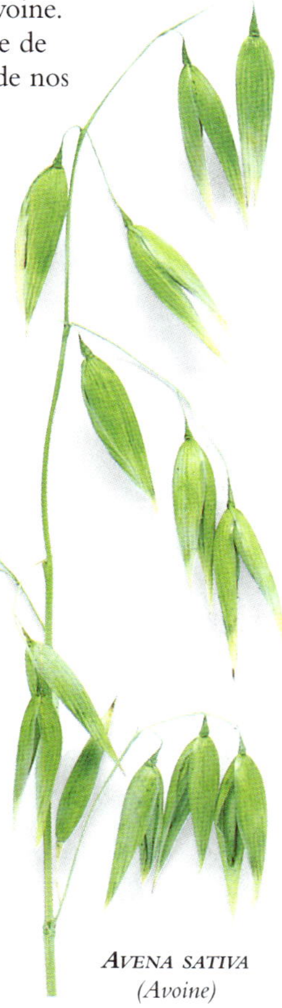

AVENA SATIVA
(Avoine)

PROFIL DU REMÈDE

Sujets exposés à un épuisement physique et mental et ayant du mal à se concentrer.

L'épuisement nerveux, une grande faiblesse et une tendance à l'insomnie chronique sont des symptômes clefs associés à ce remède. On observe parfois une libido très peu développée ou une impuissance pouvant être liée à une activité sexuelle excessive. La teinture est prescrite en gouttes et non en pilules homéopathiques.
Amélioration : au grand air.
Aggravation : pendant une convalescence.

Bacillinum pulmo

BACILLINUM

NOM COURANT. Tissu pulmonaire tuberculeux.
ORIGINE. Tissu provenant d'un poumon infecté par la tuberculose.
PRÉCISION. Se reporter aux informations concernant *Tuberculinum* (*voir page 115*).
PRÉPARATION. Le tissu pulmonaire est stérilisé et dissous dans l'eau distillée avant de faire l'objet de dilutions et de dynamisations.

PROFIL DU REMÈDE

Sujets mélancoliques et dépressifs, ayant tendance à être taciturnes, irritables et hargneux. En général, ils se sentent faibles et n'aiment pas être dérangés. Il leur arrive souvent de commencer une chose avant d'en avoir terminé une autre, et ils peuvent avoir peur des chiens.

Le remède présente une affinité avec les organes respiratoires et peut constituer un traitement de fond pour les personnes ayant des antécédents personnels ou familiaux en matière de troubles respiratoires. Il se prescrit en cas d'insuffisance pulmonaire, pouvant s'accompagner d'un rythme respiratoire accéléré, de toux sèches et spasmodiques, d'un mucus purulent, d'asthme, et d'une vive douleur dans la région thoracique, parfois déclenchée par une respiration profonde.

Bacillinum s'utilise aussi pour traiter certains problèmes de peau, comme un eczéma sur les paupières, un herpès circiné sur le cuir chevelu, une alopécie localisée (perte de cheveux), et une prédisposition aux infections fongiques. Les symptômes peuvent se manifester associés à des problèmes respiratoires, ou de façon isolée.
Amélioration : en été ; à la grande chaleur ; sous un climat sec ; en se reposant ; en ayant un bandage serré.
Aggravation : à l'air froid ; tôt le matin ; la nuit.

VOIR AUSSI asthme, *page 181* ; tuberculose, *page 182* ; pneumonie, *page 183*

Barium chloratum

BARYTA MUR.

NOM COURANT. Chlorure de baryum.
ORIGINE. Préparé chimiquement à partir de carbonate de baryum et d'acide chlorhydrique.
PRÉCISION. Mélangé au sulfate de sodium, le chlorure de baryum forme une substance blanche utilisée comme mastic et comme pigment dans la fabrication de cuirs, de caoutchouc, de tissus et de papier photo.
PRÉPARATION. Le composé est dissous dans l'alcool ou trituré avec du lactose.

PROFIL DU REMÈDE

Baryta mur. présente une forte affinité avec le système nerveux, et convient bien aux personnes prédisposées aux anévrismes. Le remède s'utilise en général en cas de symptômes nerveux pouvant évoluer en manies. *Baryta mur.* peut se prescrire en cas de déficience mentale chez les enfants attardés, et pour les personnes du troisième âge mentalement arriérées. Parmi les principaux symptômes traités par ce remède, mentionnons des troubles du système nerveux, une attaque par exemple, se déclarant parfois de façon régulière, associés à une raideur, une agitation et une perte de sensibilité. On peut observer un gonflement des mains et des pieds, et une sensation de lourdeur et de paralysie des membres, avec des tremblements et tressautements.

Baryta mur. s'utilise en cas de gonflement aigu des glandes qui s'accompagne de maux de gorge et, parfois, d'une amygdalite. Les symptômes de congestion cérébrale ou un eczéma aigu sont également susceptibles de bien réagir au remède.
Amélioration : facteurs inconnus.
Aggravation : par temps humide ; au printemps et en automne.

VOIR AUSSI accident vasculaire cérébral, *page 187* ; eczéma aigu, *page 194*

Bellis perennis

BELLIS

NOM COURANT. Pâquerette vivace.
ORIGINE. Présente dans toute l'Europe.
PRÉCISIONS. Au XVIe siècle, l'herboriste anglais John Gerard recommandait la pâquerette pour soigner la goutte. Cette plante est utilisée depuis très longtemps à des fins médicinales ; de nos jours, elle fait l'objet d'expériences dans le cadre d'un traitement contre le sida.
PRÉPARATION. La plante fraîche entière, racine comprise, est collectée pendant la floraison et détrempée dans l'alcool.

PROFIL DU REMÈDE

Sujets exposés à l'agitation, aux insomnies et aux rêves irrités, souvent sensibles au froid.

Les principales affections traitées par *Bellis* sont les foulures, entorses, y compris les hématomes profonds des muscles. Le remède convient aussi quand une tumeur se forme à l'emplacement d'une blessure ou d'une cicatrice ancienne.

Bellis s'utilise également dans le traitement des varices ou d'une congestion des veines, pouvant être associées à une activité physique. Pendant une grossesse ou à la suite d'une fausse couche ou d'un avortement, il permet par ailleurs de soulager les douleurs et hématomes de l'utérus.
Amélioration : à la forte chaleur ; en appliquant des compresses froides ; en faisant des mouvements continus ; en exerçant une pression sur la zone affectée ; en mangeant.
Aggravation : au chaud dans un lit ; avant un orage ; au toucher ; en cas d'effort ; lors d'un accouchement ; à la suite d'une intervention chirurgicale ; en cas de blessure ; au niveau de l'hémicorps gauche ; en buvant froid.

Bismuthum metallicum

BISMUTH MET.

NOM COURANT. Bismuth.
ORIGINE. Largement présent à l'état naturel, dans des veines hydrothermales ou des roches ignées.
PRÉCISIONS. Découvert en 1450 par un moine allemand, Basil Valentine, le bismuth est très utilisé dans la fabrication d'alliages; ses composés servent par ailleurs dans des applications médicinales.
PRÉPARATION. Le bismuth est mélangé avec du lactose puis fait l'objet d'une trituration.

PROFIL DU REMÈDE

Sujets très angoissés, craintifs, éprouvant des difficultés à se concentrer. Il arrive qu'ils aient un très grand besoin de compagnie; on note souvent chez eux un désir de boissons froides.

Le remède sert généralement en cas de violentes douleurs abdominales, associées parfois à une sensation de brûlure et une ulcération à l'estomac, aux intestins et à la gorge. Le sommeil est agité, le sujet ayant tendance à se réveiller, à éprouver des frayeurs et à avoir l'impression de tomber.
Amélioration : en appliquant des compresses froides; en étant avec quelqu'un; en bougeant; en se penchant en arrière; en buvant froid.
Aggravation : en étant seul; en mangeant.

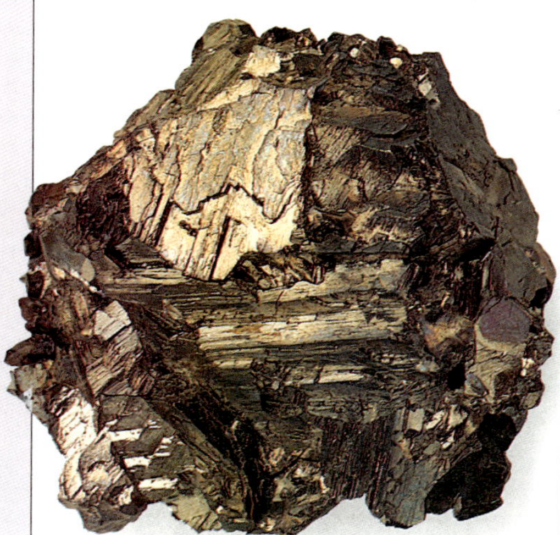

BISMUTHUM METALLICUM
(Bismuth)

Bothrops lanceolatus
syn. *Lachesis lanceolatus*

BOTHROPS

NOM COURANT. Vipère, fer-de-lance.
ORIGINE. Serpent présent du Mexique au Brésil et dans certaines îles des Antilles.
PRÉCISIONS. Il doit son nom à la forme de sa gueule, plate et en forme de lance. Sa morsure provoque immédiatement un gonflement et une intense douleur.
PRÉPARATION. Le venin frais subit une trituration avec du lactose.

PROFIL DU REMÈDE

Sujets désirant attirer l'attention, très désireux de se présenter sous leur meilleur jour et pouvant avoir l'impression d'être abandonnés.
Le tableau clinique courant correspond à des problèmes de sang ou de vaisseaux sanguins. Les symptômes sont des hématomes, des hémorragies caractérisées par un sang très fluide ne coagulant pas, ou des troubles prémenstruels prononcés. Le visage peut être bleuâtre ou rouge foncé, et bouffi, et on peut observer un bleuissement de la main droite. Une vive douleur est susceptible d'irradier depuis le mamelon droit jusqu'au dos, et de s'aggraver quand le sujet lève le bras gauche ou respire profondément.
Amélioration : facteurs inconnus.
Aggravation : au niveau de l'hémicorps droit; après minuit; au lever du soleil; en marchant; en inspirant profondément.

Brassica nigra syn. *Sinapis nigra*

SINAPIS

NOM COURANT. Moutarde noire.
ORIGINE. Originaire du Moyen-Orient.
PRÉCISIONS. Cette plante aux vertus réchauffantes stimule le système digestif et la circulation. Le bain de pieds sinapisé constitue un remède populaire contre les rhumes et maux de tête.
PRÉPARATION. Les graines sont réduites en poudre puis macérées dans l'alcool.

PROFIL DU REMÈDE

Sujets irritables et se fâchant pour un rien. Ils ont du mal à se concentrer, alors pourtant que le fait d'étudier ou d'exercer leur esprit leur permet de se sentir mieux. Les affections couramment liées à *Sinapis* sont le rhume des foins, le rhume et la pharyngite, les muqueuses étant sèches et très chaudes. Parmi les autres symptômes caractéristiques : transpiration au niveau de la lèvre supérieure et du front, catarrhe ou mucus froids au toucher, éternuements intenses s'aggravant la nuit, et sensation d'avoir de l'eau très chaude dans les vaisseaux sanguins.
Amélioration : en se concentrant; en étant assis bien droit; en s'allongeant la nuit; en fermant les yeux; en prenant un bon repas.
Aggravation : dans une pièce chaude; par temps humide; en été; en touchant la région affectée ou en exerçant une pression dessus; en étant assis courbé vers l'avant; entre 4 et 6 heures du soir, et 7 et 9 heures du soir.

Bromum

BROMUM

NOM COURANT. Brome.
ORIGINE. Préparé chimiquement.
PRÉCISIONS. Le brome doit son nom au mot grec brômos, qui signifie « puanteur ». De couleur brun-rouge et d'odeur âcre, il s'utilise pour purifier l'eau, dans la fabrication de gaz lacrymogène, ainsi que comme désinfectant et blanchissant.
PRÉPARATION. Le brome, dissous dans l'alcool, subit des dilutions et dynamisations.

PROFIL DU REMÈDE

Sujets exposés à une agitation latente, ayant tendance à être toujours en mouvement ou à fuir devant certaines situations. Ils sont prédisposés à l'anxiété et à l'impression d'avoir quelqu'un derrière eux.

Parmi les problèmes respiratoires traités par *Bromum,* mentionnons des rhumes démarrant au niveau du larynx puis migrant vers les bronches ou les fosses nasales. On peut observer une irritation du nez et du larynx, avec un enrouement, des écoulements, des éternuements.
Le symptôme glandulaire le plus typique qui soit traité par *Bromum* est une très grande dureté, qui peut affecter la thyroïde ou encore l'ovaire ou le testicule gauches.
Amélioration : après des saignements de nez; en se rasant; en étant au bord de la mer; en bougeant; en montant à cheval.
Aggravation : à la chaleur; à l'humidité; en ayant trop chaud; en frissonnant sans avoir froid; en prenant un bain de mer; exposé à la poussière ou aux courants d'air; dans la soirée avant minuit; en fumant; après l'ingestion d'aliments.

Bufo bufo syn. *Rana bufo*

BUFO

NOM COURANT. Crapaud commun.
ORIGINE. Europe, Amérique du Nord, Japon, Asie du Sud, Brésil.
PRÉCISION. Au XIXe siècle, les femmes indigènes du Brésil mélangeaient du venin de crapaud à la nourriture de leur mari pour réduire l'ardeur sexuelle de l'époux.
PRÉPARATION. Le venin sécrété par les glandes dorsales est mélangé à du lactose avant de faire l'objet d'une trituration.

PROFIL DU REMÈDE

Sujets ayant tendance à adopter des comportements immatures et puérils, présentant un retard de développement émotionnel. Ils ont un visage caractérisé par une expression stupide et abrutie.

Le tableau clinique courant correspond à des convulsions et des troubles dermatologiques, se manifestant de façon

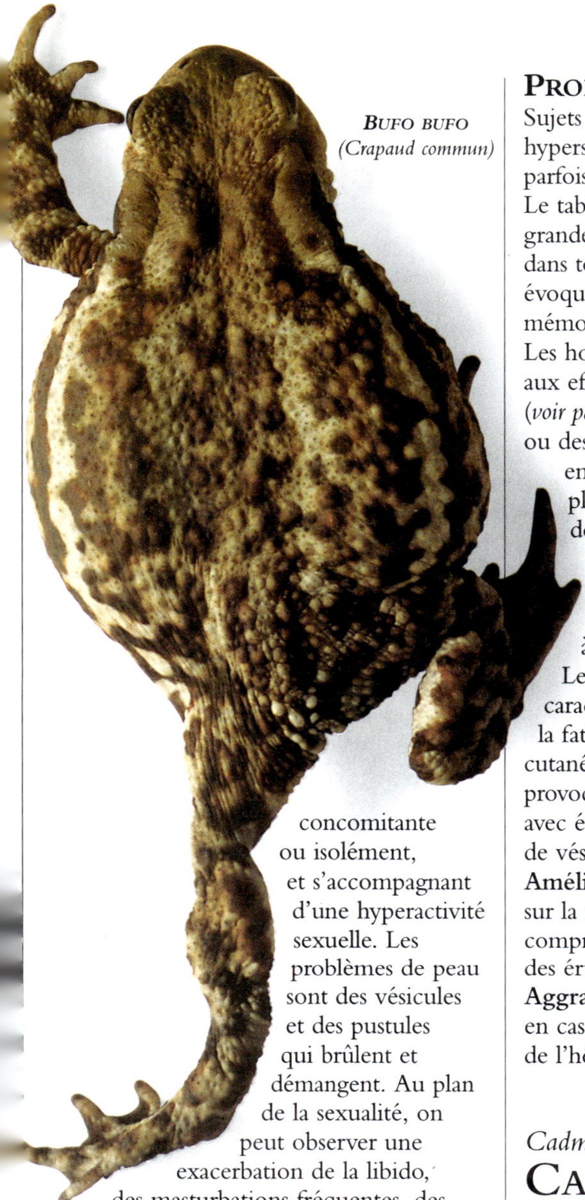

Bufo bufo *(Crapaud commun)*

concomitante ou isolément, et s'accompagnant d'une hyperactivité sexuelle. Les problèmes de peau sont des vésicules et des pustules qui brûlent et démangent. Au plan de la sexualité, on peut observer une exacerbation de la libido, des masturbations fréquentes, des relations sexuelles manquant d'harmonie, et même une tendance à la dépravation.
Amélioration : à l'air frais ; en prenant un bain ou un bain de pieds très chaud ; en cas de saignement, surtout des mamelons ou de la bouche (salive mêlée de sang).
Aggravation : pendant le sommeil ; à la chaleur ; au moindre mouvement ; après une blessure.

Cadmium metallicum

CADMIUM MET.

NOM COURANT. Cadmium.
ORIGINE. Présent à l'état naturel en petites quantités dans les minerais de zinc ; préparé chimiquement pour l'industrie.
PRÉCISIONS. Cet élément de couleur blanc bleuté fut découvert en 1817 par le chimiste allemand Frederick Stromeyer. Il est utilisé pour l'obtention d'alliages, le plaquage de métaux, et dans la fabrication de piles et d'aimants.
PRÉPARATION. Le cadmium mélangé à du lactose subit une trituration.

PROFIL DU REMÈDE

Sujets ayant tendance à être irritables, hypersensibles et indifférents, cherchant parfois à fuir la compagnie d'autrui. Le tableau clinique correspond à une grande fatigue, avec des douleurs sourdes dans tout le corps, des symptômes évoquant la grippe, une déficience de la mémoire et des difficultés de concentration. Les homéopathes associent ces symptômes aux effets de l'aluminium sur l'organisme (*voir page* 72). On peut observer des nausées ou des diarrhées. *Cadmium met.* se prescrit en cas de troubles gastro-intestinaux plus sérieux : ballonnements douloureux, colite ou hernie diaphragmatique. Il s'utilise par ailleurs en cas de constipation ou d'hémorroïdes ayant tendance à s'aggraver au passage de selles.
Le remède est associé à un symptôme caractéristique : à mesure que se dissipe la fatigue, on voit apparaître des éruptions cutanées qui rougissent la peau et provoquent des brûlures et démangeaisons, avec éventuellement formation de boutons, de vésicules, et d'éruptions non suintantes.
Amélioration : en exerçant une pression sur la région affectée ; en appliquant des compresses froides ; pendant l'évolution des éruptions cutanées ; en mangeant.
Aggravation : le matin ; en bougeant ; en cas d'effort mental ; au niveau de l'hémicorps gauche.

Cadmium sulfuricum

CADMIUM SULF.

NOM COURANT. Sulfate de cadmium.
ORIGINE. Préparé chimiquement.
PRÉCISIONS. Le terme cadmium vient du mot grec *kadmeia,* qui signifie « terre ». Ce métal est utilisé comme pigment dans la fabrication de peintures et encres d'imprimerie.
PRÉPARATION. Le sulfate de cadmium subit une trituration avec du lactose.

PROFIL DU REMÈDE

Quand ils sont malades, les types sensibles se montrent souvent frileux, épuisés, anxieux, irritables, déprimés, et ont peur de mourir. Plus la maladie progresse, plus ils veulent être tranquilles, et il leur arrive de faire une syncope en se levant du lit.
Le remède s'utilise dans le traitement de problèmes stomacaux accompagnés de vives douleurs de coupure dans l'abdomen, d'une sensation de constriction, de brûlures intenses et de vomissements. Le simple fait de se toucher les lèvres peut déclencher des douleurs abdominales et des haut-le-cœur provoquant l'expulsion de vomissures noires ou vert-jaune.
Amélioration : en se reposant ; en mangeant.
Aggravation : au grand air ; en se levant ; au mouvement ; après avoir dormi.

VOIR AUSSI dépression, *page 212*

Caladium seguinum

CALADIUM

NOM COURANT. Arum des Antilles.
ORIGINE. Présent dans les Antilles, en Guyane et dans le nord du Brésil.
PRÉCISIONS. Cette plante provoque une aphasie et une impuissance : aux Antilles, aux XVIIe et XVIIIe siècles, les hommes appliquent la substance toxique sur les organes sexuels des femmes pour supprimer leur libido et rendre impuissants les hommes qui les auraient séduites.
PRÉPARATION. La plante fraîche et entière, racine comprise, est macérée dans l'alcool.

PROFIL DU REMÈDE

Sujets se sentant très affaiblis, nerveux, agités, ayant l'esprit absent, parfois à la suite d'une maladie provoquant un état fébrile. La maladie entraîne une diminution de leur niveau énergétique et de leur libido, malgré des antécédents personnels marqués par de fortes pulsions sexuelles. Parmi les autres symptômes, mentionnons des démangeaisons, la peau étant rêche et sèche, ainsi qu'un désir prononcé de tabac.
Amélioration : après avoir transpiré ; en dormant pendant la journée.
Aggravation : en bougeant.

Calcium fluoratum syn. *Calcarea fluorica*

CALC. FLUOR.

NOM COURANT. Fluorure de calcium.
ORIGINE. Fabriqué autrefois à partir de spath fluor (fluorine), minéral dont les gisements se trouvent notamment au Royaume-Uni, au Mexique et aux U.S.A. ; de nos jours, préparé chimiquement.
PRÉCISIONS. Cette poudre grisâtre est inodore, sans saveur, et luminescente quand elle est chauffée. Le fluorure de calcium fait partie des sels de Schüssler (*voir page 90*).
PRÉPARATION. Le fluorure de calcium est mélangé à du lactose et subit une trituration.

PROFIL DU REMÈDE

Sujets anxieux, surtout pour ce qui concerne leur santé. Ils ont peur d'être pauvres, et sont parfois avares et envieux. *Calc. fluor.* s'utilise pour traiter les affections des os, des dents, des articulations et du système musculo-squelettal. Les troubles principaux associés au remède sont des déformations osseuses et des lésions causées par une nutrition déficiente des os, des

tumeurs et excroissances, touchant parfois les os ou les tendons, et un gonflement et une inflammation des articulations, qui craquent ou se déboîtent facilement. Parmi les autres symptômes associés à *Calc. fluor,* mentionnons une fragilité des dents, et l'apparition de grosseurs dures au niveau du crâne et des mâchoires.
Le remède se prescrit par ailleurs dans le traitement de veines dilatées ou de varices.
Amélioration : à la forte chaleur; en frottant la région affectée; en faisant des mouvements continus.
Aggravation : au froid; à l'humidité; au début d'un mouvement; en cas d'entorse.

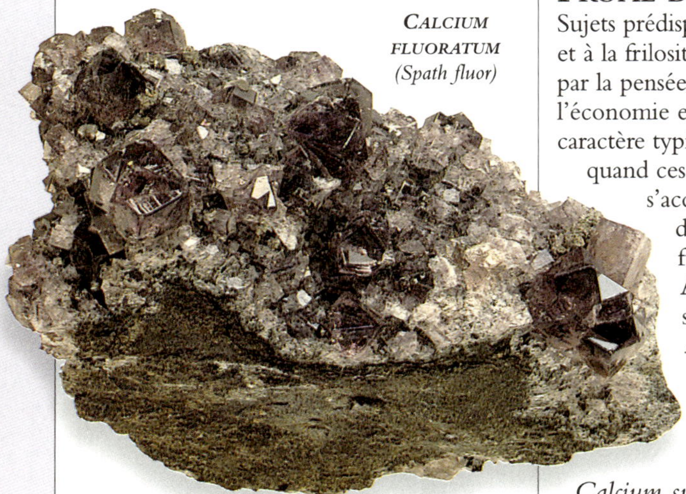
CALCIUM FLUORATUM *(Spath fluor)*

Calcium iodatum syn. *Calcarea iodata*

CALC. IOD.

NOM COURANT. Iodure de calcium.
ORIGINE. Préparé chimiquement.
PRÉCISIONS. Cette poudre blanche et soluble irrite les intestins à forte dose, mais on lui prête la propriété de désodoriser les selles.
PRÉPARATION. L'iodure de calcium est dissous dans l'alcool avant dilutions et dynamisations.

PROFIL DU REMÈDE

Sujets écervelés, pouvant être indifférents à la vie et manquer de goût pour le travail. Les principales affections liées à *Calc. iod.* sont une hypertrophie des amygdales qui sont creusées de petites dépressions, des gonflements ganglionnaires et des fibromes.

Le remède est efficace contre les affections des végétations accompagnées de rhumes fréquents chez l'enfant, ou contre une hypertrophie de la thyroïde pendant la puberté. Parfois, les hypertrophies glandulaires, au sein notamment, peuvent évoluer en cancer.
Amélioration : au grand air.
Aggravation : à la chaleur; en étant au chaud dans un lit; la nuit; par temps froid.

VOIR AUSSI fibromes, *page 199*

Calcium silicatum syn. *Calcarea silicata*

CALC. SIL.

NOM COURANT. Silicate de calcium.
ORIGINE. Présent à l'état naturel sous forme de wollastonite, mais préparé chimiquement en général.
PRÉCISIONS. Le silicate de calcium est un composant essentiel dans la fabrication du verre et du ciment. L'industrie alimentaire l'utilise pour éviter l'agglomération des bonbons et des grains de sel ou de sucre.
PRÉPARATION. Le composé, mélangé à du lactose, subit une trituration.

PROFIL DU REMÈDE

Sujets prédisposés à l'affaiblissement et à la frilosité,. Ils peuvent être obsédés par la pensées d'amis défunts. Le sens de l'économie et le manque sont des traits de caractère typiques. Le remède sert surtout quand ces dispositions d'esprit s'accompagnent de problèmes de peau (acné sévère, rosacée, furoncles, verrues ou abcès).
Amélioration : allongé, surtout sur le dos.
Aggravation : au froid; au toucher; le soir; la nuit; exposé aux secousses.

Calcium sulfuricum syn. *Calcarea sulfurica*

CALC. SULF.

NOMS COURANTS. Sulfate de calcium, gypse.
ORIGINE. Très courant à l'état naturel; se forme dans les sources d'eau chaude et les lits argileux.
PRÉCISIONS. Le gypse sert à la fabrication du plâtre de Paris, qui sert de base aux plâtres destinés à immobiliser un membre. Le sulfate de calcium est l'un des sels de Schüssler (*voir page 90*).
PRÉPARATION. Le gypse est mélangé à du lactose avant trituration.

PROFIL DU REMÈDE

Sujets timides et craintifs, ayant notamment la phobie des oiseaux. Ils compensent parfois leur timidité en étant autoritaires et en montrant un esprit de contradiction, et peuvent être d'une jalousie maladive. Le remède est associé à des écoulements jaunes suppurants, *Calc. sulf.* se prescrivant en général une fois que le pus s'est évacué. La guérison est en général, soit lente, soit inexistante. Les écoulements typiques des muqueuses sont notamment un catarrhe épais et jaunâtre associé à un rhume, ou un mucus épais, jaunâtre et grumeleux accompagnant une toux.
Amélioration : au grand air; à la chaleur; en se découvrant; en prenant un bain.
Aggravation : au froid et à l'humidité; exposé aux courants d'air; en marchant rapidement.

VOIR AUSSI eczéma aigu, *page 194*

Calendula officinalis

CALENDULA

NOM COURANT. Souci des jardins.
ORIGINE. Europe du Sud, mais présent aujourd'hui dans le monde entier.
PRÉCISIONS. Le souci est depuis très longtemps utilisé dans un but médicinal en raison de ses vertus antiseptiques et anti-inflammatoires.
PRÉPARATION. Les fleurs et feuilles fraîches sont hachées puis macérées dans l'alcool.

PROFIL DU REMÈDE

Calendula se donne pour apaiser les coupures et les lésions cutanées et favoriser la cicatrisation, et est susceptible d'éviter la formation de bourrelets disgracieux. Le remède sert par ailleurs à la fabrication d'une préparation sans alcool permettant de soulager l'eczéma.

Calendula se prescrit, en usage interne et externe, en cas d'ulcération de la jambe, de varices, de plaie consécutive à une opération chirurgicale, et de rupture des muscles ou des tendons. Il s'utilise aussi dans le traitement d'un déchirement du périnée pendant un accouchement, mais aussi en cas d'une lésion articulaire avec épanchement de liquide synovial, et de saignement gingival consécutif à l'extraction d'une dent.

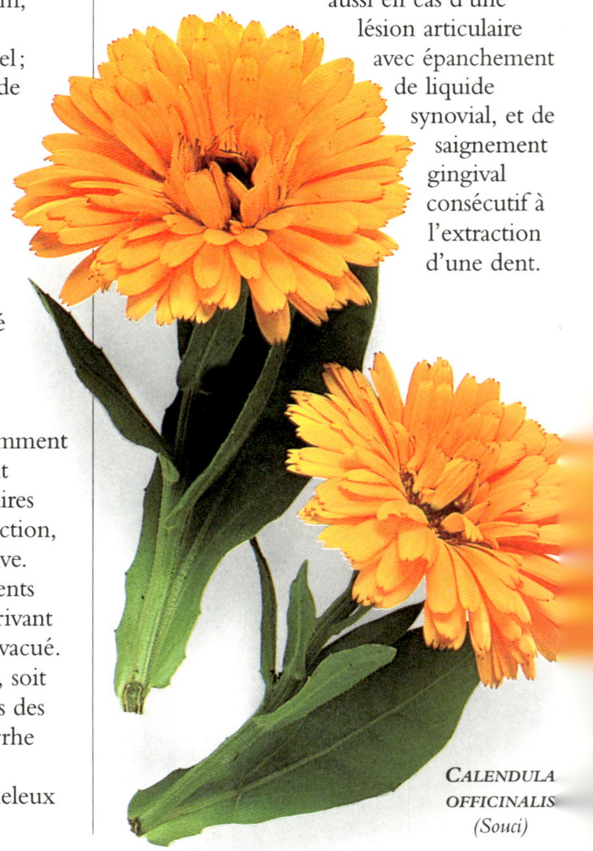
CALENDULA OFFICINALIS *(Souci)*

Amélioration : allongé dans un calme total ; en marchant.
Aggravation : par temps humide et nuageux ; aux courants d'air ; en mangeant.

Camellia sinensis syn. *Thea sinensis*

THEA

NOM COURANT. Thé.
ORIGINE. Originaire de Chine, mais aujourd'hui largement cultivé, notamment au Sri Lanka, en Inde et en Chine.
PRÉCISION. Le thé est utilisé par la médecine ayurvédique pour ses vertus tonifiantes des nerfs et de l'appareil digestif.
PRÉPARATION. Les feuilles sont séchées puis détrempées dans l'alcool avant les opérations de dilution et dynamisation.

PROFIL DU REMÈDE

Thea est associé à une hyperactivité du système nerveux. Les types sensibles au remède sont facilement à bout de nerfs et enclins à se quereller. *Thea* se donne, chez l'adulte et l'enfant, en cas d'irritabilité, d'agitation mentale, d'impulsions violentes, et même de troubles relevant de la psychiatrie. Chez l'adulte, on peut observer des envies de meurtre, éventuellement sur ses propres enfants, ou encore des tendances suicidaires.

L'hyperactivité du système nerveux entraîne un certain nombre de symptômes physiques susceptibles d'être soulagés par *Thea :* insomnies, indigestions, palpitations ou autres affections cardiaques.
Amélioration : à la chaleur ; en prenant un bain chaud.
Aggravation : en marchant au grand air ; après un repas.

Cannabis sativa

CANNABIS SAT.

NOM COURANT. Cannabis
ORIGINE. Nord de l'Inde, Chine et Iran ; de nos jours, cultivé dans le monde entier.
PRÉCISIONS. Cette plante est exploitée pour ses fibres et ses graines ; elle est par ailleurs cultivée illégalement pour la fabrication d'une drogue « récréative ». Elle est fortement apparentée à la variété *Cannabis sativa* « Indica » (*voir page 43*). Son usage est interdit en France.
PRÉPARATION. Les sommités fleuries, mâles et femelles, sont macérées dans l'alcool.

PROFIL DU REMÈDE

Sujets ayant une tendance à la rêverie, à la distraction et au détachement. Ils éprouvent souvent l'impression que tout est irréel, et sont souvent affaiblis. Le remède se prescrit en cas de problèmes d'ordre uro-génital. Au plan urinaire, il peut s'utiliser contre des infections, comme une cystite se traduisant par de fortes sensations de brûlure et des spasmes interrompant la miction. Les troubles génitaux associés à *Cannabis sat.*, sont représentés par une inflammation du gland, une blennorragie sévère, ou encore des affections touchant l'urètre (rétrécissement, écoulements).
Amélioration : à la chaleur ; en se reposant.
Aggravation : à la miction ; en étant abordé par quelqu'un ; en regardant des objets de couleur vive ; au toucher.

Capsella bursa-pastoris syn. *Thlaspi bursa-pastoris*

THLASPI

NOM COURANT. Bourse-à-pasteur, capselle.
ORIGINE. Europe et Asie.
PRÉCISIONS. Cette plante doit son nom aux capsules qui renferment les graines, et qui évoquent une bourse. Elle fut utilisée pendant la Première Guerre mondiale dans le traitement des hémorragies.
PRÉPARATION. Les parties aériennes, sont séchées (si elles sont collectées pendant la floraison), hachées, puis macérées dans l'alcool.

PROFIL DU REMÈDE

Ce remède sert essentiellement contre les problèmes touchant le système génital féminin. *Thlaspi* est surtout associé aux fibromes et aux hémorragies, notamment pendant une grossesse. Les épanchements de sang sont typiquement accompagnés de fortes douleurs et de crampes violentes à l'utérus. Le flux menstruel a tendance à être très abondant et à se déclarer à intervalles rapprochés, ce qui provoque un grand épuisement. Des saignements de nez fréquent sont un autre symptôme que l'on peut observer lors d'une grossesse.
Amélioration : en se penchant.
Aggravation : facteurs inconnus.

Capsicum annuum var. *annuum*

CAPSICUM

NOM COURANT. Piment des jardins.
ORIGINE. Amérique tropicale, cultivé dans toute l'Asie et l'Afrique.
PRÉCISIONS. Les gousses séchées sont des condiments utilisés depuis longtemps en cuisine ; la phytothérapie les exploite pour leurs vertus stimulantes et irritantes. Elles servaient aussi d'analgésique local aux tribus indigènes d'Amérique tropicale.
PRÉPARATION. Les gousses séchées sont trempées dans l'alcool avant les opérations de dilution et dynamisation.

PROFIL DU REMÈDE

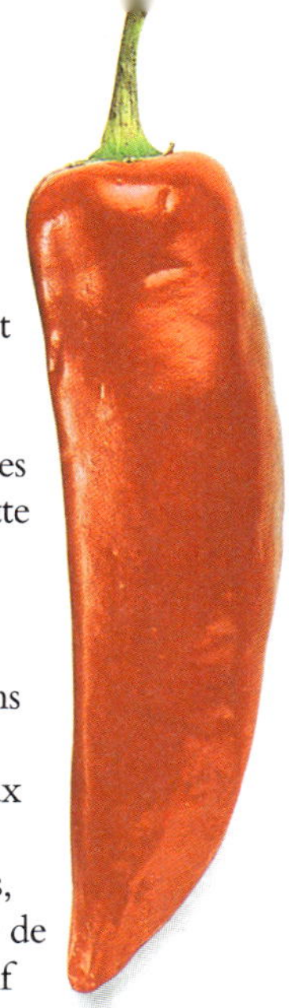

CAPSICUM ANNUUM (*Piment*)

Sujets irascibles, insatisfaits et assez pessimistes.
Le tableau clinique courant correspond à un manque de vitalité pouvant tenir à l'âge, à l'alcoolisme ou à des troubles de la prostate. Cette faiblesse s'accompagne en général d'une tendance à se rétablir lentement d'une affection, d'infections suppurant facilement, et d'une grande sensibilité aux courants d'air. Parmi les autres symptômes typiques, mentionnons une rougeur de la gorge, celle-ci étant à vif et occasionnant une brûlure, un peu comme si l'individu mangeait du piment.
Amélioration : à la forte chaleur ; en faisant des mouvements continus ; en mangeant.
Aggravation : à l'air froid ; exposé au moindre courant d'air ; en découvrant la zone affectée ; en buvant de l'eau froide ; en prenant un bain froid.

VOIR AUSSI problèmes de prostate, *page 202*

Carbo animalis

CARBO AN.

NOMS COURANTS. Charbon animal, noir animal.
ORIGINE. Le cuir de bœuf.
PRÉCISION. Le charbon animal s'obtient en chauffant du cuir de bœuf jusqu'à ce qu'il soit luminescent, puis en le laissant refroidir à l'abri de l'air.
PRÉPARATION. Les cendres font l'objet d'une trituration avec du lactose.

PROFIL DU REMÈDE

Sujets éprouvant une aversion pour la vie moderne. Ils ont tendance à être frileux, à se sentir faibles. Le remède s'utilise en cas de symptômes douloureux à évolution lente, liés à un âge avancé, à une alimentation inappropriée ou à une insuffisance circulatoire (se traduisant par un bleuissement des extrémités), un cancer, ou une grande fatigue. *Carbo an.* s'utilise particulièrement dans le traitement des cancers, notamment ceux qui touchent les glandes ou l'utérus.
Amélioration : dans une pièce chaude ; en se frottant les yeux ; en appuyant avec la main une pression sur la zone affectée.
Aggravation : à l'air froid et sec ; après minuit ; en se rasant ; en mangeant ; en consommant du lait ou des plats gras.

VOIR AUSSI cancer, *page 208*

Carbonium sulfuratum

CARBON SULF.

NOM COURANT. Sulfure de carbone.
ORIGINE. Préparé chimiquement.
PRÉCISION. Le sulfure de carbone est utilisé comme solvant dans l'industrie du caoutchouc, et dans la fabrication de fibres synthétiques (viscose) et de cellophane.
PRÉPARATION. Le composé est dissous dans l'eau distillée avant de subir des dilutions et dynamisations.

PROFIL DU REMÈDE

Sujets donnant l'impression d'être incapables d'avoir une pensée claire, pouvant être soit très loquaces, soit au contraire très lents à réagir et ayant du mal à trouver leurs mots. Si la situation devient extrême, ils évoluent vers une dégradation totale, au plan relationnel notamment, qui s'accompagne d'une perte de dignité et d'une confusion dans la perception de soi-même.

Cet état dépressif se reflète dans les symptômes physiques justifiant l'utilisation de *Carbon sulf.* : on constate une « désorganisation » des différentes fonctions de l'organisme, se traduisant par un affaiblissement musculaire, des douleurs provoquant des sursauts, des troubles de la vision accompagnés d'une perte progressive de la vue et d'un daltonisme, d'une inflammation des nerfs très étendue, et de troubles digestifs. Toutes ces manifestations peuvent être concomitantes, ou se manifester de façon isolée.

Les autres symptômes susceptibles de bien réagir au remède sont notamment des acouphènes, une sciatique chronique, des difficultés respiratoires récurrentes, une irritation cutanée, une perte de sensation, une constipation ou des diarrhées.
Amélioration : au grand air; en buvant chaud.
Aggravation : en prenant un bain; pendant et après l'ingestion d'aliments.

VOIR AUSSI acouphène, *page 222*

Castoreum

CASTOREUM

NOM COURANT. Castoréum.
ORIGINE. Sécrétion provenant de glandes placées sous la queue du castor.
PRÉCISION. Le castoréum est une substance résineuse de couleur brun-rouge; autrefois, il s'utilisait séché comme fixateur en parfumerie.
PRÉPARATION. Le castoréum est macéré dans l'alcool, filtré, puis dilué et, ensuite, dynamisé.

PROFIL DU REMÈDE

Castoreum est associé aux femmes, surtout à celles qui sont irritables et d'humeur querelleuse (pendant les règles).

Le remède s'utilise en général quand ces troubles nerveux s'accompagnent de sueurs abondantes et de l'impression curieuse d'avoir la langue tirée par un fil depuis la base jusqu'au muscle hyoïde, situé dans le cou. Le sujet a tendance à ne pas guérir totalement après une maladie; le remède se donne souvent aux femmes présentant un syndrome de fatigue chronique. Parmi les autres symptômes possibles : des spasmes soudains et douloureux à l'abdomen.
Amélioration : en exerçant une pression sur la zone affectée.
Aggravation : au froid; pendant les règles; après une maladie laissant très affaiblie; en cas de stress émotionnel.

Caulophyllum thalictroides

CAULOPHYLLUM

NOM COURANT. Cohosh bleu.
ORIGINE. Est des U.S.A.
PRÉCISION. Cette plante était utilisée par les Indiens d'Amérique, comme contraceptif, pour réguler le flux menstruel, pour provoquer un accouchement et pour traiter les coliques chez les enfants.
PRÉPARATION. La racine fraîche est macérée dans l'alcool, puis fait l'objet de dilutions et dynamisations.

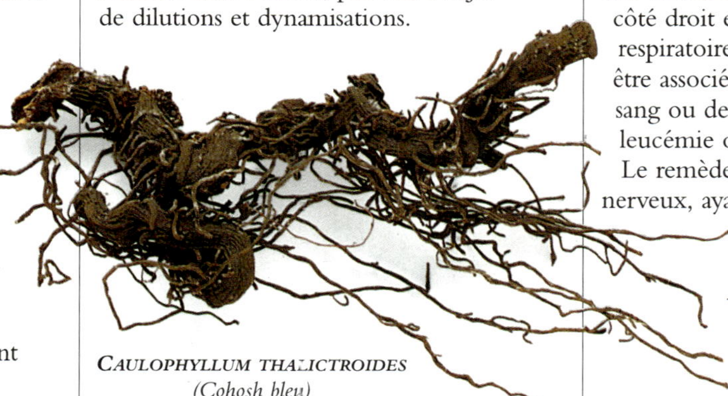

CAULOPHYLLUM THALICTROIDES
(Cohosh bleu)

PROFIL DU REMÈDE

Ce remède est exclusivement destiné aux femmes, et notamment à celles qui ont tendance à être agitées, nerveuses et insomniaques. Dans les cas les plus sévères, elles peuvent en arriver à ne plus pouvoir parler.

Caulophyllum s'utilise principalement en cas de problèmes concernant l'utérus : écoulements sanguins abondants, ou manque de tonicité des muscles… On peut observer des mouvements musculaires imprévisibles ou au contraire une absence de mouvements, pendant les règles ou encore pendant ou après un accouchement. Il arrive aussi que se produisent des tremblements internes.

Le remède se donne aussi en cas de douleurs d'origine rhumatismale affectant les petites articulations. On note parfois une raideur des doigts, des orteils et des chevilles, et une douleur aux poignets.
Amélioration : à la chaleur.
Aggravation : en bougeant, en buvant du café.

Ceanothus americanus

CEANOTHUS

NOM COURANT. Céanothe.
ORIGINE. Est du sous-continent nord-américain.
PRÉCISIONS. Les indigènes d'Amérique du Nord confectionnaient, avec la racine, une infusion destinée à guérir les états fébriles, les catarrhes et les maux de gorge. Pendant la guerre d'Indépendance, ses feuilles furent utilisées comme substitut du thé.
PRÉPARATION. Les feuilles séchées sont trempées dans l'alcool, avant de subir des opérations de dilutions et dynamisations.

PROFIL DU REMÈDE

Sujets apathiques et manquant d'énergie, pouvant céder à un état dépressif. Le tableau clinique correspond à une léthargie, avec un gonflement de la rate, qui est sensible et endolorie. Parmi les autres symptômes, mentionnons des palpitations, une sensibilité au froid, une céphalée du côté droit et une accélération du rythme respiratoire. Ces manifestations peuvent être associées à de graves affections du sang ou de la lymphe, comme une leucémie ou une maladie de Hodgkin.

Le remède se donne aussi aux sujets nerveux, ayant une frilosité et une perte d'appétit, ou éprouvant des difficultés à dormir.
Amélioration : par temps chaud.
Aggravation : par temps froid et humide; en bougeant; couché sur le côté gauche.

Centella asiatica syn. *Hydrocotyle asiatica*

HYDROCOTYLE

NOMS COURANTS. Hydrocotyle d'Asie, gotu kola.
ORIGINE. Inde, présente au Sri Lanka, dans le sud de la Chine et en Asie du Sud-Ouest.
PRÉCISIONS. Cette plante est depuis longtemps utilisée en Inde pour favoriser la méditation. C'est aussi un remède en médecine ayurvédique, notamment dans les cas de lèpre et pour ses propriétés toniques.
PRÉPARATION. Les parties aériennes séchées sont macérées dans l'alcool.

Profil du remède

Sujets tantôt gais et loquaces, tantôt moroses et tristes, ayant alors envie d'être seuls. Le développement excessif et la sclérose sont les caractéristiques associées au remède. Elles se manifestent en général par un épaississement ou un durcissement des tissus conjonctifs, ou une desquamation et un épaississement de la peau. Les affections cutanées typiquement traitées par *Hydrocotyle* sont le psoriasis, le lupus érythémateux (plaques rouges et squameuses laissant des cicatrices blanchâtres et ternes), ou la lèpre ne se traduisant pas par des ulcérations. Le remède peut même s'utiliser en cas d'épaississement, de gonflement et de déformation extrêmes, comme on peut l'observer dans un éléphantiasis (affection chronique du système lymphatique).
Amélioration : en frottant la région touchée.
Aggravation : en été ; la nuit ; en bougeant ; en exerçant une pression sur la région touchée.

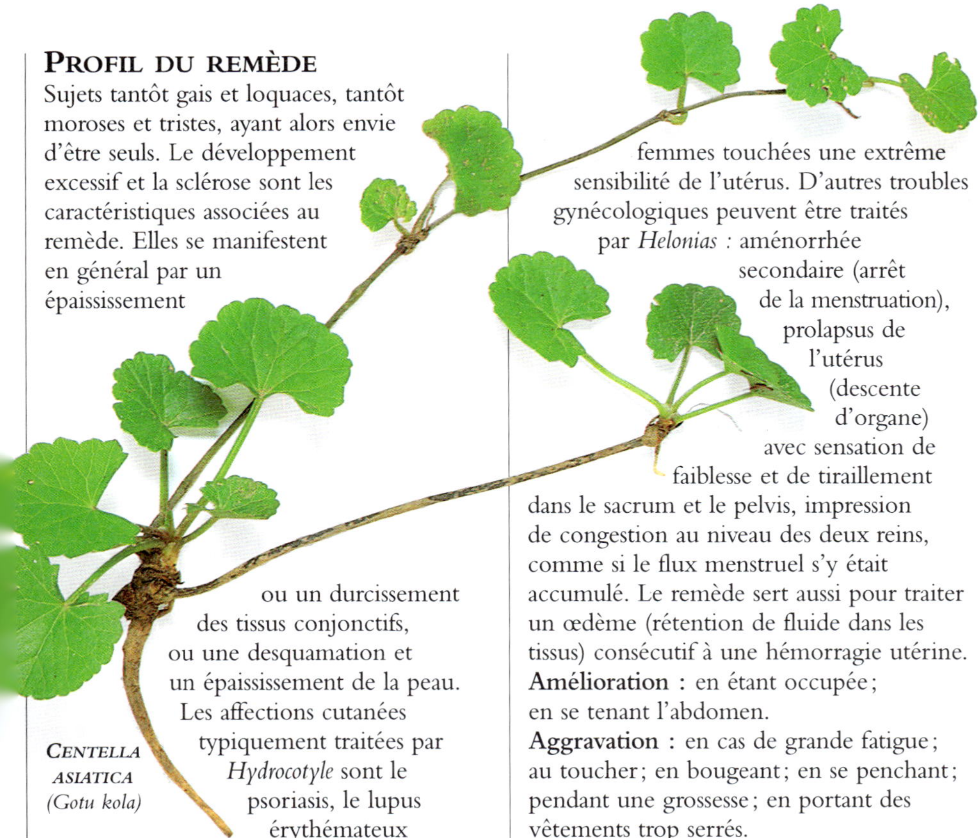

CENTELLA ASIATICA *(Gotu kola)*

Chamaelirium luteum syn. *Helonias dioica*

HELONIAS

NOMS COURANTS. Hélonias, fausse unicorne.
ORIGINE. Partie orientale du sous-continent nord-américain.
PRÉCISIONS. La plante a longtemps été utilisée par les Indiens d'Amérique pour prévenir les fausses couches ; la phytothérapie l'exploite de nos jours dans le traitement de nombreux troubles gynécologiques.
PRÉPARATION. La racine et le rhizome frais sont hachés menus puis trempés dans l'alcool.

Profil du remède

Sujets mélancoliques et déprimés, ayant tendance à se sentir mieux s'ils ont une occupation physique et mentale.

Helonias s'utilise surtout en cas de problèmes gynécologiques accompagnés d'une très grande fatigue. On note chez les femmes touchées une extrême sensibilité de l'utérus. D'autres troubles gynécologiques peuvent être traités par *Helonias* : aménorrhée secondaire (arrêt de la menstruation), prolapsus de l'utérus (descente d'organe) avec sensation de faiblesse et de tiraillement dans le sacrum et le pelvis, impression de congestion au niveau des deux reins, comme si le flux menstruel s'y était accumulé. Le remède sert aussi pour traiter un œdème (rétention de fluide dans les tissus) consécutif à une hémorragie utérine.
Amélioration : en étant occupée ; en se tenant l'abdomen.
Aggravation : en cas de grande fatigue ; au toucher ; en bougeant ; en se penchant ; pendant une grossesse ; en portant des vêtements trop serrés.

Chenopodium ambrosioides var. *anthelminticum*

CHENOPODIUM

NOMS COURANTS. Chénopode ambroisie, thé du Mexique, thé d'Espagne, thé des Jésuites.
ORIGINE. Indigène des Caraïbes, de l'Amérique centrale et de l'Amérique du Sud ; cultivé en Chine et aux U.S.A.
PRÉCISION. Cette plante a été utilisée comme vermifuge par les indigènes d'Amérique à partir du milieu du XVIIIe s.
PRÉPARATION. On macère dans l'alcool les graines ou la plante entière fraîche, ou on dilue dans l'alcool l'huile essentielle provenant des graines.

Profil du remède

L'application la plus classique de *Chenopodium* est celle du traitement des suites d'un accident vasculaire cérébral.

Les symptômes typiques sont notamment un radotage ou l'utilisation de termes non appropriés, ou la répétition de gestes à l'infini. On peut noter des spasmes et contractions dans les membres, un fléchissement des mains. Le remède s'utilise par ailleurs pour traiter les migraines du côté droit accompagnées de vertiges, la perte d'acuité visuelle, les bourdonnements d'oreille et les douleurs sourdes dans la région du foie, pouvant s'étendre à l'omoplate droite.
Amélioration : aucun facteur connu.
Aggravation : en bougeant.

Chimaphila umbellata

CHIMAPHILA

NOMS COURANTS. Pyrole en ombelle, herbe à pisser.
ORIGINE. Présente en Europe, en Asie, en Amérique du Nord.
PRÉCISION. Ce remède, utilisé par les indigènes d'Amérique contre la sudation excessive et les états fébriles, fut adopté au XIXe siècle par les colons européens pour traiter les douleurs rhumatismales et les troubles urinaires.
PRÉPARATION. La plante entière, fraîche, ou seulement les sommités fleuries, sont détrempées dans l'alcool.

Profil du remède

Sujets agités et ayant très chaud, mais donnant l'impression de ne pas pouvoir transpirer. Ils sont animés de tremblements internes tout en faisant preuve de calme et de stabilité émotionnels.

Chimaphila s'utilise surtout contre les troubles urinaires. On le donne en cas de cystite se traduisant par une hématurie (présence de sang dans les urines) et par des envies pressantes même si la vessie est vide. Chez l'homme, on le prescrit aussi quand le sujet souffre d'une hypertrophie de la prostate ou de rétention urinaire, ou encore quand il a l'impression d'avoir une boule au niveau du pelvis.
Amélioration : en marchant.
Aggravation : au froid humide ; en début de miction.

VOIR AUSSI problèmes de prostate, *page 202*

Chininum arsenicosum

CHINA ARS.

NOM COURANT. Arsénite de quinine.
ORIGINE. Préparé chimiquement.
PRÉCISION. Ce composé s'obtient à partir de quinine (*voir page 49*), d'anhydride arsénieux et de carbonate de potassium.
PRÉPARATION. Le composé, mélangé à du lactose, subit une trituration.

Profil du remède

Sujets ayant tendance à être épuisés. Le principal symptôme traité par *China ars.* est une grande fatigue, pouvant tenir à un syndrome de fatigue chronique ou être consécutive à une crise grave (malaria, épilepsie…). Le remède se donne aussi pour traiter un asthme provoquant une sensation de suffocation, une oppression à la respiration, et un sentiment d'anxiété.
Amélioration : au grand air ; en exerçant une pression sur la zone affectée ; en se penchant en avant ; en étant assis bien droit.
Aggravation : le matin ; en bougeant ; en ayant faim.

Chininum sulfuricum

CHINA SULF.

NOM COURANT. Sulfate de quinine.
ORIGINE. Préparé chimiquement.
PRÉCISION. Ce composé est l'un des sels de quinine utilisés par la médecine classique dans le traitement de la malaria (*voir page 49*).
PRÉPARATION. Le composé est dissous dans l'alcool avant dilutions et dynamisations.

PROFIL DU REMÈDE

Sujets très anxieux pour ce qui concerne l'avenir. Ils sont souvent nerveux, de mauvaise humeur, indifférents et déprimés. Il leur arrive d'avoir des difficultés à mettre un nom sur un objet.

Parmi les symptômes physiques on note un endolorissement et une pesanteur des membres, des douleurs articulaires et une sensibilité de la colonne vertébrale qui s'accentue sous l'effet d'une pression. Le sujet a parfois la sensation de sombrer quand il s'allonge, comme si son corps traversait le matelas. Le remède se donne aussi en cas de bourdonnements d'oreille, de violents maux de tête et de fièvre récurrente, pouvant être liée à un paludisme. Les symptômes récidivent souvent tous les jours à la même heure, en général vers 3 heures de l'après-midi.
Amélioration : en appliquant des compresses froides; en bâillant; en exerçant une pression sur la zone affectée; en se penchant en avant.
Aggravation : au froid; au toucher; vers 15 heures.

VOIR AUSSI bourdonnement d'oreille, *page 222*

Chionanthus virginicum

CHIONANTHUS

NOMS COURANTS. Arbre à franges, arbre de neige.
ORIGINE. U.S.A., mais présent aussi dans l'est de l'Asie.
PRÉCISIONS. Cette plante servait aux indigènes et premiers colons d'Amérique pour traiter les ulcères buccaux, altérations de la gencive et inflammations oculaires.
PRÉPARATION. L'écorce de la racine fraîche est hachée puis macérée dans l'alcool.

PROFIL DU REMÈDE

Sujets étroits d'esprit, mélancoliques et moroses, ayant tendance à l'hypochondrie.

Le remède se donne surtout en cas de troubles hépatiques (jaunisse, calculs biliaires…) avec fatigue caractéristique. La douleur au foie est en général associée à des coliques, crampes et vomissements, et à l'impression que l'intestin est resserré par des spasmes. Les selles peuvent être claires en raison d'une absence de bile.

Chionanthus sert aussi contre les maux de tête, surtout si ceux-ci se manifestent en même temps qu'une tension nerveuse ou des règles, ou avec de troubles digestifs.
Amélioration : couché sur le ventre.
Aggravation : en bougeant; aux secousses.

Chocolatum

CHOCOLATE

NOM COURANT. Chocolat.
ORIGINE. Fabriqué à partir des fruits du cacaoyer (*Theobroma cacao*), arbre indigène d'Amérique centrale et cultivé dans d'autres régions tropicales.
PRÉCISIONS. Les Aztèques et les Mayas l'utilisaient pour confectionner une boisson amère appelée *xocolatl*. C'est Christophe Colomb qui, en 1502, introduisit en Europe le cacao.
PRÉPARATION. Le chocolat subit une trituration en présence de lactose.

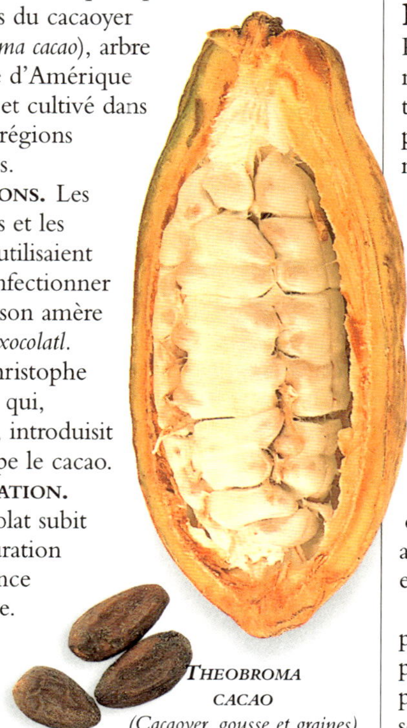

THEOBROMA CACAO
(Cacaoyer, gousse et graines)

PROFIL DU REMÈDE

Le remède est destiné surtout aux sujets éprouvant des difficultés à se concentrer, ayant tendance à se sentir vulnérables et à être anxieux et timides, comme si on les observait. Il est fréquent qu'ils aient peur des voitures, des accidents, de la maladie, des chiens ou des agressions. Ils peuvent se sentir éloignés de leurs proches et penser n'avoir leur place nulle part. Cette disposition d'esprit est susceptible de déboucher sur une attitude de retrait et un comportement antisocial avec, notamment, une répugnance à parler.

Chocolate sert surtout en cas de problèmes émotionnels, mais le tableau clinique courant peut comprendre des symptômes physiques tels qu'une constriction à la tête ou la poitrine, et des troubles nerveux associés à une gaucherie prononcée et une pesanteur dans les membres.
Amélioration : à la chaleur; en étant couvert.
Aggravation : le soir; au réveil; en mangeant du chocolat ou des confiseries; en buvant du thé.

Cicuta virosa

CICUTA

NOMS COURANTS. Ciguë vireuse, ciguë d'eau.
ORIGINE. Zones marécageuses et régions humides du Cachemire.
PRÉCISION. L'ingestion de cette plante par les bovins peut être mortelle.
PRÉPARATION. La racine fraîche, prélevée à floraison, est hachée et macérée dans l'alcool.

PROFIL DU REMÈDE

Présentant une affinité avec le système nerveux, *Cicuta* sert en cas de troubles du tempérament ou de manifestations physiques dues à une affection neurologique. On le donne en général aux personnes ayant un comportement puéril et absurde. Ces sujets peuvent être méfiants et méprisants, et avoir une aversion pour la société. Ils sont susceptibles d'avoir des trous de mémoire sur une période prolongée. Les symptômes physiques se concentrent sur les spasmes d'origine neurologique : hoquet, bégaiement, tressautements violents… Le remède sert en cas de petit mal épileptique avec absences prolongées, ou d'épilepsie, ou convulsions violentes accompagnées d'une déformation des traits et de courbures du cou vers l'arrière.

Le remède sert aussi contre certains problèmes de peau, impétigo ou eczéma par exemple. La tête peut être particulièrement affectée; il arrive aussi que se développent sur tout le corps des éruptions chroniques causant des démangeaisons et une sensation de brûlure. On peut observer un désir de craie, ainsi qu'une incapacité à distinguer ce qui est comestible de ce qui ne l'est pas.
Amélioration : à la chaleur; en rejetant vers l'arrière la tête, le cou et la colonne vertébrale; en se concentrant sur une douleur; après l'ingestion d'aliments.
Aggravation : au froid; au contact; en dormant; exposé aux secousses ou au bruit; après une commotion cérébrale; si les problèmes de peau sont supprimés ou atténués, mais non guéris; en cas de parasitage par des vers intestinaux.

VOIR AUSSI eczéma aigu, *page 194*

Cinnamomum camphora
syn. *Laurus camphora*

CAMPHORA

NOM COURANT. Camphre.
ORIGINE. Initialement Indochine et Japon, le camphrier est à présent cultivé dans le monde entier dans les régions tropicales et subtropicales.

PRÉCISIONS. Le camphre est couramment utilisé pour éloigner les mites ; c'est aussi un puissant narcotique et, au XVIe siècle, Paracelse le recommandait pour son effet « rafraîchissant » sur les troubles du cerveau.
PRÉPARATION. La gomme de l'arbre est dissoute dans l'alcool avant dilutions et dynamisations.

PROFIL DU REMÈDE

Sujets aux symptômes contradictoires, ayant l'esprit contrariant, présentant une froideur aux plans physique et émotionnel. Ils désirent des manifestations de sympathie, mais peuvent se montrer querelleurs, agressifs et déprimés.

Camphora a beaucoup servi dans le traitement du choléra (*voir pages 16 et 65*), mais se donne surtout aux premiers stades d'un rhume. On peut noter une forte sensation de chaleur et une sudation abondante, avec pourtant le désir de rester couvert, ou une frilosité conjointe à une envie d'ôter des vêtements. Les autres symptômes sont notamment des insomnies et un sommeil agité ou, à l'inverse, un sommeil profond quasi comateux.
Amélioration : en pensant à ses symptômes ; en transpirant.
Aggravation : au froid ; aux courants d'air ; en cas de suppression des écoulements.

Cistus canadensis

CISTUS

NOM COURANT. Ciste du Canada.
ORIGINE. Présent en Amérique du Nord.
PRÉCISION. Cette plante est utilisée en phytothérapie pour traiter les ulcères.
PRÉPARATION. La plante entière, racine comprise, est macérée fraîche dans l'alcool.

PROFIL DU REMÈDE

Sujets craintifs, soumis à un stress mental qui aggrave souvent leurs symptômes physiques. Ils peuvent éprouver des sensations de froid dans tout le corps.

Cistus sert surtout en cas de rhumes fréquents, d'angine, d'infection des voies respiratoires supérieures, de sinusite chronique ou récurrente, et de rhinite allergique. Les symptômes typiques sont un catarrhe épais et jaunâtre, un nez qui coule, de violents éternuements.

Autre symptôme : gonflement et durcissement des ganglions, notamment au niveau du cou, pouvant se déclarer conjointement à des symptômes affectant l'appareil respiratoire, et pouvant être causés par une infection ou même un cancer.
Amélioration : en expectorant des mucosités ; en déglutissant ; en mangeant.
Aggravation : au froid ; exposé aux courants d'air ; au toucher ; en hiver.

Clematis recta

CLEMATIS

NOM COURANT. Clématite droite.
ORIGINE. Europe méridionale et centrale.
PRÉCISIONS. Cette plante irrite la peau, mais sert en phytothérapie contre les ulcérations cutanées et les éruptions qui démangent.
PRÉPARATION. Les feuilles et tiges sont macérées fraîches dans l'alcool.

PROFIL DU REMÈDE

Sujets étant maussades, insatisfaits, portés à la mélancolie. Dans une atmosphère confinée, ils ressentent souvent une confusion mentale s'atténuant au grand air.

Clematis est recommandé en cas de problèmes de peau et de gonflement des glandes, notamment si ces manifestations se déclarent simultanément ou constituent des antécédents personnels du patient. Le remède se donne contre les pustules suintantes et sensibles qui causent des démangeaisons et affectent l'arrière de la tête ou le crâne. Les symptômes ganglionnaires sont l'hypertrophie, l'induration et l'endolorissement. La prostate, les testicules, les ovaires et les seins sont moins souvent touchés. Parmi les autres symptômes, mentionnons une urétrite qui provoque une aversion envers l'acte sexuel et une anomalie du jet urinaire. En règle générale, l'hémicorps droit est plus affecté que le gauche.
Amélioration : en transpirant ; au grand air ; à la lune décroissante.
Aggravation : la nuit ; à l'air froid ; au chaud dans un lit ; au toucher ; en bougeant ; à la nouvelle lune.

Colchicum autumnale

COLCHICUM

NOM COURANT. Colchique d'automne.
ORIGINE. Présent à l'état sauvage en Europe et en Afrique, cultivé en Amérique du Nord.
PRÉCISIONS. Dans l'Antiquité, on considérait le colchique comme trop toxique. Les médecins arabes l'utilisèrent au Moyen Âge contre la goutte et les douleurs articulaires.
PRÉPARATION. Le bulbe est déterré au printemps, haché frais et trempé dans l'alcool.

PROFIL DU REMÈDE

Sujets à la fois faibles et agités, pouvant être déprimés ou irritables. Il leur arrive d'avoir du mal à se concentrer et à mémoriser, ce qui leur donne un air hébété même s'ils sont capables de répondre à une question. On observe une absence d'appréhension, et on ne discerne aucune peur de la mort.

Les principaux symptômes concernent les muscles et les membranes articulaires, notamment celles des petites articulations. Les articulations peuvent être gonflées, douloureuses et très chaudes, les muscles sont totalement relâchés. La goutte ou les douleurs articulaires d'origine arthritique peuvent être prononcées au point d'arracher des gémissements si les articulations subissent un contact ou une secousse.

Colchicum sert aussi en cas de rectocolite hémorragique ou encore de nausées associées à des coliques et une distension douloureuse de l'abdomen. L'affection s'accompagne typiquement d'une sensation de froideur glaciale à l'estomac.

On peut noter une froideur interne, avec une extrême sensibilité aux stimuli extérieurs tels que des lumières vives, des odeurs fortes, un contact physique, ou même le comportement d'autrui.
Amélioration : à la chaleur ; au repos ; après un passage à la selle.
Aggravation : si le temps est variable ; au froid et à l'humidité ; exposé aux secousses et aux vibrations.

VOIR AUSSI rectolite hémorragique, *page 190* ; polyarthrite rhumatoïde, *page 197*

Collinsonia canadensis

COLLINSONIA

NOMS COURANTS. Collinsonia du Canada, racine de pierre.
ORIGINE. Forêts humides de la région orientale de l'Amérique du Nord.
PRÉCISIONS. Cet arbre présente une racine noueuse et très dure qui sert en phytothérapie dans la confection d'un cataplasme à appliquer sur les plaies et hématomes.
PRÉPARATION. La racine est hachée fraîche puis macérée dans l'alcool.

PROFIL DU REMÈDE

Sujets d'un naturel morose. Ils ont tendance à éprouver d'étranges sensations, comme celle d'avoir le corps percé d'aiguilles, hypertrophié, les membres inférieurs semblant désincarnés. Le tableau clinique courant correspond à des hémorroïdes douloureuses, hémorragiques, avec sensation de constriction et piqûres aiguës en écharde au niveau du rectum, qui présente une prédisposition aux fistules.

Collinsonia sert aussi en cas de douleurs menstruelles ou pelviennes, ou de troubles liés à une grossesse ou un accouchement. Il convient particulièrement si les symptômes sont associés à des troubles rectaux ou intestinaux.
Amélioration : à la forte chaleur ; le matin.
Aggravation : la nuit ; au froid ; pendant la grossesse ; en cas de stress émotionnel.

Comocladia dentata

COMOCLADIA

NOM COURANT. Guao.
ORIGINE. Cuba.
PRÉCISIONS. Cet arbre exsude un latex laiteux qui noircit au contact de l'air et tache la peau et les vêtements. Ce suc provoque de violentes réactions cutanées chez les sujets ayant la peau sensible.
PRÉPARATION. Les fleurs et l'écorce fraîches sont hachées puis macérées dans l'alcool.

PROFIL DU REMÈDE

Sujets irritables et enclins à montrer un comportement malveillant et morose, et une agitation en état de veille. Ils ont un sommeil réparateur et font des rêves agréables, parfois même divinatoires. Les principaux symptômes associés à *Comocladia* sont notamment une forte sensibilité nerveuse et des problèmes de peau (démangeaisons marquées, brûlure, inflammation, formation de vésicules…). La peau est susceptible de peler, ou de rougir, parfois en bandes. On peut observer une ulcération ou un gonflement pouvant être liés à un état fébrile.
Amélioration : au grand air; en se grattant; en bougeant.
Aggravation : à la forte chaleur; au toucher; au repos; le soir.

Convallaria majalis

CONVALLARIA

NOMS COURANTS. Muguet de mai, lis des vallées, lis de mai.
ORIGINE. Europe, mais présent aujourd'hui en Amérique du Nord et dans le nord de l'Asie.
PRÉCISIONS. Au XVIe siècle, l'herboriste John Gerard recommandait le muguet contre les problèmes cardiaques et la goutte. La phytothérapie utilise encore cette plante contre les affections cardiaques.
PRÉPARATION. Les parties aériennes fraîches à la floraison sont macérées dans l'alcool.

PROFIL DU REMÈDE

Sujets ayant des difficultés à penser car ils ont l'esprit lent. Ils se sentent souvent incapables de se concentrer en lisant, et s'irritent facilement quand ils sont mis en cause. On note, par ailleurs, une tendance à la dépression.

Convallaria se prescrit surtout en cas de problèmes cardiaques. Le rythme cardiaque peut sembler se propager dans toute la poitrine et la cage thoracique, ou devenir irrégulier après un exercice physique, ce qui provoque parfois des nausées et un essoufflement. La rétention d'eau, ainsi qu'une insuffisance circulatoire, sont susceptibles d'accompagner ces troubles. Le remède se donne souvent en cas de palpitations intervenant conjointement avec un endolorissement de l'utérus.
Amélioration : au grand air.
Aggravation : dans une pièce chaude; allongé sur le dos.

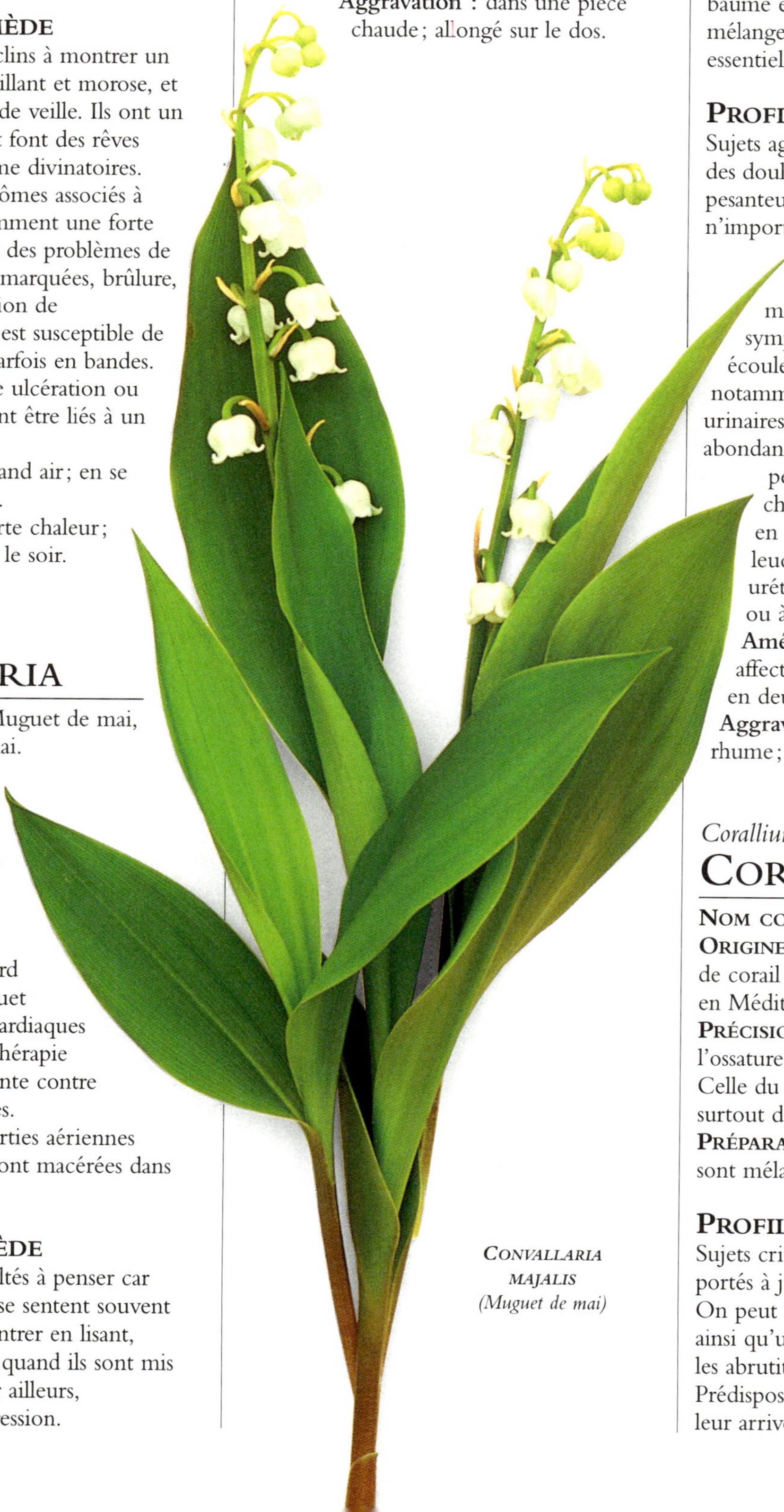

CONVALLARIA MAJALIS
(Muguet de mai)

Copaifera officinalis

COPAIVA

NOM COURANT. Baume de copahu.
ORIGINE. Le copahu est originaire des zones tropicales d'Amérique du Sud, mais se trouve aussi dans le sud de l'Afrique.
PRÉCISIONS. C'est un religieux portugais, Manoel Tristaon, qui mentionna le premier en 1625 l'existence du remède, utilisé par les Brésiliens pour favoriser la guérison des plaies et la disparition des cicatrices.
PRÉPARATION. La teinture mère de ce baume est fabriquée à partir de l'oléorésine, mélange semi-solide de résine et d'huile essentielle de la plante.

PROFIL DU REMÈDE

Sujets agités, à bout de nerfs, prédisposés à des douleurs brûlantes et une sensation de pesanteur ou de pression pouvant affecter n'importe quelle partie du corps. Ils ont un système nerveux hypersensible, et ont tendance à sursauter au moindre bruit. Le principal symptôme associé au remède est un écoulement excessif des muqueuses : notamment écoulements par les voies urinaires, pendant un rhume, ou mucosités abondantes, gris verdâtre et malodorantes pendant une crise de bronchite chronique. Le remède sert aussi en cas d'écoulements liés à une leucorrhée (pertes blanches), à une urétrite (inflammation de l'urètre) ou à une blennorragie.
Amélioration : en pressant la région affectée; en marchant; en se pliant en deux; en transpirant.
Aggravation : le matin; en attrapant un rhume; en consommant des féculents.

Corallium rubrum

CORALLIUM

NOM COURANT. Corail rouge.
ORIGINE. *Gorgonia nobilis* est une espèce de corail présent principalement en Méditerranée et au large du Japon.
PRÉCISIONS. Le corail correspond à l'ossature d'un minuscule animal, le polype. Celle du corail rouge, qui se compose surtout de calcium, sert en bijouterie.
PRÉPARATION. Des morceaux de squelette sont mélangés à du lactose, puis triturés.

PROFIL DU REMÈDE

Sujets critiques, maussades et irritables, portés à jurer sous l'effet d'une douleur. On peut observer un désir d'aliments acides ainsi qu'un goût pour le vin qui, pourtant, les abrutit et les enivre rapidement. Prédisposés à une fatigue extrême, il peut leur arriver de s'endormir debout.

Le remède est utilisé surtout pour des toux quinteuses, coqueluches ou toux spasmodiques survenant en accès rapides, fréquents avec violents paroxysmes, épuisement, sensations de suffocation et hémorragies. On peut noter une congestion et un empourprement du visage, une sensation de froid à l'inspiration profonde, et des écoulements abondants. La gorge est très sensible, surtout à l'air.
Amélioration : à la forte chaleur ; au grand air ; en se couvrant ; en position assise ; dans l'après-midi et la soirée.
Aggravation : en inspirant à l'extérieur ; en passant d'une pièce chaude à une autre froide ; en s'alimentant.

Crataegus laevigata syn. *C. oxyacantha*, or *C. monogyna*

CRATAEGUS

NOMS COURANTS. Aubépine, épine blanche.
ORIGINE. Présente dans toutes les régions tempérées de l'hémisphère Nord.
PRÉCISIONS. L'aubépine est une plante médicinale très appréciable, utilisée depuis le Moyen Âge contre les affections touchant le cœur. De récentes expériences ont mis en évidence qu'elle améliorait le rythme cardiaque et agissait contre l'hypertension.
PRÉPARATION. Les baies fraîches et parvenues à maturité sont hachées puis macérées dans l'alcool.

PROFIL DU REMÈDE

Sujets irritables, prédisposés aux affections cardiaques. Ils ont tendance à se sentir affaiblis, et désespérés. Ils ont l'esprit confus, avec parfois des épisodes de calme. Le tableau clinique correspond à une insuffisance cardiaque, des palpitations, et une accélération des pulsations avec sensation de précipitation et d'urgence. Le pouls est faible, rapide et intermittent. Les palpitations peuvent s'accompagner de syncopes et de collapsus, tandis que la région du cœur donne l'impression d'exploser en raison d'une congestion ou d'un effort excessif.
Amélioration : au grand air ; au calme ; au repos ; pendant les règles ; en se lavant.
Aggravation : à la forte chaleur ; en transpirant ; le matin ; dans la soirée.

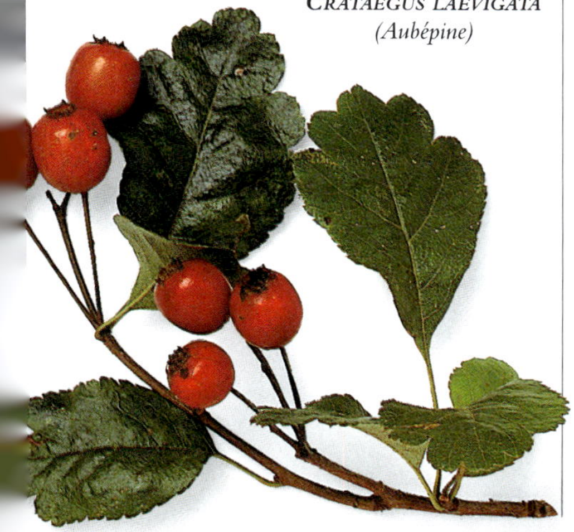

CRATAEGUS LAEVIGATA (*Aubépine*)

Crocus sativus

CROCUS

NOM COURANT. Safran.
ORIGINE. Inde et Balkans ; cultivé de nos jours en France, en Italie, en Espagne et au Moyen-Orient.
PRÉCISION. Le safran est l'épice la plus onéreuse qui soit : il faut en effet environ 150 000 fleurs et 400 heures de travail pour produire un seul kilo de safran séché.
PRÉPARATION. Les stigmates séchés sont macérés dans l'alcool.

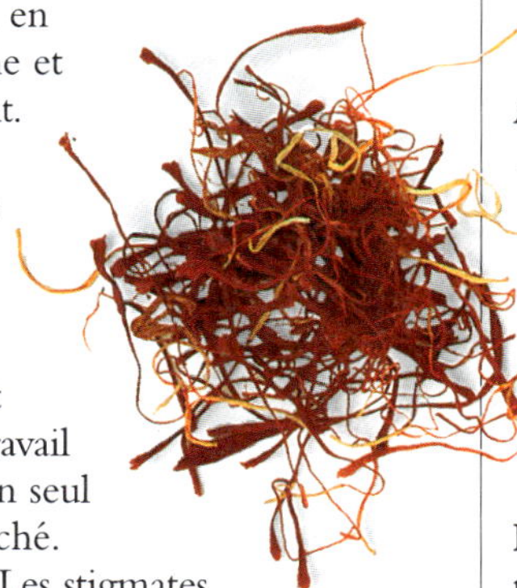

CROCUS SATIVUS (*Safran*)

PROFIL DU REMÈDE

Crocus se prescrit en cas de symptômes très divers : excitation nerveuse, comportement cyclothymique, sensation d'avoir quelque chose qui bouge dans l'abdomen, hémorragies donnant un sang filant, foncé et coagulant facilement, en général sous forme de saignements par le nez ou l'utérus.

Le remède sert quand le sujet subit des alternances marquées sur les plans physique et mental. L'extrême excitation du système nerveux provoque des sautes d'humeur et un comportement hystérique. La sensation de bonds dans le ventre est susceptible d'avoir un lien avec une grossesse nerveuse.
Amélioration : au grand air ; en bâillant ; après le petit déjeuner.
Aggravation : en bougeant ; pendant la puberté ou une grossesse ; lors d'un changement de lune.

Crotalus durissus terrificus syn. *C. cascavella*

CROTALUS CASC.

NOMS COURANTS. Crotale, serpent à sonnettes, cascavel.
ORIGINE. Présent en Amérique du Sud.
PRÉCISIONS. Ce serpent, qui peut atteindre 1,50 m de long, est doté d'un venin mortel agissant principalement sur le système nerveux.
PRÉPARATION. Le venin frais est mélangé à du lactose avant de subir une trituration.

PROFIL DU REMÈDE

Sujets jaloux, se sentant abandonnés, redoutant la solitude, appréciant la foule, aimant s'activer. Hypochondriaques sensibles au froid, qui présentent une tendance à craindre la mort et à qui il arrive de rêver de cadavres. Ils sont susceptibles aussi de se sentir hantés par des fantômes. Les symptômes affectent le plus souvent l'hémicorps droit. Le remède sert quand cet état d'esprit est associé à une impression de constriction, parfois ressentie comme un serrement autour de la gorge ou de l'abdomen : les vêtements provoquent donc une gêne.
Amélioration : au grand air.
Aggravation : au froid ; la nuit ; au niveau de l'hémicorps droit ; pendant la ménopause ; en se lavant ; en buvant.

Croton tiglium

CROTON

NOMS COURANTS. Graine de Tilly, petit pignon d'Inde, graine des Moluques.
ORIGINE. Présente dans les forêts tropicales et subtropicales, de l'Inde à la Malaisie.
PRÉCISIONS. La pression des graines donne une huile servant de purgatif violent. Prise à fortes doses, cette huile carcinogène peut entraîner un choc ; son contact avec la peau est susceptible de provoquer l'apparition de vésicules.
PRÉPARATION. L'huile provenant des graines est filtrée par pression dans l'alcool.

PROFIL DU REMÈDE

Sujets frustrés sur le plan émotionnel, souvent anxieux car redoutant l'imminence d'un malheur. Ils ont tendance à être épuisés, insatisfaits, incapables de travailler et de penser à un autre sujet qu'à eux-mêmes. Le remède homéopathique s'utilise en cas d'affections de la peau d'origine allergique causant des démangeaisons très marquées : eczéma sur le scrotum, vésicules en plaques sur les bourses et le pénis… *Croton* se donne aussi en cas de troubles digestifs, par exemple de nausées et de diarrhées se traduisant par des envies urgentes juste après ingestion d'aliments ou de boissons.

L'un des principaux symptômes est la sensation étrange d'un fil passant par les yeux ou les mamelons et qui serait tiré vers l'intérieur du corps. Au niveau des yeux, cette impression entraîne une céphalée provoquée par une douleur de tension au-dessus de l'œil droit.
Amélioration : après avoir dormi ; en frottant doucement la région affectée ; en buvant du lait tiède.
Aggravation : au toucher ; en été ; en ingérant des aliments et des boissons ; lors de la disparition des éruptions cutanées.

Cuprum arsenicosum

CUPRUM ARS.

NOM COURANT. Arsénite de cuivre.
ORIGINE. Préparé chimiquement.
PRÉCISIONS. Ce pigment vert-jaune fut utilisé en dominoterie jusqu'à ce que l'on eût établi un lien entre les papiers peints et de nombreux problèmes de santé, surtout des troubles digestifs et des crampes.
PRÉPARATION. Le composé est mélangé à du lactose avant de subir une trituration.

PROFIL DU REMÈDE

Sujets agités, ressentant de la confusion et de l'angoisse, pouvant être perturbés au plan physique, avec frilosité et épisodes de troubles cardiologiques, irrégularité du pouls ou insuffisance cardiaque. Ils sont agités de tremblements, notamment en marchant, ou peuvent être prostrés. L'une des principales affections est l'insuffisance rénale. On note parmi les symptômes typiques une sensation de brûlure à la miction, des urines brun-rouge dégageant une forte odeur, parfois d'ail, et des diarrhées. Le remède se donne aussi aux sujets ayant subi des pertes prolongées de fluides dues, par exemple, à une blessure ou une intervention chirurgicale.
Amélioration : en exerçant une forte pression sur la zone affectée.
Aggravation : à l'humidité ; au toucher ; en bougeant ; pendant une diarrhée.

Cyclamen europaeum

CYCLAMEN

NOM COURANT. Cyclamen d'Europe.
ORIGINE. Présent partout en Europe.
PRÉCISIONS. Au Ier siècle av. J.-C., Pline l'Ancien mentionnait que cette plante toxique servait à empoisonner la pointe des flèches romaines. Le terme cyclamen vient du mot grec *kuklos* (cercle), référence à la forme des pédoncules.
PRÉPARATION. La racine fraîche, collectée au printemps, est hachée puis trempée dans l'alcool.

PROFIL DU REMÈDE

Sujets consciencieux et dévoués, ayant tendance à être critiques envers les autres et eux-mêmes. Ils sont portés à la somnolence, la morosité et la dépression. Le tableau clinique courant correspond à une indigestion et des troubles de la menstruation. Le remède sert en cas de règles irrégulières, parfois trop peu espacées, ou d'absence de règles. Le flux sanguin peut être abondant et foncé jusqu'au noir, ou coaguler trop rapidement, et on note parfois de fortes douleurs évoquant celles de l'accouchement. Ces symptômes peuvent s'accompagner de migraines et de troubles de la vision.

Cyclamen sert également pour traiter une indigestion très marquée, s'aggravant à l'ingestion d'aliments gras.
Amélioration : en bougeant ; en pleurant un peu ; en frottant la zone affectée ; pendant les règles.
Aggravation : au froid ; au grand air ; avant les règles ; en cas de suppression du flux menstruel à la suite d'un choc ou d'un froid extrême.

Dactylopius coccus syn. *Coccus cacti*

COCCUS CACTI

NOM COURANT. Cochenille du Mexique.
ORIGINE. Espagne, Mexique et Antilles.
PRÉCISION. Le corps séché des insectes femelles fournit un colorant carmin utilisé en teinture ou dans l'alimentation, ainsi que dans la fabrication de cosmétiques, d'encre, de pigments et de médicaments.
PRÉPARATION. Les femelles fertilisées, tuées par la chaleur, sont séchées et macérées dans l'alcool.

PROFIL DU REMÈDE

Coccus cacti se prescrit en cas de toux spasmodique associée à des écoulements, et de troubles urologiques avec douleurs dans les reins. Le remède sert dans le traitement des toux spasmodiques, surtout celles de coqueluche, et de l'asthme. Les symptômes, qui s'aggravent en général le matin, sont notamment des quintes fréquentes, violentes et causant des chatouillements, accompagnées de vomissements et de haut-le-cœur donnant des rejets de mucus clair et visqueux qui restent parfois pendus à la bouche. On observe la sensation d'un fil qui pendrait à l'arrière de la gorge. Il arrive que les muqueuses de la gorge soient si sensibles que le simple fait de se brosser les dents provoque des vomissements.
Amélioration : en se lavant à l'eau froide ; en marchant ; en buvant froid.
Aggravation : au niveau de l'hémicorps gauche ; en s'allongeant ; après avoir dormi ; au toucher ; au contact et à la pression des vêtements ; au moindre effort ; en se brossant les dents ; en se rinçant la bouche.

VOIR AUSSI asthme, *page 181*

Daphne mezereum

MEZEREUM

NOMS COURANTS. Bois-gentil, bois-joli.
ORIGINE. Eurasie ; présent en Europe, dans le nord de l'Afrique, en Amérique du Nord.
PRÉCISIONS. Autrefois, cette plante était utilisée par les herboristes du nord de l'Europe dans le traitement des ulcérations de la peau ; aujourd'hui, elle est considérée comme trop toxique pour qu'on en fasse un usage courant.
PRÉPARATION. L'écorce fraîche, collectée juste avant floraison, est hachée puis trempée dans l'alcool.

PROFIL DU REMÈDE

Sujets abattus, apathiques et détachés sur le plan émotionnel, portés à l'hypochondrie. Les principaux symptômes sont des affections suppurantes de la peau qui touchent typiquement le cuir chevelu, en général un eczéma ou un psoriasis avec suintements nauséabonds. Les éruptions touchant le visage se localisent en général à la naissance de la chevelure ou dans la région des sourcils. Les démangeaisons sont très fortes, et la peau est moite et froide. Le remède s'utilise par ailleurs en cas de zona se portant sur le thorax.

Mezereum est également corrélé aux douleurs névralgiques autour des dents ou à la face, et aux douleurs affectant les os longs. On observe parmi les symptômes de vives douleurs imprévisibles et venant par saccades, ainsi qu'une sensation de légèreté ou d'agrandissement du corps.
Le remède se prescrit par ailleurs en cas de troubles digestifs liés à l'anxiété, notamment de diarrhées ou d'écoulements par l'anus.
Amélioration : au grand air ; en mangeant.
Aggravation : la nuit ; en s'allongeant ; au chaud dans un lit ; en cas de suppression par une pommade des éruptions cutanées ; aux courants d'air ; au toucher ; en bougeant.

VOIR AUSSI eczéma aigu, *page 194*

Digitalis purpurea

DIGITALIS

NOM COURANT. Digitale pourpre.
ORIGINE. Ouest de l'Europe ; cultivée à Madère, aux Açores, dans le sud et le centre de l'Europe, en Norvège et en Inde.
PRÉCISIONS. William Withering, médecin anglais, fut le premier à mettre en évidence au XVIIIe siècle l'importance de la digitale sur le fonctionnement cardiaque. De nos jours, les principes actifs de la digitale sont encore exploités comme tonicardiaques par la phytothérapie et la médecine classique.
PRÉPARATION. Les feuilles sont collectées avant floraison à la deuxième année. On en extrait le jus encore frais, puis ce liquide est mélangé à de l'alcool avant de subir des dilutions.

PROFIL DU REMÈDE

Digitalis est associé avant tout au cœur, et se prescrit aux sujets exposés aux troubles du cœur et de la circulation. Le remède est approprié si les symptômes s'accompagnent

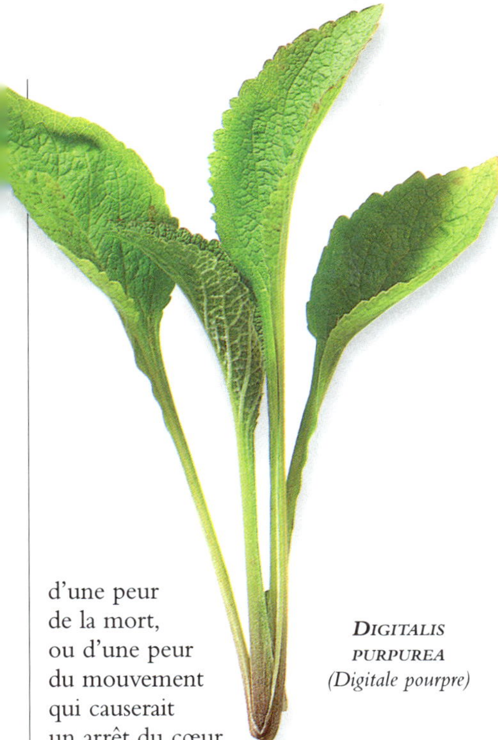

DIGITALIS PURPUREA *(Digitale pourpre)*

d'une peur de la mort, ou d'une peur du mouvement qui causerait un arrêt du cœur. Les troubles cardiaques réagissant bien au remède s'accompagnent de douleurs dans la région du cœur, d'un ralentissement du pouls, de vertiges et de nausées. *Digitalis* s'utilise en cas de troubles hépatiques, si ceux-ci se manifestent parallèlement à des symptômes touchant le cœur.
Amélioration : à l'air frais ; au repos ; allongé sur le dos ; en ayant l'estomac vide ; en urinant fréquemment.
Aggravation : à la forte chaleur ; en bougeant ; en cas d'effort ; couché sur le côté gauche ; en cas d'excès sexuels.

Voir aussi palpitations, *page 186*

Dioscorea villosa

DIOSCOREA

COMMON NAME. Igname sauvage.
ORIGINE. Amérique centrale et du Nord.
PRÉCISIONS. Analgésique des Aztèques, l'igname sauvage était couramment utilisé en Amérique centrale dans le traitement des coliques et douleurs menstruelles. Cette plante servit aussi pour la fabrication de la première pilule anticonceptionnelle.
PRÉPARATION. La racine fraîche, collectée après floraison, est hachée et macérée dans l'alcool.

PROFIL DU REMÈDE

Sujets ayant une tendance à l'irritabilité, au stress et à la nervosité. Les symptômes sont des douleurs coliques et névralgiques affectant la région gastro-entérologique. Les douleurs sont vives, coupantes, évoquant des crampes, et écrasantes ; elles irradient dans toutes les directions. Quand elles affectent la région du foie, elles irradient vers le haut jusqu'au mamelon droit. Chez la femme, elles peuvent se déclarer pendant les règles. *Dioscorea* se prescrit par ailleurs aux hommes souffrant de coliques néphrétiques associées à des calculs rénaux, de vives douleurs irradiant dans les testicules et les jambes, et une transpiration donnant une peau moite et froide.
Amélioration : en s'étirant ; en se courbant vers l'arrière ; debout bien droit ; en bougeant ; en exerçant une pression sur la zone affectée ; en émettant des renvois.
Aggravation : en se pliant en deux ; en s'allongeant ; à partir de 2 heures du matin ; en buvant du thé ; en mangeant.

Drosera rotundifolia

DROSERA

NOMS COURANTS. Drosera, drosère, herbe de la rosée, rosée de soleil.
ORIGINE. Cultivée en Europe, en Asie et en Amérique du Nord.
PRÉCISIONS. La drosera se prenait aux XVIe et XVIIe siècles contre la mélancolie. Un herbier irlandais publié en 1735 la recommandait car elle « rongeait le pourrissement des plaies ».
PRÉPARATION. La plante à floraison est macérée entière et fraîche dans l'alcool.

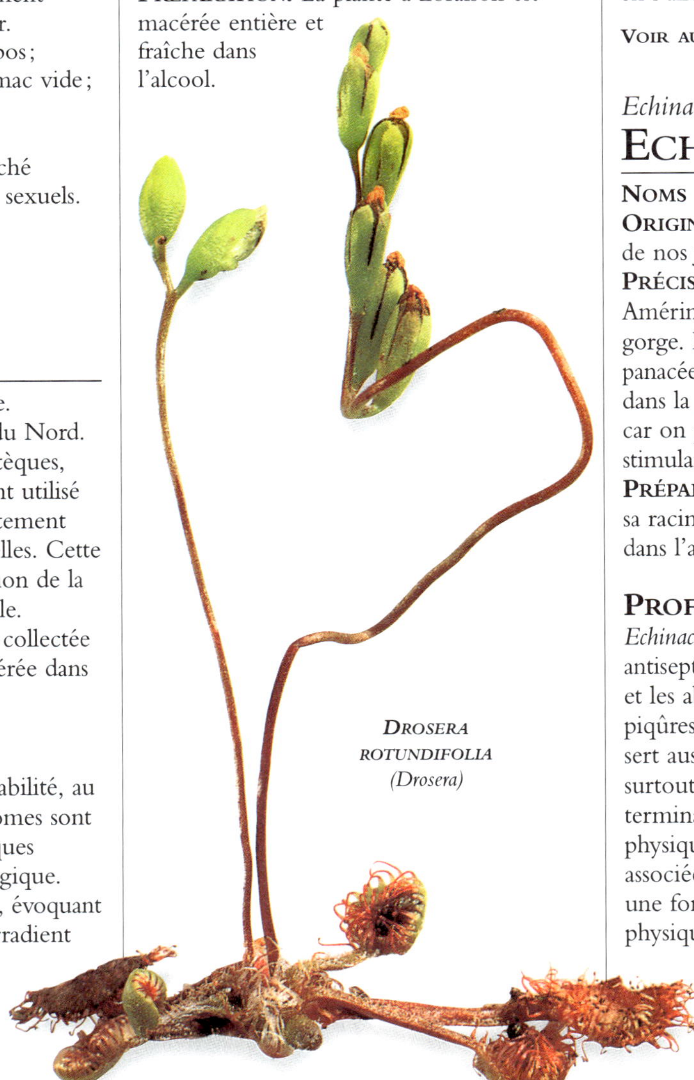

DROSERA ROTUNDIFOLIA *(Drosera)*

PROFIL DU REMÈDE

Drosera se donne contre les toux violentes, spasmodiques et profondes, surtout la toux de coqueluche. Les symptômes peuvent être une agitation, une anxiété, des sueurs froides, haut-le-cœur, vomissements et saignements de nez. On peut observer aussi la sensation d'une plume ou d'une miette dans le larynx, qui déclenche une toux. La voix est souvent rauque, profonde, atone. On pense que le remède peut être utile en cas de troubles du comportement, notamment chez les enfants, surtout s'ils sont agités, anxieux, grognons, méfiants, et que leurs émotions semblent déséquilibrées. Ils ont souvent du mal à se concentrer ; leur anxiété peut croître s'ils sont seuls, et se conjuguer à une peur des fantômes.

Drosera se donne aussi contre les douleurs de croissance, si elles s'accompagnent d'un déséquilibre émotionnel. On peut noter une raideur des chevilles et des douleurs dans les os et les articulations, surtout des hanches et des cuisses.
Amélioration : au grand air ; en bougeant ; en marchant ; assis bien droit ; en exerçant une pression sur la zone affectée.
Aggravation : à la chaleur ; après minuit ; en s'allongeant ; en mangeant froid.

Voir aussi coqueluches, *page 250*

Echinacea angustifolia

ECHINACEA

NOMS COURANTS. Échinacée, echinacea.
ORIGINE. Amérique du Nord, cultivée de nos jours en Europe et aux U.S.A.
PRÉCISIONS. L'échinacée servait aux Amérindiens contre les maux de dents et de gorge. Longtemps considérée comme une panacée, cette plante fait l'objet de recherches dans la perspective d'un traitement du sida, car on pense qu'elle a une action stimulante du système immunitaire.
PRÉPARATION. La plante fraîche avec sa racine est réduite en purée et trempée dans l'alcool.

PROFIL DU REMÈDE

Echinacea est exploité pour ses vertus antiseptiques, pour lutter contre la diphtéries et les abcès, furoncles, adénites, septicémies, piqûres et morsures d'animaux. Le remède sert aussi dans le traitement des cancers, surtout comme analgésique en phase terminale de la maladie. Les symptômes physiques sont une frilosité, une fatigue associée à un endolorissement des muscles, une forte perte de poids, une faiblesse physique et des écoulements nauséabonds.
Amélioration : au repos ; en s'allongeant ; après un effort physique ou mental.
Aggravation : au froid.

Equisetum hyemale & E. arvense

EQUISETUM

NOMS COURANTS. Prêle d'hiver ou prêle des tourneurs; prêle des champs.
ORIGINE. Présente principalement en Europe, en Amérique du Nord et en Asie, surtout en Chine.
PRÉCISIONS. Elle s'utilise depuis le Ier s. av. J.-C. pour cicatriser les plaies. Très abrasive, la prêle servit à récurer les batteries de cuisine du Moyen Âge au XVIIIe siècle.
PRÉPARATION. La plante fraîche entière est réduite en purée puis macérée dans l'alcool.

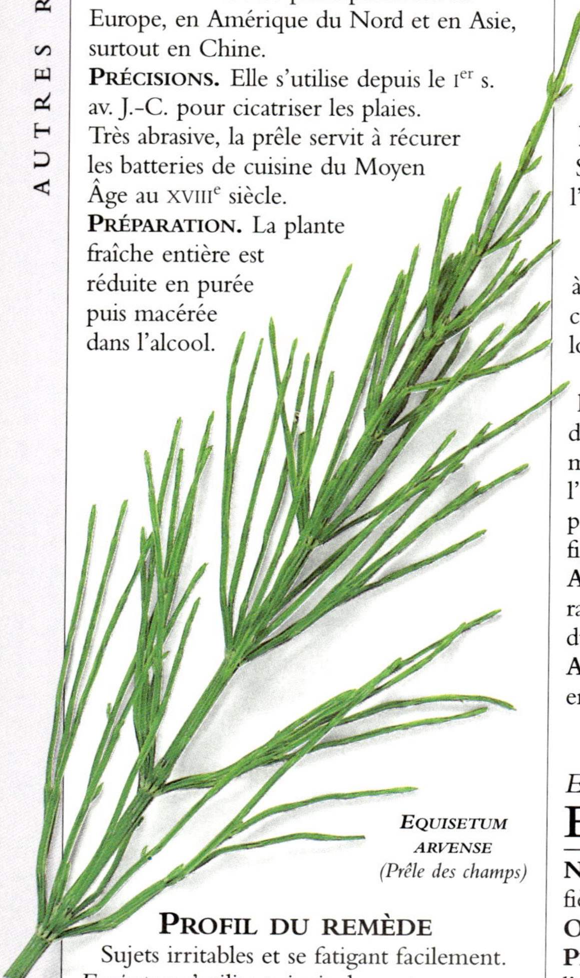

EQUISETUM ARVENSE (Prêle des champs)

PROFIL DU REMÈDE

Sujets irritables et se fatigant facilement. *Equisetum* s'utilise principalement en cas d'irritation de la vessie, qui est endolorie, sensible et pleine. La sensation douloureuse de pression dans le bas-ventre et à la vessie est typique. La douleur s'aggrave en fin de miction. On peut observer une envie constante d'uriner, avec une émission goutte à goutte ou une présence de mucus dans l'urine. Le remède se donne aussi aux enfants qui mouillent leur lit quand ils font certains rêves, notamment des cauchemars.
Amélioration : couché sur le dos; en marchant.
Aggravation en bougeant; en subissant le contact d'autrui; en exerçant une pression sur la région douloureuse.

VOIR AUSSI énurésie, *page 248*

Erythroxylum coca

COCA

NOM COURANT. Coca.
ORIGINE. Pérou et Bolivie; de nos jours, est cultivée dans d'autres régions d'Asie et d'Amérique du Sud, mais dans l'illégalité.
PRÉCISIONS. Les premiers explorateurs des Andes constatèrent que les Indiens mâchaient des feuilles de coca pour se stimuler. La coca renferme de la cocaïne, narcotique à l'origine d'une activité illégale à grande échelle.
PRÉPARATION. Les feuilles sont séchées, réduites en poudre et macérées dans l'alcool.

PROFIL DU REMÈDE

Sujets oscillant entre l'épuisement et l'excitation mentale. Ils peuvent se montrer timides et antisociaux, ont la sensation de l'imminence de leur mort, sont exposés à des hallucinations auditives; d'un autre côté, ils sont susceptibles d'être très loquaces. Il leur arrive de penser avoir l'esprit confus, de ne plus distinguer le bien du mal, et de se négliger. *Coca* se donne surtout contre le mal de l'altitude, mais sert aussi à traiter l'asthme ou l'essoufflement chez les sportifs et les personnes âgées, le manque de souffle figurant dans le tableau clinique courant.
Amélioration : en faisant des mouvements rapides; au grand air; après le coucher du soleil; en buvant du vin.
Aggravation : au froid; en altitude; en cas d'effort physique et mental.

Eupatorium perfoliatum

EUPATORIUM PER.

NOMS COURANTS. Eupatoire, herbe à la fièvre.
ORIGINE. Amérique du Nord.
PRÉCISIONS. Les Amérindiens utilisaient l'eupatoire en infusion pour traiter les rhumes, les états fébriles, l'arthrite et les douleurs rhumatismales. La plante fut rapidement appréciée des colons européens en raison de ses propriétés stimulantes du système immunitaire contre la fièvre.
PRÉPARATION. Les parties aériennes collectées à floraison sont macérées fraîches dans l'alcool.

PROFIL DU REMÈDE

Sujets qui, s'ils sont souffrants, peuvent gémir de douleur et penser être près de sombrer dans la folie. Il leur arrive d'avoir la sensation d'avoir les os fracturés.

Eupatorium per. se donne en général dans le traitement de la grippe ou d'une fièvre causée par un paludisme, avec douleur dans les membres. La fièvre démarre par un froid intense, puis est suivie par une forte chaleur, une sudation abondante et une sensation marquée de soif, avec une grande agitation et des douleurs dans les membres. Le remède sert aussi en cas de rejet de bile, et de maux de tête s'aggravant en phase de transpiration.
Amélioration : en conversant; après avoir vomi de la bile.
Aggravation : à l'air froid; à intervalles réguliers; en bougeant; en voyant des aliments ou en respirant leur odeur.

Euphorbia resinifera 'Berger'

EUPHORBIUM

NOM COURANT. Euphorbe à résine.
ORIGINE. Maroc.
PRÉCISIONS. L'euphorbe servit comme purgatif avant que l'on eût mis en évidence les dangers d'une intoxication en cas d'ingestion à forte dose. Son latex laiteux et irritant fut utilisé pour brûler les verrues jusqu'au XIXe siècle en Europe.
PRÉPARATION. Le latex est macéré dans l'alcool après durcissement.

PROFIL DU REMÈDE

On note une douleur dans les os, une sensation de faiblesse et de luxation dans les membres, avec de vives douleurs à type de crampe et une faiblesse dans les articulations.

Les autres manifestations traitées par *Euphorbium* sont des démangeaisons et sensations de brûlure cutanées, parfois accompagnées de verrues, d'ulcérations lentes à guérir, ou de vésicules jaunes. Ces symptômes peuvent être dus à un érysipèle touchant le visage.
Amélioration : en bougeant; en appliquant de l'huile sur la région affectée.
Aggravation : en position assise; au toucher; en entamant un mouvement.

Euphrasia officinalis

EUPHRASIA

NOMS COURANTS. Euphraise officinale, casse-lunettes.
ORIGINE. Europe, mais présente aussi en Asie et en Amérique du Nord.
PRÉCISIONS. S'utilise depuis le Moyen Âge dans le traitement de la fatigue et de l'inflammation oculaire. La phytothérapie l'exploite contre les infections et allergies touchant les yeux, l'oreille moyenne, les sinus et fosses nasales.

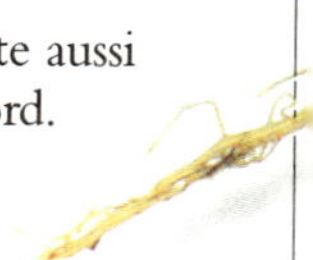

PRÉPARATION. La plante entière, racine comprise, est collectée à floraison, hachée et macérée dans l'alcool.

PROFIL DU REMÈDE

Sujets taciturnes, indolents, mélancoliques.

Euphrasia présente une affinité avec les yeux. Les symptômes physiques courants sont notamment une irritation avec présence d'un mucus gluant et douleurs coupantes et brûlantes de pression. On observe une sensibilité plus forte à la

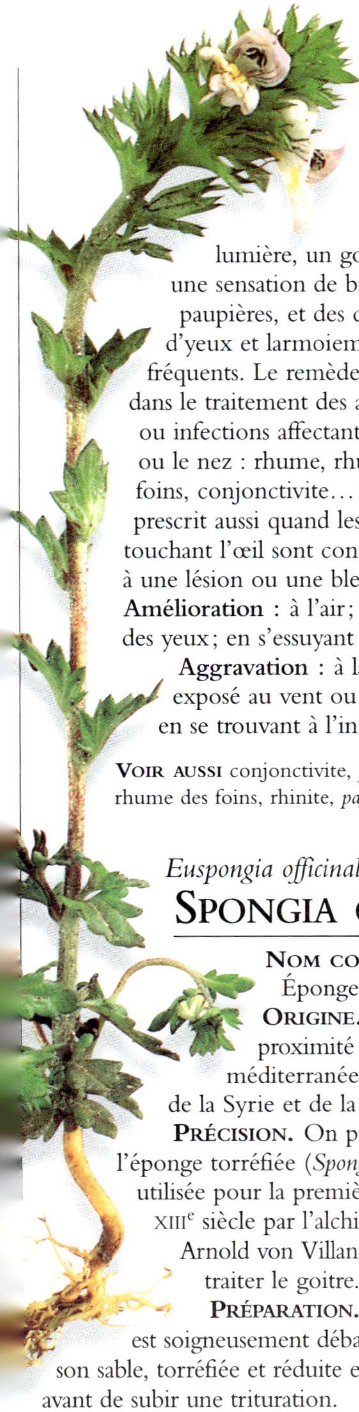

EUPHRASIA OFFICINALIS *(Euphraise officinale)*

lumière, un gonflement et une sensation de brûlure aux paupières, et des clignements d'yeux et larmoiements fréquents. Le remède sert surtout dans le traitement des allergies ou infections affectant les yeux ou le nez : rhume, rhume des foins, conjonctivite… Il se prescrit aussi quand les symptômes touchant l'œil sont consécutifs à une lésion ou une blessure.
Amélioration : à l'air ; en clignant des yeux ; en s'essuyant les yeux.
Aggravation : à la chaleur ; exposé au vent ou au soleil ; en se trouvant à l'intérieur.

VOIR AUSSI conjonctivite, *page 220* ; rhume des foins, rhinite, *page 224*

Euspongia officinalis

SPONGIA CRUDA

NOM COURANT. Éponge calcaire.
ORIGINE. Collectée à proximité du littoral méditerranéen, au large de la Syrie et de la Grèce.
PRÉCISION. On pense que l'éponge torréfiée (*Spongia tosta*) fut utilisée pour la première fois au XIIIe siècle par l'alchimiste Arnold von Villanova pour traiter le goitre.
PRÉPARATION. L'éponge est soigneusement débarrassée de son sable, torréfiée et réduite en poudre avant de subir une trituration.

PROFIL DU REMÈDE

Sujets éprouvant une peur marquée d'avoir une maladie cardiaque et de mourir, notamment d'étouffement. Les symptômes traités sont notamment des palpitations et une sensation d'inconfort dans la région du cœur. On peut observer une congestion, le sujet ayant l'impression que le sang envahit sa poitrine et son visage. Il lui arrive aussi de redouter de suffoquer et d'avoir l'impression que le cœur est propulsé vers le haut. Parfois, il se sent épuisé et éprouve une pesanteur amenant une prostration totale au moindre effort.

Spongia se prescrit aussi en cas d'infections des voies aériennes supérieures qui ont tendance à s'installer au niveau du larynx, par exemple toux sèche, caverneuse, d'aboiement ou de croup. On note une sensation de sécheresse des muqueuses ainsi qu'une inflammation, un grossissement et un durcissement des glandes, la thyroïde surtout. Il arrive que le sujet ait l'impression d'avoir le larynx bouché, celui-ci pouvant être très sensible au contact. La douleur au larynx s'aggrave si le sujet déglutit ou parle.
Amélioration : allongé, la tête plus bas que le corps ; en mangeant par petites quantités ; en se penchant en avant ; en mangeant et buvant chaud.
Aggravation : exposé à des vents froids et secs ; au réveil.

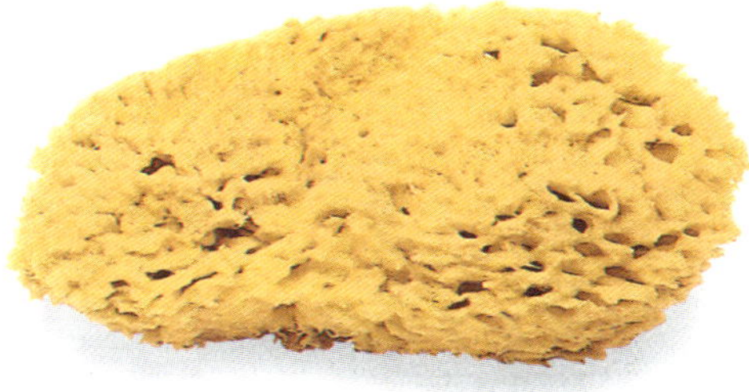

EUSPONGIA OFFICINALIS *(Éponge calcaire)*

Fagopyrum esculentum

FAGOPYRUM

NOMS COURANTS. Sarrasin, blé noir.
ORIGINE. Centre et nord de l'Asie ; cultivé dans les régions tempérées, surtout en Europe orientale et aux U.S.A.
PRÉCISIONS. Introduit en Europe à l'occasion des croisades, aux XIe et XIIe siècles. Sur le plan médicinal, ses feuilles furent utilisées contre l'hypertension artérielle, les engelures et gelures.
PRÉPARATION. Les parties aériennes, prises après floraison et avant maturation des fruits, sont hachées et macérées dans l'alcool.

PROFIL DU REMÈDE

Sujets éprouvant une confusion mentale et exposés à la mobilité de leur humeur, ayant tendance à être déprimés et irritables.

Fagopyrum est associé à l'eczéma et aux démangeaisons cutanées, pouvant se porter sur les parties génitales, le cuir chevelu, les paupières et les oreilles ou encore, chez les nourrissons et les personnes âgées, dans les plis de la peau. L'intérieur du nez peut être douloureux et encombré de croûtes.

Fagopyrum sert aussi en cas d'affections cardiaques associées à des pulsations nettes au niveau des artères, avec ou sans problème de peau. Les autres symptômes liés au remède sont notamment un pouls accéléré et irrégulier, et une oppression marquée dans la région du cœur.
Amélioration : en appliquant des compresses froides ; en exerçant une pression sur la zone affectée ; en buvant du café.
Aggravation : exposé au soleil ; en se grattant ; en bougeant.

Ferula assa-foetida
syn. *Narthex assa-foetida*

ASAFOETIDA

NOMS COURANTS. Assa foetida, ase fétide.
ORIGINE. Afghanistan, Pakistan et Iran.
PRÉCISION. Dans la Charaka-Samhitâ, un des écrits fondamentaux de l'Ayurveda, l'usage de l'assa foetida est recommandé dans le traitement des ballonnements et flatulences. Cette plante nauséabonde est encore utilisée dans ce but en Inde et dans le Moyen-Orient.
PRÉPARATION. La résine provenant des racines fraîches est macérée dans l'alcool.

PROFIL DU REMÈDE

Sujets plutôt nerveux, hystériques, hypersensibles et hypochondriaques. Leur nervosité s'étend à des symptômes physiques se concentrant en général autour de troubles digestifs et de tressautements. On peut noter la sensation d'une propulsion vers le haut de l'estomac, et donc de l'imminence d'une projection des aliments ingérés dans la bouche, ou encore l'impression à l'estomac d'un gros anneau qui remonte dans la gorge.
Amélioration : au grand air ; en bougeant ; en exerçant une pression sur la zone affectée ; en se grattant.
Aggravation : la nuit ; au repos ; en position assise ; au toucher.

Fraxinus americana

FRAXINUS

NOM COURANT. Frêne blanc.
ORIGINE. Partie orientale de l'Amérique du Nord.
PRÉCISIONS. Cet arbre était sacré dans la mythologie nordique. En Europe, sa sève est utilisée comme laxatif doux.
PRÉPARATION. L'écorce du frêne blanc est hachée puis macérée dans l'alcool.

PROFIL DU REMÈDE

Sujets ayant besoin de parler, portés à la nervosité, l'anxiété et la dépression. La maladie peut s'accompagner chez eux d'un sommeil agité et de rêves terrifiants.

Fraxinus sert surtout en cas de problèmes utérins. Les symptômes sont un relâchement musculaire ou un prolapsus de l'utérus, avec des écoulements vaginaux liquides et non irritants, et une sensation de forte pression vers le bas. Le remède se donne aussi dans le traitement des règles abondantes et douloureuses, des fibromes et autres tumeurs.
Amélioration : aucun facteur connu.
Aggravation : en cas de blessure ou d'entorse ; en se levant.

VOIR AUSSI fibrome, *page 199*

Galipea officinalis syn. *G. cusparia*

ANGUSTURA

NOMS COURANTS. Angostura, angusture.
ORIGINE. Caraïbes et régions tropicales d'Amérique du Sud.
PRÉCISIONS. L'écorce amère de cet arbre était utilisée comme tonique par les Amérindiens. Introduite en Europe en 1759, l'angostura fut à l'origine exploitée pour la production d'un bitter.
PRÉPARATION. L'écorce séchée des branches est macérée dans l'alcool.

PROFIL DU REMÈDE

Sujets timides et affaiblis, ou hypersensibles, et susceptibles. Ils sont souvent très agités la nuit, se réveillant sans raison et incapables de se rendormir. Le remède se prescrit en cas de problèmes rhumatismaux et de troubles du système nerveux, notamment s'ils affectent les nerfs de la colonne vertébrale ou entraînent une paralysie. On note parmi les symptômes une tension et une raideur des articulations et des muscles, qui sont endoloris et donnent la sensation d'être meurtris. On observe parfois des douleurs déchirantes dans les os, ce qui entraîne parfois des difficultés de locomotion. Il arrive même qu'une ulcération douloureuse, en pénétrant la moelle osseuse, provoque un effritement des os, notamment des os longs.
Amélioration : en posant des compresses froides ou des doigts froids sur la région affectée ; assis bien droit ; au repos.
Aggravation : en cas d'effort ; en se tenant voûté ; en étant assis courbé ; en touchant la zone affectée ; exposé au bruit.

Gelsemium sempervirens

GELSEMIUM

NOMS COURANTS. Jasmin de Virginie, jasmin jaune.
ORIGINE. Amérique centrale et sud des U.S.A., cultivé dans le monde entier.
PRÉCISION. Le jasmin jaune a été régulièrement utilisé à partir du milieu du XIXe siècle, surtout contre les affections neurologiques telles que les sciatiques et névralgies.
PRÉPARATION. L'écorce fraîche de la racine est hachée menu avant macération dans l'alcool.

PROFIL DU REMÈDE

Sujets n'aimant pas être dérangés, surtout quand ils sont fiévreux, éteints, somnolents et qu'ils éprouvent des vertiges, alors pourtant qu'ils demandent à être soutenus. Le tableau clinique correspond surtout à une paralysie physique et mentale, une faiblesse, une incapacité à agir.
Le remède se donne en cas de phobies, de stress des examens, de trac, d'autres manifestations d'appréhension se traduisant par des tremblements, une faiblesse, des diarrhées et des mictions fréquentes. On note parfois des troubles neurologiques plus graves et même une paralysie ; ici encore, le remède peut être utile.

Le remède sert aussi contre les maux de gorge ou grippe aigus s'accompagnant d'une faiblesse, d'un relâchement des membres, de frissons, de fièvre, de maux de tête avec vision double, et d'une sensation de pesanteur des paupières que l'on a tendance à fermer. On peut observer une absence de soif, même pendant un épisode fébrile. *Gelsemium* se donne par ailleurs en cas de rhume des foins associé à ces symptômes.
Amélioration : en cas d'émissions abondantes d'urine ; en transpirant ; en tremblant ; en buvant des boissons alcoolisées.
Aggravation : par temps humide, surtout au printemps ; exposé à des émotions extrêmes ; en cas d'épreuve ou de terreur ; sous l'effet de la surprise ou d'un choc.

VOIR AUSSI phobies, *page 211* ; grippe, *page 224* ; maux de gorge, *page 226* ; stress des examens, *page 254*

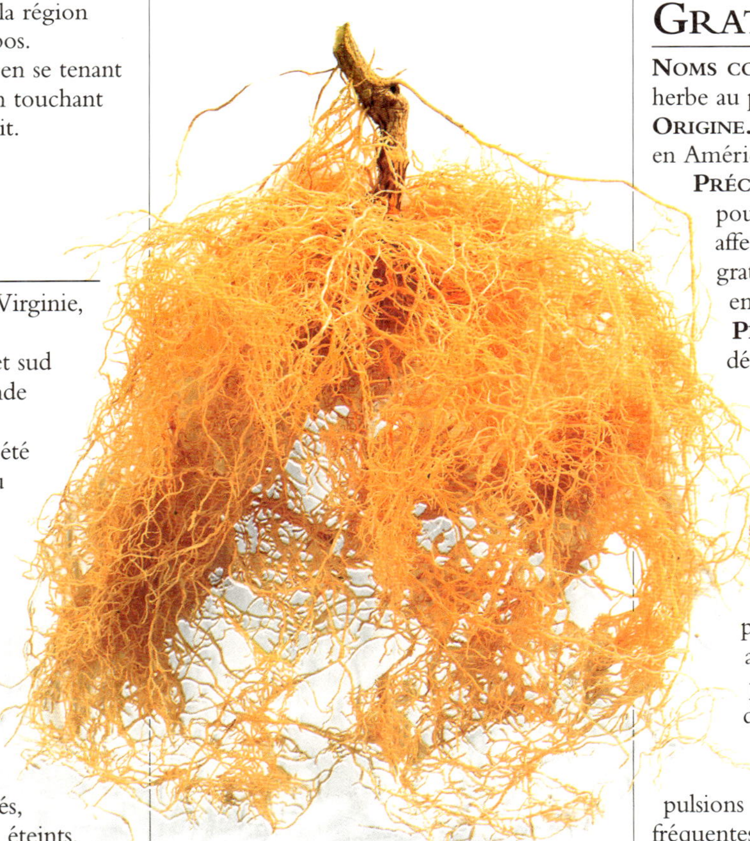

GELSEMIUM SEMPERVIRENS
(Jasmin jaune, jasmin de Virginie)

Gnaphalium polycephalum

GNAPHALIUM

NOM COURANT. Immortelle jaune.
ORIGINE. Amérique du Nord.
PRÉCISIONS. En phytothérapie cette plante sert contre les rhumes, états fébriles et catarrhes intestinaux ou des voies aériennes. On l'utilise en cataplasme contre les hématomes.
PRÉPARATION. La plante entière est macérée fraîche dans l'alcool.

PROFIL DU REMÈDE

Ce remède s'utilise surtout en cas de sciatique alternant avec un engourdissement ou précédant celui-ci. Il sert aussi à traiter les lumbagos accompagnés d'une sensation de pesanteur et d'un engourdissement, ainsi que les douleurs articulaires et les problèmes d'origine rhumatismale. D'autres symptômes sont susceptibles de bien réagir au remède : diarrhées avec coliques, menstruations peu abondantes déclenchant des douleurs qui sont à leur paroxysme le premier jour des règles.
Amélioration : assis sur une chaise ; en pliant les bras et les jambes.
Aggravation : au froid ; à l'humidité ; en marchant ; en descendant ou montant une pente ou un escalier ; en s'allongeant.

Gratiola officinalis

GRATIOLA

NOMS COURANTS. Gratiole officinale, herbe au pauvre homme.
ORIGINE. Présente en Europe centrale, en Amérique du Nord et en Australie.
PRÉCISION. Très appréciée autrefois pour traiter la jaunisse et les autres affections du foie et de la rate, la gratiole est peu utilisée de nos jours en raison de sa toxicité.
PRÉPARATION. Le bulbe est déterré avant la floraison et macéré frais dans l'alcool.

PROFIL DU REMÈDE

Sujets irritables, hautains, parfois d'un orgueil excessif. Ils sont susceptibles de présenter des symptômes de nature mentale s'ils abusent du café pendant une durée prolongée, ainsi que des symptômes physiques tels que des migraines, des sciatiques et une exacerbation de la libido. *Gratiola* sert surtout en cas d'accentuation des pulsions sexuelles, de masturbations fréquentes et de nymphomanie. Le remède se prescrit aussi en cas de troubles gastro-intestinaux, par exemple des crampes au

creux de l'estomac ou une douleur de pression après l'ingestion d'aliments. On observe parfois des diarrhées verdâtres très liquides qui sont expulsées avec force.
Amélioration : au grand air.
Aggravation : l'été ; en mangeant ; en buvant du café ou des quantités excessives d'eau.

Guaiacum officinale

GUAIACUM

NOM COURANT. Gaïac.
ORIGINE. Amérique du Sud et Caraïbes.
PRÉCISIONS. Au XVIe siècle, les explorateurs constatèrent que les indigènes d'Amérique utilisaient cet arbre dans le traitement des maladies vénériennes et de la syphilis. Le gaïac fut ensuite en vogue en Europe avant d'être discrédité au XVIIIe siècle.
PRÉPARATION. La résine de gaïac est macérée dans l'alcool.

PROFIL DU REMÈDE

Sujets étroits d'esprit, ayant tendance à se montrer têtus, inflexibles, et très critiques envers autrui. Le remède s'utilise en général en cas de vives douleurs d'origine arthritique ou rhumatismale, notamment dans les poignets. On observe aussi parfois une sensation de gonflement et de tension des muscles, comme s'ils étaient trop courts. Chez l'enfant, les douleurs de croissance peuvent figurer au tableau clinique.
Amélioration : par temps froid et humide ; en appliquant des compresses froides ; en mangeant des pommes.
Aggravation : à la chaleur ; par temps humide ; au toucher ; en bougeant ; en cas d'effort ; en cas de croissance trop rapide.

Hamamelis virginiana

HAMAMELIS

NOM COURANT. Hamamélis de Virginie.
ORIGINE. Canada et parties centrale et orientale des U.S.A., cultivé en Europe.
PRÉCISIONS. Cette plante était utilisée par les indigènes d'Amérique en cataplasme dans le traitement des tumeurs et des inflammations. En raison de ses vertus astringentes, elle sert de remède de premiers soins en phytothérapie.
PRÉPARATION. L'écorce des rameaux et la racine sont hachées fraîches et trempées dans l'alcool.

PROFIL DU REMÈDE

Sujets qui, avant une maladie, pensent ne pas être reconnus et respectés, ce qui les expose à se sentir déprimés et à s'isoler. Une fois la maladie déclarée, ils se montrent souvent irritables et agités.

Le remède sert surtout dans le traitement des hémorroïdes et varices, ces dernières étant enflammées et fragiles. On observe une prédisposition aux épanchements de sang : règles abondantes, saignements de nez… Les hémorragies sont lentes à se tarir, le patient étant d'un calme remarquable.
Amélioration : à l'air frais ; en lisant ; en parlant ; en réfléchissant.
Aggravation : à l'air chaud et humide ; en exerçant une pression sur la zone affectée ; en bougeant.

VOIR AUSSI varices, *page 230* ; hémorroïdes, *page 238*

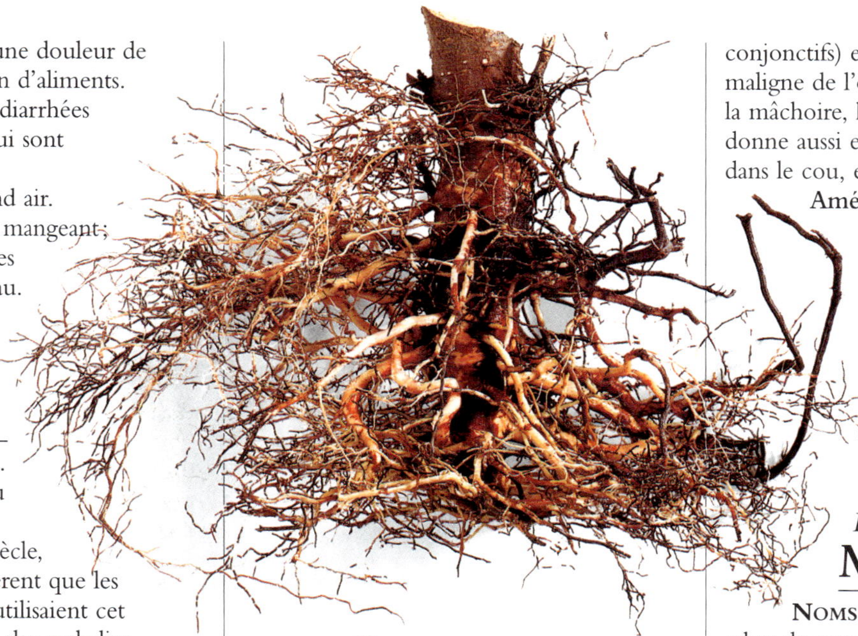

HAMAMELIS VIRGINIANA
(Hamamélis de Virginie)

Hecla lava

HECLA

NOM COURANT. Lave de l'Hekla.
ORIGINE. Cendres se trouvant près du volcan Hekla, situé en Islande.
PRÉCISIONS. C'est en 1991 qu'a eu lieu la dernière éruption du volcan Hekla. Sa lave contient du silicate d'aluminium, du magnésium, du calcium et de l'oxyde de fer.
PRÉPARATION. La teinture est obtenue après trituration des cendres en présence de lactose.

PROFIL DU REMÈDE

Sujets au tempérament volcanique, ayant tendance à contenir leur colère mais explosant passées certaines limites.
Le remède sert en cas d'affection osseuse, comme une exostose (excroissance bénigne) ou une ostéite (inflammation). On le considère comme approprié dans le traitement du sarcome (cancer des tissus conjonctifs) et de l'ostéosarcome (tumeur maligne de l'os), surtout s'ils affectent la mâchoire, la tête, les jambes. *Hekla* se donne aussi en cas de ganglions, surtout dans le cou, et de maux de dents.
Amélioration : en faisant des mouvements continus ; vers 3 heures de l'après-midi.
Aggravation : en exerçant une pression sur la zone affectée ; en étant assis ; en commençant à bouger.

VOIR AUSSI cancer, *page 208*

Hippomane mancinella

MANCINELLA

NOMS COURANTS. Mancenillier, arbre de mort, arbre de poison.
ORIGINE. Présent dans les Antilles.
PRÉCISION. Cet arbre sécrète un suc toxique qui, simplement si on en inhale la fumée quand le bois brûle, peut entraîner une cécité quand il est en contact avec les yeux.
PRÉPARATION. L'écorce, les feuilles et les fruits sont hachés frais puis trempés dans l'alcool.

PROFIL DU REMÈDE

Mancinella s'utilise surtout dans le traitement de symptômes de nature mentale. Il convient aux sujets ayant peur de sombrer dans la folie en raison de l'intrusion de pensées néfastes ou d'une possession par de mauvais esprits. L'anxiété est susceptible de devenir obsessionnelle ou même d'évoluer en dépression nerveuse. Si celle-ci est prononcée, elle peut provoquer une altération des facultés de mémorisation qui se manifeste par accès soudains. *Mancinella* se prescrit en cas de confusion des sentiments sur le plan de la sexualité.

Les symptômes physiques associés au remède correspondent à des problèmes de peau, par exemple une dermatite. Ces affections s'accompagnent en général du suintement d'un sérum poisseux pouvant provenir de croûtes ou de vésicules, ou encore d'ampoules causant une sensation de piqûre sur la plante des pieds, dont se dégage une transpiration âcre et collante. Le sens de l'olfaction est susceptible d'être affecté par de curieuses illusions, par exemple la perception d'odeurs fantômes de poudre ou d'excréments. On observe parfois dans la bouche une sensation brûlante et poivrée, ainsi qu'un goût de sang et une production abondante de salive jaune.
Amélioration : en frottant la région affectée ; en marchant.
Aggravation : au froid ; à l'humidité ; au toucher ; à la puberté ; à la ménopause.

Humulus lupulus syn. *Lupulus humulus*

LUPULUS

NOM COURANT. Houblon.
ORIGINE. Europe et Asie.
PRÉCISIONS. Le houblon sert, au moins depuis le XIe siècle, dans la fabrication de la bière. En médecine, cette plante s'utilise comme sédatif : insérée dans un oreiller, elle favorise la bonne qualité du sommeil.
PRÉPARATION. Le houblon frais est haché menu puis macéré dans l'alcool.

PROFIL DU REMÈDE

Lupulus s'utilise souvent dans le traitement des conséquences de l'absorption d'alcool : nausées, vertiges, maux de tête et délire.

Le remède sert également à traiter les tremblements et tressautements musculaires d'origine nerveuse, ainsi que les douleurs rhumatismales qui migrent, et se manifestent principalement dans les épaules, les bras et les mains. On peut observer une impression de bouillonnement dans l'estomac, accompagnée de nausées et de vomissements. D'autres symptômes sont possibles : sensation de brûlure à l'urètre lors d'une miction, extrême excitabilité, transpiration grasse ou abondante et donnant une peau moite.
Amélioration : au grand air.
Aggravation : en buvant du café ou de l'alcool.

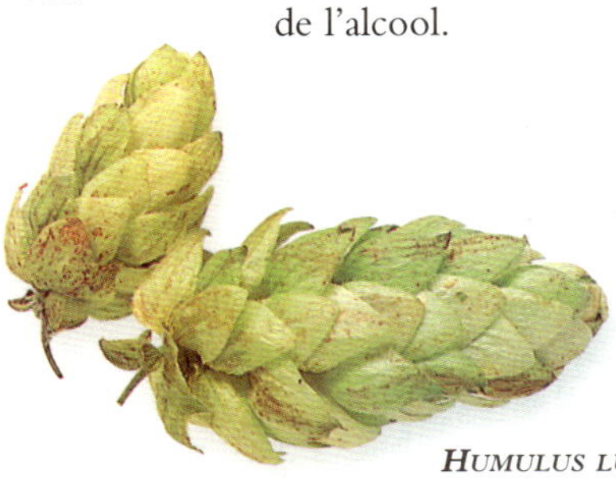

HUMULUS LUPULUS
(Houblon)

Hydrargyrum bichloratum
syn. *Mercurius sublimatus corrosivus*

MERC. CORR.

NOMS COURANTS. Chlorure mercurique, sublimé corrosif.
ORIGINE. Préparé chimiquement.
PRÉCISION. Le chlorure de mercure est un puissant désinfectant qui, quand il est ingéré, a des effets rapides et violents, notamment sur le rectum.
PRÉPARATION. Le composé est mélangé à du lactose avant de subir une trituration.

PROFIL DU REMÈDE

Sujets prédisposés à l'anxiété et l'agitation, ce qui peut aboutir à un délire et un état de stupeur. Il leur arrive de se sentir détachés des autres, et ils sont susceptibles de parler en ayant un regard fixe et vide et sans comprendre clairement ce qu'ils disent. Les symptômes liés à *Merc. corr.* ont tendance à être excessifs, violents, souvent centrés sur l'appareil digestif; le remède s'utilise en cas de colite et de dysenterie accompagnées de selles très chaudes et nauséabondes, de douleurs coupantes, et poussées permanentes, même après expulsion d'une selle. Une sensation de brûlure à la gorge, à l'estomac, au rectum et à la vessie, associée à une forte sensibilité au froid, peut être liée aux affections de la gorge traitées par *Merc. corr.* : ganglions, envie constante de déglutir malgré la douleur, ulcération des amygdales.
Amélioration : au repos.
Aggravation : au grand air; à la miction; en expulsant une selle; la nuit.

VOIR AUSSI rectolite hémorragique, *page 190*

Hydrargyrum biiodatum
syn. *Mercurius biiodatus*

MERC. IOD. RUBER.

NOM COURANT. Iodure mercurique.
ORIGINE. Préparé chimiquement.
PRÉCISIONS. Cette poudre rouge inodore est utilisée comme antiseptique et désinfectant de la peau.
PRÉPARATION. L'iodure de mercure est mélangé à du lactose puis fait l'objet d'une trituration.

PROFIL DU REMÈDE

Sujets déprimés, irritables et ayant la larme facile, surtout le matin; quand vient le soir, il est fréquent qu'ils se sentent mieux et se montrent plus enjoués. On note une gorge douloureuse et ulcérée avec ganglions, notamment du côté gauche. La gorge présente une coloration rouge foncé, et on observe une raideur des muscles au niveau du cou et de la gorge.
Amélioration : au grand air; le soir.
Aggravation : en dormant; le matin.

Hydrargyrum chloratum
syn. *Mercurius dulcis*

MERC. DULC.

NOMS COURANTS. Chlorure mercureux, calomel.
ORIGINE. Préparé chimiquement, mais présent à l'état naturel en Allemagne, en ex-Yougoslavie, au Mexique et au Texas.
PRÉCISION. Ce composé a été utilisé comme purgatif à partir du XVIe siècle, mais est tombé en disgrâce en raison de sa toxicité.
PRÉPARATION Le chlorure de mercure est mélangé à du lactose avant de subir une trituration.

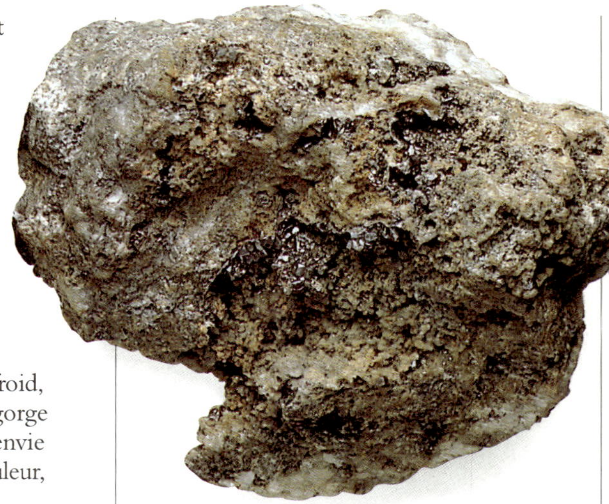

HYDRARGYRUM CHLORATUM
(Chlorure de mercure)

PROFIL DU REMÈDE

Sujets agités et en proie à des appréhensions. Le tableau clinique correspond à une inflammation de l'oreille et de la trompe d'Eustache, donnant des écoulements et conduisant à une baisse de l'acuité auditive et à la sécrétion de « glue ear », mucus épais et visqueux. L'affection touche surtout les enfants, et *Merc. dulc.* est particulièrement destiné à ceux d'entre eux qui sont pâles et donnent l'impression de ne pas être nourris de façon appropriée.
Amélioration : en buvant froid.
Aggravation : en ingérant des aliments et boissons acides.

Hydrargyrum cyanatum
syn. *Mercurius cyanatus*

MERC. CYAN.

NOM COURANT. Cyanure mercureux.
ORIGINE. Préparé chimiquement.
PRÉCISION. Cette substance extrêmement toxique n'est utilisée à des fins thérapeutiques que par l'homéopathie.
PRÉPARATION. Le cyanure mercureux est mélangé à du lactose avant de subir une trituration.

PROFIL DU REMÈDE

Sujets parlant beaucoup, très émotifs et surexcités. La gravité de leur affection est susceptible de se traduire par des épisodes d'inconscience ou des syncopes.

Le remède sert en cas de maladie infectieuse provoquant un affaiblissement rapide et une tendance aux hémorragies. Il est fortement associé aux affections de la bouche et de la gorge. Une rougeur de la gorge et la présence d'un enduit blanchâtre sont caractéristiques, et on peut observer une douleur à la déglutition et une inflammation de la luette. La langue, les lèvres et la face interne des joues ont

tendance à s'ulcérer, la salive présente un goût métallique, et l'haleine est nauséabonde. Ces symptômes s'accompagnent d'une faiblesse, d'une sensibilité au froid, de nausées, d'une froideur et d'une moiteur de la peau.
Amélioration : en buvant du lait.
Aggravation : en déglutissant ; en parlant ; en mangeant.

Hydrargyrum iodatum flavatum
syn. *Mercurius iodatus flavatus*

MERC. IOD. FLAV.

NOM COURANT. Iodure mercureux.
ORIGINE. Préparé chimiquement.
PRÉCISION. La médecine occidentale classique l'utilise pour la confection d'une pommade destinée, en usage externe, au traitement d'affections oculaires.
PRÉPARATION. L'iodure mercureux est mélangé à du lactose avant de faire l'objet d'une trituration.

PROFIL DU REMÈDE

Sujets passant d'un état déprimé à la bonne humeur. Le tableau clinique correspond à des infections de la gorge accompagnées de ganglions et d'un enduit sur la langue. Merc. *iod. flav.* est indiqué en cas de pharyngite droite, d'amygdalite ou d'infection de l'oreille droite. Parmi les symptômes courants, mentionnons la sensation d'avoir une boule dans la gorge, une inflammation de la gorge, et des zones ulcérées exsudant un mucus évoquant du fromage. De vives douleurs lancinantes, s'aggravant à la déglutition, sont susceptibles d'affecter l'oreille droite.
Amélioration : au grand air ; en cas d'effort physique ; pendant la journée.
Aggravation : par temps froid et humide ; la nuit ; en faisant des mouvements lents.

Hydrargyrum sulfas
syn. *Mercurius sulfuricus*

MERC. SULF.

NOMS COURANTS. Sulfate mercurique, turbith minéral.
ORIGINE. Préparé chimiquement.
PRÉCISIONS. Cette poudre dense et de couleur jaune citron est inodore et sans saveur ; elle n'est utilisée dans un but thérapeutique que par l'homéopathie.
PRÉPARATION. Le sulfate mercurique est mélangé à du lactose avant de subir une trituration.

PROFIL DU REMÈDE

Sujets irritables, pouvant être frileux, pâles et anxieux. Les principales affections associées au remède sont les difficultés respiratoires et les problèmes digestifs.

Merc. sulf. se donne en cas d'accélération de la respiration qui est brève avec sensation de brûlure dans la poitrine, douleur dans la région du cœur et faiblesse, pouvant s'atténuer si le sujet s'assied bien droit. Les symptômes digestifs sont une irritation de l'estomac avec vomissements, sensation de brûlure à l'anus, émissions abondantes d'urine très chaude, et selles molles et liquides ou expulsées violemment. Il arrive dans certains cas que les symptômes se combinent.
Amélioration : en étant assis bien droit ; en cas de diarrhées abondantes (dans le cas de difficultés respiratoires).
Aggravation : en s'allongeant ; la nuit ; le matin.

Hydrargyrum sulfuratum rubrum
syn. *Cinnabar*

CINNABARIS

NOMS COURANTS. Sulfure mercurique, cinabre, cinnabarite.
ORIGINE. Présent surtout en Espagne, mais aussi en Italie, au Pérou et en Californie.
PRÉCISIONS. Ce minéral est exploité par la médecine chinoise traditionnelle en cas de maux de gorge, d'ulcères de la bouche et de palpitations. Sa poudre, de couleur écarlate, est utilisée comme pigment sous le nom de vermillon.
PRÉPARATION. Le sulfure mercurique subit une trituration en présence de lactose.

PROFIL DU REMÈDE

Sujets nerveux, mal à l'aise, tristes, las et faibles. Ils répugnent à faire marcher leurs méninges et peuvent devenir très étourdis. La nuit, ils sont assaillis par un flux ininterrompu de pensées diverses. Ils sont sensibles au toucher et au moindre bruit, ce qui les amène à préférer la solitude.

Le remède présente une affinité avec les verrues et ulcérations génitales et rectales, et son profil est similaire à celui de *Merc. sol.* (*voir page 85*). Parmi les symptômes, mentionnons des ulcérations rouge vif de la peau et des muqueuses, des verrues qui saignent facilement, des boutons, des pustules, et des rougeurs cutanées qui ont tendance à démanger fortement.

La tête est une région où se concentrent d'autres symptômes traités par *Cinnabaris :* maux de tête avec congestion ; inflammation et rougeur des yeux ; catarrhe au niveau du nez et de la gorge ; sécheresse et endolorissement de la gorge. On peut observer une perturbation du sommeil, une agitation et une difficulté à trouver le sommeil, encore que souvent on ne note aucun signe marqué de fatigue. Le remède sert aussi aux femmes ayant de fortes douleurs pendant leurs règles ou une grossesse, ou lors d'un accouchement.
Amélioration : au grand air ; au soleil ; après avoir dîné.
Aggravation : à l'humidité ; au toucher ; à la lumière ; le soir ; la nuit ; avant les règles.

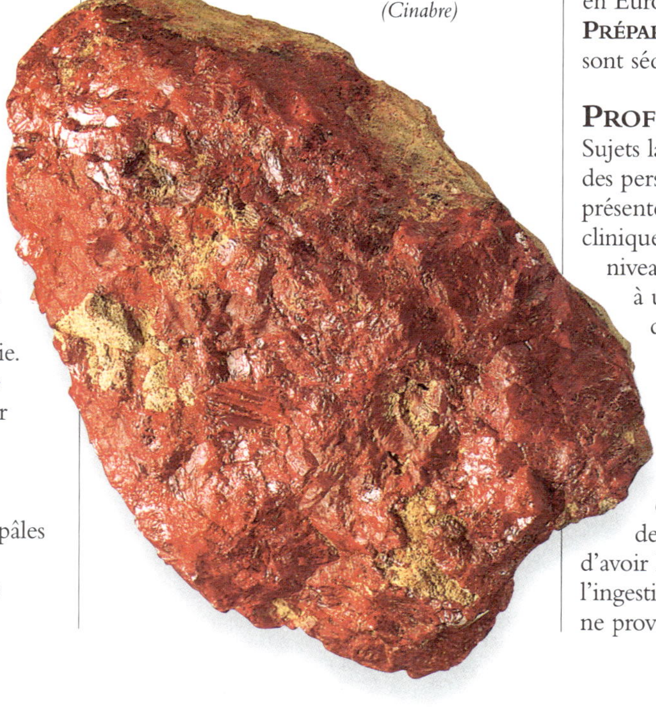

HYDRARGYRUM SULPHURATUM RUBRUM
(Cinabre)

Hydrastis canadensis

HYDRASTIS

NOMS COURANTS. Hydrastis, hydraste, sceau d'or.
ORIGINE. Amérique du Nord.
PRÉCISIONS. Les Amérindiens utilisaient l'hydrastis pour ses propriétés tinctoriales (jaune intense), et aussi pour ses vertus médicinales dans le traitement des cancers, des fièvres, des indigestions, des affections du cœur et du foie. La plante fut introduite en Europe en 1760.
PRÉPARATION. Les parties souterraines sont séchées puis trempées dans l'alcool.

PROFIL DU REMÈDE

Sujets las, épuisés, minces. Ce sont souvent des personnes âgées dont l'organisme présente une dégénérescence. Le tableau clinique correspond à des problèmes au niveau des muqueuses. Il est associé à un catarrhe, une sinusite, un mal de gorge, un goût anormal dans la bouche. Le remède sert aussi en cas de problèmes d'estomac, pouvant se déclarer parallèlement à des troubles classiques affectant les muqueuses. Les symptômes caractéristiques sont notamment des problèmes digestifs, la sensation d'avoir l'estomac vide même après l'ingestion d'aliments, et une constipation ne provoquant pas d'envie d'aller à la selle.

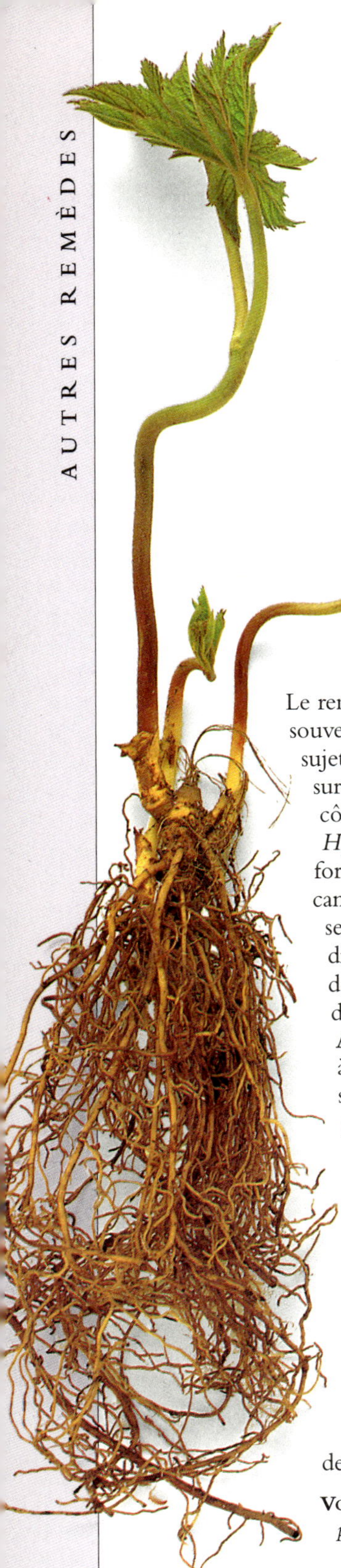

Hydrastis canadensis
(Hydratis)

Le remède se donne souvent aux personnes sujettes à un cancer, surtout du foie, du côlon ou du sein. *Hydrastis* présente une forte affinité avec le cancer du foie, et peut se prescrire pour diminuer le besoin de narcotiques et d'analgésiques.

Amélioration : à la chaleur ; en se couvrant bien ; par temps sec ; au repos ; en exerçant une pression sur la zone affectée.

Aggravation : la nuit ; au grand air ; en faisant sa toilette ; pendant une grossesse ; au contact ; en cas d'abus d'alcool ou de drogues.

Voir aussi catarrhe, *page 226*

Hypericum perforatum

HYPERICUM

Noms courants. Millepertuis, herbe aux piqûres, herbe de la Saint-Jean.
Origine. Europe et Asie, présent dans les zones tempérées du monde entier.
Précisions. Le millepertuis sert depuis des siècles en phytothérapie. L'extrait de la plante s'utilise pour traiter la dépression.
Préparation. La plante entière fraîche est hachée menu puis macérée dans l'alcool.

Profil du remède

Sujets déprimés, effrayés ou choqués à la suite d'une blessure ou d'un accident, pouvant être nerveux, surexcités, somnolents en permanence. Ils sont susceptibles d'éprouver de façon chronique une sensation d'élévation ou de chute.

Les principaux symptômes sont des plaies ou blessures plus douloureuses qu'elles le paraissent, avec des douleurs très vives pouvant toucher des régions richement innervées, comme l'extrémité des doigts ou la base de la colonne vertébrale. *Hypericum* peut s'utiliser pour soulager les douleurs post-opératoires ou consécutives à un accident ou à une piqûre ou morsure d'animal ; il participe aussi à la prévention contre le tétanos. Il sert par ailleurs à soulager les douleurs nerveuses d'un membre fantôme après une amputation, les maux de dents et les gênes occasionnées par un traitement dentaire.

Amélioration : allongé au calme ; couché sur le ventre, le front contre le matelas ; en penchant la tête vers l'arrière ; en frottant la zone affectée.

Aggravation : par temps froid et humide ; en cas de blessure ou de choc ; exposé aux secousses.

Iridium metallicum

IRIDIUM MET.

Nom courant. Iridium.
Origine. L'osmiridium, qui est un alliage d'iridium, d'osmium et de platine.
Précision. Ce métal doit son nom à Iris, messagère des dieux changée en arc-en-ciel par Junon. Il sert à fabriquer des plumes de stylos et des aiguilles pour seringues.
Préparation. L'iridium fait l'objet d'une trituration en présence de lactose.

Profil du remède

Sujets assurés la plupart du temps mais qui, si leurs entreprises ou leurs projets n'aboutissent pas ou qu'ils sont malades ou épuisés, peuvent présenter une confusion mentale, avec des difficultés de concentration et la sensation d'avoir le cerveau vide.

Le tableau clinique correspond à un épuisement et une anémie consécutifs à une maladie, et à des douleurs et raideurs musculaires avec sensibilité et gonflement des articulations. Les articulations des hanches peuvent être le siège de douleurs brûlantes d'écorchure et d'une sensation de tiraillement ; une douleur sciatique peut descendre le long de la jambe. Le remède sert à traiter les douleurs névralgiques, à l'arrière de la tête, ainsi que les boiteries ou les paralysies partielles, touchant surtout les personnes âgées. Il sert aussi à prévenir les abcès suppurants aux aisselles.

Amélioration : au froid ; à l'intérieur ; en exerçant une pression sur la région affectée ; en faisant des mouvements continus.

Aggravation : en parlant ; au niveau de l'hémicorps gauche.

Iris versicolor

IRIS

Nom courant. Iris bigarré.
Origine. Amérique du Nord, aujourd'hui largement cultivé en Europe.
Précisions. Cette plante servait aux Amérindiens comme diurétique et contre les affections de l'estomac, plaies, rhumes et otalgies. La phytothérapie l'exploite dans les programmes de désintoxication.
Préparation. La racine est déterrée en été, hachée fraîche et trempée dans l'alcool.

Profil du remède

Sujets généralement déprimés, souvent agités et découragés. Les symptômes liés au remède sont des maux de tête et migraines accompagnées de troubles digestifs (nausées, fortes diarrhées ou manifestations d'un choléra…). Parmi les signaux précédant une migraine, on observe un épuisement marqué et des troubles de la vision allant jusqu'à une cécité temporaire. Ces migraines touchent souvent le côté droit, mais peuvent alterner d'un côté à l'autre. Centrées en général sur la tempe ou autour des yeux, elles s'accompagnent de douleurs lancinantes, de fortes nausées, de vomissements et d'une salivation excessive.

Amélioration : en faisant des mouvements en douceur.

Aggravation : par temps très chaud ; la nuit ; en cas d'effort mental.

Juniperus communis

JUNIPER

Nom courant. Genévrier.
Origine. Présent en Europe et en Amérique du Nord, et du sud-ouest de l'Asie à l'Himalaya.
Précisions. Le genévrier sert depuis très longtemps à des fins thérapeutiques et dans un but culinaire. Autrefois, on jetait des rameaux de genévrier dans le feu pour éloigner les mauvais esprits, ou on en brûlait pour se protéger contre la peste. Les baies (de genièvre) parfument le gin.
Préparation. Les baies mûres sont hachées fraîches puis mélangées à de l'alcool.

Profil du remède

Ce remède, qui a la réputation d'augmenter la production urinaire, sert dans le traitement d'une rétention d'eau pouvant être associée à une maladie rénale

Juniperus communis (Genévrier)

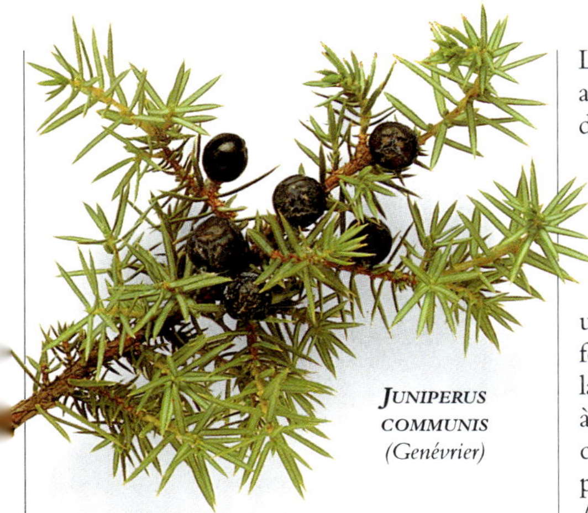

avancée. L'urine est susceptible de contenir du sang et de présenter une odeur de violette, et on peut noter une sensation de pesanteur dans la région des reins. *Juniper* sert aussi de tonique des muscles de l'utérus, et pour soulager les douleurs menstruelles.
Amélioration : aucun facteur connu.
Aggravation : aucun facteur connu.

Juniperus sabina

SABINA

NOM COURANT. Sabine.
ORIGINE. Croît dans les régions tempérées de l'hémisphère Nord.
PRÉCISIONS. Au XIXe siècle, la sabine servait en Europe en usage interne pour provoquer un avortement; toutefois, elle a été relativement peu utilisée dans un but médicinal en raison de sa forte toxicité.
PRÉPARATION. Les jeunes feuilles et parties supérieures des branches sont hachées fraîches puis macérées dans l'alcool.

PROFIL DU REMÈDE

Sujets abattus et hypochondriaques, pouvant être irritables, et que même la musique peut rendre nerveux. Il est fréquent qu'ils n'aiment pas qu'on leur parle, surtout quand ils marchent en plein air. Ils peuvent soupirer, ou avoir une mémoire déficiente.

Sabina est associé aux organes génitaux : il sert couramment dans le traitement des verrues ou démangeaisons, ou des sensations de brûlure aux organes génitaux externes. Chez l'homme, on le prescrit en cas de phimosis (resserrement du prépuce), de gonflement du gland et de blennorragie.

Le remède se donne aussi contre les problèmes utérins donnant des épanchements d'un sang rouge pâle coagulant rapidement. L'utérus peut donner l'impression de trembler comme si un fœtus bougeait à l'intérieur. Il existe d'autres symptômes : démangeaisons des mamelons avec sensation voluptueuse de tiraillement, vives douleurs lancinantes remontant dans le vagin, bouffées de chaleur et pulsations dans le corps. Le flux menstruel est souvent prématuré et abondant, avec des douleurs évoquant celles de l'accouchement. *Sabina* se donne pendant une grossesse, aux femmes prédisposées aux fausses couches, et surtout pendant les trois premiers mois. Il se prescrit aussi après un accouchement quand le placenta n'est pas expulsé et que la mère ressent une intense douleur. On peut observer un fort désir de plats et boissons acides, et dans la bouche un goût donnant de l'amertume à tout ce qui est ingéré, mais surtout au café et au lait. On note parfois des pulsations et bouffées de chaleur violentes.
Amélioration : dehors, à l'air froid; en expirant.
Aggravation : à la forte chaleur; à l'air chaud; dans un lit au chaud; au moindre mouvement; par temps de brouillard; la nuit; pendant une grossesse, la ménopause; au toucher; en entendant de la musique.

VOIR AUSSI infertilité, *page 203*

Kalium arsenicosum

KALI. ARS.

NOM COURANT. Arsénite de potassium, solution de Fowler.
ORIGINE. Préparé chimiquement.
PRÉCISION. Il s'utilise sous forme de liqueur de Fowler réalisée avec de la teinture de lavande, du carbonate de potassium, de l'anhydride arsénieux et de l'eau pure.
PRÉPARATION. Le composé subit une trituration en présence de lactose.

PROFIL DU REMÈDE

Sujets très anxieux, notamment pour ce qui concerne leur santé. *Kali. ars.* offre un profil similaire à *Arsen. alb.* (*voir page 68*). Les personnes affectées sont susceptibles d'être très agitées et de présenter une nervosité, un état dépressif, une anémie, et une hypersensibilité au toucher et au bruit.

Les principaux symptômes sont des problèmes de peau. Les démangeaisons et sensations de brûlure s'intensifient si le sujet se déshabille ou est exposé au froid; des crevasses peuvent se développer à la pliure des coudes et des genoux. Ces troubles indiquent un eczéma, un psoriasis, une acné ou une ulcération. Le remède peut servir pour soulager les symptômes d'un cancer de la peau, ou traiter des varices des membres inférieurs en cours d'ulcération.

Il se donne aussi en cas d'asthme donnant au sujet une respiration rapide et angoissée, et pouvant s'aggraver après minuit.
Amélioration : par temps pluvieux
Aggravation : en ayant les pieds froids; exposé au bruit; au toucher; entre 1 et 3 heures du matin.

VOIR AUSSI acné modérée, *page 240*

Kalium bromatum

KALI. BROM.

NOM COURANT. Bromure de potassium.
ORIGINE. Préparé chimiquement.
PRÉCISIONS. Le bromure de potassium sert pour la fabrication de papier gélatiné et de plaques photographiques. Autrefois, on l'utilisait comme sédatif et anti-épileptique.
PRÉPARATION. Le bromure solide fait l'objet d'une trituration en présence de lactose.

PROFIL DU REMÈDE

Sujets ayant une mémoire déficiente, tristes, aux capacités mentales amoindries. Le remède présente une affinité avec le système nerveux et peut se prescrire après une crise d'épilepsie, un épisode convulsif, un accident vasculaire cérébral. Les symptômes secondaires sont une agitation physique marquée, avec certains traits caractéristiques (le sujet se tord les mains ou ne tient pas en place), ainsi qu'un engourdissement de la peau et des muqueuses, surtout de la gorge.

Au stade extrême, le sujet peut avoir peur de sombrer dans la folie et éprouver des sentiments de suspicion et de rage susceptibles d'évoluer, dans les cas les plus graves, en psychose, en manie, en paranoïa, en autisme ou en retard mental, désordres contre lesquels *Kali. brom.* s'avère utile. Celui-ci peut aussi atténuer les envies érotiques intenses conduisant à une dépendance sexuelle.

Si le remède est associé aux troubles nerveux, il sert aussi dans le traitement d'affections cutanées : psoriasis, acné (notamment au front), acné rosacée, pustules, kystes, eczéma sur les jambes, froideur et engourdissement de la peau, groupes de petits furoncles. La peau bleuit et se marbre facilement, et peut garder des cicatrices après une éruption cutanée. *Kali. brom.* est utile aussi pour traiter les kystes ovariens, tumeurs ou fibromes de l'appareil génital féminin, et les symptômes se déclenchant lors des règles, par exemple une crise d'épilepsie. Chez l'homme, le remède sert en cas d'impuissance ou d'appétit sexuel excessif.
Amélioration : en étant occupé, aussi bien physiquement que mentalement.
Aggravation : en cas d'excès sexuels ou de gros efforts mentaux; pendant la puberté ou une grossesse.

Kalium bromatum (Bromure de potassium)

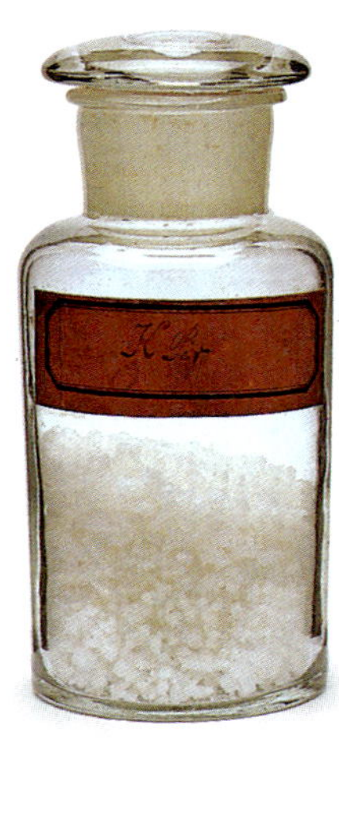

VOIR AUSSI rosacée, *page 193*

Kalium chloratum

Kali. mur.

Nom courant. Chlorure de potassium.
Origine. La sylvine, minéral que l'on trouve surtout en Allemagne et en Amérique du Nord.
Précision. Ce composé a été incorporé à la matière médicale homéopathique par Schüssler en tant que sel de l'organisme (*voir page 90*).
Préparation. Le chlorure de potassium subit une trituration en présence de lactose.

Profil du remède

Sujets ayant tendance à être optimistes et travailleurs. Ils oscillent entre morosité et gaîté. Les principaux symptômes traités par le remède sont un catarrhe et une congestion chroniques au niveau du nez.

Kali. mur. est approprié si l'oreille moyenne est affectée, ce qui provoque une otalgie, une douleur derrière l'oreille, la perception de bruits de claquement, une obstruction de la trompe d'Eustache, et parfois même une surdité. La congestion nasale, due à la présence de mucosités blanchâtres et abondantes, s'accompagne de saignements de nez.

Kali. mur. est un remède important en cas d'amygdalite ou inflammation de l'amygdale palatine, de maux de gorge chroniques avec croûtes dans la gorge, et de cancer. Une inflammation des membranes et des articulations est susceptible de bien réagir au remède.
Amélioration : en frottant la région affectée ; en laissant les cheveux libres.
Aggravation : au grand air ; en mangeant riche et gras ; en buvant froid.

Voir aussi cancer, *page 208* ; obstruction des trompes d'Eustache, *page 222* ; catarrhe, *page 226*

Kalium chloratum
(Sylvine)

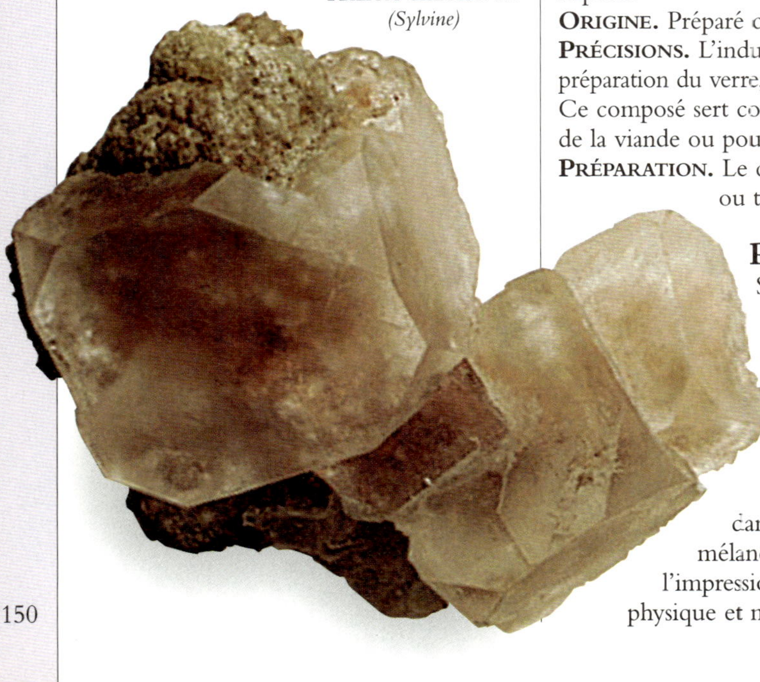

Kalium iodatum

Kali. iod.

Nom courant. Iodure de potassium.
Origine. Préparé chimiquement.
Précisions. L'iodure de potassium est couramment utilisé comme additif au sel de table et aux aliments pour animaux, pour prévenir une carence en iode.
Préparation. L'iodure de potassium subit une trituration en présence de lactose.

Profil du remède

Sujets s'emportant facilement, conscients qu'ils peuvent être cruels et difficiles à supporter. Le tableau clinique correspond à un catarrhe chronique, des sinusites récurrentes, et un gonflement, des abcès ou une atrophie des ganglions. Ces symptômes sont durables et s'accompagnent souvent d'une grande faiblesse, d'une sensibilité et d'un endolorissement difficile à localiser. On observe aussi des œdèmes, et un désir de marcher en plein air.

Kali. iod. est souvent prescrit dans le traitement des écoulements abondants et très liquides, pouvant s'accompagner d'une rhinite allergique chronique et d'une douleur aux sinus. On le donne aussi en cas de catarrhe chronique avec écoulements épais, avec odeur déplaisante et tendance aux saignements de nez.
Amélioration : à l'air froid ; au grand air ; en bougeant.
Aggravation : la nuit ; au repos ; sous l'effet d'une pression ou au toucher ; à la chaleur des vêtements ou d'une pièce.

Kalium nitricum

Kali. nit.

Noms courants. Nitrate de potassium, salpêtre.
Origine. Préparé chimiquement.
Précisions. L'industrie l'utilise dans la préparation du verre, d'engrais et de poudre. Ce composé sert comme conservateur de la viande ou pour la salaison.
Préparation. Le composé est dissous ou trituré dans l'alcool.

Profil du remède

Sujets aimant être affairés en permanence, qui cèdent à la tristesse et la lassitude s'ils sont seuls ou inoccupés. Sensibles et dévoués, ils sombrent peu à peu dans l'anxiété et la mélancolie, et peuvent avoir l'impression d'insensibilité physique et mentale.

Les vives douleurs et cet engourdissement sont typiquement associés à *Kali. nit.* quand ils se manifestent conjointement à des problèmes respiratoires. Le remède s'utilise en cas d'affections telles que l'asthme, le croup ou la bronchite. D'autres symptômes sont possibles : syncopes, nausées, incapacité à ingérer du liquide en raison de difficultés à respirer, sensation de froid autour du cœur. On observe parfois une gêne respiratoire causée par un resserrement du larynx, un enrouement et une raucité de la voix. Le nez peut être le siège de polypes, d'irritations chroniques, de catarrhe et de sinusites.
Amélioration : en bougeant doucement ; en buvant de l'eau par petites gorgées.
Aggravation : au froid et à l'humidité ; en prenant froid ; en marchant ; en mangeant du veau ; en buvant du vin ou de la bière.

Kalium sulfuricum

Kali. sulf.

Nom courant. Sulfate de potasse, sulfate dipotassique.
Origine. Préparé chimiquement.
Précisions. Ce composé est utilisé comme fertilisant dans les engrais et sert dans la fabrication de verre ; il fait partie des sels « biochimiques » de Schüssler (*voir page 90*).
Préparation. Le sulfate de potasse subit une trituration en présence de lactose.

Profl du remède

Sujets ayant tendance à être conformistes et soucieux de faire les choses dans les règles. Il est fréquent qu'ils montrent de la précipitation, soient anxieux, agités et irritables, et sursautent facilement.
Le remède présente une affinité avec la peau et l'appareil respiratoire. On le prescrit couramment en cas de desquamation, par exemple si le sujet souffre d'eczéma ou de psoriasis ; il peut aussi servir contre l'herpès circiné, les polypes, la peau grasse ou les cancers cutanés. La peau présente des crevasses, desquame ou pèle, et on peut observer des zones douloureuses avec des écoulements liquides jaunâtres et fluides.

Kali. sulf. est associé aux affections respiratoires chroniques : il s'utilise en cas de catarrhe, d'asthme, et de présence chronique de mucosités dans le nez, le larynx, les bronches ou les oreilles. On observe une congestion du nez, avec un bruit de raclement dans les poumons et une perte de l'odorat. On note parfois des écoulements malodorants et durables par les oreilles, avec inflammation auriculaire et sécrétion de *glue ear* (otite séreuse).
Amélioration : au grand air ; à l'air froid ; en marchant ; en jeûnant.

Aggravation : dans une atmosphère chaude et confinée ; dans la soirée ; exposé au bruit ; en recevant des manifestations de sympathie ; en mangeant des œufs.

Kalmia latifolia

KALMIA

NOM COURANT. Laurier américain, laurier des montagnes.
ORIGINE. Région orientale de l'Amérique du Nord.
PRÉCISIONS. Très toxique, cette plante peut tuer les bovins et ovins, et contaminer la viande de ces animaux au point que cette dernière n'est pas comestible.
PRÉPARATION. Les feuilles fraîches sont hachées à floraison puis macérées dans l'alcool.

PROFIL DU REMÈDE

Sujets se sentant bien en position allongée, mais éprouvant des vertiges et se sentant désorientés quand ils cherchent à bouger.

Le remède se donne en cas de vives douleurs névralgiques dans les muscles et les articulations, et de douleurs musculaires d'une manière générale. Ces douleurs, parfois violentes, irradient souvent vers le bas du corps. Elles sont fréquemment accompagnées d'une grande faiblesse, d'une raideur, d'un engourdissement, de tremblements et de picotements. *Kalmia* sert aussi à traiter une maladie de cœur, surtout si elle survient après des antécédents représentés par des douleurs névralgiques et une raideur corporelle.
Amélioration : en mangeant ; en restant au calme.
Aggravation : en bougeant ; en prenant froid ; entre le lever et le coucher du soleil.

Kreosotum

KREOSOTUM

NOM COURANT. Créosote de hêtre.
ORIGINE. La distillation du bois de hêtre.
PRÉCISIONS. La créosote a longtemps servi pour la protection du bois : son nom provient de deux termes grecs, *kreas* et *soter*, qui signifient « chair » et « gardien ». C'est à Reichenbach, un chimiste morave, que l'on doit au XIXe siècle son adoption par la médecine ; seule l'homéopathie l'exploite de nos jours dans un but thérapeutique.
PRÉPARATION. La créosote est dissoute dans l'alcool avant dilutions et dynamisations.

PROFIL DU REMÈDE

Sujets capricieux, pouvant être étourdis, grognons et agités la nuit. Ils pensent souvent au passé, rêvent de rapports sexuels, et ont peur de se faire violer.

Le tableau clinique correspond à une affection des muqueuses qui sont le siège d'une inflammation et d'une suppuration, puis se décomposent et sont le siège d'hémorragies, notamment au niveau du vagin, de l'utérus ou de son col. Le remède se donne en cas d'écoulements nauséabonds par ces muqueuses, qui entraînent une sensation de brûlure, des démangeaisons et des gonflements ; il peut être utile si l'urine provoque une brûlure de la peau. Il se prescrit en cas de problèmes avant et après les menstruations, comme des saignements entre deux cycles. La candidose est par ailleurs susceptible de bien réagir à *Kreosotum*.
Amélioration : à la chaleur ; après avoir dormi ; en bougeant ; en exerçant une pression sur la zone affectée ; en mangeant très chaud.
Aggravation : au froid ; au repos ; pendant une grossesse.

VOIR AUSSI Candidose, *page 200*

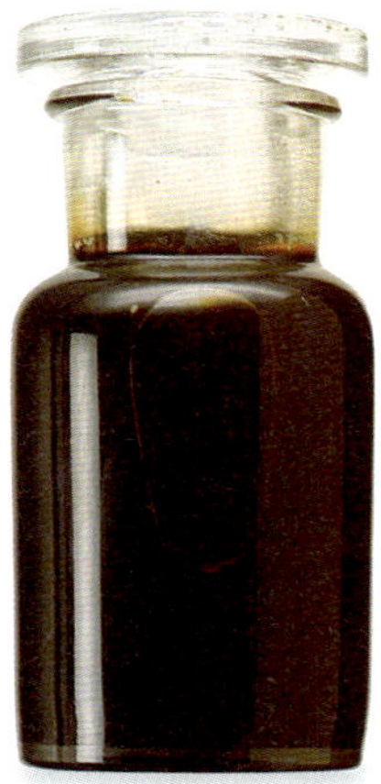

KREOSOTUM
(Créosote de hêtre)

Lac vaccinum defloratum

LAC DEFL.

NOM COURANT. Lait de vache écrémé.
ORIGINE. Lait de vache.
PRÉCISIONS. Le lait apporte, certes, des vitamines et des sels minéraux, mais certains dénoncent son influence possible sur la production de catarrhes, la tuberculose et la maladie de Crohn (inflammation chronique de l'intestin).
PRÉPARATION. Le lait écrémé est dissous dans l'eau distillée avant dilutions et dynamisations.

PROFIL DU REMÈDE

Sujets claustrophobes, frileux, apathiques et étourdis. Il est fréquent qu'ils éprouvent une aversion envers le lait.

Les principaux symptômes associés au remède sont un affaiblissement et une anémie à la suite d'une maladie chronique. Le diabète, les œdèmes liés à une affection cardiaque, et les affections chroniques du foie sont susceptibles de bien réagir à *Lac. defl.* ; le remède sert par ailleurs contre les maux de tête, notamment ceux qui sont associés aux menstruations.
Amélioration : au repos ; en émettant d'abondantes quantités d'urine.
Aggravation : au froid ; au moindre courant d'air ; pendant les règles ou pendant une grossesse ; en buvant du lait.

Lachnanthes tinctoria

LACHNANTHES

NOM COURANT. Lachnantès.
ORIGINE. Région orientale de l'Amérique du Nord.
PRÉCISION. La racine donne une teinture rouge ; ingérée, cette partie de la plante provoque une stimulation cérébrale ou une narcose (sommeil obtenu artificiellement).
PRÉPARATION. La plante entière, y compris la racine, est trempée dans l'alcool à floraison.

PROFIL DU REMÈDE

Sujets étant désopilants, surexcités et très loquaces, pour tout à coup se montrer irritables. Ils sont agités, et somnolents alors qu'ils ont souvent du mal à s'endormir.

Le remède présente une affinité avec l'appareil circulatoire, surtout au niveau de la tête et de la poitrine. On note l'impression d'une chaleur bouillonnante qui monte à la tête en partant du cœur et du thorax.

Lachnantes sert aussi en cas de tuberculose, ou de maux de tête affectant le côté droit et s'accompagnant d'une grande frilosité.
Amélioration : couché dans un lit ; en étant réchauffé.
Aggravation : au niveau de l'hémicorps droit ; au bruit ; en se réveillant la nuit.

Lathyrus sativus

LATHYRUS

NOM COURANT. Gesse cultivée.
ORIGINE. Présente dans le pourtour méditerranéen, en Afrique et Asie centrale.
PRÉCISIONS. Les graines comestibles, qui ressemblent à des pois, servent depuis longtemps en cuisine ; mais la tradition d'un usage médicinal est peu ancienne.
PRÉPARATION. Les capsules encore vertes sont séchées puis macérées dans l'alcool.

PROFIL DU REMÈDE

Le remède correspond surtout à la colonne vertébrale et aux membres inférieurs. Les symptômes sont une douleur au bas du dos, une incontinence urinaire, des tremblements, une perte totale du fonctionnement de l'appareil génital. On note un affinement des réflexes, et une très forte chaleur aux jambes alors que les pieds sont glacés. *Lathyrus* sert en cas d'affaiblissement et de sensation de pesanteur après une grippe ou autre maladie virale, et de sclérose en plaques. Les symptômes peuvent s'aggraver rapidement après exposition la nuit à l'air froid et humide.
Amélioration : en se déshabillant.
Aggravation : à l'air froid et humide la nuit ; au toucher.

VOIR AUSSI sclérose en plaques, *page 179*

Latrodectus mactans

LATRODECTUS MAC.

NOM COURANT. Veuve noire.
ORIGINE. Présente dans tout le sous-continent nord-américain, surtout dans le sud des U.S.A. et en Europe.
PRÉCISION. Cette araignée doit son nom au fait que la femelle dévore le mâle après accouplement.
PRÉPARATION. L'animal vivant est immergé dans l'alcool pour macération, puis le mélange fait l'objet de dilutions et dynamisations.

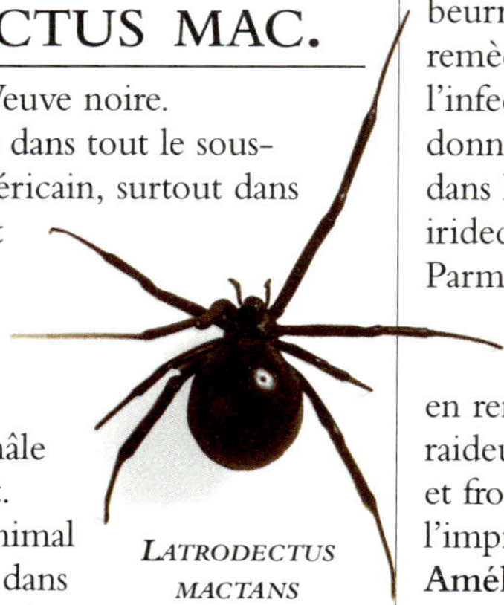

LATRODECTUS MACTANS
(Veuve noire)

PROFIL DU REMÈDE

Sujets tendus et se fatiguant facilement, souvent frileux mais exposés aux bouffées de chaleur. Le remède se prescrit en cas de problèmes cardiaques, notamment d'angor, avec d'insupportables douleurs à type de crampe dans la région du cœur. La douleur, violente, laisse le patient prostré ; elle irradie dans les bras et les épaules des deux côtés, mais est plus forte au niveau de l'hémicorps gauche. On peut observer une extrême agitation, corrélée surtout à une crise aiguë d'angor.
Amélioration : en étant assis au calme.
Aggravation : par temps humide ; avant un orage ; en cas de changement de temps ; au moindre mouvement ; à la lumière.

VOIR AUSSI angor, *page 185*

Ledum palustre

LEDUM

NOMS COURANTS. Lédon des marais, romarin sauvage.
ORIGINE. Présent dans l'hémisphère Nord, et notamment en Irlande, en Scandinavie, au Canada et aux U.S.A.
PRÉCISIONS. Cette plante est utilisée traditionnellement en Scandinavie pour éliminer les poux. Aux États-Unis, elle servit un temps de succédané de thé après que celui-ci eut fait l'objet en 1773 de droits de douane qui donnèrent lieu à l'insurrection restée dans l'histoire sous le nom de *Boston Tea Party.*
PRÉPARATION. Les extrémités des pousses feuillues sont collectées en début de floraison, séchées puis trempées dans l'alcool.

PROFIL DU REMÈDE

Sujets anxieux, insatisfaits, ayant tendance à s'emporter et à adopter un comportement antisocial.

On connaît bien *Ledum* comme remède de premiers soins contre les coupures, écorchures, piqûres d'insectes, yeux au beurre noir et autres affections de l'œil. Le remède s'utilise notamment pour prévenir l'infection des plaies ouvertes. *Ledum* se donne aussi en cas d'épanchement de sang dans la chambre de l'œil à la suite d'une iridectomie (ablation d'un fragment d'iris). Parmi les autres symptômes, mentionnons des douleurs rhumatismales se déclarant dans les pieds et migrant en remontant dans les jambes, et une raideur des articulations, douloureuses et froides au toucher, mais donnant l'impression d'une grande chaleur interne.
Amélioration : en appliquant des compresses froides.
Aggravation : à la chaleur ; la nuit ; au toucher.

VOIR AUSSI ostéoarthrite, *page 196*

Lithium carbonicum

LITHIUM CARB.

NOM COURANT. Carbonate de lithium.
ORIGINE. Présent à l'état naturel dans certaines eaux minérales en Europe et aux U.S.A., mais préparé chimiquement pour les applications homéopathiques.
PRÉCISION. Sert en médecine classique pour traiter la psychose maniaco-dépressive et l'hypomanie.
PRÉPARATION. Le carbonate de lithium subit une trituration en présence de lactose.

PROFIL DU REMÈDE

Sujets cédant facilement à l'anxiété, à la confusion et à l'excitabilité. Le tableau clinique correspond à une douleur à la hanche, la goutte, une déformation des articulations, et aux symptômes liés à l'arthrite, parfois associés à des problèmes cardiaques. On note une sensation de raideur des membres, et un endolorissement des os, des muscles et des articulations. Ces dernières sont rouges, sensibles et gonflées.
Amélioration : en bougeant ; en mangeant ; en urinant.
Aggravation : la nuit ; pendant et après les règles ; en cas de cessation des menstruations.

Lobaria pulmonaria

STICTA

NOMS COURANTS. Lichen pulmonaire, pulmonaire du chêne.
ORIGINE. Présent dans toute l'Europe.
PRÉCISION. Sert depuis des millénaires en Europe pour traiter le catarrhe respiratoire chronique, la bronchite, la toux…
PRÉPARATION. Le lichen entier et séché est macéré dans l'alcool.

PROFIL DU REMÈDE

Sujets pleins d'entrain, qui ont tendance à être très loquaces et peuvent avoir la sensation de flotter dans l'air.

Sticta convient aux problèmes respiratoires associés à un rhume des foins ou à d'autres réactions allergiques, à la grippe ou à la bronchite. Le remède sert aussi en cas de pneumonie et de catarrhe chronique avec difficultés à expulser les mucosités et provoquant un manque d'air, une sensation de pesanteur dans la tête, des chatouillements dans la gorge.
Amélioration : au grand air ; en expulsant des mucosités.
Aggravation : la nuit ; en cas de changement de température ; en s'allongeant ; en bougeant.

VOIR AUSSI pneumonie, *page 183*

Lobelia inflata

LOBELIA

NOMS COURANTS. Lobélie enflée, tabac indien.
ORIGINE. Présente en Amérique du Nord, surtout dans le centre et à l'est des U.S.A.
PRÉCISIONS. Servait aux indigènes d'Amérique comme succédané du tabac et pour provoquer des vomissements ou des expectorations.
PRÉPARATION. La plante entière à floraison, graines et racines comprises, est hachée menu puis macérée dans l'alcool.

PROFIL DU REMÈDE

Sujets s'inquiétant pour leur santé. Le remède se prescrit en cas d'essoufflement et d'asthme associés à une forte anxiété. Les manifestations typiques sont un *crépitement malgré l'absence ou la présence en quantités limitées de mucus, et une sensation oppressante de constriction à la poitrine. Il existe d'autres symptômes : haut-le-cœur, hoquets, salivation excessive, nausées, impression d'une boule dans la gorge ou à l'estomac.

Lobelia sert aussi en cas de nausées avec vertiges, et de vomissements associés à une transpiration abondante.
Amélioration : en faisant des mouvements rapides ; à la chaleur ; en mangeant par petites portions.
Aggravation : après avoir dormi ; au moindre mouvement ; en buvant de la bière ; en fumant du tabac.

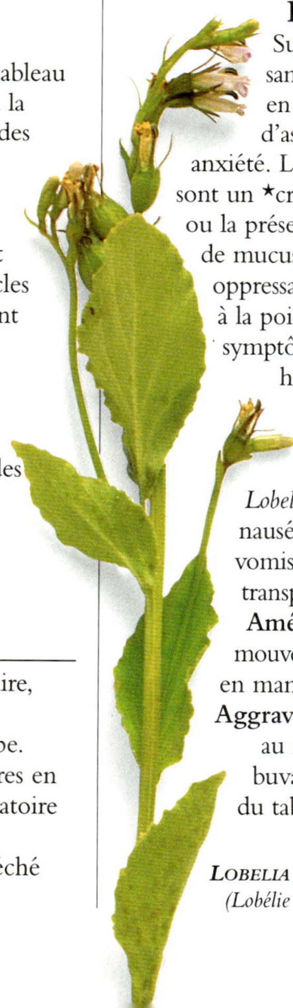

LOBELIA INFLATA
(Lobélie enflée)

Lycopus virginicus

LYCOPUS

NOM COURANT. Lycope de Virginie.
ORIGINE. Présent à l'est de l'Amérique du Nord.
PRÉCISION. Cette plante sert en phytothérapie pour traiter l'hyperthyroïdie, la tuberculose, la toux, les règles abondantes…
PRÉPARATION. La plante entière à floraison, racines comprises, est hachée fraîche avant macération dans l'alcool.

PROFIL DU REMÈDE

Sujets ayant tendance à être irritables quand ils sont malades, à moins qu'on ne leur parle très doucement.

Lycopus est surtout associé au cœur, et s'utilise dans le traitement des insuffisances cardiaques, des arythmies et autres anomalies. D'autres symptômes sont possibles, notamment la tendance aux épanchements de sang et l'hyperactivité de la thyroïde, particulièrement lors de la ménopause. Des troubles respiratoires peuvent se développer parallèlement : violentes quintes de toux le soir ou la nuit pendant le sommeil, avec production de mucus sucré récidivant par temps froid, notamment à la suite d'une exposition au vent. On peut observer de surcroît une augmentation notable de l'appétit.
Amélioration : dans une ambiance chaude ; allongé sur un lit.
Aggravation : vers le coucher du soleil ; le matin ; dans la soirée ; exposé au froid ; en faisant des mouvements ou de l'exercice ; en marchant ; en montant un escalier.

Lyssin hydrophobinum

LYSSIN

NOM COURANT. Rage.
ORIGINE. Salive d'un chien enragé.
PRÉCISIONS. La rage est une maladie infectieuse d'origine virale. Transmise par la salive, elle est presque toujours mortelle chez l'humain.
PRÉPARATION. La salive stérilisée est dissoute dans l'eau distillée avant de subir des dilutions et dynamisations.

PROFIL DU REMÈDE

Sujets ayant tendance à l'excitation mentale et l'hyperactivité, très sensibles aux stimuli tels que la lumière, le bruit, les odeurs. Dans certains cas, il existe des antécédents personnels ou familiaux de vaccination antirabique.

En règle générale, les symptômes affectent le système nerveux, la gorge et les organes sexuels. Le fait de voir ou d'entendre de l'eau courante provoque typiquement une irritabilité et un sentiment de peur, ainsi qu'une forte envie d'aller à la selle ou d'uriner, parfois sans contrôle sphinctérien. Les tentatives de déglutition se traduisent par une sensation d'étouffement avec expulsion d'une abondante sécrétion de salive.

D'autres affections sont associées à *Lyssin*, notamment un excès d'énergie sexuelle et une douleur au cours de l'acte sexuel en raison d'une sensibilité du vagin. On peut par ailleurs observer un prolapsus de l'utérus (descente d'organes).
Amélioration : en frottant doucement la peau ; en prenant des bains de vapeur.
Aggravation : exposé à la chaleur du soleil ; en cas de stress émotionnel ; en apprenant de mauvaises nouvelles.

Magnesia carbonica

MAG. CARB.

NOM COURANT. Carbonate de magnésium.
ORIGINE. Préparé chimiquement.
PRÉCISIONS. Ce composé est utilisé dans l'industrie, notamment pour la fabrication de briques, de papier, de plastiques et de peintures. Ses propriétés alcalines sont exploitées dans un but thérapeutique.
PRÉPARATION. Le carbonate de magnésium subit une trituration en présence de lactose.

PROFIL DU REMÈDE

Sujets résignés, se sentant épuisés et aspirant fortement au calme, très sensibles au bruit et au toucher. Ce sont des pacifistes qui ne supportent pas la discorde, même s'il leur arrive d'exploser quand ils sont poussés à bout : c'est vrai surtout chez les enfants.

Le principal symptôme associé à *Mag. carb.* est une acidité digestive accompagnée d'une odeur acide de la transpiration et des selles, et à des difficultés à digérer le lait. Le remède peut s'utiliser en cas de diarrhée ou de constipation avec émission de selles anormales, claires, graisseuses, comportant des aliments non digérés. Il se prescrit aussi dans le traitement de l'épuisement ou d'un syndrome de fatigue chronique conjugués à des ganglions, un relâchement des muscles et une tendance aux hernies.
Amélioration : au grand air ; à l'air chaud ; en bougeant ; après un passage à la selle.
Aggravation : au froid ; la nuit ; en cas de changement de temps ; au repos ; en mangeant chaud ; pendant une grossesse.

MAGNESIA CARBONICA
(Carbonate de magnésium)

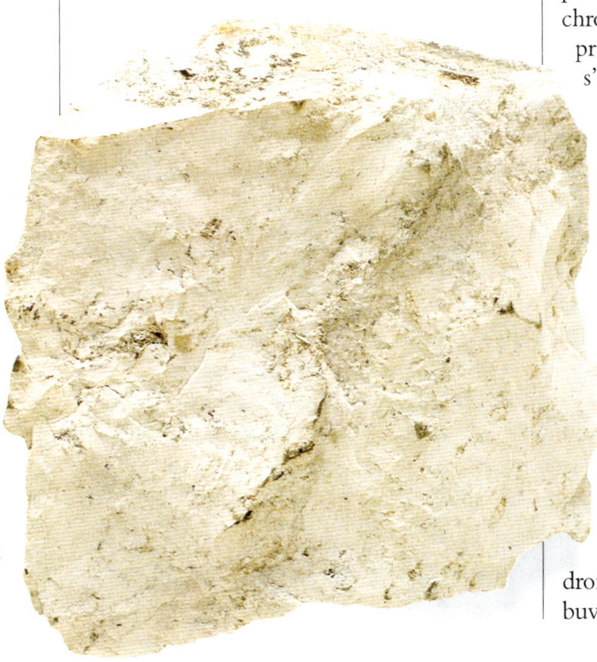

Magnesium chloratum

MAG. MUR.

NOM COURANT. Chlorure de magnésium.
ORIGINE. Préparé chimiquement.
PRÉCISIONS. Ce composé présente un goût amer que l'on retrouve dans de nombreuses eaux minérales et dans l'eau de mer. Il sert dans les enduits muraux et comme agent ignifugeant pour le bois.
PRÉPARATION. Le chlorure de magnésium subit une trituration en présence de lactose.

PROFIL DU REMÈDE

Sujets soumis à une profonde détresse quand ils sont témoins de disputes, en quête de paix et d'harmonie. Tristes, réservés et s'apitoyant sur eux-mêmes, ils se montrent souvent résignés. Ils présentent typiquement une hypersensibilité nerveuse, ainsi qu'une agitation quand ils sont dans leur lit. Ils dorment d'un mauvais sommeil dont ils sortent peu dispos, et il leur faut un temps certain pour « émerger ». Le foie, les nerfs, l'utérus et le rectum sont souvent gravement touchés. Les affections traitées par le remède sont le plus souvent chroniques : faiblesse physique, ganglions, prédisposition aux rhumes… *Mag. mur.* s'avère donc utile contre le syndrome de fatigue chronique, par exemple.

Par ailleurs, les troubles digestifs tels que les nausées, l'indigestion ou la constipation sont fortement associés au remède s'ils s'accompagnent des manifestations nerveuses évoquées ci-dessus. *Mag. mur.* sert aussi pour traiter les enfants souffrant de problèmes de digestion ou dont les parents s'affrontent régulièrement.
Amélioration : au grand air froid ; en exerçant une ferme pression sur la région affectée ; en bougeant doucement.
Aggravation : la nuit ; exposé au bruit ; au toucher ; couché sur le côté droit ; en prenant un bain de mer ; en buvant du lait ; en mangeant, surtout salé.

Magnesium sulfuricum

MAG. SULF.

NOMS COURANTS. Sulfate de magnésie, sel d'Epsom.
ORIGINE. Préparé chimiquement pour un usage homéopathique ; présent à l'état naturel dans certaines eaux minérales.
PRÉCISION. Le sulfate de magnésie est présent dans de nombreuses eaux minérales, comme celle d'Epsom (Angleterre), qui a un effet laxatif doux.
PRÉPARATION. Le sulfate de magnésie fait l'objet d'une trituration en présence de lactose.

PROFIL DU REMÈDE

Sujets épris de paix, mais qui explosent dans des rages violentes. Ils ont tendance à être agités et mal à l'aise, craignant un événement dramatique ou maléfique. Ils se font souvent du souci pour leurs proches, et sont prédisposés à la jalousie.

Le remède se prescrit en cas de troubles urinaires associés parfois à des problèmes de digestion, de peau ou de menstruations et une maladresse dans les mouvements.

Mag. sulf. sert à traiter les nausées, la fatigue chronique, la sécheresse cutanée. On note parfois un assoupissement en début de soirée, suivi par une insomnie pendant la nuit. Le sommeil peut être agité à cause de rêves désagréables.
Amélioration : en frottant la région affectée ; en marchant.
Aggravation : le matin ; au réveil.

Malandrinum

MALANDRINUM

NOM COURANT. Malandre.
ORIGINE. Le spécimen de la sécrétion graisseuse prélevée sur un cheval infecté.
PRÉCISION. La malandre est une maladie du cheval provoquant une inflammation au pli du genou, qui se couvre d'une sécrétion graisseuse.
PRÉPARATION. Le spécimen de sécrétion est stérilisé et dissous dans l'eau distillée, puis le mélange subit des dilutions et dynamisations.

PROFIL DU REMÈDE

Malandrinum sert pour traiter les problèmes cutanés caractérisés par des éruptions graisseuses et pustuleuses, une peau rêche et d'aspect non sain, des crevasses ou fissures avec démangeaisons, notamment aux pieds et aux mains par temps froid. Le remède peut aussi se donner comme antidote aux effets négatifs d'une vaccination contre la varicelle.
Amélioration : aucun facteur connu.
Aggravation : dans la soirée.

Mandragora officinarum

MANDRAGORA

NOM COURANT. Mandragore officinale.
ORIGINE. Régions méditerranéennes d'Europe.
PRÉCISION. La légende attribuait des vertus aphrodisiaques magiques à la racine de mandragore. Celle-ci étant très toxique et narcotique, la phytothérapie l'a délaissée.
PRÉPARATION. La racine est séchée avant macération dans l'alcool.

PROFIL DU REMÈDE

Sujets prédisposés aux sautes d'humeur. Ils peuvent se montrer en même temps somnolents et hyperactifs. On note chez eux une hypersensibilité généralisée.

Le tableau clinique est axé sur une douleur abdominale plus vive dans la région supérieure droite et s'atténuant si le patient se penche vers l'arrière. Le remède sert aussi si le sujet éprouve dans les membres une sensation de pesanteur et d'endolorissement, comme après un effort physique ; il peut également soulager une sciatique provoquant une douleur brûlante et plus prononcée du côté droit, ou les maux de tête avec congestion qui s'estompent à l'air froid ou en appliquant des compresses froides.
Amélioration : à la miction ; penché vers l'arrière ; au repos ; en faisant des mouvements continus ; en appliquant des compresses chaudes (sauf en cas de maux de tête).
Aggravation : par temps humide et orageux ; entre 3 et 5 heures du matin.

Manganum metallicum

MANGANUM MET.

NOM COURANT. Manganèse.
ORIGINE. Présent principalement dans deux minerais, la pyrolusite et la rhodonite.
PRÉCISIONS. Le manganèse fut découvert en 1774. C'est, après le fer, le métal le plus abondant de l'écorce terrestre. On l'utilise surtout dans l'industrie pour l'obtention d'alliages d'acier et de cuivre.
PRÉPARATION. Le manganèse fait l'objet d'une trituration en présence de lactose.

PROFIL DU REMÈDE

Sujets sympathiques, ouverts et serviables, et consciencieux ; s'ils ne peuvent pas être d'une aide quelconque à autrui, ils ont tendance à être agités et à se sentir perdus. Le remède se donne en général quand les os sont d'une sensibilité extrême, surtout chez les enfants ayant connu une croissance très rapide. Dans la plupart des cas, les symptômes s'atténuent quand le sujet s'allonge. *Manganum met.* se prescrit aussi en cas d'affection auriculaire : otalgie, hypoacousie transitoire, bourdonnements d'oreille, sensibilité au bruit et au vent. Le mal d'oreille semble se déclencher en un autre endroit du corps avant de migrer.
Amélioration : en changeant d'atmosphère ; en s'allongeant ; en écoutant de la musique mélancolique.
Aggravation : au froid et à l'humidité ; la nuit ; au toucher ; en parlant.

Medicago sativa

ALFALFA

NOM COURANT. Luzerne commune.
ORIGINE. Europe, Asie et du nord de l'Afrique.
PRÉCISIONS. Cultivée depuis des millénaires comme plante à fourrage, la luzerne a des propriétés très nutritives et désintoxicantes. Elle est utilisée en cuisine et en phytothérapie.
PRÉPARATION. Les parties aériennes fraîches sont hachées menu puis macérées dans l'alcool.

PROFIL DU REMÈDE

Alfalfa se donne le plus souvent sous forme de teinture mère comme tonique dans le traitement des affections associées à une malnutrition ou une perte de poids marquée : cancer, anorexie, indigestion d'origine nerveuse, syndrome de fatigue chronique, insomnie. On peut noter une sensation constante de faim ou une augmentation de l'appétit, et un désir de plats sucrés. Parmi les autres symptômes possibles, mentionnons un mal de tête du côté gauche du crâne ou une sensation de pesanteur à l'arrière de la tête.
Amélioration : aucun facteur connu.
Aggravation : dans la soirée.

Melilotus officinalis syn. *M. arvensis*

MELILOTUS

NOMS COURANTS. Mélilot officinal, petit trèfle jaune, couronne royale.
ORIGINE. Europe, régions tempérées d'Asie et du nord de l'Afrique ; naturalisé en Amérique du Nord.
PRÉCISION. Cette plante aux vertus sédatives sert en phytothérapie pour soulager les spasmes ou atténuer les inflammations, ou encore comme décongestionnant.
PRÉPARATION. Les sommités fleuries, sans leurs tiges ligneuses, sont hachées menu fraîches et trempées dans l'alcool.

PROFIL DU REMÈDE

Sujets très agités et loquaces, méfiants, déments, parfois même suicidaires. Le remède sert surtout dans le traitement

de céphalées lancinantes s'accompagnant d'une sensation de violente constriction dans la tête. Souvent, on observe aussi une rougeur du visage, des yeux injectés de sang et des vertiges. Les maux de tête sont parfois précédés par une lassitude, une sensation de fébrilité, une forte chaleur au visage. L'impression de congestion est susceptible d'être soulagée par des saignements de nez. *Melilotus* se prescrit aussi contre les problèmes respiratoires associés à une sensation d'engorgement dans d'autres parties du corps.
Amélioration : en cas d'épanchements de sang (règles, saignements de nez...) ; en urinant abondamment.
Aggravation : en cas de changement de temps ; à l'approche d'un orage ; pendant la ménopause.

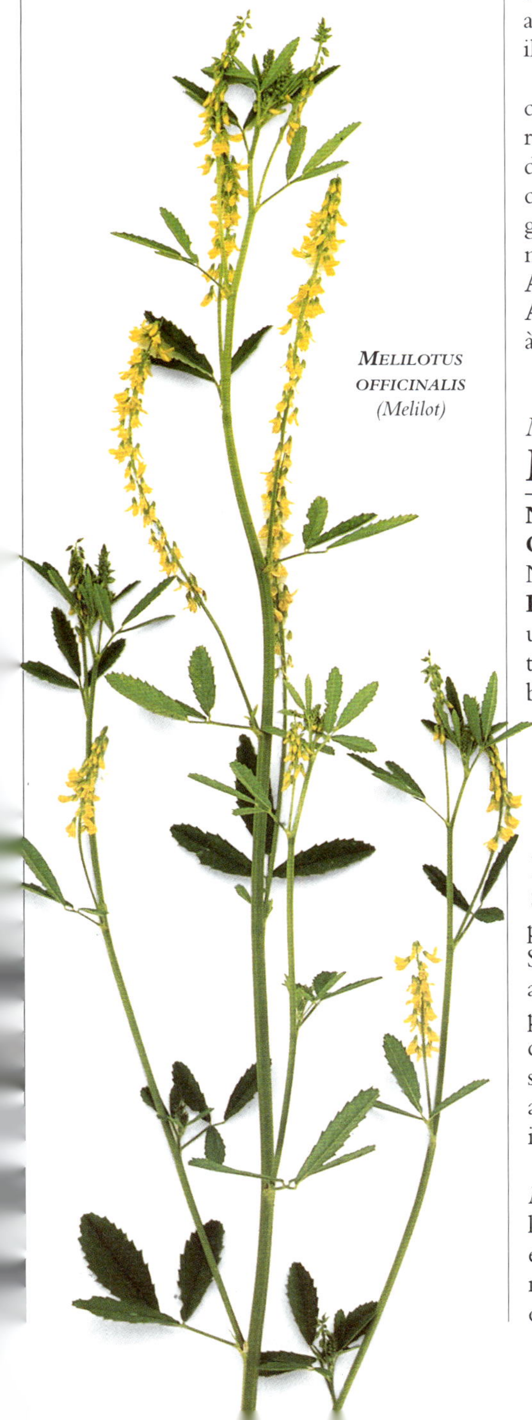

MELILOTUS OFFICINALIS (*Melilot*)

Micrurus corallinus syn. *Elaps corallinus*

ELAPS

NOMS COURANTS. Serpent corail, serpent arlequin.
ORIGINE. Présent au Brésil.
PRÉCISION. Ce serpent venimeux présente sur le ventre environ 200 anneaux noirs et rouge vif en alternance.
PRÉPARATION. Le venin d'un serpent vivant subit une trituration en présence de lactose.

PROFIL DU REMÈDE

Sujets sérieux, hautains et soupçonneux. Il leur arrive souvent d'être déprimés et d'avoir envie d'être seuls, tout en craignant de ne pas être avec quelqu'un au cas où il leur arriverait quelque chose de terrible. Ils ont par ailleurs peur d'être frappés par une affection grave, et sont maussades et apeurés par temps humide. En général, ils sont très sensibles au froid.

Les problèmes concernant le sang sont courants chez les types sensibles à *Elaps*. Le remède se donne aussi en cas de paralysie de l'hémicorps droit consécutive à une congestion cérébrale. On note un désir de glace, de salade, de fruits et de yoghourt, malgré une sensation de froid à l'estomac.
Amélioration : au repos ; en marchant.
Aggravation : au froid ; la nuit ; à l'approche d'un orage ; au toucher.

Moschus moschiferus

MOSCHUS

NOM COURANT. Chevrotain porte-musc.
ORIGINE. Présent en Asie centrale et du Nord-Est, et dans le nord de l'Inde.
PRÉCISIONS. Le porte-musc mâle sécrète une substance cireuse à odeur capiteuse, très utilisée en parfumerie. Le musc bénéficie par ailleurs d'une réputation d'aphrodisiaque.
PRÉPARATION. Le musc est séché puis macéré dans l'alcool avant de subir des dilutions et dynamisations.

PROFIL DU REMÈDE

Sujets surexcités, en effervescence, prédisposés à des rires incontrôlables. Souvent maladroits sur le plan physique et ayant un discours confus, ils peuvent être préoccupés et distraits. L'anxiété et la peur de la mort sont susceptibles de déboucher sur un comportement hystérique, et il leur arrive de ressentir une excitation sexuelle intense même à un âge avancé.

Les principaux symptômes associés à *Moschus* sont une tension accentuée sur les plans physique et mental, qui peut entraîner des spasmes, et des contractions musculaires. D'autres manifestations sont caractéristiques : froideur généralisée du corps, ou dans une région spécifique. Le remède se prescrit surtout en cas de syncope déclenchée par la moindre émotion, une réprimande ou une colère par exemple, ou encore par l'ingestion d'aliments, une menstruation ou une affection cardiaque. *Moschus* se donne par ailleurs en cas de spasmes dans le thorax ou de spasmes des muscles abdominaux, ou du diaphragme, comme un hoquet.
Amélioration : au grand air ; à la chaleur ; en frottant la région affectée.
Aggravation : au froid ; à la moindre émotion ; en supprimant les symptômes ; en exerçant une pression sur la région affectée.

Murex purpurea & M. trunculus

MUREX

NOM COURANT. Murex.
ORIGINE. Présents au large des côtes de la Méditerranée et de l'Adriatique.
PRÉCISION. Les murex produisent un jus qui, dans l'Antiquité, servait à la fabrication d'une teinture rouge foncé, la pourpre de Tyr.
PRÉPARATION. Le jus sécrété par le murex, quelle qu'en soit l'espèce, est séché avant de subir une trituration en présence de lactose.

PROFIL DU REMÈDE

Sujets maigres, nerveux et affectueux, ayant une libido très développée. Ils peuvent avoir tendance à sombrer dans une dépression profonde ou l'hypochondrie, ou encore à avoir peur de tomber malades. Le remède est fortement associé aux problèmes gynécologiques, notamment à des règles abondantes accompagnées d'une impatience marquée et d'une envie de mourir. Il sert aussi avant une menstruation en cas de douleur si forte qu'elle provoque une perte de connaissance, et aussi quand la femme éprouve une douleur au sein, pouvant parfois être liée au développement d'une tumeur bénigne. La douleur s'étend en diagonale de l'ovaire droit au sein gauche. Le sujet a la sensation d'avoir les organes génitaux expulsés du corps ; on note aussi des nausées et une faiblesse pouvant provoquer une prostration.

Murex peut se prescrire en cas de troubles digestifs chez la femme, notamment si on observe, entre autres symptômes, une envie de manger et une sensation de vide et d'angoisse à l'estomac. Il sert aussi pendant la ménopause, si les intestins sont très sensibles.
Amélioration : avant les règles ; en exerçant une pression sur la région affectée tout en soutenant celle-ci ; assis les jambes croisées.
Aggravation : pendant les règles ; au toucher ; en s'allongeant ; après avoir dormi.

Mygale lasiodora
syn. *M. avicularis, Aranea avicularis*

MYGALE LAS.

NOM COURANT. Mygale de Cuba.
ORIGINE. Présente surtout en Amérique du Sud.
PRÉCISION. Cette araignée velue tisse entre des feuilles d'arbres une toile tubulaire dans lesquelles elle capture ses proies.
PRÉPARATION. L'animal vivant est immergé entier dans l'alcool pour macération, puis le liquide subit des dilutions et dynamisations.

PROFIL DU REMÈDE

Sujets agités, craintifs et délirants. Ils peuvent parler avec frénésie de leur travail, redouter la mort et avoir une libido exacerbée.
Le remède se prescrit en général en cas de tressautements ou de mouvements convulsifs pouvant s'accompagner de nausées, de palpitations et de baisse de l'acuité visuelle. Il sert aussi pour traiter la chorée, notamment si elle affecte les muscles de la partie supérieure du corps, visage compris. Pendant le sommeil, on observe parfois une agitation, des rêves ridicules, et un grincement des dents.
Amélioration : en dormant.
Aggravation : le matin; assis; en mangeant.

Myristica fragrans syn. *Nux moschata*

NUX MOSCH.

NOM COURANT. Noix de muscade.
ORIGINE. Le muscadier, originaire des Moluques, est largement cultivé dans le monde.
PRÉCISION. La noix de muscade a été utilisée par plusieurs civilisations dans un but thérapeutique, mais à faibles doses.

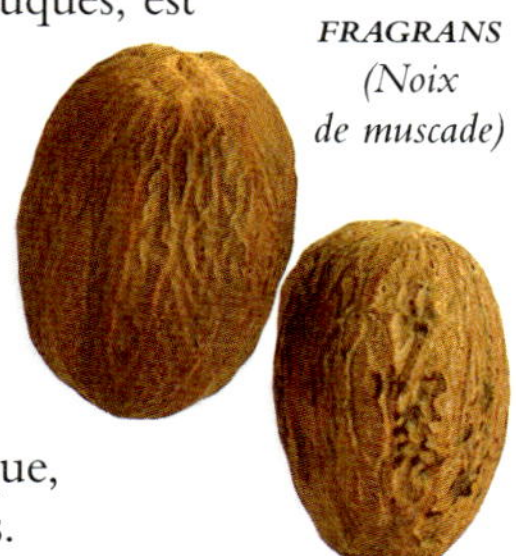

MYRISTICA FRAGRANS *(Noix de muscade)*

PRÉPARATION. La noix de muscade, fraîche ou séchée, est traitée à la chaux avant d'être macérée dans l'alcool.

PROFIL DU REMÈDE

Sujets surexcités, présentant une outrance sensorielle, passant rapidement du rire aux larmes, ayant dans certains cas l'impression d'avoir deux têtes, comme si une partie d'eux-mêmes pouvait regarder l'autre. Détachés du quotidien, ils ont la sensation d'être dans de la ouate.
Le tableau clinique courant correspond à une confusion mentale, des vertiges et syncopes, un manque de coordination, et une somnolence marquée s'avérant parfois écrasante. Le remède sert à traiter une extrême « sécheresse » de l'appareil digestif, surtout si celle-ci est associée à la somnolence. Parmi les symptômes : constipation chronique avec ballonnements et sensation d'avoir l'abdomen plein, soif impossible à étancher, et sécheresse de la langue telle que celle-ci colle au palais.
Amélioration : à la chaleur, forte ou non; au grand air.
Aggravation : par temps froid; exposé à un choc ou un stress émotionnel; pendant une grossesse.

Naja naja syn. *N. tripudians*

NAJA

NOMS COURANTS. Naja, serpent à lunettes, cobra capel.
ORIGINE. Inde, présent en Asie et en Afrique tropicale.
PRÉCISION. La médecine ayurvédique exploite le venin de naja dans le traitement des troubles nerveux et affections sanguines.
PRÉPARATION. Le venin est séché puis subit une trituration en présence de lactose.

PROFIL DU REMÈDE

Sujets se sentant malheureux et injustement traités. Il est fréquent qu'ils éprouvent une confusion mentale et soient distraits, tristes, tremblants, faibles et sensibles au froid.
Naja se prescrit en cas de problèmes cardiaques, notamment au niveau des valves. Certains symptômes sont typiques : murmures cardiaques, ralentissement ou forte accélération du pouls, palpitations violentes avec étouffement et incapacité à parler, lésion valvulaire, et angor avec douleur descendant le long du bras gauche et remontant à la gorge et au cou.
Le remède peut se prescrire en cas d'hypertrophie du cœur due à la nécessité de fournir un effort supplémentaire pour entraîner le sang dans des valves abîmées.
Le sommeil peut être agité ou perturbé par l'impression de suffoquer la nuit.
Amélioration : en conduisant au grand air; couché sur le côté droit.
Aggravation : à l'air frais; en portant des vêtements trop serrés, surtout au niveau du col; en prenant des excitants; couché sur le côté gauche.

Natrum arsenicum

NAT. ARS.

NOMS COURANTS. Arséniate de sodium, liqueur de Pearson.
ORIGINE. Préparé chimiquement.
PRÉCISION. Seule l'homéopathie utilise dans un but thérapeutique ces cristaux incolores et transparents.
PRÉPARATION. Le composé subit une trituration en présence de lactose.

PROFIL DU REMÈDE

Sujets présentant des antécédents au niveau du chagrin. Souvent méfiants, ils ont tendance à refouler leurs émotions et à sursauter et s'effrayer facilement.
Ils peuvent dormir d'un sommeil agité ou lourd, et se réveiller comme sous l'effet d'une frayeur.
Nat. ars. présente une affinité avec la poitrine, qui est en général le siège d'une sécheresse, d'une constriction et d'une oppression; On peut observer un manque de souffle ou une toux sèche et spasmodique, une sensibilité à la fumée ou à la poussière, une agitation, une frilosité, le sujet aimant se tenir emmitouflé devant un feu.
Amélioration : en se penchant en avant.
Aggravation : le matin au réveil; au moindre effort; exposé aux secousses; en exerçant une pression sur la zone affectée.

Natrum fluoricum

NAT. FLUOR.

NOM COURANT. Fluorure de sodium.
ORIGINE. Préparé chimiquement.
PRÉCISION. Dans certains pays, les distributeurs d'eau ajoutent du fluorure de sodium en quantités minimes pour limiter les risques de carie dentaire.
PRÉPARATION. Le fluorure de sodium subit une trituration en présence de lactose.

PROFIL DU REMÈDE

Sujets ayant un profond sentiment d'insécurité, ayant besoin de contacts nombreux. Ils ont tendance à être extrêmement sensibles, à se sentir non intégrés. Portés à l'impulsivité dans les relations sexuelles, ils sont susceptibles d'entretenir de longues liaisons passionnées. Les symptômes physiques surviennent sur l'hémicorps. Parmi les signes physiques, il peut y avoir des sueurs froides aux aisselles, un dégoût pour les acides et un désir d'alcool.
Amélioration : à l'extérieur; en faisant un mouvement violent.
Aggravation : à la chaleur, forte ou non; au soleil; entre 11 et 21 heures.

Natrum phosphoricum

NAT. PHOS.

NOM COURANT. Phosphate disodique.
ORIGINE. Préparé chimiquement.
PRÉCISIONS. Aux XVIII et XIXe siècles, ces cristaux servaient contre l'infestation par les vers intestinaux. Ils figurent parmi les « sels biochimiques » sélectionnés par Schüssler (*voir page 90*).
PRÉPARATION. Les cristaux de fluorure de sodium subissent une trituration en présence de lactose.

PROFIL DU REMÈDE
Sujets ayant le sens des responsabilités, peu enclins à déléguer. Agréables en général, ils sont très réservés, ont du mal à évoquer leurs problèmes, et se renferment vite même face à des proches. La peur de l'obscurité, de l'orage, des insectes, de la maladie et de la mort est caractéristique, tout comme la tendance à sursauter au bruit.

Nat. phos. sert surtout contre les troubles digestifs se manifestant par un excès d'acidité. On peut noter une sensation de vide dans le thorax et l'abdomen, et une tendance aux vomissements ou aux remontées d'acide. Le remède est lié aussi à un désir marqué d'aliments épicés ou à goût prononcé, de sel et d'œufs au plat. Il est utile par ailleurs aux bébés nourris au biberon dont la croissance est insatisfaisante.
Amélioration : au froid.
Aggravation : pendant un orage ; après un rapport sexuel ; en mangeant des plats amers, des plats gras, du sucre, du lait.

Natrum sulfuricum

NAT. SULF.

NOMS COURANTS. Sulfate de sodium anhydre, sel de Glauber.
ORIGINE. Présent dans les eaux de certains lacs salés, mais préparé chimiquement dans une optique homéopathique.
PRÉCISIONS. Le sulfate de sodium est le principal sel minéral de nombreuses eaux, celles de Carlsbad par exemple. Il fait partie des « sels biochimiques » identifiés par Schüssler (*voir page 90*).
PRÉPARATION. Le sulfate de sodium subit une trituration en présence de lactose.

PROFIL DU REMÈDE
Sujets ayant le sens des responsabilités, réservés, concentrés sur leur travail, et pourtant très sensibles. Ils peuvent se sentir exclus d'une relation forte et intime, parfois après une rupture sentimentale.

Nat. sulf. présente une affinité avec les symptômes affectant la tête, par exemple une céphalée consécutive à une blessure. Il se prescrit en cas de dépression prononcée, ou de troubles mentaux avec parfois des pensées suicidaires, à la suite d'une blessure à la tête.

Nat. sulf. est très important aussi en cas de crise d'asthme déclenchée par l'humidité. Il présente par ailleurs une affinité avec l'appareil digestif, le foie, la vésicule biliaire, le pancréas et la rate. Parmi les affections traitées par *Nat. sulf.*, mentionnons l'hépatite et les calculs biliaires accompagnés de remontées d'acide, de douleurs coliques et de jaunisse. On peut observer des selles extrêmement liquides, notamment au lever.
Amélioration : à l'air chaud et sec ; en bougeant ; en changeant de position.
Aggravation : à l'humidité ; dehors la nuit ; après une blessure à la tête ; couché sur le côté gauche.

Natrum tetraboracicum

BORAX

NOM COURANT. Borate de sodium.
ORIGINE. Préparé chimiquement.
PRÉCISION. Ce composé servait couramment au XIXe siècle dans la médecine traditionnelle occidentale contre les ulcères buccaux et les douleurs de l'accouchement.
PRÉPARATION. Le borate de sodium subit une trituration en présence de lactose.

PROFIL DU REMÈDE
Sujets irritables, colériques et passionnés. Ils ont tendance à être très craintifs, même au moindre bruit, et à développer des phobies. *Borax* convient par ailleurs aux femmes enceintes qui ont peur de l'accouchement. Chez l'enfant, on peut observer une crainte d'être porté dans les bras ou balancés.

Le tableau clinique courant est surtout lié aux muqueuses des voies digestives. L'enfant concerné est susceptible de présenter une perte de poids et des problèmes de croissance. Le remède s'utilise contre les ulcérations profondes de la bouche ou de la langue, et contre les ulcères se développant en aval de l'appareil digestif. Parmi les autres symptômes, mentionnons des boutons de fièvre autour des lèvres, une chaleur et une sécheresse de la bouche dans laquelle on note un enduit blanchâtre d'origine fongique, et une salivation accrue lors des poussées dentaires.
Amélioration : le matin ; en exerçant une pression sur la zone douloureuse.
Aggravation : au froid et à l'humidité ; exposé à un bruit soudain ; en faisant des mouvements ascendants ou descendants.

VOIR AUSSI phobies, *page 211*

Nerium oleander

OLEANDER

NOM COURANT. Laurier-rose.
ORIGINE. Est du bassin méditerranéen, ou d'Extrême-Orient, voire de Chine ; naturalisé dans de nombreuses régions.
PRÉCISIONS. La plante est très toxique : en 1844, des soldats moururent après avoir mangé de la viande rôtie sur un feu de bois de laurier-rose. Au XIXe siècle, au sud de l'Europe, on détruisait les poux et les puces avec une décoction de cette plante.
PRÉPARATION. Les feuilles fraîches, collectées avant floraison, sont hachées menu et trempées dans l'alcool.

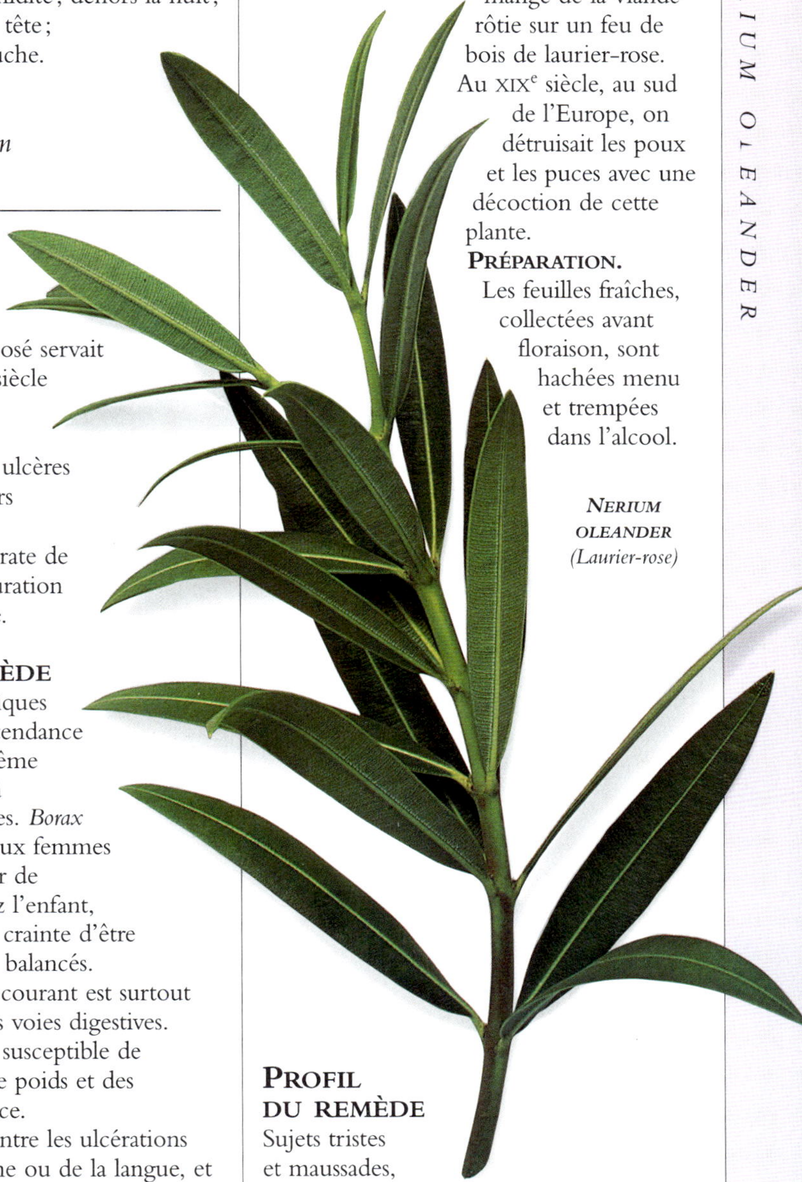

NERIUM OLEANDER
(Laurier-rose)

PROFIL DU REMÈDE
Sujets tristes et maussades, manquant de confiance en eux. Les problèmes dermatologiques représentent les principaux symptômes traités par *Oleander*. Le remède peut servir dans le traitement des éruptions cutanées caractérisées par une sécheresse de la peau, une desquamation et des démangeaisons, notamment au niveau du cuir chevelu. La peau brûle et démange violemment. La moindre friction provoque endolorissements et crevasses. On peut observer des tremblements et une faiblesse ; en règle générale, les symptômes s'aggravent si le patient consomme des agrumes.
Amélioration : en se grattant ou s'allongeant.
Aggravation : en frottant la zone affectée ; au frottement de la région touchée par les vêtements ; en se déshabillant ; après avoir allaité.

VOIR AUSSI eczéma aigu, *page 194*

Nicotiana tabacum

TABACUM

NOM COURANT. Tabac.
ORIGINE. Amérique tropicale, à présent cultivé dans le monde entier.
PRÉCISIONS. Le tabac servait aux Mayas dans le traitement de l'asthme, des convulsions, des problèmes de peau ; ses feuilles se fument depuis très longtemps en Amérique. Il n'a plus d'application médicinale, mais sert dans la fabrication de cigarettes et comme insecticide.
PRÉPARATION. Les feuilles séchées et non fermentées sont macérées dans l'alcool.

PROFIL DU REMÈDE

Sujets moroses, ayant en général du mal à se concentrer sur une durée prolongée.

Les fortes nausées constituent le principal symptôme traité par *Tabacum*. Le remède sert aussi en cas de mal des transports ou de troubles digestifs aigus, notamment pendant une grossesse ou une chimiothérapie. On pense aussi qu'il soulage les diarrhées aiguës ou la constipation habituelle associée à une paralysie ou des spasmes du rectum.
Amélioration : au froid et en appliquant des compresses froides sur la zone affectée ; au crépuscule ; en découvrant l'abdomen ; en consommant du vinaigre ou des plats ou boissons acides.
Aggravation : en cas de froid ou de chaleur extrêmes ; le soir ; en bougeant ; exposé aux mouvements d'une voiture ou d'un bateau ; couché sur le côté gauche ; en ouvrant les yeux.

Onosmodium virginianum

ONOSMODIUM

NOM COURANT. Grémil
ORIGINE. Croît dans l'est de l'Amérique du Nord.
PRÉCISIONS. On pense que cette plante, tout comme sa parente *Lithospermum*, peut supprimer l'ovulation et réduire les taux de glycémie et de thyroxine dans le sang.
PRÉPARATION. La plante entière est macérée fraîche dans l'alcool.

PROFIL DU REMÈDE

Le remède se donne surtout aux femmes qui sont épuisées aux plans physique et mental. Indécises et désœuvrées, elles ont l'esprit confus. Leur mémoire est souvent déficiente, et il leur arrive d'être incapables de terminer leurs phrases.

Au niveau physique, *Onosmodium* est associé à un épuisement associé à des tremblements, une sensation de pesanteur et un manque de coordination. On peut noter une baisse ou une absence de libido chez les individus des deux sexes.

Le remède peut aussi se donner contre la fatigue oculaire, si le sujet ressent une tension en lisant de petits caractères et qu'il évalue mal les distances en raison d'une durée prolongée d'accommodation.
Amélioration : en se déshabillant ; en dormant ; couché sur le dos ; en mangeant ; en buvant froid.
Aggravation : à l'air chaud et humide ; en cas d'excès sexuels ou de fatigue oculaire.

Origanum majorana
syn. *Majorana hortensis*

ORIGANUM

NOM COURANT. Marjolaine.
ORIGINE. Pourtour méditerranéen.
PRÉCISIONS. Utilisée surtout comme aromate en cuisine, la marjolaine sert en phytothérapie dans le traitement de l'anxiété, de l'insomnie, des flatulences, des douleurs menstruelles.
PRÉPARATION. Les parties aériennes, collectées à floraison, sont hachées menu fraîches puis trempées dans l'alcool.

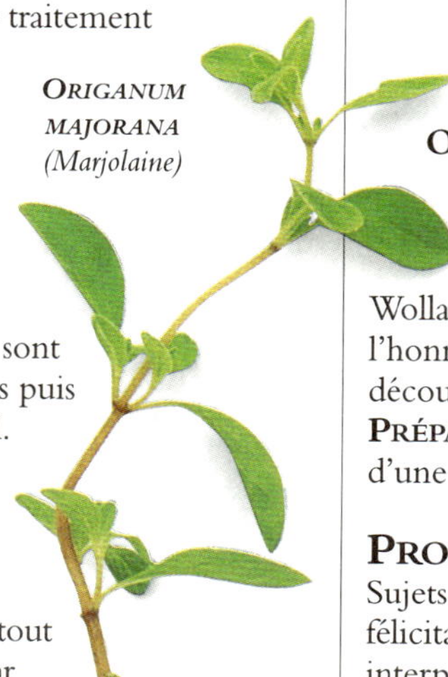

ORIGANUM MAJORANA *(Marjolaine)*

PROFIL DU REMÈDE

Femmes ayant des problèmes sexuels, surtout si elles sont assaillies par des pensées obsédantes ou ont constamment envie de se masturber. Elles peuvent avoir du mal à rester en place : elles trouvent alors un dérivatif en se réfugiant fanatiquement dans la remise en forme ou la pratique d'un sport. Les seins et les mamelons sont susceptibles d'être gonflés douloureux, et de démanger. Une extrême dépendance à l'acte sexuel peut indiquer que la patiente a des difficultés relationnelles ou a été victime de violences sexuelles.
Amélioration : en étant occupée.
Aggravation : en s'allongeant ; la nuit.

Paeonia officinalis

PAEONIA

NOM COURANT. Pivoine.
ORIGINE Europe et Asie.
PRÉCISION. Culpeper, herboriste anglais du XVIIe siècle, recommandait d'accrocher de la racine de pivoine autour du cou des enfants pour prévenir les crises d'épilepsie.
PRÉPARATION La racine, déterrée au printemps, est hachée menu fraîche et macérée dans l'alcool.

PROFIL DU REMÈDE

Le remède sert surtout en cas de problèmes au rectum ou à l'anus : fistules, hémorroïdes. Mais il est utile aussi contre les cauchemars terrifiants, notamment ceux qui mettent en scène des fantômes. Il s'utilise aussi pour traiter les sensations de brûlure à l'anus pendant et après l'expulsion d'une selle, suivi d'une sensation de frisson. La douleur peut être très forte pendant la nuit et ne s'atténuer que si le patient marche, roule sur lui-même au sol, ou reste allongé des heures en ayant les fesses écartées.
Amélioration : en appliquant des compresses chaudes sur la zone affectée.
Aggravation : la nuit ; au toucher ; en exerçant une pression sur la région affectée.

Palladium metallicum

PALLADIUM MET.

NOM COURANT. Palladium.
ORIGINE. Présent en Colombie, au Brésil, en Russie, en Afrique du Sud.
PRÉCISION. Isolé en 1803 par le physicien anglais William Wollaston, ce métal reçut son nom en l'honneur de Pallas, astéroïde qui avait été découvert récemment.
PRÉPARATION. Le palladium fait l'objet d'une trituration en présence de lactose.

PROFIL DU REMÈDE

Sujets ayant besoin d'approbation et de félicitations, ayant tendance à tout interpréter de façon égocentrique et ayant constamment l'impression d'être négligés, offensés, et sous-estimés.

Le tableau clinique est concentré sur l'utérus et les ovaires. Les douleurs et kystes ovariens ont tendance à affecter le côté droit. Les douleurs s'aggravent en cas d'exposition à des secousses, après les règles ; elles s'atténuent si la patiente plie les jambes et s'allonge sur le côté gauche. On peut observer un prolapsus ou un déplacement de l'utérus, ainsi qu'une infection au niveau de l'abdomen.

Palladium sert aussi dans le traitement des douleurs à la tête et aux membres, notamment les céphalées allant d'une oreille à l'autre ; elles s'accompagnent souvent d'une impatience et d'une irritabilité. Le remède est utile aussi en cas de fatigue, de froideur ou de tension des membres, ou pour soulager les douleurs consécutives à une entorse.
Amélioration : en dormant ; en expulsant une selle ; en touchant la région affectée, ou en exerçant une pression ou une friction dessus.
Aggravation : en cas d'excitation émotionnelle ; en station debout ; après les règles ; en cas d'effort.

Panax pseudoginseng

PANAX GINSENG

NOMS COURANTS. Ginseng *san qi*, ginseng *tienchi*.
ORIGINE. Bhoutan et nord-est de l'Inde.
PRÉCISIONS. En médecine chinoise, cette plante à la réputation d'éclaircir les idées et de donner souplesse et dynamisme aux membres. Elle passe pour aphrodisiaque.
PRÉPARATION. La racine séchée est trempée dans l'alcool, puis le mélange fait l'objet de dilutions et dynamisations.

PROFIL DU REMÈDE

Sujet ressentant un raidissement du corps tout entier. Le remède est utile en cas de faiblesse due à une paralysie, de douleurs articulaires ou de sciatique. Les personnes qui y sont sensibles se sentent souvent moins bien au grand air, et sont prédisposées aux problèmes respiratoires. On note en général une sensation de faiblesse au niveau des organes génitaux, pouvant être liée à des excès sexuels ; toutefois, il arrive qu'il n'y ait pas de baisse de la libido.
Amélioration : en marchant.
Aggravation : au grand air ; la nuit ; en se penchant et en tournant.

Pareira brava
syn. *Chondrodendron tomentosum*

PAREIRA

NOM COURANT. Chondrodendron.
ORIGINE. Présent au Brésil, au Pérou, au Panama et en Bolivie.
PRÉCISIONS. Cette plante servait aux indigènes d'Amérique pour obtenir le curare dont ils enduisaient la pointe des flèches. La phytothérapie l'exploite comme diurétique, pour augmenter le flux menstruel ou abaisser la fièvre.
PRÉPARATION. La racine fraîche est trempée dans l'alcool, puis le mélange subit des dilutions et dynamisations.

PROFIL DU REMÈDE

Besoin constant d'uriner, mictions douloureuses et demandant de grands efforts. On observe une forte douleur irradiant dans la cuisse. Chez l'homme, on peut noter une vive douleur au pénis. D'insoutenables douleurs sont susceptibles de se déclarer dans le bas du dos, du côté gauche. L'urine contient parfois un mucus blanc, épais et filant, ou un précipité rouge. *Pareira* est efficace aussi en cas de démangeaisons à l'urètre, de coliques néphrétiques, d'hypertrophie de la prostate et d'autres affections de la prostate associées à une rétention urinaire.
Amélioration : appuyé sur les genoux et les mains ; en appuyant la tête contre le sol.
Aggravation : après minuit ; après une miction.

Passiflora incarnata

PASSIFLORA

NOMS COURANTS. Passiflore, fleur de la Passion.
ORIGINE. Sud des U.S.A. et Amérique centrale et du Sud ; cultivée partout.
PRÉCISION. La plante était utilisée par les tribus indigènes d'Amérique centrale et du Sud pour ses vertus sédatives et tranquillisantes.
PRÉPARATION. Les feuilles fraîches ou séchées, collectées au printemps, sont hachées menu puis trempées dans l'alcool.

PROFIL DU REMÈDE

L'insomnie est le principal symptôme lié au remède. Les types sensibles ont tendance à être épuisés à force de rester éveillés la nuit. Ils sont prédisposés à éprouver de curieuses sensations : celles d'avoir les yeux exorbités comme si on les poussait de l'intérieur, ou d'avoir le haut du crâne qui se soulève. *Passiflora* est considéré comme très efficace sur les alcooliques et les enfants qui hurlent. Le remède sert aussi pour soulager les toux de coqueluche, et pour traiter les insomnies accompagnées d'hémorroïdes, d'une douleur au coccyx, ou d'une gêne pendant ou juste avant les règles.
Amélioration : en restant au calme.
Aggravation : la nuit ; en cas d'anxiété mentale, d'excitation, d'épuisement ; après un repas.

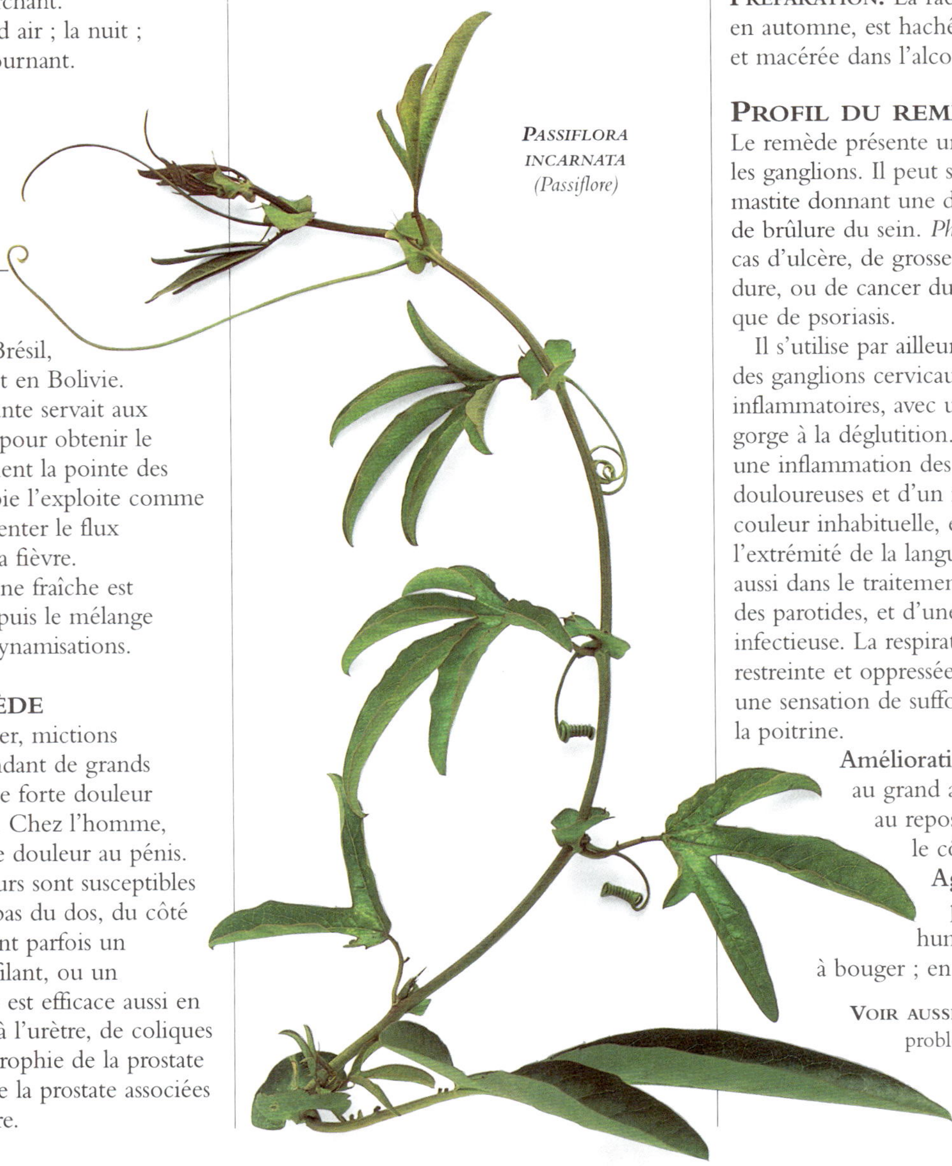

PASSIFLORA INCARNATA
(Passiflore)

Phytolacca americana

PHYTOLACCA

NOM COURANT. Phytolaque d'Amérique.
ORIGINE. Amérique du Nord, naturalisé dans le bassin méditerranéen.
PRÉCISION. Cette plante, extrêmement puissante et toxique si elle est ingérée à fortes doses, servait aux Amérindiens pour traiter des affections très diverses, de la polyarthrite rhumatoïde aux hémorroïdes.
PRÉPARATION. La racine, déterrée en automne, est hachée menu fraîche et macérée dans l'alcool.

PROFIL DU REMÈDE

Le remède présente une forte affinité avec les ganglions. Il peut se donner en cas de mastite donnant une dureté et une sensation de brûlure du sein. *Phytolacca* sert aussi en cas d'ulcère, de grosseur à la consistance dure, ou de cancer du sein, aussi bien que de psoriasis.

Il s'utilise par ailleurs dans le traitement des ganglions cervicaux durs et inflammatoires, avec une douleur dans la gorge à la déglutition. On peut observer une inflammation des amygdales, qui sont douloureuses et d'un rouge foncé de couleur inhabituelle, et une rougeur de l'extrémité de la langue. Le remède est utile aussi dans le traitement d'une inflammation des parotides, et d'une mononucléose infectieuse. La respiration est difficile, restreinte et oppressée, le sujet éprouvant une sensation de suffocation et de vide dans la poitrine.
Amélioration : à la chaleur ; au grand air ; par temps sec ; au repos ; couché sur le côté affecté.
Aggravation : par temps froid et humide ; en commençant à bouger ; en buvant très chaud.

VOIR AUSSI psoriasis, *page 195* ; problèmes au sein, *page 201* ; oreillons, *page 252* ; mononucléose, *p. 254*

Piper cubeba

CUBEBA

NOM COURANT. Cubèbe.
ORIGINE. Indonésie, mais largement cultivé en Asie tropicale.
PRÉCISIONS. La phytothérapie utilise les fruits pour leurs vertus diurétiques et antiseptiques ; l'huile de cubèbe sert à parfumer les sauces, les légumes macérés dans le vinaigre, le tabac.
PRÉPARATION. Les fruits verts sont séchés puis macérés dans l'alcool.

PROFIL DU REMÈDE

Sujets agités, ayant souvent soif, pouvant avoir une libido très forte ou éprouver un désir de friandises et de fruits à écale.

Le remède sert surtout en cas d'inflammation des muqueuses, notamment de l'appareil urinaire. Le tableau clinique correspond à une sensation de brûlure à la miction et des émissions fréquentes ou abondantes d'urine, pouvant être liées à l'anxiété. Autres symptômes typiques : urines décolorées, contenant parfois du sang, dont le passage provoque une douleur cuisante. *Cubeba* sert dans le traitement de la blennorragie et d'infections telles que la cystite ou la prostatite.
Amélioration : en se levant et en marchant.
Aggravation : la nuit ; dans un lit.

Plantago major

PLANTAGO

NOM COURANT. Grand plantain.
ORIGINE. Europe et régions tempérées d'Asie, où il croît à l'état sauvage.
PRÉCISIONS. Le grand plantain a des propriétés antibactériennes et la phytothérapie l'utilise parfois en remplacement de la consoude pour arrêter les épanchements de sang et faciliter la reconstitution des tissus.
PRÉPARATION. La racine fraîche est hachée menu et macérée dans l'alcool.

PROFIL DU REMÈDE

Sujets impatients, irritables et lents d'esprit, vite épuisés et agacés par l'activité mentale. Les principales affections correspondant au remède sont une otalgie (douleur à l'oreille) ou des maux de dents, causés par de vives douleurs névralgiques se déclarant en général dans la tête et à l'oreille. Ces élancements sont susceptibles de faire un demi-tour du crâne d'avant en arrière ou d'une oreille à l'autre, et on peut observer une impression d'avoir le cerveau retourné. *Plantago* se donne aussi pour traiter l'énurésie.
Amélioration : en dormant ; en mangeant.
Aggravation : la nuit ; au toucher ; exposé à une chaleur ou à un froid extrêmes.

Podophyllum peltatum

PODOPHYLLUM

NOM COURANT. Podophylle.
ORIGINE. Partie nord-est de l'Amérique du Nord.
PRÉCISIONS. Cette plante était utilisée comme purgatif par les Amérindiens et les colons au XIXe siècle ; on découvrit ensuite qu'elle était fortement toxique pour les cellules humaines. Elle fait actuellement l'objet de recherches dans la perspective du traitement de certains cancers.
PRÉPARATION. Le rhizome frais, prélevé à maturité des fruits, est haché menu et macéré dans l'alcool.

PROFIL DU REMÈDE

Sujets perdant un peu la mémoire et ayant du mal à trouver leurs mots ; ils sont déprimés, ont peur de mourir, et dorment d'un sommeil agité.
Le remède traite les troubles de la digestion. On note fréquemment une baisse d'appétit pouvant être due à un goût acide ou de pourri se manifestant soudain dans la bouche, ou encore au dégoût qu'inspire l'odeur de la nourriture.
Les remontées d'acide, les vomissements ou les diarrhées sont typiques. *Podophyllum* peut soulager les crampes abdominales ou les diarrhées abondantes et non douloureuses précédées de forts gargouillements. Les diarrhées sont susceptibles de s'accompagner de la sensation de sombrer, comme si les organes pelviens allaient subir une descente.
Amélioration : à la chaleur ; le soir ; en frottant ou en caressant la région du foie ; en se penchant en avant ; couché sur le ventre ; en bâillant et en s'étirant.
Aggravation : tôt le matin ; par temps très chaud ; en bougeant ; en étant se baignant ou en se lavant ; en mangeant.

Polygala senega

SENEGA

NOM COURANT. Polygale de Virginie.
ORIGINE. Amérique du Nord, cultivé de nos jours dans l'ouest du Canada.
PRÉCISION. Servait aux Indiens Seneca d'Amérique du Nord comme antidote aux morsures de serpent à sonnette. Les indigènes d'Amérique l'exploitaient en herboristerie en cas de bronchite, d'asthme et de coqueluche.
PRÉPARATION. La racine est déterrée en automne, séchée, réduite en poudre puis macérée dans l'alcool.

PROFIL DU REMÈDE

Sujets déprimés, ayant tendance à céder à des explosions soudaines de rage.

Le remède présente une forte affinité avec le système respiratoire, et s'utilise dans le traitement de la toux, de la bronchite et même de la tuberculose, notamment chez les personnes âgées. Le tableau clinique correspond à une douleur dans la poitrine, une production abondante de mucus liquide mais difficile à expulser, et la sensation d'avoir les poumons repoussés contre la colonne vertébrale. On observe des maux de gorge, celle-ci étant à vif, et la présence dans la gorge d'un mucus qui gratte quand le sujet parle. La respiration est susceptible d'être courte ou accélérée, avec une sensation douloureuse et oppressante d'une pression des poumons.
Amélioration : en transpirant.
Aggravation : par temps venteux ; en étant à l'extérieur, à l'air froid ; au toucher ou en pressant la région affectée.

Punica granatum

GRANATUM

NOM COURANT. Grenadier.
ORIGINE. Sud-ouest de l'Asie, naturalisée en Europe.

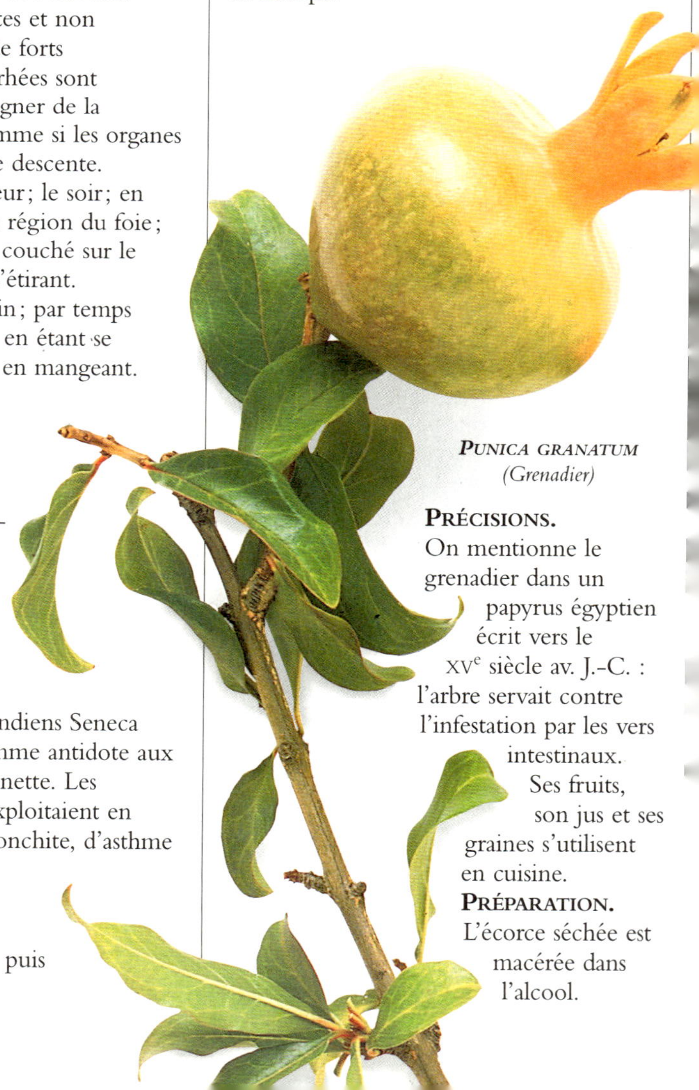

PUNICA GRANATUM *(Grenadier)*

PRÉCISIONS. On mentionne le grenadier dans un papyrus égyptien écrit vers le XVe siècle av. J.-C. : l'arbre servait contre l'infestation par les vers intestinaux. Ses fruits, son jus et ses graines s'utilisent en cuisine.
PRÉPARATION. L'écorce séchée est macérée dans l'alcool.

Profil du remède
Sujets sensibles, grincheux, manifestement impressionnables. Souvent découragés, abattus, las et moroses, ils ont une tendance à la mélancolie et à l'hypochondrie.

Le remède sert essentiellement pour expulser le ténia (ver solitaire). Le tableau clinique peut correspondre à des nausées, une salivation excessive, des vertiges, des cernes bleuâtres autour des yeux, des démangeaisons et des chatouillements dans le nez, des démangeaisons et picotements à l'anus. On observe un amaigrissement et une perte d'appétit, ou un appétit féroce avec un désir de café et d'aliments acides et juteux.
Amélioration : après le dîner ; après avoir bu de l'eau froide.
Aggravation : en levant la tête ; en marchant ; en buvant de l'alcool ; dans des vêtements trop serrés.

Pyrogenium
PYROGEN.

Noms courants. Pyrogène, pyrexin.
Origine. Viande en décomposition.
Précision. Le terme pyrogène signifie littéralement « qui engendre la fièvre ». Il s'applique aux protéines libérées en réaction à une infection, mais aussi par décomposition de la viande.
Préparation. De la viande de bœuf dégraissée est hachée, trempée dans l'eau, stérilisée puis dissoute dans de l'eau distillée ; le liquide subit alors des dilutions et dynamisations.

Profil du remède
Sujets souvent hypersensibles et à ayant une activité cérébrale très prononcée. Il leur arrive d'avoir l'impression d'être fous et d'éprouver des sensations physiques bizarres, comme s'ils avaient « le corps encombré de bras et de jambes ».

Les affections traitées par *Pyrogen* sont notamment les infections, la fièvre, la suppuration, la grippe, les états septiques. Parmi les symptômes, citons une douleur de contusion, une agitation marquée, et un côté nauséabond des diarrhées, de l'haleine, de la transpiration et des autres sécrétions corporelles. Les affections sont aiguës, ou sont liées à une infection antérieure. On observe parfois des rayures rouges sur la peau depuis les membres jusqu'à la région du cœur, ou des abcès douloureux et récurrents qui ne guérissent jamais totalement.
Amélioration : à la forte chaleur ; dans un bain très chaud ; en s'étirant ; en changeant de position ; en buvant très chaud.
Aggravation : assis ; au froid et à l'humidité.

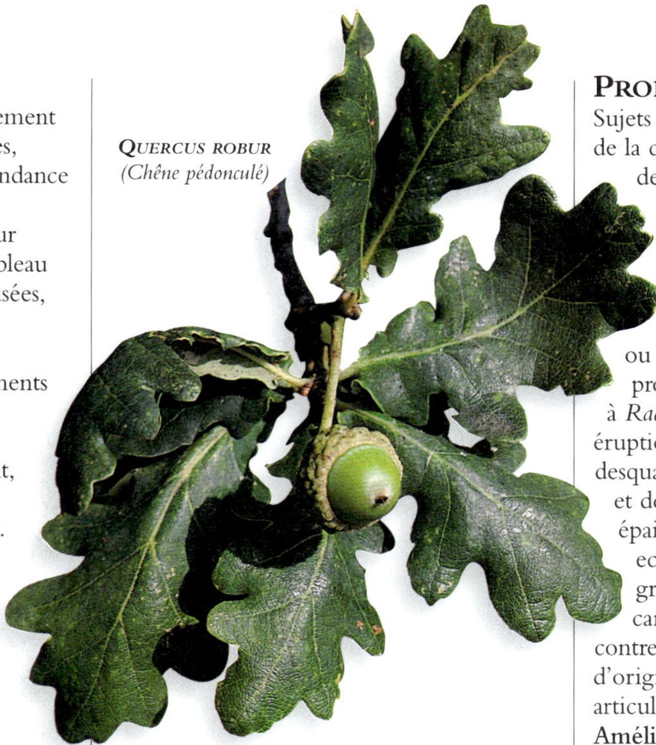

Quercus robur
(Chêne pédonculé)

Quercus robur
QUERCUS

Nom courant. Chêne pédonculé.
Origine. Présent dans tout l'hémisphère Nord, cultivé pour son bois.
Précisions. Arbre sacré pour les druides, dédié au dieu nordique Thor, le chêne revêt une grande importance dans de nombreux pays, sur les plans économique et médicinal.
Préparation. Les glands sont ramollis dans l'alcool puis pelés, écrasés et dilués dans l'alcool avant de subir des dynamisations.

Profil du remède
Sujets nerveux, incapables de s'exprimer ou de penser clairement.

Le remède est surtout associé aux affections chroniques de la rate impliquant une rétention de fluide. Il sert aussi pour soulager les effets d'une alcoolémie excessive ou pour atténuer le désir d'alcool ; pour autant, *Quercus* n'est pas destiné à traiter une dépendance alcoolique. Par ailleurs, le remède s'utilise dans le traitement d'une goutte récidivante.
Amélioration : aucun facteur connu.
Aggravation : aucun facteur connu.

Radium bromatum
RADIUM BROM.

Nom courant. Bromure de radium.
Origine. Préparé chimiquement.
Précision. Le radium étant trop instable pour exister dans sa forme pure, il se combine souvent avec le chlore ou le brome.
Préparation. Le composé est dissous dans de l'eau distillée avant de subir des dilutions et dynamisations.

Profil du remède
Sujets anxieux et déprimés, qui ont besoin de la compagnie d'autrui et redoutent de se trouver seuls dans l'obscurité. Le remède sert à traiter les affections provenant d'une exposition thérapeutique ou accidentelle aux rayonnements : ulcères dus à une exposition aux rayons X, brûlures ou troubles dermatologiques. Les problèmes de peau réagissant bien à *Radium brom.* se caractérisent par des éruptions provoquant une sécheresse, une desquamation, une sensation de brûlure et des démangeaisons, ou encore par un épaississement ou des callosités : psoriasis, eczéma, dermatite, acné rosacée, nævi, grains de beauté, ulcères, et même cancers. Le remède s'avère utile aussi contre les constrictions douloureuses d'origine névralgique, les douleurs articulaires aiguës et les engourdissements.
Amélioration : à l'air ; en prenant des bains très chauds ; en dormant ; en mangeant.
Aggravation : en bougeant ; en se rasant ; en faisant sa toilette.

Ranunculus bulbosus
RANUNCULUS BULB.

Noms courants. Renoncule bulbeuse, pied de coq, rave de Saint Antoine.
Origine. Indigène d'Europe, et courante de nos jours dans toute l'Amérique du Nord.
Précisions. Cette plante est exploitée dans un but thérapeutique depuis la Grèce antique. Ayant des propriétés toxiques et irritantes, elle servait surtout en usage externe en cas d'excroissances cutanées.
Préparation. La plante entière collectée à floraison est hachée menu puis macérée dans l'alcool.

Profil du remède
Sujets déprimés, irritables. L'agitation et l'insomnie sont caractéristiques. Le tableau clinique correspond à des problèmes musculaires, articulaires et cutanés. Au niveau des muscles, on note une profonde douleur de contusions, notamment entre les côtes. Les symptômes dermatologiques classiques sont concentrés sur des lésions vésiculaires : l'eczéma et les affections causées par les virus de la famille des *Herpesviridæ,* tout particulièrement l'herpès zoster (zona).
Amélioration : par temps chaud ; au repos ; debout ; assis, penché vers l'avant.
Aggravation : exposé aux courants d'air ; par temps orageux ; en cas de changement de température ; en bougeant, notamment les bras ; en buvant de l'alcool ; en pensant à ses symptômes.

Raphanus sativus var. *niger*

RAPHANUS

NOM COURANT. Radis noir.
ORIGINE. Sud de l'Asie, mais cultivé dans le monde entier de nos jours.
PRÉCISIONS. Dans l'Antiquité, les Romains utilisaient l'huile de radis contre les maladies de peau ; dès 659 apr. J.-C., la médecine chinoise recommandait le radis comme stimulant de la digestion.
PRÉPARATION. Les racines fraîches, déterrées au printemps avant la floraison, sont hachées menu et trempées dans l'alcool.

PROFIL DU REMÈDE

Sujets se sentant effondrés et démoralisés. Le remède présente une affinité marquée avec le système digestif, et se donne dans le traitement d'une distension abdominale extrême. *Raphanus* s'utilise en cas de douleur post-opératoire due à la rétention de gaz intestinaux, avec gargouillements et gonflement prononcé de l'abdomen.
Amélioration : en marchant au grand air.
Aggravation : la nuit ; exposé aux secousses ; en toussant ; au contact, même d'un vêtement ; en riant.

Resina piceae

ABIES NIG.

NOM COURANT. Résine de sapin noir.
ORIGINE. Résine de l'épinette noire (*Picea mariana*), épicéa présent dans le nord du sous-continent nord-américain, de l'Alaska à Terre-Neuve.
PRÉCISIONS. L'huile distillée à partir du bois est couramment utilisée dans la fabrication de peintures.
PRÉPARATION. La résine est séchée, puis macérée dans l'alcool.

PROFIL DU REMÈDE

Sujets nerveux et déprimés, incapables de se concentrer ou de se calmer. *Abies nig.* est associé principalement à une sensation de blocage : il s'utilise surtout en cas d'indigestion donnant l'impression d'être noué, comme si on avait un œuf ou une pierre coincés dans l'estomac. Une douleur stomacale se manifeste toujours après l'ingestion d'aliments, ce qui amène le sujet à soulager cette gêne par des renvois fréquents, associés parfois à une constipation, une haleine fétide, et un état fébrile léger où des frissons alternent avec une fièvre.
Le thé et le tabac sont des facteurs favorisant ces symptômes.
Amélioration : en bougeant ; en marchant.
Aggravation : en mangeant ; en consommant du tabac ou du thé.

Rheum officinale or *R. palmatum*

RHEUM

NOM COURANT. Rhubarbe officinale.
ORIGINE. Chine et Tibet, les deux espèces se cultivent dans le monde entier.
PRÉCISIONS. Cette rhubarbe, non destinée à la cuisine, est depuis longtemps exploitée par la médecine chinoise, notamment comme laxatif, et a été adoptée au XVIIIe siècle par les praticiens européens.
PRÉPARATION. La racine séchée est macérée dans l'alcool.

PROFIL DU REMÈDE

Sujets revêches, ayant tendance à se replier sur eux-mêmes. Les enfants éprouvent des peurs, pleurent et sont agités pendant leur sommeil. Le patient, quel que soit son âge, se fatigue facilement.

Des diarrhées chroniques à odeur aigre sont la principale manifestation liée à *Rheum*. Parmi les autres symptômes typiques, mentionnons une haleine aigre et un goût acide trouvé à tous les aliments, ce qui cause une perte d'appétit. Le remède peut aussi servir en cas de nausées ou de douleur colique s'aggravant en station debout, souvent accompagnées de frissons et d'envies pressantes d'aller à la selle.
Amélioration : en s'emmitouflant ; à la chaleur ; en se pliant en deux allongé.
Aggravation : par temps très chaud ; lors d'une poussée dentaire ; avant, pendant et après l'expulsion d'une selle ; en mangeant des fruits acides en été.

Rhododendron chrysanthum

RHODODENDRON

NOMS COURANTS. Rhododendron, rose de Sibérie.
ORIGINE. Présent en altitude en Sibérie, mais aussi dans les régions d'altitude d'Europe et d'Asie.

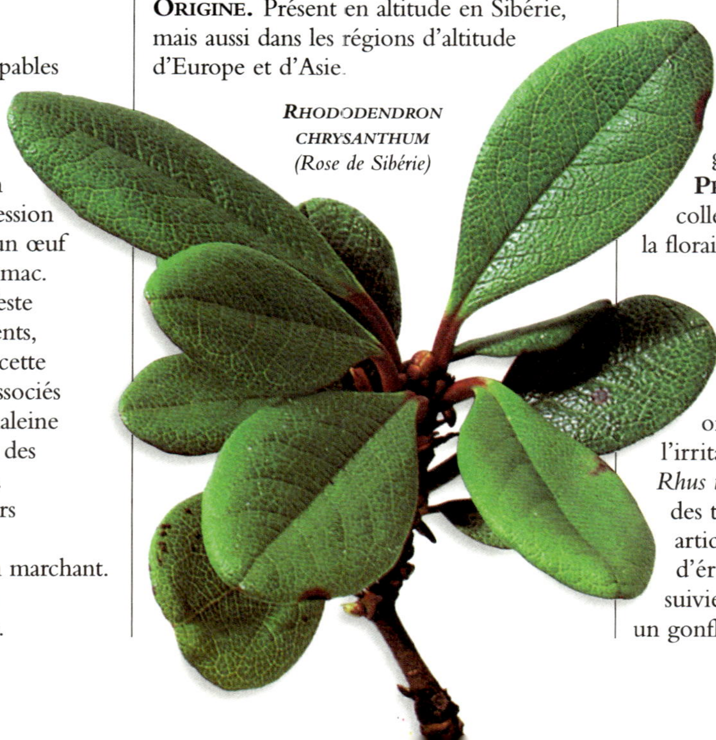

RHODODENDRON CHRYSANTHUM
(Rose de Sibérie)

PRÉCISION. Cette plante en infusion constitue une boisson traditionnelle en Mongolie ; elle sert aux chasseurs à délasser et soulager les membres douloureux, et aussi en cas de goutte et de douleurs rhumatismales.
PRÉPARATION. Les pousses feuillues sont séchées puis macérées dans l'alcool.

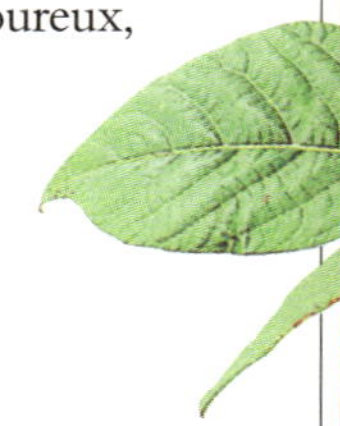

PROFIL DU REMÈDE

Sujets nerveux, sensibles, réagissant fortement aux conditions météorologiques.

La sphère d'activité du remède correspond à des problèmes articulaires : goutte, arthrite, douleurs rhumatismales… Les symptômes sont susceptibles d'affecter les tissus fibreux, les petites articulations, les os et les nerfs ; ils provoquent souvent un gonflement articulaire et une douleur déchirante qui entraîne une agitation, une faiblesse et une raideur dans les membres. Il arrive que les douleurs articulaires soient migrantes. Le remède s'utilise aussi contre les gonflements du scrotum (hydrocèle).
Amélioration : à la chaleur ; au soleil en été ; après qu'un orage a éclaté ; en ayant la tête emmitouflée ; allongé dans un lit, les membres remontés ; en bougeant.
Aggravation : par temps agité, venteux, humide ou froid ; avant un orage ; en cas de changement de température ; au repos ; en début de mouvement.

VOIR AUSSI Hydrocèle, *page 264*

Rhus toxicodendron

RHUS TOX.

NOM COURANT. Sumac vénéneux.
ORIGINE. Largement répandu en Amérique du Nord.
PRÉCISIONS. Les Amérindiens utilisaient cette plante dans le traitement d'éruptions cutanées et de paralysie nerveuse. Le contact avec les feuilles de sumac provoque des rougeurs, gonflements et vésicules.
PRÉPARATION. Les feuilles fraîches, collectées au crépuscule juste avant la floraison, sont macérées dans l'alcool.

PROFIL DU REMÈDE

Sujets vifs et timides en temps normal, mais agités quand ils sont malades. Les enfants ont une tendance à l'hyperactivité, l'irritabilité, la malveillance.

Rhus tox. sert surtout dans le traitement des troubles dermatologiques ou articulaires. Il s'avère utile en cas d'éruption cutanée et de vésicules, suivies par une rougeur, une brûlure et un gonflement de la peau, qui a tendance à peler ou à desquamer. Les affections telles que la varicelle, le zona, l'herpès, l'eczéma, la rosacée ou l'érythème fessier peuvent bien réagir au remède. Les affections des os et des muscles sont une autre sphère d'action : douleur aiguë de nature rhumatismale ou arthritique, sciatique, impatiences dans les

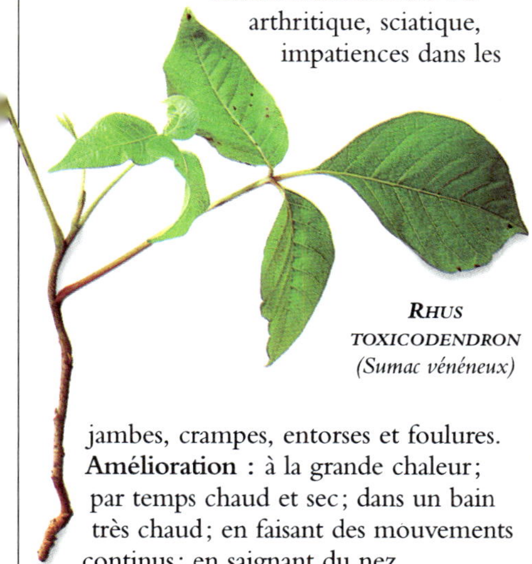

RHUS TOXICODENDRON
(Sumac vénéneux)

jambes, crampes, entorses et foulures.
Amélioration : à la grande chaleur; par temps chaud et sec; dans un bain très chaud; en faisant des mouvements continus; en saignant du nez.
Aggravation : au froid; en frissonnant; en hiver; à l'humidité; avant un orage; en début de mouvement; en dormant.

VOIR AUSSI rosacée, *page 193*; eczéma aigu, *page 194*; ostéoarthrite, *page 196*; polyarthrite rhumatoïde, *page 197*; sciatique, *page 218*; impatience dans les jambes, *page 230*; érythème fessier, *page 246*; varicelle, *page 252*

Rhus venenata syn. *R. vernix*

RHUS VEN.

NOM COURANT. Rhus vernix.
ORIGINE. Présent dans toute l'Amérique du Nord, du Canada au golfe du Mexique.
PRÉCISION. Plus toxique que le sumac vénéneux (*voir page 162*), cette plante renferme une huile volatile provoquant des inflammations et des vésicules pouvant affecter le corps tout entier.
PRÉPARATION. Les jeunes rameaux feuillus sont macérés dans l'alcool.

PROFIL DU REMÈDE

Sujets moroses et étourdis.

Les symptômes physiques associés au remède sont similaires à ceux associés à *Rhus tox.*, mais la sphère d'activité concerne plus particulièrement les problèmes de peau. Le tableau clinique classique correspond à une desquamation et des démangeaisons de la peau, avec parfois des plaques dures ou épaisses et une tendance au craquèlement. Tous ces symptômes sont nettement plus marqués le matin.
Amélioration : au grand air; en prenant un bain très chaud; en faisant de l'exercice en douceur; à un contact léger sur la peau.
Aggravation : par temps humide; en recevant la pluie; le matin; au toucher; en exerçant une pression sur la région affectée; au repos; au réveil.

Ricinus communis

RICINUS

NOM COURANT. Ricin.
ORIGINE. Afrique de l'Est, cultivée dans les régions chaudes (Asie et Afrique).
PRÉCISION. Les graines de ricin sont très toxiques, mais on en fabrique une huile utilisée depuis des siècles dans de nombreuses civilisations, surtout contre la constipation.
PRÉPARATION. Les graines à maturité sont trempées dans l'alcool, puis le mélange est filtré avant dilutions et dynamisations.

PROFIL DU REMÈDE

La principale sphère d'activité du remède est l'appareil digestif. Les symptômes sont des nausées, vomissements et diarrhées.

Ricinus est très utile aux enfants prostrés par une diarrhée. On note une déshydratation et une soif marquées, mais aucun désir d'aliments solides.
Amélioration : aucun facteur connu.
Aggravation : en pressant l'abdomen.

Rumex crispus

RUMEX CRISPUS

NOMS COURANTS. Patience sauvage, rumex crépu.
ORIGINE. Europe et Afrique.
PRÉCISION. Utilisée depuis longtemps en herboristerie occidentale, la patience est un laxatif doux et un stimulant du foie et de la vésicule biliaire.
PRÉPARATION. La racine fraîche est hachée menu puis macérée dans l'alcool.

PROFIL DU REMÈDE

Sujets déprimés et sérieux, très agités dans la soirée. Ils souffrent d'insomnies, et sont en proie à des rêves déplaisants qui les perturbent. La gorge et l'appareil respiratoire constituent la principale sphère d'activité de *Rumex crispus.* On peut observer une toux de coqueluche, une toux chatouillante, un croup, ou une toux sèche et spasmodique, ou encore un asthme qui suffoque et étouffe le patient à l'heure du coucher. On peut noter une grande concentration en respirant, et une sensibilité à l'air frais.
Amélioration : en s'emmitouflant totalement, tête comprise; en se couvrant la bouche; en buvant; en suçant des bonbons.
Aggravation : au grand air; au froid; en parlant; en mangeant; en exerçant une pression sur la gorge; au toucher; en se découvrant sous l'effet d'un mouvement.

Ruta graveolens

RUTA

NOMS COURANTS. Rue fétide, herbe de grâce.
ORIGINE. Régions ensoleillées et sèches du bassin méditerranéen.
PRÉCISION. Les herboristes prescrivent la rue depuis la Grèce et l'Égypte antiques pour provoquer un avortement, renforcer l'acuité visuelle et stimuler la menstruation.
PRÉPARATION. Les parties aériennes, collectées en début de floraison, sont hachées menu puis trempées dans l'alcool.

PROFIL DU REMÈDE

Sujets exposés à l'anxiété, aux accès de panique et aux crises de larmes. Ils peuvent être querelleurs et soupçonneux, allant jusqu'à imaginer qu'on les dupe ou qu'on les observe en permanence.

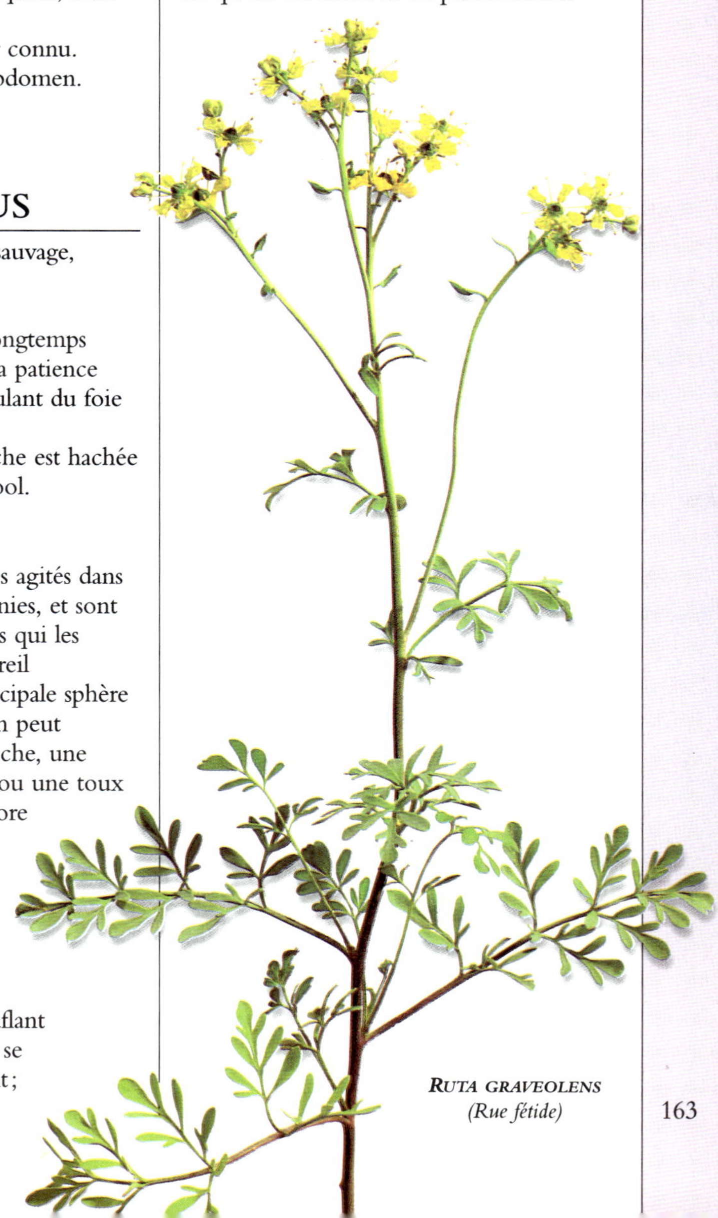

RUTA GRAVEOLENS
(Rue fétide)

Le tableau clinique correspond à des problèmes de tissus conjonctifs, avec un raidissement et une douleur marqués des muscles et tendons, souvent dus à une entorse, une sollicitation excessive des muscles, ou une blessure. La douleur évoque celle d'un hématome, et s'accompagne d'agitation. *Ruta* est par ailleurs utile en cas d'entorses répétées, de fatigue oculaire, de ganglions, d'arthrite chronique, de sciatique, et de raideur et douleur dans le bas du dos.
Amélioration : à la chaleur; allongé sur le dos; en bougeant; en frottant ou en grattant la région affectée.
Aggravation : à l'air froid et humide; en cas d'effort excessif, de blessure ou d'entorse; en position assise; pendant les règles; en mangeant des aliments crus.

VOIR AUSSI Fatigue oculaire, *page 220*

Sambucus nigra

SAMBUCUS

NOMS COURANTS. Sureau noir, hautbois, sambu.
ORIGINE. Europe.
PRÉCISION. Utilisé en herboristerie depuis des millénaires, le sureau noir a acquis la réputation d'être une véritable « armoire à pharmacie naturelle ».
PRÉPARATION. Les fleurs et feuilles fraîches sont hachées puis trempées dans l'alcool.

PROFIL DU REMÈDE

Sujets énervés et agités en permanence, prédisposés aux tremblements. Le remède sert surtout en cas de troubles respiratoires.

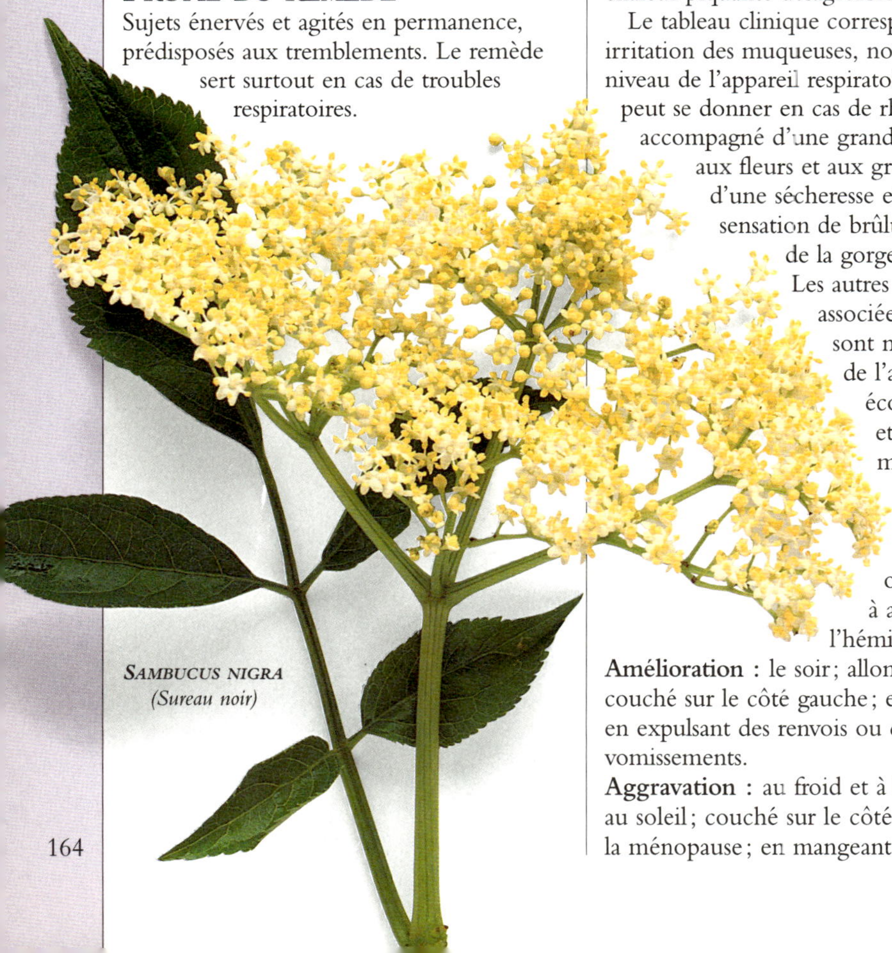

SAMBUCUS NIGRA (Sureau noir)

Les symptômes généraux sont un affaiblissement marqué et une abondante transpiration. *Sambucus* peut agir sur les affections respiratoires telles que l'asthme, le croup, la coqueluche ou la bronchite. On note un enrouement et une inflammation du larynx, qui est encombré de mucus.
Amélioration : en s'emmitouflant; assis bien droit dans un lit; en se penchant au-dessus d'une table; en bougeant.
Aggravation : à l'air froid et sec; à la forte chaleur; la nuit; en s'allongeant, surtout si la tête est plus bas que le corps; au repos.

Sanguinaria canadensis

SANGUINARIA

NOM COURANT. Sanguinaire du Canada.
ORIGINE. Est de l'Amérique du Nord.
PRÉCISION. Les Amérindiens prenaient de la sanguinaire comme émétique, et utilisaient le jus orangé de la racine pour se peindre le corps et teindre leurs vêtements.
PRÉPARATION. Le rhizome collecté en automne est séché et macéré dans l'alcool.

PROFIL DU REMÈDE

Sujets souffrant de confusion, pleins d'appréhension, ayant l'impression d'être très faibles et stupides. Malgré une sensation de pesanteur, de langueur et de somnolence, ils ont du mal à trouver le sommeil la nuit et sont réveillés au moindre bruit. Il leur arrive d'être envahis par une chaleur piquante désagréable.

Le tableau clinique correspond à une irritation des muqueuses, notamment au niveau de l'appareil respiratoire. Le remède peut se donner en cas de rhume des foins accompagné d'une grande sensibilité aux fleurs et aux graminées, d'une sécheresse et d'une sensation de brûlure au niveau de la gorge et du nez. Les autres affections associées à *Sanguinaria* sont notamment de l'asthme avec écoulements et brûlure des muqueuses, qui sont à vif. Les symptômes ont tendance à affecter plutôt l'hémicorps droit.
Amélioration : le soir; allongé sur le dos; couché sur le côté gauche; en dormant; en expulsant des renvois ou des vomissements.
Aggravation : au froid et à l'humidité; au soleil; couché sur le côté droit; pendant la ménopause; en mangeant sucré.

Schoenocaulon officinale

SABADILLA

NOM COURANT. Cévadille.
ORIGINE. Présente au Mexique, aux Antilles, au Guatemala et au Venezuela.
PRÉCISION. La cévadille a des graines au goût amer qui renferment de la vératrine et de la vératridine, alcaloïdes servant dans la production d'insecticides.
PRÉPARATION. Les graines parvenues à maturité sont trempées dans l'alcool; le mélange est ensuite filtré avant dilutions et dynamisations.

PROFIL DU REMÈDE

Sujets nerveux, exposés à des crises d'hystérie consécutives à une frayeur.

Les principaux symptômes physiques sont des salves d'éternuements, des picotements et démangeaisons dans le nez, des écoulements nasaux abondants et aqueux, et des frissons. On peut observer une douleur et une inflammation à la gorge. *Sabadilla* sert surtout en cas d'inflammation des muqueuses respiratoires, pouvant être liée à un rhume des foins, de l'asthme, une amygdalite ou un rhume.
Amélioration : au grand air; à la forte chaleur ou en s'emmitouflant; en mangeant et buvant chaud.
Aggravation : à l'air froid; à intervalles réguliers; en buvant froid.

Scorpio europaeus

SCORPION

NOM COURANT. Scorpion.
ORIGINE. Europe centrale et méridionale.
PRÉCISION. Un papyrus égyptien note l'utilisation du scorpion à des fins médicinales.
PRÉPARATION. L'animal vivant et entier est macéré dans l'alcool.

PROFIL DU REMÈDE

Sujets se sentant détachés et coupés du monde, manquant de vivacité d'esprit et ayant les idées confuses. D'humeur souvent changeante, ils font parfois des rêves confus, vagues, troublants, menaçants ou érotiques.

Scorpion est susceptible d'agir sur les peurs marquées, notamment de l'accident ou de la conduite automobile. Une crainte prononcée au creux de l'estomac, avec parfois de fortes crampes sous les côtes, est un symptôme classique.
Amélioration : en pleurant; en marchant; en bougeant; en mangeant; lors d'une miction.
Aggravation : la nuit; exposé à la lumière vive ou au bruit; assis; en respirant profondément; en exerçant une pression sur l'abdomen.

Scutellaria laterifolia

SCUTELLARIA

NOM COURANT. Scutellaire de Virginie.
ORIGINE. Amérique du Nord.
PRÉCISIONS. Cette plante était autrefois utilisée par les Indiens Cherokee pour favoriser la menstruation; puis a été exploitée pour ses vertus sédatives chez les sujets tendus ou stressés.
PRÉPARATION. La plante fraîche, entière à l'exception de la racine, est trempée dans l'alcool.

PROFIL DU REMÈDE

Sujets assaillis de pressentiments, se sentant l'esprit confus et incapables de se concentrer.

Le tableau clinique correspond à un épuisement nerveux pouvant être lié à une convalescence, un surmenage professionnel ou aux études. Le remède peut être efficace en cas de syndrome de fatigue chronique, de maux de tête avec la sensation que le crâne est trop étroit pour ce qu'il contient, parfois de vertiges, de tressautements musculaires, et d'une sensibilité à la lumière.

Amélioration : la nuit; au grand air, en bougeant.
Aggravation : en mangeant; exposé au bruit, à la lumière, à des odeurs.

Secale cornutum

SECALE

NOM COURANT. Ergot du seigle.
ORIGINE. *Claviceps purpurea,* champignon affectant certaines graminées en Europe, en Asie et en Amérique du Nord.
PRÉCISION. L'ergot, qui attaque surtout le seigle, est le composant d'un médicament utilisé pour arrêter les hémorragies.
PRÉPARATION. L'ergot est collecté avant maturité, séché, réduit en poudre, puis macéré dans l'alcool.

PROFIL DU REMÈDE

Sujets ayant l'esprit confus, soupçonneux et craintifs, doutant de leur santé mentale.

Secale présente une forte affinité avec les problèmes utérins. Il se donne pour renforcer les muscles pendant le travail, et contre la septicité puerpérale (infection de l'appareil génital à la suite d'un accouchement). Il sert aussi pour soulager les crampes menstruelles accompagnées de saignements irréguliers et foncés, ou des hémorragies aqueuses et abondantes entre les règles.

Amélioration : au froid; en prenant un bain; en s'étirant; en se découvrant.
Aggravation : à la chaleur; au contact, ne serait-ce que les draps; avant ou après les règles; pendant une grossesse; après une fausse couche ou un accouchement.

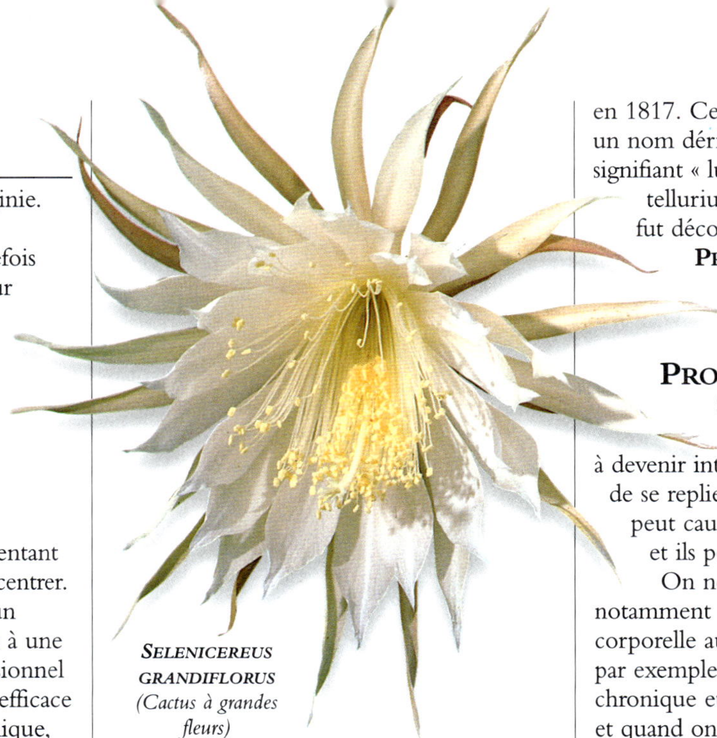

SELENICEREUS GRANDIFLORUS *(Cactus à grandes fleurs)*

Selenicereus grandiflorus

CACTUS GRAND.

NOM COURANT. Cactus à grandes fleurs.
ORIGINE. Amérique centrale et Antilles.
PRÉCISION. Renommée pour sa beauté, cette plante est aussi cultivée dans la perspective de la fabrication d'un médicament conventionnel rhumatismal et d'un remède homéopathique destinés à traiter les affections cardiaques.
PRÉPARATION. Les jeunes tiges et fleurs sont collectées en été, hachées menu et trempées dans l'alcool.

PROFIL DU REMÈDE

Sujets ayant tendance à se faire du souci pour leur santé.

Les symptômes associés au remède sont une constriction des fibres musculaires, et une sensation douloureuse d'avoir le corps coincé dans une cage et tordu. *Cactus grand.* est associé aux douleurs dans le cœur, comme celles déclenchées par un angor. Les affections cardiaques soulagées par le remède sont caractérisées par une vive douleur à la poitrine. La douleur peut s'étendre au bras ou à la main gauche, ou s'accompagner d'un engourdissement.

Amélioration : au grand air; assis; au repos.
Aggravation : en marchant; couché sur le côté gauche; allongé sur le dos.

VOIR AUSSI Angor, *page 185*

Selenium metallicum

SELENIUM MET.

NOM COURANT. Sélénium.
ORIGINE. Présent dans les zones volcaniques et les minerais sulfurifères, comme la pyrite.
PRÉCISIONS. Le sélénium est l'un des éléments qui fut découvert par Berzelius, en 1817. Ce chimiste suédois lui attribua un nom dérivé de selene, mot grec signifiant « lune », par opposition au tellurium (de tellus, « terre »), qui fut découvert en 1798 par Klaproth.
PRÉPARATION. Le sélénium fait l'objet d'une trituration avec du lactose.

PROFIL DU REMÈDE

Sujets ayant des difficultés à communiquer ou à devenir intimes avec d'autres, susceptibles de se replier sur eux. L'activité mentale peut causer un épuisement marqué, et ils peuvent être très étourdis.

On note un grand épuisement, notamment quand la température corporelle augmente. Le remède s'utilise par exemple en cas de syndrome de fatigue chronique et de sclérose en plaques, et quand on observe un épuisement rapide sur les plans physique et mental, une peau n'offrant pas un aspect sain, un amaigrissement, une constipation, et parfois un dysfonctionnement des nerfs associés à l'appareil uro-génital.

Amélioration : en respirant de l'air froid; après le coucher du soleil; en buvant de l'eau froide.
Aggravation : pendant une canicule; exposé aux courants d'air; en dormant; en parlant; en expulsant une selle.

Senecio aureus

SENECIO

NOM COURANT. Séneçon doré.
ORIGINE. Est de l'Amérique du Nord.
PRÉCISIONS. Apprécié par les autochtones d'Amérique du Nord dans le traitement des affections du système génital féminin; de nos jours, contre-indiqué en usage interne.
PRÉPARATION. La plante entière, racine comprise, est hachée menu puis macérée dans l'alcool.

PROFIL DU REMÈDE

Sujets agités, nerveux, déprimés, incapables de se concentrer.

Le remède se prescrit en cas d'hémorragie des muqueuses. *Senecio* agit contre les épanchements de sang dans la gorge ou les poumons, la congestion et l'inflammation des reins, et les saignements de nez. D'autres symptômes réagissent bien au remède : retard ou absence de règles, accompagnés d'écoulements vaginaux épais, d'une perte d'appétit, d'une excitabilité, et d'insomnies.

Amélioration : pendant les règles.
Aggravation : à l'humidité; à l'air froid; assis; pendant la puberté; en cas d'excitation sexuelle.

Serenoa repens syn. *S. serrulata*

SABAL

NOM COURANT. Palmier nain à feuilles en dents de scie.
ORIGINE. Région sud-est de l'Amérique du Nord.
PRÉCISION. Cette plante était appréciée par les Indiens d'Amérique pour ses qualités nutritives et ses vertus sédatives et toniques.
PRÉPARATION. Les fruits frais et mûrs sont hachés avant macération dans l'alcool.

PROFIL DU REMÈDE

Sujets ayant tendance à ressasser leurs symptômes mais qui, en même temps, s'emportent si on leur témoigne de la sympathie. Ils peuvent être irritables, apathiques, introvertis, déprimés, et appréhender d'aller se coucher.

Ce remède se donne surtout en cas de problèmes uro-génitaux. Les symptômes typiques traités sont notamment des mictions fréquentes, particulièrement la nuit, pouvant être dues à une cystite. *Sabal* est utile aussi contre la rétention urinaire causée par une hypertrophie de la prostate, ou contre une inflammation des voies séminales, des douleurs prononcées ou, parfois, de vives douleurs à la vessie qui s'étendent à l'abdomen ou irradient dans les cuisses. Sabal s'utilise aussi en cas de fatigue sexuelle ou généralisée.
Amélioration : après avoir dormi.
Aggravation : par vent froid et humide ; avant les règles.

VOIR AUSSI problèmes de prostate, *page 202*

Silybum marianum syn. *Carduus marianus*

CARDUUS

NOM COURANT. Chardon-Marie
ORIGINE. Bassin méditerranéen, cultivé dans toute l'Europe.
PRÉCISIONS. Les têtes florales se prennent comme substitut de l'artichaut ; passées dans l'eau bouillante, elles constituent un tonique que l'on prend au printemps.
PRÉPARATION. Les graines mûres et séchées sont trempées dans l'eau, puis on les macère dans l'alcool.

PROFIL DU REMÈDE

Sujets épuisés sur les plans mental et physique, faisant preuve d'indifférence et présentant une absence d'expression.

Les symptômes classiquement associés à *Carduus* sont des problèmes de foie, aigus ou chroniques, et des affections pulmonaires, de l'asthme par exemple. Ce remède peut s'utiliser en cas de fortes douleurs hépatiques ou abdominales plus prononcées quand le sujet est allongé sur le côté gauche, ou de calculs et de douleurs biliaires. En raison du dysfonctionnement du foie, les selles sont décolorées ; mais elles peuvent aussi présenter une couleur foncée en raison d'une hémorragie interne de l'appareil digestif.
Amélioration : assis bien droit dans un lit ; après des saignements de nez.
Aggravation : en bougeant ; couché sur le côté gauche ; en buvant de l'alcool.

Simarouba cedron
syn. *Simaba cedron, Quassia cedron*

CEDRON

NOM COURANT. Cédron.
ORIGINE. Croît en Amérique centrale et dans le nord du Brésil.
PRÉCISIONS. La noix de cédron est réputée au Panama pour être un antidote contre les morsures de serpent et les piqûres d'insectes, pour peu que la victime la mâche immédiatement. Elle s'utilisait aussi pour traiter la malaria et les états fébriles.
PRÉPARATION. Elle se fait par macération dans l'alcool des cotylédons (pousses embryonnaires) extraits de graines mûres et séchées.

PROFIL DU REMÈDE

Sujets nerveux, même hystériques, pouvant succomber à un état dépressif après une phase d'excitation.

Les affections associées à *Cedron* présentent la caractéristique de récidiver tous les jours à la même heure. Le remède se prescrit en cas de fièvres récurrentes, comme celles qui sont associées au paludisme, de douleurs névralgiques et autres affections du système nerveux, tics ou spasmes par exemple. Les maux de tête sévères et migraines, pouvant s'accompagner de nausées, d'un état fébrile, peuvent également réagir à Cedron, de même qu'une méningite cérébro-spinale.
Amélioration : debout et bien droit
Aggravation : au grand air ; à une heure précise de la journée ; après avoir dormi.

Smilax officinalis
syn. *S. ornata, S. regelii, S. medica*

SARSAPARILLA

NOMS COURANTS. Salsepareille, liseron piquant.
ORIGINE. Amérique centrale et du Sud, et Jamaïque.
PRÉCISIONS. Longtemps utilisée dans un but médicinal par les tribus indigènes d'Amérique du Sud, la salsepareille fut introduite en Europe au XVIIe siècle.
PRÉPARATION. La racine séchée est trempée dans l'alcool, puis fait l'objet de dilutions et dynamisations.

PROFIL DU REMÈDE

Sujets déprimés et anxieux.

Salsaparilla présente une forte affinité avec les voies urinaires. Il se prescrit en cas de cystite caractérisée par une envie constante d'uriner, des brûlures en fin de miction et, parfois, du sang ou un précipité sableux ou graveleux dans les urines. On observe parfois des émissions involontaires, notamment quand le sujet s'assoit, la miction normale pouvant n'être possible qu'en station debout.
Amélioration : en se tenant debout ; en découvrant le cou et la poitrine.
Aggravation : au printemps ; par temps froid et humide ; en bougeant ; à la fin d'une miction ; pendant les règles.

Solidago virgaurea

SOLIDAGO

NOMS COURANTS. Verge d'or commune, solidago.
ORIGINE. Europe et Asie, naturalisée en Amérique du Nord.
PRÉCISION. Cette plante a été utilisée traditionnellement dans le traitement par voie externe des plaies, de l'herpès, des

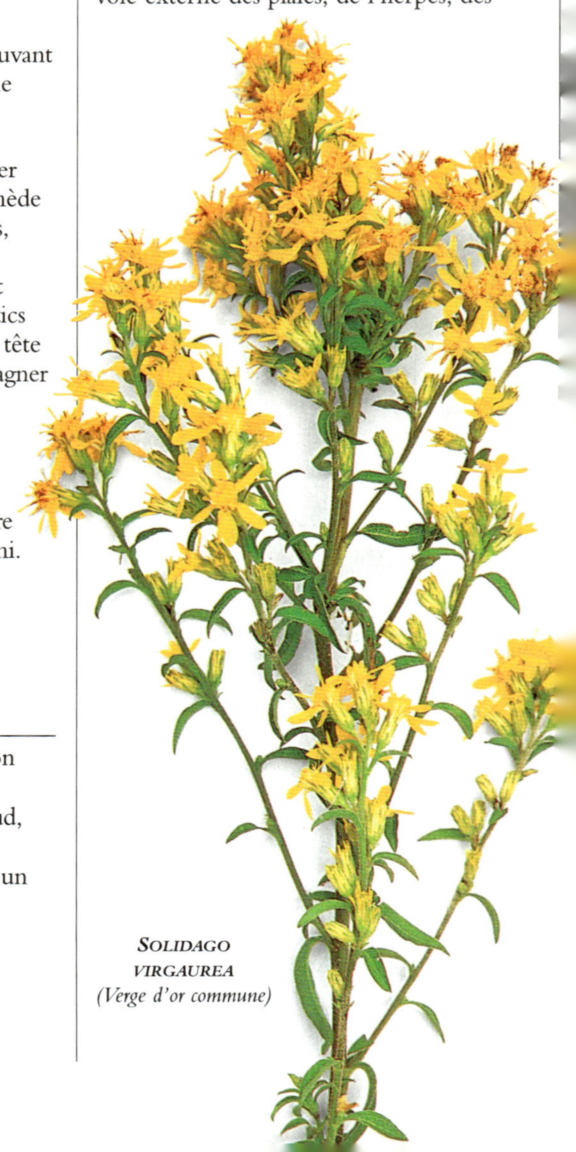

SOLIDAGO VIRGAUREA
(Verge d'or commune)

ulcères et des piqûres d'insectes, et par voie interne des infections des voies urinaires.
Préparation. Les parties aériennes fraîches sont finement hachées puis macérées dans l'alcool.

Profil du remède

Affection rénale pouvant s'accompagner de nausées, d'insomnies, d'une faiblesse des bronches et d'une prédisposition aux rhumes. Le remède s'utilise quand on note dans les reins une sensation de distension, d'endolorissement et de sensibilité, la douleur s'étendant soit aux cuisses, soit vers la vessie et l'abdomen. On observe des difficultés à effectuer une miction.

Solidago peut aussi se prescrire dans le traitement d'un fibrome.
Amélioration : en urinant abondamment.
Aggravation : en exerçant une pression sur la zone affectée.

Voir aussi fibrome, *page 199*

Spigelia anthelmia

Spigelia

Noms courants. Spigelle vermifuge, poudre aux vers.
Origine. Amérique du Sud; de nos jours, présente aussi aux U.S.A. et aux Antilles.
Précision. Cette plante renferme certains alcaloïdes utilisés en phytothérapie dans le traitement de maladies de cœur.
Préparation. Les parties aériennes séchées sont macérées dans l'alcool.

Profil du remède

Sujets dotés d'un tempérament triste, qui sont distraits et comme absents.

Ce remède se donne en cas de problèmes touchant le cœur ou le système nerveux, notamment si les symptômes affectent essentiellement le côté gauche du corps, et que par ailleurs on note des douleurs violentes et intenses. *Spigelia* peut se donner en cas de palpitations fréquentes qui sont audibles, visibles et violentes, de souffles cardiaques ou de troubles valvulaires, et de maladies cardiaques rhumatismales. Il sert aussi en cas d'angor. Le remède peut se prescrire contre les maux de tête, migraines, infections des sinus ou douleurs névralgiques ou rhumatismales.
Amélioration : en inspirant; allongé sur le côté droit, la tête surélevée par rapport au corps; en exerçant une pression régulière sur la région touchée.
Aggravation : en cas de changement de temps; au toucher; allongé sur le côté gauche; en bougeant; en fumant.

Voir aussi angor, *page 185*; polyarthrite rhumatoïde, *page 197*; névralgie, *page 268*

Spongilla fluviatilis syn. *S. lacustris*

Badiaga

Nom courant. Éponge d'eau douce.
Origine. Russie et Europe.
Précision. En Russie, cette éponge réduite en poudre sert traditionnellement à la confection d'un traitement provoquant la disparition d'un hématome en une nuit.
Préparation. L'éponge fraîche est recueillie en automne, séchée, puis triturée avec du lactose.

Profil du remède

Sujets appréciant l'activité mentale, et ayant l'impression qu'ils ont l'esprit clair et actif en permanence; l'excitation ou le plaisir provoquent facilement des palpitations chez eux. Leur corps peut sembler endolori au toucher, comme s'il avait été battu.

Badiaga peut être efficace en cas de présence marquée de mucus dans les voies respiratoires, avec des écoulements abondants vers les narines, pouvant être dus à une grippe ou un rhume des foins. Les éternuements provoqués par une toux réagissent bien aussi au remède, de même qu'un gonflement et un durcissement des ganglions du cou et de la poitrine pouvant être imputables à un cancer.
Amélioration : à la forte chaleur; la nuit.
Aggravation : au froid; par temps orageux; allongé sur le côté droit.

Stannum metallicum

Stannum met.

Nom courant. Étain.
Origine. La cassitérite, minerai d'étain dont les gisements se trouvent en France, en Grande-Bretagne, en Amérique du Sud, au Nigeria et en Thaïlande.
Précisions. L'étain sert depuis longtemps à des utilisations ménagères et industrielles. Il a eu aussi un rôle médicinal, au XVIIIe siècle contre les vers intestinaux.
Préparation. Le métal fait l'objet d'une trituration avec du lactose.

Profil de remède

Sujets méfiants, anxieux, tristes, gênés. Ils peuvent être faibles et démoralisés, incapables de parler ou de bouger, et se sentir moins bien pendant la journée.

Stannum met. s'utilise en cas d'épuisement consécutif à des problèmes respiratoires chroniques, ou pour traiter les affections du système nerveux. Il peut se donner quand il existe une faiblesse des bronches, pendant ou après une infection sérieuse comme une pneumonie ou une bronchite. Cette faiblesse expose les poumons et les bronches à une inflammation ou à une maladie grave, l'asthme notamment.

Strontium carbonicum

Strontium carb.

Nom courant. Carbonate de strontium.
Origine. Présent dans la strontianite, minéral présent principalement en Allemagne, en Écosse et en Californie.
Précisions. La strontianite doit son nom à Strontian, village d'Écosse où elle fut découverte en 1790.
Préparation. Le carbonate de strontium est trituré avec du lactose.

Profil du remède

Sujets irritables pouvant céder à une colère violente et destructrice mais qui, en même temps, ont tendance à être distraits, et craintifs, notamment dans l'obscurité. S'ils paraissent parfois hautains, ils sont en réalité très sensibles aux railleries. Il leur arrive de sursauter en pleine nuit, ce qui les réveille.

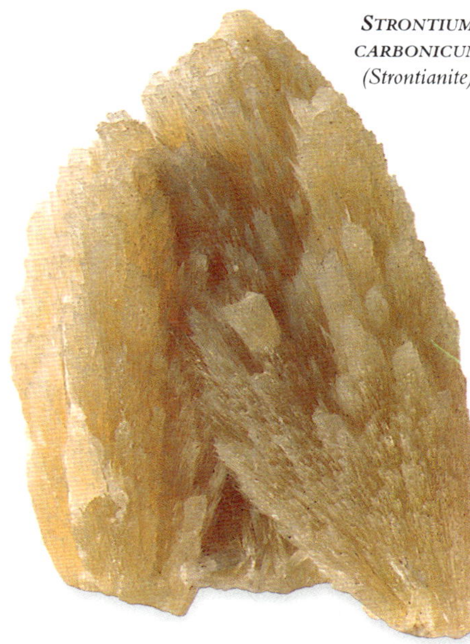

Strontium carbonicum (Strontianite)

Le remède se donne principalement en cas d'affections aiguës consécutives à une blessure ou une opération : syncope, épuisement, frissons, palpitations soutenues et collapsus pouvant être dus à un traumatisme sévère et une hémorragie. On peut aussi y recourir pour traiter les affections cardio-vasculaires, parmi lesquelles l'angine de poitrine, la phlébite, ainsi que les très fortes douleurs musculaires et osseuses.

Le tableau clinique correspond à une sensation de pesanteur et d'étouffement dans la région cardiaque, ou une pression sourde et intermittente sur le cœur.
Amélioration : à la forte chaleur; à la lumière; au soleil; en appliquant des compresses chaudes; en prenant un bain très chaud.
Aggravation : au froid; en cas d'hémorragie; en découvrant la région affectée; en marchant.

Strychnos toxifera

CURARE

NOM COURANT. Curare.
ORIGINE. Amérique du Sud.
PRÉCISION. Les indigènes d'Amérique du Sud extrayaient de plantes du type *Strychnos* un poison paralysant les voies respiratoires dont ils badigeonnaient les flèches utilisées pour la chasse.
PRÉPARATION. Après extraction, la résine est macérée dans l'alcool.

PROFIL DU REMÈDE

Sujets ayant tendance à la précipitation, à l'irritabilité, à l'agressivité, recherchant la solitude et susceptibles d'actes malveillants. Ils ont la caractéristique de ne pouvoir s'alimenter que par petites quantités.

Les symptômes classiquement associés à *Curare* sont notamment une faiblesse, une sensation de pesanteur, un engourdissement et des douleurs aiguës. Le remède peut aussi servir en cas de paralysie progressive ou d'une atténuation des réflexes.

Amélioration : aucun facteur connu.
Aggravation : à l'humidité ; exposé à un vent froid ; par temps froid ; vers 2 heures du matin ; en bougeant ; au niveau de l'hémicorps droit.

Sulfur iodatum

SULFUR IOD.

NOM COURANT. Iodure de soufre.
ORIGINE. Préparé chimiquement.
PRÉCISION. Ce composé peu courant est rarement utilisé dans un but médicinal, hormis en homéopathie.
PRÉPARATION. L'iodure de soufre est dissous dans un vase clos et chauffé à 60 °C avant dilutions et dynamisations.

PROFIL DU REMÈDE

Sujets ayant tendance à douter et à être anxieux, incapables d'organiser leurs idées de façon cohérente ou de rester calmes et posés dans un contexte professionnel.

Le remède se prescrit en cas d'affections cutanées chroniques provoquant des démangeaisons, telles que l'eczéma, l'acné, les furoncles, les pustules, l'urticaire et le lichen plan (petites taches saillantes, roses ou pourpres, sur les poignets, les avant-bras et la partie inférieure des jambes). Le corps a tendance à être froid au toucher, mais aussi à donner la sensation d'être brûlant et à vif à l'intérieur ; les symptômes empirent souvent au réveil.

Amélioration : à l'air frais ; en hiver ; en se tenant debout.
Aggravation : à la forte chaleur ; avant un orage ; le matin au réveil ; au moindre effort.

Symphytum officinale

SYMPHYTUM

NOM COURANT. Consoude officinale.
ORIGINE. Europe, mais présente dans les régions tempérées du monde entier.
PRÉCISION. Au Ier siècle av. J.-C., cette plante était déjà réputée pour traiter les hématomes, entorses et fractures.
PRÉPARATION. La racine est prélevée, soit avant la floraison, soit en automne. Elle est trempée dans l'alcool avant dilutions et dynamisations.

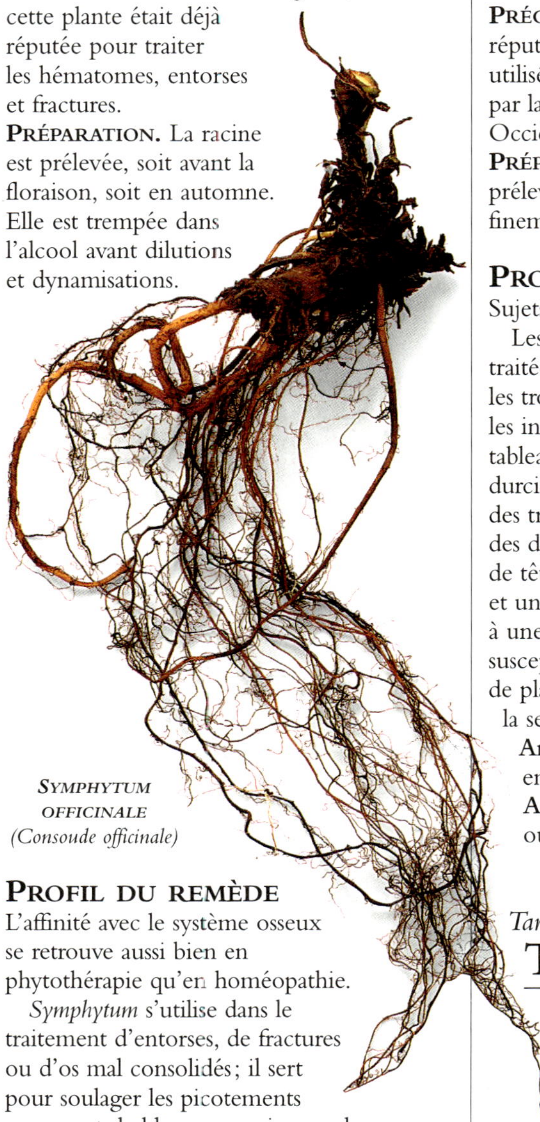

SYMPHYTUM OFFICINALE
(Consoude officinale)

PROFIL DU REMÈDE

L'affinité avec le système osseux se retrouve aussi bien en phytothérapie qu'en homéopathie.

Symphytum s'utilise dans le traitement d'entorses, de fractures ou d'os mal consolidés ; il sert pour soulager les picotements provenant de blessures anciennes des os, des cartilages ou du périoste (membrane entourant l'os), ou les douleurs ressenties après une amputation. Le remède s'avère utile aussi en cas d'abcès du muscle psoas (qui relie la hanche et le bassin), ou de tumeur osseuse maligne au visage.

Il se prescrit pour traiter les blessures à l'œil avec sensations étranges : par exemple, en fermant les paupières, le sujet a l'impression d'avoir les globes oculaires redressés, alors qu'il n'existe pas de signe visible de lésion. On observe fréquemment une tendance à se frotter les yeux ou à avoir de grandes difficultés à ouvrir les paupières.

Amélioration : à la chaleur.
Aggravation : en cas de blessure ; en recevant un coup sur la région affectée ; si celle-ci subit un contact ou une pression ; en cas d'excès sexuels ; en bougeant.

Taraxacum officinale

TARAXACUM

NOMS COURANTS. Pissenlit, dent-de-lion.
ORIGINE. Présent à l'état sauvage dans les régions tempérées du monde entier ; cultivé en France et en Allemagne.
PRÉCISION. Cette plante médicinale, réputée pour ses propriétés diurétiques, est utilisée dans des civilisations très diverses par la médecine classique, notamment en Occident, au Moyen-Orient et en Chine.
PRÉPARATION. La plante entière est prélevée à l'ouverture des fleurs, puis finement hachée et macérée dans l'alcool.

PROFIL DU REMÈDE

Sujets ayant une tendance à la dépression.

Les principales affections pouvant être traitées par le remède sont notamment les troubles digestifs, les calculs biliaires et les inflammations de la vésicule biliaire. Le tableau clinique courant correspond à un durcissement et un grossissement du foie, des troubles urinaires, des crises de foie, des douleurs à type de crampe, des maux de tête associés à des problèmes gastriques, et un jaunissement du teint. La tendance à une acidification de la salive est susceptible de provoquer l'apparition de plaques à vif sur la langue, ainsi que la sensation d'avoir les dents émoussées.

Amélioration : en marchant ; en bougeant ; au toucher.
Aggravation : au repos ; debout ou assis ; en mangeant gras.

Tarentula cubensis syn. *Mygale cubensis*

TARENTULA CUB.

NOM COURANT. Tarentule de Cuba.
ORIGINE. Présente à Cuba et dans le sud-est des U.S.A., notamment au Texas et en Caroline du Sud.
PRÉCISION. Cette grosse araignée velue, au corps brun foncé, provoque chez l'homme un empoisonnement du sang, les symptômes commençant à se manifester 24 heures après la piqûre.
PRÉPARATION. L'araignée vivante et entière est trempée dans l'alcool avant de subir des dilutions et dynamisations.

PROFIL DU REMÈDE

Sujets agités, mal à l'aise et délirants, ressentant souvent un engourdissement mais ayant un sommeil agité.

Le tableau clinique courant correspond à une inflammation douloureuse et prononcée, une prostration et une faiblesse extrêmes. Le remède se donne en cas de fièvre à évolution lente, d'infections aiguës (diphtérie…) et d'états septiques : anthrax, septicémie, abcès douloureux, notamment à proximité des ongles de la main, ulcères ne guérissant pas, et gangrène.

Tarentula cub. s'utilise pour soulager les douleurs ressenties lors d'une mort lente. Le remède soulage par ailleurs les toux sévères, comme celles de coqueluche, dans le cas où le sujet est très prostré.
Amélioration : en fumant.
Aggravation : la nuit ; en cas d'effort ; en buvant froid.

Tellurium metallicum

TELLURIUM MET.

NOM COURANT. Tellure.
ORIGINE. Présent dans le monde entier.
PRÉCISION. Le chimiste allemand Klaproth avait découvert en 1789 un élément qu'il avait appelé uranium (du grec *ouranos,* « ciel »). Neuf ans plus tard, il apportait un contrepoids en attribuant le nom de tellure (du latin *tellus,* « terre ») à l'élément rare qu'il venait de mettre en évidence.
PRÉPARATION. Le tellure subit une trituration avec du lactose.

PROFIL DU REMÈDE

Sujets irritables et nerveux, qui ne mâchent pas leurs mots.

Tellurium présente une affinité avec les problèmes de peau : psoriasis, herpès circiné, herpès, eczéma sur les paupières et derrière les oreilles. L'un des principaux symptômes associés au remède est une transpiration à odeur d'ail, qui tend à brûler et irriter la peau.

Le remède s'utilise aussi en cas de douleur dans le dos s'aggravant quand le sujet tousse, éternue ou fait un effort pour expulser une selle. Il soulage par ailleurs un mal de dos consécutif à une blessure, une irritation de la colonne vertébrale, une rupture de disques intervertébraux, et une douleur irradiant dans les jambes. Il peut par ailleurs être efficace contre les infections oculaires et auriculaires, notamment celles provoquant à l'œil un écoulement dont l'odeur évoque celle de la saumure.
Amélioration : allongé, au calme.
Aggravation : au froid ; au toucher ; allongé sur la zone affectée.

Terebinthina laricina

TEREBINTHINA

NOM COURANT. Essence de térébenthine.
ORIGINE. Résine de *Larix decidua* « Mill », variété de mélèze d'Europe.
PRÉCISIONS. Cette résine à consistance visqueuse sert dans la fabrication de peintures. Autrefois, la médecine classique occidentale l'utilisait dans le traitement de la blennorragie.
PRÉPARATION. La résine est macérée dans l'alcool avant d'être filtrée et de faire l'objet de dilutions et dynamisations.

PROFIL DU REMÈDE

Sujets fatigués, délirants et incapables de se concentrer. Parmi les symptômes, mentionnons une douleur cuisante et des hémorragies au niveau des muqueuses. Le remède présente une affinité avec les inflammations des voies urinaires ou des reins, avec hémorragies et œdèmes aux mains et aux pieds. Ces affections sont souvent associées à l'émission d'une urine de couleur gris cendré et une curieuse odeur de violette.
Amélioration : en bougeant ; en marchant ; en se penchant.
Aggravation : au froid ; au toucher ; le matin ; couché sur la zone affectée.

Teucrium marum
syn. *Marum verum*

TEUCRIUM MARUM

NOMS COURANTS. Germandrée maritime, herbe à chat.
ORIGINE. Espagne et Europe méridionale, mais présente partout dans le monde.
PRÉCISIONS. Utilisée par les herboristes pour ses propriétés astringentes et toniques, cette plante est également exploitée dans le traitement des affections de la vésicule biliaire et de l'estomac.
PRÉPARATION. Les parties aériennes fraîches, sauf les tiges lignifiées, sont finement hachées avant macération dans l'alcool.

PROFIL DU REMÈDE

Sujets hypersensibles, se sentant moins bien quand la conversation tourne autour de choses désagréables. Ils sont facilement exposés à la surexcitation et à l'épuisement. Le remède présente une affinité avec les polypes, tumeurs pouvant affecter le nez, les oreilles, le vagin ou le rectum. Les polypes des fosses nasales peuvent s'accompagner d'un catarrhe chronique, de croûtes nauséabondes et d'une perte de l'odorat. *Teucrium marum* s'utilise en cas de tumeur fibreuse sur la paupière, de fibrome utérin, ou encore de grosseurs dans l'urètre dues à une blennorragie. Il peut aussi être donné pour des vers intestinaux, des démangeaisons (anus, rectum).
Amélioration : au grand air ; en transpirant.
Aggravation : au froid et à l'humidité ; en cas de changement de temps ; au chaud dans un lit ; le soir ; la nuit ; en touchant ou en frottant la zone affectée.

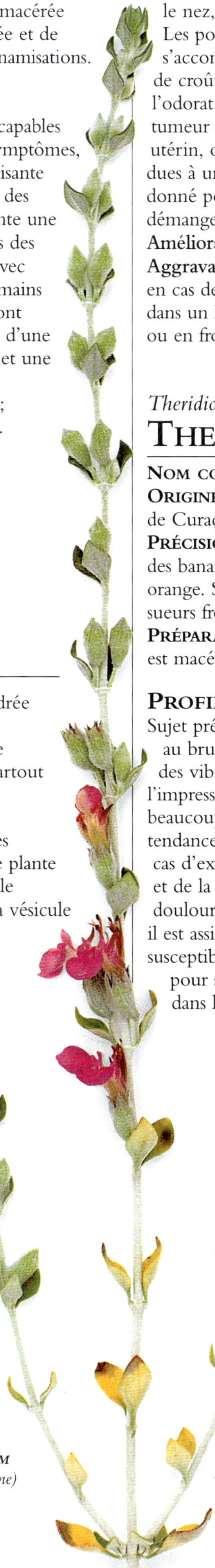

TEUCRIUM MARUM
(Germandrée maritime)

Theridion curassavicum

THERIDION

NOM COURANT. Théridion.
ORIGINE. Antilles, et notamment l'île de Curaçao.
PRÉCISIONS. Il s'agit d'une petite araignée des bananiers dont le dos s'orne de taches orange. Sa piqûre provoque tremblements, sueurs froides et syncopes.
PRÉPARATION. L'animal vivant et entier est macéré dans l'alcool.

PROFIL DU REMÈDE

Sujet présentant une sensibilité exacerbée au bruit, qui provoque des douleurs et des vibrations dans le corps. Ils ont parfois l'impression que le temps s'écoule beaucoup trop vite, et présentent une tendance à la frilosité. *Theridion* s'utilise en cas d'extrême sensibilité des os, des nerfs et de la colonne vertébrale. Celle-ci est douloureuse à la moindre secousse. Quand il est assis, le type sensible au remède est susceptible de lever légèrement une fesse pour soulager la pression ressentie dans le bas de la colonne vertébrale. Des vertiges et un mal des transports peuvent se manifester de façon concomitante. *Theridion* s'utilise par ailleurs dans le traitement du diabète.
Amélioration : à la chaleur ; au repos ; en buvant de l'eau chaude.
Aggravation : la nuit ; exposé au bruit ; en exerçant une pression sur la zone affectée ; pendant un voyage ; en subissant des secousses ; en fermant les yeux ; en se penchant en avant.

VOIR AUSSI diabète, *page 191* ; vertiges, *page 266*

Trinitrum syn. *Nitroglycerinum*

GLONOINUM

NOMS COURANTS. Nitroglycérine, trinitroglycérine, trinitrine.
ORIGINE. Préparé chimiquement.
PRÉCISIONS. La nitroglycérine fut créée en 1846 par un chimiste italien, Ascanio Sobreoro ; vingt ans plus tard, Alfred Nobel y recourut pour mettre au point la dynamite.
PRÉPARATION. La nitroglycérine est dissoute dans de l'eau distillée avant de faire l'objet de dilutions et dynamisations.

PROFIL DU REMÈDE

Les symptômes traités par *Glonoinum* ont un rapport avec la régulation de la circulation entre la tête et le cœur. Le remède s'utilise quand une augmentation du flux sanguin provoque des bouffées de chaleur. On observe l'impression que la tête est pleine et prête à éclater, une grande confusion, et le besoin compulsif de se tenir le crâne en appuyant dessus. *Glonoinum* sert aussi en cas d'hypertension, surtout chez une personne âgée, d'épuisement dû à la chaleur, et de bouffées de chaleur durant la ménopause.
Amélioration : à l'air frais.
Aggravation : à la forte chaleur, surtout au soleil ; en faisant certains mouvements, par exemple en secouant la tête.

Uranium nitricum

URANIUM NIT.

NOM COURANT. Nitrate d'uranium.
ORIGINE. Préparé chimiquement.
PRÉCISION. L'uranium doit son nom à Uranus : il fut isolé par Klaproth en 1789, soit peu de temps après la découverte de la planète par Herschel (1781).
PRÉPARATION. Le nitrate d'uranium subit une trituration avec du lactose.

PROFIL DU REMÈDE

Il n'existe pas de type sensible bien défini ; toutefois, on peut noter chez ces sujets une irritabilité et une dépression.

Le diabète, les inflammations rénales, les troubles hépatiques et l'hypertension sont susceptibles de bien réagir à *Uranium nit.* Le remède présente une affinité avec l'appareil digestif et peut s'utiliser en cas d'indigestion ou de ballonnements ; il sert aussi quand un diabète se traduit par une rétention d'eau et une augmentation quantitative de l'émission d'urine.
Amélioration : au grand air ; en faisant des mouvements rapides.
Aggravation : à la grande chaleur ; au repos ; en consommant des plats acides ou du vin.

VOIR AUSSI diabète, *page 191*

Urginea maritima var. *rubra*
syn. *Drimia maritima* var. *rubra*

SQUILLA

NOM COURANT. Scille.
ORIGINE. Littoral méditerranéen.
PRÉCISIONS. Le bulbe de cette plante cultivée est exploité par l'industrie pharmaceutique, car il renferme un cardiotonique ; cette substance très toxique sert aussi dans la fabrication de raticides.
PRÉPARATION. Le bulbe frais est trempé dans l'alcool.

PROFIL DU REMÈDE

Sujets irritables, ressentant une faiblesse et une lassitude. Ils ont tendance à mal dormir, et préfèrent être assis que couchés.

Le remède, dont l'action est lente, se prescrit contre les affections qui mettent plusieurs jours à évoluer. On l'utilise principalement contre les troubles respiratoires chroniques : bronchite, pleurésie, toux, asthme causant des halètements… *Squilla* se donne quand se manifestent certains symptômes, tels qu'une toux sèche, brève et violente venant des poumons, une vive douleur dans la poitrine, du côté inférieur gauche, et des émissions involontaires d'urine.
Amélioration : au repos ; en étant assis bien droit ; en expectorant ne serait-ce qu'une petite quantité de mucus.
Aggravation : tôt le matin ; en bougeant.

Urtica urens

URTICA URENS

NOMS COURANTS. Ortie brûlante, petite ortie.
ORIGINE. Présente à l'état sauvage dans les régions tempérées du monde entier.
PRÉCISIONS. Déjà au Ier siècle av. J.-C., le médecin grec Dioscoride recommandait cette plante ainsi que la grande ortie (*Urtica dioica*) pour lutter contre les plaies suppurantes, les saignements de nez et les retards de règles.
La petite ortie sert depuis très longtemps dans la phytothérapie occidentale, et reste très appréciée.
PRÉPARATION. Toute la plante en période de floraison, racine comprise, est trempée dans l'alcool.

PROFIL DU REMÈDE

Le remède traite principalement l'urticaire. Les symptômes sont en général aggravés par la chaleur, les exercices physiques vigoureux ou les bains. Les démangeaisons ont tendance à être plus fortes au lever, ce qui peut provoquer une répugnance à aller se coucher le soir. *Urtica urens* s'utilise aussi en cas de brûlure entraînant des rougeurs et la formation de vésicules, et en cas d'éruptions allergiques (sensation de brûlure ou de piqûre, rougeurs et formation de vésicules) dues à une piqûre d'insecte, de coquillage ou de plante.
Amélioration : en frottant la zone affectée ; en s'allongeant.
Aggravation : à la chaleur ; pendant une chute de neige ; en prenant un bain froid ; tous les ans à la même période ; au toucher ; après un accouchement.

VOIR AUSSI urticaire, *page 242*

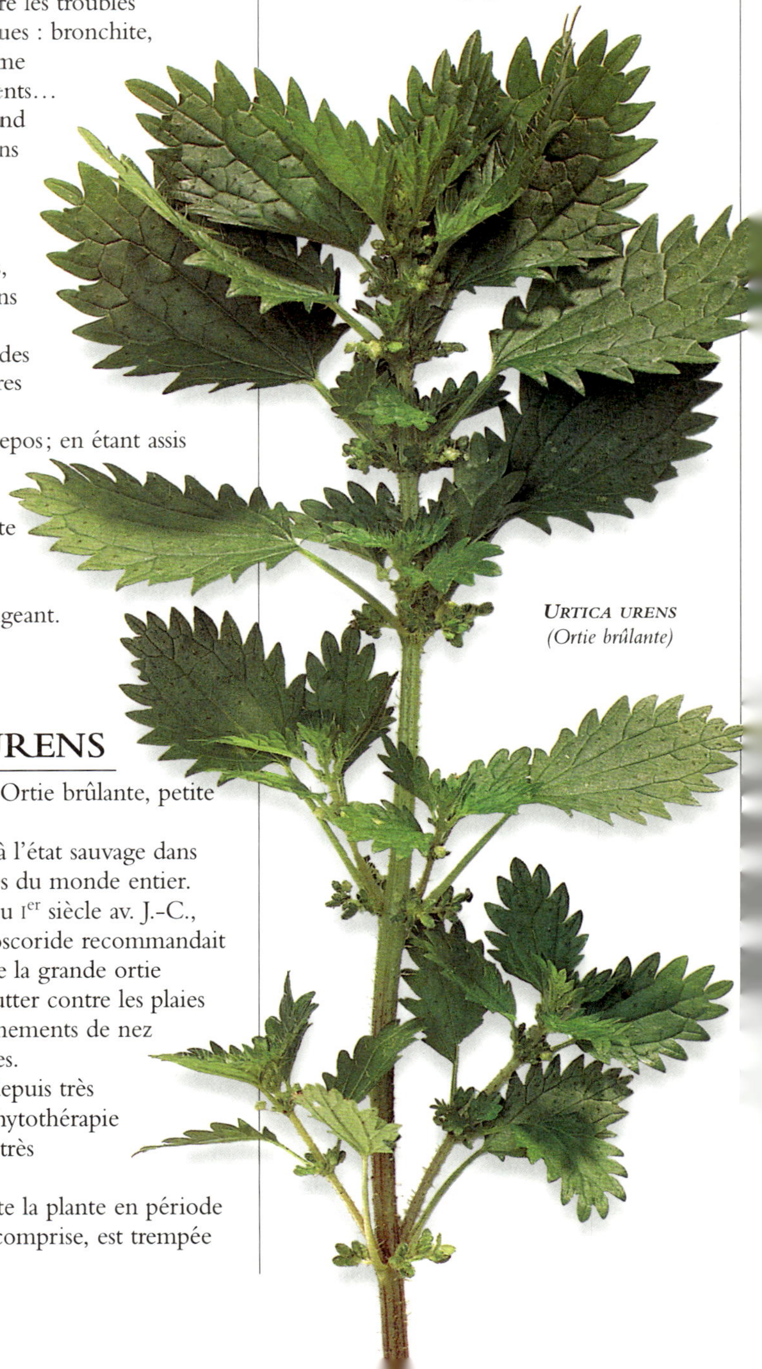

URTICA URENS
(Ortie brûlante)

Ustilago zeae

USTILAGO

NOM COURANT. Charbon du maïs.
ORIGINE. Champignon infectant les grains de maïs, notamment en Amérique centrale et du Sud.
PRÉCISION. Les Indiens Zuni du Nouveau-Mexique utilisaient le charbon du maïs pour accélérer le travail des parturientes et empêcher les saignements utérins.
PRÉPARATION. Le champignon, frais et à maturité, est macéré dans l'alcool.

PROFIL DU REMÈDE

Sujets portés à l'irritabilité et la tristesse. Le remède se donne en cas de problèmes gynécologiques : fibrome utérin ou hémorragies se déclarant à la suite d'un accouchement ou d'une fausse couche. Le tableau clinique courant correspond à un lent épanchement de sang, les caillots pouvant former de longs rubans.
Amélioration : au repos.
Aggravation : au toucher; en bougeant; pendant la ménopause.

Valeriana officinalis

VALERIANA

NOMS COURANTS. Valériane, herbe-aux-chats.
ORIGINE. Europe et du nord Asie, cultivé en Europe centrale.
PRÉCISIONS. La valériane sert depuis la Rome antique pour traiter l'anxiété, l'insomnie et l'hypertension. Pendant la Première Guerre mondiale, sa teinture fut utilisée contre le traumatisme lié à un bombardement.
PRÉPARATION. La racine fraîche est macérée dans l'alcool.

PROFIL DU REMÈDE

Sujets nerveux, irritables, agités, instables aux plans mental et émotionnel. Les sautes d'humeur sont liées à *Valeriana,* le sujet alternant entre la joie et l'abattement.

Le remède est associé à des douleurs névralgiques, une accélération du pouls et une congestion sanguine au niveau de la tête. Les membres sont douloureux, pesants, difficiles à bouger, et des mouvements saccadés sont possibles au repos. Les céphalées ont tendance à se développer soit lentement et par à-coups, soit soudainement, comme si la tête venait de recevoir un coup.
Amélioration : en changeant de position; en marchant; en dormant; en transpirant.
Aggravation : en début d'après-midi; tard dans la soirée; au repos; en restant assis ou debout sans bouger; en jeûnant; sous l'effet de l'excitation.

Veratrum viride

VERATRUM VIR.

NOMS COURANTS. Ellébore vert, vératre vert.
ORIGINE. Présent dans toute la partie nord-ouest du sous-continent nord-américain.
PRÉCISIONS. Si cette plante fut exploitée à des fins médicinales par les Indiens Iroquois et Cherokee, elle est peu utilisée de nos jours.
PRÉPARATION. La racine fraîche est cueillie en automne et macérée dans l'alcool.

PROFIL DU REMÈDE

Sujets souvent agités, d'humeur querelleuse, ayant tendance à se plaindre. *Veratrum vir.* présente une forte affinité avec les troubles affectant les poumons : asthme, pleurésie, pneumonie… Parmi les symptômes mentionnons une faiblesse ou de violents battements du pouls, une forte fièvre, une anxiété et des vomissements.

Le remède se donne aussi dans le cas d'une fièvre intense accompagnée de tressautements, notamment pendant le sommeil, de spasmes, d'un délire, d'une chorée (mouvements saccadés involontaires et irréguliers), ou même d'un comportement maniaque. *Veratrum vir.* sert par ailleurs en cas de fièvre puerpérale (infection des voies génitales, consécutive à une fausse couche, un avortement ou un accouchement). On peut observer de violentes céphalées à évolution rapide, avec sensation de congestion.
Amélioration : en frottant la zone affectée; en étant allongé, la tête plus bas que le corps; en buvant du café fort et très chaud.
Aggravation : au froid; au soleil, quand il fait très chaud; en se levant; en bougeant; en étant sur le dos; après un accouchement; en cas de suppression des règles.

Verbascum thapsiforme

VERBASCUM

NOMS COURANTS. Bouillon-blanc, molène.
ORIGINE. Europe méridionale et centrale, et de l'ouest de l'Asie.
PRÉCISIONS. Dans *l'Odyssée,* Ulysse se protège de Circé avec du bouillon-blanc. Au Moyen Âge, on prêtait à cette plante des vertus magiques. De nos jours, la phytothérapie l'utilise pour traiter la toux.
PRÉPARATION. On hache menu avant trempage dans l'alcool les parties aériennes fraîches en période de floraison, à l'exception des zones lignifiées.

PROFIL DU REMÈDE

Sujets apathiques, facilement distraits par les pensées très diverses qui assaillent leur esprit. Les symptômes sont souvent associés à de violentes manifestations névralgiques. Parmi les symptômes, mentionnons des douleurs névralgiques à la face et aux dents, surtout du côté gauche. Le remède sert aussi en cas d'inflammation et d'irritation de la vessie, des oreilles ou des voies respiratoires.

Verbascum se prescrit par ailleurs pour traiter les rhumes douloureux se traduisant par des écoulements abondants, un larmoiement et la sensation d'avoir les oreilles bouchées. On peut observer une congestion de la poitrine due à un catarrhe, et une voix grave et enrouée. La toux, qui a tendance à donner un son creux, rauque et profond, se manifeste surtout la nuit. Une phase d'inspiration est susceptible d'apaiser cette toux.
Amélioration : en se levant d'un siège; en inspirant profondément.
Aggravation : exposé aux courants d'air ou aux changements de température; au toucher; en parlant ou en lisant à haute voix; en serrant fort les mâchoires.

VOIR AUSSI névralgie, *page 268*

Vespa crabro

VESPA

NOM COURANT. Frelon
ORIGINE. Europe.
PRÉCISION. La piqûre de la femelle est douloureuse et même, dans de rares cas, mortelle.
PRÉPARATION. L'insecte vivant et entier est trempé dans l'alcool avant les phases de dilutions et dynamisations.

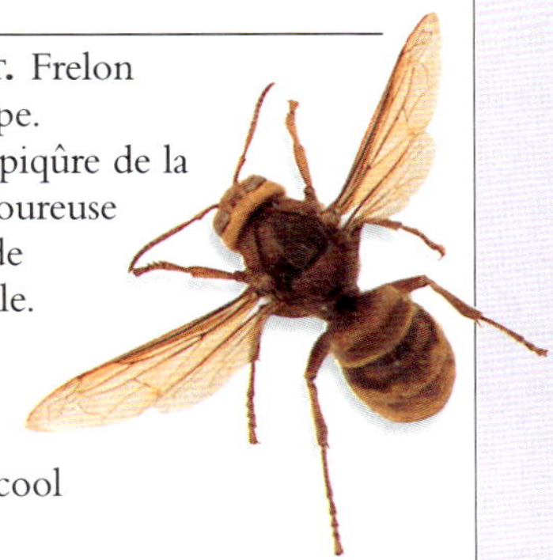

VESPA CRABRO (Frelon)

PROFIL DU REMÈDE

Sujets exposés aux insomnies, présentant souvent une sensibilité marquée au niveau des nerfs et des muscles.

Vespa sert en général dans le traitement d'affections cutanées se traduisant par une rougeur et un gonflement de la peau, ou de troubles gynécologiques. Les douleurs cuisantes donnant l'impression d'avoir le corps percé par un objet pointu constituent un autre symptôme associé au remède. Il s'utilise par ailleurs en cas d'affections des muqueuses et de problèmes liés aux règles, comme des troubles prémenstruels, des douleurs ou une constipation.
Amélioration : en se lavant les mains à l'eau froide; en baignant la région affectée dans du vinaigre.
Aggravation : dans un cadre clos et mal ventilé; en se trouvant à proximité d'une source de chaleur directe.

Vetiveria zizianoides

ANANTHERUM

NOM COURANT. Vétiver.
ORIGINE. Asie tropicale, abondant au Sri Lanka et en Inde.
PRÉCISIONS. L'huile essentielle de cette plante est appelée « huile de la tranquillité » en Inde et au Sri Lanka ; elle dispense un parfum qui éloigne les mouches, les mites, les cafards et les punaises de lit.
PRÉPARATION. La racine séchée est trempée dans l'alcool avant de subir des dilutions et dynamisations.

PROFIL DU REMÈDE

Sujets donnant l'impression d'être surexcités, agités voir souffrir de manies. Le remède se prescrit en cas d'affections de la peau et de durcissements et gonflements des ganglions, notamment au niveau du cou. On le donne pour traiter les éruptions cutanées causant des démangeaisons, surtout au cuir chevelu et aux sourcils.

Anantherum se prend pour soulager les céphalées névralgiques quand le patient a une sensation d'écrasement des os de la face.
Amélioration : quelques heures après avoir bu du café.
Aggravation : en buvant ; juste après avoir pris du café.

Viburnum opulus

VIBURNUM

NOMS COURANTS. Viorne obier, boule-de-neige.
ORIGINE. Plante croissant à l'état sauvage en Europe et dans la partie est des U.S.A.
PRÉCISION. Les tribus indigènes d'Amérique (Meskwaki, Penobscot...) utilisaient cette plante pour traiter les crampes, les ganglions et les oreillons.
PRÉPARATION. L'écorce nouvellement formée est collectée en automne, hachée menu et macérée dans l'alcool.

PROFIL DU REMÈDE

Viburnum est un remède spécifique pour femmes, convenant particulièrement à celles qui se sentent déprimées et désorientées, et sont incapables de savoir.

Le tableau clinique courant correspond à des problèmes utérins, notamment dysménorrhée (règles douloureuses), travail inefficace (faux travail), douleurs consécutives à un accouchement, menace d'avortement, et fausses couches répétées.
Amélioration : au grand air ; au repos ; en exerçant une pression sur la zone affectée ; en se déplaçant.
Aggravation : le soir ; la nuit ; pendant une chute de neige ; avant les règles ; en cas de frayeur ; exposée aux secousses.

Vinca minor

VINCA

NOM COURANT. Petite pervenche.
ORIGINE. Europe.
PRÉCISION. Les Italiens considéraient cette plante comme la fleur de la mort : ils en disposaient dans le cercueil des enfants.
PRÉPARATION. La plante entière, fraîche, racine comprise, est hachée menu et macérée dans l'alcool.

PROFIL DU REMÈDE

Sujets tristes, faibles et portés aux crises de larmes. Il leur arrive d'éprouver une sensation de vide dans l'estomac, et d'avoir l'impression qu'ils vont mourir très bientôt. Les problèmes de peau sont les affections principales traitées par le remède : eczéma suintant accompagné de croûtes épaisses et malodorantes et de démangeaisons corrosives, démangeaisons de la peau avec sensation de brûlure, croûtes de lait et ulcères brûlants à la jambe. *Vinca* se donne aussi contre les ménorragies (règles abondantes) provoquant une très grande faiblesse.
Amélioration : en bougeant au grand air.
Aggravation : sous l'effet de la colère ; en marchant ; en se penchant ; en déglutissant.

Viola tricolor

VIOLA TRI.

NOMS COURANTS. Pensée sauvage, violette tricolore.
ORIGINE. Europe, Afrique du Nord et certaines régions d'Asie.
PRÉCISION. La pensée sauvage appartient à la famille des violettes ; réputée pour ses vertus « purifiantes », elle s'utilise dans le traitement de l'eczéma et des démangeaisons.
PRÉPARATION. Les parties aériennes en période de floraison sont hachées fraîches et trempées dans l'alcool.

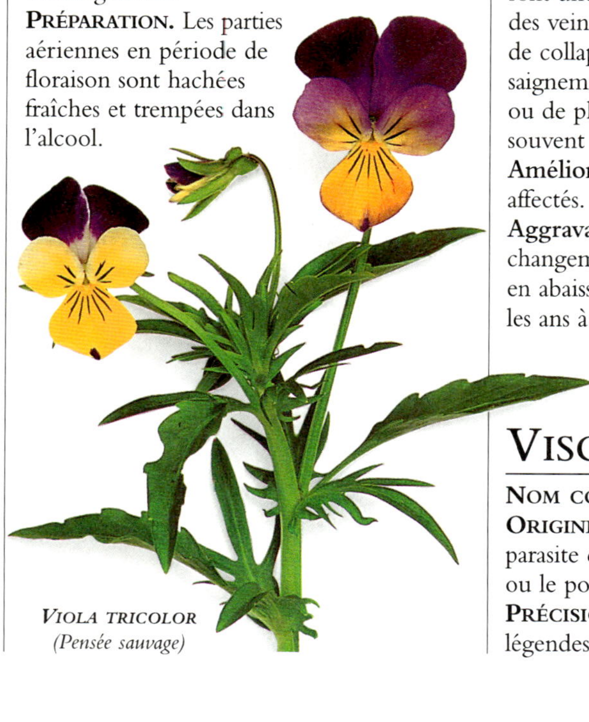

VIOLA TRICOLOR
(Pensée sauvage)

PROFIL DU REMÈDE

Sujets insatisfaits et capricieux, ou enfants ayant une tendance à la désobéissance. Les problèmes de peau persistants sont typiques : impétigo, eczéma, éruptions, acné rosacée, éruption de pustules... Le tableau clinique courant correspond à d'intolérables démangeaisons et sensations de brûlure, la nuit surtout. La peau tarde à guérir et présente des croûtes pouvant se fissurer et laisser échapper du pus.

Viola tri. convient aux symptômes cutanés concomitants de troubles urinaires, représentés par des urines troubles et nauséabondes, des mictions abondantes, une énurésie, et de vives douleurs à l'urètre.
Amélioration : aucun facteur connu.
Aggravation : à l'air froid ; en hiver ; en bougeant.

VOIR AUSSI rosacée, *page 193*

Vipera berus

VIPERA

NOMS COURANTS. Vipère commune, vipère péliade.
ORIGINE. Présente dans une vaste aire de répartition en Europe et en Asie.
PRÉCISIONS. Ce serpent gris foncé présente des zigzags noirs sur le dos ; il est doté, au niveau de la mâchoire supérieure, de crochets servant à l'injection du venin.
PRÉPARATION. Le venin frais fait l'objet d'une trituration avec du lactose.

PROFIL DU REMÈDE

Sujets souvent étourdis et parfois délirants. Le remède correspond aux enfants souffrant d'un retard de développement et aux personnes vieillissant prématurément. Les principaux symptômes associés à *Vipera* sont une inflammation et un gonflement des veines, accompagnés de syncopes et de collapsus. Le remède s'utilise en cas de saignements de nez récurrents, de varices ou de phlébite (inflammation veineuse due souvent à une obstruction par un caillot).
Amélioration : en levant les membres affectés.
Aggravation : au froid ; en cas de changement de temps ; au toucher ; en abaissant les membres affectés ; tous les ans à la même période.

Viscum album

VISCUM ALB.

NOM COURANT. Gui blanc, morve.
ORIGINE. Europe et nord de l'Asie ; parasite des arbres hôtes, comme le chêne ou le pommier.
PRÉCISIONS. Cette plante vénérée dans les légendes nordiques et druidiques est utilisée

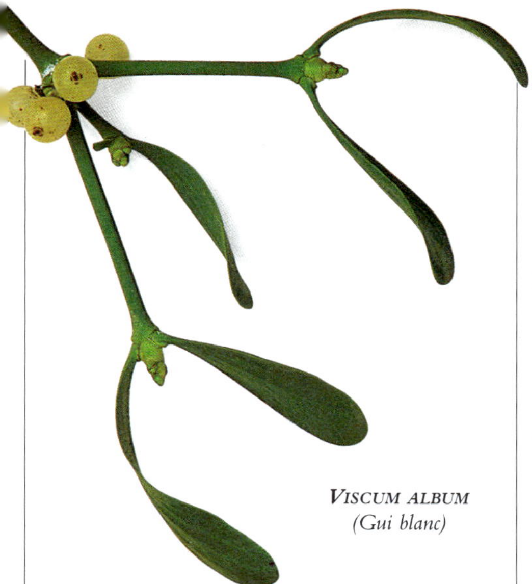

VISCUM ALBUM
(Gui blanc)

depuis longtemps en herboristerie ; de nos jours, elle fait l'objet de recherches dans la perspective de traitements contre le cancer.
PRÉPARATION. Les pousses feuillues et les baies sont collectées en automne, hachées fraîches et macérées dans l'alcool.

PROFIL DU REMÈDE

Sujets craintifs et détachés des autres, rêveurs perpétuels, susceptibles de tenir des propos incohérents.
Le remède se prescrit en cas de tremblements généralisés, de mouvements brusques et incontrôlables après une frayeur et de convulsions, notamment quand le sujet souffre d'absences, de petit mal épileptique, de chorée ou d'épilepsie débutant comme une lueur qui irradierait depuis la tête jusqu'aux pieds. Les attaques peuvent s'accompagner de difficultés respiratoires ou d'asthme, et être suivies de vertiges persistants et de tressautements du corps qui provoquent des insomnies. Parmi les douleurs névralgiques traitées par *Viscum alb.*, mentionnons des maux de tête accompagnés d'une sensation d'engourdissement et de resserrement ainsi que des élancements dans le haut du crâne, comme si celui-ci se soulevait du corps. Les céphalées sont parfois associées à des douleurs oculaires, une difficulté à soulever les paupières et, au niveau des oreilles, la perception de craquements ou une surdité.
Amélioration : aucun facteur connu.

Aggravation : en hiver ; par temps froid et orageux ; en frissonnant quand on a chaud ; en bougeant.

Vitex agnus-castus

AGNUS CASTUS

NOMS COURANTS. Agnus castus, arbre chaste, gattilier, poivre sauvage.
ORIGINE. Bassin méditerranéen et partie occidentale de l'Asie.
PRÉCISIONS. Cet arbre était réputé pour apaiser la libido. Les moines mâchaient ses baies et aujourd'hui encore, en Italie, les novices entrant dans un couvent foulent un sol jonché de fleurs de gattilier.
PRÉPARATION. Les drupes mûres, séchées, sont macérées dans l'alcool.

PROFIL DU REMÈDE

Sujets s'inquiétant pour leur santé, et pouvant ressentir de forts pressentiments concernant leur propre mort.

Agnus castus se donne surtout aux personnes ayant peu d'énergie, souffrant de dépression, d'un manque de vitalité sexuelle ou d'une libido réduite. Le remède s'avère utile en cas de grande fatigue causée par la ménopause, la consommation de drogues ou l'alcoolisme. Chez l'homme, il se prescrit contre les problèmes andrologiques : impuissance, éjaculation précoce ou, au contraire, désintérêt pour l'acte sexuel. Chez la femme, *Agnus castus* sert en cas de baisse de la libido, surtout pendant la ménopause, de règles trop ou pas assez abondantes, ou de grossissement de l'utérus pouvant s'accompagner d'un écoulement vaginal fatigant. Le remède s'utilise aussi contre la dépression postnatale (baby blues) ou l'absence de lactation.
Amélioration : en grattant la région affectée ou en exerçant une pression dessus.
Aggravation : en cas d'excès sexuels ; en éjaculant.

VOIR AUSSI Ttroubles de l'érection, *page 264*

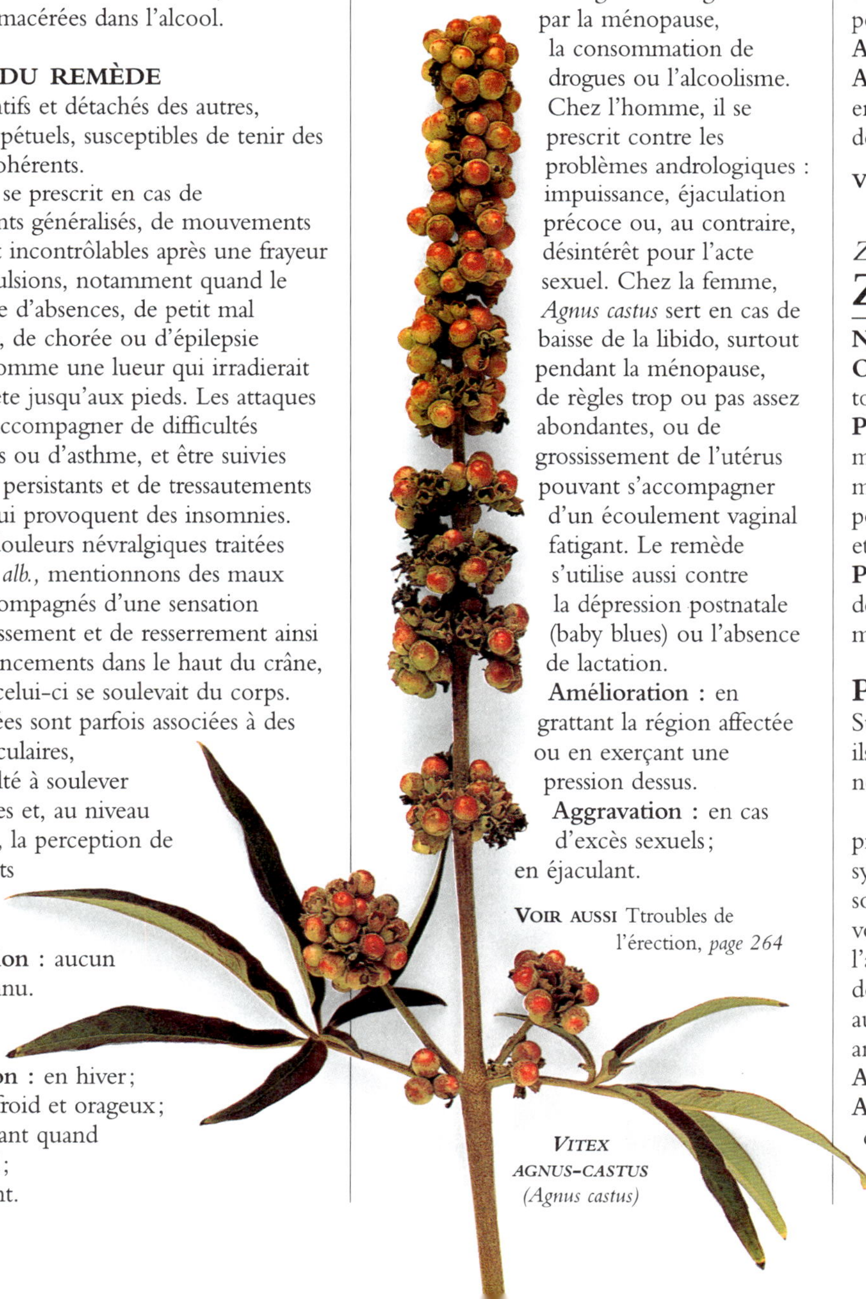

VITEX AGNUS-CASTUS
(Agnus castus)

Wyethia helenoides
syn. *Alarconia helenoides*

WYETHIA

NOM COURANT. Wyethia
ORIGINE. Amérique du Nord.
PRÉCISION. Cette plante doit son nom latin à N. B. Wyeth, naturaliste qui en fit la découverte dans les montagnes d'Amérique du Nord.
PRÉPARATION. La racine fraîche est trempée dans l'alcool avant de subir des dilutions et dynamisations.

PROFIL DU REMÈDE

Sujets ayant une attitude gênée et nerveuse. Le tableau clinique courant correspond à un rhume des foins caractérisé par de violents éternuements, une sécheresse et des démangeaisons au niveau des oreilles, du palais et de l'arrière des fosses nasales, ainsi qu'une sensation d'ébouillantage dans la bouche. On observe souvent une forte envie de frotter le palais avec la langue pour soulager les démangeaisons.
Amélioration : aucun facteur connu.
Aggravation : l'après-midi ; en bougeant ; en faisant de l'exercice physique qui déclenche la transpiration ; en mangeant.

VOIR AUSSI allergies, *page 206*

Zingiber officinale

ZINGIBER

NOM COURANT. Gingembre.
ORIGINE. Asie du Sud, cultivée dans toutes les régions tropicales.
PRÉCISION. Le gingembre joue depuis des millénaires un rôle essentiel sur les plans médicinal et culinaire ; il est très apprécié pour ses capacités à soulager les indigestions et les nausées, et à stimuler la circulation.
PRÉPARATION. Le rhizome est séché et débarrassé de son enveloppe externe, puis macéré dans l'alcool.

PROFIL DU REMÈDE

Sujets toujours enjoués, même quand ils ressentent de fortes douleurs. Ils sont nerveux, agités la nuit.

Ce sont les troubles digestifs qui sont principalement associés à *Zingiber.* Les symptômes typiques traités par le remède sont notamment des nausées, des vomissements et des douleurs coliques à l'abdomen, avec une production excessive de mucus dans l'intestin. *Zingiber* se prescrit aussi en cas d'asthme n'entraînant aucune anxiété.
Amélioration : aucun facteur connu.
Aggravation : à l'air froid ; en se découvrant ; au toucher ; en étant allongé ; en bougeant ; en mangeant du pain ou du melon.

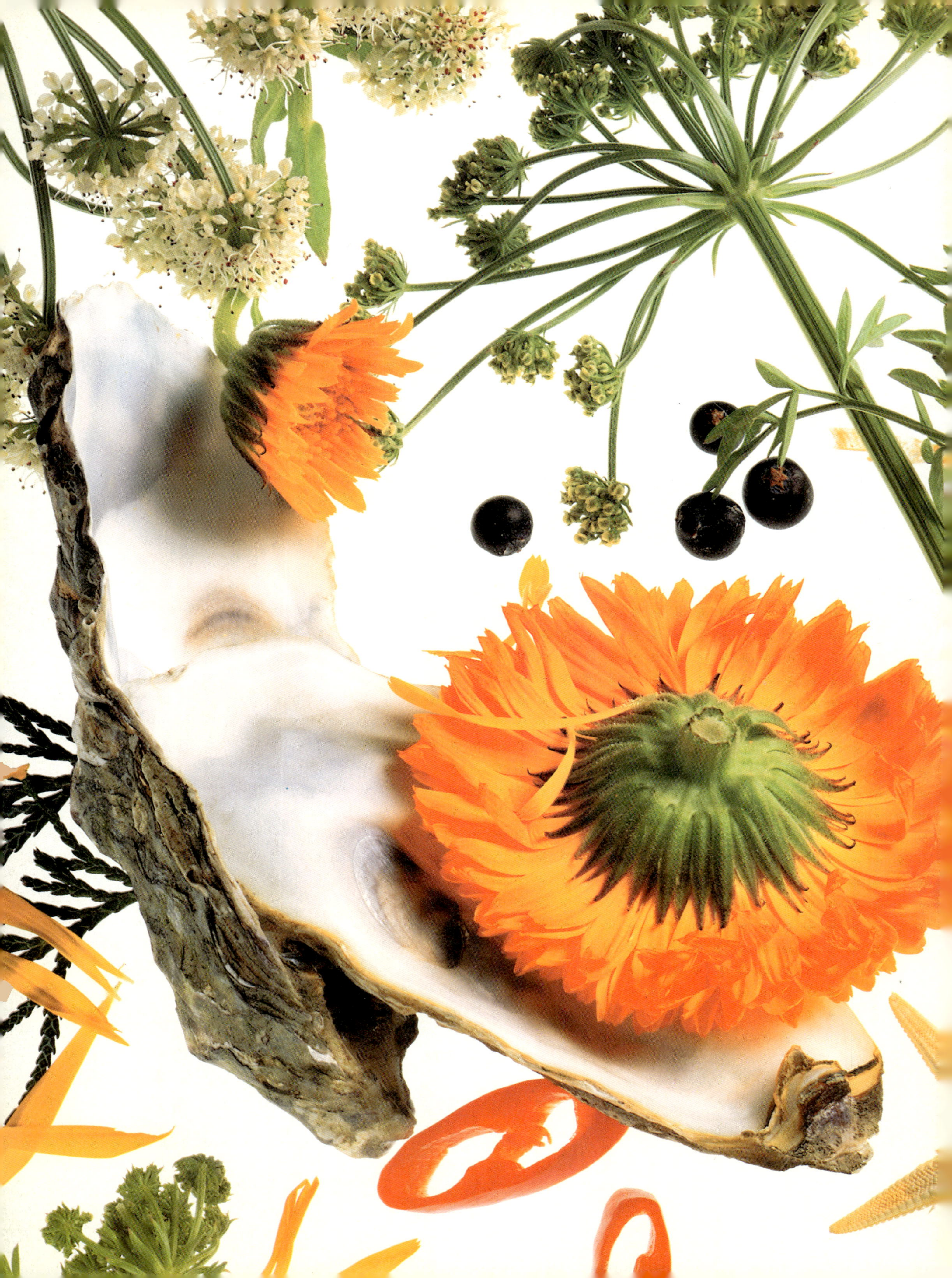

AFFECTIONS GRAVES

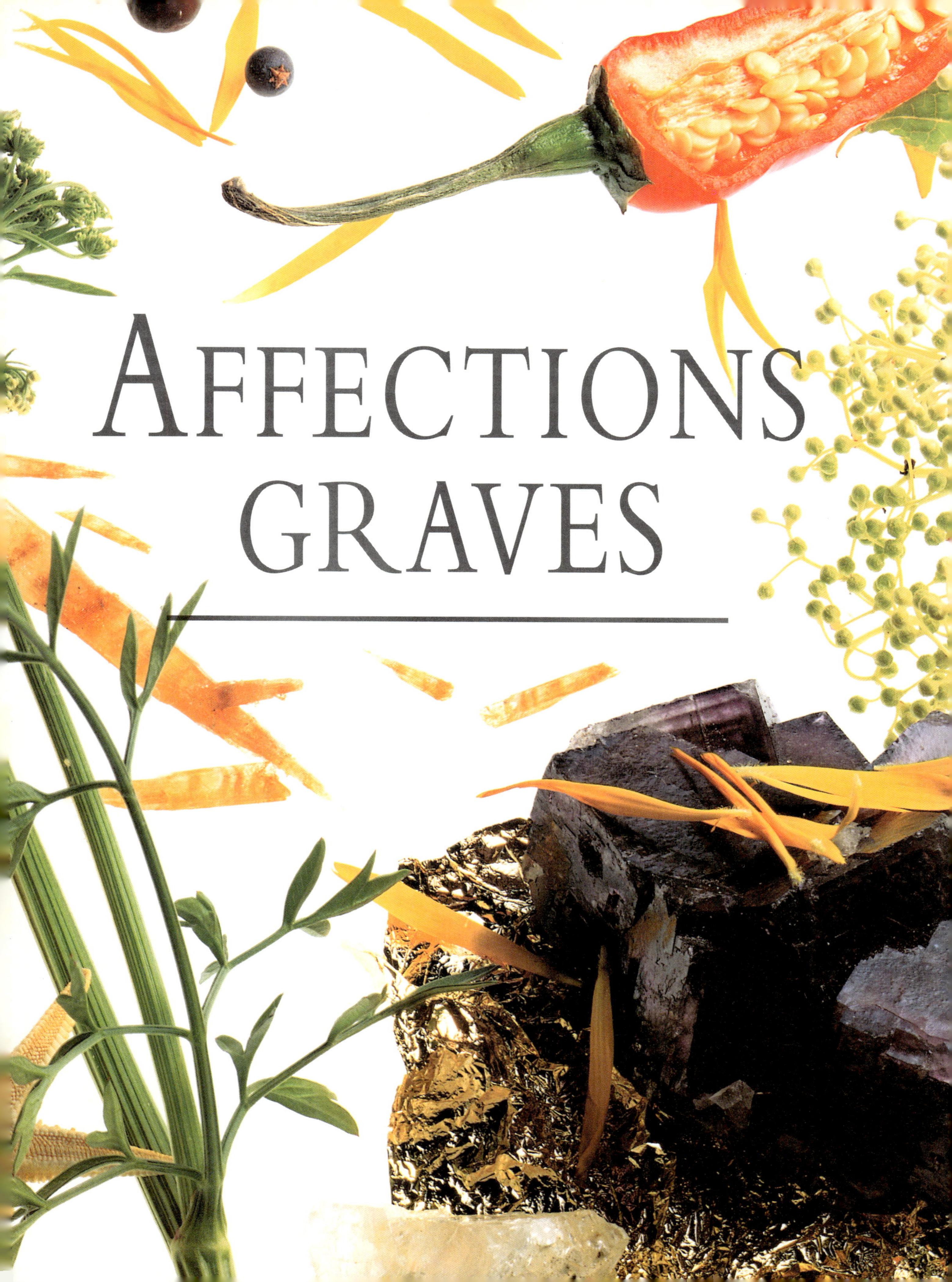

La consultation

La consultation chez un homéopathe dure relativement plus longtemps que chez un médecin classique. L'interrogatoire peut être complété par d'autres consultations espacées de plusieurs semaines, qui permettent de suivre l'évolution et de noter le moindre changement. Lors du premier rendez-vous, le praticien recueille une masse d'informations sur l'état de santé de son patient, son passé médical, sa personnalité et son style de vie : c'est seulement ensuite qu'il pourra établir une prescription individualisée.

Le recueil d'informations

Le recueil d'informations

L'homéopathe considère que l'état de santé reflète le niveau de vitalité interne ; la santé se définit donc par une absence de maladie ou d'affection en même temps que par un bien-être général, émotionnel et physique. Pour lui, certains problèmes se développent à partir d'un « terrain » inné ou acquis, et chaque personne a une façon particulière de tomber malade, en fonction de ses propres prédispositions (*voir page 18*).

La maladie résulte de déséquilibres affectant l'organisme ; or celui-ci a une très grande capacité d'auto-guérison qui peut être stimulée et entretenue par un traitement homéopathique. Le corps humain se rééquilibre en permanence pour se maintenir en bonne santé (*voir page 18*).

Si cet équilibre est menacé par un facteur interne ou externe, l'organisme cherche à se rétablir, ce qui se manifeste par des symptômes. Ceux-ci se développent quand le corps réagit au stress occasionné par l'affection, les ressources physiques et mentales se trouvant provisoirement mobilisées pour lutter contre l'affection.

La typologie des patients

Il est nécessaire de recueillir des informations très diverses afin d'établir un profil du patient permettant la prescription d'un traitement « constitutionnel ».

En effet, même si l'homéopathie repose notamment sur la personnalisation du traitement, on peut dégager dans une population une typologie de patients correspondant à des caractéristiques physiques, mentales et émotionnelles particulières. Les personnes se rattachant à un type donné, appelé constitution, adoptent souvent des comportements similaires, ont souvent les mêmes goûts, et peuvent même partager des prédispositions pour une affection spécifique.

La recherche d'indices

Un homéopathe a d'abord et avant tout besoin de recueillir des informations sur tous les symptômes présentés par le patient, sur leur évolution, sur les facteurs provoquant une amélioration ou au contraire une aggravation. Sa prescription s'établira en fonction de la loi de similitude qui consiste à « soigner le mal par le mal » (*voir page 18*). L'homéopathe tient compte aussi de la bonne marche ou du dysfonctionnement des différentes fonctions, comme la tendance à une mauvaise digestion se traduisant par des brûlures d'estomac après ingestion de certains aliments.

Le vécu médical du patient est, lui aussi, d'un grand secours pour le praticien.

Les traitements antérieurs, de quelque nature qu'ils soient, les opérations, ou les antécédents familiaux, constituent autant d'éléments indicateurs de certaines prédispositions personnelles ou de certains terrains génétiques.

La personnalité

L'homéopathe va ensuite demander au patient de faire une auto-description en indiquant quels sont son tempérament, sa disposition d'esprit, ses sentiments, ses convictions. Les traumatismes d'ordre émotionnel sont également très importants : par exemple un deuil, qu'il soit récent ou date de l'enfance. Pour cerner au mieux son patient, l'homéopathe a par ailleurs besoin de savoir d'autres détails : les effets sur le sujet du climat, des saisons ou des différentes périodes de la journée, ses goûts, ses aversions, ses peurs et ses phobies…

Le mode de vie

Enfin, l'homéopathe va s'intéresser au mode de vie de son patient : ses goûts en matière alimentaire, sa consommation éventuelle de café, d'alcool ou de tabac, les facteurs susceptibles de déclencher une irritabilité ou des troubles digestifs. Le stress est lui aussi un élément très important, et son influence dépend de l'activité professionnelle, de l'exercice physique, de la quantité et la qualité de sommeil, etc.

Le recueil des informations

La consultation est complétée, au besoin, par des examens et tests ayant trait aux symptômes physiques. Les observations et les données mesurables concernant des affections sont ensuite combinées avec les conclusions subjectives. Se fondant sur son expérience de tableaux cliniques et de types de personnalité similaires, le praticien compare alors les informations dont il dispose avec celles qui figurent dans un répertoire homéopathique.

La prescription

L'homéopathie étant fondée sur l'individualisation du traitement, deux personnes présentant des symptômes identiques ne recevront pas la même prescription. De la même manière, elles peuvent penser que les médicaments qui leur ont été prescrits ne correspondent pas aux indications figurant dans les ouvrages destinés au grand public.

La prescription peut comprendre un remède constitutionnel destiné à lutter contre les causes sous-jacentes d'une affection, des déséquilibres de l'organisme par exemple, ainsi qu'un autre remède contre les symptômes spécifiques et aigus.

Par ailleurs, il est possible que l'homéopathe modifie sa prescription au vu de l'évolution constatée lors d'une consultation ultérieure.

Pour un effet optimal

Il existe un certain nombre de règles dont l'observation favorise une efficacité maximale du traitement homéopathique :

- Ne mangez pas pendant les 30 minutes précédant la prise du remède afin qu'il pénètre seul dans l'organisme.
- Attendez 30 minutes pour absorber de la nourriture après avoir pris un remède.
- Évitez ou limitez la consommation de boissons et aliments forts (plats épicés, alcool, etc.) ; certains, comme le café, peuvent même neutraliser l'action d'un remède.
- Évitez l'usage de substances trop puissantes, comme certains produits d'entretien, qui peuvent avoir un effet toxique sur l'organisme.
- Pour que le remède puisse fonctionner isolément, évitez les médicaments et autres substances telles que les huiles essentielles ; en cas de doute, consultez votre homéopathe.
- Évitez tout contact avec les remèdes homéopathiques : manipulez-les avec le bouchon du tube ou une cuiller propre et sèche, glissez-les sous la langue sans les toucher.
- Bouchez bien les tubes, conservez vos remèdes comme il se doit (*voir page 271*).

La connaissance du patient

Pour évaluer au mieux son patient, l'homéopathe recueille des informations sur l'état physique, mental et émotionnel de celui-ci, et sur son mode de vie (*voir ci-dessous*). Il va accepter et respecter la façon dont une personne s'adapte à son environnement et ce qui fait de lui un individu unique présentant ses propres spécificités : un sujet est considéré comme étant le résultat de son état d'équilibre physique et mental, de son héritage génétique, et de son comportement au quotidien.

Le physique

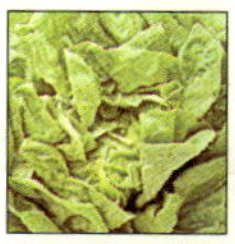

Bien-être physique

- Symptômes généraux et affections : analyse des éléments déclenchant les symptômes ou influant sur ceux-ci dans un sens positif ou négatif.
- Poids, condition physique et forme générale.
- Alimentation : équilibre, aversions et préférences, intolérances, carences, besoins spécifiques.
- Niveau d'énergie.
- Sommeil : étude quantitative et qualitative, effets d'une privation de sommeil, rêves.
- Facteurs de risques : tabac, alcool ou drogues « récréatives », profession ou passe-temps dangereux.
- Loisirs : activités et temps de détente.
- Connaissance des mesures à prendre en cas de maladie ou de blessure.

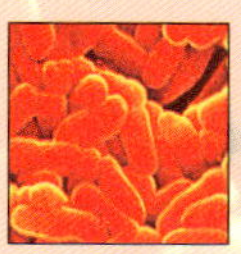

Antécédents médicaux

- Blessures, maladies, médicaments administrés, traitements complémentaires.
- Antécédents familiaux affections constatées dans la famille, par exemple maladies cardiaques, diabète, troubles mentaux, cancer…
- Prédispositions héréditaires, par exemple aux allergies ou à des affections spécifiques.
- Alimentation : tendance aux affections liées à une hypercholestérolémie, à l'obésité, à une intolérance alimentaire.
- Connaissance des symptômes d'affections héréditaires et des mesures préventives à adopter.
- Contrôles réguliers par auto-examen et consultations ou imagerie médicales.

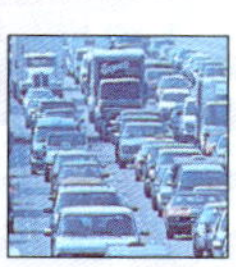

Environnent général

- Climat : impact du climat, des changements de saison.
- Possibilité de s'aérer.
- Exposition au soleil, sensibilisation aux risques.
- Effets de la pollution : air, eau, bruit.
- Environnement professionnel : considérations ergonomiques, niveau sonore, espace disponible, effet du chauffage central ou de la climatisation.
- Environnement personnel : allergies à des produits de toilette ou d'entretien, aux pollens, aux animaux, à la fumée de tabac, à la pollution de l'air…
- Travail : stress et autres effets du trajet domicile-travail, d'une activité de bureau dans un cadre urbain, d'une durée de travail prolongée.

Le mental

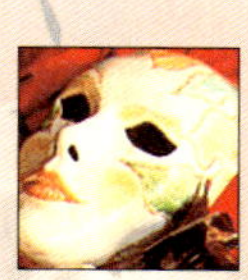

Personalité

- Grand traits du tempérament : positif ou négatif, affirmé ou passif, confiant ou anxieux.
- Image et estime de soi.
- Émotions : capacité à exprimer et contrôler ses sentiments, à rire, à gérer les émotions négatives.
- Relations interpersonnelles : sensibilité aux autres, capacité à résoudre les conflits, besoin d'être approuvé, pulsions sexuelles.
- Sentiments de culpabilité ou d'insécurité, maîtrise de son propre destin.
- Capacité à faire face en cas de stress.
- Peurs et phobies.
- Occasions d'exprimer sa créativité.
- Spiritualité, convictions et motivations intimes.

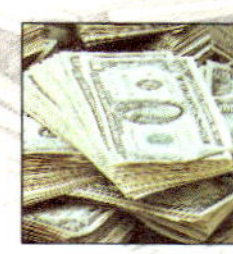

Contexte personnel

- Traumatismes de l'enfance : impact de la perte d'un parent, de violences physiques ou mentales.
- Circonstances familiales, conséquences d'un fait marquant : naissance, mariage, divorce, décès, tyrannie, examen, départ d'un enfant, soins à apporter à un parent âgé ou handicapé.
- Proximité des amis ou membres de la famille
- Capacité à affronter de gros problèmes de santé.
- Impact d'un changement important : achat ou vente, déménagement, restauration.
- Impact d'un changement de poste, d'employeur, d'un licenciement, d'une mise à la retraite, difficulté à concilier travail et vie de famille.
- Problèmes d'ordre pécuniaire ou juridique.

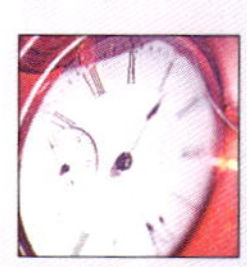

Organisation générale

- Gestion du temps : capacité à se fixer des objectifs réalistes, à planifier et mener à bien des projets, à respecter les délais, à déléguer.
- Capacité à concilier travail et détente, vies professionnelle et personnelle.
- Gestion du stress : occasions de se détendre, capacité à contrôler les situations stressantes et à transformer une contrainte en opportunité.
- Capacité à rationaliser la charge de travail, à faire face aux contraintes physiques, à améliorer l'environnement professionnel.
- Organisation du travail quotidien laissant toute sa place à la vie de famille.
- Gestion du budget.

SYSTÈME NERVEUX

LE SYSTÈME NERVEUX est le centre de commandement du corps. Il sert à recevoir et à évaluer les stimuli provenant de l'intérieur du corps ou du milieu ambiant, et donne aux tissus et aux organes des directives en réponse à ces stimuli. On distingue le système nerveux central, et le système nerveux périphérique.

FONCTIONNEMENT GÉNÉRAL

Le système nerveux central, qui comprend l'encéphale et la moelle épinière, est chargé de recevoir les informations. Celles-ci sont transmises sous forme d'impulsions électriques via le système nerveux périphérique. L'encéphale envoie alors, par l'intermédiaire de ce système, des instructions aux organes, muscles, glandes et tissus internes. Au niveau fonctionnel, on appelle système nerveux somatique les éléments contrôlant les muscles impliqués dans des actions volontaires ; le système nerveux végétatif, ou autonome, comprend les nerfs associés aux fonctions involontaires : digestion, sécrétions glandulaires, régulation thermique…

FONCTIONNEMENT DES NERFS

Un nerf est constitué de fibres nerveuses elles-mêmes composées de cellules appelées neurones qui représentent l'unité de base du système nerveux. Certains nerfs véhiculent des informations depuis le cerveau ou la moelle épinière jusqu'aux muscles, aux glandes et aux autres tissus de l'organisme ; d'autres transmettent au cerveau des informations provenant des récepteurs sensoriels, les organes sensoriels comme les yeux et les oreilles, et les organes internes. Chaque cellule nerveuse (*voir le schéma ci-contre*) comporte des parties recevant des messages électriques des autres cellules nerveuses, et d'autres qui transmettent ces messages aux cellules nerveuses et autres tissus. Les corps cellulaires des neurones constituent la matière grise du cerveau et de la moelle épinière, tandis que les axones, qui sont de longues fibres nerveuses, représentent la matière blanche du système nerveux central. Toutes les fibres nerveuses, sauf les plus petites, sont isolées et protégées par une substance graisseuse appelée myéline, qui a aussi pour fonction de conduire les impulsions nerveuses le long des fibres. L'encéphale et la moelle épinière sont protégés par de fines membranes, les méninges.

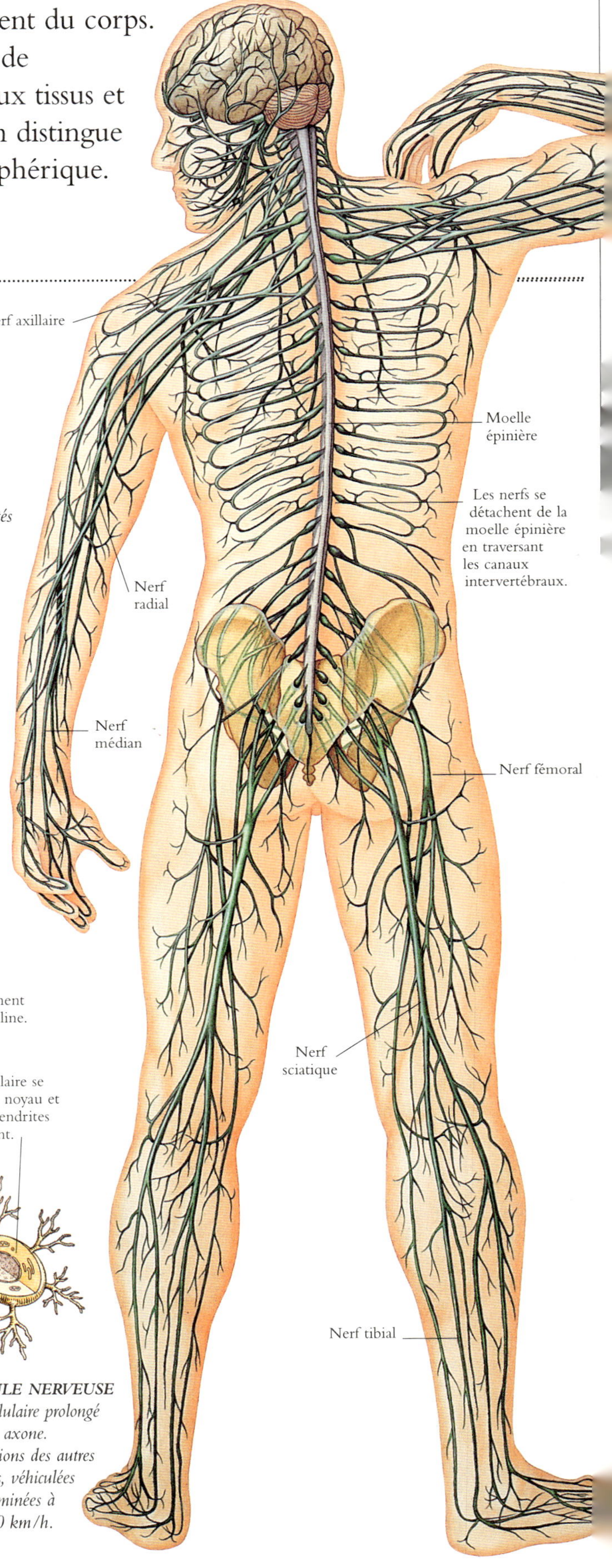

LE RÉSEAU DES NERFS
Parties du corps en constituant un réseau très vaste et complexe. Le système nerveux périphérique se diffuse à partir de 12 paires de nerfs crâniens, qui sont connectés au cerveau, et de 31 paires de nerfs spinaux connectés à la colonne vertébrale. Les nerfs de la moelle épinière se ramifient de façon à contacter le corps entier, depuis les organes et tissus jusqu'à l'extrémité des membres.

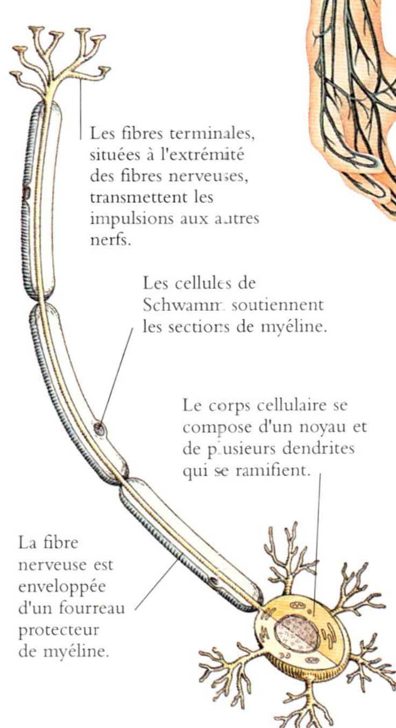

STRUCTURE D'UNE CELLULE NERVEUSE
Le neurone comporte un corps cellulaire prolongé par une longue fibre nerveuse, ou axone. Les dendrites reçoivent les impulsions des autres cellules nerveuses. Ces impulsions, véhiculées par les fibres nerveuses, sont acheminées à une vitesse pouvant atteindre 500 km/h.

SCLÉROSE EN PLAQUES

LA DISPARITION progressive de la myéline, substance entourant les fibres nerveuses, affecte une personne sur mille dans les régions tempérées, les femmes étant plus touchées que les hommes. Elle se manifeste soit par une crise isolée, soit par des attaques répétées provoquant un handicap croissant, voire une invalidité dans une minorité de cas.

SYMPTÔMES

- Possibilité de fourmillements, d'un engourdissement ou d'une faiblesse affectant la main, le pied ou un côté entier du corps.
- Vision double, vue troublée ou brouillée.
- Possibilité d'une pesanteur, d'une faiblesse ou d'une sensation de constriction dans les mains et les pieds.
- Possibilité de spasmes musculaires violents, de constipation, d'ulcération de la peau, et de sautes d'humeur.
- Dans les cas les plus graves, possibilité de paralysie et d'incontinence pouvant être associées à une grande fatigue, des vertiges, une faiblesse musculaire, des difficultés à articuler et à marcher.

CAUSES

Il peut exister une prédisposition génétique, mais le fait que cette maladie soit cinq fois plus courante dans les régions tempérées que sous les tropiques semble indiquer une origine virale. Il peut s'agir d'une maladie auto-immune, la myéline étant détruite par le système immunitaire, ce qui provoque la lésion progressive des fibres nerveuses sous-jacentes. On pense aussi à une sensibilité à des métaux toxiques ou à certains vaccins.

TRAITEMENT CLASSIQUE

Le diagnostic est facilité par des tests oculaires et par l'IRM (imagerie par résonance magnétique), qui peuvent révéler une lésion de la matière blanche du système nerveux. Le traitement classique recourt à des médicaments puissants comme les corticostéroïdes, à l'interféron (protéine produite par l'organisme pour lutter contre l'infection, et cultivée à partir de cellules humaines ou synthétisée en laboratoire), à l'huile de tournesol ou d'onagre. On croit aussi aux bienfaits d'un acide aminé, la phénylalanine, de la vitamine B, et des antidépresseurs à faible dose. Quant à l'utilisation du cannabis pour soulager les spasmes musculaires, elle est interdite, notamment en France et au Canada. Enfin, la kinésithérapie peut s'avérer utile.

HOMÉOPATHIE

Le traitement homéopathique est un traitement de fond, dans une large mesure déterminé par les antécédents médicaux du patient. L'homéopathie attribue traditionnellement la sclérose en plaques à une faiblesse du système nerveux qui est aggravée par un traumatisme, une infection ou l'action de métaux toxiques.

Le traitement constitutionnel repose surtout sur les symptômes présentés (*voir page 18*), mais certains remèdes présentent une affinité particulière avec le système nerveux. *Argentum nit.* a un effet direct et qualitatif sur les nerfs contrôlant les mouvements volontaires; *Causticum* est indiqué en cas de dégradation progressive du système nerveux; *Nat. mur.* se prescrit s'il existe des problèmes affectant le cerveau et la moelle épinière et provoquant des fourmillements, une faiblesse et un éventuel engourdissement dans les doigts, les mains et les bras. Il existe d'autres remèdes constitutionnels, comme *Lachesis, Phosphorus* et *Plumbum met.*

Parmi les remèdes permettant de soulager des symptômes spécifiques, mentionnons *Phosphorus* pour des évanouissements fréquents, *Tarentula* contre les mouvements saccadés des mains, des pieds et de la langue, *Agaricus* en cas de mouvements tremblotants qui provoquent des douleurs lancinantes.

MODE DE VIE

Le patient a intérêt à opter pour un régime excluant le gluten, pauvre en graisses animales et riche en acide gamma-linoléique (présent dans les graines et l'huile de tournesol). Il proscrira la caféine, veillera à se reposer et à faire un peu d'exercice physique.

MISE EN GARDE

- Consultez un médecin si l'affection progresse malgré la poursuite d'un traitement.
- Si une personne souffrant de sclérose en plaques subit un traumatisme psychologique ou physique, un traitement homéopathique préventif peut faire barrage à une crise éventuelle.

EXPÉRIENCE VÉCUE

Femme au foyer, Patricia a noté il y a huit ans qu'une faiblesse à la jambe droite lui faisait traîner le pied. Six ans plus tard, on a diagnostiqué une sclérose en plaques, devant des troubles de la vision et des mictions impérieuses. Elle est aujourd'hui âgée 39 ans et prend de la phénylalanine et des compléments en vitamines et sels minéraux.

DÉTAILS PERSONNELS

Agréable au premier abord, Patricia s'avoue colérique et très sensible à l'injustice. Elle a souvent tendance à s'emporter et être rancunière, manque de confiance en elle-même, a peur de l'avenir, est déprimée par la détérioration de son état de santé. Elle a perdu sa mère à 8 ans.

GOÛTS ET DÉGOÛTS

Pas difficile, elle apprécie surtout les plats sucrés, le sel, le vinaigre et les épices, n'aime pas les matières grasses et déteste le whisky. Elle est très attirée par le café.

SENSATIONS GÉNÉRALES

Patricia se sent moins bien par temps froid et humide, par grosse chaleur, et en fin d'après-midi, elle éprouve un mieux sous une chaleur raisonnable. Ses symptômes s'aggravent quand elle est très fatiguée ou pense trop à sa maladie. Elle ne se réveille pas dispose après avoir dormi.

PRESCRIPTION ET SUIVI

Patricia a pris *Nat. mur.* en faible dilution. Elle a ensuite pris deux fois le même remède en dilutions plus fortes, a fait de l'exercice physique, pris du repos et des compléments en vitamines et sels minéraux; malgré cela, son état de santé s'est détérioré. *Lathyrus* n'a pas eu d'effet non plus. Son bilan allergologique s'est révélé négatif, mais son taux de mercure était bas. Comme on soupçonnait la présence de troubles digestifs, elle a eu recours à l'herboristerie et à l'homéopathie qui ont amélioré le fonctionnement intestinal mais aggravé la sclérose en plaques. *Phosphorus* n'ayant pu donner aucun résultat, on lui a donné *Causticum*, et elle a constaté une amélioration de son état, qu'elle a entretenue en prenant *Causticum* en fortes dilutions et en faisant des séances de kiné destinées à corriger sa démarche.

APPAREIL RESPIRATOIRE

L'APPAREIL RESPIRATOIRE va du bout du nez aux plus petites alvéoles des poumons ; jusqu'au larynx, les voies digestives et respiratoires sont communes. Ce système a pour fonction de transporter jusqu'aux poumons l'oxygène qui sera ensuite absorbé dans le sang. Celui-ci véhicule ensuite cet oxygène aux cellules du corps tout entier. Le dioxyde de carbone, ou gaz carbonique, qui est un sous-produit de ce processus, est expulsé à l'expiration.

FONCTIONNEMENT GÉNÉRAL

Contrôlée par une zone spécialisée du cerveau, la respiration a pour fonction d'acheminer l'oxygène à toutes les parties du corps. Le processus se termine au niveau des cellules de l'organisme, où l'association avec le glucose produit de l'énergie. La respiration est un phénomène réflexe ne faisant pas appel à la volonté, même s'il est possible d'en contrôler le rythme. Selon son niveau de forme, un adulte inspire entre 13 et 80 fois par minute.

ADMISSION, EXPULSION DE L'AIR

La circulation d'air vers l'organisme ou l'extérieur est due à une modification constante de la pression de l'air dans la poitrine par rapport à la pression extérieure. À l'inspiration, le diaphragme se contracte et s'abaisse tandis que la cage thoracique se soulève et augmente de volume, la baisse de pression dans les poumons provoquant un appel d'air. Le phénomène inverse se produit à l'expiration, le diaphragme se soulevant et les côtes s'abaissant, ce qui augmente la pression dans les poumons et favorise l'expulsion de l'air vicié.

PROBLÈMES RESPIRATOIRES

Les parois des voies respiratoires sécrètent un mucus destiné à maintenir l'air chaud et humide. La surface de ces parois est tapissée de minuscules cils qui ont pour fonction d'évacuer vers l'extérieur les poussières et corps étrangers. Ceux-ci sont expulsés par la toux et l'éternuement ; s'ils ne le sont pas, par exemple chez un fumeur dont les cils sont paralysés par l'action de la nicotine, ils restent dans le poumon. Cette présence indésirable favorise la survenue d'infections d'origine virale et bactérienne ; elle provoque aussi une production excessive de mucus pouvant envahir les petites voies respiratoires et les alvéoles (*voir le schéma ci-contre*), ce qui compromet la respiration et les échanges gazeux. C'est ce que l'on observe dans une pneumonie ; certains irritants sont aussi la cause de spasmes des voies respiratoires, comme lors d'une crise d'asthme.

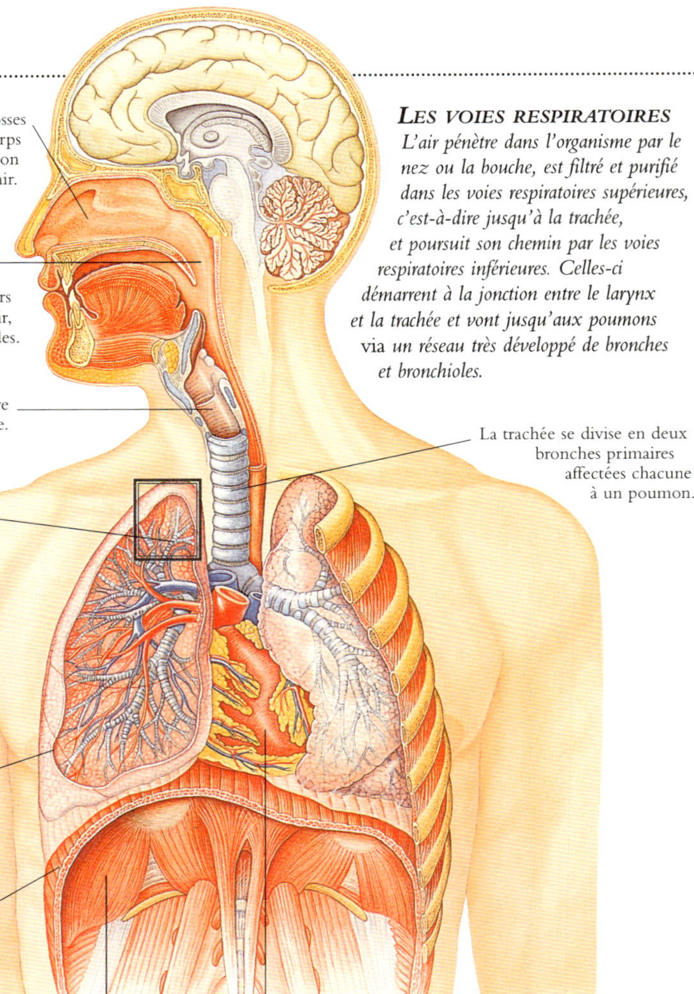

LES VOIES RESPIRATOIRES
L'air pénètre dans l'organisme par le nez ou la bouche, est filtré et purifié dans les voies respiratoires supérieures, c'est-à-dire jusqu'à la trachée, et poursuit son chemin par les voies respiratoires inférieures. Celles-ci démarrent à la jonction entre le larynx et la trachée et vont jusqu'aux poumons via un réseau très développé de bronches et bronchioles.

LES ÉCHANGES GAZEUX
Les bronches se ramifient en minuscules bronchioles pour se terminer en alvéoles, qui sont de petits sacs disposés en grappes. L'oxygène se diffuse par les parois de ces alvéoles à un réseau de capillaires, et donc dans le sang. Le dioxyde de carbone se diffuse depuis les vaisseaux sanguins jusqu'aux alvéoles, puis est expulsé par les poumons lors de l'expiration.

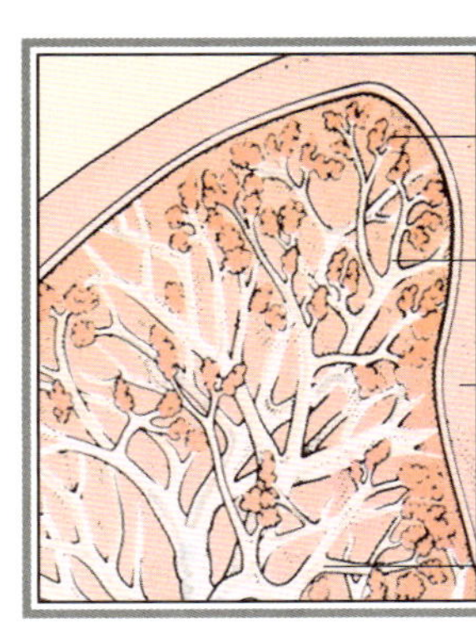

Asthme

La crise d'asthme survient à la suite d'une inflammation des voies pulmonaires qui provoque une contraction des muscles bronchiques et donc un rétrécissement des voies respiratoires. Cette affection touche un enfant d'âge scolaire sur dix dans certains pays industrialisés, mais seulement trois pour cent des adultes, chez lesquels elle est plus grave et plus difficile à traiter.

Symptômes

- Essoufflement accompagné d'une respiration sifflante caractéristique.
- Sensation de compression de la poitrine.
- Lors des crises aiguës, possibilité d'une accélération du pouls et de sueurs froides.
- Toux sèche.
- Possibilité d'angoisse et de craintes.

Causes

Nombreux sont ceux qui attribuent à la pollution l'augmentation des cas d'asthme chez les enfants ; toutefois, il existe aussi un facteur génétique. On pense que cette affection constitue une réaction allergique à la poussière, aux acariens, aux pollens, aux poils et plumes d'animaux, ou encore à la fumée de tabac. Elle peut par ailleurs être provoquée par les drogues, le sevrage du café, le stress ou l'exercice physique. On sait que certains aliments déclenchent des crises : laitages, blé, fruits à écale, orange, chocolat, hydrates de carbone raffinés ; on a aussi établi un lien entre ces crises et les fortes concentrations en pollens, les changements de conditions atmosphériques, le chauffage domestique et certains matériaux pour tapis ou moquettes.

Traitement classique

Les asthmatiques doivent contrôler quotidiennement leur volume expiratoire à l'aide d'un spiromètre. Lors de crises aiguës, ils prennent des bronchodilatateurs destinés à élargir les voies respiratoires ; par ailleurs, les corticostéroïdes permettent de réduire l'inflammation. En cas de très forte crise, on peut hospitaliser le sujet pour pratiquer une oxygénation ou une ventilation assistée facilitant la respiration. L'utilisation préventive d'un inhalateur peut diminuer l'influence des facteurs irritants.

Homéopathie

Ici aussi, le contrôle du volume respiratoire s'avère nécessaire. Le praticien s'intéresse particulièrement aux préférences alimentaires du patient, à ses caractéristiques émotionnelles et à tout facteur environnemental digne de considération. Le choix du remède sera largement déterminé par les symptômes (*voir page 18*), mais certains remèdes présentent une affinité avec les voies respiratoires. *Arsen. alb.* est indiqué contre les spasmes bronchiques, *Antimonium tart.* contre la congestion des bronches ; *Bryonia* est efficace contre la douleur causée par l'irritation de la plèvre, *Calc. carb.* contre les affections provoquées par une restriction des mouvements de la cage thoracique ; *Phosphorus* s'utilise en cas de problèmes respiratoires liés à l'anxiété.

Lors de crises aiguës ou si l'on souhaite renforcer le système immunitaire, on peut prescrire les isothérapiques *Tuberculinum, Psorinum* ou *Medorrhinum*. Parmi les autres remèdes, citons *Arsen. alb.* si la crise, survenant au petit matin, s'accompagne d'une frilosité, d'agitation et d'une envie de boire fréquemment de petites quantités d'eau ; *Ipecac.* en cas de nausées persistantes ; *Kali. carb.* si la crise, se déclarant entre 2 et 4 heures du matin, provoque un grand épuisement. Quand une crise a une origine allergique, les effets déclenchant des allergènes peuvent être atténués par des remèdes isopathiques (*voir page 21*).

Mode de vie

Consultez un pharmacien qui vous aidera à éliminer les acariens. Shampooinez régulièrement moquettes et tapis. Évitez tous les agents irritants connus, et proscrivez le tabac dans la maison. Par ailleurs, il est bon qu'un asthmatique fasse de l'exercice physique ; toutefois, il doit apprendre à contrôler sa respiration, surtout pendant une crise.

Mise en garde

- Si un asthmatique pâlit ou bleuit, est couvert de sueurs froides et éprouve de grandes difficultés respiratoires, appelez une ambulance.
- Si une crise aiguë dure plus de 12 heures, consultez un médecin.
- Consultez immédiatement un médecin si la prescription destinée à combattre une crise aiguë ne vient pas à bout de celle-ci.

Expérience vécue

Simon, 3 ans, souffre depuis douze mois d'affections respiratoires récurrentes, et on a diagnostiqué de l'asthme il y a deux mois. On lui a fait prendre des antibiotiques, des bronchodilatateurs et des corticostéroïdes, mais l'enfant n'a pas réagi à ce traitement, non plus qu'à une élimination des acariens et pollens présents dans la maison.

Détails personnels

Décrit par sa mère comme un enfant facile mais aimant le désordre, Simon dormait peu quand il était bébé et a marché tôt. Il a tendance à pleurer quand on le punit, et est hypersensible. Il se montre très protecteur envers sa petite sœur, et est très bavard.

Goûts et dégoûts

Simon aime le sucré et est peu attiré par le salé. Il apprécie les aliments gras et adore les viandes fumées.

Sensations générales

Simon vit avec ses parents et sa sœur, et va à l'école maternelle tous les matins du lundi au vendredi. Son contexte familial est harmonieux, et l'on n'y ressent aucun stress prononcé.

Prescription et suivi

Simon a pris *Tuberculinum* en haute dilution. Deux mois plus tard, une toux sifflante est apparue à la suite d'un rhume. Une nouvelle administration de *Tuberculinum* lui a fait du bien, mais son état s'est ensuite détérioré. On lui a alors donné, quatre fois par jour, du cromoglycate de sodium, qui est une substance allopathique. Comme il continuait à se plaindre d'une toux sèche, on lui a prescrit *Coccus cacti* et on a conseillé à ses parents d'utiliser un bronchodilatateur, le salbutamol. Aucun des remèdes constitutionnels ne s'est montré efficace. On lui a donné des corticostéroïdes, puis on lui a prescrit *Influenzinum* pour prévenir les rhumes et les grippes, en suggérant à ses parents de supprimer les hydrates de carbone raffinés et de lui servir des repas fréquents et peu copieux. Peu de temps après, il a fait une infection aiguë, mais il a bien réagi à *Phosphorus* puis à *Sulfur*, qui ont eu des effets très nets. Aujourd'hui, il prend *Sulfur* de temps en temps, mais il est délivré de l'asthme chronique et ne prend pas de médicament classique.

Tuberculose

Cette maladie infectieuse d'origine bactérienne était autrefois très courante et meurtrière, notamment au XIXe siècle en Europe. Son importance a chuté jusqu'aux années 1980, mais a augmenté depuis en raison de la diffusion du sida ; elle touche surtout l'Afrique, l'Asie, les pays de l'ex-U.R.S.S.

Symptômes

◆ Dans un premier temps, les symptômes rappellent ceux d'une grippe.

◆ Dans une deuxième étape, possibilité d'un léger état fébrile, de sueurs nocturnes, de grande fatigue, de perte de poids, d'une toux sèche finissant par donner des expectorations de pus ou de sang, d'essoufflement, de douleurs thoraciques.

◆ Si l'affection progresse encore, possibilité d'un épanchement pleural liquidien entre les poumons et la cavité thoracique, ou d'un pneumothorax (présence d'air dans la plèvre).

Causes

La tuberculose est provoquée par une bactérie, *Mycobacterium tuberculosis,* ou bacille de Koch, qui se dissémine par l'intermédiaire de gouttelettes de mucus expulsées de l'organisme par une toux ou un éternuement. Si l'infection est vaincue, il se forme une petite cicatrice dans le tissu pulmonaire : le sujet est alors immunisé, à moins qu'il ne souffre de malnutrition ou d'un mauvais état général, auquel cas la tuberculose peut se manifester à nouveau. Il arrive parfois que la primo-infection se diffuse aux autres parties du corps par l'intermédiaire du système lymphatique : on a alors affaire à une tuberculose miliaire, qui peut s'avérer mortelle. La tuberculose frappe surtout les personnes âgées, les alcooliques, les habitants des pays en voie de développement.

Traitement classique

Nombreux sont les pays industrialisés dans lesquels on prend des mesures de prévention par inoculation à tous les enfants du B.C.G. La quantité administrée est trop faible pour provoquer la maladie chez l'homme, mais en renforce le système immunitaire.
Le diagnostic de la tuberculose s'effectue par réactions cutanées à la tuberculosine, suivies par un examen radiologique si le test est positif. Dans la plupart des cas, le traitement passe par la prise, pendant une longue période, de deux substances associées, en général l'isoniazide et la rifampicine ; toutefois, on a constaté dans certaines régions du monde une résistance inquiétante de la maladie à ces médicaments, ce qui a entraîné l'expérimentation de traitements plus courts.

Homéopathie

Il est rare qu'un homéopathe ne traite un patient que pour une tuberculose : la maladie devant être déclarée aux autorités sanitaires, elle est combattue par des moyens allopathiques. En revanche, le traitement homéopathique peut être d'une aide précieuse, par exemple en stimulant les défenses immunitaires.
Les symptômes spécifiques présentés par un patient constituent les principaux critères de choix d'un traitement de fond (*voir page 18*). Toutefois, certains remèdes ont une affinité avec les affections respiratoires : *Arsen. alb.* en cas de constriction des bronches, *Lycopodium* si le poumon droit est infecté, *Phosphorus* contre l'inflammation des muqueuses, *Calc. carb.* en cas d'augmentation du volume des ganglions.
En cas de crise aiguë, mentionnons *Calc. carb.* si les extrémités sont froides et moites avec faiblesse et sentiment d'appréhension ; *Arsen. alb.* en cas de frilosité, épuisement, anxiété et envie de boire fréquemment de petites gorgées d'eau.

Mode de vie

La tuberculose a tendance à frapper des personnes en état de faiblesse ou ayant des problèmes de santé. Un repos suffisant est recommandé, de même qu'un régime approprié, comportant en abondance des aliments riches en potassium, des crudités, des fruits, du poisson, de la viande, des protéines fournies par du pain et du riz complets. Le grand air est bénéfique, et il est conseillé d'éviter le tabagisme, les excès d'alcool et la consommation de drogues.

Mise en garde

◆ Consultez un médecin si vous craignez d'avoir été contaminé par une autre personne.

◆ Consultez immédiatement en cas de symptômes de méningite tuberculeuse : raideur dans la nuque, violents maux de tête, intolérance à la lumière, confusion et engourdissement débouchant sur un coma.

Expérience vécue

L'auteur n'a pas eu l'occasion de soigner un tuberculeux, et le cas vécu présenté ci-dessous est extrapolé d'un rapport datant du début du XXe siècle et rédigé par un homéopathe français, le docteur Nebel. Charles souffre depuis dix ans de tuberculose pulmonaire, maladie dont sont morts son père et trois de ses frères et sœurs. Il présente les signes d'une affection très étendue touchant principalement le poumon gauche. On constate par ailleurs une toux et des expectorations abondantes et verdâtres, souvent accompagnées de sang.

Détails personnels

Charles est très grand et mince, avec un thorax très émacié. Il souffre d'insomnie et d'abattement, il est très déprimé et se fait beaucoup de souci pour sa santé, car il est persuadé qu'il va mourir.

Goûts et dégoûts

Il aime les plats acides et les matières grasses. Il mange du saindoux, apprécie les viandes fumées et les aliments salés. Toujours assoiffé, il passe son temps à boire de l'eau par petites gorgées. Il souffre de troubles digestifs s'il mange des plats acides ou des boissons très froides. Il a des fringales nocturnes qui l'amènent à se relever pour manger.

Sensations générales

Charles est souvent constipé et, bien que sensible au froid, transpire la nuit. Les symptômes qu'il présente empirent entre minuit et 2 heures du matin. Son médecin a constaté, au niveau des aisselles et du thorax, une odeur corporelle caractéristique de la tuberculose.

Prescription et suivi

Tuberculinum a donné à Charles des douleurs thoraciques mais, en quelques jours, le sujet a noté une diminution sensible de sa toux et de sa sudation, en même temps toutefois qu'une perte de poids. Il a alors essayé plusieurs autres remèdes. *Silicea* a provoqué un nouvel amaigrissement mais une amélioration de l'état général. Après avoir pris *Arsen. alb.,* il n'a plus toussé que peu le matin et le soir, et ses expectorations ont disparu ; il a commencé à prendre du poids, et son médecin a constaté une amélioration au niveau du thorax. Au bout de dix semaines, Charles avait bon appétit ; il pouvait faire de plus longs trajets à pied sans être essoufflé.

Pneumonie

La pneumonie est une infection du poumon, bénigne si l'état général est bon, mais pouvant être mortelle chez un sujet très jeune, âgé, immobilisé, inactif, alcoolique, ou souffrant déjà d'une affection respiratoire, cardiaque ou rénale. On parle de pneumonie lobaire quand un seul poumon est atteint, de bronchopneumonie si les deux organes sont touchés.

Symptômes

- Essoufflement, même au repos.
- État fébrile avec alternance de transpiration et de frissons.
- Toux donnant des expectorations jaunâtres ou verdâtres. À l'auscultation, possibilité d'une absence de bruits respiratoires ou d'une respiration crépitante ou sifflante.

Causes

La pneumonie se déclare quand une infection des voies respiratoires supérieures se propage au tissu pulmonaire et envahit les alvéoles. Elle peut se développer à partir d'un virus, mais est souvent causée par une bactérie, comme le pneumocoque ; il existe d'autres sources d'infection, véhiculées par des micro-organismes, mycoplasme ou ricksettia. La pneumonie peut être associée à une immunodéficience, auquel cas elle est susceptible d'être causée par des champignons inhabituels ou des protozoaires. Les fumeurs ou les personnes prenant sur une durée prolongée des anti-inflammatoires ou des immunodépresseurs sont plus sujets que les autres à la pneumonie. Cette affection peut aussi être causée par l'inhalation de liquides ou gaz toxiques tels que le chlore.

Traitement classique

Le diagnostic s'établit par auscultation du patient, radiographie pulmonaire et examen de crachat suivi d'une culture en laboratoire. Autrefois, on considérait que les personnes souffrant d'une pneumonie lobaire étaient fixées dans les cinq jours, délai correspondant soit à la mort, soit à une atténuation du mal après une forte crise. Les médicaments actuels permettent de guérir en deux semaines environ, sauf si le patient est affaibli ou âgé. Dans les cas aigus, l'oxygénation ou la ventilation artificielle peuvent être nécessaires.

Homéopathie

L'intervention d'un homéopathe peut être bénéfique aux premiers stades d'une pneumonie modérée d'origine virale. En cas de pneumonie récurrente, un traitement homéopathique constitutionnel est à recommander en complément d'une prescription allopathique. Le choix du remède classique est déterminé pour une large part par les symptômes présentés *(voir page 18)*, mais certains remèdes présentent une affinité avec les poumons. *Arsen. alb.* se prescrit en cas de constriction des bronches. *Tuberculinum* peut s'utiliser contre les problèmes respiratoires pour lesquels un catarrhe chronique provoque facilement une infection, chez une personne âgée par exemple ; *Calc. carb.* est efficace dans le cas de complications dues à une restriction des mouvements de la cage thoracique ; *Pulsatilla* et *Phosphorus* se prescrivent contre les irritations des muqueuses respiratoires. Dans les cas aigus, *Aconit* peut se prescrire si l'affection se manifeste soudainement, surtout par temps froid et sec, et que l'on constate une douleur thoracique, un état fébrile, une anxiété et la peur de mourir ; *Phosphorus* se donne en cas de toux et d'expectorations couleur rouille associées à un état de faiblesse, des tremblements, une nervosité et un engourdissement des extrémités, les symptômes empirant quand le sujet est allongé sur le côté droit ; *Bryonia* s'utilise en cas de douleurs thoraciques s'aggravant au moindre mouvement, mais s'atténuant si le patient est couché sur le côté atteint.

Mode de vie

Une personne souffrant de pneumonie a intérêt à consommer en abondance de la vitamine C, et à beaucoup se reposer, de préférence assise dans un lit. Elle doit utiliser des humidificateurs, voire des inhalations de vapeur ou de plantes médicinales, *Echinacea* par exemple. Le régime alimentaire sera pauvre en hydrates de carbone raffinés, et comprendra des liquides en abondance. Il est conseillé de ne pas fumer. Un ostéopathe ou un kinésithérapeute aide à dégager le poumon et à le libérer des expectorations.

Mise en garde

- Si les symptômes n'évoluent pas après 24 h de traitement, consultez un médecin.
- Voyez immédiatement un médecin en cas de présence de sang dans les crachats, de douleur thoracique ou de bleuissement des lèvres.

Expérience vécue

Florence est une assistante dentaire de 38 ans, qui a eu la coqueluche à l'âge de 6 ans et fait des pneumonies récurrentes ; elle est également migraineuse. Ses crises de pneumonie sont annoncées par une baisse brutale de son énergie, des sueurs froides, des tremblements, une constipation, une toux caractéristique, des expectorations.

Détails personnels

De taille moyenne et légèrement enveloppée, Florence se décrit comme prompte à l'emportement et hyper-émotive, sujette aux crises de larmes quand elle est frustrée ou en colère. Elle ressent un fort besoin d'être entourée et rassurée, surtout quand elle ne se sent pas bien, et déteste être seule. Elle a de fortes pulsions sexuelles, dictées par des besoins plus émotionnels que physiques.

Goûts et dégoûts

Elle est très attirée par le sucré, notamment avant une migraine ou une crise de pneumonie. Elle n'a jamais soif, même quand elle a de la fièvre. Elle éprouve une aversion pour les matières grasses, qu'elle ne supporte pas, alors qu'elle aime la crème et le beurre. Elle n'apprécie pas les boissons et plats chauds, et souffre d'indigestion après avoir mangé des plats trop riches, des glaces ou du porc.

Sensations générales

Florence préfère le temps chaud, mais ne supporte pas d'être dans une pièce confinée dont elle cherche à fuir pour trouver l'air frais. Elle se sent moins bien au bord de la mer, et le bruit la perturbe. Elle manque de tonus et a toujours mal dormi, même enfant. Ses pneumonies ont tendance à se déclarer pendant la période précédant ses règles.

Prescription et suivi

Pour améliorer le fonctionnement de son foie et de ses intestins, on a mis au point un régime alimentaire qui a éliminé la constipation de Florence et a augmenté son tonus. Puis elle a fait un rhume qui s'est porté sur la poitrine : on lui a alors prescrit *Pulsatilla* et conseillé de prendre des antibiotiques, mais elle ne l'a pas fait. En une semaine, elle a récupéré de sa crise aiguë, mais tout en continuant à tousser. Elle a ensuite bien réagi à *Sticta*, mais restait toujours catarrheuse. On lui a alors donné *Merc. sol.* et, depuis, elle se porte bien : elle continue à le prendre aux premiers signes de rhume.

APPAREIL CIRCULATOIRE

L'APPAREIL CIRCULATOIRE, ou cardio-vasculaire, comprend le cœur, les vaisseaux sanguins et le sang. En distribuant le sang à tous les tissus de l'organisme, il leur fournit de l'oxygène, un certain nombre de nutriments, des sels minéraux, des hormones, des anticorps et des agents coagulants ; il élimine par ailleurs les déchets issus du métabolisme.

FONCTIONNEMENT GÉNÉRAL

Les vaisseaux sanguins forment un réseau complexe animé par une pompe centrale, le cœur *(voir ci-dessous)*. Celui-ci expulse par l'aorte le sang qui est ensuite distribué par contractions cardiaques dans toutes les artères principales. Ces artères se ramifient en artérioles et en capillaires ; c'est par les parois de ces vaisseaux que les nutriments sont acheminés aux tissus ou aux organes. Le sang est ramené vers le cœur par les veines selon un mouvement favorisé par les contractions des muscles des membres ; un système de valves empêche le flux sanguin de s'inverser. La plupart des affections cardio-vasculaires se déclarent à la suite d'un rétrécissement ou d'un blocage des vaisseaux sanguins, ou encore en raison d'un dysfonctionnement des valves cardiaques ou de problèmes touchant au rôle de pompe que joue le cœur.

LE RÔLE DU SANG

Les capillaires recueillent les déchets du métabolisme (*voir page 188*) et les conduisent aux veines et veinules qui ramènent ce sang vicié au cœur et aux poumons. Le sang, riche en nutriments, est acheminé par la veine porte des organes digestifs au foie, où les nutriments sont absorbés pour être assimilés et stockés jusqu'à utilisation.

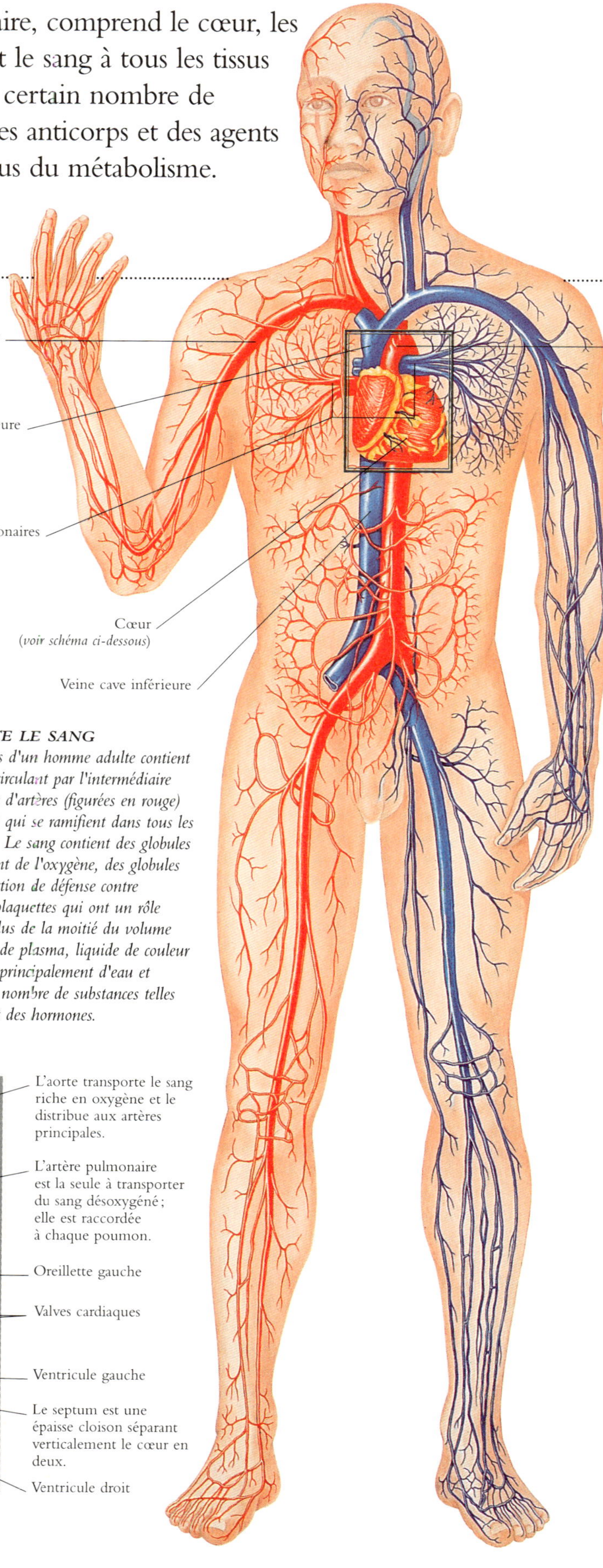

CE QU'APPORTE LE SANG

En moyenne, le corps d'un homme adulte contient 5 à 6 litres de sang circulant par l'intermédiaire d'un réseau très vaste d'artères (figurées en rouge) et de veines (en bleu) qui se ramifient dans tous les tissus de l'organisme. Le sang contient des globules rouges qui transportent de l'oxygène, des globules blancs ayant une fonction de défense contre les infections, et des plaquettes qui ont un rôle coagulant. Un peu plus de la moitié du volume sanguin est constitué de plasma, liquide de couleur jaune paille composé principalement d'eau et véhiculant un certain nombre de substances telles que des nutriments et des hormones.

LE CŒUR

Le muscle cardiaque est divisé en deux parties comportant chacune un ventricule et une oreillette. Le côté gauche a pour fonction d'aller chercher dans les poumons le sang riche en oxygène et de le distribuer dans tout l'organisme, le droit ramenant le sang vicié et pauvre en oxygène jusqu'aux poumons.

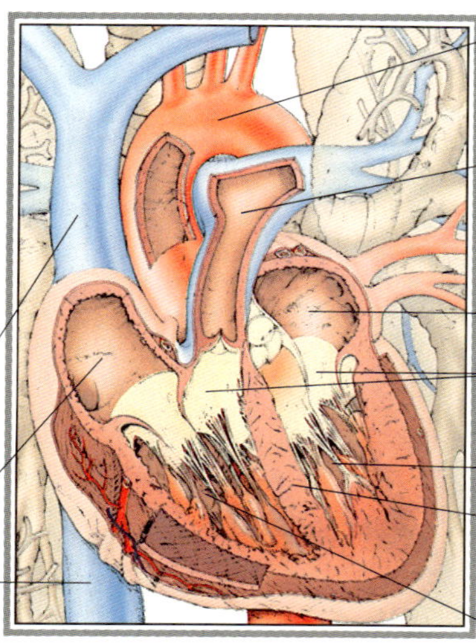

ANGOR

L'ANGOR (ou angine de poitrine) se traduit par une douleur thoracique oppressante qui, dans les pays développés, touche en priorité les hommes, de plus de 50 ans mais parfois d'une trentaine d'années. Chez les femmes, il frappe souvent en fin de vie. Il est dû à une oxygénation insuffisante quand le cœur est sollicité par l'effort ou en cas de situation stressante.

SYMPTÔMES

- Douleur étreignant la poitrine et pouvant s'étendre au cou, à la mâchoire et au bras, en général le bras gauche.
- Symptômes associés à l'exercice physique, surtout après un repas ou un stress, ou par temps très chaud ou très froid.
- Possibilité de palpitations, de vertiges, de nausées, de sueurs froides, de froideur au niveau des extrémités, d'essoufflement.
- Symptômes se dissipant après repos.

CAUSES

L'angor, appelé aussi angine de poitrine ou insuffisance coronarienne, est dû à une irrigation insuffisante du cœur. Ce manque d'oxygène peut provenir d'une détérioration des artères alimentant le cœur en raison d'une affection comme l'athérosclérose (artères bouchées par des dépôts graisseux), d'une hypertension, d'un dysfonctionnement des valves cardiaques, d'une anémie, ou de troubles du rythme cardiaque. Il peut aussi être causé par des spasmes au niveau des vaisseaux sanguins ou par une augmentation du rythme cardiaque due à une production excessive d'hormones thyroïdiennes.

TRAITEMENT CLASSIQUE

Le traitement se compose de médicaments améliorant la circulation, comme la trinitrine, les bétabloquants, les inhibiteurs calciques. La chirurgie peut s'avérer nécessaire: l'angioplastie par voie transcutanée consiste à dilater un vaisseau obstrué par insertion et gonflage d'une sonde à ballonnet, l'angioplastie par incision se pratique par shuntage de la veine obstruée après mise en place d'une dérivation formée dans un fragment sain de veine, prélevé par exemple dans la jambe.

HOMÉOPATHIE

L'homéopathe mène un interrogatoire détaillé, examine les résultats des tests exploratoires, se penche sur les facteurs déclenchants et la localisation de la douleur. Certains traitements présentent des affinités avec l'appareil circulatoire: c'est le cas d'*Apis,* indiqué contre la rétention de liquides; d'*Argent. nit.*, qui favorise une meilleure conduction nerveuse aux artères coronaires; *d'Arnica,* en cas de lésion du muscle cardiaque; d'*Arsen. alb.*, contre les problèmes affectant le côté gauche du cœur; d'*Aurum,* contre l'athérosclérose et autres affections artérielles, et contre les pathologies des valves cardiaques.

Parmi les remèdes prescrits contre une crise aiguë, citons *Cactus grand.* quand on a l'impression d'être enserré dans un corset métallique, et s'il existe des difficultés respiratoires, des sueurs froides, des douleurs dans le bras gauche, une chute de tension; *Lilium* quand la poitrine est comme dans un étau, et en cas de palpitations ou de douleurs dans le bras droit; *Latrodectus mac.* contre les fortes douleurs thoraciques, un pouls accéléré, un engourdissement des doigts; *Spigelia,* contre les palpitations accompagnées d'une forte envie de liquides chauds ou les difficultés respiratoires s'atténuant quand le sujet est allongé sur le côté droit.

MODE DE VIE

Les personnes sujettes à l'angor ont besoin poissons gras, d'ail et de levure de bière, et elles ne doivent consommer qu'en petites quantités les graisses animales, les hydrates de carbone raffinés, le sel, l'alcool et les produits contenant de la caféine. Les compléments en huile de poisson et les anti-oxydants sont bénéfiques; le gingembre frais est également recommandé. Le tabac est contre-indiqué; les techniques de relaxation ou de méditation sont à conseiller ainsi que des exercices physiques réguliers.

MISE EN GARDE

- Si la douleur se prolonge plus de 5 minutes et ne s'atténue pas après repos, appelez une ambulance. Les premiers soins en cas de crise cardiaque peuvent être donnés par un secouriste.
- Consultez un médecin si les symptômes empirent d'une crise à l'autre.
- Ne modifiez jamais de votre propre chef la posologie des médicaments conventionnels.

EXPÉRIENCE VÉCUE

Stéphanie est une jeune avocate de 35 ans, mère de deux enfants. Elle souffre d'hypertension artérielle et d'angor sévère depuis l'âge de 14 ans Stéphanie prend du trinitrate qui soulage la douleur, et un diurétique qui fait bien baisser sa tension. Un an avant sa première consultation homéopathique, elle a eu une légère crise cardiaque; deux ans plus tôt, elle avait été victime d'un accident vasculaire cérébral. Elle faisait à peu près trois fois par an de fortes crises d'angine de poitrine; elle souffrait souvent d'épisodes d'angor, moins graves.

DÉTAILS PERSONNELS

Bien que très vive, Stéphanie avoue céder parfois à des états dépressifs : elle s'inquiète pour sa santé et craint de mourir pendant une crise. Elle a des crises de larmes et s'effraie facilement; il lui arrive de se réveiller dans un état d'anxiété.

GOÛTS ET DÉGOÛTS

Sujette aux nausées et à la sensation de palpitations de l'estomac, elle a alors tendance à perdre l'appétit, n'ayant plus envie de viande alors qu'elle l'apprécie en temps normal. Elle a souvent dans la bouche des reflux acides donnant à tous les aliments un goût aigre.

SENSATIONS GÉNÉRALES

Stéphanie se sent moins bien quand elle est couchée sur le côté ou sur le dos. Les moments les plus pénibles se situent à 11 heures du matin et 11 heures du soir; elle a un mauvais sommeil car elle fait des rêves perturbants et ressent des palpitations dans diverses parties du corps. Elle aime le grand air.

PRESCRIPTION ET SUIVI

Compte tenu de son histoire médicale, Stéphanie a dû continuer à prendre ses médicaments classiques. En revanche, les douleurs thoraciques ont pu être maîtrisées et finalement éliminées grâce à *Cactus grand.* pris régulièrement et selon une posologie appropriée, mais également à la suite d'un recours moindre à la trinitrine en pulvérisations buccales. Au bout d'un certain temps, Stéphanie a été débarrassée de ses crises les plus violentes. Trois ans après avoir débuté son traitement homéopathique, elle a donné le jour à un petit garçon en pleine santé et va elle-même bien.

Palpitations

Les palpitations correspondent à la sensation que le cœur bat, ou que les pulsations sont irrégulières, plus rapides ou plus fortes qu'elles le devraient compte tenu de l'effort fourni. Ce symptôme n'indique pas forcément une affection grave, mais exige toujours un examen. Le rythme cardiaque normal est de 70 battements à la minute.

Symptômes

- Sensation que le cœur bat plus fort ou plus vite qu'à l'ordinaire.
- Impression de coup dans la poitrine accompagnée de la sensation effrayante que le cœur a cessé de battre.
- Possibilité de perte de connaissance et d'essoufflement.

Causes

Les battements cardiaques sont contrôlés par le système nerveux autonome. Si les impulsions nerveuses sont interrompues, le cœur continue à battre, mais à son propre rythme, qui est en général plus lent.
La forme la plus courante de palpitations s'observe souvent au repos: elle est provoquée par des battements ectopiques (battement prématuré suivi d'un temps de latence prolongé). Le sujet ressent un battement ou un coup dans la poitrine, mais cette sensation ne correspond pas, le plus souvent, à une maladie cardiaque. En revanche, l'association de palpitations à un pouls irrégulier peut traduire l'existence de troubles cardiaques; elle peut aussi provenir d'une hyperactivité thyroïdienne, d'une forte fièvre, d'une allergie alimentaire, de la consommation de certaines drogues comme les amphétamines ou la cocaïne. Les palpitations peuvent enfin être déclenchées par l'anxiété, ou par la prise de certains médicaments.

Traitement classique

Le traitement dépend de la cause des palpitations. Les examens peuvent comprendre un ECG (électrocardiogramme) enregistré sur 24 heures afin de visualiser l'activité électrique du muscle cardiaque, ainsi que des tests explorant l'activité de la thyroïde. Dans les cas extrêmes, le rythme cardiaque ne peut être rétabli que par cardioversion (choc électrique externe).

Homéopathie

Les remèdes constitutionnels sont déterminés dans une large mesure par les symptômes spécifiques du patient (*voir page 18*); toutefois, certains remèdes présentent une affinité avec le cœur. *Agaricus* est associé aux irrégularités du rythme cardiaque provoquées par les stimulants; *Apis* est prescrit contre les maladies organiques cardiaques s'accompagnant d'œdèmes; *China* se prend en cas d'épuisement nerveux, *Conium* quand il existe un dysfonctionnement de la valvule mitrale; *Kali. carb.* se donne si les palpitations s'accompagnent de troubles respiratoires, l'asthme par exemple. Les autres remèdes sont notamment *Argentum nit., Aurum met., Calc. carb., Lachesis, Nat. mur., Nux vomica, Phosphorus, Sepia* et *Sulfur.*

Les crises aiguës se traitent elles aussi en tenant compte des symptômes présentés. Parmi les remèdes, citons *Aconit* en cas de survenue soudaine des palpitations; *Nux vomica* si les palpitations résultent d'abus ou qu'elles s'accompagnent d'un épuisement physique et mental par surmenage, d'irritabilité, ou de frilosité; *Digitalis* quand les palpitations sont suivies de la sensation que le cœur s'est arrêté, avec la crainte que le moindre mouvement provoque la même impression; *Lachesis* est prescrit aux femmes ménopausées qui sont anxieuses, se sentent prêtes à défaillir.

Mode de vie

Le tabac est contre-indiqué, et il est recommandé de limiter l'absorption de caféine. Le régime alimentaire doit être riche en poissons gras et protéines végétales, et pauvre en graisses et hydrates de carbone raffinés. Il est recommandé d'écarter tout élément pouvant provoquer une allergie. Le sujet a par ailleurs besoin de beaucoup de repos et de sommeil, et se sentira mieux grâce aux techniques de relaxation et de méditation. Les méthodes de gestion du temps l'aideront par ailleurs à diminuer son niveau de stress.

Mise en garde

- Voyez tout de suite un médecin si le sujet a aussi des douleurs thoraciques, une difficulté à respirer, des vertiges, des sueurs, une perte de connaissance.
- Consultez si les palpitations durent plusieurs heures ou récidivent sur plusieurs jours.

Expérience vécue

Claire, 37 ans, souffre de palpitations depuis deux mois, celles-ci se manifestant, à toute heure de la journée. Elle a arrêté le café et a augmenté sa consommation de céréales, mais sans résultat, et le stress aggrave ses symptômes. Elle a passé un ECG qui n'a rien révélé d'anormal. Son cardiologue lui a prescrit des bêtabloquants qui ont été efficaces. Elle prend une pilule anticontraceptive, et ne fume pas.

Détails personnels

Claire est une femme nerveuse, sensible à l'opinion d'autrui, qui ne se trouve pas assez endurcie. Elle est facilement vexée, mais n'exprime pas ses sentiments. Elle éprouve de la rancœur à l'égard de sa belle-mère qui s'est mal comportée envers elle.

Goûts et dégoûts

Elle aime les aliments sucrés, le vinaigre et les épices, et adore le chocolat et les boissons gazeuses. Elle n'apprécie pas les infusions.

Sensations générales

Claire se sent mieux au soleil et au chaud. Elle dort six heures par nuit et est fatiguée au réveil. Elle a une mauvaise mémoire, manque d'énergie depuis sa puberté, a les cheveux fourchus, les ongles cassants, et les extrémités froides; l'anxiété lui déclenche des spasmes intestinaux.

Prescription et suivi

À la première consultation, l'homéopathe a prescrit *Staphysagria* à Claire, et lui a suggéré d'écrire à sa belle-mère en exposant tous ses griefs, mais sans poster la lettre; il lui a par ailleurs déconseillé de prendre la pilule. Quatre semaines plus tard, à la visite suivante, elle avait eu la confirmation par son cardiologue qu'elle n'avait pas de maladie cardiaque; ses palpitations étaient moins fréquentes et moins fortes, et Claire se sentait plus énergique. On lui a donné des compléments minéraux et, un mois après, elle se sentait beaucoup moins stressée et dormait mieux même si elle était nerveuse et était devenue pointilleuse et peu assurée; en même temps, elle éprouvait une grande envie de graisses. Après avoir pris *Arsen. alb.*, Claire n'a plus eu de problèmes; elle a cessé de prendre des médicaments, à l'exception de la pilule.

Congestion cérébrale

La congestion cérébrale (ou accident vasculaire cérébral) se produit quand l'apport de sang à une partie du cerveau se trouve interrompu ou est insuffisant. Les symptômes varient selon la partie du cerveau concernée. Ce type d'accident, très courant, touche plus les hommes que les femmes ; le nombre de cas constatés augmente avec l'âge.

Symptômes

- Possibilité d'une perte soudains de la parole (aphasie) ou de la motricité.
- Lourdeur ou engourdissement soudains des membres.
- Vision trouble.
- Confusion, vertiges, perte de conscience.

Causes

L'accident vasculaire cérébral peut résulter d'une thrombose, d'une embolie ou d'une hémorragie. La thrombose cérébrale peut être due à une athérosclérose, les vaisseaux sanguins étant rétrécis par des dépôts graisseux. L'embolie se manifeste quand un petit caillot de sang se fragmente et obture une artère alimentant le cerveau. L'hémorragie cérébrale se traduit par une invasion de sang à la suite de la rupture d'une artère cérébrale. Les autres causes sont la fibrillation auriculaire (battements irréguliers du cœur), les lésions des valves cardiaques, ou la crise cardiaque ; ces trois facteurs peuvent entraîner la formation de caillots qui, en migrant au cerveau, peuvent entraîner une embolie. Les femmes prenant la pilule, les diabétiques et les personnes présentant un taux de cholestérol élevé sont plus exposés que les autres.

Traitement classique

La congestion cérébrale est mortelle dans un cas sur deux, et la guérison dépend de la gravité de l'accident et de la rééducation. Le scanner permet de déterminer la cause de l'accident et l'étendue des dégâts occasionnés. Les thrombolytiques sont des médicaments permettant de dissoudre les caillots, tandis que l'aspirine et les anticoagulants sont des fluidifiants du sang. La chirurgie peut s'avérer nécessaire pour dégager l'obstruction. La moitié des personnes survivant à une congestion cérébrale se rétablissent à des degrés divers.

Homéopathie

Le choix du remède dépendra essentiellement des symptômes spécifiques (*voir page 18*) ; toutefois, certains remèdes présentent une affinité avec les vaisseaux sanguins : *Arnica,* indiqué en cas de choc et d'hémorragie ; *Hyoscyamus,* efficace en cas de paralysie associée à un état confus et des troules du comportement ; *Opium,* en cas d'accident majeur entraînant un coma et une hypotonie musculaire complète. *Nux vomica* et *Rhus tox.* constituent eux aussi des remèdes constitutionnels.

Parmi les remèdes spécifiques, citons *Aconit,* si le patient est pris de panique et pense qu'il va mourir ; *Opium,* s'il sombre dans l'inconscience, que sa respiration est pénible, avec cyanose du visage ; *Arnica,* efficace juste après l'accident, *Aurum met.*, à donner en cas de dépression prononcée. *Baryta carb.* convient aux personnes très âgées ainsi qu'à celles présentant une faiblesse physique ou mentale.

Mode de vie

Les habitudes alimentaires et une bonne gestion du stress sont des facteurs importants. Il convient de réduire la consommation de graisses et protéines animales, y compris celles qui proviennent des laitages, et d'augmenter l'absorption de fibres. Il est conseillé de prendre tous les jours des fruits et des légumes en grandes quantités, de perdre un éventuel excédent de poids, de faire régulièrement de l'exercice physique. Si la congestion a pour origine une thrombose, *Gingko biloba* permet de fluidifier le sang. Le tabac est bien sûr contre-indiqué, et les techniques de relaxation et de méditation sont bénéfiques, notamment aux personnes hypertendues ou stressées. Les femmes ayant été victimes d'un accident vasculaire cérébral ou ayant des antécédents cardiaques dans leur famille ont intérêt à ne pas prendre de contraceptifs par voie orale.

Mise en garde

- Consultez immédiatement un médecin au moindre symptôme de congestion cérébrale.
- Si la victime d'un tel accident perd conscience, placez-le en position de sécurité (*voir page 270*) avant d'appeler une ambulance sans tarder.

Expérience vécue

Bernard est un ingénieur retraité de 79 ans. Neuf mois avant de consulter un homéopathe, il est tombé dans sa baignoire ; trois mois plus tard, il a fait deux autres chutes. Depuis, il souffre d'un manque de stabilité, de difficultés à écrire, de mictions fréquentes, de confusion et d'une mémoire déficiente en ce qui concerne des événements récents. Son médecin a diagnostiqué une congestion au niveau du cerveau droit chez Bernard, qui présente par ailleurs une hypertension.

Détails personnels

Depuis cet accident vasculaire, le caractère de Bernard a changé : alors qu'il avait un tempérament de meneur, qu'il maîtrisait bien son existence et qu'il était minutieux, il se plaint désormais de ne plus pouvoir conduire et d'avoir à ralentir son rythme. Son épouse indique que, par moments, il donne l'impression de ne pas être conscient de sa présence. Il dort d'un sommeil intermittent.

Goûts et dégoûts

Bernard aime les desserts et les plats salés et acides, mais déteste le porc et le lait. D'ailleurs il dit avoir des problèmes de digestion après avoir consommé du porc et de l'alcool.

Sensations générales

Bernard a souvent chaud la nuit et a l'impression d'avoir dans la gorge une boule l'empêchant de déglutir. Il a l'estomac sensible à la palpation.

Prescription et suivi

On a d'abord prescrit à Bernard *Anacardium or.* contre sa tendance à être détaché des réalités : le remède a amélioré sa mémoire, et il s'est senti mieux. Sa tension a baissé, et il était plus assuré sur ses jambes. On lui a alors donné *Baryta mur.*, associé à des séances de kinésithérapie, et le patient a gagné en stabilité et la tension s'est normalisée. Bien qu'ayant encore des pertes de mémoire, il s'est senti mieux et s'est mis à l'exercice physique. Puis il a fait une nouvelle chute, à la suite de laquelle on lui a prescrit *Arnica,* puis une nouvelle dose de *Baryta mur.* : il a continué à se rétablir et même sa mémoire s'est améliorée. Aujourd'hui encore il continue à récupérer lentement mais régulièrement, et, pour l'instant, il n'a présenté absolument aucun autre symptôme d'accident vasculaire cérébral.

APPAREIL DIGESTIF

L'APPAREIL DIGESTIF se présente comme un tube reliant deux orifices naturels. Il permet l'absorption par l'organisme des nutriments issus de la décomposition des aliments. Par le biais d'un certain nombre d'organes annexes, comme le foie, ces nutriments sont transformés en substances fournissant de l'énergie et permettant la formation ou la restauration de cellules, de tissus et des constituants du sang, selon un processus métabolique complexe.

LA DIGESTION ET LE MÉTABOLISME

Ce sont les aliments qui fournissent au corps l'énergie nécessaire après qu'ils ont été transformés en substances assimilables. Certains nutriments, par exemple les sels minéraux, peuvent être absorbés lors de leur progression dans les voies digestives ; en revanche, d'autres substances, comme les protéines, doivent préalablement être décomposées en molécules plus petites.

LES ALIMENTS

La digestion débute au niveau de la bouche avec l'action de l'amylase, une enzyme lubrifiante produite par les glandes salivaires pendant la mastication. Au niveau de l'estomac, les protéines et graisses sont dissoutes en milieu acide, tandis que le sel, l'eau et l'alcool sont absorbés. Dans le duodénum, l'acidité est neutralisée puis les aliments sont soumis à des sécrétions provenant du foie, de la vésicule biliaire et du pancréas. La bile produite par le foie et stockée dans la vésicule biliaire émulsionne les matières grasses, et les enzymes pancréatiques permettent la digestion des protéines, glucides (amidon) et lipides.

LES NUTRIMENTS

Le foie est en quelque sorte une usine chimique, et assure de nombreuses fonctions métaboliques. Notamment, il stocke le glucose, les vitamines et sels minéraux libérés par la digestion, mais encore inexploitables par l'organisme ; il facilite par ailleurs la dissolution des graisses, ce qui est essentiel dans la transformation des aliments en énergie. Le pancréas produit des enzymes digestives, mais aussi une hormone, l'insuline, et un glucide, le glycogène, qui régulent le taux de sucre. La décomposition des aliments se termine dans l'intestin grêle, les nutriments étant absorbés par le sang, transportés aux cellules et utilisés pour la libération d'énergie. Les résidus de la digestion sont excrétés par voie anale. On pense que certains troubles digestifs viennent de mauvaises habitudes alimentaires ou de déséquilibres biochimiques.

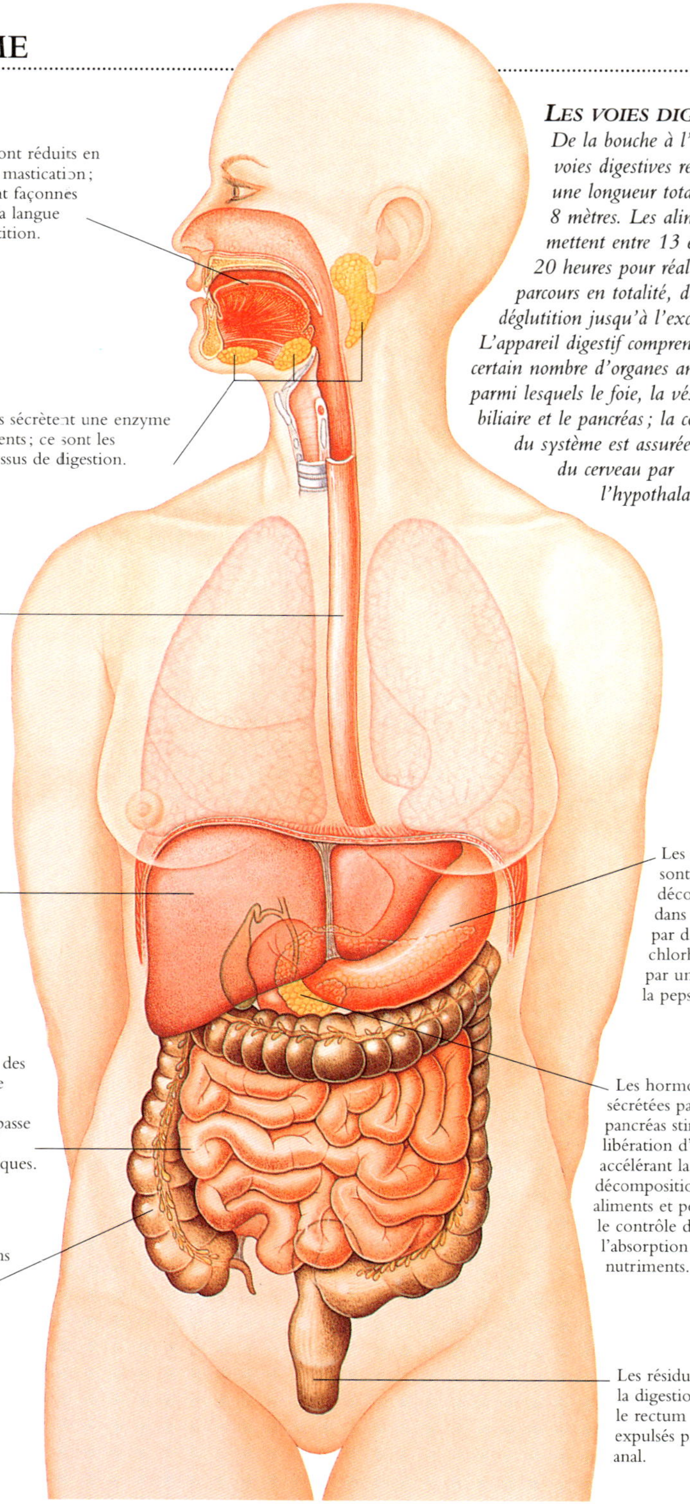

LES VOIES DIGESTIVES

De la bouche à l'anus, les voies digestives représentent une longueur totale excédant 8 mètres. Les aliments mettent entre 13 et 20 heures pour réaliser le parcours en totalité, depuis la déglutition jusqu'à l'excrétion. L'appareil digestif comprend un certain nombre d'organes annexes parmi lesquels le foie, la vésicule biliaire et le pancréas ; la coordination du système est assurée au niveau du cerveau par l'hypothalamus.

COLOPATHIE FONCTIONNELLE

LA COLOPATHIE FONCTIONNELLE est le trouble intestinal le plus courant : elle affecte 10 à 20 % des adultes dans certains pays développés, et touche deux fois plus de femmes que d'hommes. Elle se déclare souvent chez l'adulte jeune. Bien que pénible à supporter, elle ne présente pas de caractère de gravité, et survient de façon intermittente.

SYMPTÔMES

- Constipation et diarrhées, en alternance.
- Spasmes douloureux au bas-ventre, associés parfois à la sensation de ne pas avoir totalement vidé l'intestin après une selle.
- Flatulences importantes dont l'expulsion provoque généralement un soulagement.

CAUSES

La colopathie fonctionnelle peut venir d'un dysfonctionnement musculaire au niveau du côlon. Cette anomalie peut être due à un stress ou à un régime alimentaire pauvre en fibres ou encore d'une intolérance aux céréales, aux laitages, aux fruits, au café, au thé ou aux légumes verts. Elle peut aussi résulter du développement d'organismes tels que *Candida albicans* dans les voies digestives, d'un recours excessif aux laxatifs, ou d'un mauvais fonctionnement du système nerveux de l'appareil digestif.

TRAITEMENT CLASSIQUE

On utilise des antispasmodiques et autres antalgiques, des antidiarrhéiques et un régime alimentaire riche en fibres; ou une assistance psychologique si l'affection est provoquée par le stress. Le diagnostic s'établit après avoir exclu l'éventualité d'autres affections donnant les mêmes symptômes, comme la rectocolite ou un cancer du côlon. L'examen du sujet peut être complété par une coloscopie ou une sigmoïdoscopie, ou encore par lavement baryté permettant de visualiser l'intérieur de l'intestin.

HOMÉOPATHIE

L'homéopathe s'intéresse notamment aux préférences alimentaires et aux facteurs déclenchants. *Argentum nit.* est indiqué contre l'inflammation des muqueuses intestinales et le dysfonctionnement du système nerveux végétatif. *Cantharis* se donne en cas d'irritation généralisée de toutes les voies gastro-intestinales, surtout au niveau du bas-ventre; *Colocynthis* s'utilise dans le même contexte. Parmi les autres remèdes fréquemment prescrits selon la constitution, citons aussi *Arsen. alb., Carbo veg., Nux vomica, Pulsatilla,* et *China.*

En cas de symptômes aigus, on prescrit différents remèdes : *Argentum nit.* contre les flatulences excessives, l'alternance de diarrhées et de constipation, les douleurs dans la partie supérieure gauche de l'abdomen, la présence de mucus dans les selles, la sensation de palpitations au niveau de l'estomac, l'anxiété; *Colocynthis* contre les douleurs que l'on soulage en se pliant en deux ou en exerçant une pression sur l'abdomen, et qui sont associées à la colère; *Cantharis*, surtout utile pour traiter les femmes qui souffrent de brûlures abdominales, de cystite, de sensation aiguë de soif, de nausées ou de vomissements.

MODE DE VIE

Les personnes souffrant de colopathie fonctionnelle ont intérêt à recourir aux techniques de relaxation en cas de stress, et à boire plus de liquides tout en réduisant leur consommation d'alcool. Il est essentiel qu'elles observent une grande régularité dans la prise des repas et l'exercice physique. Si elles pensent qu'un aliment donné aggrave l'affection, elles doivent l'exclure de leur régime pendant au moins quatre jours puis observer les symptômes se déclarant après réintroduction de l'aliment soupçonné. Les conseils d'un nutritionniste seront précieux pour effectuer les changements d'habitudes alimentaires. Par ailleurs, un ostéopathe ou un kinésithérapeute seront les bienvenus en cas de dysfonctionnement des nerfs reliés au système digestif.

MISE EN GARDE

- Consultez un médecin si les symptômes s'accompagnent d'une perte de poids.
- En cas de fièvre et de présence de sang dans les selles, consultez dans les 12 heures.
- Les personnes de plus de 50 ans doivent subir rapidement un examen permettant d'exclure l'éventualité d'un cancer.

EXPÉRIENCE VÉCUE

Richard, un entrepreneur de 42 ans, souffrait depuis deux mois d'épisodes de diarrhées et de spasmes au bas-ventre. Ces symptômes étaient apparus deux ans auparavant, après une rupture sentimentale. Il prenait des antispasmodiques et des antidiarrhéiques.

DÉTAILS PERSONNELS

Richard était persuadé que ces symptômes étaient dus au stress : par exemple, il souffrait de diarrhées quand il était seul. Il lui arrivait souvent de se réveiller terrifié au milieu de la nuit.

GOÛTS ET DÉGOÛTS

Richard n'avait ni préférence ni aversions particulières, et aucun aliment ne semblait avoir une influence sur son état de santé. Il buvait beaucoup, principalement des boissons acides, et le jus de citron soulageait ses symptômes.

PEURS ET PHOBIES

Il n'aimait pas se trouver dans l'obscurité, regarder des eaux profondes, être seul; il avait peur d'être attaqué par des chiens. Il détestait les cimetières et de tout ce qui se rapportait à la mort.

SENSATIONS GÉNÉRALES

Richard dormait et ronflait très fort. Il se plaignait de muguet buccal, d'infections de l'oreille, d'une mauvaise haleine, de sécheresse cutanée et d'une grande fatigue. Il se sentait mieux quand il avait de la compagnie ou qu'il était dans un environnement chaud et bien éclairé. La peur lui donnait des incontinences urinaires.

PRESCRIPTION ET SUIVI

Puisque les symptômes étaient liés au stress, Richard prit *Stramonium.* Un mois plus tard il se sentait mieux, mais souffrait toujours de douleurs coliques : on lui prescrivit *Cuprum.* À la consultation suivante, il indiqua qu'il avait un penchant pour la masturbation, on lui donna *Bufo.* Quatre semaines plus tard, il souffrait moins des intestins grâce à *Cuprum;* il se sentait libéré de ses pratiques solitaires, et noua une nouvelle relation avec une autre femme. Bien que subissant moins souvent douleurs et diarrhées, il se sentait toujours aussi peu à l'aise quand il était seul. L'homéopathe lui prescrivit alors *Stramonium;* Richard ne le revit que huit mois plus tard, pour une récurrence de sa colopathie en raison du stress. Il prit encore *Stramonium*, et va bien depuis.

RECTOLITE HÉMORRAGIQUE

LA RECTOCOLITE HÉMORRAGIQUE est une inflammation intestinale provoquant une ulcération de plus en plus marquée des parois du rectum et du côlon. Cette affection se manifeste en général en crises espacées. Relativement rare, elle touche 40 à 50 personnes sur 100 000 dans certains pays développés, surtout des adultes jeunes ou d'âge moyen.

SYMPTÔMES

- Douleurs abdominales du côté gauche.
- Diarrhées donnant des selles glaireuses et sanglantes.
- Dans les cas aigus, état fébrile et sensation de malaise général.
- Possibilité d'une anémie et, si les germes pénètrent dans le sang, d'une septicémie.

CAUSES

On pense que cette affection est aggravée par une allergie alimentaire, une infection, des problèmes auto-immuns, une insuffisance d'enzymes digestifs et d'acide gastrique, un stress ou certains antibiotiques. Il peut, par ailleurs, exister un terrain génétique. En général, les personnes atteintes subissent un stress émotionnel.

TRAITEMENT CLASSIQUE

Le diagnostic s'établit à l'issue d'un lavement baryté et d'une endoscopie du rectum et de la partie inférieure du côlon. Ces examens pourront être complétés par une biopsie, qui consiste à prélever et étudier un petit fragment de tissu intestinal. La coproculture (examen des selles) permet par ailleurs de déceler une infection, qui se traite par la sulfasalazine et ses dérivés et, éventuellement, des corticostéroïdes. La rectocolite hémorragique est une affection pouvant être grave et nécessiter une intervention chirurgicale. On a constaté, dans un nombre limité de rectocolites persistantes, le développement d'un cancer du côlon : il est donc recommandé de faire pratiquer des examens réguliers.

HOMÉOPATHIE

L'efficacité d'un traitement passe par une évaluation du terrain pouvant être complétée si nécessaire par un examen du côlon. L'homéopathe s'intéresse ensuite aux symptômes spécifiques ainsi qu'aux facteurs aggravants qui ont pu être relevés et aux caractéristiques émotionnelles (*voir page 18*). Certains remèdes présentent une affinité avec l'appareil digestif et sont très efficaces dans le traitement des symptômes d'une colite. *Cantharis* se prescrit en cas d'inflammation des muqueuses intestinales accompagnée d'une production de mucus épais et visqueux ; *Colchicum* se donne si les symptômes de la colite sont ceux de la dysenterie ; *Colocynthis* est efficace en cas de douleurs névralgiques et coliques provoquées par une irritation de l'intestin ; *Mercurius corr.* s'utilise en cas de tension permanente du rectum non soulagée par l'émission de la selle. *Arsen. alb.*, *Nux vomica* et *Sulfur* sont d'autres remèdes constitutionnels couramment prescrits.

Parmi les remèdes utilisés, citons *Merc. corr.* si les selles, brûlantes et malodorantes, sont accompagnées de sang et de mucus et que le patient éprouve des douleurs abdominales aiguës ne s'atténuant pas après une selle ; *Arsen. alb.* en cas d'agitation, d'anxiété, de douleurs abdominales brûlantes accompagnées de vomissements, d'envies fréquentes de boire de petites gorgées de boisson tiède, de crises survenant aux environs de minuit ; *Phosphorus* si les selles sont sanglantes et soulagent la douleur mais que, après émission, le patient a l'impression d'avoir l'anus ouvert.

MODE DE VIE

Il est possible de limiter les crises en pratiquant des méthodes de relaxation et en adoptant un régime alimentaire riche en fibres et en limitant la consommation de laitages. Évitez aussi les hydrates de carbone raffinés, la caféine et l'alcool; le tabac n'est pas recommandé.
Si vous consultez un médecin allopathe, précisez-lui que vous souffrez de rectocolite hémorragique, celle-ci pouvant être aggravée par la prise d'antibiotiques.
Pendant une crise, consommez les aliments que vous digérez le mieux.

MISE EN GARDE

- Consultez un médecin en cas de perte de poids persistante et excédant environ 500 g par semaine.
- En cas d'état fébrile et de selles accompagnées de sang et de mucus, consultez un médecin dans les 12 heures.

EXPÉRIENCE VÉCUE

Hervé est un courtier en Bourse de 41 ans, chez lequel on avait diagnostiqué une colopathie fonctionnelle ; toutefois, une coloscopie a permis d'établir qu'il était en fait atteint de rectocolite hémorragique. Il pense que cette affection a été aggravée par une infection contractée lors d'un voyage. Hervé prend un corticostéroïde et un dérivé de sulfasalazine pour traiter des selles trop liquides émises cinq ou six fois par jour. Il a l'anus irrité, souffre de flatulences, ressent des douleurs abdominales et doit se lever très tôt le matin pour aller à la selle.

DÉTAILS PERSONNELS

Hervé a perdu son père à 8 ans, et sa mère s'est beaucoup reposée sur lui au point qu'il a été très soulagé de quitter la maison pour l'université. Il est stressé principalement par son travail alors qu'en réalité il réussit très bien. Il a perdu une fille de 9 mois, d'une mort subite du nourrisson, et ne s'en est pas remis. Il se décrit comme solide, mais a peur d'être handicapé par une maladie.

GOÛTS ET DÉGOÛTS

Hervé est assez attiré par le sucré ; il aime le vinaigre et les épices, mais les évite de peur d'avoir des troubles digestifs. Il pense que le fromage et le lait ne lui réussissent pas non plus. Il ne fume plus depuis douze ans, et adore le thé.

SENSATIONS GÉNÉRALES

Hervé se sent mieux à la chaleur sèche, moins bien à l'humidité. Il dort bien et se réveille dispos, mais doit se lever tout de suite.

PRESCRIPTION ET SUIVI

Il a été traité avec *Sulfur*, ce qui l'a soulagé : ses selles étaient moins fréquentes et moins liquides. Il a pris moins de corticostéroïde, et a été capable de dormir plus tard sans être réveillé par une envie d'aller à la selle. Il faisait encore de mauvais rêves, mais les choses ont continué à s'améliorer tandis qu'il réduisait sa consommation de médicaments conventionnels. On lui a alors prescrit un isothérapique de la rougeole, qui l'avait fortement affecté quand il était enfant. L'efficacité de ce médicament l'a fait à nouveau prescrire en dilution plus élevée. L'état de santé d'Hervé s'est amélioré, et il a continué à réduire sa consommation de médicaments. Aujourd'hui, il prend de la mésalazine en dose d'entretien.

Diabète

Le diabète sucré, le plus courant, est dû à une insuffisance ou une absence totale de sécrétion d'insuline par le pancréas. Du fait de ce dysfonctionnement, le glucose nécessaire à la production d'énergie reste en excès dans le sang. Le diabète insulinodépendant affecte les sujets jeunes, celui à survenue tardive frappe à partir de 40 ans.

Symptômes

- Mictions fréquentes et abondantes.
- Soif continuelle.
- Fatigue et apathie résultant d'une production insuffisante d'énergie.
- Possibilité d'une perte de poids.
- Possibilité de crampes, de troubles de la vision, de syncopes, de troubles menstruels et d'une diminution de la résistance aux infections.

Causes

Il existe une tendance héréditaire à cette affection. On pense qu'un diabète chez un sujet jeune résulte d'une infection virale, mais il peut être dû à une maladie auto-immune. Quand un diabète se déclare chez une personne âgée, on pense qu'il est souvent dû à l'obésité, ou encore que, à un certain âge, l'organisme devient résistant aux effets de l'insuline.

Le diabète est fréquemment découvert lors d'une maladie, une pancréatite par exemple, ou à la suite d'une infection entraînant la prise de certains médicaments, comme les diurétiques, ou encore pendant une grossesse. Une déficience en chrome peut être un autre facteur de diabète. À mesure que l'affection progresse, les cellules du pancréas sont détruites peu à peu, ce qui provoque un quasi-arrêt de la production d'insuline.

Traitement classique

Une personne insulinodépendante doit recevoir des injections d'insuline et suivre un régime équilibré destiné à réguler la consommation d'hydrates de carbone. On surveille son taux de glucose dans le sang et l'urine : si ce taux est élevé, c'est que le glucose n'est pas absorbé. Les diabètes à survenue tardive se contrôlent surtout par un régime alimentaire bien équilibré, mais il peut être nécessaire de stimuler la production d'insuline par médicaments. Il est important qu'un diabétique sous traitement médical s'alimente à intervalles réguliers, afin d'éviter une hypoglycémie (insuffisance de glucose dans le sang).

Homéopathie

Un traitement constitutionnel est recommandé pour compléter le traitement classique avec lequel il est compatible. La prescription dépend des symptômes présentés (*voir page 18*), mais certains remèdes présentent une affinité avec le métabolisme. *Phosphoric ac.* est efficace quand un stress émotionnel a joué un rôle dans la survenue du diabète ; *Silicea* se prescrit en cas de diabète provoqué par une infection ; *Tarentula* s'utilise si l'affection est liée à une anxiété ou un chagrin ; *Argentum nit., Lycopodium, Phosphorus, Plumbum met., Theridion* et *Uranium nit.* sont d'autres remèdes constitutionnels utilisés.

Parmi les remèdes prescrits si les symptômes sont aigus, mentionnons *Phosphoric ac.* quand un épuisement nerveux aggrave l'affection ; *Uranium nit.* contre les troubles digestifs, la perte importante de poids, les états de faiblesse et l'incontinence ; *Argentum nit.* si les symptômes habituels du diabète s'accompagnent d'un gonflement des chevilles et d'une appréhension ; *Silicea* si le patient a les pieds froids, moites et malodorants, et qu'il manque d'endurance.

Mode de vie

La consommation d'hydrates de carbone doit être surveillée de près, et le régime alimentaire doit être riche en légumes secs. Un diabétique aura aussi tout intérêt à perdre un éventuel excédent de poids, à apprendre les techniques de gestion du stress, à faire de l'exercice. Enfin, le tabac lui est formellement déconseillé.

Mise en garde

- Si un diabétique sous insuline fait une crise d'hypoglycémie (perte d'énergie, faim, sueurs, vertiges ou maux de tête, irritabilité, faiblesse, fourmillements, difficultés à articuler ou à tenir sur ses jambes), donnez tout de suite du sucre ou du glucose et appelez un médecin. Si elle perd conscience, placez-la en position de sécurité (*voir page 270*) et appelez une ambulance.
- Consultez dans les 48 heures en cas de forte soif, d'augmentation de la production urinaire et perte d'énergie (hyperglycémie) malgré un traitement.

Expérience vécue

Pierre est un gendarme à la retraite de 61 ans, chauffeur de poids lourds à mi-temps. Il y a deux ans, on a diagnostiqué un diabète sucré lors d'une analyse d'urine de routine. Il a assez bien réagi à un régime spécial pour diabétiques, mais garde un taux de glycémie trop élevé. Il se plaint d'être anxieux et colérique, de manquer de mémoire et de concentration, de souffrir de confusion, de dépression et de fatigue, et de ne pas avoir de but dans l'existence.

Détails personnels

Pierre est arrivé en Europe à plus de 30 ans, car il est né en Asie et a vécu sa jeunesse en Afrique. Il a l'habitude des responsabilités et est fier de son parcours, mais se sent usé et veut s'occuper de lui en priorité, tout en ayant peur d'avoir des problèmes financiers. Il ne se sent pas au même niveau intellectuel que sa femme, et le couple se dispute souvent. Pierre est ordonné, sans être maniaque.

Goûts et dégoûts

Il apprécie le sucré, aime les plats épicés. Il a souvent très soif car son taux de glycémie reste trop élevé, ce qui provoque des mictions abondantes.

Sensations générales

Pierre ressent des tensions, tant sur le plan psychique qu'au niveau de l'occiput. Il a mal dans le bas du dos, ce qui s'aggrave en phase de stress, et est victime de chutes soudaines de tonus. Il a une préférence pour les temps chauds et humides.

Prescription et suivi

On a conseillé à Pierre de manger fréquemment de petites quantités d'hydrates de carbone non raffinés, et d'éviter la caféine et l'alcool: malgré une amélioration, il avait encore du sucre dans les urines. *Nux vomica* a dans un premier temps aggravé les choses, mais ensuite Pierre s'est senti mieux. Pourtant, il est devenu irritable et déprimé. On a renouvelé deux fois le remède, après quoi il a repris du tonus et s'est senti moins irritable. On a alors essayé *China*, Pierre ayant contracté le paludisme en Afrique, mais le remède a eu des effets limités. *Sulfuric ac.* a donné les meilleurs résultats, surtout au niveau de la nervosité et de l'irritation. Aujourd'hui, les analyses révèlent l'absence de sucre dans les urines.

PEAU ET SQUELETTE

LE SQUELETTE ET LA PEAU constituent des supports essentiels de l'organisme. La peau contient les parties internes du corps qu'elle protège par ailleurs du milieu ambiant, tandis que le squelette a pour fonctions, entre autres, de former une structure robuste et mobile tout en protégeant les organes situés à l'intérieur de l'organisme.

LES SUPPORTS DU CORPS

La peau protège l'organisme en étant étanche à l'eau, a un rôle thermorégulateur, réagit au soleil et constitue une barrière naturelle contre les organismes extérieurs. Elle joue également un rôle important en envoyant au cerveau des informations sensorielles. Les problèmes dermatologiques proviennent fréquemment de déséquilibres (rosacée, acné…) ou d'allergies (eczéma…). La peau est le plus grand des organes, puisqu'elle représente 16 % du poids total du corps; elle se renouvelle au rythme de 25 g par mois. Le squelette est composé d'une charpente osseuse à laquelle s'attachent des muscles. Ce sont l'ossature et la musculature qui permettent la coordination des mouvements, certains os fonctionnant par le biais d'articulations. Le squelette joue un rôle de soutien et de protection d'organes essentiels, comme le cerveau, la moelle épinière, le cœur ou les poumons. Les affections qui le frappent résultent en général d'une dégénérescence des articulations (ostéoarthrite) ou de problèmes immunitaires (polyarthrite rhumatoïde).

LES ARTICULATIONS
Elles correspondent à l'endroit où se rencontrent deux os. Il en existe plusieurs types selon leur localisation dans le corps. La plupart d'entre elles sont mobiles (voir le schéma ci-dessous) et lubrifiées par le liquide synovial, qui permet aux surfaces articulaires de glisser aisément l'une sur l'autre, ce qui facilite la mobilité. D'autres articulations sont moins mobiles ou même totalement fixes; leur fonction principale consiste à soutenir certaines parties du corps. Les articulations des doigts correspondent au type le plus simple, à charnière, qui permet de les plier et de les redresser.

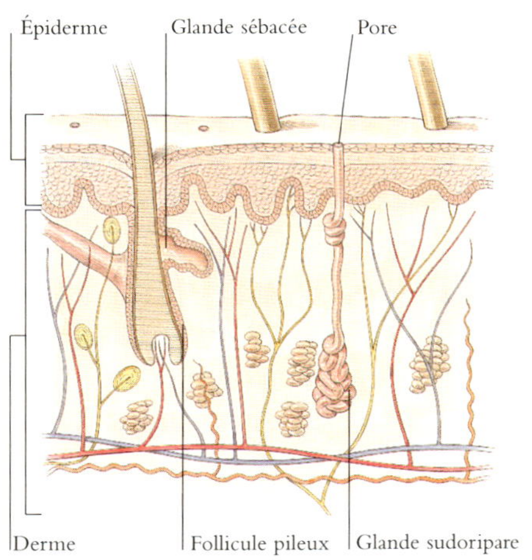

LA STRUCTURE DE LA PEAU
L'épiderme et le derme sont les deux couches principales de la peau. L'épiderme est étanche à l'eau et protège des infections. Ses cellules plates, mourantes ou mortes, sont renouvelées par d'autres qui se créent en profondeur, au niveau du derme. Celui-ci contient des vaisseaux sanguins, des nerfs, des muscles, des cellules sensorielles, des glandes sudoripares, des glandes sébacées et des follicules pileux.

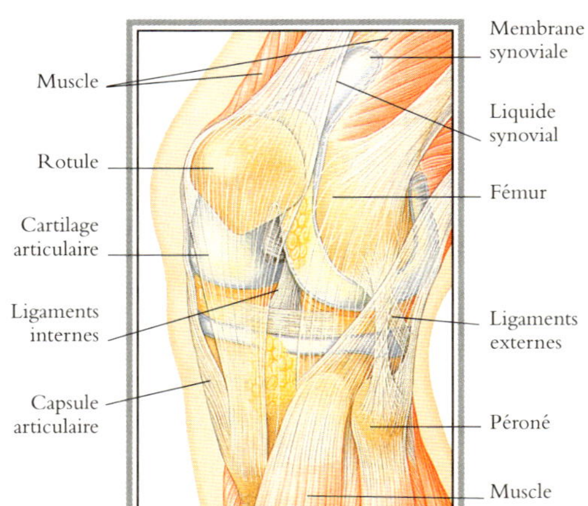

LE FONCTIONNEMENT DES ARTICULATIONS
Le genou est la plus grande des articulations. Elle est mobile: les surfaces osseuses sont revêtues d'un cartilage qui réduit les frottements au mouvement. Toutes les articulations mobiles sont logées dans une capsule tapissée d'une membrane sécrétant un liquide synovial destiné à la lubrification. Elle est entourée de ligaments jouant un rôle de soutien et de limitation du mouvement.

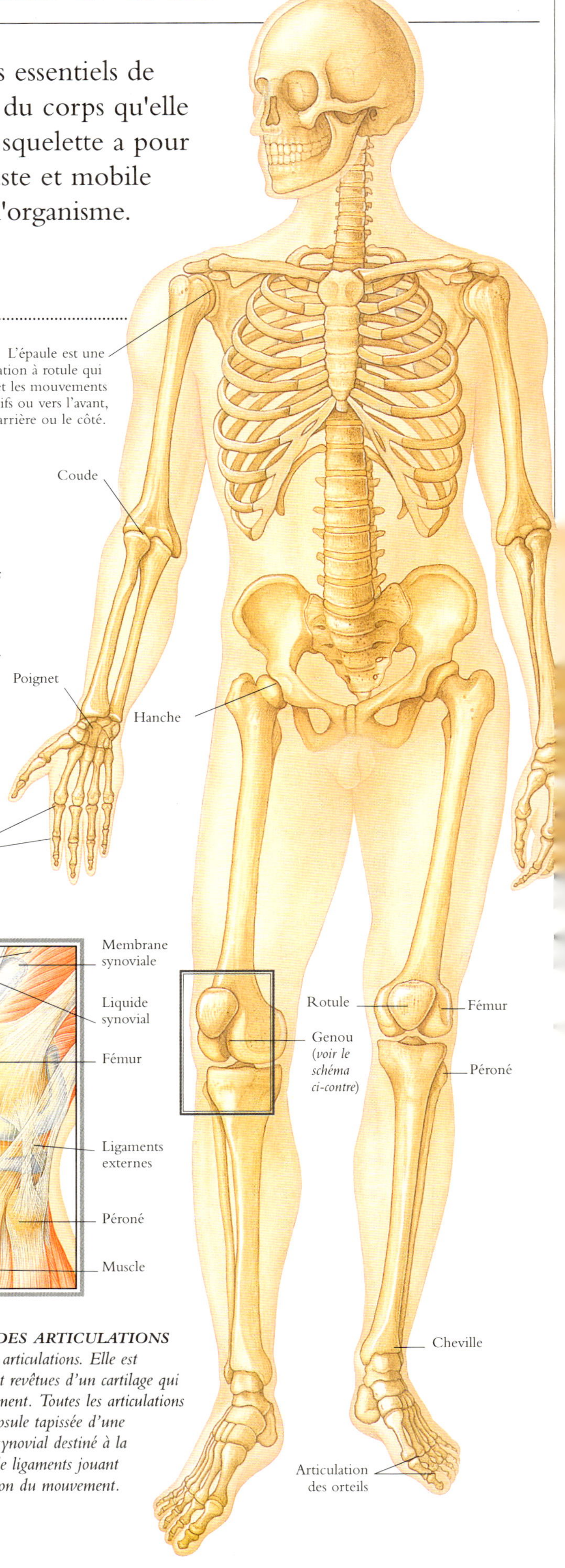

ROSACÉE (ACNÉ ROSACÉE)

L'ACNÉ ROSACÉE évoque un peu une acné juvénile, mais se caractérise par une rougeur de la peau. Elle est courante surtout chez les femmes d'âge moyen ; dans les cas les plus sérieux, on constate chez les hommes âgés un rhinophyma (apparition de pustules sur le nez qui prend un aspect bulbeux et congestif). En général, la rosacée disparaît au bout de cinq à dix ans.

SYMPTÔMES

◆ Congestion des joues et du nez, parfois déclenchée par l'absorption de boissons chaudes, d'alcool ou de plats épicés, ou encore à l'entrée dans une pièce trop chauffée.

◆ Parfois, érythème (rougeur de la peau) permanent et petites pustules comparables à une acné bénigne.

CAUSES

On ne connaît pas l'origine de la rosacée. Toutefois, on pense qu'elle est favorisée par les contraceptifs oraux et par les corticoïdes locaux prescrits contre d'autres affections dermatologiques, comme l'eczéma ; le stress serait par ailleurs un facteur aggravant. Chez la femme, la rosacée frappe souvent pendant ou après la ménopause, ce qui est sans doute lié aux modifications hormonales affectant les glandes sébacées.

TRAITEMENT CLASSIQUE

Le traitement habituel, qui s'étend sur une durée prolongée, consiste en la prise d'antibiotiques (groupe des tétracyclines). Il est très efficace pour supprimer les pustules, mais agit peu sur la rougeur de la peau. Les médicaments étant des antibiotiques, ils peuvent attaquer la flore intestinale, ce qui nécessite alors l'administration de levures.

HOMÉOPATHIE

Après avoir pratiqué un interrogatoire complet du patient, l'homéopathe s'intéresse à la survenue et à la progression de la rosacée ainsi qu'aux facteurs déclenchants, puis examine les régions affectées.
Le traitement constitutionnel peut être représenté par un certain nombre de remèdes (*voir page 18*), mais la prescription varie d'un sujet à l'autre. Parmi les remèdes le plus souvent sélectionnés, citons *Carbo veg.*, dans le cas où les tissus faciaux seraient insuffisamment oxygénés en raison d'une stagnation du sang dans les capillaires ; *Lachesis* si une hémorragie entraîne une surinfection ; *Psorinum* contre les problèmes liés aux glandes sébacées ; et *Rhus tox.* contre certaines infections, par exemple les pustules en formation.

En cas de rosacée aiguë, l'homéopathe prescrit notamment *Belladonna* quand l'acné en est au premier stade, que la peau est rouge et sèche et brûlante ; *Arsen. alb.* quand la peau s'écaille, que le sujet est agité et que les symptômes s'atténuent à la chaleur, notamment par des applications de compresses chaudes ; *Viola tri.* si l'affection se manifeste surtout au niveau du menton et que les urines du patient rappellent celles du chat par leur odeur ; *Silicea* si le principal problème est représenté par des pustules persistantes ; *Calc. phos.* contre la rosacée qui se localise surtout sur le nez et s'accompagne d'une forte éruption de boutons ; et *Kali. brom.* quand l'érythème se manifeste au niveau du front et des joues et que le patient présente des pustules qui le démangent.

MODE DE VIE

Si la rosacée est associée à des écoulements vaginaux et à une grande fatigue, la femme concernée a intérêt à adopter un régime alimentaire pauvre en sucre mais enrichi de ferments lactiques. Les naturopathes considèrent que la rosacée est provoquée à la fois par le stress et par un régime alimentaire inapproprié, trop riche en protéines et graisses animales, en hydrates de carbone raffinés et en laitages : il est donc conseillé au patient de suivre pendant un mois un régime végétarien et à base de poisson, tout en s'abstenant de boire du café ou de l'alcool. Si le stress constitue un facteur aggravant, la pratique quotidienne d'une technique de relaxation est conseillée. Tous les problèmes d'ordre émotionnel doivent trouver une solution, au besoin par le recours à un psychothérapeute. Par ailleurs, les symptômes peuvent être atténués par des applications locales à base de calendula ou d'huile d'Arbre à thé (10 gouttes de teinture mère de calendula pour 1,25 litre d'eau bouillie puis refroidie, ou 2 gouttes d'huile essentielle d'Arbre à thé).

MISE EN GARDE

◆ Consultez un médecin en cas d'enflure nasale.

◆ En cas d'apparition d'un érythème ressemblant à une acné alors que vous prenez des stéroïdes (oralement ou en application locale), consultez aussi.

EXPÉRIENCE VÉCUE

Jean-Pierre est un forgeron retraité de 57 ans. Quand il est venu consulter un homéopathe pour la première fois, il souffrait d'une rosacée depuis dix ans. L'affection avait commencé par de petits points au-dessus des sourcils, puis s'était poursuivie par des pustules et un érythème touchant le visage tout entier. On lui avait prescrit un antibiotique, l'oxytétracycline, qui avait causé des dérangements intestinaux, puis un autre produit de la famille des tétracyclines pour application locale sous forme de solution.

DÉTAILS PERSONNELS

Indépendamment des pustules nasales et d'une rougeur du visage, Jean-Pierre présentait un enduit sur la langue, une lèvre supérieure légèrement enflée, et une odeur corporelle forte. Il indiqua être superstitieux et perfectionniste ; il cédait facilement à un état dépressif et se faisait du souci pour sa santé.

GOÛTS ET DÉGOÛTS

Le patient est doté d'un très gros appétit qui l'amène à se relever en pleine nuit, sans pour autant se traduire par une prise de poids. Il apprécie la bière et les aliments acides, et n'aime pas la viande. Il a une soif intense, mais le café aggrave sa rosacée.

SENSATIONS GÉNÉRALES

Jean-Pierre étant très frileux, il est très couvert même en été. Il déteste l'hiver et adore le soleil de l'été. Mais, il a tendance à avoir trop chaud dans un lit, et n'aime pas non plus faire un exercice physique qui lui donne chaud.

PRESCRIPTION ET SUIVI

Sulfur a, au départ, atténué la rosacée, mais l'état de Jean-Pierre s'est dégradé quand il a arrêté la tétracycline. On lui a alors donné *Psorinum* en augmentant progressivement les dilutions sur une période de 18 mois, et les résultats ont été remarquables. Le patient a alors été en mesure de cesser de prendre de la tétracycline, et a fini par se contenter de *Psorinum* uniquement quand il sentait que la rosacée risquait de se manifester à nouveau. Il est intéressant de noter que, depuis une quarantaine d'années, le patient souffrait également d'une colopathie fonctionnelle, affection que *Psorinum* a contribué également à bien atténuer. Aux dernières nouvelles, Jean-Pierre n'a éprouvé aucun des symptômes de la rosacée depuis quatre ans.

ECZÉMA AIGU

L'ECZÉMA AIGU est une inflammation locale de la peau s'accompagnant de démangeaisons et de vésicules prurigineuses, pouvant être associée à une réaction allergique, mais dont la cause est souvent inconnue. L'eczéma de l'enfant, qui se manifeste en général aux plis du genou ou du coude, se dissipe en général avant la puberté.

SYMPTÔMES

- Peau écailleuse et rouge, siège de démangeaisons.
- Zones enflammées, avec parfois de petits boutons rouges qui suintent ou saignent quand on les gratte.
- Possibilité de crevasses et de douleurs cutanées.
- Possibilité d'un écoulement de pus en cas de surinfection des lésions de la peau.

CAUSES

L'eczéma atopique (eczéma constitutionnel ou dermatite atopique) frappe les personnes ayant une tendance héréditaire à développer des allergies. L'eczéma allergique de contact, ou dermite de contact, est provoqué par des contacts répétés avec des substances allergènes (tissu, métal ou végétal). La dermite séborrhéique peut être héréditaire, mais n'a pas de rapport avec l'allergie ; de cause inconnue, elle occasionne squames et irritations au visage, au cuir chevelu et à d'autres régions pileuses du corps, et peut s'aggraver en cas de stress. La dermite orthoergique (dermite artificielle), est due à l'utilisation de détergents. L'eczéma variqueux se greffe sur une insuffisance veineuse des jambes, mais son origine n'est pas connue avec précision.

TRAITEMENT CLASSIQUE

En cas d'eczéma atopique, l'élimination de certains aliments ou additifs peut permettre d'identifier une allergie. En cas de dermite de contact, il est utile de pratiquer des tests cutanés. Les antihistaminiques peuvent réduire l'irritation, les antibiotiques de combattre l'infection. Les pommades aux corticostéroïdes sont anti-inflammatoires, mais ne doivent s'utiliser que si l'infection ou l'irritation se manifestent au point d'empêcher de dormir, ce qui augmente le stress et aggrave l'eczéma. Les pommades hydratantes peuvent s'avérer bénéfiques.

HOMÉOPATHIE

Le praticien s'intéresse à l'histoire médicale de l'eczéma, aux antécédents allergiques familiaux, aux facteurs déclenchants, ainsi qu'au profil psychologique du patient, aux habitudes alimentaires, aux facteurs environnementaux. Les remèdes constitutionnels sont déterminés par les symptômes (*voir page 18*). *Calc. sulf.* est indiqué en cas d'éruptions cutanées s'infectant facilement, *Dulcamara* s'il existe un épaississement de l'épiderme ; *Graphites* si on constate l'écoulement de fluides visqueux provenant de zones enflammées, qui se dessèchent ensuite en devenant dures et rugueuses ; *Rhus tox.* se prescrit lui aussi contre les infections cutanées. Les autres remèdes couramment prescrits sont *Arsen. alb.*, *Baryta mur.*, *Calc. carb.*, *Hepar sulf.* et *Sulfur.*

Parmi les remèdes locaux prescrits en cas d'eczéma aigu, mentionnons *Psorinum* si la peau est rompue et très sensible et que la moindre éraflure s'infecte en donnant une croûte verte, brûlante et irritante, qui finit par se crevasser et saigner ; *Oleander* si la peau, très sèche et sensible, démange à la moindre friction, ce qui provoque un endolorissement et une démangeaison dégénérant en saignements et suintements ; *Mezereum* en cas de croûtes épaisses et irritantes recouvrant des poches de pus, le tout empirant dans un bain chaud ; *Cicuta* si l'eczéma se porte surtout sur le visage et les mains, s'il donne une sensation de chaleur au toucher, et s'il s'accompagne de pustules.

MODE DE VIE

Pour les tâches ménagères, protégez vos mains avec des gants de caoutchouc ; si vous êtes sensible à ce matériau, mettez dessous des gants de coton. Évitez les irritants que vous avez identifiés, ainsi que le papier hygiénique de couleur, les antiperspirants, les faux ongles, l'air déshumidifié, les écarts brutaux de température. Le régime sera riche en poisson et légumes, pauvre en protéines animales, matières grasses, laitages et hydrates de carbone raffinés.

MISE EN GARDE

- Consultez un médecin dans les 48 heures si l'eczéma s'aggrave de façon marquée, et notamment si la peau est rompue et enflammée, et qu'elle paraît infectée.

EXPÉRIENCE VÉCUE

Adrien a 5 ans, et souffre d'eczéma depuis deux ans. L'inflammation est très étendue et les régions affectées varient d'une poussée à l'autre, mais le front reste touché en permanence. L'eczéma est surtout aigu sur les bras et les jambes, au point d'occasionner des cicatrices ; il s'aggrave lorsqu'André est malade. Adrien est sous hydrocortisone, et on lui a prescrit par deux fois des antibiotiques pour surinfections cutanées.

DÉTAILS PERSONNELS

Adrien est né en Asie du Sud-Est, et son eczéma s'est déclaré à la naissance de son petit frère. Sa famille est ensuite revenue en Europe et son père a changé d'employeur, ce qui s'est traduit par deux déménagements coup sur coup. Sa mère décrit Adrien comme un enfant plein de vie, nerveux, affectueux, non agressif. Il est adroit de ses mains, et aime tout démonter. Il apprécie que l'on s'occupe de lui, et se montre parfois jaloux de son frère.

GOÛTS ET DÉGOÛTS

Adrien n'est pas difficile ; il aime particulièrement les plats gras et sucrés ainsi que ceux qui dégagent une forte odeur, ce qui est inhabituel chez un enfant de son âge.

SENSATIONS GÉNÉRALES

Il a tendance à tout porter à la bouche alors que c'est un stade qu'il aurait dû dépasser. Ses démangeaisons s'aggravent quand il est dans un bain, qu'il a trop chaud ou qu'il est surexcité, mais aussi la nuit : Adrien a donc déjà connu un certain nombre de nuits blanches. Sa peau est toujours sèche, et saigne quand il la gratte.

PRESCRIPTION ET SUIVI

La peau était légèrement infectée à la première consultation. On a donc donné *Silicea*, et on a conseillé à la mère de baigner la peau d'Adrien avec une solution de *Calendula* et d'*Hypericum*, et d'y appliquer une pommade au calendula. Pendant les huit mois suivants, on a prescrit en différentes dilutions *Sulfur*, remède correspondant aux symptômes présentés et au profil d'Adrien. À la fin de cette période, l'eczéma avait nettement régressé, et l'enfant n'avait pratiquement plus besoin de prendre *Sulfur.* Il a fini par arrêter son traitement homéopathique après avoir été sevré de ses médicaments allopathiques.

Psoriasis

CETTE AFFECTION CHRONIQUE assez courante provoque des zones inflamatoires, souvent recouvertes d'écailles argentées. Le psoriasis se manifeste par épisodes et peut s'étendre à une grande partie du corps, défigurant le patient si elle atteint le visage. Il touche 2 % de la population en Europe et en Amérique du Nord, mais est moins fréquent sur les autres continents.

Symptômes

- Vilaines plaques de peau squameuse, pouvant se déclarer en tout endroit du corps et causer des démangeaisons.
- Possibilité d'un aspect ponctué des ongles.
- Plaques légèrement décollées de leur support, rose vif et souvent recouvertes de squames de couleur argentée.
- Possibilité d'une inflammation articulaire.

Causes

Il peut exister une tendance héréditaire au psoriasis. Celui-ci correspond à une production excessive de cellules neuves, ce qui entraîne une accumulation anormale de cellules vivantes se traduisant par un épaississement cutané et la présence en superficie de pellicules squameuses de cellules mortes. L'affection, qui frappe plus ou moins fortement, peut être déclenchée par une infection streptococcique notamment, ou par des médicaments tels que la chloroquine, que l'on donne en cas de douleurs rhumatismales ou de paludisme. Un stress ou une blessure peuvent également être des facteurs déclenchants.

Traitement classique

Dans le cas les moins aigus, la thérapie par la lumière (UVA-thérapie) peut soulager jusqu'à 75 % des personnes touchées ; elle peut être combinée à l'ingestion d'un psoralène, substance rendant la peau plus sensible à la lumière et nécessite l'application de crèmes hydratantes. Les cas moyennement graves se traitent par pommades au dithranol ou au coaltar et par corticostéroïdes. Les psoriasis les plus aigus se soignent avec des dérivés de la vitamine acide ou des substances cytotoxiques telles que le méthotrexate, qui retarde la division cellulaire. Ce traitement peut avoir des effets secondaires graves, par exemple des hémorragies ou une diminution de la résistance à l'infection. On peut aussi recourir à des anti-inflammatoires sans stéroïes, mais ces médicaments peuvent provoquer des troubles digestifs allant jusqu'à l'ulcère de l'estomac.

Homéopathie

Le praticien s'intéresse aux antécédents médicaux complets du patient et, s'il a des doutes quant au diagnostic, prélève des échantillons cutanés. Il accorde une très grande importance au profil psychologique du sujet. Il tient compte de l'environnement et des habitudes alimentaires du patient.

Les paramètres les plus importants pour la détermination de la prescription constitutionnelle sont les symptômes spécifiques présentés (*voir page 18*). Toutefois, certains remèdes sont associés au traitement du psoriasis : *Arsen. alb.* si la peau est sèche, rugueuse et squameuse, *Lycopodium* en cas de sécheresse cutanée et de zones à vif au niveau des pliures ; *Sepia* se prescrit si on observe la formation de croûtes épaisses aux coudes, *Staphysagria* s'utilise pour traiter les troubles cutanés qui sont affectés par une irritabilité du système nerveux.

Parmi les remèdes spécifiques traitant des problèmes locaux, citons *Sulfur* contre les plaques rouges, sèches, squameuses et irritantes aggravées après un bain ; *Graphites* en cas d'affection derrière les oreilles ; *Petroleum* quand la peau est très sèche et que le psoriasis empire en hiver ; *Phytolacca* en cas de lésions prenant une coloration violette.

Mode de vie

La lutte contre le psoriasis est facilitée par les thérapies nutritionnelles ainsi que par la réduction du stress grâce à la pratique de techniques de relaxation. Il faut adopter un régime riche en poisson et en protéines végétales, limiter la viande et les produits laitiers, et proscrire les hydrates de carbone raffinés, la caféine, l'alcool et le tabac. On perdra un éventuel excédent de poids, et on veillera à la régularité du transit intestinal, en buvant beaucoup d'eau et en augmentant au besoin sa consommation de fibres. On peut cuisiner avec une huile de poisson, et éviter les aliments contenant de la levure.

Mise en garde

- S'il n'y pas d'amélioration 15 jours après avoir commencé un traitement et modifié votre mode de vie, consultez un médecin.

Expérience vécue

Sophie, qui a 22 ans, souffre d'un psoriasis depuis l'âge de 6 ans. Son état a empiré l'année précédente, à la suite d'une rupture sentimentale. Elle prend des corticostéroïdes et s'applique une pommade à base de vitamine D ; sa peau est enflammée et la démange. Le psoriasis s'aggrave quand Sophie est fatiguée, et coïncide souvent avec une crise d'amygdalite.

Détails personnels

Sophie se considère comme ambitieuse, mais manque de confiance en elle-même. Elle a l'impression d'être totalement dévorée par son psoriasis.

Goûts et dégoûts

Elle a souvent soif et aime boire très froid. Elle prend souvent du lait glacé qu'il lui arrive de vomir dès qu'il s'est réchauffé dans l'estomac. Elle adore le salé, les plats acides et épicés, les glaces, et n'apprécie pas les fruits, les boissons et aliments chauds, le café.

Peurs et phobies

Sophie a peur d'échouer, de décevoir ses parents et ses amis, de vivre seule, de se trouver dans un orage.

Sensations générales

Elle se sent bien au soleil, mais n'aime pas les grosses chaleurs. Elle est prête à s'évanouir quand elle met les mains dans l'eau froide, ressent la baisse de pression précédant un orage, et souffre parfois de maux de tête. Elle n'apprécie ni le matin ni le soir, et se sent mieux après un somme, un repas ou un massage.

Prescription et suivi

L'état de la peau de Sophie a commencé à s'améliorer grâce à *Phosphorus.* La patiente a pris la vie avec plus de décontraction, et s'est mise à dormir plus. Elle a mis un an à se sevrer de ses corticostéroïdes, et a réduit à une fois par semaine la fréquence d'application de sa pommade. Ses maux de gorge récurrents ont disparu, mais le psoriaris s'est manifesté à nouveau au bout d'une année, quand elle a eu peur d'avoir un cancer et qu'elle s'est mise à travailler dans une grande ville, ce qui l'obligeait pour ses transports à des correspondances stressantes. On lui a alors prescrit à nouveau *Phosphorus,* et le psoriasis a disparu. Il continue à se manifester par épisodes en période de stress, *Phosphorus* s'avère efficace.

Ostéoarthrite

L'ostéoarthrite, ou arthrite, est une affection dégénérative frappant les articulations, qui provoque une restriction des mouvements et parfois des douleurs en s'attaquant au cartilage. On estime que, dans certains pays développés, elle touche jusqu'à 90 % des personnes de plus de 40 ans. L'arthrite aiguë affecte trois fois plus les femmes que les hommes.

Symptômes

◆ Raideur et endolorissement des articulations touchées.

◆ Possibilité d'un gonflement articulaire, affectant le plus souvent les articulations supportant le poids du corps, celles de la hanche, du genou, de la colonne vertébrale.

◆ S'ils ne sont pas suffisamment sollicités, faiblesse et perte de substance des muscles entourant l'articulation touchée.

◆ Possibilité d'une déformation des articulations.

Causes

La dégénérescence du cartilage recouvrant l'extrémité des os intervient avec l'âge ou à la suite d'un accident ou d'une utilisation abusive de l'articulation. Les extrémités de plusieurs os étant en contact, elles épaississent, entraînant une restriction des mouvements et une inflammation. On peut aussi constater des excroissances osseuses ou ostéophytes, qui augmentent la douleur et la raideur et sont susceptibles d'exercer une pression sur les nerfs et les vaisseaux sanguins. La survenue précoce d'une arthrite peut résulter d'une malformation articulaire congénitale.

Traitement classique

Le diagnostic s'établit après examen du sujet, et peut être confirmé par radiographie. Le traitement, qui dépend des symptômes, est à base d'analgésiques et d'anti-inflammatoires non-stéroïdiens (AINS) ; les stéroïdes peuvent être injectés dans l'articulation touchée. La chirurgie permet de remplacer une articulation trop usée : la pose d'une prothèse de la hanche est une opération qui a un taux de réussite très élevé, même si elle doit être renouvelée au bout de 20 ou 30 ans. Il est possible aussi de pratiquer par chirurgie une arthrodèse (fusion des os sans pose de prothèse) afin de supprimer les douleurs.

Homéopathie

Essentiellement localisé, le traitement dépend de l'articulation lésée, de la nature de la douleur et des autres symptômes. Un traitement constitutionnel peut être utile en cas de prédisposition génétique. Les facteurs émotionnels ou environnementaux sont moins significatifs que pour d'autres affections graves même si le stress peut exacerber les symptômes. Parmi les prescriptions courantes, mentionnons *Apis* en cas d'inflammation des membranes synoviales et d'une production excessive de liquide synovial ; *Silicea* contre la destruction osseuse et le grossissement des bourses séreuses, poches lipoïdiennes destinées à amortir les mouvements de pression à proximité d'une articulation ; *Calc. carb.* s'il existe des ostéophytes ; *Causticum* si l'inflamation entraîne des déformations articulaires. *Kali. carb.*, *Lycopodium*, *Merc. sol.*, *Nat. mur.*, *Pulsatilla*, *Sepia* et *Sulfur* sont d'autres remèdes souvent utilisés.

Certains remèdes s'administrent en cas de symptômes aigus, notamment *Aconit* contre une douleur lancinante accompagnée de fourmillements et d'un engourdissement ; *Belladonna* quand l'articulation devient rouge, enflée et facilement luisante, et que son mouvement provoque une douleur atroce ; *Bryonia* si l'articulation est rouge, enflée et très chaude et que le moindre mouvement entraîne une douleur atroce ; *Ledum* si l'articulation, froide et enflée, craque et est soulagée par des compresses froides.

Mode de vie

Le régime doit être composé de plus de poisson et de protéines végétales, de moins de caféine, de sucre, d'agrumes, de blé, de laitages. La perte d'un excès de poids soulagera les articulations. Le tabac est déconseillé, le vélo ou la marche sont bénéfiques. Il est bon de porter des chaussures confortables, de dormir sur un matelas ferme et de s'accorder du repos. Le yoga permet de dissiper le stress, les compresses chaudes soulagent la douleur. On évitera une dépendance aux tranquillisants, analgésiques et somnifères.

Mise en garde

◆ Consultez un médecin dans la semaine si la douleur empire soudainement ou si l'affection gagne une autre articulation.

Expérience vécue

Janine souffre depuis six ans d'une arthrite qui a démarré dans le poignet droit avant de toucher le gauche. Une radiographie a révélé des modifications osseuses à l'articulation du pouce. Janine, qui a aujourd'hui 60 ans, ne trouve pas d'élément déclenchant à cette affection ; elle ne peut pas prendre d'anti-inflammatoires non-stéroïdiens, qui lui occasionnent des troubles gastriques.

Détails personnels

Elle a été assistante dentaire avant de se marier et d'avoir trois enfants, dont l'aîné s'est tué dans un accident de voiture. C'est une femme d'un naturel heureux, mais elle est souvent nerveuse et s'inquiète en permanence pour ses deux autres enfants qui volent de leurs propres ailes depuis longtemps. Elle est très intéressée par l'art, et pratique la méditation.

Goûts et dégoûts

Janine est très attirée par le lait, la mayonnaise, le café et le vin ; elle n'apprécie pas l'ananas, le vinaigre, la noix de coco et certains poissons.

Sensations générales

Janine déteste le froid humide qui aggrave ses symptômes. Elle a les articulations qui s'ankylosent pendant son sommeil et sont douloureuses aux premières sollicitations de la journée, mais dont l'état s'améliore par des mouvements continuels. Elle présente aussi une rougeur au bout de la langue.

Prescription et suivi

On a d'abord fait suivre à la patiente un régime alcalin, mais sans aucun résultat. Comme elle avait des antécédents familiaux d'allergies et de problèmes respiratoires, on lui a donné *Tuberculinum* une fois par semaine, et *Rhus tox.* trois fois par jour contre son arthrite. Ce traitement a provoqué une lente amélioration, mais Janine a alors fait un catarrhe et une sinusite. Toutefois, alors que le catarrhe persistait, la douleur a diminué au point que la patiente a été capable de dévisser un couvercle de bocal, ce qu'elle ne pouvait plus faire depuis des années. Elle a continué à prendre *Tuberculinum* jusqu'à disparition de son catarrhe. L'homéopathe ne l'a plus vue ensuite pendant deux ans environ, jusqu'à une récidive de la douleur au pouce droit. Elle a alors pris à nouveau *Rhus tox.*, qui a fait de l'effet. Neuf ans plus tard, Janine a indiqué ne plus avoir de symptôme articulaire.

POLYARTHRITE RHUMATHOÏDE

LA POLYARTHRITE RHUMATOÏDE est une affection auto-immune se traduisant par une attaque des articulations par le système immunitaire. Il en existe une forme juvénile, mais elle démarre souvent chez le jeune adulte ou la personne d'âge mûr. Ce dernier type de polyarthrite frappe environ 2 % de la population mondiale, les femmes plus que les hommes.

SYMPTÔMES

- État fébrile léger, douleurs musculaires, perte d'appétit et de poids, pouvant précéder les symptômes principaux.
- Douleur et raideur -surtout aux petites articulations des mains et des pieds, mais aussi des poignets, du cou, des chevilles et des genoux- pouvant se déclarer subitement, empirant le matin ou au repos.
- Possibilité d'une exacerbation des symptômes pendant les règles.
- Possibilité de nodules rhumatismaux sous-cutanés.
- Possibilité d'une association avec la maladie de Raynaud ou une anémie.
- Possibilité d'une déformation, d'un œdème péri-articulaire, d'une inflammation de la gaine synoviale entourant les tendons.

CAUSES

On ne sait pas ce qui déclenche l'attaque des articulations par le système immunitaire. Il peut exister une prédisposition génétique, et certaines personnes présentent des types de tissus les prédisposant à l'affection. Celle-ci se traduit par une inflammation de la membrane tapissant les capsules articulaires, qui s'étend ensuite à d'autres parties de l'articulation et à l'os lui-même. Elle peut être déclenchée par une infection, une pollution, un stress ou certains médicaments.

TRAITEMENT CLASSIQUE

Le diagnostic est confirmé par radiographie et tests sanguins susceptibles d'identifier un « facteur rhumatoïde ». Le traitement est à base d'anti-inflammatoires non-stéroïdiens et d'injections de pénicillamine ou de sulfasalazine ; en cas d'échec, des immunodépresseurs comme les stéroïdes ou l'azathioprine retardent la réaction auto-immune. La kinésithérapie permet de soulager les spasmes musculaires et les raideurs, les attelles réduisent la douleur aux mains et aux poignets. Si l'articulation a été lésée, la prothèse peut s'avérer nécessaire.

HOMÉOPATHIE

L'homéopathie considère la polyarthrite rhumatoïde comme une affection complexe ; en cas de prédisposition génétique, elle peut prescrire un traitement contre les miasmes (*voir page 20*). Le praticien étudie l'alimentation et le mode de vie, les facteurs liés au stress et à la psychologie tous les éléments susceptibles de l'affection. Le choix du remède dépend en grande partie des symptômes (*voir p. 18*). *Aurum met.* est indiqué en cas de destruction osseuse, *Bryonia* s'il existe une inflammation et une surproduction de liquide synovial ; *Calc. phos.* se donne si les os sont minces, fragiles et cassants ; *Causticum* se prescrit si l'inflammation entraîne une déformation. *Iodum, Kali. bich., Lycopodium* et *Medorrhinum* sont eux aussi couramment utilisés.
Parmi les remèdes locaux, citons *Rhus tox.* en cas de douleur au réveil ou au froid humide ; *Colchicum* si l'articulation est raide et très chaude et que la douleur, qui se déplace d'une articulation à l'autre, devient atroce la nuit ou à un contact tactile ; *Iodum* si le patient a l'impression que l'articulation est comprimée et si les douleurs empirent la nuit, avec atteinte osseuse ; *Spigelia* en cas de douleur atroce à proximité des articulations.

MODE DE VIE

Sont bénéfiques : régime alimentaire alcalin, huile d'onagre, antioxydants, noix du Brésil, port d'un bracelet de cuivre, pratique régulière mais modérée d'exercices physiques ne sollicitant pas les articulations portant le poids du corps. La natation, de préférence dans une piscine chauffée, est une activité idéale. Les petits sommes ou les périodes de repos les yeux fermés sont également recommandés.

MISE EN GARDE

- Consultez un médecin en cas de déformation.
- Consultez immédiatement en cas de difficultés respiratoires ou des douleurs thoraciques.
- Voyez dès que possible un médecin en cas de sécheresse oculaire et de grosseurs au cou, à l'aisselle ou à l'aine.

EXPÉRIENCE VÉCUE

Ancienne assistante dentaire, Chantal a 54 ans. Quatre ans avant de consulter un homéopathe, elle a développé une arthrite qui a gagné progressivement le pied, surtout les orteils et les chevilles. Elle s'est étendue aux doigts, ce qui a beaucoup inquiété Chantal qui est pianiste. On lui a prescrit des anti-inflammatoires qui lui ont donné des nausées. Elle a eu recours à l'acupuncture et à Bryonia, qui l'ont légèrement améliorée.

DÉTAILS PERSONNELS

C'est une femme intelligente et agréable, qui aime l'art et la lecture, et a particulièrement peur des plumes. Elle se décrit comme renfermée, et n'aime pas les manifestations de sympathie, qui la gênent. Elle est heureuse en ménage, mais à son veuvage sa mère s'est installée chez elle pendant 30 ans, avant d'être récemment placée en maison de retraite, car elle est malade depuis cinq ans.

GOÛTS ET DÉGOÛTS

Chantal n'adore ni ne déteste aucun aliment en particulier, mais a une préférence pour les plats salés.

SENSATIONS GÉNÉRALES

Elle se sent moins bien aux premiers mouvements de la journée, mais les conditions météorologiques ne semblent pas avoir d'incidence sur son état.

PRESCRIPTION ET SUIVI

La détérioration de l'état de santé de Chantal paraissait étroitement liée aux événements intervenus dans la vie de sa mère. Toutefois, la patiente n'a pas réagi comme elle l'aurait dû à la mort de son père car elle n'a pas correctement fait son deuil, ce qui a eu des répercussions sur sa mère et, par contre-coup, sur le système immunitaire de Chantal. On lui a alors prescrit *Nat. mur.* En dilutions élevées ainsi que *Rhus tox.* pour soulager ses articulations. Pendant un mois, elle a abandonné les anti-inflammatoires et s'est sentie mieux au niveau du deuil de son père. Ses douleurs articulaires se sont atténuées au point qu'elle peut à nouveau enseigner le piano. Deux ans plus tard, elle est venue consulter pour de très légers élancements, contre lesquels *Rhus tox.* s'est avéré efficace.

APPAREILS GÉNITAUX

LE BESOIN de procréer représente l'un des instincts les plus forts animant l'être humain. La reproduction comprend la fécondation d'un œuf, l'ovule, par un spermatozoïde, puis le développement d'un fœtus jusqu'à son terme.

La contraception a fortement contribué à la régulation des naissances mais, parallèlement, la procréation médicalement assistée a permis à des couples dont la fertilité était insuffisante d'avoir une progéniture.

FONCTIONNEMENT GÉNÉRAL

La reproduction est liée au bon fonctionnement des appareils génitaux mâle et femelle. Elle peut être compromise par des facteurs psychologiques comme un barrage, par des tumeurs (fibromes…) par des malformations (hypertrophie de la prostate) ou encore par des déséquilibres hormonaux.

APPAREIL GÉNITAL FÉMININ

Lors du rapport sexuel, le vagin reçoit le sperme expulsé par le pénis. Ce sperme passe par l'orifice du col de l'utérus. Arrivés dans l'utérus, les spermatozoïdes cherchent un ovule qui a été expulsé par un ovaire. Une fois fécondé, cet œuf descend par la trompe de Fallope et se loge dans la paroi de l'utérus. On l'appelle embryon pendant les huit premières semaines de son développement, fœtus au-delà et jusqu'au terme de la grossesse. Si aucune fécondation ne se produit, la muqueuse de l'utérus, appelée endomètre, se décolle et est expulsée pendant la menstruation. Chaque cycle dure en moyenne 28 jours, et se trouve commandé par des hormones produites par l'hypophyse, glande endocrine située dans le cerveau.

APPAREIL GÉNITAL MASCULIN

Les cellules reproductrices mâles, appelées spermatozoïdes, sont produites dans les testicules. Les spermatozoïdes passent par un conduit étroit, le canal déférent, où ils rencontrent le plasma séminal, un liquide produit par les vésicules séminales et la prostate ; le mélange ainsi constitué forme le sperme. Lors de l'acte sexuel, le sperme est expulsé par éjaculation dans le vagin de la femme. L'érection masculine est rendue possible par un afflux sanguin intervenant lors de la phase d'excitation, ce qui permet la pénétration et l'émission de sperme. Une fois dans le vagin, les spermatozoïdes se déplacent en agitant un long flagelle. Chacun d'entre eux est doté d'un matériel génétique complet situé au niveau de la tête.

CHEZ LA FEMME

Libéré par l'ovaire, l'ovule est acheminé par les franges de la trompe de Fallope. Une fois fécondé, il passe dans l'utérus et se fixe dans la paroi. L'utérus a la capacité de s'agrandir considérablement pour permettre le développement du fœtus.

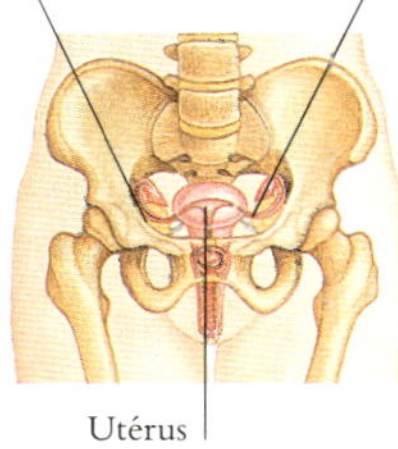

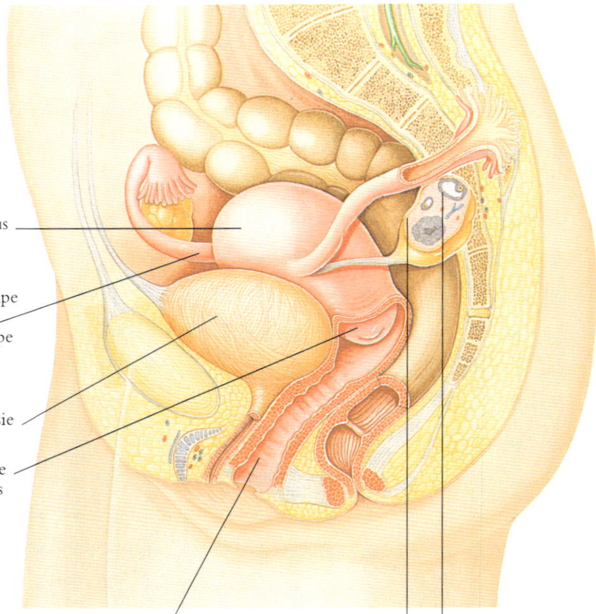

LA LOCALISATION

L'appareil génital féminin est situé dans la cavité pelvienne, entouré et protégé par les os du bassin. Cette cavité est plus grande chez la femme que chez l'homme, l'utérus augmentant de volume pendant la grossesse.

CHEZ L'HOMME

Lors de l'acte sexuel, des contractions musculaires propulsent les spermatozoïdes depuis les testicules jusqu'aux canaux éjaculateurs en passant par le canal déférent. L'éjaculation expulse le sperme hors du pénis via l'urètre.

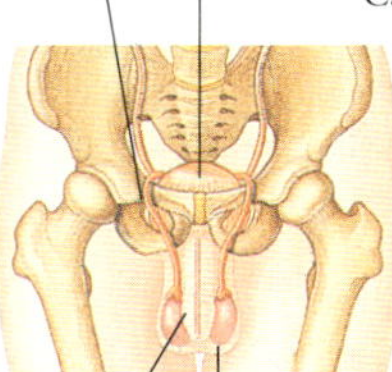

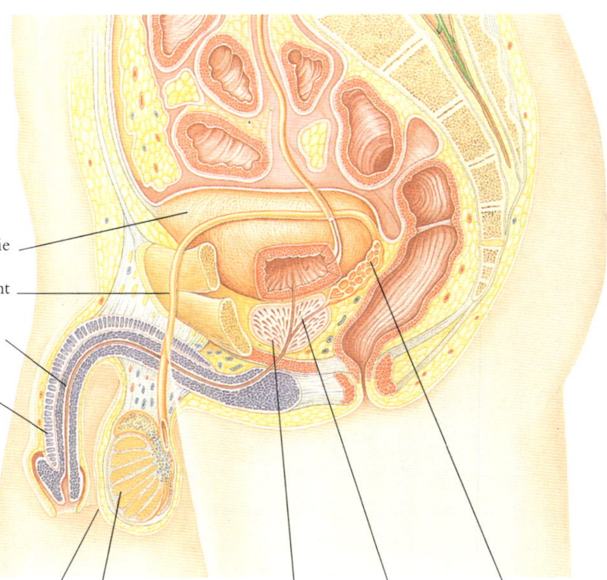

LA LOCALISATION

À la différence de celui de la femme, le système reproducteur masculin est situé dans sa totalité à l'extérieur du corps, au niveau du scrotum.

Fibrome

Le fibrome est une tumeur bénigne de l'utérus. Dans les pays développés, il touche environ 20 % des femmes de plus de 30 ans, les sujets les plus exposés ayant entre 35 et 45 ans. Le fibrome peut, soit grossir dans le muscle utérin, soit se développer dans la cavité utérine en restant relié à la paroi par un pédicule. Il diminue de volume après la ménopause.

Symptômes

- Si le fibrome est très petit, il est possible qu'aucun symptôme ne se manifeste.
- Possibilité de règles abondantes et prolongées pouvant provoquer une anémie si le fibrome est gros.
- Symptômes de cystite si un gros fibrome appuie sur la vessie.
- Mal de dos ou constipation si un gros fibrome appuie sur les intestins.
- En cas de gros fibrome dans la cavité utérine, possibilité de troubles de la fertilité, de fausse couche, de douleurs pendant la grossesse et de problèmes pendant le travail.
- Fortes douleurs si le pédicule fait l'objet d'une torsion interrompant l'afflux sanguin.

Causes

Le fibrome est une tumeur non cancéreuse se développant dans le muscle utérin et les tissus conjonctifs. Il peut être favorisé par la prise de contraceptifs oraux; par ailleurs, il a tendance à grossir pendant une grossesse. La ménopause se traduisant notamment par une baisse du niveau d'œstrogènes, le fibrome diminue de volume et peut disparaître après cette phase.

Traitement classique

Les petits fibromes n'occasionnant pas de symptômes se décèlent lors d'un examen gynécologique de routine ou d'une échographie. Ils ne nécessitent pas de traitement particulier, mais font l'objet d'une surveillance médicale. Dans le cas d'un fibrome plus gros, le traitement consiste en une myomectomie (ablation du fibrome) ou une hystérectomie totale (ablation de l'utérus).

Homéopathie

Le traitement homéopathique est destiné à corriger les déséquilibres dus à une production excessive d'œstrogènes ou une réaction anormale à un niveau correct d'œstrogènes. L'approche conventionnelle s'attache à l'interaction entre les ovaires et l'hypophyse. Le choix du remède dépend des symptômes présentés par le patient (*voir page 18*). *Calc. carb.* s'utilise pour traiter les polypes ou fibromes pédiculés. Certains remèdes sont indiqués contre les problèmes liés aux fibromes : *Lachesis* se prescrit quand la circulation sanguine dans l'utérus entraîne des hémorragies au niveau du muscle; *Phosphorus* se prend en cas de développement excessif du muscle utérin, *Sepia* contre une inflammation de l'utérus et un prolapsus (descente d'organe).

Certains autres remèdes sont destinés à réduire le volume du fibrome. Parmi ceux-ci, citons *Calc. iod.* en cas de fibrome de petite taille et d'écoulements vaginaux jaunes et abondants; *Fraxinus* si l'utérus est gonflé et que la patiente ressent un fort besoin de pousser, ou encore en cas de crampes prononcées et d'écoulements vaginaux très liquides de couleur brunâtre pendant les règles; *Silicea* quand les règles sont abondantes et peuvent s'accompagner d'hémorragies intermittentes, et que la patiente est extrêmement frileuse; *Aurum mur.* quand l'utérus est gonflé et que le vagin est soumis à des spasmes.

Mode de vie

Le sujet tirera profit d'une alimentation riche en poissons, en crudités et en protéines végétales, et pauvre en viande, en laitages, en hydrates de carbone raffinés, en caféine et en alcool. Il est également recommandé de pratiquer, une demi-heure par jour, un peu d'exercice physique. Il a par ailleurs été prouvé que la progestérone extraite de l'igname du Mexique et appliquée sur la peau sous forme de crème contrebalançait les effets des œstrogènes et contribuait donc au rétrécissement du fibrome; toutefois, ce produit n'est pas toujours facile à acheter.

Mise en garde

- Consultez immédiatement un médecin en cas de fortes douleurs dans le bas-ventre.
- Si un fibrome provoque un gonflement abdominal rappelant le ventre d'une femme enceinte, alors que le sujet n'est pas près de sa ménopause, l'ablation peut s'avérer nécessaire.

Expérience vécue

Olga a quitté l'ex-U.R.S.S. voici dix ans pour s'installer en France avec son mari, qui est banquier; elle a 35 ans, et deux enfants. À la suite d'un examen consécutif à un frottis vaginal, on a découvert un fibrome de la taille d'une prune; Olga se plaignait par ailleurs de règles abondantes précédées, deux jours auparavant, d'écoulements noirâtres.

Détails personnels

Elle s'inquiétait pour sa santé et celle de ses enfants, et avait très peur de l'avenir, de la mort, et d'un abandon conjugal. Elle était insatisfaite, nerveuse, méticuleuse, et faisait tout dans la précipitation. Elle rêvait qu'elle se noyait ou était prise dans des sables mouvants, et se réveillait totalement paniquée vers 1 heure du matin.

Goûts et dégoûts

Elle souffrait de vomissements nocturnes causés par une hernie hiatale. Elle aimait les aliments sucrés, salés, gras ou acides mais, par moments, manquait d'appétit. Le lait, le café, les plats épicés, le chocolat et les excès de graisses lui posaient des problèmes de digestion.

Sensations générales

Très frileuse, Olga adorait la chaleur. Elle aimait les compresses chaudes sur le ventre pendant ses règles; elle détestait la fumée du tabac et se sentait plus mal après un gros effort ainsi qu'entre minuit et 2 heures du matin.

Prescription et suivi

Olga s'est montrée plus détendue après avoir pris *Arsen. alb.* pendant quelques jours. Sa menstruation est intervenue la semaine suivante : elle a eu ses écoulements habituels, mais des règles moins abondantes. Elle s'est mise à un régime alimentaire pauvre en hydrates de carbone raffinés et en excluant la caféine. Bien qu'un peu affaiblie, elle s'est sentie mieux. Sa menstruation suivante s'est produite selon un cycle normal, sans écoulements; toutefois, les règles restaient abondantes. Au bout de deux cycles, grâce à *Solidago,* ses règles étaient normales. Deux mois plus tard, le gynécologue a constaté que le fibrome avait diminué jusqu'à la taille d'un pois. Deux ans après, Olga a présenté des grosseurs bénignes au sein que *Sulfur* a traitées efficacement. Elle a ensuite subi un examen gynécologique complet qui a révélé que le fibrome avait totalement disparu.

CANDIDOSE

IL S'AGIT D'UNE INFECTION provoquée par *Candida albicans* : ce champignon vit à la chaleur et l'humidité et prolifère si le système immunitaire est affaibli. Il se porte principalement sur le vagin, et touche jusqu'à 50 % des femmes dans les pays développés, qu'il occasionne ou non des symptômes, mais affecte aussi la bouche (muguet), la peau, les voies digestives.

SYMPTÔMES

- Écoulements vaginaux épais, blanchâtres, accompagnés de démangeaisons et d'une gêne à la miction ; chez l'homme, balanite (inflammation du gland).
- Plaques blanc crème sur la muqueuse buccale. Si les voies digestives sont touchées, indigestion, nausées, ballonnements, flatulences, diarrhées, constipation, démangeaisons anales.
- Chez les bébés, érythème fessier présentant une inflammation.
- Symptômes associés à la candidose : éruptions cutanées, douleurs, maux de gorge récurrents, vertiges, grande fatigue, vision troublée et maux de tête.

CAUSES

Candida albicans est naturellement présent dans le vagin et la bouche, en équilibre avec des bactéries. Certains médicaments, comme les antibiotiques, interfèrent dans cet équilibre ; la candidose peut se déclarer en cas de problème immunologique (sida, etc.) ou de trouble du métabolisme (diabète, etc.). Les contraceptifs oraux ainsi que les médicaments immunosuppresseurs et progestatifs favorisent la prolifération du champignon.

TRAITEMENT CLASSIQUE

Il est possible d'identifier *Candida albicans* par prélèvements vaginaux ou buccaux, mais il n'existe pas d'analyse permettant de diagnostiquer une candidose des voies digestives. L'affection se traite par médicaments antifongiques, sous forme de gouttes pour les candidoses buccales, sous forme de pessaires ou de crèmes à appliquer sur la vulve ou le pénis en cas de candidose génitale.

HOMÉOPATHIE

L'homéopathie est efficace notamment contre les candidoses génitales. Le praticien étudie la raison de la prolifération du champignon et choisit le remède constitutionnel en fonction des symptômes présentés (*voir page 18*). On prescrit *Arsen. alb.* en cas d'écoulements brûlants et très malodorants associés à une inflammation ; *Graphites* si les écoulements, blancs, abondants et peu épais, sont associés à une inflammation ; *Medorrhinum* en cas d'écoulements à odeur de poisson donnant l'impression d'arracher la muqueuse vaginale ; *Merc. sol.* contre les inflammations et saignements vaginaux accompagnés d'écoulements verdâtres ou contre les balanites ; *Nitric ac.* contre les vésicules ou ulcères des parties génitales. Parmi les remèdes locaux, citons *Lycopodium* en cas d'écoulements vaginaux irritants empirant après les règles, accompagnés d'une démangeaison et d'un épaississement de la muqueuse de la vulve consécutif au grattage ; *Carbo veg.* en cas d'écoulements malodorants, verdâtres, brûlants et urticants, s'aggravant à la chaleur, ou de crevasses de la vulve ; *Kreosotum* contre les écoulements à forte odeur aigre qui s'accompagnent d'un endolorissement et de sensations de brûlure au vagin ; *Nux vomica* en cas d'écoulements très malodorants, notamment pendant une grossesse, qui empirent à la chaleur et sont associés à des mictions fréquentes.

MODE DE VIE

Évitez les médicaments connus pour aggraver les symptômes. *Candida albicans* appréciant le sucre, adoptez un régime alimentaire pauvre en hydrates de carbone raffinés ; si vous soupçonnez une allergie aux produits fongiques, proscrivez les levures et les moisissures. Les compléments acidophiles favorisent la croissance des organismes intestinaux permettant de contrôler *Candida albicans* : l'ail en empêche la prolifération. Il est bon de faire de l'exercice physique sans efforts excessifs. Les deux partenaires doivent être traités contre la candidose. La pommade au calendula s'utilise pour traiter une balanite. Enfin, évitez les articles de toilette parfumés.

MISE EN GARDE

- Voyez un médecin dans les 5 jours si le traitement ou le changement de mode de vie ne donnent rien, surtout en cas d'écoulement verdâtre et irritant.
- Consultez dans les 48 heures si un érythème fessier devient gênant, rouge et à vif.

EXPÉRIENCE VÉCUE

À 30 ans, Brigitte souffre de candidose vaginale depuis huit mois ; elle a par ailleurs une tendance à l'urticaire et à l'eczéma. La candidose a été provoquée par la prise de contraceptifs oraux. Elle a pris des antifongiques qui l'ont soulagée, même si l'affection réapparaissait à la fin d'une période menstruelle.

DÉTAILS PERSONNELS

Brigitte se définit comme une anxieuse. Elle ne revient pas sur le passé, et enrage de ne pas arriver à trouver un emploi à temps partiel lui permettant de s'occuper de son fils. Elle est ambitieuse et veut réussir, mais à tendance à être désordonnée et mal organisée.

GOÛTS ET DÉGOÛTS

Elle est dotée d'un gros appétit mais a la chance de ne pas grossir. Elle aime le sucré, le gras de viande, les plats épicés, et l'alcool, même si celui-ci lui cause des problèmes digestifs. Elle n'apprécie pas les œufs, les olives, la viande et notamment le poulet.

SENSATIONS GÉNÉRALES

Brigitte se sent moins bien dans une baignoire ou le soir dans son lit. Elle dort d'une traite mais n'est pas dispose au réveil. Elle déteste la chaleur et éprouve un mieux en plein air, au froid. Il lui arrive souvent d'avoir un « coup de pompe » vers 11 heures du matin ou quand elle reste debout pendant une durée prolongée.

PRESCRIPTION ET SUIVI

Le remède a été déterminé par les symptômes, notamment les démangeaisons. Brigitte a pris *Sulfur*, a réduit sa consommation d'hydrates de carbone raffinés, a pris des compléments acidophiles et de l'ail ; on lui a aussi conseillé de pratiquer les techniques de relaxation, le yoga, la méditation ou le tai-chi. Deux mois plus tard, la candidose avait disparu complètement et Brigitte se sentait mieux dans sa peau. Elle a résolu son problème de gestion de son temps en trouvant un poste qui l'occupe deux jours par semaine et une nourrice qui s'occupe très bien de son fils. Deux ans plus tard, Brigitte a eu un autre enfant et n'a été affectée par une candidose ni pendant ni après sa grossesse. Elle continue à se tenir à un régime pauvre en hydrates de carbone raffinés, mais n'a plus besoin de traitement.

Problèmes au sein

Les principaux problèmes affectant les seins sont des inflammations (mastite), des grosseurs ou des écoulements du mamelon. Les grosseurs se manifestent en général entre 30 et 50 ans ; elles sont bénignes à 80 %, mais doivent être examinées sans tarder par un médecin. Il est bon qu'une femme, à tout âge, surveille sa poitrine et sache faire un auto-examen.

Symptômes

◆ Inflammation : possibilité d'une sensibilité des ganglions des aisselles, léger état fébrile (mastite), kystes (gonflements ou poches liquidiennes) ou furoncles de l'aréole (zone brune entourant le mamelon).

◆ Grosseur bénigne (adénofibrome) : possibilité d'une sensibilité des seins avant les règles.

◆ Abcès : sensibilité croissante des seins et zones rouges, dures et douloureuses, pouvant s'accompagner d'une légère fièvre et d'une sensibilité des glandes axillaires.

◆ Tumeur : écoulement laiteux hors période de grossesse ou d'allaitement, ou écoulement rouge, pouvant s'accompagner d'une rétraction inhabituelle du mamelon ou d'une crise d'eczéma autour du mamelon.

Causes

La mastite peut être causée par l'obstruction d'un canal amenant le lait, ou d'une bactérie s'introduisant par une crevasse déclenchée par la lactation, ou encore par une infection causée par un abcès ou localisée à un autre endroit du corps. La plupart des grosseurs bénignes sont d'origine hormonale.

Traitement classique

Les mastites et abcès se traitent en général par analgésiques et antitiotiques, les abcès pouvant faire l'objet d'une incision chirurgicale. Les grosseurs au sein s'étudient par échographie, mammographie ou biopsie, cette dernière technique impliquant, soit l'ablation de la grosseur, soit l'aspiration de liquide permettant d'identifier l'éventuelle présence de cellules cancéreuses.
Les écoulements provenant des mamelons peuvent s'étudier par les techniques ci-dessus ou, si l'on souhaite la confirmation d'une infection, par un prélèvement bactériologique. On procède également à une mesure des niveaux hormonaux.

Homéopathie

Le praticien mène un examen physique et des examens complémentaires, recueille des éléments sur l'histoire gynécologique et obstétricale de la patiente. Il étudie les facteurs favorisants, notamment les équilibres hormonaux, afin d'identifier les causes sous-jacentes du problème. *Silicea* est efficace en cas d'abcès, *Sulfur* peut s'utiliser pour traiter les infections ayant pénétré par des crevasses et provoquant une mastite ; *Calc. phos.* se prescrit en cas de grosseur ou gonflement occasionnant une douleur au sein, *Conium* contre les tumeurs dures ; *Calc. carb.* et *Pulstilla* sont indiqués si une grosseur ou une inflammation se déclare avant les règles ou est liée à un déséquilibre hormonal. Parmi les autres remèdes : *Arnica, Causticum* et *Lachesis* en cas de douleur au mamelon, et *Graphites* contre l'eczéma ou les crevasses et vésicules au mamelon. Parmi les remèdes locaux, on citera *Belladonna* quand se développe un abcès ou une mastite et que les seins sont rouges, lourds, et subissent une douleur lancinante au moindre mouvement ; *Bryonia* si le sein est durci et est douloureux au loindre mouvement ; *Conium* quand une grosseur provoque une gêne soulagée par une pression, ou en cas de kyste ; *Phytolacca* se prescrit s'il existe des kystes qui sont sensibles avant et pendant les règles.

Mode de vie

Une femme doit faire autoexamen des seins, tous les mois à période fixe pour observer tout changement, et, par palpation, tout épaississement, grosseur ou sensibilité au niveau des seins et des aisselles. Les femmes qui allaitent et ont une mastite doivent baigner le sein touché dans l'eau très chaude, puis nourrir leur bébé en plaçant celui-ci plus bas que la zone affectée de façon à vider complètement le lait disponible. Il est par ailleurs bon qu'une femme présentant une grosseur au sein adopte un régime riche en poisson et en légumes et s'abstienne de consommer de la caféine.

Mise en garde

◆ Consultez un médecin le plus vite possible si vous notez un changement dans la forme ou la couleur du mamelon, dans la texture de la peau ou le port du sein, une zone douloureuse ou dure, ou une douleur persistante.

◆ Consultez en cas d'écoulement indépendant d'une lactation.

Expérience vécue

Catherine est une ex-enseignante de 43 ans, qui a commencé une légère mastite à la suite d'une infection rénale. La pilule contraceptive l'a soulagée, et elle s'est aussi sentie mieux en étant enceinte ; toutefois, la mastite a empiré après deux fausses couches. On lui a donné de la vitamine B6 et un régulateur d'hormones, ce qui a aggravé son état. Par ailleurs, elle souffre d'irrégularités du cycle menstruel.

Détails personnels

Si Catherine donne l'impression d'être décontractée, c'est en fait une grande anxieuse qui s'inquiète de l'image qu'elle renvoie et de l'opinion des autres. Très sensible, elle a été fortement éprouvée par un certain nombre de drames. Il arrive qu'elle ait l'impression de frôler la folie à force d'éprouver douleur et gêne.

Goûts et dégoûts

Elle ressent une forte envie d'œufs durs, surtout avant ses règles ou pendant sa grossesse. Elle est aussi très attirée par la consommation de substances non digestibles (craie, charbon, crayon...) et aime les plats sucrés.

Sensations générales

Catherine est très sensible au froid ; toutefois, elle a tendance à transpirer abondamment au lit, au point de tremper son oreiller en suant de l'arrière de la tête. La nuit, elle a si chaud aux pieds qu'elle doit souvent les sortir des draps. Elle se sent moins bien au froid ou dans les vents de nord-est, et mieux par temps chaud et sec.

Prescription et suivi

Catherine n'a été soulagée que temporairement en modifiant son régime alimentaire et en prenant un certain nombre de remèdes homéopathiques tels que *Conium*, *Lachesis* et *Phytolacca*. Toutefois, les symptômes de mastite ont totalement disparu avec *Calc. carb.* ; elle a ensuite continué à prendre ce remède de façon occasionnelle, ainsi épargnée par la douleur et la gêne provoquées par l'affection. Lors de sa ménopause, Catherine a présenté les premiers symptômes de mastite dont elle avait souffert depuis 5 ans. Elle a à nouveau bien réagi à *Calc. carb.* et n'a eu besoin que de deux ou trois prises pendant sa ménopause. Depuis cette période, elle n'a constaté aucun symptôme de mastite.

PROBLÈMES DE PROSTATE

IL EST RARE que les troubles affectant la prostate touchent les hommes de moins de 30 ans. En revanche, il est courant de rencontrer chez ceux de plus de 45 ans une augmentation de volume de cette glande qui se traduit par une pression sur la vessie et l'urètre. La prostatite, d'origine inflammatoire, frappe les hommes entre 30 et 50 ans, le cancer plutôt à partir de 60 ans.

SYMPTÔMES

◆ Hypertrophie de la prostate : difficultés à débuter la miction, faiblesse du jet, besoin de se lever la nuit. Par la suite, possibilité de mictions très fréquentes et d'une incontinence due au débordement de la vessie. Dans les cas graves, possibilité d'une obstruction du jet urinaire associée à une distension de l'abdomen.

◆ Prostatite : augmentation de la fréquence des mictions, douleurs en urinant, possibilité d'état fébrile, d'écoulements péniens associés à une douleur du côlon et de la partie inférieure de l'abdomen, et d'hématurie (sang dans les urines).

◆ Cancer : symptômes identiques à ceux d'une augmentation du volume de la prostate, mais il arrive qu'ils soient absents. Si le cancer s'étend localement, éventualité d'obstruction des voies urinaires et de douleurs pelviennes.

CAUSES

L'augmentation du volume de la prostate peut être due à une sécrétion excessive d'hormones du type de la testostérone ou à une carence alimentaire. La prostatite est provoquée par une infection urinaire pouvant être consécutive à la pose d'un cathéter ou à une hyperactivité sexuelle. Quant au cancer, il est d'origine inconnue (*voir page 208*).

TRAITEMENT CLASSIQUE

L'hypertrophie se traite notamment par alphabloquants qui renforcent le jet urinaire en relâchant les muscles lisses, et par médicaments inhibant la production de testostérone, ou encore par ablation chirurgicale. La prostatite se soigne par antibiotiques, le cancer par les méthodes conventionnelles (*voir page 208*).

HOMÉOPATHIE

Apis est indiqué en cas d'hypertrophie de la prostate associée à une rétention urinaire ; *Baryta carb.* se prescrit contre une augmentation du volume et un durcissement de la glande ; *Conium* s'avère souvent efficace si l'augmentation de la taille de la prostate s'accompagne d'un écoulement de sécrétion prostatique ; on recourt à *Thuya* contre des hypertrophies chroniques et une inflammation associée à une infection. Parmi les autres remèdes constitutionnels citons *Calc. carb., Nux vomica, Lycopodium, Pulsatilla et Sulfur.* Parmi les remèdes destinés à lutter contre certains symptômes spécifiques de l'augmentation du volume prostatique, mentionnons *Sabal* si les mictions sont difficiles ou en cas de spasmes de la vessie et de l'urètre ; *Baryta carb.* en cas d'envies fréquentes d'uriner, de faiblesse du jet, et d'impuissance ; *Iodum* si les testicules sont rabougries ou que l'on observe une impuissance ou une dureté de la prostate ; *Argentum nit.* contre les problèmes de prostate associés à des troubles de l'érection. Contre les symptômes de la prostatite, on prescrit *Sabal* si la glande a grossi et que la région l'environnant donne une sensation de froid ; *Chimaphila* en cas de fuite de liquide prostatique par le pénis ou de rétention urinaire ; *Selenium* en cas d'écoulement d'urine associé à une impuissance ; *Capsicum* si le patient souffre de douleurs brûlantes à la prostate.

MODE DE VIE

Un sujet présentant une hypertrophie de la prostate peut être soulagé avec 15 ml de lécithine selon prescription, un complément en zinc et de l'huile d'onagre. On consommera du poisson gras en abondance, mais on proscrira la caféine, l'alcool et le sucre raffiné ; par ailleurs, on évitera la constipation. *Sabal* est disponible sous forme phytothérapeutique appelée palmetto et est efficace contre la prostatite, tout comme l'est l'huile de lin pressée à froid (10-15 ml, soit 2-3 cc, deux fois par jour).

MISE EN GARDE

◆ Consultez un médecin si vous éprouvez une sensation de tiraillement entre les jambes ou des difficultés à la miction, ou que vous constatez la présence de sang dans les urines ou une rétention urinaire importante provoquant une gêne au niveau de l'abdomen.

EXPÉRIENCE VÉCUE

À 74 ans, Georges souffre depuis sept ans d'une hypertrophie prostatique l'amenant à uriner toutes les deux heures et à se lever au moins trois fois par nuit. Aux résultats d'une biopsie, on lui a assuré l'absence d'un cancer. Il a été en bonne santé pendant toute sa vie, sauf quand il a eu une adénite (inflammation ganglionnaire) tuberculeuse qui a fait l'objet d'une ablation quand il était jeune adulte.

DÉTAILS PERSONNELS

Georges est plutôt timide, craintif, et assez perfectionniste. Très ambitieux, il a accédé à la présidence de la société qui l'employait, puis est devenu consultant d'entreprise : pour être plus détendu, précise-t-il. Il appréhende de parler devant un large public, mais s'en tire très bien une fois qu'il s'est lancé.

GOÛTS ET DÉGOÛTS

Il déteste le très chaud et le très froid, et souffre de fortes flatulences ; il éprouve la sensation d'avoir le ventre plein même s'il absorbe de petites quantités de nourriture à la fois. À part son problème de prostate, il est en très bonne santé pour son âge.

SENSATIONS GÉNÉRALES

Georges aime les sucreries et apprécie l'alcool. Il aime manger tiède et déteste les boissons et plats froids. Il digère mal les huîtres, les oignons et les végétaux de la famille du chou.

PRESCRIPTION ET SUIVI

On lui a prescrit *Phosphorus* comme remède constitutionnel, et *Sabal* sous forme phytothérapique pour lutter contre ses symptômes. Ce traitement a eu un effet sur ses mictions nocturnes pendant environ deux mois, mais ensuite il s'est levé la nuit plus souvent que précédemment. On lui a alors prescrit *Lycopodium,* ce qui a amélioré son état général : il ne se levait plus qu'une fois par nuit, ce qui était normal pour son âge, et sa sexualité a connu un mieux. Une opération chirurgicale bénigne a provoqué une détérioration, mais Georges a à nouveau bien réagi à *Lycopodium*. Il continue à ne se lever qu'une fois la nuit, et n'a pas de mictions trop fréquentes pendant la journée. Il lui arrive de prendre *Sabal* quand il a l'impression que son état pourrait éventuellement connaître une nouvelle dégradation.

INFERTILITÉ

ON CONSIDÈRE qu'il y a infertilité quand un couple ayant des relations sexuelles régulières et ne recourant pas à la contraception depuis au moins un an ne parvient pas à concevoir. L'infertilité, qui touche un couple sur sept dans les pays développés, vient de l'homme dans 30 % des cas, de la femme dans 30 % des cas, des deux partenaires dans 40 % des cas.

SYMPTÔMES

- Incapacité à concevoir malgré des relations sexuelles régulières sans recours à des méthodes contraceptives.

CAUSES

L'infertilité masculine est due à une production insuffisante de spermatozoïdes causée par des problèmes psychologiques, la prise de certains médicaments ou des facteurs environnementaux, à une mauvaise qualité du sperme ou une incapacité des spermatozoïdes à atteindre l'ovule. Elle peut aussi être due à des problèmes de testicules ou de canal déférent résultant souvent d'une maladie sexuellement transmissible ou d'une malformation des testicules en raison d'un trouble endocrinien.

Chez la femme, la cause la plus courante d'infertilité est le manque d'ovulation, qui peut résulter de troubles hormonaux, d'un stress, de problèmes ovariens (kyste, etc.), d'une lésion de la trompe de Fallope due à une inflammation pelvienne, d'une anomalie de l'utérus telle qu'un fibrome. Il est possible aussi que la glaire cervicale soit trop filante pour être traversée par le sperme, ou contienne des anticorps agissant comme spermicides.

TRAITEMENT CLASSIQUE

Le médecin peut contrôler par une analyse de sperme et une biopsie des testicules la production de spermatozoïdes, puis par un examen post-coïtal la compatibilité de la glaire cervicale avec le sperme. Il s'appuie aussi sur des radiographies, une courbe de température révélant les périodes d'ovulation, des examens destinés à évaluer les niveaux d'hormones, une laparoscopie permettant d'explorer les trompes et les ovaires. L'insémination artificielle peut résoudre le problème posé par une mauvaise qualité du sperme. Le traitement hormonal est susceptible de réussir à la femme comme à l'homme, tandis que la chirurgie permet de réparer certaines lésions de l'appareil génital féminin. Dans certains cas, la fécondation *in vitro* est efficace.

HOMÉOPATHIE

Le choix du remède est déterminé par les symptômes présentés (*voir page 18*). Pour l'homme, on prescrit *Aurum met.* en cas d'atrophie infantile des testicules ou d'un gonflement douloureux des testicules; *Causticum* si l'infertilité s'accompagne d'une douleur aux testicules ou de la présence de sang dans le sperme. Pour la femme, *Nat. carb.* se donne contre la non-rétention du sperme, *Sepia* si l'infertilité est due à un déséquilibre hormonal et à une aversion pour l'acte sexuel. Par ailleurs, même si la conception n'est pas en cause, *Sabina* est efficace en cas de fausses couches répétées en début de grossesse.

Au niveau des remèdes spécifiques locaux, citons pour l'homme *Agnus castus* contre les troubles de l'érection et le manque d'énergie, *Conium* contre les problèmes d'érection accompagnés de crampes et d'une froideur aux jambes, *Lycopodium* en cas d'une augmentation de libido gâchée par la peur de ne pas arriver à concevoir. Pour la femme, *Conium* si l'infertilité est associée à une sensibilité des seins et une suppression de la libido, *Lycopodium* en cas de sensibilité au bas de l'abdomen et de sécheresse vaginale.

MODE DE VIE

Les partenaires doivent éviter l'alcool et la caféine, manger des produits organiques et des aliments riches en zinc (pain complet, fruits à écales), s'abstenir de fumer et de prendre des médicaments tels que les stéroïdes anabolisants, éviter les efforts excessifs. La méditation et les techniques de relaxation ou de réduction du stress sont bénéfiques. L'homme évitera les pantalons trop serrés. Si sa production de spermatozoïdes est faible, il évitera les relations sexuelles pendant la semaine précédant l'ovulation. Il semble que la probabilité d'une conception augmente si les partenaires adoptent la position du missionnaire et si la femme reste sans bouger pendant 20 minutes après l'éjaculation. Il est conseillé à la femme de ne pas pratiquer la douche vaginale et d'utiliser du blanc d'œuf comme lubrifiant.

EXPÉRIENCE VÉCUE

Luc et Isabelle ont deux enfants; l'aîné est né par forceps au forceps, le cadet est venu normalement après un traitement homéopathique. Isabelle, qui a 35 ans, a fait ensuite deux fausses couches et, depuis, elle ne parvient pas à concevoir. Ses règles sont irrégulières, et des examens ont révélé une absence d'ovulation. On a diagnostiqué chez Luc, 42 ans, un nombre insuffisant et une faible mobilité des spermatozoïdes.

DÉTAILS PERSONNELS

Le couple est harmonieux. Isabelle a été contrariée, à la naissance de son premier enfant, par le comportement de l'obstétricien et du personnel hospitalier. Elle a des problèmes avec la femme qu'a épousée son père après la mort de sa mère, survenue quand elle avait 6 ans. Luc est taciturne, et participe à la consultation à la demande de son épouse.

GOÛTS ET DÉGOÛTS

Les deux conjoints aiment le sucré. Luc boit beaucoup de café, a un gros appétit, se sent mieux après un repas. Il apprécie les œufs, n'aime pas les matières grasses.

SENSATIONS GÉNÉRALES

Luc est sensible au froid, mais transpire la nuit. Isabelle est frileuse. Elle se sent moins bien en cas de stress ou le soir, mais mieux après minuit. Elle se sent mieux en prenant un bain chaud, en mangeant et en se faisant masser.

PRESCRIPTION ET SUIVI

Ils ont suivi un régime pauvre en hydrates de carbone raffinés, avec des compléments en vitamines et sels minéraux. On a prescrit *Staphysagria* à Isabelle, *Calc. carb.* à Luc. Il a été conseillé à Isabelle d'écrire, sans les envoyer, des lettres à l'équipe médicale et à sa belle-mère dans lesquelles elle exprimerait ses sentiments. À la consultation suivante, un mois plus tard, Isabelle a indiqué que Luc avait perdu 6 kg et se sentait mieux, et qu'elle éprouvait un soulagement sur le plan émotionnel mais était un peu détachée de la réalité. On lui a alors donné *Anacardium* sans modifier son régime. Un mois plus tard, elle était enceinte. Elle a pris *Pulsatilla* contre les nausées matinales, a été traitée à l'homéopathie pour stabiliser sa grossesse et soulager les symptômes des premiers mois, et a donné naissance à un garçon.

SYSTÈME IMMUNITAIRE

IL EST CONSTITUÉ par l'ensemble des éléments et mécanismes permettant à l'organisme de se défendre contre des agents infectieux, comme les bactéries, les virus, les champignons ou les protéines d'origine étrangère. Il comprend notamment la peau, certaines glandes, et le système immunitaire.

FONCTIONNEMENT GÉNÉRAL

Quand un agent infectieux cherche à pénétrer dans l'organisme, il doit franchir les barrières qui ont été édifiées par le système immunitaire. Il trouve sur son chemin un certain nombre de glandes qui produisent des enzymes ou des sécrétions antibiotiques naturelles ayant un rôle protecteur ; toutefois, si un organisme parvient à traverser les tissus, c'est le système lymphatique qui va assurer la défense contre les infections.

LE SYSTÈME LYMPHATIQUE

Le système lymphatique se compose de vaisseaux lymphatiques qui drainent le tissu interstitiel jusqu'aux ganglions. La lymphe est un liquide clair issu du plasma sanguin privé de protéines et autres nutriments. Elle circule dans les capillaires puis dans les vaisseaux lymphatiques ; sa progression est contrôlée par des contractions musculaires et par des valvules. Les organismes étrangers se trouvent bloqués au niveau des ganglions qui jalonnent le système lymphatique ; ils y sont attaqués par de grandes cellules appelées macrophages. Les ganglions lymphatiques fabriquent également des lymphocytes, ou globules blancs ; les lymphocytes B produisent des anticorps qui attaquent les antigènes à la surface de l'agent infectieux (*voir page 206*), tandis que les lymphocytes T détruisent les organismes indésirables.

Les lymphocytes ont la capacité de mémoriser l'identité des organismes ayant déjà fait une tentative d'invasion ; ils sont donc en mesure de réagir rapidement à toute nouvelle entreprise de même nature. Mais, parallèlement, le système immunitaire est faillible : il peut ne pas repérer un envahisseur, ou réagir de façon excessive, provoquant ainsi une allergie, ou encore réagir anormalement contre les propres tissus du patient déclenchant ainsi une maladie auto-immune, comme la polyarthrite rhumatoïde (*voir page 197*). Dans certains autres cas, le système immunitaire ne décèle pas que les cellules de l'organisme se sont mises à fonctionner anormalement : c'est ce qui explique le mécanisme du cancer.

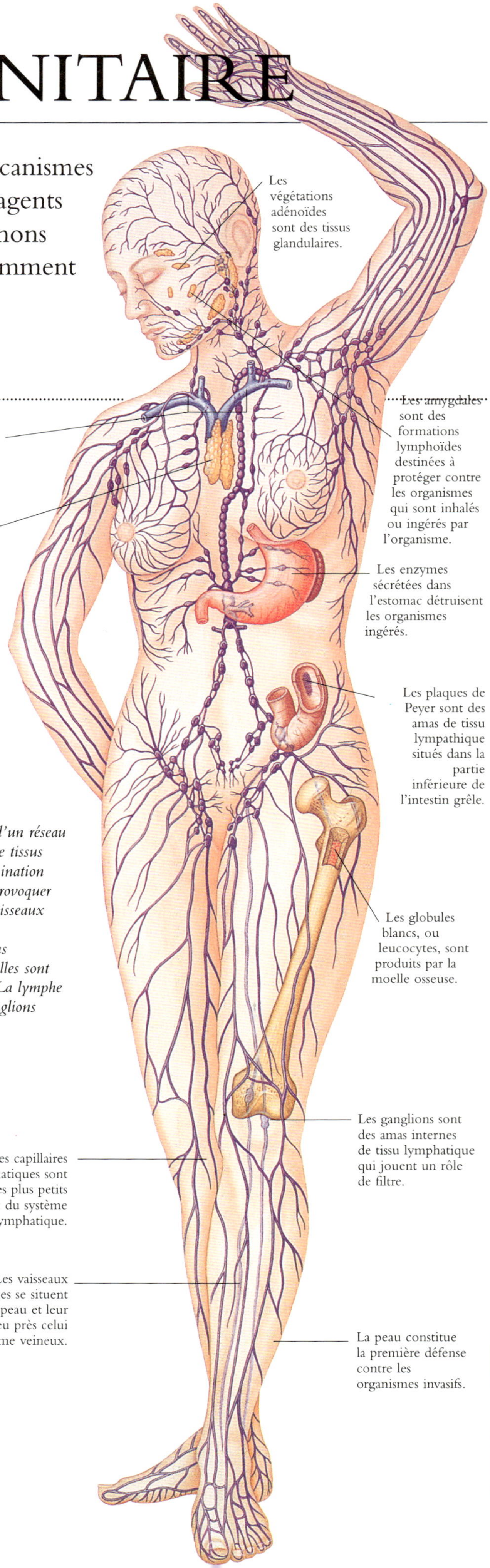

LE SYSTÈME IMMUNITAIRE
Le système immunitaire se compose d'un réseau complexe de glandes, de vaisseaux, de tissus et d'organes. Il a pour fonction l'élimination des organismes pathogènes pouvant provoquer une infection ou une maladie. Les vaisseaux lymphatiques, qui parcourent le corps tout entier, sont parsemés de ganglions lymphatiques, formations dans lesquelles sont attaqués les organismes indésirables. La lymphe du corps entier est filtrée dans les ganglions avant de rejoindre le flux sanguin.

SYDROME DE FATIGUE CHRONIQUE

C'EST RÉCEMMENT que ce syndrome a été reconnu par la médecine conventionnelle comme une affection à part, car ses symptômes sont analogues à ceux occasionnés par de nombreuses autres maladies. Il s'agit d'une affection physique provoquée par le stress, qui touche trois fois plus les femmes que les hommes dans les pays développés.

SYMPTÔMES

- Fatigue identifiable plus de 50 % du temps sur une période d'au moins six mois, avec des conséquences importantes sur le fonctionnement physique et mental.
- Douleurs musculaires, fluctuations de poids, et troubles du sommeil.
- Possibilité d'une mauvaise régulation thermique, de maux de gorge, d'un gonflement des ganglions, d'une dépression.

CAUSES

Ce syndrome se constate souvent après une infection virale des voies digestives ou respiratoires supérieures. Ce peut être dû à un dysfonctionnement du métabolisme ou du système immunitaire, au stress, à un surmenage, à un abus d'antibiotiques, à une production anormale d'une hormone, la mélatonine, aux effets de neurotransmetteurs chimiques qui se répandent dans les voies digestives, à la pollution ou à une substance toxique, ou même aux bouleversements dans les radiations émises par la Terre.

TRAITEMENT CLASSIQUE

Le praticien mène un interrogatoire détaillé, et pratique un examen clinique centré sur le système neurologique. Ce syndrome ne fait pas l'objet d'un traitement allopathique : le médecin peut donner des antidépresseurs contre les troubles du sommeil, mais ce sont surtout les changements dans le mode de vie qui provoquent une amélioration.

HOMÉOPATHIE

Ce syndrome ayant des traductions mentales et physiques très diverses, on prescrit un traitement constitutionnel. On étudie notamment les facteurs psychologiques et environnementaux, ainsi que le vécu au niveau de l'alimentation.

Phosphoric ac. se prescrit en cas d'épuisement d'origine nerveuse, *Nat. mur.* est efficace contre la fatigue provoquée par le surmenage mental, surtout si elle touche les genoux, les chevilles et la colonne vertébrale. Certains remèdes se prennent contre une fatigue consécutive à une marche : *Calc. carb.* quand la fatigue se porte principalement sur les muscles des cuisses, *Arsen. alb.* si elle affecte surtout les muscles thoraciques. Parmi les remèdes destinés aux symptômes spécifiques localisés, citons *Belladonna,* en cas de gonflement des ganglions du cou et de l'aine, de douleurs intenses et brûlantes musculaires et articulaires, de douleurs dans tout le corps, et d'un mal de gorge constant ; *Causticum* en cas de frilosité permanente, de raideurs et douleurs musculaires et articulaires, de faiblesse au moindre effort ; *Kali carb.* si l'on constate un gonflement des ganglions du cou et de l'aine, des douleurs articulaires, un engourdissement de la gorge, des accès de panique, et une frilosité permanente ; *Carbo veg.* contre les fortes douleurs brûlantes et intenses dans tout le corps, la confusion, les ballonnements et flatulences prononcées, les vertiges matinaux ; *China* en cas de ballonnements, d'anxiété, d'insomnie, de sensation d'épuisement au moindre effort.

MODE DE VIE

Le repos est primordial pour se rétablir d'une fatigue chronique ; à cet égard, il est utile de faire un parallèle entre l'énergie et l'argent sur un compte bancaire. L'épuisement intervient quand on a tiré, soit une forte somme, soit des sommes moins importantes mais sur une période prolongée ; pour obtenir une amélioration, il faut recharger le compte. Si l'on traduit cette comparaison au plan pratique, toute activité doit laisser intacte 25 % de la réserve d'énergie, 100 % d'énergie correspondant à ce qu'il est possible de faire sans se fatiguer. Ainsi, si une personne peut parcourir 100 m sans fatigue, elle doit ne marcher que 75 m. Par ailleurs, le sujet aura intérêt à adopter un régime alimentaire pauvre en hydrates de carbone raffinés, qu'il complétera avec des vitamines et des sels minéraux. Le tabac et la prise de « drogues récréatives » sont déconseillés, la consommation d'alcool doit être réduite.

EXPÉRIENCE VÉCUE

Hervé souffre depuis 20 ans de dépression et de fatigue chronique, qui s'est déclarée à la suite d'une pneumonie. Âgé de 43 ans, il est constamment fatigué, se réveille anxieux à 4 ou 5 heures du matin ; il a froid et présente une raideur et une douleur musculaires, des troubles digestifs, des flatulences, et l'impression d'être au bord de l'évanouissement.

DÉTAILS PERSONNELS

Hervé est un fils unique qui a perdu son père à l'âge de neuf ans. Très ambitieux, il est arrivé à un poste élevé dans l'administration : il est amené à parler en public, ce qui l'intimide de plus en plus. Ses responsabilités lui donnent du souci, mais il se sent mieux quand il travaille. Son sommeil n'est vraiment pas réparateur.

GOÛTS ET DÉGOÛTS

Hervé adore les plats sucrés et chauds. Il déteste la viande froide, et n'aime pas non plus le pain, les oignons, et les aliments dont la fermentation lui provoque des flatulences par fermentation, le chou par exemple. Il a souvent une faim de loup, mais est rassasié au bout de quelques bouchées.

SENSATIONS GÉNÉRALES

Il se sent moins bien entre 16 heures et 20 heures, ou par temps humide et orageux ; il éprouve un mieux après minuit ou en promenade. Il est mal à l'aise dans des vêtements trop ajustés.

PRESCRIPTION ET SUIVI

On a conseillé à Hervé de se ménager, et on lui a prescrit *Lycopodium.* Un mois plus tard, il se sentait moins déprimé mais avait toujours un mauvais sommeil. Il a modifié ses habitudes alimentaires en prenant plus de légumes et de poissons et moins de viandes, de laitages et de café, et en proscrivant totalement les hydrates de carbone. Au cours des mois suivants, grâce à des compléments de vitamines et sels minéraux et à *Lycopodium* pris dans différentes dilutions, certains symptômes physiques ont diminué, même si Hervé se sentait encore fatigué et dormait toujours mal. Il arrivait mieux à faire face au stress et son énergie est revenue, surtout après que son médecin lui ait prescrit des antidépresseurs pour mieux dormir. *Lycopodium* lui a permis ensuite de se passer de médicaments, et il s'est alors senti en forme et capable d'affronter la vie.

ALLERGIES

L'ALLERGIE correspond à une réaction inappropriée ou exagérée du système immunitaire. Celui-ci identifie par erreur comme potentiellement dangereuse une substance qui ne l'est pas, ce qui se traduit par la formation d'anticorps qui attaquent en superficie les allergènes, c'est-à-dire les substances perçues comme irritantes. La réaction entre les anticorps et les allergènes stimule la libération dans l'organisme de substances, l'histamine par exemple, occasionnant un certain nombre de symptômes irritants.

SYMPTÔMES

- Éruption ou œdème pruriant.
- Rhume des foins : irritation des muqueuses des sinus provoquant écoulement aqueux et éternuements.
- Asthme : possibilité de spasmes et d'un rétrécissement des voies respiratoires.
- Inflammation oculaire pouvant s'accompagner d'un larmoiement.
- Possibilité de nausées, de vomissements et de diarrhées.
- Dans les cas aigus d'allergie de type I, risque de choc anaphylactique : forte chute de tension, difficultés respiratoires, douleurs abdominales, gonflement de la langue ou de la gorge, et diarrhées.

LES ANTICORPS

LA RÉACTION AUX ALLERGÈNES
Quand il est menacé par une substance pathogène, l'antigène, l'organisme produit des anticorps qui se fixent à des cellules immunitaires spéciales, les mastocytes, et peut ainsi détruire les particules invasives. La réaction allergique intervient si un nombre important d'anticorps est activé en réaction à des allergènes, substances inoffensives mais mal identifiées. Le mécanisme déclenche la libération de l'histamine qui provoque des conséquences indésirables.

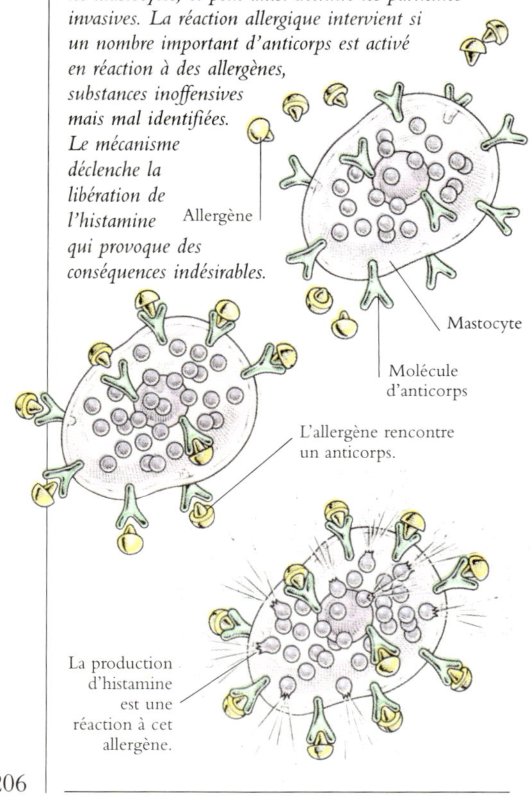

CAUSES

Il existe quatre catégories d'hypersensibilités. Celle de type I, la plus courante, est qualifiée d'immédiate, ou d'anaphylactique : elle correspond à certaines intolérances (pollens, poussière de maison, acariens, médicaments, poils d'animaux, levure, venin d'insectes, aliments [lait, œufs, fruits de mer, fruits secs ou à écale]). Ces allergènes ont sur l'organisme une action stimulante se traduisant par la production d'un anticorps particulier, l'immunoglobuline E (IgE), protéine qui tapisse les cellules de la peau, des poumons, de l'estomac et des sinus. Lors d'une nouvelle exposition à un allergène, les anticorps (immunoglobuline) se fixent sur des cellules des tissus appelées mastocytes. Celles-ci répondent en libérant des substances chimiques, de l'histamine surtout, qui causent des réactions allergiques. L'asthme, le rhume des foins, le choc anaphylactique, l'urticaire, certaines formes d'eczéma et les intolérances alimentaires constituent des hypersensibilités de type I.

Dans une hypersensibilité de type II, les anticorps se fixent aux antigènes à la surface des cellules, ce qui endommage et détruit celles-ci : on trouve ce cas de figure dans certains troubles auto-immunitaires. Dans les allergies de type III, les anticorps se combinent aux antigènes pour former des particules appelées complexes immuns, qui se déplacent dans l'organisme par l'intermédiaire du sang et peuvent se loger partout, stimulant le système immunitaire. Les allergies de type IV correspondent à des réactions retardées. Les lymphocytes T (globules blancs) se combinent avec des antigènes et libèrent des substances chimiques, les lymphokines, provoquant une inflammation. Elles sont responsables des rougeurs de la rougeole et des dermites de contact.

Les tenants des médecines alternatives pensent qu'il existe une autre cause : le syndrome de l'« intestin perméable », dans lequel les cellules tapissant l'intestin n'adhèrent pas aussi bien qu'elles le devraient. Une partie des protéines, en passant dans le sang, déclenche la production d'anticorps. Ce syndrome peut être congénital, ou se manifester à la suite d'une infection ou de la prise de certains médicaments.

TRAITEMENT CLASSIQUE

La détection des allergies s'effectue par tests cutanés : une petite quantité du produit soupçonné d'être allergène est injectée sous la peau ou apposée par patch, puis on surveille l'évolution. Les tests sanguins peuvent mesurer la réaction des anticorps et des allergènes qui ont été mis en évidence par colorants. On peut aussi identifier une allergie par élimination : on retire un certain temps la substance soupçonnée d'être irritante de la nourriture ou de l'environnement, puis on la réintroduit et on observe l'évolution des effets.

Une fois que l'on a identifié un allergène, on soulage les effets de la réaction anticorps-antigène, en général par des antihistaminiques. Ceux-ci bloquent l'action de l'histamine, ce qui empêche le développement des symptômes de l'allergie. D'autres médicaments renferment du cromoglycate de sodium, utilisé principalement contre l'asthme, et des corticostéroïdes. Les réactions allergiques cutanées peuvent se traiter avec des pommades contenant des corticostéroïdes. Tous ces traitements médicamenteux peuvent être combinés à des compléments vitaminiques, à de la réflexologie, de l'hypnothérapie ou encore une désensibilisation, qui consiste à introduire dans l'organisme des quantités de plus en plus grandes de l'élément allergène, afin d'augmenter le niveau de tolérance du sujet jusqu'à ce qu'il ne présente plus aucune hypersensibilité.

MISE EN GARDE

- Appelez immédiatement une ambulance en cas de choc anaphylactique (collapsus avec anxiété, nausées, sensation de soif, syncope, difficultés respiratoires ou pâleur, froideur et moiteur de la peau).
- Si un asthmatique présente une pâleur, une froideur et une moiteur de la peau, une anxiété, des difficultés respiratoires ou une fréquence respiratoire dépassant les 40 cycles/minute, appelez une ambulance.
- Si un asthmatique ne réagit pas dans les 12 heures à un traitement, appelez un médecin. Consultez immédiatement si vous constatez une détérioration rapide de l'état de santé.

HOMÉOPATHIE

Quand on est en présence d'une seule allergie (allergie fixe), traitements homéopathique et classique se recoupent. Le traitement constitutionnel s'utilise pour corriger les déséquilibres de l'organisme et décourager toute velléité de réaction du système immunitaire. Ce type de traitement est même plus bénéfique quand l'allergie n'est pas fixe mais cyclique, c'est-à-dire quand, même après élimination des éléments allergènes, le corps développe une hypersensibilité à un autre facteur. Il est alors nécessaire d'étudier le dysfonctionnement du système immunitaire, qui peut être dû à une faiblesse héréditaire ou un déséquilibre de l'organisme.

Apis est tout indiqué contre les gonflements affectant le visage, les paupières, les lèvres ou la bouche; *Arsen. alb.* se prescrit contre les réactions touchant le nez, comme la rhinite allergique ou le rhume des foins; *Calc.. carb.* s'utilise contre les réactions allergiques affectant la peau et les muqueuses; *Carcinosinum* se donne en cas d'allergies multiples. Parmi les autres remèdes constitutionnels fréquemment utilisés, citons *Nat. carb., Nat. mur., Nux vomica, Pulsatilla, Sulfur* et *Tuberculinum.*

Les symptômes aigus peuvent se traiter avec un certain nombre d'autres remèdes. *Allium cepa* s'utilise contre le rhume des foins se traduisant par un larmoiement abondent et une inflammation des narines et de la lèvre supérieure; *Arundo* se prescrit en cas de démangeaisons importantes du palais et des narines, accompagnées d'éternuements, de douleurs à l'arête du nez, et d'une production abondante de salive; *Wyethia* se donne contre les fortes démangeaisons du nez et du palais se traduisant par un frottement constant de la langue; *Arum triph.* est efficace en cas de craquelures des lèvres et d'enrouement.

MODE DE VIE

On le constate souvent : l'allergie tend à empirer quand le sujet est stressé ou très fatigué, a un régime alimentaire inapproprié, ou fait trop peu d'exercice physique. Si l'on soupçonne un aliment d'être allergisant, il faut l'éliminer 4 jours, puis le réintroduire pendant 12 jours et étudier les résultats. En testant plusieurs aliments l'un après l'autre, on isole le responsable.

Si on pense qu'un produit ménager est allergisant, la personne concernée restera une heure à l'air libre puis rentrera chez elle et sentira tous les produits dégageant une forte odeur : celui qui provoque des éternuements est très probablement la cause des réactions allergiques, et doit donc être proscrit.

EXPÉRIENCES VÉCUES

Arlette est une femme au foyer de 59 ans qui a développé une rhinite allergique quand elle avait 30 ans. Pendant trois mois, elle présentait les symptômes d'un rhumes. À la suite de tests, on a détecté une allergie aux moisissures. Une désensibilisation a soulagé la patiente, jusqu'à une nouvelle manifestation allergique lors de travaux dans sa maison : on a alors diagnostiqué une intolérance à l'herbe. Tous les médicaments classiques la perturbaient et provoquaient une aggravation de son état. Elle souffrait d'écoulements nasaux très liquides et assez abondants, accompagnés d'éternuements et de maux de tête frontaux. Quand elle est venue consulter un homéopathe pour la première fois, elle souffrait de crises se répétant tous les quatre jours.

DÉTAILS PERSONNELS

Arlette est placide et heureuse, un peu trop portée à la critique. Pendant ses crises, elle avait la larme facile, avait des difficultés à parler, et détestait qu'on soit aux petits soins pour elle. Elle soupirait beaucoup, était hypersensible et tatillonne.

GOÛTS ET DÉGOÛTS

Elle avait plus soif que faim, aimait les plats acides, le gras, le cognac. Elle buvait de l'eau souvent, par petites quantités, mais ne supportait pas l'eau glacée.

SENSATIONS GÉNÉRALES

Arlette était très frileuse, mais aimait s'aérer quand elle avait un mal de tête. Elle adorait les temps chauds et secs, se plaisait beaucoup dans son lit, détestait l'automne et l'humidité.

PRESCRIPTION ET SUIVI

Un programme de désintoxication a eu des effets limités sur Arlette. Celle-ci ayant l'impression que l'humidité aggravait son allergie, on lui a prescrit *Nat. sulf.* à prendre deux fois par jour par temps humide, ainsi qu'*Arsen. alb.* en différentes dilutions contre ses symptômes d'allergie. Au départ, Arlette a perdu du poids, ses rhinites se sont espacées, et elle a vu disparaître une sensation de brûlure aux pieds qu'elle éprouvait de longue date. Pendant les mois suivants, les crises ont continué à diminuer et, un an après le début du traitement, ses rhinites étaient devenues rares et nettement moins aiguës. L'année suivante, elle a eu une forte crise, mais s'est bien rétablie jusqu'à une grippe, un an plus tard. Une fois guérie de cette grippe, ses rhinites ont totalement disparu, et elle a pu se passer de tous ses remèdes, y compris ceux prescrits par un homéopathe.

À 40 ans, Christine est une enseignante qui souffre de migraines depuis son enfance. La situation s'est améliorée une fois qu'elle a identifié des facteurs déclenchants : chocolat, agrumes et vin rouge. Elle faisait aussi des rhinites allergiques caractérisées par des douleurs aux sinus, au nez sec, des maux de tête d'un seul côté, une raideur dans le cou, des écoulements nasaux très liquides, et des démangeaisons au palais. Ces rhinites étaient déclenchées par les fumées urbaines, les fleurs, les acariens, l'air chaud, le vent froid.

DÉTAILS PERSONNELS

Elle venait d'un milieu modeste d'agriculteurs qu'elle avait quitté pour l'université. Elle vivait seule, mais ce manque d'attache sentimentale lui convenait car elle accordait une grande importance à sa carrière. Elle n'aimait pas prendre du poids et sentait qu'elle pouvait faire mieux. C'était une femme ouverte et sensible, qui aimait être entourée et rassurée. Quand elle était surmenée, elle cédait à l'apathie et à l'indifférence.

GOÛTS ET DÉGOÛTS

Christine buvait de l'eau et du lait très froids. Elle aimait les glaces, le poisson, les plats salés, épicés ou acides, et n'appréciait pas les fruits et les plats ou boissons chauds, le café.

PEURS ET PHOBIES

Elle a mentionné plusieurs peurs et phobies, notamment des serpents, de l'altitude, des orages, du quatrième âge.

SENSATIONS GÉNÉRALES

Elle se sentait moins bien par grosses chaleurs et avait des maux de tête avant un orage. Elle était mieux après un repas, un massage, ou après avoir dormi. Elle pensait ne pas avoir assez d'énergie.

PRESCRIPTION ET SUIVI

Belladonna a permis à Christine de ne pas avoir de migraine pendant un mois; toutefois, sa rhinite avait empiré. On l'a mise à un régime destiné à normaliser sa glycémie et, parallèlement, on lui a donné des compléments en chrome et en zinc ainsi que des antioxydants. Au départ, elle s'est sentie moins bien mais, ensuite, elle a eu plus d'énergie; cependant, elle avait encore des maux de tête. On lui a alors donné trois doses de *Phosphorus* et, un mois plus tard, ses sinus étaient en meilleur état; un régime de remise en forme a contribué à améliorer son état de santé.

CANCER

CHAQUE JOUR se forment dans le corps 500 milliards de cellules nouvelles; certaines fonctionnent mal et ont une croissance désordonnée. En général, ces cellules défectueuses sont détruites par le système immunitaire; mais si ce processus n'intervient pas, un groupe de cellules à division cellulaire très rapide peut se transformer en tumeur qui grandit et se propage aux tissus voisins. Le cancer affecte les organes nobles, les os, les glandes, la peau, les muscles; les symptômes dépendent de sa localisation.

SYMPTÔMES

- Grosseur sous-cutanée, ou altération d'une caractéristique de la peau (couleur...).
- Symptômes d'une obstruction des voies digestives, ou enrouement.
- Saignements des orifices naturels.
- Maux de tête récurrents ou chroniques.
- Ulcérations ou plaies ne guérissant pas.
- Modification du transit intestinal.
- Modification des seins.
- Sensations de douleurs, d'engourdissement ou de fourmillement.
- Perte de poids rapide et inexpliquée.

CAUSES

La plupart des experts pensent que le désordre affectant une cellule résulterait de l'action conjointe d'au moins deux facteurs : l'hérédité, l'alimentation, la pollution ou une infection. Les chromosomes peuvent être endommagés avant la naissance, ou au cours de la vie, par radiations, virus, tabagisme, substances carcinogènes (amiante…), manque d'antioxydants (vitamines A, C, E, ou sélénium), autres carences alimentaires, vieillissement. Les praticiens exerçant une médecine alternative considèrent qu'il existe d'autres facteurs importants eux aussi : intolérances alimentaires, présence de substances cancérogènes dans la nourriture (conservateurs et autres additifs, traces de pesticide…) et facteurs d'ordre psychologique, notamment stress très fort ou choc émotionnel refoulé. On se demande aussi si certains sujets ne sont pas hypersensibles aux radiations émises par la Terre, ou à des émissions provenant de bâtiments ou de câbles électriques.

COMMENT ÉVOLUE UN CANCER

DIVISION ANORMALE DES CELLULES

Toute cellule se multiplie en se divisant en deux, ce mécanisme étant régulé pour que le nombre de cellules créées soit juste suffisant pour remplacer celles qui sont endommagées ou mortes. Si le développement est trop rapide, il s'ensuit une tumeur qui, en grossissant, envahit les tissus ou organes voisins. Ainsi, des cellules cancéreuses de la peau peuvent traverser le système lymphatique pour essaimer dans d'autres parties du corps et former des tumeurs secondaires.

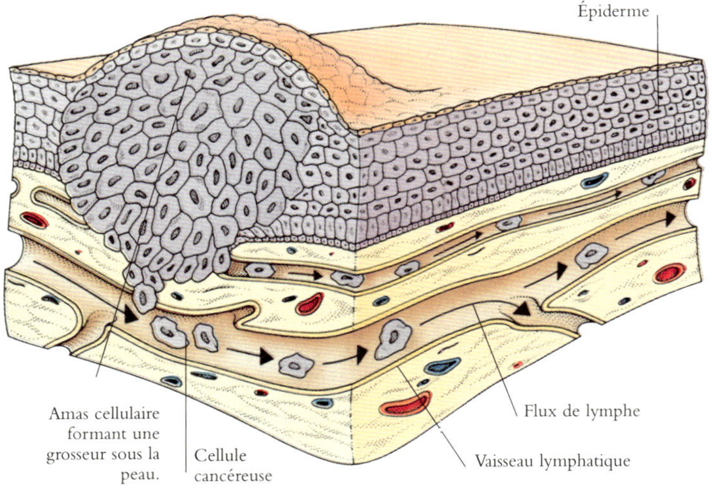

MISE EN GARDE

Même si les symptômes mentionnés ci-dessous n'indiquent pas forcément un cancer, il faut consulter un médecin dans les cas suivants :

- Grosseur ou épaississement persistant sous la peau, au niveau du sein ou du testicule.
- Gonflement inexpliqué d'un membre.
- Accroissement, saignement, irritation ou autre modification de l'aspect d'un grain de beauté.
- Maux de tête violents et récurrents.
- Difficultés à déglutir.
- Enrouement se prolongeant plus d'un mois.
- Mictions difficiles.
- Perte de poids inexpliquée, de plus de 500 g par semaine.
- Saignements inhabituels au niveau de la bouche, du mamelon, de l'anus, des parties génitales, ou toux avec rejet de sang.
- Hémorragies vaginales entre deux menstruations, ou saignements inhabituels pendant les règles.
- Troubles persistants de la digestion.
- Douleurs abdominales ou modification du transit intestinal.
- Plaies ne guérissant pas.

TRAITEMENT CLASSIQUE

Le cancer se détecte par tests cytologiques (frottis vaginal…), radiologie, techniques d'imagerie médicale (mammographie…), ou marqueurs chimiques dans le sang (par exemple antigène prostatique spécifique, qui peut identifier un cancer de la prostate). Cependant, c'est l'apparition de symptômes cliniques qui amène le plus souvent à pratiquer une biopsie qui confirme le diagnostic. Dans la plupart des cas, le traitement implique une radiothérapie, une chimiothérapie ou une intervention chirurgicale, ou une combinaison de ces méthodes. La radiothérapie et la chimiothérapie ont pour objectif, par le biais de rayonnements ionisants et de médicaments, de réduire et détruire les tumeurs et les cellules cancéreuses qui ont essaimé à partir de la tumeur d'origine et migré dans d'autres parties du corps (métastases). La chirurgie, quant à elle, permet l'ablation de la tumeur primitive. Toutes ces méthodes visent à éliminer les cellules qui prolifèrent anarchiquement.

HOMÉOPATHIE

Les homéopathes considèrent en général que le meilleur traitement consiste à associer médecine classique et homéopathie, tout en modifiant les habitudes alimentaires et le mode de vie. Les méthodes conventionnelles doivent être mises en pratique en priorité pour enrayer très rapidement le développement du cancer; l'homéopathie, elle, s'attaque plus aux causes sous-jacentes. *Arsen alb.* est souvent indiqué contre les cancers occasionnant des douleurs avec sensation de brûlure, quelle que soit leur localisation; *Bromium* est efficace notamment contre les cancers du sein; *Carbo an.* s'utilise en cas de tumeur du sein, de l'estomac, de l'utérus et des ganglions à un stade avancé; on a recours à *Nitric ac.* dans les cancers du sein, de l'utérus, du vagin, du rectum. Parmi les autres remèdes citons *Conium*, *Lycopodium*, *Phosphorus* et *Silicea*. Il existe par ailleurs des remèdes associés aux cancers de certains organes ou tissus, comme *Phosphorus, Calcium, Fluoric ac., Conium* et *Hecla* contre les cancers des os, *Crotalus* et *Kali mur.* contre les cancers des tissus conjonctifs, *Carbo an., Conium* et *Aurum mur.* contre les cancers des glandes.

Autres traitements

On reconnaît généralement que les excès de table ou les carences alimentaires sont des facteurs prédisposant un individu à développer un cancer. Les traitements fondés sur la seule diététique sont sujets à controverse, mais peuvent en tout état de cause jouer un rôle supplémentaire. La plupart de ces thérapies se fondent sur la méthode Gerson, qui consiste à commencer par un régime végétalien, puis à poursuivre par un régime lacto-végétarien couplé avec la consommation de jus de fruits et de légumes et l'administration de lavements au café destinés à désintoxiquer le foie.

Les thérapies nutritionnelles préconisent souvent des antioxydants en grandes quantités pour lutter contre les dommages cellulaires infligés par les radicaux libres du système sanguin qu'ils proviennent de l'environnement ou de l'alimentation. D'autres thérapies alternatives sont basées sur l'association de plantes ou de substances telles que l'extrait de houx ou le cartilage de requin, mais nombre d'entre elles doivent encore faire la preuve de leur efficacité.

Mode de vie

Le régime alimentaire doit inclure des hydrates de carbone non raffinés ainsi que des fruits et légumes en grandes quantités ; à l'inverse, on consommera peu de graisses ou protéines animales. Les compléments prescrits par un médecin peuvent être associés à des antioxydants du commerce ; ils sont recommandés pendant un traitement par radiothérapie ou chimiothérapie. Il est par ailleurs souhaitable de faire de l'exercice physique, encore que certains symptômes risquent de limiter le choix de l'activité.

On s'attaquera aussi aux problèmes d'ordre affectif ou psychologique. La méditation, la relaxation peuvent amener à une vision positive de la situation et renforcer le désir de vivre. Les techniques de visualisation peuvent favoriser la réussite du traitement et aider à se focaliser sur le bon fonctionnement du système immunitaire.

Expériences vécues

Sarah avait 69 ans. Huit ans auparavant, elle avait subi l'ablation du sein gauche ; deux ans plus tard, on lui avait retiré le second sein et des ganglions satellites. Un an avant qu'elle consulte un homéopathe, un examen radiologique avait révélé des métastases au niveau des côtes, des poumons et du tissu cicatriciel. Si une chimiothérapie avait permis d'éliminer le cancer de la peau, elle réagissait mal au traitement. Elle se rétablit, mais commença à souffrir de douleurs dorsales dues à des métastases au niveau de la colonne vertébrale. On la renvoya chez elle avec des stéroïdes, son cancer étant incurable et la fin étant proche.

Détails personnels

D'origine juive, Sarah avait fui l'Allemagne nazie en 1933. Elle était très tendue et s'emportait facilement, avait un grand besoin d'air frais et manquait de forces. Elle considérait que son rôle consistait à rendre heureux ses proches, mais s'était brouillée avec sa fille et son gendre pour des questions de religion.

Goûts et dégoûts

Du fait de son cancer et de son aversion pour la viande, elle avait adopté un régime végétalien. Elle manquait d'appétit, adorait les glaces, n'appréciait pas les aliments chauds. Elle aimait les légumes en salade, le pain complet et les céréales, et n'aimait pas les légumes secs.

Sensations générales

Bien qu'assez frileuse, elle aimait être au grand air et préférait le temps humide. Elle était sensible à la lumière et au bruit, n'aimait pas se fatiguer mentalement, ne se sentait pas bien quand elle était nerveuse.

Prescription et suivi

On a diminué progressivement sa consommation de médicaments, et on lui a donné *Silicea* : en trois mois, elle avait repris des forces et abandonné les stéroïdes. Ses taux de globules rouges et blancs s'étaient améliorés, mais elle souffrait encore de douleurs dans le dos. On lui a donné *Chelidonium* et, bientôt, elle est arrivée à monter facilement des escaliers car son énergie avait augmenté. On lui a administré des injections de bambou pour lui renforcer le dos. Pendant les deux années suivantes, son niveau énergétique et son appétit ont continué à s'améliorer. Elle n'a consulté ensuite son homéopathe qu'une fois par an, et ce jusqu'à sa mort, pour une cause indéterminée, à l'âge de 86 ans.

Directeur du personnel, Anna avait 41 ans. Neuf mois avant qu'elle consulte un homéopathe, on avait décelé un mélanome malin au sein gauche. On avait procédé à l'ablation de cette tumeur, puis à celle d'une autre. Anna s'inquiétait d'un mélanome au pied droit, et se plaignait d'un mal de gorge récurrent, de troubles prémenstruels, de douleurs articulaires. Un examen avait permis de détecter une sensibilité du sein gauche et du bas-ventre, et un mélanome au pied gauche.

Détails personnels

Malgré des parents bienveillants, Anna avait manqué d'assurance pendant son enfance. Elle avait réussi sa vie professionnelle, mais son premier mari était violent. Elle s'était remariée avec un homme qui avait été victime d'une crise cardiaque légère, et prenait mal le fait que son bonheur soit menacé. Elle était ouverte, vive et sympathique. Malgré une apparente confiance en elle-même, elle avait besoin d'être rassurée. Au plan professionnel, elle était sérieuse et compétente, et s'épanouissait dans le contexte stressant d'un poste à responsabilités.

Goûts et dégoûts

Dotée d'un bon appétit, Anna éprouvait un fort besoin d'aliments sucrés, surtout avant les règles. Elle aimait le sel, le gras de viande et les plats acides et épicés, mais pas les légumes verts. Elle commençait à modifier ses habitudes alimentaires.

Sensations générales

Elle se sentait moins bien après un bain ou dans un milieu trop chaud, ce qui se traduisait par des démangeaisons, et allait mieux quand elle marchait au grand air. Il arrivait qu'elle soit épuisée d'avoir parlé.

Prescription et suivi

On prescrivit *Sulfur* et on conseilla à Anna de réduire sa charge de travail et de prendre du bétacarotène et de la vitamine C. Six mois plus tard, elle se sentait beaucoup mieux, avait moins de troubles des règles, et ses douleurs articulaires avaient disparu. Ses mélanomes aux pieds n'étant pas invasifs, il ne fut pas nécessaire de recourir à la chirurgie. Anna souffrait par ailleurs d'une colopathie fonctionnelle qui fut atténuée par des compléments nutritionnels, mais dont les symptômes se manifestaient quand le contexte de travail devenait trop stressant. Un an plus tard, on répéta le traitement par *Sulfur* contre d'autres troubles menstruels mais, en cinq ans, Anna n'a pas eu d'autre mélanome.

ESPRIT ET ÉMOTIONS

ON EN SAIT BEAUCOUP sur la localisation de certaines fonctions mentales dans certaines régions du cerveau, mais il reste de nombreux points d'ombre, concernant notamment la nature des émotions et de la conscience ainsi que les relations existant entre l'activité cérébrale et les maladies psychiatriques. On pense d'ailleurs que les fonctionnements physique et mental ainsi que l'expression des émotions sont étroitement liés par une partie du cerveau, le système limbique.

FONCTIONNEMENT DU SYSTÈME LIMBIQUE

Le système limbique (limbe = bordure) délimite d'une part le cortex cérébral, formé d'une substance grise et siège des processus mentaux et émotionnels élaborés, d'autre part les centres moins complexes, comme l'hypothalamus, qui contrôlent les fonctions corporelles. À la différence des parties les moins élaborées du cerveau, où les informations reçues (*voir page 178*) ne subissent qu'une sorte de filtrage, les zones les plus complexes connaissent un processus de perception des informations provenant du système nerveux périphérique, qui passe par la mémoire, la prise de décision ou d'autres mécanismes de la pensée.

Le système limbique joue un rôle dans l'expression des réactions instinctives ayant un rapport avec la survie, les émotions et les effets de l'humeur sur le comportement, ainsi que dans les activités neurotransmettrices, liées à des substances jouant un rôle de messager chimique. Certaines d'entre elles ayant un rôle positif sur la disposition d'esprit, leur déficit peut favoriser la dépression.

LA COMPLEXITÉ DES INTERACTIONS

Le caractère unique et complexe d'un comportement en particulier tient à la nature très élaborée des interactions intervenant dans le cerveau, qui se couplent avec la conscience, les émotions supérieures et la spiritualité. C'est la raison pour laquelle le chagrin ou le deuil se vivent différemment d'un sujet à l'autre ; il est donc difficile de tracer une limite entre le déséquilibre et l'équilibre sur des questions d'ordre mental et émotionnel, d'autant que la santé mentale est déterminée dans une large mesure par le niveau de tolérance de l'individu ou de la société. Si elle parvient à faire face à ces problèmes mentaux ou émotionnels pour ensuite les résoudre, une personne peut parvenir à admettre l'influence d'un certain nombre de facteurs et à accepter que ceux-ci fassent qu'elle est ce qu'elle est.

LOCALISATION DU SYSTÈME LIMBIQUE
Le système limbique constitue une frontière entre le cortex cérébral et les zones mésencéphaliques telles que le thalamus et les corps mamillaires.

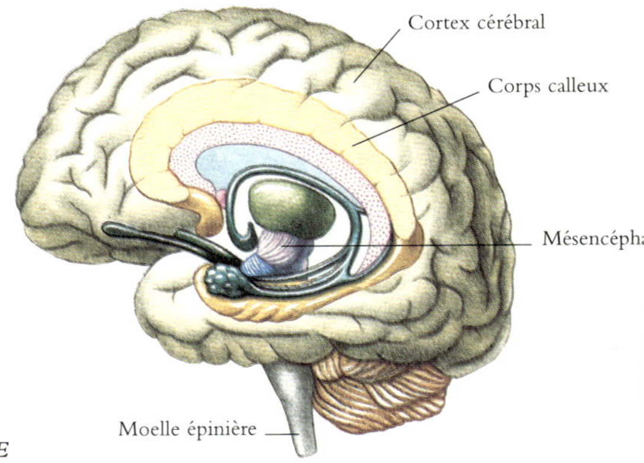

LES ÉLÉMENTS DU SYSTÈME LIMBIQUE
Ce système de forme circulaire comporte différentes parties revêtant une extrême importance dans l'expression des instincts, pulsions et émotions de base. Les relations entre le système limbique et les structures sensorielles permettent d'expliquer, par exemple, pourquoi une odeur a le pouvoir d'éveiller un souvenir ou une émotion.

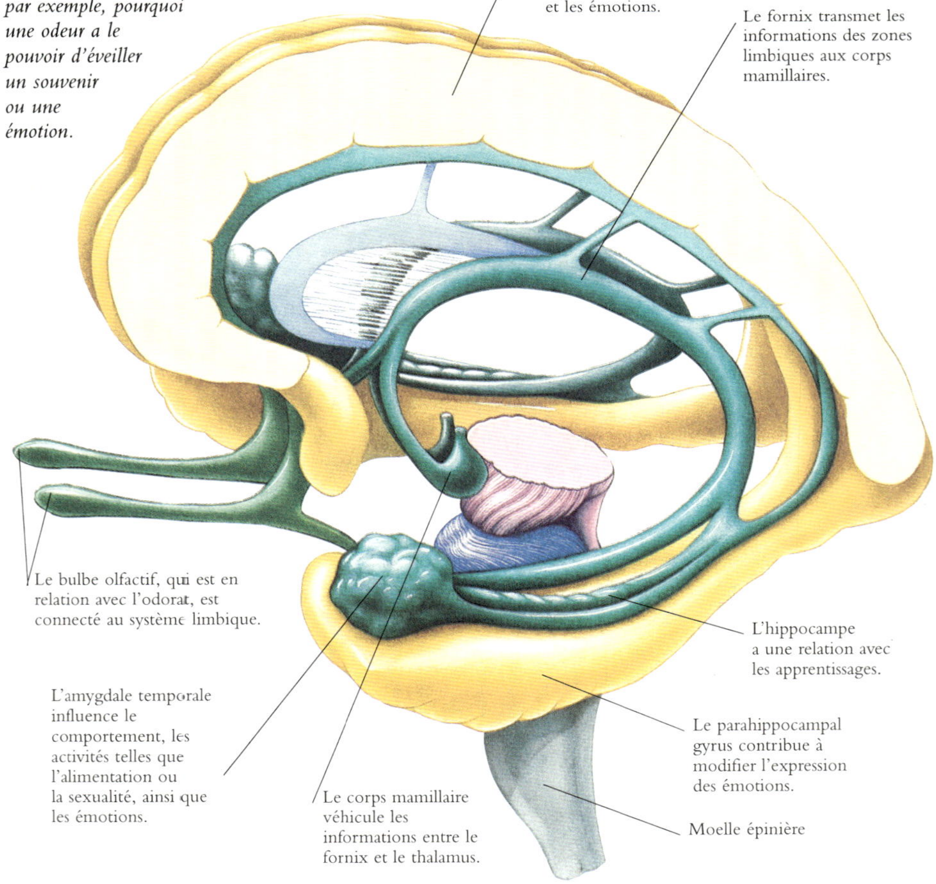

PHOBIES

LA PHOBIE est une peur si inhibitrice qu'elle est susceptible d'entraver la capacité à faire face aux situations quotidiennes. Sous une forme mineure, elles sont extrêmement courantes et facilement maîtrisées ; en revanche, si elles sont très fortes, elles peuvent occasionner une peur intense et totalement irraisonnée.

SYMPTÔMES

- Anxiété intense, et même accès de panique face à l'objet de la phobie.
- Possibilité d'une dépression.
- Éventualité de troubles obsessionnels compulsifs destinés à éviter les effets que l'on perçoit de l'objet de la phobie.
- Possibilité d'un recours à des drogues ou à l'alcool pour tenter de soulager l'anxiété.

CAUSES

La phobie peut résulter d'une expérience personnelle laissant un souvenir très désagréable, ou d'une peur « héritée », d'un parent par exemple. Il arrive aussi qu'elle soit due à une maladie organique, comme une épilepsie ou une tumeur au cerveau.

Les phobies sont variées : quelqu'un peut être phobique à certains animaux (souris, araignées, serpents, chiens...) ou à certaines situations (claustrophobie ou agoraphobie). On recense des phobies sociales, par exemple la terreur de se trouver en public ou de se sentir observé. Toutes ces manifestations sont susceptibles d'entraîner une incapacité à parler en public, à être sur une scène, à dîner au restaurant et même, dans les cas les plus préoccupants, à utiliser les services publics ou à se trouver dans une rue.

TRAITEMENT CLASSIQUE

En l'absence de cause organique, un médecin prescrit des médicaments appelés anxiolytiques ou tranquillisants ; il recourt plus fréquemment encore à des antidépresseurs, surtout aux « nouveaux » inhibiteurs sérotoninergiques, autrement dit aux IMAO sélectifs (inhibiteurs de la mono-amine-oxydase sélectifs) dont le plus connu est le Prozac. Ces médicaments sont souvent associés à une thérapie comportementale pouvant revêtir diverses formes. Ces thérapies peuvent comporter des techniques de désensibilisation consistant à exposer de plus en plus le sujet à l'objet de sa phobie, auxquelles on associe l'apprentissage de la relaxation.

HOMÉOPATHIE

Un trouble mental comme la phobie s'accompagne souvent de symptômes physiques dont on peut déduire un remède constitutionnel spécifique (*voir page 18*). *Argentum nit.* se prescrit contre les phobies multiples associées à des névroses d'anxiété prenant leur source dans des événements antérieurs ; *Calc. carb.* s'utilise contre la peur de l'altitude ou des grands espaces ; *Calc. phos.* se prend souvent en cas de phobie ayant un rapport avec l'école ; *Phosphorus* est efficace contre les peurs dégénérant en phobie. Parmi les autres remèdes constitutionnels, citons *Aurum met.*, *Graphites, Ignatia, Lycopodium, Nat. carb.*, *Psorinum, Sepia,* et *Stramonium.*

Un certain nombre de remèdes combattent des symptômes spécifiques : *Borax* en cas de une peur de l'altitude associée avec l'impression de chute ; *Sulfur,* quand cette peur s'accompagne de vertiges ; *Gelsemium,* quand la peur de paraître en public s'associe à une faiblesse au niveau des membres ; *Anacardium or.* s'utilise pour traiter la sensation d'avoir une boule dans l'estomac ; *Aconit* se prend quand on a peur de mourir lors de palpitations.

MODE DE VIE

Si le patient est suffisamment motivé, on peut le désensibiliser en l'exposant de plus en plus, et très progressivement, à l'objet de sa peur. Il est recommandé d'apprendre parallèlement des techniques simples de relaxation ou de respiration. La personne peut aussi se mettre au yoga, à la méditation, au tai-chi. Il convient par ailleurs d'éviter la consommation d'alcool et de drogues de toute nature utilisées pour lutter contre la peur, mais qui risquent de provoquer un état de dépendance.

MISE EN GARDE

- Alertez sans tarder un médecin si une personne a des tendances suicidaires.
- Consultez un médecin si une phobie empêche de mener une vie normale.

EXPÉRIENCE VÉCUE

À 24 ans, Marie a une peur panique d'avoir contracté un sida : elle est incapable de toucher quelqu'un de crainte de transmettre la maladie, et éprouve un sentiment de culpabilité insupportable. Toutes ces impressions se sont trouvées exacerbées à l'issue d'une interruption volontaire de grossesse.

DÉTAILS PERSONNELS

À l'école, Marie a été victime de maltraitances. Elle a abandonné ses études universitaires car elle était dépressive et agoraphobe. Elle manquait de confiance en elle, avait une sensibilité extrême. Elle décidait d'agir pour, un peu plus tard, se mettre à douter. Elle avait été suivie par un psychiatre.

GOÛTS ET DÉGOÛTS

Marie avait un grand besoin d'aliments sucrés, de vinaigre et de graisses. Elle détestait la réglisse, et l'avocat et la banane lui donnaient l'impression d'avoir une boule dans l'œsophage.

SENSATIONS GÉNÉRALES

Marie ressentait un malaise général à l'occasion d'un stress émotionnel ou après avoir étudié. Elle détestait les courants d'air, avait horreur de se trouver à l'air libre surtout par temps froid, et était très sensible aux odeurs fortes. Elle se sentait mal le matin et le soir, mais se trouvait mieux après un repas ou un bain chaud. Elle avait tendance à faire de l'eczéma aux poignets, et avait perdu plus de 9 kg en 9 mois.

PRESCRIPTION ET SUIVI

On a conseillé à Marie de prendre *Anacardium or.*, et d'écrire sur la phase terminale du sida pour libérer les sentiments qu'elle refoulait. Un mois plus tard, elle se sentait mieux et moins déprimée. Elle était plus en mesure de prendre des décisions, sauf en période prémenstruelle : on lui a alors prescrit *Alumina,* à prendre avant ses règles. Son état psychologique s'est aggravé après qu'elle eut appris que l'homme avec lequel elle avait conçu l'embryon avorté risquait de se rapprocher d'elle après un déménagement. On a alors renouvelé le traitement par *Anacardium* qui, associé à une thérapie comportementale, lui a permis de surmonter sa phobie. Celle-ci s'est remanifestée, mais Marie a pu se rétablir grâce à *Lac. can.*, prescrit contre une très grande fatigue et des maux de tête, et à des doses répétées *d'Anacardium.*

Dépression

Ce terme désigne bien plus qu'un épisode de tristesse : l'état dépressif, qui peut être durable, se caractérise par de l'apathie, de l'abattement, du désespoir et un sentiment de mal-être, auxquels peuvent se combiner des symptômes physiques. Dans les pays développés, une personne sur vingt-cinq est affectée au point d'exiger un suivi professionnel.

Symptômes

- Manque de vivacité mentale, incapacité à se concentrer, indécision, pensées récurrentes concernant la mort.
- Augmentation ou diminution notables de l'appétit et du poids, ralentissement de la motricité, manque d'énergie.

Causes

La dépression a parfois une origine externe évidente, comme la disparition d'un proche. Elle peut aussi être consécutive à une infection virale, un accouchement, ou encore un déséquilibre chimique de l'organisme dû, soit à une cause naturelle (hyperactivité de la thyroïde…), soit à l'absorption de certains médicaments (produits contraceptifs, somnifères…) ou substances créant une addiction (drogue, alcool). Les états d'abattement peuvent alterner avec des épisodes d'énergie et d'impulsivité : c'est ce que l'on appelle « syndrome maniaco-dépressif ». Il existe par ailleurs une forme particulière de dépression qui se manifeste en hiver; cette dépression saisonnière peut être due à une carence en lumière solaire.

Toutefois, il est plus fréquent d'observer des dépressions d'origine spirituelle : les sujets adoptent face à la vie une attitude négative se traduisant par des peurs et phobies, un sentiment de colère, de culpabilité et de frustration, auxquels peuvent être associés manie de la persécution, désespoir et impression de solitude. Certains traumatismes remontant à l'enfance, la mort de l'un des deux parents par exemple, peuvent occasionner des dépressions prolongées.

Traitement classique

Les dépressions légères se soignent avec des antidépresseurs, parfois associés à une psychothérapie ou à une psychanalyse. Dans les cas les plus graves, et seulement si les autres traitements se sont révélés inefficaces, on pratique encore l'électrochoc pratiqué sous anesthésie générale.

Homéopathie

Aurum met. se prescrit si le désespoir risque de mener au suicide, *Causticum* si le dépressif a l'impression de ne pas pouvoir se maîtriser. *China* se donne en cas de baisse de moral consécutive aux règles ou concomitante d'une névralgie, *Lachesis* contre les états dépressifs prémenstruels ou liés à la ménopause, *Nat. mur.* en cas de survenue d'un chagrin refoulé. Parmi les remèdes prescrits, citons aussi *Arsen. alb., Calc. carb., Graphites, Lycopodium, Nat. carb., Platina, Pulsatilla, Sepia, Sulfur* et *Thuya.* Il existe par ailleurs des remèdes spécifiques parmi lesquels *Ignatia,* utilisé quand la dépression résulte d'un deuil ou d'une rupture, ou *Cadmium sulf.* qui se prescrit à la suite d'une maladie virale, par exemple une mononucléose, se traduisant par un affaiblissement prononcé. *Nux vomica* se donne en cas d'irritabilité marquée, de frilosité extrême, d'esprit critique excessif envers autrui; *Aconit* se prescrit fréquemment quand on observe un accès soudain de dépression consécutif à une frayeur ou à un choc et lié à la peur de la mort.

Mode de vie

Si une dépression légère est due au surmenage ou au stress, les techniques de gestion du temps permettent de hiérarchiser les priorités et de ménager des plages réservées à la détente ou aux occupations favorites. Le sentiment d'être isolé peut être atténué en développant de nouvelles relations. La dépression légère peut par ailleurs se combattre par un changement d'habitudes alimentaires, notamment en supprimant la caféine et en prenant des vitamines et des compléments minéraux.

Mise en garde

- Consultez un médecin si les symptômes de la dépression se prolongent au-delà d'un mois.
- Si un sujet dépressif parle de suicide, alertez un médecin ou les services sociaux.

Expérience vécue

Dolorès est une Argentine d'une trentaine d'années. Sa dépression s'est déclarée un an plus tôt, à la suite d'un accouchement, mais la jeune femme l'a attribuée à un déménagement qui l'avait épuisée, six mois plus tôt. Elle fondait facilement en larmes, était anxieuse et avait peur de tuer ses propres enfants. Elle se sentait physiquement et mentalement épuisée, était trop déprimée pour répondre au téléphone. Elle était sous antidépresseurs.

Détails personnels

Dolorès s'est mariée à 19 ans avec un Français et a suivi son mari en Europe. Elle se décrit comme perfectionniste et très organisée; elle est très sensible à ses proches, au point de faire des rêves prémonitoires concernant surtout ses enfants.

Goûts et dégoûts

Elle a souvent soif. Elle aime le lait froid, les jus de fruits, les glaces, les plats très salés et épicés; elle n'aime pas les fruits, les boissons et plats chauds, le café, l'oignon et la tomate.

Sensations générales

Dolorès ne peut dormir que si elle est allongée sur le côté droit. Elle se sent défaillir si elle met les mains dans l'eau froide, a des problèmes digestifs et est constipée. Elle se sent mieux après un massage ou un petit somme.

Prescription et suivi

Compte tenu de ses troubles digestifs et de ses peurs, Dolorès a pris *Argentum nit.* Sa digestion est meilleure et son énergie s'est renforcée, mais elle avait des maux de tête contre lesquels on lui a donné *Bryonia;* par ailleurs, elle a suivi un régime végétarien et à base de laitage, et on lui a conseillé de voir un kinésithérapeute pour traiter les spasmes musculaires. Après avoir abandonné les antidépresseurs, elle était irritable et sujette aux crises de larmes. Pendant quelques mois, elle a pris *Pulsatilla, Ammonium carb., Coffea* et *Phosphorus;* ce dernier lui a nettement réussi. Elle s'est sentie très en forme lors d'un voyage en Argentine mais, à son retour en France, elle a éprouvé une nostalgie du pays natal, *Phosphorus* lui a permis d'avoir meilleur moral, et elle s'est mise à travailler à mi-temps. Elle a régressé à la suite d'un accident de voiture, mais a de nouveau bien réagi à *Phosphorus;* aujourd'hui, elle va bien.

CHAGRIN

LE CHAGRIN est une réaction naturelle à la perte d'un être aimé, d'un animal de compagnie, d'une activité professionnelle, d'une maison, ou de tout ce dans quoi on a réalisé un fort investissement affectif. Le processus de deuil comporte un certain nombre d'étapes au terme desquelles le sujet est en mesure de surmonter cette perte.

CHRONOLOGIE

- Impression d'irréalité ou hébétude.
- Refus de croire à la réalité de l'événement, hallucinations concernant l'être perdu ou impression qu'il est toujours présent. Cette phase peut durer jusqu'à trois mois.
- Émotions complexes telles que le sentiment de culpabilité (ne pas avoir passé assez de temps avec la personne) ou de colère (contre Dieu qui a enlevé un être cher, contre les médecins qui n'ont pas fait tout ce qui était en leur pouvoir). Ces sentiments peuvent déboucher sur la dépression, à laquelle peuvent s'associer des troubles intestinaux, des désordres mentaux, et même des tendances suicidaires.
- État dépressif s'accompagnant d'une tendance à augmenter sa consommation d'alcool ou à prendre des drogues, à avoir un sommeil perturbé, à éprouver un sentiment de mal-être général, à être émotif, à fondre facilement en larmes. Le sujet finit par supporter la vie et même à l'apprécier, mais au terme d'un processus pouvant prendre jusqu'à deux ans ou plus.

TRAITEMENT CLASSIQUE

Le traitement d'une dépression prolongée peut nécessiter l'intervention d'un psychiatre concomitante de la prise d'antidépresseurs, d'une psychothérapie ou d'une assistance, fournie par exemple par un groupe de soutien.

HOMÉOPATHIE

Aurum met. est indiqué en cas de perte d'un être cher ou d'échec professionnel. *Causticum* se donne quand le chagrin est chronique et durable, ou quand il rappelle le chagrin déclenché par un accouchement. *Ignatia* s'utilise pour traiter les effets initiaux du chagrin, *Phosphoric. acid.* quand le chagrin s'accompagne d'épuisement physique. *Staphysagria* est indiqué quand le chagrin est lié à une gêne ou à une humiliation. Parmi les autres remèdes constitutionnels, citons *Lachesis, Nat. mur.* et *Phosphorus.*

Les remèdes spécifiques correspondant aux premières étapes du processus sont notamment *Arnica,* quand le sujet veut qu'on le laisse tranquille, proclame qu'il va bien, rejette tout confort physique et présente les réactions d'une personne en état de choc ; *Aconit* à la suite d'une grande peur et en cas de menace d'effondrement, par exemple chez une personne ayant assisté à une mort violente ; et *Opium,* quand la personne endeuillée est hébétée de chagrin et terrifiée par la mort d'un proche. À un stade plus tardif, *Nux vomica* se prescrit en cas de forte colère ou d'un comportement très critique envers autrui, *Pulsatilla* se donne en cas de tendance à fondre en larmes à la moindre contrariété, d'insomnies ou de rhumes récurrents se traduisant par des sécrétions jaunâtres ou verdâtres.

MODE DE VIE

Il est essentiel qu'une personne submergée par le chagrin arrive à exprimer ses émotions. Si elle éprouve des difficultés à parler de ses problèmes, il est bon qu'elle écrive ce qu'elle ressent, ou qu'elle l'exprime par la peinture ou un autre moyen. Le fait de refouler ses émotions risque de déboucher sur une dépression chronique ou une moindre résistance aux affections physiques. Les techniques de relaxation ou les massages peuvent s'avérer utiles eux aussi.

Il est très important également de se montrer bienveillant et patient envers soi-même. Une personne vivant un deuil pense que rien ne sera plus comme avant, mais le temps guérira la souffrance.

Si cependant l'amélioration se manifeste trop lentement, la personne souffrant d'une dépression a tout intérêt à consulter un spécialiste qui, par exemple, la fera participer à un groupe de soutien.

MISE EN GARDE

- Faites-vous aider sur le plan psychologique si votre chagrin dure plus de 18 mois.
- Si un dépressif évoque le suicide, alertez son médecin ou un service d'aide.

EXPÉRIENCE VÉCUE

Annette, 54 ans est venue consulter à la suite de la mort de sa fille, qui s'est noyée en Italie pendant ses vacances. Annette était totalement bouleversée, se réveillait terrifiée à l'idée d'avoir perdu un enfant, et craignait de sombrer dans la folie. Très croyante, elle avait reçu un grand soutien de sa paroisse ; elle refusait de prendre des médicaments conventionnels.

DÉTAILS PERSONNELS

Par tempérament, Annette retenait ses larmes en public, n'exprimait pas ses sentiments. Elle détestait qu'on soit aux petits soins pour elle, mais n'appréciait pas qu'on ne lui montre aucune attention. Elle considérait que, en période de crise, elle devait se montrer forte pour pouvoir aider autrui. Sa plus grande crainte était de se faire cambrioler.

GOÛTS ET DÉGOÛTS

Annette avait un fort besoin de plats salés et acides, aimait les féculents mais pas ce qui était visqueux, ni les plats trop riches, la viande et le café.

SENSATIONS GÉNÉRALES

Elle se sentait mieux à l'air frais. Son mal-être empirait en cas de fatigue oculaire, et elle était très sensible au bruit.

PRESCRIPTION ET SUIVI

Après une cure d'un mois de *Phosphoricum ac.*, elle éprouvait encore un sentiment de culpabilité à la suite de ce décès, qui a été atténué grâce à *Nat. mur.* Pour autant, sa fille lui manquait. Annette a fait une cystite au premier anniversaire de l'accident. On lui a alors prescrit *Pulsatilla.* Pendant plusieurs années, elle a été traitée à l'homéopathie contre des affections diverses, notamment une hypertension liée au stress qu'elle ressentait à s'occuper de sa petite-fille : *Nat. mur.* et des techniques de relaxation ont permis d'abaisser sa tension, mais elle a pris des hypotenseurs. Annette s'est sentie bien sur une période prolongée, jusqu'au suicide de son fils douze ans après la noyade de sa fille. Elle a alors été submergée par un profond désespoir et par un sentiment de rage contre une famille qui la faisait tant souffrir. Après avoir pris *Ignatia* puis *Nat. mur.* pendant une période de quatre mois, Annette a pu dépasser sa colère et la dépression qui s'était installée par la suite.

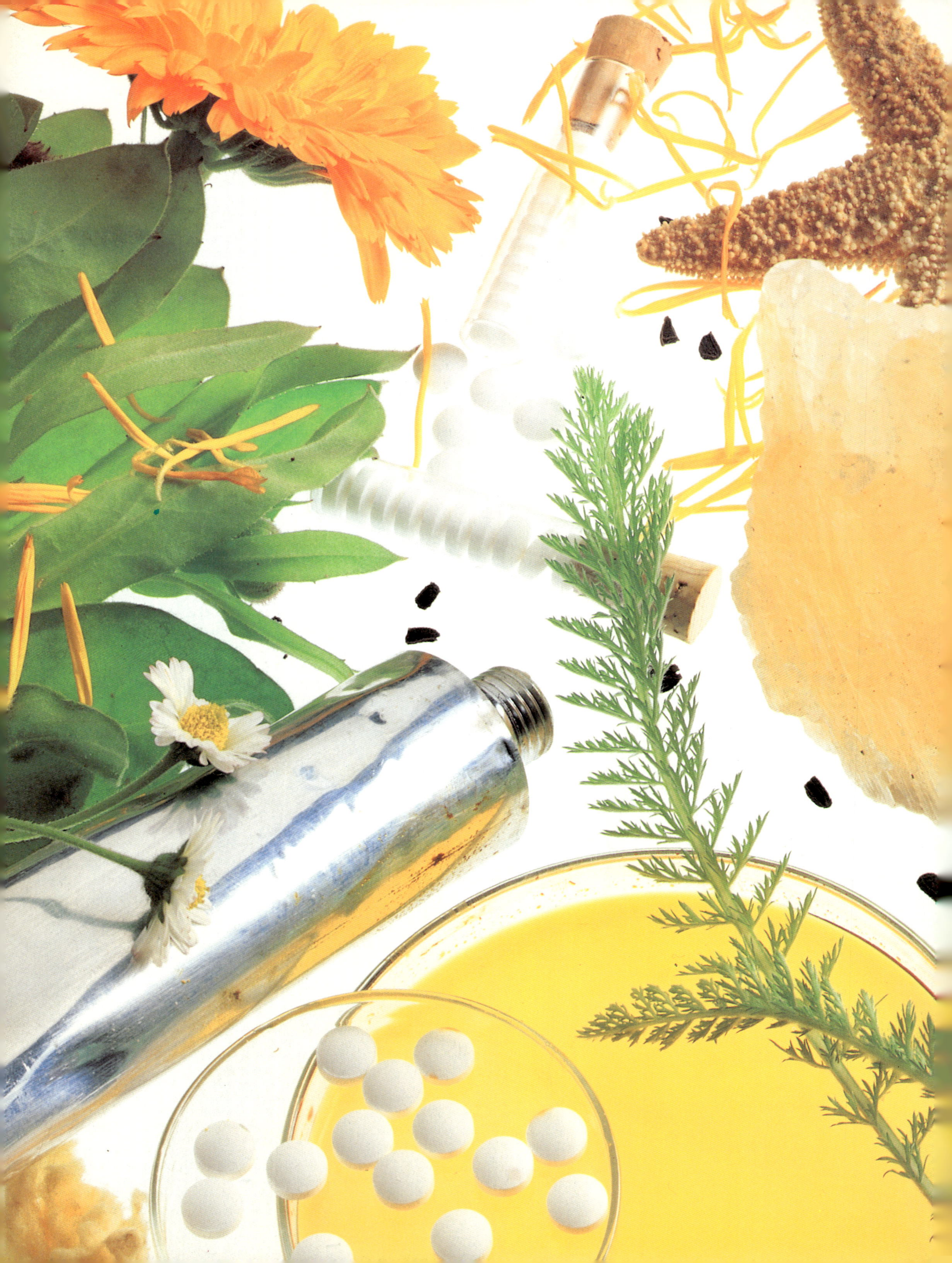

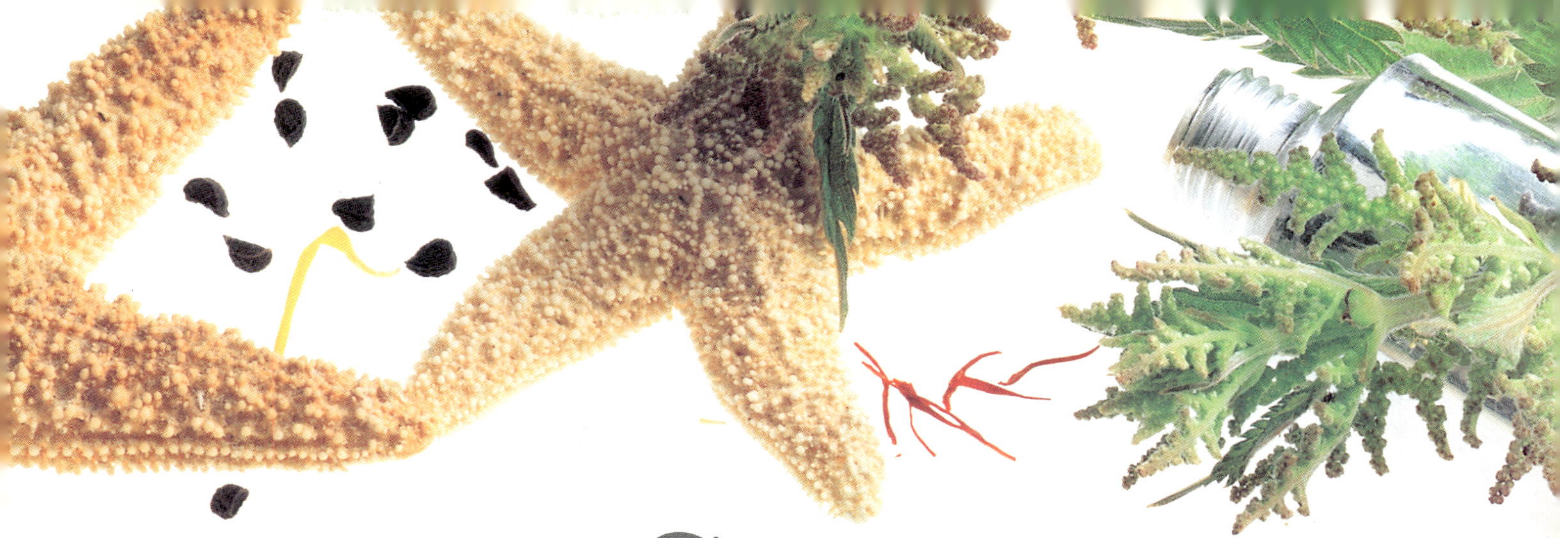

SE SOIGNER

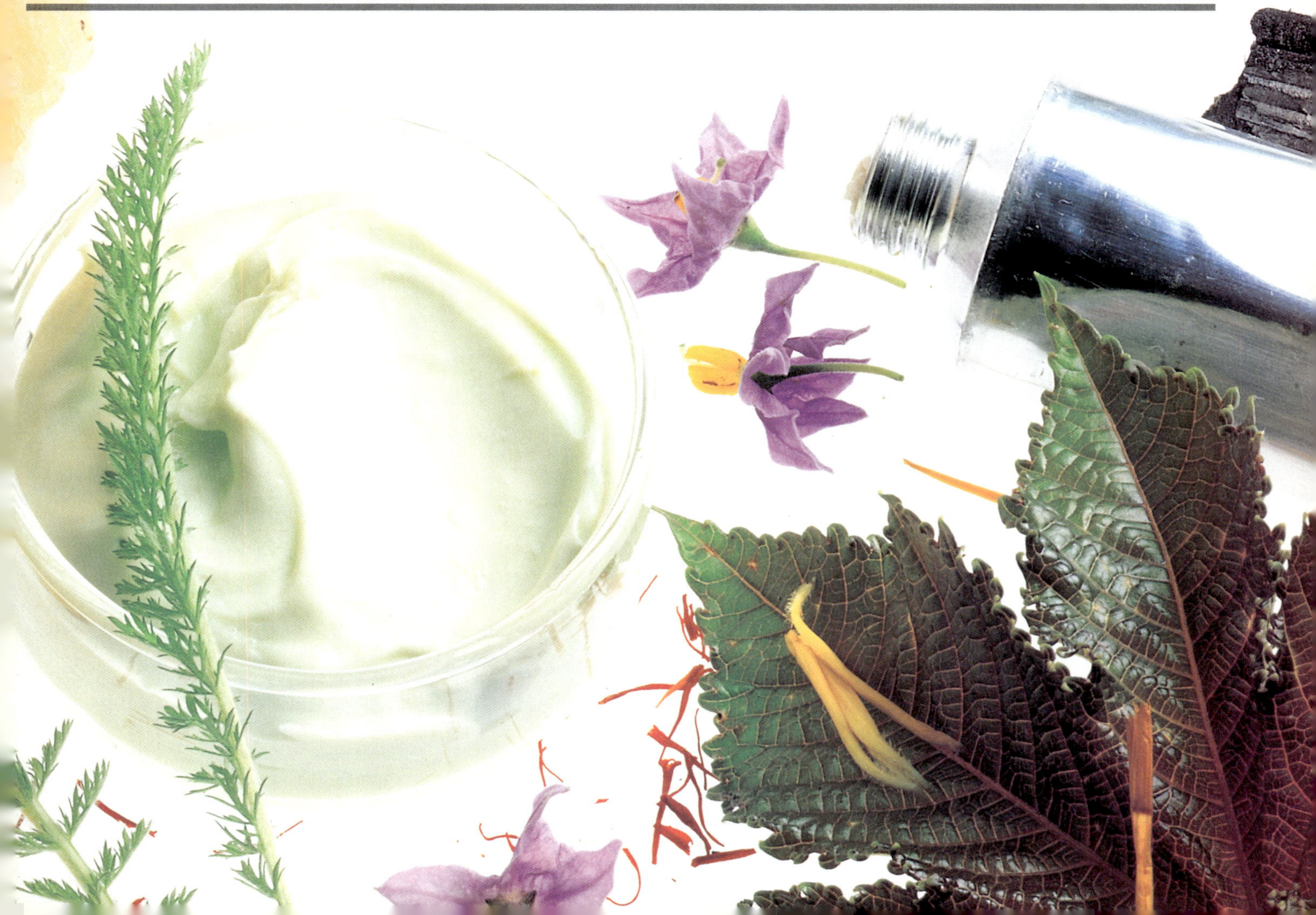

Choisir un remède

Un profane peut parfaitement recourir de son propre chef à l'homéopathie pour traiter de nombreuses affections mineures, pour peu qu'il sélectionne le remède approprié à des symptômes observés avec soin. L'homéopathie favorise le processus d'autoguérison et entretient un sentiment de bien-être, le niveau énergétique et la résistance aux problèmes de santé. Une vie saine et une approche positive de l'existence contribuent par ailleurs à l'efficacité du remède.

Petit guide pour se soigner

Déterminez avant tout si le problème relève ou non de l'automédication : certains symptômes indiquent en effet des affections graves (*voir « Attention, danger », page 9*) qui nécessitent la consultation d'un médecin classique. Si vous prenez déjà des médicaments, il est préférable de consulter avant de débuter un traitement. Lorsque l'autoprescription concerne un bébé, un enfant en bas âge, une femme enceinte, une personne âgée ou un sujet atteint d'une maladie chronique, redoublez de vigilance (*voir « Pour une sécurité maximale », page 9*).

Identifier les symptômes

Avant toute prescription, dressez un tableau des symptômes, en décrivant toutes leurs caractéristiques avec précision (*voir à droite*). Si vous prescrivez pour un tiers, notez ce que vous voyez et entendez ainsi que tout ce que décrit le sujet. Certains symptômes peuvent être liés à d'autres manifestations d'une affection ou à un état d'esprit particulier. Ainsi, un état fébrile provoque une sudation ou des frissons, une céphalée peut être consécutive à un coup, une diarrhée est parfois liée à l'anxiété.

Faire le tableau clinique

Fort de ce tableau de symptômes, vous êtes en mesure de consulter le répertoire homéopathique (voir pages 218-269). Vous pourrez y comparer la description des symptômes et sélectionner le remède plus approprié à votre état. Certains symptômes sont communs à plusieurs affections, comme un mal de gorge, qui peut indiquer un rhume, une grippe ou une laryngite. Dans ce cas, étudiez le tableau clinique de chaque affection et arrêtez-vous sur les symptômes physiques et psychologiques qui lui sont associés. Les remèdes proposés dans le chapitre « Se soigner » ne forment pas une liste exhaustive Pour qu'un remède soit adapté, il n'est pas nécessaire d'observer tous les symptômes mentionnés ou tous les facteurs d'amélioration ou d'aggravation : vous pouvez choisir le remède sur la base des principaux symptômes, de leurs causes vraisemblable et des caractéristiques de leur survenue.

Liste de contrôle du diagnostic

Quel sont les symptômes physiques les plus manifestes ?	**Exemples** : douleur, inflammation, éruption cutanée, démangeaisons, saignements, nausées, vomissements, diarrhées, maux de gorge, toux, fièvre, vertiges, maux de tête.
Les symptômes principaux sont-ils accompagnés d'autres plus légers ?	**Exemples** : transpiration, frissons, forte soif, désir ou dégoût de certains aliments, perte d'appétit, sensibilité au toucher, faiblesse, enduit sur langue, gonflement des ganglions.
Quelles sont les caractéristiques de vos symptômes ?	**Exemples** : localisation dans l'organisme, nature soudaine ou progressive de leur survenue, caractère constant ou intermittent, fréquence des symptômes.
Présentez-vous des symptômes psychologiques ?	**Exemples** : agitation, irritabilité, colère, anxiété, crise de larmes, apitoiement sur soi-même, hypersensibilité émotionnelle, indifférence, peur irrationnelle, besoin d'affection ou d'être seul.
Connaissez-vous les causes réelles des symptômes ?	**Exemples** : blessure, infection virale ou bactérienne, exposition à des températures extrêmes ou à un vent fort, stress, anxiété, chagrin, surmenage.
Vos symptômes varient-ils en fonction du contexte ?	**Exemples** : chaleur ou froid, grand air, application de compresses chaudes ou froides, debout ou assis, allongé dans certaines positions, effort physique ou intellectuel, stress.

Les types de remèdes

Les remèdes homéopathiques se présentent généralement sous forme de granules à base de lactose que l'on dispose sous la langue; il en existe aussi à la saccharose pour les sujets intolérants au lactose.

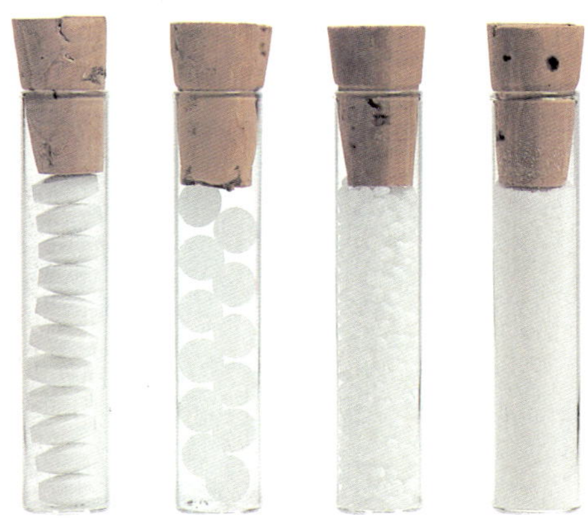

La présentation des remèdes homéopathiques
Les remèdes homéopathiques se présentent sous des formes variées. De gauche à droite : comprimés, pilules, granulés et poudre.

En se dissolvant, ils permettent aux remèdes de passer directement dans le sang. On trouve d'autres présentations dont le choix dépend des préférences et des dispositions de chacun (*voir l'encadré en haut de la page 271*). La teinture mère homéopathique peut être diluée en solutions apaisantes, onguents et crèmes que l'on applique directement sur la peau. Les sels minéraux permettent de traiter les affections courantes; ils se prennent seuls ou associés à d'autres remèdes.

Favoriser la guérison

Mieux vaut ne prendre qu'un remède à la fois. La modification de la posologie sera fonction de l'évaluation que vous ferez des effets du remède et de l'atténuation des symptômes. Observez les conseils généraux (*voir page 176*) et, pour optimiser l'effet du remède, suivez le traitement dans un contexte favorable : alimentation équilibrée, environnement non stressant, exercice, équilibre émotionnel et intellectuel.

Augmenter l'effet d'un remède

Un remède homéopathique aide l'organisme à se guérir par lui-même, mais certaines des mesures d'accompagnement peuvent favoriser l'autoguérison, le bien-être et l'état de santé futur (*voir ci-dessous*). Si l'importance d'une alimentation saine et équilibrée et de l'exercice physique ne fait plus aucun doute, d'autres facteurs favorisent le processus de guérison : l'équilibre entre travail et détente, le contexte relationnel et familial, la façon d'appréhender l'existence...

Adopter un style de vie complémentaire

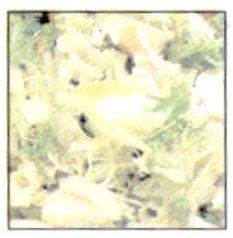

La santé par l'alimentation

- Privilégiez les protéines végétales par rapport à celles de la viande ou des laitages.
- Mangez des aliments riches en vitamines et en sels minéraux, ou prenez des compléments.
- Limitez la consommation d'hydrates de carbone raffinés, de sel, graisses animales, sucre, levure et plats cuisinés industriels.
- Buvez beaucoup, mais peu de café et d'alcool.
- Respectez les heures des repas.
- Perdez du poids si nécessaire.
- Consultez un diététicien pour connaître vos besoins spécifiques.
- Mangez des fibres.
- Cuisinez sainement (ex : grillé plutôt que frit).

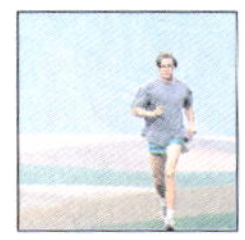

Le maintien de la forme physique

- Apprenez les techniques de respiration pour optimiser le bénéfice des exercices physiques.
- Pensez à l'exercice dans les activités de tous les jours (ex : préférez l'escalier à l'ascenseur).
- Faites un programme d'activités sur 7 jours.
- Améliorez le tonus, l'intellect, le moral.
- Choisissez les activités selon leurs bienfaits spécifiques : coordination musculaire, force, endurance cardiaque, souplesse...
- Échauffez-vous avant l'effort, étirez-vous ensuite.
- Prenez ces exercices comme un défi ou comme du temps pour vous, seul ou avec d'autres.

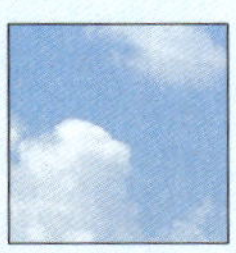

L'amélioration de l'environnement

- Proscrivez le tabac à la maison et au bureau.
- Évitez les risques d'allergie en supprimant la poussière.
- Utilisez des produits d'entretien naturels, les produits chimiques risquant d'être irritants.
- Évitez les eaux de toilette et crèmes de soin trop parfumées.
- Évitez la pollution et le bruit.
- Humidifiez ou déshumidifiez les pièces, selon le cas.
- Aérez-les suffisamment, en évitant les courants d'air.
- Portez des vêtements en fibres naturelles.
- Créez une atmosphère favorisant la détente.

Les traitements pour le physique

- Techniques de respiration et relaxation : pour soulager symptômes liés au stress.
- Thérapies par le toucher : pour relaxer, atténuer une affection, soutenir l'état de santé général (ex : aromathérapie, réflexologie).
- Manipulation : pour les problèmes vertébraux, articulaires, musculaires, et pour l'alignement du corps (ex : kinésithérapie, ostéopathie).
- Rééducation physique : pour dissiper la tension, améliorer l'alignement du corps, les postures, la souplesse (ex : techniques Hellerwork et Alexander).
- Thérapies par le mouvement : pour augmenter la vitalité et favoriser l'autoguérison (ex : tai-chi, yoga, thérapie par la danse).

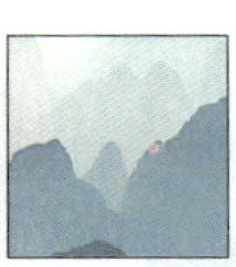

La gestion du stress

- Dormez suffisamment la nuit.
- Programmez des plages d'exercice et de relaxation dans la journée.
- Organisez le travail par priorité.
- Déléguez, apprenez à dire non au surcroît de travail.
- Mangez correctement et régulièrement.
- Prenez l'air sans modération.
- Réservez des temps de loisirs à passer en famille ou entre amis.
- Prenez des vacances.
- Adoptez une attitude positive envers les choses.
- Affrontez les problèmes au lieu de les repousser dans le temps.

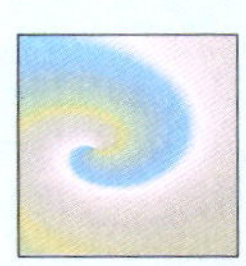

Les traitements pour le mental

- Techniques de respiration et relaxation : pour gérer le stress, traiter les problèmes mentaux tels que phobie, insomnie et dépression.
- Méditation : se concentrer sur la plénitude et la paix intérieure pour dissiper le stress et favoriser le bien-être.
- Psychothérapie et aide psychologique : parler à un professionnel pour traiter les troubles émotionnels et mentaux.
- Hypnose : utiliser l'état de transe pour agir sur le physique et le mental, ex : désensibilisation.
- Thérapie par la créativité : utiliser les sons, la musique ou l'art pour soigner les troubles émotionnels et mentaux.

Système nerveux

Le système nerveux est une énorme structure extrêmement complexe commandée par le cerveau (*voir page 178*). Celui-ci comporte jusqu'à 14 milliards de cellules nerveuses et pèse 1,5 kg. Il reçoit des stimuli de l'intérieur et de l'extérieur de l'organisme, analyse les informations reçues et envoie ses instructions à toutes les parties du corps via les nerfs. La complexité de ce système rend les cellules

Trouble	Affection	Symptômes physiques
Maux de tête Des maux de tête constants peuvent témoigner d'une affection grave. Mais plus souvent ils sont dûs à l'anxiété, la tension physique, fatigue générale ou oculaire, l'allergie, des excitants, l'hypoglycémie, le stress. La douleur est due à une tension des muscles de la tête ou du cou ou une congestion dans les vaisseaux les alimentant. **Aide** En cas de douleur cervicale, voyez un kinésithérapeute. **Mise en garde** Appelez une ambulance en cas de blessure à la tête ou de somnolence, photophobie (intolérance à la lumière) ou vomissement. Consultez dans les 2 heures en cas de fièvre excédant 38°, photophobie, douleur derrière l'œil et trouble de la vision, dans les 12 heures si une céphalée de plusieurs jours s'accompagne de nausées et vomissements.	Maux de tête soudains	◆ Douleur et pression autour de la tête. ◆ Tête lourde paraissant pleine comme si le cerveau allait jaillir à travers le front. ◆ Possibilité de pulsations dans la tête et les dents. ◆ Possibilité d'une douleur brûlante et soudaine, plus forte du côté gauche.
	Maux de tête dus à l'excès d'alcool	◆ Impression d'avoir reçu des coups sur la tête ◆ Vertiges ◆ Possibilité de douleur sur l'arrière de la tête, comme si le crâne allait éclater. ◆ Possibilité de douleur violente et saccadée, ou faible et lancinante, sur le côté gauche du cerveau.
Migraine Ce mal de tête intense mais intermittent, localisé en général sur un seul côté, est provoqué par l'alternance de contractions et dilatations des artères cérébrales. Il peut s'accompagner de nausées, vomissements, picotements ou engourdissements des bras, troubles de la vision ou gênes visuelles diverses (perception d'éclairs, etc.). Souvent causé par une allergie alimentaire, une hypoglycémie ou un stress, il affecte plutôt les femmes, surtout pendant les règles. **Aide** Évitez le stress, apprenez les techniques de relaxation (*voir page 217*), ne fumez pas. Consultez un diététicien ou supprimez les facteurs de migraine (chocolat, fruits acides, fromage, etc.) pendant un mois et réintroduisez-les peu à peu dans votre alimentation pour observer l'évolution des symptômes. Quand vous sentez venir la migraine, aspergez votre visage d'eau froide et allongez-vous une heure au calme. **Mise en garde** Voir celle concernant les maux de tête (*ci-dessus*).	Maux de tête plus intenses sur le côté droit.	◆ Douleur sur le côté droit de la tête. ◆ Sensation d'avoir les tempes vissées l'une à l'autre. ◆ La douleur s'aggrave quand le patient se concentre. ◆ Possibilité de vertiges.
	Maux de tête provoquant des élancements et un aveuglement.	◆ Maux de tête précédés d'engourdissements et de picotements dans les lèvres, le nez et la langue. ◆ Sensation d'avoir la tête enfermée et le cerveau frappé par des petits marteaux, vertiges possibles. ◆ Douleur au-dessus des yeux et en haut de la tête.
	Maux de tête accompagnés de larmoiements.	◆ Impression d'avoir la tête sur le point d'éclater. ◆ Douleur démarrant sur la tempe droite. ◆ Possibilité de larmoiement de l'œil droit. ◆ Sensation d'hématome au front.
Sciatique La douleur irradie le long du nerf sciatique, nerf principal du membre inférieur en totalité se connectant à ceux de la colonne vertébrale et du bassin. Elle se ressent en général d'un côté, dans la fesse et la cuisse, mais peut s'étendre à toute la jambe ; il arrive qu'elle affecte les deux côtés. Elle est due à une compression des nerfs provoquée par le déplacement d'un disque intervertébral, une lésion d'un disque par l'ostéoarthrite ou, très rarement, une maladie auto-immune, la spondylarthrite ankylosante. La douleur est exacerbée si on se penche, ou que l'on tousse ou éternue. **Aide** L'ostéopathie, la kinésithérapie, l'acupuncture et la natation peuvent vous soulager. Reposez le dos bien à plat sur un matelas assez dur en glissant un oreiller fin et ferme de 5 à 7 cm sous la tête. Essayez de placer une bouillotte d'eau chaude sur la partie douloureuse. Apprenez à soulever et porter correctement les objets lourds.	Sciatique s'aggravant en position assise.	◆ Difficulté à redresser la jambe affectée. ◆ Douleur à la hanche, comme si les tendons étaient trop courts. ◆ Douleur le long de l'avant de la cuisse. ◆ Démarche oblique.
	Sciatique s'aggravant par temps frais et humide.	◆ Douleur lancinante depuis le haut de la jambe droite jusqu'au pied. ◆ Engourdissement et faiblesse de la jambe. ◆ Contractions musculaires. ◆ Douleur crampoïde dans la hanche.
	Sciatique s'atténuant à la chaleur et en bougeant.	◆ Douleur déchirante. ◆ Engourdissements et picotements dans la jambe. ◆ Extension de la douleur derrière la jambe affectée lors de l'expulsion des selles. ◆ Crampes dans le mollet.

nerveuses très fragiles et peu aptes à une autoguérison. Les troubles affectant le cerveau et le système nerveux en général vont du simple tressautement jusqu'à l'accident vasculaire cérébral (*voir page 187*). Les affections graves nécessitent un traitement classique immédiat tandis que l'homéopathie, qui ne dissocie pas le physique du mental, jouera surtout un rôle durant la convalescence. Le traitement homéopathique se basera sur les déséquilibres de l'organisme et l'analyse du profil du patient (*voir page 176*). Il permettra, en apaisant l'esprit, de favoriser le processus de guérison tout en participant à la lutte contre les symptômes spécifiques.

SYMPTÔMES PSYCHOLOGIQUES	AMÉLIORATION	AGGRAVATION	REMÈDE ET DOSAGE
◆ Appréhension. ◆ Peur de l'avenir et de la mort. ◆ Peur de la foule. ◆ Agitation et impatience. ◆ Sentiment de désespoir.	◆ À l'air frais. ◆ Au chaud. ◆ Au repos. ◆ En transpirant.	◆ Dans les pièces confinées. ◆ Dans le froid et les courants d'air. ◆ En cas de choc ou de frayeur. ◆ À la lumière ou dans le bruit.	**Aconit** (*voir page 32*) 30CH toutes les 10 à 15 minutes jusqu'à 6 doses. 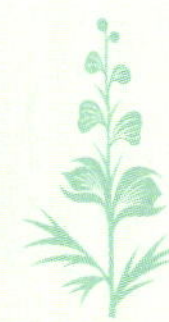
◆ Apathie intellectuelle. ◆ Irritabilité extrême. ◆ Attitude très critique envers les autres.	◆ Au chaud. ◆ En se pressant fortement la tête. ◆ En se lavant les cheveux ou en appliquant des compresses froides sur la tête. ◆ En étant seul, le soir.	◆ Par temps froid ou venteux. ◆ Entre 3 et 4 heures du matin. ◆ En prenant des excitants. ◆ En mangeant. ◆ À l'effort physique ou mental. ◆ Dans le bruit.	**Nux vomica** (*voir page 63*) 6CH toutes les 10 à 15 minutes jusqu'à 6 doses. 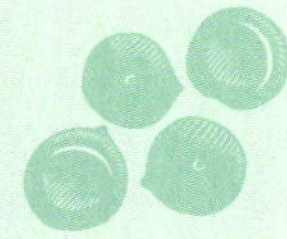
◆ Manque de confiance en soi. ◆ Appréhension. ◆ Perte de mémoire. ◆ Manque de concentration. ◆ Soudains éclats de colère.	◆ En portant des vêtements amples. ◆ En bougeant. ◆ À l'air frais. ◆ En mangeant et buvant chaud. ◆ Pendant la nuit.	◆ En portant des vêtements serrés. ◆ En mangeant trop. ◆ Dans les pièces confinées. ◆ Entre 4 et 8 heures du matin, 4 de l'après-midi et 8 heures du soir.	**Lycopodium** (*voir page 59*) 6CH toutes les 15 min. jusqu'à 10 doses dès les premiers symptômes. 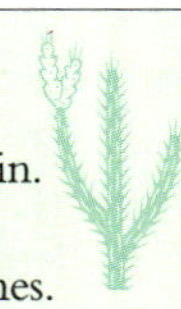
◆ Refus d'affection. ◆ Désir d'être seul. ◆ Symptômes associés au chagrin. ◆ Tendance à se complaire dans les mauvais souvenirs.	◆ Au grand air. ◆ En appliquant des compresses froides sur la tête. ◆ En jeûnant. ◆ En s'allongeant.	◆ Au chaud. ◆ En bougeant. ◆ Dans les pièces mal aérées. ◆ En cas de chagrin.	**Nat. mur.** (*voir page 92*) 6CH toutes les 15 min. jusqu'à 10 doses dès les premiers symptômes. 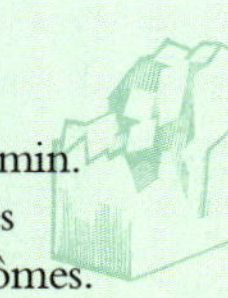
◆ Crises de larmes à la moindre provocation. ◆ Timidité. ◆ Désir de compassion et de réconfort.	◆ Au grand air frais. ◆ En bougeant sans brusquerie. ◆ En pleurant.	◆ Au chaud. ◆ En mangeant trop riche et trop gras. ◆ Le soir. ◆ Pendant les règles.	**Pulsatilla** (*voir page 61*) 6CH toutes les 15 min. jusqu'à 10 doses dès les premiers symptômes. 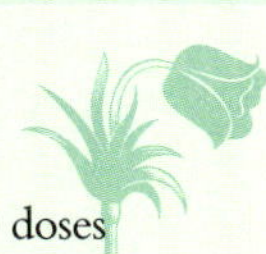
◆ Mélancolie. ◆ Appréhension. ◆ Envie de pleurer, incapacité à le faire. ◆ Mécontentement.	◆ Au grand air. ◆ En bougeant rapidement. ◆ En marchant, penché, vers l'avant. ◆ En s'allongeant. ◆ En dormant.	◆ En marchant normalement. ◆ Entre 2 et 4 heures du matin. ◆ Le soir. ◆ En s'asseyant.	**Ammonium mur.** (*voir page 123*) 6CH toutes les heures jusqu'à 10 doses, ou toutes les demi-heures en cas de crise aiguë. 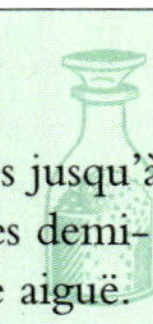
◆ Irritabilité. ◆ Symptômes associés à la colère surtout si elle est réprimée. ◆ Sentiment fréquent de gêne. ◆ Angoisse sans envie de parler.	◆ En exerçant une forte pression sur la zone affectée. ◆ En se penchant. ◆ Au chaud. ◆ Au repos, en bougeant lentement.	◆ Par temps froid et humide. ◆ En cas de stress émotionnel. ◆ Couché sur coté douloureux. ◆ La nuit.	**Colocynthis** (*voir page 52*) 6CHtoutes les heures jusqu'à 10 doses, ou toutes les demi-heures en cas de crise aiguë. 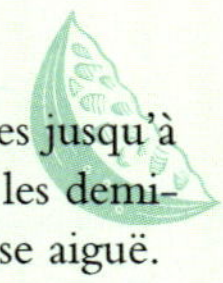
◆ Forte agitation. ◆ Appréhension au cours de la nuit d'avoir à se lever le matin. ◆ Anxiété, dépression, désespoir et crises de larmes.	◆ Au chaud. ◆ En bougeant continuellement. ◆ En frictionnant la zone affectée. ◆ En étirant les membres.	◆ Au repos. ◆ Au premier mouvement après un repos. ◆ Dans le froid et l'humidité. ◆ Après minuit.	**Rhus tox.** (*voir page 162*) 6CH toutes les heures jusqu'à 10 doses, ou toutes les demi-heures en cas de crise aiguë. 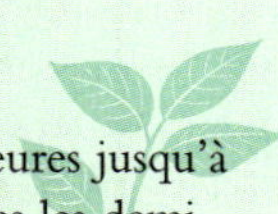

YEUX

COMME LES AUTRES ORGANES SENSORIELS (oreille, nez, langue, peau), l'œil apporte au cerveau des informations extérieures selon un mécanisme délicat et complexe. La cornée et le cristallin font converger les rayons lumineux en formant une image sur la rétine, membrane qui recouvre l'arrière interne de l'œil. Des millions de cellules nerveuses très sensibles convertissent l'image en message adapté

TROUBLE	AFFECTION	SYMPTÔMES PHYSIQUES
FATIGUE OCULAIRE Cette fatigue, provoquée par un affaiblissement des muscles oculaires, peut être causée par le surmenage, un éclairage insuffisant ou encore le stress lié à une contrariété émotionnelle. Elle se manifeste par une sensation de pression autours des yeux ou par une difficulté d'accommodation. AIDE Appliquez des compresses sèches et froides sur les yeux ou faites des bains avec une solution d'euphrasia (*voir l'encadré ci-dessous*). Posez légèrement les paumes de la main sur les yeux fermés quelques minutes pour les détendre et les reposer.	DOULEUR OCULAIRE LORS DE MOUVEMENTS.	◆ Légère douleur aux yeux quand on regarde vers le haut, le bas et les côtés sans bouger la tête.
	SENSATION DE BRÛLURES AUX YEUX.	◆ Yeux brûlants et fatigués après une lecture ou un travail prolongés. ◆ Rougeur et sensation de chaleur aux yeux. ◆ Possibilité de maux de tête.
CONJONCTIVITE L'inflammation de la conjonctive est d'origine infectieuse (sécrétions jaunes) ou allergique (blanc des yeux rougi, impression de grain de sable sous la paupière). AIDE Prenez des bains de solution d'euphrasia (2 gouttes de teinture-mère dans 150 ml d'eau bouillie avec 1cc de sel). Reposez vos yeux, ne partagez pas votre serviette de toilette, lavez-vous les mains après vous être touché les yeux.	GONFLEMENT DES PAUPIÈRES S'ACCOMPAGNANT D'ÉCOULEMENTS BRÛLANTS.	◆ Larmoiement constant provoquant une irritation du haut des joues. ◆ Paupières enflées et brûlantes. ◆ Besoin fréquent de cligner des yeux. ◆ Possibilité de petites cloques sous la paupière. ◆ Écoulement nasal grisâtre.
ORGELET L'orgelet est une petite boule de pus se formant à la base de la paupière. Il est dû à une infection et se guérit en général spontanément dans les 7 jours, mais peut s'aggraver en cas de fatigue oculaire. En cas d'orgelets récurrents, un traitement constitutionnel (*voir page 176*) est conseillé. AIDE Reposez les yeux. Évitez de les toucher, surtout avec des mains sales. Ne percez jamais un orgelet. Si celui-ci persiste, enroulez du coton autour du manche d'une cuillère en bois, plongez-le dans l'eau très chaude et placez-le sur l'orgelet. Répétez l'opération plusieurs fois.	INFLAMMATION ACCOMPAGNÉE D'UNE DÉMANGEAISON DES PAUPIÈRES.	◆ Gonflement et rougeur des yeux. ◆ Démangeaison des paupières. ◆ Petits furoncles sur la paupière.
	INFLAMMATION ET ENDOLORISSEMENT DES YEUX.	◆ Yeux douloureux, enflés et rouges. ◆ Petits furoncles sur la paupière.
TRESSAUTEMENT DES PAUPIÈRES La fibrillation des paupières, sans aucun autre tremblement ni contraction dans le corps, traduit en général une fatigue ou une tension. AIDE Dormez davantage et faites la sieste si nécessaire. Apprenez les techniques de relaxation et de méditation.	CONTRACTIONS ACCOMPAGNÉES D'UNE ANXIÉTÉ CONCERNANT L'ÉTAT DE SANTÉ.	◆ Convulsions spasmodiques des paupières. ◆ Difficultés à la lecture, les caractères semblant sauter. ◆ Possibilité de démangeaisons et d'une sensation de brûlure aux paupières.
LARMOIEMENT Il est normal par vent froid ou dans un courant d'air mais un larmoiement continu peut être dû à une obstruction du canal lacrymal causée par une infection ou une blessure. AIDE Massez les ailes du nez pour dégager les canaux lacrymaux. MISE EN GARDE En cas de sensibilité des côtés du nez ou de sécrétions purulentes, consultez un médecin dans les 24 heures.	LARMES PROVOQUÉES PAR L'INFECTION DU CANAL LACRYMAL.	◆ Larmes provenant d'une infection légère mais persistante du canal lacrymal que l'organisme ne parvient pas à surmonter seul. ◆ Manque d'endurance physique.

au nerf optique qui les relie au cerveau. Le devant de l'œil est protégé par une autre membrane, la conjonctive. Constamment bombardés par des particules atmosphériques telles que les spores, bactéries, virus, polluants et produits chimiques, les yeux sont très exposés aux irritations et infections. Les affections oculaires peuvent être exacerbées par le stress, la fatigue et les variations de température, qui affaiblissent le système immunitaire. Les remèdes homéopathiques conviennent particulièrement aux yeux fatigués, irrités ou infectés. Les contrôles réguliers permettent de maintenir la qualité de la vision et de surveiller les dégradations dues à l'âge.

Symptômes psychologiques	Amélioration	Aggravation	Remède et dosage
◆ Refus d'affection et de réconfort. ◆ Symptômes pouvant s'associer à un stress, notamment après la perte d'un être cher.	◆ À l'air pur. ◆ En jeûnant. ◆ En appliquant des compresses froides sur l'œil affecté.	◆ Par temps froid et orageux. Dans un courant d'air, en plein soleil ou au bord de la mer. ◆ Après un effort physique, mental. ◆ En cas de stress émotionnel.	**Nat. mur.** (*voir page 92*) 6CH 4 fois par jour jusqu'à 7 jours.
◆ Dépression. ◆ Manque de satisfaction personnelle. ◆ Attitude critique envers les autres. ◆ Anxiété.	◆ En bougeant. ◆ Au chaud. ◆ En massant doucement les yeux.	◆ Par temps froid et humide. ◆ Au repos. ◆ En s'allongeant. ◆ En buvant de l'alcool.	**Ruta** (*voir page 163*) 6CH 4 fois par jour jusqu'à 7 jours. 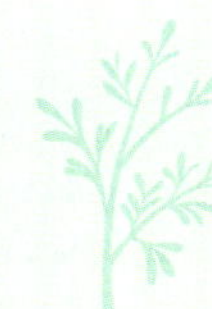
◆ Aucun si ce n'est l'irritabilité due à la gêne causée par les symptômes présentés. ◆ Répugnance à répondre aux questions. ◆ Tendance à se réveiller en sursaut.	◆ Les yeux fermés. ◆ En buvant du café.	◆ Le soir. ◆ À l'intérieur. ◆ Au chaud. ◆ À la lumière. ◆ Par temps chaud et venteux.	**Euphrasia** (*voir page 142*) 6CH toutes les heures jusqu'à 10 doses.
◆ Dépression. ◆ Apitoiement sur soi-même. ◆ Crise de larmes.	◆ En appliquant des compresses froides sur la partie affectée.	◆ En mangeant une nourriture trop riche et trop grasse. ◆ En cas de modifications hormonales causées par la puberté ou l'attente d'un enfant.	**Pulsatilla** (*voir page 61*) 6CH toutes les heures jusqu'à 10 doses. 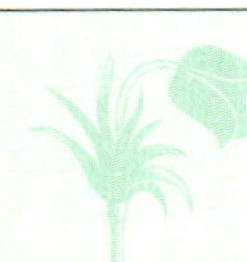
◆ Ressentiment ou colère, souvent orientés vers un être cher.	◆ En reposant les yeux. En appliquant des compresses froides sur la partie affectée.	◆ Quand on touche l'orgelet. ◆ En réprimant ses émotions, surtout après une dispute.	**Staphisagria** (*voir page 54*) 6CH toutes les heures jusqu'à 10 doses.
◆ Possibilité d'une tension due à l'anxiété sur l'état de santé. ◆ Tendance à exagérer les moindres problèmes, pouvant aller jusqu'à la peur de la mort. ◆ Surexcitation la nuit.	◆ En s'allongeant. ◆ En dormant.	◆ Avant un orage. ◆ En cas de rapport sexuel.	**Agaricus** (*voir page 33*) 6CH toutes les 4 heures jusqu'à 6 doses. 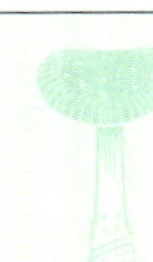
◆ Manque de confiance en soi. ◆ Manque d'endurance intellectuelle.	◆ Au chaud. ◆ En appliquant des compresses tièdes sur les yeux. ◆ En été.	◆ À l'air froid ou dans les courants d'air. ◆ En cas d'humidité. ◆ En appuyant légèrement sur les yeux. ◆ Après un effort mental.	**Silicea** (*voir page 97*) 6CH 4 fois par jour jusqu'à 7 jours. 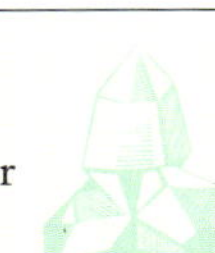

OREILLES

L'OREILLE EST UN ORGANE SENSORIEL COMPLEXE qui amène au cerveau des perceptions extérieures au corps, et qui contrôle aussi l'équilibre. Elle se divise en trois parties, externe, moyenne et interne. Alors que les deux premières captent et transmettent les ondes sonores, la troisième les interprète. Le pavillon de l'oreille externe mène au conduit auditif qui se termine par une membrane, le tympan.

TROUBLE	AFFECTION	SYMPTÔMES PHYSIQUES
OTALGIE Le mal d'oreille peut provenir d'une accumulation de cérumen dans le conduit auditif ou d'une inflammation de l'une des trois parties de l'oreille. Il s'aggrave souvent en cas de variation de pression après un voyage en avion ou à la suite d'une infection des trompes d'Eustache (voir ci-dessous). L'otalgie peut également provenir d'une infection de l'oreille externe consécutive au percement du lobe. L'exposition des oreilles à des températures extrêmes est susceptible de bloquer l'action des mécanismes naturels destinés à lutter contre l'infection. **AIDE** Maintenez une bouteille pleine d'eau chaude contre l'oreille affectée. **MISE EN GARDE** Lorsque le mal d'oreille s'accompagne de fièvre ou d'écoulement, consultez un médecin immédiatement. Dès qu'un enfant souffre des oreilles, consultez également.	OTALGIE AVEC DOULEUR AIGUË.	◆ Douleur aiguë et lancinante. ◆ Hypersensibilité au toucher.
	DOULEUR LANCINANTE À L'OREILLE AVEC ROUGEUR.	◆ Couleur écarlate de l'oreille. ◆ Douleur lancinante. ◆ Forte fièvre. ◆ Sécheresse de la gorge et de la bouche. ◆ Fixité du regard et yeux grand ouverts.
	SENSATION DE PRESSION DERRIÈRE LE TYMPAN.	◆ Douleur résultant d'une légère pression derrière le tympan vers l'extérieur.
OBSTRUCTION DES TROMPES D'EUSTACHE L'encombrement des trompes d'Eustache peut être dû à une infection des voies respiratoires supérieures, de l'oreille moyenne, des végétations ou des amygdales, à un gonflement des végétations bloquant l'entrée des trompes à l'arrière des fosses nasales, ou encore à une variation de pression. **AIDE** Pour stopper l'écoulement, mettez 3 gouttes de jus de citron dans chaque narine, 3 fois par jour et pendant 5 jours, sauf si vous êtes sujet aux saignements de nez. **MISE EN GARDE** En l'absence amélioration dans les 7 jours, consultez un médecin.	OBSTRUCTION AVEC SENSATION DE CONSTRICTION DANS LA GORGE.	◆ Inflammation et durcissement des ganglions de la gorge. ◆ Sensation douloureuse de contraction dans la gorge.
	OBSTRUCTION ACCOMPAGNÉE DE TOUX ET D'EXPECTORATIONS.	◆ Surdité causée par l'inflammation des trompes d'Eustache. ◆ Craquement dans les oreilles à la déglutition ou au mouchage. ◆ Écoulement du nez et dans le fond de la gorge, provoquant une toux et des expectorations.
ACOUPHÈNE L'acouphène est un bruit persistant, souvent une résonance ou un ronflement. Il peut être dû à la présence d'un corps étranger dans le conduit auditif, une variation de pression après un voyage en avion, ou à la prise de médicaments, notamment l'aspirine. Il est aussi provoqué par la grippe ou le vieillissement, et c'est un risque professionnel pour les personnes très exposées au bruit. Il s'accompagne parfois de surdité et d'étourdissements, de maux de tête, et d'une sensibilité due à la pression des nerfs de la base du crâne. **AIDE** Une fois par semaine, mettez deux gouttes d'huile d'amande pure dans chaque oreille. Utilisez les techniques de relaxation pour dissiper le stress causé par votre état (*voir page 217*). Des problèmes de cou peuvent aggraver les bourdonnements; dans ce cas, consultez un ostéopathe ou un kinésithérapeute. **MISE EN GARDE** Consultez un médecin dans les 48 heures si vous n'identifiez pas la cause des bourdonnements ou de la gêne.	RONFLEMENTS DANS LES OREILLES ACCOMPAGNÉS DE TROUBLES AUDITIFS.	◆ Possibilité d'une surdité ou d'une perception assourdie des sons, étourdissements et nausées. ◆ Bruits dans les oreilles perçu comme une musique ou des bourdonnements d'insecte.
	SENSATION D'OREILLES BOUCHÉES.	◆ Sifflement rappelant une harpe éolienne. ◆ Obstruction et picotements dans l'oreille. ◆ Diminution de l'acuité auditive.
	BOURDONNEMENTS D'OREILLES ACCOMPAGNÉS DE VERTIGES.	◆ Bourdonnements surtout dans l'oreille gauche accompagnés parfois de surdité et de vertiges. ◆ Surdité accompagnée de forts maux de tête et de bruits violents dans les oreilles. ◆ Possibilité d'une sensibilité des vertèbres cervicales et dorsales et d'une douleur à la tête.

Celui-ci produit des vibrations correspondant aux variations de la pression de l'air modifiée par les ondes sonores. Dans l'oreille moyenne, la chaîne des osselets transmet ces informations à un liquide situé dans l'oreille interne, puis le nerf auditif prend le relais jusqu'au cerveau. La trompe d'Eustache, qui relie l'oreille moyenne à l'arrière des fosses nasales, permet de maintenir la même pression de chaque côté du tympan. Des particules et micro-organismes pouvant facilement s'introduire dans les oreilles, toute gêne ou douleur doit être examinée rapidement. Les remèdes homéopathiques sont utiles notamment pour les affections liées à des infections respiratoires telles que le rhume.

Symptômes psychologiques	Amélioration	Aggravation	Remède et dosage
◆ Irritabilité extrême et colère. ◆ Hypersensibilité émotionnelle. ◆ Sensibilité à la moindre secousse du corps.	◆ Au chaud. ◆ En appliquant des compresses chaudes sur la tête. ◆ Quand la tête est chaudement enveloppée.	◆ Dans les courants d'air froid. ◆ En touchant l'oreille. ◆ Couché du côté de l'oreille douloureuse.	**Hepar sulf.** (*voir page 84*) 6CH toutes les 30 min. en attendant le médecin. 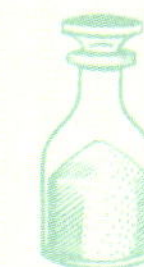
◆ Énervement et agitation pouvant s'accompagner d'accès de violence. ◆ Sensibilité à la chaleur, à la lumière, au bruit et au toucher.	◆ Quand on reste bien droit assis ou debout. ◆ En appliquant des compresses froides sur le front.	◆ Quand on a froid à la tête. Exposé au mouvement, au bruit, à la lumière, à la pression. ◆ En s'allongeant sur la droite. ◆ La nuit.	**Belladonna** (*voir page 39*) 30CH toutes les 30 min. en attendant le médecin. 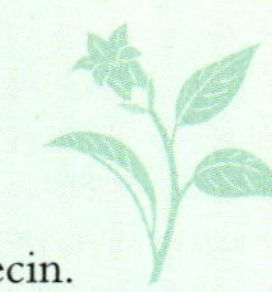
◆ Crises de larmes et apitoiement sur soi-même. ◆ Besoin de compagnie. ◆ Chez les enfants, besoin de câlins.	◆ En bougeant doucement. ◆ À l'air pur. ◆ Dans une atmosphère fraîche et sèche.	◆ Dans une atmosphère chaude et confinée. ◆ Le soir. ◆ En s'allongeant sur le côté gauche. ◆ Sila station debout est prolongée.	**Pulsatilla** (*voir page 61*) 6CH par heure jusqu'à 10 doses. 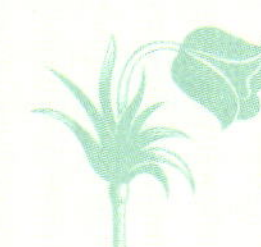
◆ Énervement et hyperexcitabilité. Besoin constant de s'affairer. ◆ Vérification qu'aucune tâche à effectuer n'a été oubliée.	◆ Dans le froid. ◆ En cas de stress émotionnel.	◆ Au chaud. ◆ La nuit. ◆ Au repos.	**Iodum** (*voir page 86*) 6CH 4 fois par jour jusqu'à 7 jours. 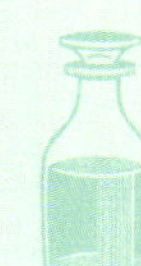
◆ Irritabilité. ◆ Colère. ◆ Mécontentement.	◆ En buvant froid. ◆ En frottant doucement l'oreille.	◆ À l'air pur. ◆ Dans les courants d'air. ◆ Allongé la nuit. ◆ Dans une atmosphère humide.	**Kali. mur.** (*voir page 150*) 6CH 4 fois par jour jusqu'à 7 jours. 
◆ Aucun si ce n'est une irritabilité ou une dépression liée à la gêne causée par les symptômes.	◆ En appliquant sur l'oreille un corps très chaud, de préférence sec.	◆ Au toucher. ◆ En bougeant. ◆ La nuit. ◆ À l'air froid.	**Salicylic ac.** (*voir page 120*) 6CH 3 fois par jour jusqu'à 14 jours. 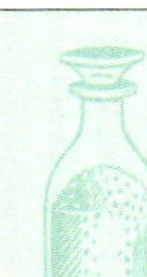
◆ Irritabilité, anxiété, intolérance et sautes d'humeur. ◆ Possibilité d'hallucinations.	◆ Au grand air.	◆ Après le petit déjeuner. ◆ Dans un bain.	**Carbon sulf.** (*voir page 134*) 6CH 3 fois par jour jusqu'à 14 jours. 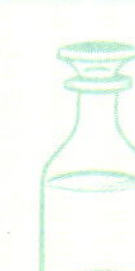
◆ Aphasie motrice (troubles de l'expression orale). ◆ Forte angoisse, accès d'anxiété, de désespoir et de mélancolie.	◆ En appuyant sur l'oreille. ◆ En bâillant. ◆ En se penchant en avant.	◆ À des intervalles réguliers. ◆ Au froid. ◆ Entre 10 et 11 heures du matin. ◆ Au contact. ◆ En bougeant.	**China sulf.** (*voir page 136*) 6CH 3 fois par jour jusqu'à 14 jours. 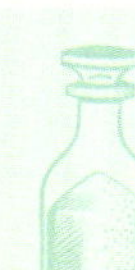

Appareil respiratoire

À chaque inspiration, les narines reçoivent des spores, des virus, des bactéries, des particules de fumée et de polluants chimiques. L'air est humidifié, réchauffé et filtré au niveau du nez, puis passe dans les voies aériennes et les poumons (*voir page 180*). L'appareil respiratoire est donc fort sensible aux agents irritants de l'atmosphère. Le système immunitaire résiste à toutes les attaques, hormis les infections les plus virulentes. S'il est

Trouble	Affection	Symptômes physiques
Rhume des foins, rhinite allergique Propagé par l'air, le pollen des herbes, des arbres et des fleurs provoque une réaction allergique saisonnière, le rhume des foins. Celui-ci touche surtout les muqueuses du nez et les yeux, mais peut aussi irriter les oreilles, la gorge et les poumons. Elle se manifeste par des éternuements, des écoulements nasaux, des larmoiements et des démangeaisons aux yeux, au nez, à la gorge et au palais. Les rhinites allergiques, ou chroniques, qui provoquent des symptômes similaires mais tout au long de l'année, sont causées par des agents allergènes, notamment les acariens. **Aide** Évitez les irritants. En cas de symptômes aigus, équipez-vous d'ioniseurs ou de filtres à air. Protégez votre visage avec un chapeau ou des lunettes de soleil. Mangez des fruits et légumes frais et crus. Mouchez-vous en douceur pour éviter un éclatement des grains de pollen qui augmenterait l'irritation. Prévenez la douleur et la déshydratation en tamponnant un peu de vaseline dans chaque narine plusieurs fois par jour. Prenez des sels minéraux en combinaison H (*voir page 216*).	Rhume des foins avec écoulements donnant une sensation de brûlure.	◆ Ruissellements avec sensation de brûlure, de la narine gauche puis de la droite, endolorissement des narines et de la lèvre supérieure. ◆ Douleur au front. ◆ Sensation d'avoir un crochet dans le larynx. ◆ Forts larmoiements avec écoulement grisâtre.
	Rhume des foins avec envie constante d'éternuer.	◆ Écoulements épais couleur miel suivant un épisode de trois ou quatre jours de violents éternuements n'apportant pas de soulagement. ◆ Rougeur et endolorissement des narines. ◆ Gorge brûlante et toux irritante.
	Rhume des foins affectant surtout les yeux.	◆ Yeux gonflés et sensibles à la lumière. ◆ Écoulement épais et brûlant, irritant les joues. ◆ Écoulement nasal grisâtre. ◆ Écoulement dans l'arrière de la gorge.
Rhume Le rhume correspond à une infection virale des voies respiratoires. Ses premiers symptômes sont des maux de gorge, des éternuements et des écoulements aqueux, ceux-ci s'épaississant progressivement en devenant jaunes. Mal soigné, un rhume peut provoquer une infection des oreilles (*voir page 222*), des sinus (*voir page 226*), de la gorge (*voir page 226*), du larynx (*voir page 228*) ou des voies respiratoires, une bronchite par exemple (*voir page 228*). Le surmenage, l'épuisement, l'anxiété ou un stress émotionnel après un choc ou une peur rendent l'organisme vulnérable à l'infection. **Aide** Reposez-vous et buvez abondamment, surtout de l'eau très chaude enrichie de jus de citron frais et d'un peu de miel. Mangez beaucoup de légumes et de fruits frais. Aérez-vous. Prenez des sels minéraux en combinaison Q (*voir page 216*). **Mise en garde** Consultez un médecin si vous avez mal à la gorge, au larynx, aux sinus, aux bronches ou aux oreilles.	Rhume se déclarant doucement.	◆ Sensation de chaleur dans la bouche. ◆ Inflammation de la gorge. ◆ État fébrile léger. ◆ Possibilité de saignements de nez.
	Rhume accompagné d'une irritabilité.	◆ Frissons. ◆ Écoulements le jour, nez bouché la nuit. ◆ Yeux larmoyants et éternuements. ◆ Maux de tête. ◆ Maux de gorge.
	Début de rhume accompagné d'éternuements.	◆ Éternuements violents et écoulement peu épais ressemblant à du blanc d'œuf cru. ◆ Possibilité d'une obstruction des narines. ◆ Éventualité de boutons de fièvre.
Grippe Il existe plusieurs virus de la grippe qui, en général, affectent l'organisme tout entier. Les symptômes en sont des douleurs musculaires, des courbatures, un état fébrile, une toux, des maux de tête et de gorge. Les enfants, les personnes âgées, les fumeurs et les sujets atteints de maladies chroniques sont les plus vulnérables. **Aide** Reposez-vous et buvez souvent, surtout de l'eau chaude avec du jus de citron et du miel. Prenez des sels minéraux en combinaison Q (*voir page 216*). Aérez-vous passé le stade aigu. **Mise en garde** Consultez un médecin si la fièvre dure plus de 4 jours.	Grippe accompagnée d'une faiblesse générale.	◆ Frissons le long de la colonne vertébrale. ◆ Tremblements, surtout dans les jambes. ◆ Maux de tête aigus s'atténuant en urinant. ◆ État fébrile avec fatigue et absence de soif. ◆ Maux de gorge.
	Grippe associée à une forte fièvre.	◆ Accès de fièvre se déclarant soudainement. ◆ Rougeurs au visage. ◆ Maux et rougeur de gorge. ◆ Regard fixe, yeux écarquillés.

fragilisé, l'organisme est très vulnérable aux affections telles que le rhume ou la grippe : c'est ce qui explique que certaines personnes résistent mieux que d'autres à un virus. Les mécanismes immunitaires se dégradent en cas de malnutrition, d'exposition au vent ou à des températures excessives ; le surmenage, l'anxiété, l'épuisement et le stress contribuent aussi à affaiblir les défenses naturelles de l'organisme. Dans un tel contexte, les risques de réactions allergiques aux particules atmosphériques augmentent également. L'homéopathie traite davantage les déséquilibres du système immunitaire que l'infection proprement dite. L'allergie, quant à elle, nécessite un traitement homéopathique constitutionnel de fond (*voir page 176*).

Symptômes psychologiques	Amélioration	Aggravation	Remède et dosage
• Aucun si ce n'est l'irritabilité due à la gêne causée par les symptômes présentés.	• Dans une pièce fraîche. • Au grand air. • Dans un bain. • En faisant des mouvements.	• Dans une pièce chaude. • Par temps froid ou humide. • En buvant et en mangeant chaud.	**Allium cepa** (*voir page 34*) 6CH à la demande jusqu'à 10 doses. 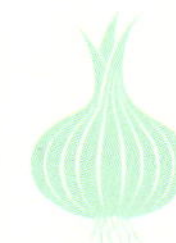
• Agitation. • Anxiété et inquiétude. • Possibilité d'une hyperactivité chez les enfants.	• Au grand air. • En mangeant. • Au repos.	• En éternuant. • Au chaud. • Par temps sec.	**Arsen. iod.** (*voir page 126*) 6CH à la demande jusqu'à 10 doses. 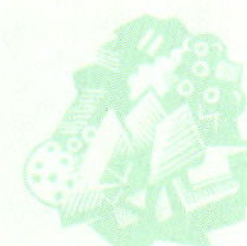
• Aucun si ce n'est ceux l'irritabilité due à la gêne causée par les symptômes présentés.	• Couché dans l'obscurité. • En prenant du café.	• Au chaud. • Par temps chaud et venteux. • À la lumière vive. • À l'intérieur. • Le soir.	**Euphrasia** (*voir page 142*) 6CH à la demande jusqu'à 10 doses.
• Peur d'être coupé de l'environnement amical. • Loquacité. • Nervosité.	• En appliquant des compresses froides sur le front. • En faisant de l'exercice physique en douceur. • En s'allongeant.	• Exposé aux secousses, au toucher. • Allongé sur le côté droit. • Au grand air et au soleil. • Entre 4 et 6 heures du matin. • En ayant très chaud sans pouvoir transpirer.	**Ferrum phos.** (*voir page 82*) 6CH toutes les 2 heures jusqu'à 4 doses.
• Irritabilité. • Attitude anormalement critique envers les autres.	• Au chaud. • En dormant. • En appuyant sur le nez et en posant des compresses chaudes dessus. • Le soir.	• Au vent froid et sec. • Dans les lieux publics. • Entre 3 et 4 heures du matin. • En cas de stress émotionnel. • En prenant des excitants.	**Nux vomica** (*voir page 63*) 6CH toutes les 2 heures jusqu'à 4 doses. 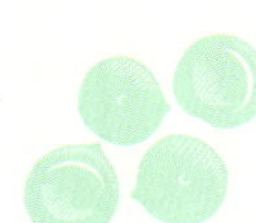
• Désir de solitude. • Refus des manifestations de sympathie.	• Au grand air. • En jeûnant. • En appliquant des compresses froides sur les sinus.	• Vers 10 heures du matin. • Par temps froid et orageux. • Dans les courants d'air, en plein soleil ou à l'air marin. • Dans le bruit (voix, musique...).	**Nat. mur.** (*voir page 92*) 6CH toutes les 2 heures jusqu'à 4 doses. 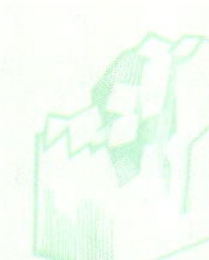
• Appréhension et inquiétude concernant l'avenir. • Engourdissement mental et manque de vivacité.	• En plein air. • En urinant. • En appliquant des compresses chaudes sur l'arrière de la tête et le haut du cou.	• Au soleil. • À l'humidité. • En cas de stress émotionnel. • Tôt le matin et tard le soir.	**Gelsemium** (*voir page 144*) 6CH toutes les 2 heures jusqu'à 10 doses. 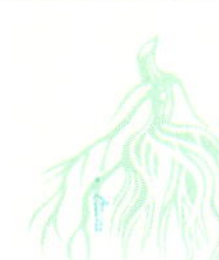
• Confusion et délire. • Visions d'horreur. • Accès de violence.	• Debout ou assis bien droit. • Dans une pièce chaude.	• Au mouvement et aux secousses. • Au bruit et à la lumière. • En plein soleil. • Allongé sur le côté droit. • La nuit.	**Belladonna** (*voir page 39*) 30CH toutes les 2 heures jusqu'à 10 doses. 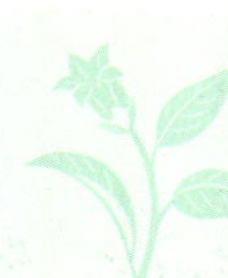

Trouble	Affection	Symptômes physiques
CATARRHE Il s'agit d'écoulements intermittents de fluide aqueux ou visqueux ou de mucosités provenant du nez, pouvant alterner avec des sensations de blocage et d'étouffement. Le catarrhe est le symptôme d'un rhume ou d'une grippe (*voir page 224*) ou encore d'une sinusite (*voir ci-dessous*). Il peut également traduire une réaction allergique au pollen ou à la poussière (*voir Rhume des foins page 224*), à la fumée de tabac, à la pollution chimique, au chauffage (central, au gaz ou au mazout), à l'air conditionné, à certains médicaments, au froid ou à l'humidité. L'irritation produite par ces différents agents est combattue par l'organisme grâce à une stimulation des sécrétions des muqueuses, destinées à réhumidifier les membranes de ces muqueuses. Une toux (*voir page 228*) peut également se déclarer si le mucus coule au fond de la gorge. AIDE Buvez abondamment. Durant quinze jours, évitez les produits laitiers, le pain et les pommes de terre qui peuvent provoquer la sécrétion des muqueuses et notez les variations que vous constatez dans les symptômes. Prenez des sels minéraux en combinaison Q (*voir page 216*).	Écoulement blanc et épais.	◆ Inflammation des muqueuses suivie d'un écoulement épais et blanc. ◆ Écoulement par le nez (rhinorrhée antérieure) ou sur l'arrière de la gorge (rhinorrhée postérieure).
	Écoulement rappelant le blanc d'œuf cru.	◆ Écoulement aqueux intense au point de nécessiter la présence constante d'un mouchoir sous le nez. ◆ Perte du goût et de l'odorat .
	Écoulement aqueux et ininterrompu.	◆ Écoulement provoquant une envie constante de se moucher. ◆ Écoulement jaune ou vert, aqueux et donnant une sensation de brûlure.
	Écoulement accompagné d'une sensibilité aux odeurs fortes.	◆ Crevasses et croûtes dans les narines, rendant le mouchage douloureux. ◆ Possibilité de saignements de nez. ◆ Exacerbation de l'odorat provoquant une répulsion même à l'odeur des fleurs.
SINUSITIE Les sinus sont des cavités remplies d'air dans les os entourant les fosses nasales. En cas d'inflammation des muqueuses des sinus causée par une infection ou une allergie, ces cavités se remplissent de mucus provoquant une pression douloureuse. Les symptômes (nez bouché, malaise général, possibilité de maux de tête au-dessus d'un œil ou des deux, sensibilité des joues comme lors d'un mal de dents) sont aggravés par le stress. AIDE Mouchez-vous prudemment, une narine après l'autre. Humidifiez les pièces, inhalez de la vapeur, reposez-vous, buvez beaucoup. Prenez des sels minéraux en combinaison Q (*voir page 216*), évitez laitages, pain et pommes de terre, proscrivez le tabac. Ne prenez pas trop souvent de décongestionnant. MISE EN GARDE Consultez un médecin faute d'amélioration dans les 48 heures. En cas de forte douleur, consultez dans les 12 heures.	Sinusite accompagnée de sécrétions filantes .	◆ Sécrétions filantes, élastiques, jaune verdâtre. ◆ Obstruction des narines avec perte d'odorat. ◆ Écoulement à l'arrière de la gorge. ◆ Éternuements violents.
	Sinusite accompagnée de larmoiement.	◆ Douleur au-dessus des yeux, sur la pommette droite et, de façon générale, sur la droite du visage. ◆ Écoulement jaunâtre. ◆ Obstruction des narines.
	Sinusite accompagnée d'une sensibilité de la face.	◆ Sensibilité des pommettes au moindre effleurement. ◆ Écoulement jaune très abondant et éternuements. ◆ Frissons.
MAUX DE GORGE Une irritation bénigne ou une infection grave telle que la laryngite (*voir page 228*) peuvent donner une douleur affectant toute la gorge ou le larynx, les amygdales, les végétations, le pharynx ou les cordes vocales. Les symptômes (fatigue, fièvre, bouche et gorge sèches, mauvaise haleine, goût déplaisant dans la bouche, gêne à la déglutition) empirent au froid et à l'humidité ou en cas de tabagisme, d'utilisation excessive de la voix, d'allergie alimentaire, de surmenage ou de stress émotionnel. AIDE Gargarisez-vous avec une solution de calendula et d'hypericum (*voir page 271*). Prenez des préparations à l'ail, buvez abondamment. MISE EN GARDE Consultez un médecin si les symptômes ou la perte de voix persistent plus de 8 jours. En cas de forte fièvre, consultez sous 12 heures (enfant) ou 48 heures (adulte). En cas de fièvre et d'inflammation des amygdales, consultez dans les 12 heures.	Maux de gorge aigus.	◆ Gorge rouge, sèche, rugueuse, resserrée, brûlante et picotante. ◆ Grande soif, surtout de boissons chaudes, mais à de longs intervalles de temps. ◆ Peau sèche et chaude.
	Douleur vive et brûlante à la gorge.	◆ Gorge très douloureuse avec une salive épaisse et une voix enrouée. ◆ Possibilité de boutons de fièvre ou d'urticaire. ◆ Envie de boissons fraîches.
	Douleurs s'étendant au cou et aux oreilles.	◆ Goût désagréable dans la bouche. ◆ Douleur à la déglutition. ◆ Sensation de chaud et de froid due à la fièvre. ◆ Épuisement, faiblesse et tremblement. ◆ Tête lourde avec sensation d'être pansée.

Symptômes psychologiques	Amélioration	Aggravation	Remède dosage
◆ Dogmatisme. ◆ Dépression.	◆ En buvant des boissons froides. ◆ En se massant. ◆ En se détendant.	◆ À l'air pur. ◆ Dans le froid et les courants d'air. ◆ En mangeant trop gras. ◆ Au cours des menstruations.	**Kali. mur.** (*voir page 150*) 6CH 4 fois par jour jusqu'à 14 jours.
◆ Désir de solitude. ◆ Refus des manifestations de sympathie.	◆ En se reposant. ◆ À l'air pur. ◆ En transpirant. ◆ En appuyant sur la zone sensible.	◆ Au soleil et à la chaleur. ◆ Avant les menstruations. ◆ Dans une atmosphère humide. ◆ En cas d'effort physique.	**Nat. mur.** (*voir page 92*) 6CH 4 fois par jour jusqu'à 14 jours.
◆ Dépression. ◆ Irritabilité. ◆ Manque de mémoire.	◆ En exerçant une pression sur les sinus. ◆ Par temps sec. ◆ En gardant la tête au chaud.	◆ Après le dîner. ◆ En inhalant de l'air froid. ◆ En abusant des médicaments.	**Hydrastis** (*voir page 147*) 6CH 4 fois par jour jusqu'à 14 jours.
◆ Mélancolie. ◆ Tendance à pleurer en écoutant de la musique. ◆ Insuffisance de la mémoire à court terme.	◆ En dormant.	◆ En mangeant froid ou sucré, ou des fruits de mer. ◆ Au cours des menstruations. ◆ Au niveau de l'hémiface gauche.	**Graphites** (*voi page 83*) 6CH 4 fois par jour jusqu'à 14 jours. 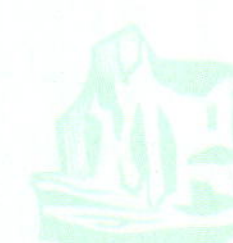
◆ Dogmatisme. ◆ Dépression.	◆ En appliquant des compresses chaudes sur les sinus. ◆ En se déshabillant quand on frissonne.	◆ En buvant de la bière. ◆ Le matin. ◆ Par temps très chaud.	**Kali. bich.** (*voir page 87*) 6CH toutes les 2 heures jusqu'à 2 jours. 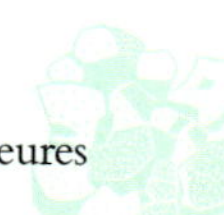
◆ Apitoiement sur soi-même et crise de larmes. ◆ Besoin d'affection et de réconfort.	◆ En pleurant, en étant entouré. ◆ En faisant sans brusquerie des exercices en plein air. ◆ En buvant froid et en posant des compresses froides sur les sinus.	◆ Dans des pièces confinées. ◆ Au soleil, à la chaleur et en cas de températures extrêmes. ◆ En mangeant riche et gras. ◆ Allongé sur le côté douloureux.	**Pulsatilla** (*voir page 61*) 6CH toutes les 2 heures jusqu'à 2 jours.
◆ Irritabilité. ◆ Sensibilité émotionnelle.	◆ En étant assis au chaud. ◆ En s'enveloppant la tête.	◆ Dans les courants d'air. ◆ En cas de contact physique. ◆ En se déshabillant quand on frissonne.	**Hepar sulf.** (*voir page 84*) 6CH toutes les 2 heures jusqu'à 2 jours.
◆ Anxiété extrême allant jusqu'à la peur de la mort, due à des crises soudaines et à des symptômes intenses.	◆ En bougeant. ◆ Au chaud. ◆ Au grand air s'il ne fait pas trop froid.	◆ Dans le froid et le vent. ◆ Dans les pièces chaudes. ◆ À la fumée de tabac. ◆ Le soir ou la nuit. ◆ En écoutant de la musique.	**Aconit** (*voir page 32*) 30CH toutes les 2 heures jusqu'à 10 doses.
◆ Tendance à la querelle. ◆ Comportement excessivement critique envers autrui.	◆ À l'air frais. ◆ En faisant de l'exercice. ◆ En prenant des excitants. ◆ En tenant la gorge au chaud. ◆ En se penchant en avant.	◆ La nuit. ◆ Par temps froid et humide. ◆ En se reposant.	**Dulcamara** (*voir page 62*) 6CH toutes les 12 heures jusqu'à 10 doses. 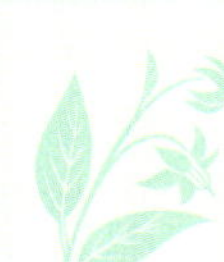
◆ Dépression. ◆ Irritabilité.	◆ À l'air frais. ◆ En buvant de l'alcool. ◆ En transpirant.	◆ Tôt le matin ou tard le soir. ◆ Au soleil, dans le brouillard ou l'humidité. ◆ Avant un orage.	**Gelsemium** (*voir page 144*) 6CH toutes les 2 heures jusqu'à 10 doses. 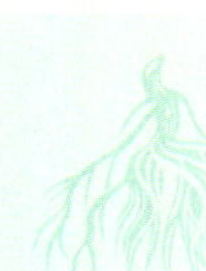

Trouble	Affection	Symptômes physiques
LARYNGITE L'enrouement ou la perte de la voix correspondent à une inflammation du larynx provoquée par une infection ou une allergie. Ils peuvent aussi être déclenchés par une toux continue, une respiration par la bouche, une exposition à un vent sec et froid, l'inhalation de fumées toxiques, l'abus de tabac ou d'alcool ou encore des vomissements. Chez les personnes sensibles de la gorge, ils peuvent être causés par un choc émotionnel ou une peur. On observe aussi des laryngites provoquées par une utilisation abusive de la voix. **AIDE** Ne fumez pas et ne buvez pas d'alcool. Évitez les pièces chaudes et enfumées. Reposez votre voix et absorbez plus de liquides. Gargarisez-vous toutes les 4 heures avec une solution de calendula et d'hypericum (*voir page 271*). Une perte de voix persistante chez un chanteur nécessite une rééducation. La technique Alexandre (*voir page 217*) peut être utilement exploitée contre les laryngites récurrentes résultant d'une mauvaise position. **MISE EN GARDE** Si aucune amélioration n'est constatée dans les 10 jours ou si l'aphonie persiste, consultez un médecin.	LARYNGITE ACCOMPAGNÉE D'UNE FORTE FIÈVRE.	◆ Enrouement ou perte de la voix. ◆ Hausse subite de température. ◆ Très forte sensibilité du larynx au contact et à l'inhalation d'air.
	LARYNGITE AVEC GORGE SÈCHE ET DÉMANGEAISONS.	◆ Gorge douloureuse et sèche. ◆ Douleurs à la phonation. ◆ Envie de boissons froides pouvant être vomies après réchauffement dans l'estomac.
	GORGE SÈCHE ET IRRITÉE ASSOCIÉE À UNE FORTE TOUX.	◆ Écoulement muqueux abondant sur l'arrière de la gorge, rendant la phonation difficile. ◆ Toux suffisamment violente pour provoquer des pertes urinaires. ◆ Perte de la voix s'accompagnant généralement de douleurs.
TOUX Le corps tente par la toux d'éliminer un facteur irritant situé dans les voies respiratoires, les poumons expulsant de l'air sous pression afin de dégager la cause de l'irritation. La toux peut être sèche ou grasse. L'irritation des parois des voies aériennes peut être due à un écoulement sur l'arrière de la gorge, la fumée de tabac ou des particules atmosphériques. La toux peut également être provoquée par un choc ou une peur. **AIDE** Humidifiez les pièces. Proscrivez le tabac, les endroits poussiéreux, le froid et l'humidité. Reposez-vous et buvez, surtout de l'eau chaude citronnée avec un peu de miel. Si vous crachez beaucoup, évitez les produits laitiers et les féculents qui peuvent augmenter la sécrétion des muqueuses. Essayez les mélanges homéopathiques ou de plantes pour la toux. **MISE EN GARDE** Si la toux s'accompagne de problèmes respiratoires, de fièvre ou de douleur à la poitrine, consultez un médecin. Faites de même si la toux provient d'inhalation de fumée ou de poussière et ne s'atténue pas dans les 2 jours.	TOUX SÈCHE, IRRITANTE ET SOUDAINE.	◆ Toux sèche, rauque et sonnant creux. ◆ Forte soif. ◆ Possibilité de poussées de fièvre.
	TOUX ACCOMPAGNÉE DE DOULEUR À LA POITRINE.	◆ Maux de tête soudains aggravés par la toux et pouvant être accompagnés de fièvre. ◆ Soif extrême, surtout de boissons chaudes, mais à de longs intervalles de temps. ◆ Impression d'avoir tout le corps déshydraté.
	TOUX AVEC ÉCOULEMENT VERDÂTRE ET ÉPAIS.	◆ Écoulement épais, amer et verdâtre, expulsé par la toux. ◆ Manque d'appétit. ◆ Enduit blanc couvrant la langue. ◆ Absence de soif, ou soif peu marquée.
BRONCHITE Les bronches sont des voies aériennes reliant la trachée aux alvéoles pulmonaires (*voir page 180*) La bronchite est une inflammation de ces bronches qui provoque une toux (*voir encadré ci-dessus*) accompagnée d'abondantes mucosités, d'un état fébrile et d'une respiration difficile et sifflante. La bronchite se développe à partir d'une infection virale, rhume ou grippe, et empire sous l'effet de la pollution, du froid et de l'humidité. **AIDE** Prohibez le tabac et les atmosphères enfumées et faites des inhalations. En cas de forte bronchite, restez au lit deux ou trois jours avec une bouillotte sur la poitrine et buvez abondamment des boissons chaudes. Évitez les hydrates de carbone raffinés. **MISE EN GARDE** Si les symptômes persistent, consultez un médecin. Si la température dépasse 39°, que les mucosités charrient du sang ou que vous respirez avec difficulté, consultez un médecin dans les 2 heures.	BRONCHITE SOUDAINE APRÈS EXPOSITION À L'AIR FROID ET SEC.	◆ Apparition soudaine des symptômes. ◆ Toux sèche et saccadée. ◆ Forte fièvre. ◆ Frissons.
	BRONCHITE ACCOMPAGNÉE D'UN BESOIN D'EAU GLACÉE.	◆ Toux sèche, faible et chatouillant la gorge. ◆ Besoin fréquent de boire de l'eau glacée. ◆ Pâleur et anxiété.
	BRONCHITE ACCOMPAGNÉE D'UNE TOUX DOULOUREUSE.	◆ Toux sèche, douloureuse et lancinante. ◆ Maux de tête accentués par la toux. ◆ Douleur thoracique soulagée en appuyant les coudes contre le dossier d'une chaise. ◆ Forte soif.

SYMPTÔMES PSYCHOLOGIQUES	AMÉLIORATION	AGGRAVATION	REMÈDE ET DOSAGE
• Anxiété pouvant aller jusqu'à la peur de la mort causée par la survenue soudaine des symptômes. • Agitation.	• Au grand air. • En bougeant. • Au chaud.	• Dans les pièces chaudes. • Exposé à la fumée de tabac. • En écoutant de la musique. • Le soir ou la nuit.	**Aconit** (*voir page 32*) 30CH toutes les 4 heures jusqu'à 10 doses. 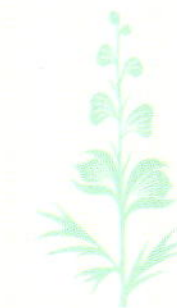
• Fort besoin de compagnie et d'affection. • Peurs irrationnelles, du noir ou de la tempête par exemple.	• En dormant. • Lors d'un massage. • Au grand air. • En buvant.	• En parlant ou en riant. • En mangeant et buvant chaud. • En s'allongeant sur la gauche ou sur le côté douloureux. • Entre le coucher du soleil et minuit.	**Phosphorus** (*voir page 94*) 6CH 4 fois par jour jusqu'à 7 jours.
• Dépression. • Hypersensibilité à la souffrance d'autrui.	• Par temps humide et chaud. • En buvant froid. • En faisant des mouvements sans brusquerie.	• Le matin. • En mangeant sucré. • En buvant du café.	**Causticum** (*voir page 79*) 6CH 4 fois par jour jusqu'à 7 jours. 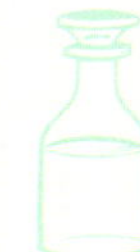
• Anxiété extrême pouvant aller jusqu'à la peur de la mort.	• À l'air pur. • En bougeant. • Au chaud.	• Dans les pièces chaudes. • Exposé au tabac ou au pollen. • Le soir ou la nuit. • Par temps chaud, froid ou venteux.	**Aconit** (*voir page 32*) 30CH toutes les 4 heures jusqu'à 10 doses.
• Irritabilité. • Envie d'être chez soi. • Réticence à bouger ou à parler. • Stress concernant les problèmes financiers.	• À la fraîcheur. • En exerçant calmement des pressions fermes sur la tête et la poitrine.	• En bougeant ou au contact. • Exposé à une forte lumière ou au bruit. • Le matin et autour de 9 heures du soir et de 3 heures du matin.	**Bryonia** (*voir page 42*) 30CH toutes les 4 heures jusqu'à 10 doses. 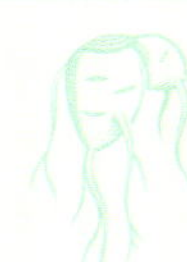
• Crise de larmes. • Apitoiement sur soi-même. • Chez les jeunes enfants, envie permanente de câlins.	• À l'air pur. • En pleurant un bon coup. • En appliquant des compresses froides sur la poitrine.	• Le soir. • Dans des pièces chaudes et confinées.	**Pulsatilla** (*voir page 61*) 30CH toutes les 4 heures jusqu'à 10 doses. 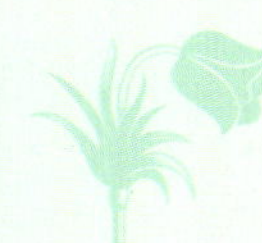
• Agitation. • Anxiété pouvant aller jusqu'à la peur de la mort.	• À l'air pur. • Au repos. • En transpirant à la chaleur.	• Dans un vent froid et sec. • En cas de choc. • La nuit.	**Aconit** (*voir page 32*) 30CH toutes les 4 heures jusqu'à 10 doses.
• Anxiété et peur, surtout en cas d'orage. • Excitabilité. • Grand besoin d'être rassuré.	• Allongé sur le côté droit. • En mangeant et buvant froid. • En massant la poitrine.	• Au contact physique. • En mangeant chaud. • Le soir. • Par temps froid et venteux. • Pendant un orage.	**Phosphorus** (*voir page 94*) 6CH toutes les 4 heures jusqu'à 2 jours.
• Irritabilité extrême. • Besoin d'être seul. • Délire et besoin d'être chez soi, même si on y est déjà.	• Allongé sur le côté douloureux. • En appuyant sur la poitrine. • Au repos et au calme. • Dehors, à l'air frais.	• En se levant ou en se courbant. • Au mouvement ou au contact. • En toussant, en respirant, en s'agitant ou en mangeant. • En cas de stress.	**Bryonia** (*voir page 42*) 30CH toutes les 4 heures jusqu'à 2 jours. 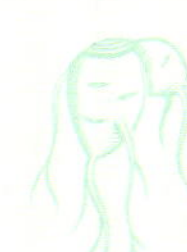

Appareil circulatoire

En circulant dans l'organisme, le sang alimente tous les tissus en oxygène et en nutriments (*voir page 184*). Les problèmes circulatoires surviennent si le cœur ne joue plus parfaitement son rôle de pompe ou lorsque des artères se bouchent ou perdent de leur élasticité ; le cœur doit alors travailler davantage pour que la circulation s'effectue correctement. Par ailleurs les artères se détériorent avec l'âge et, la circulation

Trouble	Affection	Symptômes physiques
Engelure Situées sur les mains et sur les pieds, elles se produisent lorsque les vaisseaux superficiels se rétractent sous l'effet du froid. La peau pâlit et s'engourdit, puis rougit, enfle, démange, voire se fissure. **Aide** Maintenez pieds et mains le plus possible au chaud et au sec, surtout si le temps est humide et froid. Appliquez de la pommade au calendula, ne grattez pas l'engelure. Des exercices réguliers peuvent améliorer la circulation : par exemple, des mouvements de rotation des bras en ailes de moulin.	Engelures brûlantes et provoquant des démangeaisons.	◆ Plaques rouges, enflées et piquantes. ◆ Démangeaisons intolérables. ◆ Douleur cuisante sur les zones affectées.
	Engelures accompagnées d'un gonflement des veines.	◆ Pulsations douloureuses et cuisantes sur les zones affectées. ◆ Inflammation violacée. ◆ Démangeaisons irritantes.
Crampe Ces contractions musculaires très douloureuses ont deux causes principales : manque d'oxygène ou surproduction d'acide lactique en raison d'un effort violent ou inhabituel. Le trouble circulatoire réduisant l'apport d'oxygène au muscle est favorisé par une mauvaise position ou si on reste assis ou debout trop longtemps. La crampe survient aussi en cas de brutal rétrécissement au froid, lors d'une grossesse, ou en raison d'une carence en sel après vomissements ou forte transpiration. **Aide** Si les crises sont plus violentes la nuit, surélevez de 10 cm les pieds du lit. En cas de crampe, étirez et massez les muscles pour stimuler l'afflux sanguin.	Violente crampe au pied ou à la jambe.	◆ Contractions musculaires provoquant des spasmes violents aux orteils, à la cheville, à la plante des pieds et aux jambes. ◆ Chevilles lourdes et douloureuses. ◆ Fléchissement involontaire des genoux.
	Crampe due à une fatigue musculaire.	◆ Douleur semblable à celle d'un hématome consécutif à un effort violent. ◆ Impression d'avoir eu les membres battus. ◆ Lourdeur dans les membres.
Varices Une défectuosité des valvules veineuses cause une stagnation du sang et la formation de cordons bleuâtres et sinueux, surtout sur les jambes. Les varices peuvent être héréditaires ou résulter d'une thrombose (caillot de sang), d'une grossesse ou d'une obésité. **Aide** Restez debout le moins possible, portez des bas de contention. Asseyez-vous pieds surélevés par rapport aux hanches. **Mise en garde** Si cet état dure plus de trois semaines, consultez un médecin. Si la veine éclate et saigne, bandez la jambe très serré et gardez-la levée. Si l'hémorragie continue, consultez un médecin dans les 2 heures.	Varices accompagnées d'une sensation d'hématomes douloureux.	◆ Possibilité d'une sensation de brûlure. ◆ Veines douloureuses, enflées et bosselées, sensibles au toucher et donnant la sensation d'hématomes douloureux. ◆ Possibilité de saignements.
	Varices dont l'état s'aggrave assis, jambes ballantes.	◆ Veines donnant la sensation d'être pleines. ◆ Frissons. ◆ Sensation de brûlures et de picotements.
Impatience dans les jambes Les tressautements involontaires sont dus à des sensations de brûlure, de piqûre et de démangeaison, surtout dans le bas des jambes, et peuvent avoir une origine à la fois héréditaire et nerveuse. Ce trouble frappe surtout les personnes âgées et les fumeurs ou se manifeste si les muscles sont trop sollicités. Il est lié à un diabète, une carence en vitamine B, un excès de caféine, une allergie alimentaire, un sevrage d'une drogue. **Aide** Mangez beaucoup de fruits et légumes frais, supprimez la caféine, dormez avec une bouillotte ou des chaussettes chaudes. Si les symptômes persistent, vérifiez s'il n'y pas d'allergie alimentaire.	Impatiences s'atténuant lors de mouvements continus.	◆ Démangeaisons donnant l'impression de fourmis se déplaçant sous la peau. ◆ Sensation de brûlures et de piqûres aux jambes. ◆ Sensation d'avoir des jambes en bois et mortes.
	Impatiences dans les pieds, même la nuit.	◆ Démangeaisons et tremblements des pieds avec agitation des jambes, même pendant le sommeil. ◆ Impatiences empêchant de dormir.

sanguine étant régulée par le système nerveux (*voir page 178*), elle peut subir des troubles liés au stress. Les remèdes homéopathiques destinés à combattre une affection spécifique, tout comme les traitements constitutionnels (*voir page 176*), améliorent le métabolisme, réduisent le stress et maintiennent le bon état d'autres organes, le foie par exemple, qui conditionne le fonctionnement correct du cœur. L'atténuation des problèmes circulatoires, et surtout cardiaques, passe par un traitement homéopathique mais aussi par un mode de vie sain évitant le stress et le surmenage : alimentation équilibrée, exercices, relaxation, proscription du tabagisme et des excès de toute nature.

Symptômes psychologiques	Amélioration	Aggravation	Remède et dosage
◆ Grande anxiété due à la peur que les engelures soient un symptôme d'une maladie plus grave.	◆ En faisant des mouvements lents. ◆ Au lit bien au chaud.	◆ En s'exposant au froid et à l'humidité. ◆ Par temps froid. ◆ Avant un orage.	**Agaricus** (*voir page 33*) 6CH toutes les demi-heures jusqu'à 6 doses.
◆ Possibilité de crises de larmes provoquées par la gêne qu'occasionnent les symptômes. ◆ Besoin de réconfort.	◆ Avec les mains sur la tête. ◆ En faisant de l'exercice sans brusquerie. ◆ À l'air froid.	◆ À la chaleur. ◆ En cas de températures extrêmes. ◆ Le soir et la nuit.	**Pulsatilla** (*voir page 61*) 6CH toutes les demi-heures jusqu'à 6 doses.
◆ Tendance à lancer des cris aigus. ◆ Crises de larmes violentes. ◆ Frayeur.	◆ En appuyant fermement sur la partie affectée. ◆ En buvant froid. ◆ En transpirant.	◆ En bougeant. ◆ En appuyant légèrement sur la région touchée. ◆ Au cours de rapports sexuels.	**Cuprum met.** (*voir page 80*) 6CH 4 fois par jour jusqu'à 14 jours.
◆ Peur d'être touché. ◆ Nervosité due à la douleur. ◆ Hypersensibilité au bruit.	◆ En commençant à bouger. ◆ Par temps clair et froid. ◆ En s'allongeant.	◆ Au chaud. ◆ En appuyant sur la zone touchée. ◆ En faisant des mouvements pendant une durée prolongée.	**Arnica** (*voir page 37*) 6CH 4 fois par jour jusqu'à 14 jours.
◆ Irritabilité. ◆ Anxiété la nuit. ◆ Manque d'ardeur au travail ou aux études.	◆ Au repos. ◆ En s'allongeant sans brusquerie. ◆ L'hiver.	◆ En cas de lésion. ◆ En bougeant ou en cas de choc. ◆ En appuyant sur la zone affectée. ◆ Par temps chaud et humide.	**Hamamelis** (*voir page 145*) 30CH 2 fois par jour jusqu'à 7 jours.
◆ Timidité et soumission. ◆ Crises de larmes. ◆ Besoin de consolation et de réconfort.	◆ À l'air froid. ◆ En appliquant des compresses froides sur les zones affectées. ◆ Debout, bien droit. ◆ Allongé sur le dos.	◆ Au chaud. ◆ Le soir. ◆ Pendant une grossesse.	**Pulsatilla** (*voir page 61*) 30CH 2 fois par jour jusqu'à 7 jours.
◆ Agitation mentale. ◆ Incapacité à se concentrer.	◆ Lors de mouvements continus. ◆ Au chaud. ◆ En se tenant les jambes.	◆ Au repos. ◆ Quand on commence à bouger. ◆ Par temps froid et humide.	**Rhus tox.** (*voir page 162*) 6CH 4 fois par jour jusqu'à 14 jours.
◆ Hyperactivité mentale. ◆ Intolérance au bruit.	◆ En bougeant. ◆ En appuyant fermement sur la zone affectée. ◆ En massant les jambes.	◆ En cas de fatigue extrême. ◆ Dans le bruit. ◆ Au toucher. ◆ En cas de chaleur extrême.	**Zinc. met.** (*voir page 101*) 6CH 4 fois par jour jusqu'à 14 jours.

BOUCHE

LA SALIVE CONTIENT UNE ENZYME, l'amylase, qui entame la transformation des hydrates de carbone et donc la digestion. Après que les dents aient mâché la nourriture, les muscles de la langue la mélangent à la salive et forment une boulette lubrifiée, prête à être avalée. Dès leur arrivée sur la langue, les aliments stimulent les papilles gustatives qui envoient à l'aire du goût, située dans le cerveau, des signaux activant

TROUBLE	AFFECTION	SYMPTÔMES PHYSIQUES
MAUX DE DENTS Ils révèlent souvent la présence de caries, mais peuvent provenir d'une infection des gencives, d'une sinusite (*voir page 226*) ou d'un abcès, la racine dentaire étant alors entourée de pus. La douleur est aiguë et lancinante, ou faible avec élancements. Elle peut être constante ou intermittente, ou n'apparaître que si une dent cariée est en contact avec des aliments sucrés, ou encore très chauds ou très froids. **AIDE** Frottez les dents et la gencive avec de l'essence de girofle, sauf si vous prenez des remèdes homéopathiques car l'essence pourrait alors jouer le rôle d'antidote. **MISE EN GARDE** Si la douleur s'accompagne de fièvre ou d'un gonflement de la gencive ou de la joue, ou qu'il vous semble que la dent bouge, consultez un dentiste dans les 12 heures. Si la dent est sensible au chaud, au froid, aux boissons ou aliments sucrés ou si vous éprouvez une douleur à la mastication, voyez un dentiste dans les 48 heures.	DOULEUR VIOLENTE ET LANCINANTE.	◆ Hypersensibilité à une douleur atroce qui provoque une grande agitation. ◆ Douleur insomniante. ◆ Douleur déchirante et saccadée.
	DOULEUR INSUPPORTABLE.	◆ Douleur atroce. ◆ Rougeur et gonflement de la joue du côté de la dent cariée. ◆ Chez les jeunes enfants, ces symptômes peuvent correspondre à une poussée dentaire.
	MAL DE DENT AVEC ÉLANCEMENTS.	◆ Joues et gencives enflées, chaudes et douloureuses au toucher. ◆ Douleur lancinante s'étendant aux oreilles. ◆ Vagues de douleur de plus en plus violentes avant de s'atténuer.
GINGIVITE La gingivite provoque des saignements de la gencive qui enfle, s'infecte et devient plus foncée. Elle survient en cas d'insuffisance de brossage, mais peut aussi constituer un effet secondaire à la prise d'un médicament, ou être due à un manque de vitamines, un déséquilibre sanguin ou une faiblesse du système immunitaire provoquée par le stress. **AIDE** Faites des bains de bouche avec une solution de calendula et d'hypericum (*voir page 271*). **MISE EN GARDE** Si votre état ne s'améliore pas dans les 3 jours, consultez un dentiste.	SAIGNEMENT DE LA GENCIVE ET MAUVAISE HALEINE.	◆ Gencive très sensible, spongieuse et ayant tendance à saigner. ◆ Sécrétion excessive de salive s'écoulant sur l'oreiller pendant le sommeil. ◆ Dents branlantes.
	SAIGNEMENT ET GONFLEMENT DE LA GENCIVE, ACCOMPAGNÉS D'APHTES.	◆ Goût de pus dans la bouche. ◆ Dents très sensibles au froid et au chaud. ◆ Possibilité d'aphtes et de boutons de fièvre.
MAUVAISE HALEINE L'halitose ou mauvaise haleine peut être due au tabagisme, une gingivite (*voir ci-dessus*), une indigestion (*voir page 234*), une sinusite (*voir page 226*), une amygdalite, une carie ou un jeûne. Pour savoir si vous avez mauvaise haleine, expirez dans le creux de la paume et sentez l'air que vous avez rejeté. **AIDE** Évitez les aliments laissant une forte odeur ou causant des indigestions, proscrivez le tabac. Consultez un dentiste régulièrement, ayez une bonne hygiène buccale.	MAUVAISE HALEINE ASSOCIÉE À DES CARIES ET DES GINGIVITES.	◆ Forte odeur de l'haleine et de la transpiration. ◆ Sécrétion excessive de salive s'écoulant sur l'oreiller au cours du sommeil. ◆ Langue jaune recouverte d'un enduit épais.
APHTES Ulcérations siégeant à n'importe quel endroit de la muqueuse buccale, ils surviennent en cas d'allergie, de consommation d'aliments épicés, de surmenage, de stress, d'un brossage dentaire insuffisant, ou d'une morsure de l'intérieur de la joue. **AIDE** Évitez les plats épicés, sucrés ou acides, proscrivez le tabac. Faites plusieurs fois par jour des bains de bouche. **MISE EN GARDE** Consultez si l'ulcération dure plus de 3 semaines.	APHTES BRÛLANTS.	◆ Bouche sèche. ◆ Douleur vive et brûlante de la zone ulcérée. ◆ Goût amer ou métallique dans la bouche. ◆ Langue propre, sèche et rouge.

les sécrétions digestives. La plaque dentaire est un enduit collant formé par mélange de la salive et des bactéries qui sont naturellement présentes dans la nourriture et prospèrent grâce au sucre. On observe donc fréquemment des problèmes au niveau de l'émail dentaire et des gencives dans les pays développés, grands consommateurs de sucre.

La prévention de nombreuses affections passe par une bonne hygiène, des contrôles réguliers, et la consommation d'aliments fibreux, sans sucre et difficiles à mâcher, favorisant la sécrétion de salive riche en globules blancs qui combattent l'infection. L'homéopathie propose des bains de bouche et des remèdes adaptés aux symptômes présentés.

Symptômes psychologiques	Amélioration	Aggravation	Remède et dosage
• Hypersensibilité à la douleur. • Incapacité à se relaxer. • Hyperactivité mentale.	• En gardant de l'eau glacée dans la bouche. • En s'allongeant. • En dormant.	• À la forte chaleur. • En mangeant très chaud. • Au bruit.	**Coffea** (*voir page 50*) 6CH 4 fois par jour jusqu'à 14 jours. 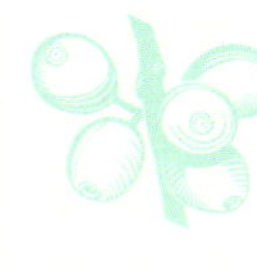
• Irritabilité. • Irascibilité. • Besoin d'être seul, sans souci d'aucune sorte.	• Entouré de sollicitude. • Chez un jeune enfant, en étant promené dans les bras. • En appliquant du froid sur la dent, des glaçons par exemple.	• La nuit. • En cédant à la colère. • En mangeant et buvant chaud. • À l'air froid.	**Chamomilla** (*voir page 46*) 6CH 4 fois par jour jusqu'à 14 jours.
• Possibilité d'emportements passagers mais violents si la douleur est très forte et accompagnée de fièvre.	• Au repos. • En appuyant la tête contre un support. • En se penchant en arrière.	• Au contact tactile. • Dans la cacophonie. • La nuit. • Au grand air.	**Belladonna** (*voir page 39*) 30CH toutes les 5 minutes jusqu'à 10 doses. 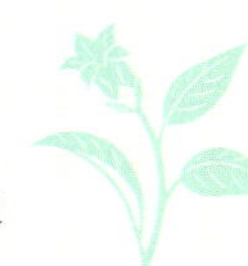
• Paresse intellectuelle. • Élocution hésitante. • Lenteur de compréhension. • Manque de volonté et de motivation.	• Au repos. • En étant chaudement vêtu. • Le matin.	• En cas de températures extrêmes. • En transpirant la nuit. • En cas de stress. • Dans les courants d'air.	**Merc. sol.** (*voir page 85*) 6CH toutes les 4 heures jusqu'à 3 jours.
• Désir d'être seul. • Refus d'un réconfort ou d'une manifestation de sympathie.	• À l'air pur. • En jeûnant. • En frottant la zone affectée.	• En faisant un effort. • En cas de stress émotionnel. • À la chaleur. • En plein soleil. • Dans le bruit ou la cacophonie.	**Nat. mur.** (*voir page 92*) 6CH toutes les 4 heures jusqu'à 3 jours.
• Désir d'être seul. • Refus d'un réconfort ou d'une manifestation de sympathie.	• Au repos. • En étant chaudement vêtu. • En frottant les gencives.	• Au froid et en cas de températures extrêmes. • En transpirant la nuit. • En cas de stress.	**Merc. sol.** (*voir page 85*) 6CH 3 fois par jour jusqu'à 7 jours.
• Agitation. • Anxiété.	• En faisant des bains de bouche chauds. • En appliquant des compresses chaudes sur le visage. • Allongé avec la tête surélevée.	• En mangeant et en buvant froid. • Par temps froid, sec et venteux. • Entre minuit et 2 heures du matin. • En cas de stress. • En cas de surmenage.	**Arsen. alb.** (*voir page 68*) 6CH 4 fois par jour pendant 5 jours. 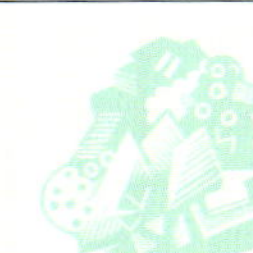

Appareil digestif

La digestion commence dès la mastication et se termine à l'expulsion des selles (*voir page 188*). Son fonctionnement conditionne le bien-être physique et mental et peut être perturbé par de nombreux facteurs, mais il est possible d'agir sur certains d'entre eux, qui ont des répercussions évidentes : les choix alimentaires, la digestibilité des plats ingérés, ou l'habitude de dîner tard.

Trouble	Affection	Symptômes physiques
Indigestion Elle se manifeste par des symptômes variés : renvois abondants, maux d'estomac et brûlures gastriques (*voir ci-dessous*). Causée parfois par une sécrétion ou un flux défectueux d'enzymes, d'hormones ou de fluides digestifs, l'indigestion survient aussi en cas d'excès alimentaire ou de consommation d'aliments difficiles à assimiler. Elle a tendance à s'aggraver avec l'âge ou en cas de stress, et peut révéler un problème plus grave, comme un ulcère gastroduodénal. **Aide** Pratiquez la relaxation ou la méditation avant un repas. Mangez lentement (et, le soir, pas trop tard), détendez-vous au moins une demi-heure ensuite. Évitez le tabac, le café, le thé, les boissons gazeuses, l'alcool, le pain, le porc, ainsi que les agrumes, tomates, oignons, haricots, fruits à écale et aliments riches et gras. Diminuez votre consommation d'hydrates de carbone non raffinés. **Mise en garde** Si vous éprouvez une douleur aiguë qui s'étend dans le dos (avec ou sans vomissements), consultez un médecin dans les 2 heures. Faites-le immédiatement si vous vomissez du sang.	Indigestion accompagnée d'abondantes flatulences.	• Impression d'un ralentissement de la digestion. • Douleur même en absorbant la nourriture la plus simple. • Sensation de brûlures à l'estomac et au dos. • Désir d'aliments salés, acides et sucrés, de café, et répulsion pour la viande et le lait.
	Indigestion accompagnée de haut-le-cœur douloureux.	• Brûlures d'estomac une demi-heure après les repas, avec goût putride dans la bouche. • Désir d'aliments gras, acides ou épicés, et d'alcool, alors pourtant qu'ils perturbent la digestion.
	Indigestion accompagnée de nausées et/ou vomissements.	• Indigestion deux heures après les repas, notamment le soir. • Battement frénétique du cœur. • Goût déplaisant dans la bouche. • Sensation de pression sous le sternum. • Possibilité de céphalées autour des yeux.
Brûlures d'estomac Il s'agit d'une forme courante d'indigestion qui procure des douleurs brûlantes à l'estomac ou à l'œsophage et la poitrine. Ces brûlures, qui ont tendance à s'aggraver avec l'âge, peuvent être provoquées par une hernie hiatale (avancée de l'estomac à travers l'orifice du diaphragme réservé à l'œsophage). Elles sont accentuées par le stress, l'absorption d'air ou de certains aliments (*voir « Indigestion », ci-dessus*), les excès de table et la précipitation lors des repas. Elles sont fréquentes en cours de grossesse, la fonction digestive étant alors perturbée. **Aide** Pratiquez l'une des techniques de relaxation ou de méditation avant les repas. Mangez calmement et détendez-vous ensuite au moins 30 minutes. Évitez les repas tardifs et les aliments qui ne vous conviennent pas. Ne fumez pas. **Mise en garde** Voir celle concernant l'indigestion (*ci-dessus*).	Brûlures d'estomac associées à un désir d'eau glacée.	• Sensation de brûlure dans la poitrine. • Désir d'eau glacée, pouvant être rejetée après réchauffement dans l'estomac. • Insomnie et fringales nocturnes n'entraînant pas de prise de poids. • Désir de sel, glace, chocolat, poisson et boissons fraîches, et répulsion pour les huîtres, les œufs et la viande.
	Brûlures d'estomac accompagnées d'un désir de sucre.	• Sensation brûlante associée à la faim et faiblesse due à une hypoglycémie (baisse du taux de sucre dans le sang). • Désir intense de plats sucrés, épicés ou gras.
Hoquet Il est le résultat de spasmes du diaphragme qui provoquent une entrée subite d'air dans les poumons. Sous l'effet de ce courant d'air, les cordes vocales se pincent en donnant un bruit caractéristique. Ces spasmes proviennent de l'irritation du diaphragme due à excès d'air dans l'estomac, à un rire ou un chatouillement, ou encore lors d'un stress émotionnel. **Aide** Les solutions traditionnelles : retenir sa respiration, respirer rapidement ou dans un sac en papier, se faire surprendre par quelqu'un. L'eau avec un peu de glucose peut aider les jeunes enfants.	Hoquet accompagné de renvois.	• Hoquet une ou deux heures après un repas copieux. • Possibilité de haut-le-cœur.
	Hoquet associé à un stress émotionnel.	• Hoquet après avoir mangé, bu ou fumé.

Par ailleurs, il est possible d'influer dans une certaine mesure sur le stress ou une allergie ; il est en revanche difficile d'avoir une action efficace contre un problème héréditaire ou une infection. L'homéopathie traite les troubles mineurs comme l'indigestion, surtout si on y associe un changement d'habitudes alimentaires ; ses remèdes agissent sur la quantité de bactéries bénéfiques, atténuent les irritations causées par certains aliments, améliorent l'élimination des déchets et entretiennent les organes digestifs, le foie par exemple. Certaines affections, comme les hémorroïdes, peuvent nécessiter un traitement de fond (*voir page 176*), surtout si elles sont récurrentes.

SYMPTÔMES PSYCHOLOGIQUES	AMÉLIORATION	AGGRAVATION	REMÈDE ET DOSAGE
• Manque d'énergie mentale. • Manque de goût pour la vie. • Intransigeance.	• En expulsant des renvois. • À l'air frais.	• En cas d'excès alimentaire. • En mangeant trop riche. • En dînant trop tard. • En s'allongeant. • Le soir. • Par temps chaud et humide.	**Carbo veg.** (*voir page 44*) 30CH toutes les 10-15 minutes jusqu'à 7 prises par 24 heures.
• Irritabilité. • Agitation résultant du stress et du manque de sommeil. • Attitude critique envers les autres.	• Au chaud. • En dormant. • En exerçant une forte pression sur l'estomac. • Le soir. • En s'isolant.	• En mangeant des aliments acides, gras ou pimentés, et en buvant de l'alcool. • En cas de stress ou de manque de sommeil. • Par temps froid et venteux.	**Nux vomica** (*voir page 63*) 6CH toutes les 10-15 minutes jusqu'à 7 prises.
• Crises de larmes à la moindre provocation. • Dépression. • Apitoiement sur soi-même. • Besoin d'affection.	• En faisant des exercices sans brusquerie. • En pleurant.	• En mangeant gras et riche. • En cas de stress émotionnel ou de modifications hormonales. • Le soir et la nuit. • Dans une atmosphère trop chaude et confinée.	**Pulsatilla** (*voir page 61*) 6CH toutes les 10-15 minutes jusqu'à 7 prises.
• Anxiété concernant l'état de santé. • Peur irrationnelle du noir, de la solitude, de la mort et des orages.	• En mangeant froid et en buvant de l'eau fraîche. • En dormant. • En recevant un massage général du corps.	• En étant allongé sur le dos. • En cas de stress. • En mangeant chaud.	**Phosphorus** (*voir page 94*) 6CH toutes les 10 ou 15 minutes jusqu'à 7 prises si les brûlures sont aiguës.
• Paresse et manque d'énergie mentale. • Mélancolie. • Hypochondrie. • Tendance à la rêverie. • Indécision.	• Au grand air. • En appliquant des compresses chaudes sur l'estomac et le bas du thorax. • En buvant chaud.	• En prenant un bain. • En ayant trop chaud dans une pièce ou la nuit au lit. • En se levant.	**Sulfur** (*voir page 99*) 6CH toutes les 10 ou 15 minutes jusqu'à 7 prises si les brûlures sont aiguës.
• Irritabilité. • Manque d'énergie mentale. • Épuisement dû au manque de sommeil. • Attitude très critique.	• En buvant très chaud. • En portant des vêtements amples.	• En portant des vêtements serrés. • En cas d'excès de toute nature. • En mangeant, en buvant ou en prenant des médicaments ou des excitants.	**Nux vomica** (*voir page 63*) 6CH toutes les 15 minutes jusqu'à 6 prises. 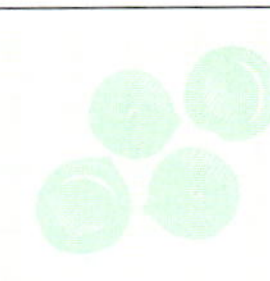
• Comportement lunatique. • Hypersensibilité. • Manque d'énergie mentale. • Sentiment de culpabilité. • Sensibilité au bruit.	• En déglutissant. • En mangeant. • En étant allongé sur le dos.	• En cas de stress émotionnel. • En fumant, en mangeant ou en buvant lorsque l'on est contrarié.	**Ignatia** (*voir page 57*) 6CH toutes les 15 minutes jusqu'à 6 prises.

TROUBLE	AFFECTION	SYMPTÔMES PHYSIQUES
NAUSÉES ET VOMISSEMENTS La nausée (envie de vomir) ne se traduit pas toujours par un vomissement (expulsion involontaire du contenu de l'estomac). Néanmoins ces deux manifestations sont toutes deux le symptôme d'un problème digestif provoqué par un excès de table, un abus d'alcool, une intoxication alimentaire ou une infection telle qu'une gastro-entérite (*voir ci-dessous*), à moins qu'elles ne soient déclenchées par le stress, une migraine, des modifications hormonales liées à une menstruation ou une grossesse (*voir page 262*). Nausées et vomissements peuvent révéler par ailleurs des affections plus graves ; en général, celles-ci concernent l'appareil digestif (par exemple un ulcère gastroduodénal dû à la corrosion des parois des voies digestives par l'acidité des sucs gastriques, ou un cancer de l'estomac) mais elles peuvent aussi être liées à des troubles du cerveau ou du système nerveux. L'automédication n'est absolument pas appropriée dans un tel contexte. **AIDE** Buvez de l'eau bouillie fraîche par petites quantités mais fréquemment. Évitez les aliments solides, ne fumez pas. **MISE EN GARDE** Si les vomissements persistent plus de 48 heures ou sont accompagnés de fièvre, consultez un médecin dans les 2 heures. Une aide médicale d'urgence est nécessaire immédiatement en cas de douleur abdominale aiguë ou de présence de sang dans les vomissures. Consultez un médecin si vous pensez avoir rejeté un médicament qui vous avait été prescrit dans le cadre d'un traitement.	NAUSÉES CONTINUELLES.	• Nausée continuelle qui ne s'atténue pas en vomissant. • Présence possible de mucosités verdâtres dans les vomissures. • Possibilité de maux de tête, de forte transpiration ou de diarrhée. • Douleurs abdominales spasmodiques.
	VOMISSEMENTS ACCOMPAGNÉS D'UNE GRANDE SOIF.	• Désir de boissons glacées, pouvant être rejetées après réchauffement dans l'estomac. • Douleurs brûlantes au creux de l'estomac, accompagnées de haut-le-cœur et de vomissements.
	NAUSÉES ET VOMISSEMENTS ASSOCIÉS À DES CRISES DE LARMES.	• Nausées et vomissements accompagnés d'écoulements sur l'arrière de la gorge.
	NAUSÉES ET VOMISSEMENTS ACCOMPAGNÉS D'IRRITABILITÉ.	• Vomissements 2 à 3 heures après les repas. • Haut-le-cœur douloureux. • Impression d'avoir la gueule de bois. • Tendance à se réveiller vers 4 heures du matin et à ne pas se rendormir pendant 2 heures.
GASTRO-ENTÉRITE Cette inflammation des voies digestives provient d'un virus contenu dans les aliments ou l'eau, ou qui se propage d'un individu à un autre. Les symptômes varient en intensité, mais disparaissent généralement en 48 heures. Dans les cas les plus graves, on observe des vomissements, des nausées, des diarrhées, des douleurs abdominales, un état fébrile et une grande fatigue. La déshydratation est surtout à craindre chez les personnes âgées et les enfants. **AIDE** Reposez-vous et buvez abondamment, surtout de l'eau bouillie salée (1 cc de sel et 8 cc de sucre pour 1 litre d'eau) afin d'éviter la déshydratation. Évitez le lait et les aliments solides avant le rétablissement du fonctionnement normal de l'estomac. Soignez votre hygiène intime. **MISE EN GARDE** Si les symptômes persistent plus de 48 heures ou en cas de sang dans les selles ou d'état fébrile, consultez un médecin dans les 2 heures. Faites-le immédiatement si les symptômes s'accompagnent d'une violente douleur abdominale persistant plus d'une heure.	VOMISSEMENTS ET DIARRHÉES SIMULTANÉS.	• Vomissements et douleurs à l'abdomen. • Diarrhées provoquant un endolorissement de l'anus et des picotements au rectum. • Désir de boissons froides, pouvant être rejetées après réchauffement dans l'estomac. • Frilosité.
	GASTRO-ENTÉRITE ACCOMPAGNÉE DE VIOLENTES CRAMPES ABDOMINALES.	• Douleurs coliques s'atténuant quand le sujet se plie en deux. • Possibilité de diarrhées. • Douleurs s'atténuant en expulsant des gaz intestinaux.
	GASTRO-ENTÉRITE PROVOQUANT DES SELLES DE DIFFÉRENTES NATURES.	• Gargouillements dans l'estomac. • Pression sous le sternum après les repas. • Selles ayant toutes une couleur ou une texture différente. • Possibilité de vomissements.
BALLONNEMENTS ET FLATULENCES Ces troubles, qui provoquent la sensation d'avoir l'estomac gonflé et plein et s'accompagnent de renvois et d'expulsion de gaz intestinaux, peuvent être dus à la constipation (*voir page 238*) ou à un déséquilibre intestinal (surproduction de bactéries ou de champignons dans l'intestin). Ces manifestations sont susceptibles d'empirer avant les règles et s'aggravent en cas d'anxiété ou d'intolérance alimentaire, ou si on avale de l'air. **AIDE** Évitez les légumes secs, les oignons, les choux, les fruits à écale ; ajoutez du cumin, des graines d'anis ou du gingembre dans vos plats.	BALLONNEMENTS MÊME APRÈS AVOIR INGÉRÉ UNE PETITE QUANTITÉ DE NOURRITURE.	• Sensation de faim, la moindre nourriture ingérée provoquant pourtant des ballonnements. • Difficulté à expulser les selles sans pousser. • Gêne plus importante à droite de l'abdomen, non atténuée par l'expulsion de gaz intestinaux.
	BALLONNEMENTS ET FLATULENCES SOULAGÉS PAR DES RENVOIS.	• Tous les aliments provoquent des flatulences. • Sensation de brûlures à l'estomac. • Désir de café et d'aliments salés, acides ou sucrés, répulsion pour la viande et le lait.

SYMPTÔMES PSYCHOLOGIQUES	AMÉLIORATION	AGGRAVATION	REMÈDE ET DOSAGE
◆ Aucun symptôme marqué, si ce n'est parfois une tendance à être difficile à contenter.	◆ Au grand air. ◆ Au repos.	◆ En voiture ou en regardant un objet en mouvement. ◆ En bougeant. ◆ En s'allongeant.	**Ipecac.** (*voir page 45*) 6CH toutes les heures (symptômes légers), ou toutes les 15 minutes (symptômes aigus), jusqu'à 10 prises.
◆ Peur et anxiété. ◆ Forte inquiétude concernant autrui ou au contraire totale indifférence, même envers les êtres chers.	◆ En dormant. ◆ Par le massage et la relaxation. ◆ En étant allongé sur le côté droit.	◆ En cas d'effort. ◆ En mangeant et buvant chaud. ◆ Entre le coucher du soleil et minuit. ◆ En trempant les mains dans l'eau froide.	**Phosphorus** (*voir page 94*) 6CH toutes les heures (symptômes légers), ou toutes les 15 minutes (symptômes aigus), jusqu'à 10 prises.
◆ Crises de larmes. ◆ Apitoiement sur soi-même. ◆ Grand besoin de compassion. ◆ Dépression.	◆ En pleurant et en étant réconforté. ◆ En faisant des exercices doux. ◆ À l'air frais. ◆ En buvant froid. ◆ En mettant les mains au-dessus de la tête.	◆ En mangeant des aliments riches et gras. ◆ Dans une pièce chaude et confinée. ◆ Au soleil. ◆ Dans la soirée et la nuit.	**Pulsatilla** (*voir page 61*) 6CH toutes les heures (symptômes légers), ou toutes les 15 minutes (symptômes aigus), jusqu'à 10 prises.
◆ Irritabilité. ◆ Attitude extrêmement critique envers les autres. ◆ Hyperactivité mentale lors des insomnies nocturnes.	◆ À la chaleur. ◆ En dormant. ◆ En exerçant une ferme pression sur l'abdomen.	◆ En cas d'excès de toute nature. ◆ Au froid. ◆ Exposé au bruit. ◆ En cas de stress.	**Nux vomica** (*voir page 63*) 6CH toutes les 15 minutes jusqu'à 10 prises.
◆ Agitation, peur et anxiété. Perte de l'espoir d'une guérison. ◆ Irritabilité.	◆ Au chaud. ◆ En buvant des boissons très chaudes.	◆ À l'odeur ou la vue de la nourriture. ◆ Entre minuit et 2 heures du matin. ◆ En buvant des boissons froides. ◆ En buvant de l'alcool.	**Arsen. alb.** (*voir page 68*) 6CH toutes les heures jusqu'à 10 prises.
◆ Irritabilité et grande sensibilité. ◆ Possibilité de suppression de la colère et de l'indignation suscitées par le traitement réel ou imaginaire.	◆ Couché sur le côté, les genoux remontés contre la poitrine. ◆ Au chaud. ◆ En dormant. ◆ En buvant du café.	◆ En mangeant et en buvant. ◆ Par temps froid et humide. ◆ Autour de 4 heures de l'après-midi.	**Colocynthis** (*voir page 52*) 6CH toutes les heures jusqu'à 10 prises.
◆ Dépression et apitoiement sur soi-même. ◆ Tendance aux crises de larmes et grand besoin d'affection et de réconfort.	◆ En pleurant et en recevant des témoignages de sympathie. ◆ À l'air frais. ◆ En buvant des boissons froides.	◆ Dans une pièce chaude et confinée. ◆ Dans la soirée et la nuit. ◆ En mangeant des aliments riches et gras. ◆ En cas de stress.	**Pulsatilla** (*voir page 61*) 6CH toutes les heures jusqu'à 10 prises.
◆ Mélancolie. ◆ Appréhension. ◆ Déficience de la mémoire.	◆ En mangeant et en buvant très chaud. ◆ Après minuit. ◆ Dans un environnement frais.	◆ En portant des vêtements serrés. ◆ En cas d'excès alimentaire. ◆ Entre 4 heures de l'après-midi et 8 heures du soir. ◆ Dans une pièce confinée.	**Lycopodium** (*voir page 59*) 6CH toutes les 30 minutes jusqu'à 10 prises.
◆ Léthargie, apathie et indifférence. ◆ Irritabilité accompagnée de sautes d'humeur.	◆ En expulsant des renvois. ◆ À l'air frais. ◆ Au froid.	◆ En cas d'excès alimentaire. ◆ En mangeant riche et gras. ◆ En dînant trop tard. ◆ Le soir. ◆ En s'allongeant.	**Carbo veg.** (*voir page 44*) 6CH toutes les 30 minutes jusqu'à 10 prises.

Trouble	Affection	Symptômes physiques
DIARRHÉE L'émission fréquente de selles liquides ou molles est due à une incapacité du côlon à absorber l'eau des aliments ingérés. Elle révèle donc un problème intestinal ou d'origine alimentaire : consommation excessive de légumes secs ou de pruneaux, carence en vitamine B ou en acide folique, hypervitaminose en vitamine D, intolérance alimentaire, parasitisme ou gastro-entérite (*voir page 236*). La diarrhée peut aussi indiquer des troubles plus sérieux tels qu'un syndrome du côlon irritable (*voir page 189*), ou traduire une réaction à certains médicaments, une anxiété ou un stress. **AIDE** Pour éviter la déshydratation, buvez en abondance de l'eau bouillie avec un peu de miel, de l'eau glacée ou des boissons orgées. Liez progressivement vos soupes avec des féculents (tapioca, semoule ...), puis passez peu à peu à des potages moins épais. Si la diarrhée est due à la prise de médicaments tels que des antibiotiques, prenez des compléments acidophiles ou des yaourts nature. Évitez les analgésiques et les compléments en vitamine E. **MISE EN GARDE** Si la diarrhée persiste plus de 48 heures ou en cas de selles sanguinolentes, consultez un médecin dans les 2 heures. Les diarrhées récurrentes peuvent nécessiter un traitement homéopathique de fond (*voir page 176*).	DIARRHÉE PROVOQUÉE PAR UNE INTOLÉRANCE ALIMENTAIRE.	• Selles jaune verdâtre accompagnées de fortes flatulences. • Douleur à la miction. • Rougeur au bout de la langue.
	DIARRHÉE DUE À UNE EXCITATION NERVEUSE.	• Diarrhée suivie de fortes flatulences. • Possibilité de selles verdâtres. • Ballonnement non soulagés par des renvois. • Désir de plats salés, sucrés et froids.
	DIARRHÉE CONSÉCUTIVE À UN CHOC.	• Diarrhée liquide et verte ressemblant à des épinards hachés. • Transpiration excessive et de nausées. • Possibilité de douleurs dues aux coliques, ou absence de douleur.
	DIARRHÉE APRÈS L'ABSORPTION DE NOURRITURES OU DE BOISSONS FROIDES.	• Selles peu abondantes, brunes et inodores. • Selles brûlant les muqueuses anales.
CONSTIPATION Elle se traduit par une difficulté à expulser une selle et/ou des émissions peu fréquentes. La constipation est souvent causée par une alimentation insuffisamment riche en fibres ; elle peut également résulter d'un manque d'exercice, d'un stress, d'une paresse intestinale, de l'absorption de certains médicaments, ou de problèmes de thyroïde et de foie. La constipation chronique, quant à elle, provient d'une consommation trop régulière de laxatifs, de café ou d'alcool. Elle est considérée en homéopathie comme un problème de fond (*voir page 176*). **AIDE** Mangez des crudités en abondance avant d'avoir recours à des substances laxatives comme le séné, qui peuvent à la longue irriter la paroi intestinale. Faites plus d'exercice physique. **MISE EN GARDE** Si le dysfonctionnement de l'intestin est accompagné d'une perte de poids de plus de 500 g par semaine, consultez un médecin dans les 48 heures. En cas de saignement de l'anus ou de selles sanguinolentes, consultez un médecin dans les 12 heures. Si, bien qu'ayant suivi les mesures proposées ici durant plusieurs jours, aucune selle n'a été émise et surtout en cas de douleurs abdominales, consultez un médecin aussitôt que possible.	SELLES DURES ET SÈCHES ACCOMPAGNÉES D'UN DESSÈCHEMENT DES MUQUEUSES.	• Selles de grande taille, sèches, dures et d'apparence calcinée. • Maux de tête et sensation de congestion. • Ballonnements abdominaux. • Brûlures au rectum après excrétion. • Soif intense. • Sécheresse de toutes les muqueuses.
	CONSTIPATION ASSOCIÉE À UNE ENVIE PRESSANTE D'ALLER À LA SELLE.	• Crampes et spasmes de l'anus résultant de l'envie pressante à émettre des selles et augmentant la difficulté à le faire. • Soif intense.
	CONSTIPATION ACCOMPAGNÉE D'UNE EXPULSION DIFFICILE, MÊME DE SELLES MOLLES.	• Pas d'envie de relâcher l'intestin tant que le rectum ne se dilate pas complètement. • Selles pouvant être molles et d'aspect argileux, ou couvertes de mucus. • Sensation qu'une selle a été expulsée après une toux, et propulsée vers l'angle colique supérieur gauche.
HÉMORROÏDES Ces varices situées dans la partie inférieure du rectum et autour de l'anus sont souvent dues à la constipation (*voir ci-dessus*), mais s'associent aussi à des problèmes hormonaux, une grossesse, un accouchement, l'abus de laxatifs ou la position assise prolongée sur une surface dure. **AIDE** Essayez la pommade à la pivoine ou les suppositoires à l'hamamélis. Consommez plus de fibres pour éviter la constipation. **MISE EN GARDE** En cas de saignements de l'anus, éliminez les autres causes possibles avant de penser aux hémorroïdes ; si les saignements persistent, consultez dans les 12 heures.	HÉMORROÏDES ÉVOQUANT UNE GRAPPE DE RAISINS.	• Inflammation veineuse avec démangeaisons. • Sensation d'hématome douloureux à l'anus. • Possibilité de saignements. • Sensation de tension des hémorroïdes. • Soif intense.
	HÉMORROÏDES INTERNES PROVOQUANT DES DOULEURS D'ÉCHARDE.	• Hémorroïdes internes associées à une constipation. • Sensation de sécheresse et douleur d'écharde au niveau du rectum. • Selles grumeleuses provoquant des douleurs. • Démangeaisons à l'anus, qui est sec et chaud.

Symptômes psychologiques	Amélioration	Aggravation	Remède et dosage
• Irritabilité due à la gêne causée par les symptômes. • Anxiété portant sur l'expulsion des selles ou des gaz intestinaux.	• Au froid. • À l'air frais. • En jeûnant.	• Par temps très chaud. • Après avoir mangé ou bu. • Tôt le matin.	**Aloe** (*voir page 35*) 6CH toutes les heures jusqu'à 10 prises. 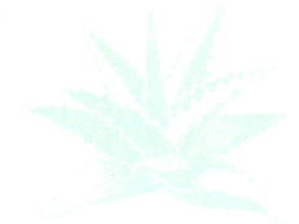
• Appréhension	• À l'air frais. • Au froid.	• À la chaleur. • En mangeant sucré. • La nuit.	**Argentum nit.** (*see page 74*) 6CH toutes les demi-heures jusqu'à 10 prises.
• Grande peur de la mort, pouvant aller jusqu'à en prévoir l'heure.	• En expulsant des selles.	• En étant exposé au vent. • En mangeant trop l'été.	**Aconit** (*voir page 32*) 30CH toutes les demi-heures jusqu'à 10 prises.
• Peur, notamment d'avoir une maladie incurable. • Agitation. • Insomnie entre minuit et 2 heures du matin.	• En buvant fréquemment des boissons chaudes par petites gorgées.	• En buvant des boissons froides ou en mangeant des glaces et des fruits trop mûrs.	**Arsen. alb.** (*voir page 68*) 6CH toutes les demi-heures jusqu'à 10 prises. 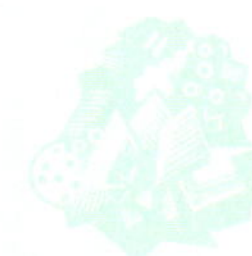
• Irritabilité	• En exerçant une pression sur l'abdomen et sur la tête. • Au froid. • Seul au calme.	• En cas d'excès alimentaire. • En mangeant des aliments riches et gras. • En dînant trop tard.	**Bryonia** (*voir page 42*) 30CH toutes les 2 heures jusqu'à 10 prises.
• Colère et irritabilité. • Extrême sensibilité au bruit, au contact physique et à toute pression.	• À la forte chaleur. • En dormant. • Le soir.	• En cas de trop forte stimulation mentale. • Au toucher ou sous l'effet d'une pression. • Exposé au bruit. • Tôt le matin.	**Nux vomica** (*voir page 63*) 6CH toutes les 2 heures jusqu'à 10 prises.
• Sensation d'urgence interne malgré une impression de ralentissement. • Pressentiments. • Possibilité de confusion. • Possibilité de perdre le sens des réalités.	• En étirant le corps vers l'arrière. • En se levant.	• Par temps froid. • En consommant des plats riches en féculents, du vin, du vinaigre, du poivre et du sel.	**Alumina** (*voir page 72*) 6CH toutes les 2 heures jusqu'à 10 prises. 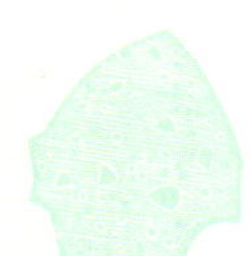
• Aucun, si ce n'est l'irritabilité provoquée par les symptômes.	• Au repos.	• À la chaleur. • En exerçant une pression sur la zone affectée. • En bougeant.	**Hamamelis** (*voir page 145*) 6CH 4 fois par jour jusqu'à 5 jours. 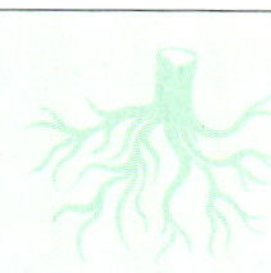
• Dépression. • Irritabilité. • Difficultés de concentration. • Confusion au réveil.	• Si les hémorroïdes saignent. • En s'agenouillant. • À l'air frais.	• Le matin. • En expulsant une selle. • En se tenant debout.	**Aesculus** (*voir page 121*) 6CH 4 fois par jour jusqu'à 5 jours. 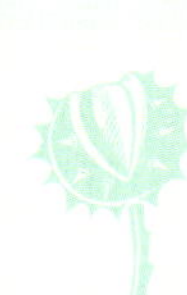

PEAU

LA PEAU EST L'ORGANE LE PLUS ÉTENDU puisqu'elle représente environ 16 % du poids du corps : mise à plat, elle couvrirait une superficie de 2 à 2,60 m². Elle forme une barrière entre l'extérieur et les organes internes qu'elle protège des chocs et blessures, et intervient dans le métabolisme et la thermorégulation, notamment au niveau de l'élimination des déchets et du contrôle des fluides.

TROUBLE	AFFECTION	SYMPTÔMES PHYSIQUES
ACNÉ MODÉRÉE L'acné se présente sous forme de comédons ouverts (points noirs) ou fermés (microkystes) et de pustules à tête jaune. Les boutons sont dus à une infection des pores bouchés. Liée à des désordres hormonaux, par exemple à la puberté, qui stimulent la sécrétion de sébum et de sueur, l'acné peut être accentuée par le stress et certains médicaments. En cas de grosseur sous-cutanée ferme, traitez comme pour un furoncle (*voir ci-dessous*). **AIDE** Exposez-vous au grand air et au soleil avec mesure, évitez hydrates de carbones raffinés, chocolat, fromage, plats cuisinés, fruits à écales, boissons gazeuses et acides. Nettoyez la peau 2 fois par jour, ne la frottez pas et ne grattez pas pour éviter les cicatrices et l'extension de l'infection. Utilisez les préparations pharmaceutiques avec modération. **MISE EN GARDE** Traitez les kystes comme pour une rosacée (*voir page 193*). Si les boutons persistent plus de 15 jours ou sont douloureux, consultez un médecin.	BOUTONS PURUGINEUX SUR LE VISAGE ET LES ÉPAULES.	• Points noirs et pustules creusés en leur centre et provoquant des démangeaisons. • Tendance aux cicatrices hypertrophiques en cas de grattage. • Impatiences dans les mains et les pieds.
	BOUTONS DOULOUREUX ET PURULENTS.	• Pustules extrêmement douloureuses au toucher.
	ACNÉ DUE À UN DÉSÉQUILIBRE HORMONAL, NOTAMMENT CHEZ LES ADOLESCENTES.	• Boutons au cours de la puberté. • Acné associée à un retard ou une abondance des menstruations chez les adolescentes. • Aggravation des boutons après consommation d'aliments riches et gras.
ECZÉMA LÉGER Très courant, l'eczéma provoque une inflammation de la peau s'accompagnant de démangeaisons et parfois de petites vésicules, de plaques squameuses et de saignements au grattage. Il se localise surtout aux plis de flexion (coudes…) et au visage, mais est susceptible de s'installer partout. Il peut être héréditaire ou traduire une réaction allergique aux produits chimiques, aux plantes, à la nourriture ou aux métaux. Il arrive que le stress, les modifications hormonales ou des facteurs alimentaires déclenchent des poussées. **AIDE** Évitez les irritants identifiés. Utilisez des crèmes hydratantes à base de paraffine, qui garde la peau douce, et, pour la toilette, des crèmes émulsifiantes plutôt que le savon. Choisissez le coton pour les vêtements en contact avec la peau. Supprimez pendant un mois les aliments potentiellement irritants tels que les produits laitiers, et notez l'évolution des symptômes. **MISE EN GARDE** En cas d'insomnies ou d'écoulements aqueux ou surinfectés, traitez comme pour un eczéma aigu (*voir page 194*).	ECZÉMA PROVOQUANT UNE AGITATION.	• Peau sèche et brûlante dont l'état empire quand on applique des compresses froides. • Incapacité à rester assis. • Insomnies, surtout après minuit.
	ECZÉMA SEC.	• Peau rêche, rouge et siège de démangeaisons. • Possibilité de diarrhées, surtout tôt le matin. • Désir d'aliments salés, gras, épicés et sucrés.
	ECZÉMA PRÉDOMINANT DERRIÈRE LES OREILLES.	• Peau rêche et sèche, crevasses possibles. • Éruptions plus marquées derrière les oreilles et parfois sur les paumes de la main. • Sensation de sécheresse du visage, comme si celui-ci était recouvert d'une toile d'araignée.
FURONCLE Le furoncle est un nodule (gonflement ferme) sous-cutané dû à l'infection d'un follicule pileux. Le pus épais qu'il contient forme un bourbillon blanc ou jaune au sommet. Il est parfois lié à une maladie, à un état d'épuisement, de fatigue ou de stress. La récurrence de furoncles peut être signe d'infection ou de diabète. **AIDE** Traitez-le avec un bain d'hypericum et de calendula (*voir page 271*). Ne le percez jamais, laissez-le s'écouler spontanément. Ne touchez pas les aliments après avoir manipulé un furoncle. **MISE EN GARDE** Consultez un médecin si un furoncle dure plus de 8 jours, récidive, ou s'accompagne de fièvre ou de douleurs.	ÉTAPES INITIALES DE FORMATION DU FURONCLE.	• Possible apparition soudaine des symptômes. • Furoncle rond et dur. • Peau sèche et enflammée autour du furoncle avec douleurs et élancements. • Possibilité de fièvre.
	PHASES FINALES DU FURONCLE AVEC L'APPARITION DE PUS.	• Pointe de pus prête à éclater. • Furoncle sensible au moindre effleurement.

Elle renferme des vaisseaux lymphatiques et sanguins, des terminaisons nerveuses assurant la fonction sensorielle, des glandes sébacées donnant à la peau souplesse et imperméabilité, des follicules pileux gainant les poils et cheveux. Pour l'homéopathe, les affections de la peau traduisent un problème interne. Il recherche donc la cause de l'éruption : stress, allergie, infection, mauvaises habitudes alimentaires, etc. Certains facteurs favorisent par ailleurs les affections : consommation excessive de sucre, d'hydrates de carbone raffinés, de café ou d'alcool, utilisation de cosmétiques, constipation, manque d'exercice, présence de particules irritantes dans l'atmosphère.

Symptômes psychologiques	Amélioration	Aggravation	Remède et dosage
• Agitation. • Nervosité. • Méfiance. • Sentiment d'abandon.	• En faisant des efforts physiques ou mentaux. • Par temps froid.	• En cas de modifications hormonales liées à la puberté ou aux menstruations. • En cas de stress émotionnel.	**Kali. brom.** (*voir page 149*) 6CH 3 fois par jour jusqu'à 14 jours. 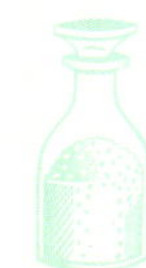
• Grande irritabilité. • Mauvaise humeur. • Tendance à ne plus se contrôler quand on touche les boutons.	• À la chaleur. • Par temps humide. • En mangeant.	• À tout effleurement des boutons. • Au froid. • En se couchant sur la zone affectée.	**Hepar sulf.** (*voir page 84*) 6CH 3 fois par jour jusqu'à 14 jours.
• Crises de larmes. • Apitoiement sur soi-même. • Besoin d'affection.	• En pleurant. • Au grand air. • En appliquant des compresses froides sur les zones affectées.	• En consommant des aliments riches et gras. • Dans des pièces chaudes. • En cas de modifications hormonales.	**Pulsatilla** (*voir page 61*) 6CH 3 fois par jour jusqu'à 14 jours.
• Possibilité d'anxiété. • Agitation. • Besoin d'être rassuré.	• Au chaud. • En appliquant des compresses chaudes sur les zones affectées. • En se promenant.	• Au froid. • Entre minuit et 2 heures du matin. • En faisant des efforts. • En buvant du lait.	**Arsen. alb.** (*voir page 68*) 6CH 4 fois par jour jusqu'à 7 jours. 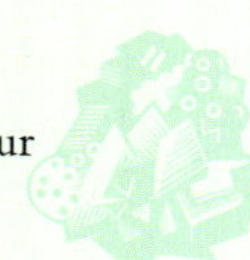
• Anxiété. • Manque d'énergie mentale. • Comportement très critique mais tolérance envers soi-même.	• À l'air frais. • Au froid. • En transpirant.	• En se lavant. • Sous l'effet d'une chaleur qui s'intensifie. • Tôt le matin.	**Sulfur** (*voir page 99*) 6CH 4 fois par jour jusqu'à 7 jours. 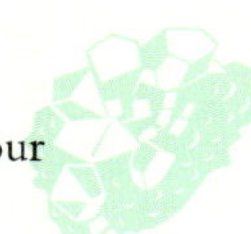
• Timidité. • Indécision. • Possibilité d'anxiété et de dépression. • Émotivité.	• En dormant. • Emmitouflé chaudement. • Au grand air.	• En mangeant des plats froids ou sucrés, ou des fruits de mer. • En cas de modifications hormonales liées aux règles. • Au froid. • En grattant la peau.	**Graphites** (*voir page 83*) 6CH 4 fois par jour jusqu'à 7 jours. 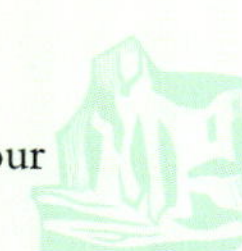
• Aucun, sauf si les furoncles provoquent de la fièvre ; dans ce cas, possibilité de délire et d'hallucinations.	• En appuyant sur la zone affectée. • La nuit. • Au chaud.	• En appliquant des compresses froides sur la zone affectée. • Dans les courants d'air. • Au contact.	**Belladonna** (*voir page 39*) 30CH toutes les heures jusqu'à 10 doses. 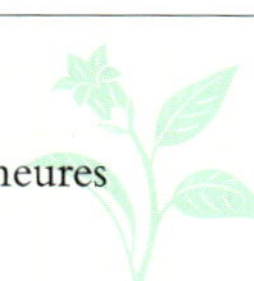
• Possibilité d'extrême mauvaise humeur. • Refus de tout contact physique ou affectif.	• Au chaud. • En appliquant des compresses chaudes sur la zone affectée. • Par temps humide.	• À l'air froid, aux courants d'air. • Au moindre effleurement. • En s'allongeant sur la zone affectée.	**Hepar sulf.** (*voir page 84*) 6CH toutes les heures jusqu'à 10 doses. 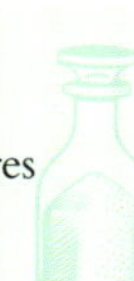

TROUBLE	AFFECTION	SYMPTÔMES PHYSIQUES
URTICAIRE L'urticaire se caractérise par l'apparition de plaques rouges causant des démangeaisons intenses. Elle provient d'allergies alimentaires, de la prise de médicaments, de morsures ou piqûres d'insectes, de la chaleur, du froid ou de coups de soleil. Elle est parfois due au stress. **AIDE** Prenez une douche froide ou placez des glaçons sur les zones affectées. Une pommade à l'*Urtica* soulage les démangeaisons. **MISE EN GARDE** Si les yeux, les lèvres ou la gorge gonflent de façon impressionnante, appelez une ambulance et prenez *Apis* 30CH toutes les minutes en attendant les secours.	URTICAIRE AVEC GONFLEMENT DES LÈVRES ET DES PAUPIÈRES.	◆ Gonflement des lèvres et des paupières, qui sont rouges et brûlantes. ◆ Possibilité d'un gonflement de la gorge.
	URTICAIRE PROVOQUANT DE VIOLENTES DÉMANGEAISONS.	◆ Sensation de brûlure, surtout aux mains. ◆ Plaques légèrement en relief, rouges ou blanches, provoquant des démangeaisons. ◆ Taches donnant une sensation cuisante.
BOUTON DE FIÈVRE Cette vésicule située sur les lèvres ou autour de la bouche est causée par un virus et se déclenche en cas d'extrême fatigue ou encore par temps chaud, froid ou venteux. Elle peut s'accompagner d'ulcérations, d'une inflammation des gencives, d'une langue chargée ou d'un état fébrile léger. **AIDE** Évitez cacahuètes, chocolat, graines et céréales.	BOUTONS DE FIÈVRE SUR LES LÈVRES ET AUTOUR DE LA BOUCHE.	◆ Sécheresse de la bouche. ◆ Gonflement des lèvres, qui sont brûlantes et présentent des vésicules perlées. ◆ Vésicules suintant avant de former des croûtes. ◆ Vésicules qui, en séchant, peuvent évoluer en crevasses profondes et douloureuses.
VERRUE Cette excroissance cutanée est due à la prolifération rapide de cellules causée par un virus. Les verrues plantaires ont tendance à se développer vers l'intérieur en raison de la pression qu'elles subissent. **AIDE** Appliquez un pansement adhésif en coton uniquement sur la verrue et quelques gouttes de teinture mère *Thuja* 2 fois par jour. Les traitements pharmaceutiques peuvent être associés à l'homéopathie, sauf pour le visage. Protégez vos yeux. **MISE EN GARDE** Consultez si une verrue change de couleur ou de taille, démange, saigne ou n'évolue pas favorablement.	VERRUES ÉCARLATES ET MOLLES EN FORME DE CHOU-FLEUR.	◆ Verrues situées sur tout le corps et principalement sur le dessus des mains. ◆ Verrues suintant et saignant facilement. ◆ Sommeil agité.
	VERRUES SITUÉES PRINCIPALEMENT PRÈS DES ONGLES.	◆ Verrues sur les doigts, près des ongles et même en dessous. ◆ Possibilité de verrues sur le visage et les paupières. ◆ Possibilité de douleurs.
PELLICULES Ces fines squames blanchâtres issues du cuir chevelu peuvent s'accompagner de rougeurs et démangeaisons et résulter d'une dermatite séborrhéique (*voir Eczéma, page 240*). Plus rarement, elles sont dues à un psoriasis (*voir page 195*) ou une infection fongique. **AIDE** Réduisez les hydrates de carbone raffinés et graisses animales. Si tout le cuir chevelu démange, appliquez la nuit une compresse enduite d'huile d'olive puis lavez la tête avec un shampooing naturel. Si rien n'y fait, utilisez un shampooing au sélénium en respectant bien les indications. Appliquez de la pommade au calendula à la racine sur les parties qui démangent.	PELLICULES PROVOQUANT DES DÉMANGEAISONS LA NUIT.	◆ Cuir chevelu sec et très chaud. ◆ Cuir chevelu démangeant beaucoup la nuit. ◆ Plaques rondes et dénudées sur le cuir chevelu, visibles au travers de la chevelure.
	PELLICULES AVEC SENSATION DE BRÛLURE SI ON GRATTE LE CUIR CHEVELU.	◆ Pellicules épaisses. ◆ Sensation de brûlure quand on gratte la peau, surtout la nuit. ◆ Cuir chevelu se desséchant de plus en plus à chaque shampooing.
CHUTE DE CHEVEUX Si la pousse se ralentit, les cheveux tombent plus vite qu'ils ne repoussent. Cet éclaircissement apparaît avec l'âge, surtout chez les hommes, mais peut être héréditaire ou lié à une autre cause : problème de thyroïde, anémie, carence en vitamines ou sels minéraux, stress, choc, prise de certains médicaments. **AIDE** Évitez colorations et permanentes. Lavez et coiffez les cheveux le moins possible, laissez-les sécher naturellement. Massez le cuir chevelu et prenez des protéines à profusion. **MISE EN GARDE** En l'absence d'amélioration ou en cas de chute de cheveux subite et inexpliquée, consultez un médecin.	CALVITIE ET GRISONNEMENT PRÉMATURÉS.	◆ Chute de cheveux importante grisonnement prématuré. ◆ Possibilité d'un eczéma du cuir chevelu.
	CHUTE CAUSÉE PAR DES MODIFICATIONS HORMONALES.	◆ Chute de cheveux plus importante après une naissance ou pendant la ménopause. ◆ Possibilité de maux de tête chroniques.

Symptômes psychologiques	Amélioration	Aggravation	Remède et dosage
◆ Irritabilité et nervosité. ◆ Maladresse et tendance à laisser tomber les objets.	◆ En se déshabillant. ◆ En prenant des bains froids. ◆ À l'air froid.	◆ À la chaleur. ◆ En fin d'après-midi. ◆ En dormant. ◆ Au contact. ◆ Dans une pièce confinée.	**Apis** (*voir page 104*) 30CH toutes les heures jusqu'à 10 doses. 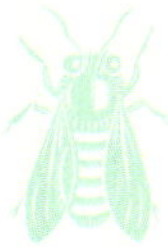
◆ Aucun si ce n'est une irritabilité due à la gêne provoquée par les symptômes.	◆ En s'allongeant. ◆ En massant doucement les zones affectées.	◆ Au contact. ◆ À l'air froid et humide. ◆ Dans l'eau ou la neige. ◆ En grattant la peau.	**Urtica urens** (*voir page 170*) 6CH toutes les heures jusqu'à 10 doses. 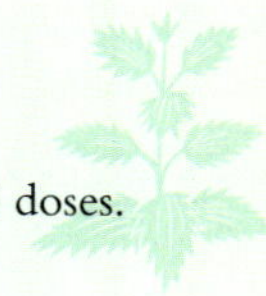
◆ Dépression. ◆ Besoin de solitude. ◆ Refus d'être consolé.	◆ À l'air frais. ◆ En jeûnant.	◆ Vers 10 heures du matin. ◆ Par temps froid et orageux. ◆ Au chaud, au soleil, à l'air marin, dans les courants d'air. ◆ Au bruit. ◆ En cas d'efforts. ◆ Exposé aux secousses.	**Nat. mur.** (*voir page 92*) 6CH 4 fois par jour jusqu'à 5 jours. 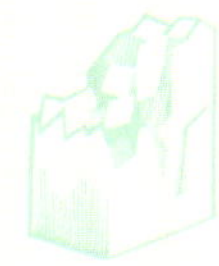
◆ Hypersensibilité et vulnérabilité. ◆ Rêves perturbants.	◆ En couvrant les zones affectées. ◆ Au chaud.	◆ En grattant ou en accrochant la verrue. ◆ Dans le froide et l'humidité. ◆ Après vaccinations.	**Thuya** (*voir page 64*) 6CH 2 fois par jour jusqu'à 3 semaines. 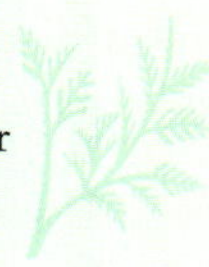
◆ Pessimisme et dépression. ◆ Compassion pour les personnes dans la détresse et les animaux. ◆ Émotivité.	◆ Dans une atmosphère humide. ◆ Au chaud. ◆ En buvant des boissons froides.	◆ À l'air froid. ◆ En mangeant sucré. ◆ En buvant du café. ◆ En cas de stress émotionnel.	**Causticum** (*voir page 79*) 6CH 2 fois par jour jusqu'à 3 semaines. 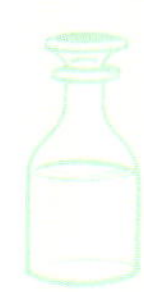
◆ Agitation et anxiété, surtout en se réveillant au milieu de la nuit.	◆ La tête au chaud. ◆ En couvrant la tête. ◆ En se promenant.	◆ Au froid. ◆ En mangeant des légumes. ◆ En buvant du lait.	**Arsen. alb.** (*voir page 68*) 6CH 3 fois par jour jusqu'à 14 jours. 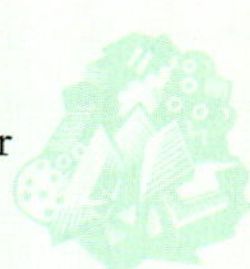
◆ Manque d'énergie mentale. Manque de volonté. ◆ Comportement très critique mais grande tolérance envers soi-même.	◆ Au froid. ◆ En transpirant. ◆ À l'air frais.	◆ Au chaud. ◆ En se lavant. ◆ Tôt le matin.	**Sulfur** (*voir page 99*) 6CH 3 fois par jour jusqu'à 14 jours. 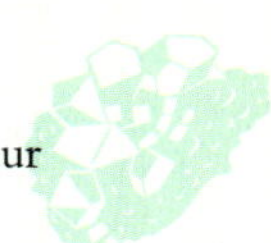
◆ Manque de confiance en soi. ◆ Lâcheté. ◆ Colère.	◆ Pendant une convalescence ou en se relaxant. ◆ En buvant des boissons chaudes.	◆ En cas de stress. ◆ Après une naissance.	**Lycopodium** (*voir page 59*) 6CH 2 fois par jour jusqu'à 4 semaines. 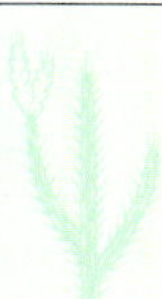
◆ Crises de larmes. ◆ Irritabilité. ◆ Indifférence aux êtres chers. ◆ Répulsion pour les rapports sexuels.	◆ En appliquant des compresses chaudes sur la tête. ◆ En prenant des bains froids. ◆ En faisant de l'exercice avec vigueur.	◆ Avant les menstruations. ◆ Pendant une grossesse ou après une naissance ou un échec. ◆ Pendant la ménopause.	**Sepia** (*voir page 112*) 6CH 2 fois par jour jusqu'à 4 semaines. 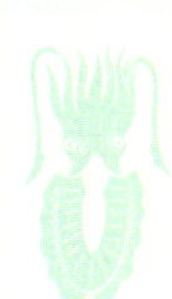

TROUBLES ÉMOTIONNELS

AYANT UNE APPROCHE HOLISTIQUE, l'homéopathie est particulièrement appropriée dans les cas de troubles émotionnels. En effet, avant de prescrire un remède, le praticien s'attache à appréhender son patient sous tous ses aspects, physique, mental et spirituel, qui se recouvrent tous en partie. L'interrogatoire s'avère donc très utile dans le traitement d'affections traduisant un déséquilibre

TROUBLE	AFFECTION	SYMPTÔMES PHYSIQUES
INSOMNIE L'insomnie est un état persistant de sommeil intermittent qui empêche d'être reposé et dispos. Elle peut être déclenchée par des facteurs anodins, par exemple si la personne concernée se lève en pleine nuit pour aller aux toilettes. Mais elle est souvent le résultat de douleurs ou d'une sensation de malaise qui provoquent une hypersensibilité. L'insomnie se produit également en cas d'épuisement ou d'un changement dans le rythme de vie. L'excès de caféine ou d'alcool, l'allergie alimentaire, la surexcitation, le stress, un choc, une anxiété ou une dépression nerveuse peuvent aussi causer ce trouble du sommeil. **AIDE** Faites plus d'exercice physique quotidien et évitez de dîner tard dans la soirée. Cessez toute activité une heure avant le coucher. Buvez une tisane relaxante ou un lait chaud. Prenez un bain chaud et choisissez une lecture qui soit facile et distrayante. Suivez le traitement indiqué dans la colonne « Remède et dosage » pendant 10 nuits consécutives, même si le sommeil revient plus tôt, et répétez l'opération dès que les troubles réapparaissent. **MISE EN GARDE** En l'absence d'amélioration dans les 3 semaines, consultez un médecin.	INSOMNIE ACCOMPAGNÉE D'UNE INCAPACITÉ À SE RELAXER.	• Insomnie se déclarant soudainement. • Sommeil par intermittence. • Hypersensibilité à la lumière, aux odeurs, aux bruits et au contact physique. • Sensation d'un clou enfoncé dans le crâne.
	INSOMNIE PROVOQUANT UNE IRRITABILITÉ.	• Somnolence entre 3 et 4 heures du matin, sommeil régulier juste à l'heure du lever. • Désir d'excitants (café la journée, alcool le soir). • Constipation et fortes envies non satisfaites par un passage à la selle.
	INSOMNIE ACCOMPAGNÉE D'UNE GRANDE PEUR.	• Apparition soudaine de l'insomnie. • Sommeil intermittent avec douleur aiguë consécutive à une blessure, une intervention chirurgicale ou une exposition à un vent froid. • Engourdissement des membres.
	INSOMNIE ET CRAINTE DE NE PLUS JAMAIS SE RENDORMIR.	• Bâillements continuels malgré une incapacité à trouver le sommeil. • Boule dans la gorge.
IRRITABILITÉ ET COLÈRE Réactions émotionnelles à des événements perçus comme une menace physique ou psychologique. Elles surviennent notamment en cas d'excès de toute nature, de surmenage, de troubles digestifs, d'épuisement, d'éjaculation précoce ou d'impuissance, et peuvent parfois mener à une dépression. Les manifestations physiques varient : augmentation du rythme cardiaque, sensation de palpitations stomacales, tension musculaire…. **AIDE** Faites de l'exercice physique, pratiquez les techniques de relaxation ou de méditation, ou encore les thérapies par le mouvement comme le tai-chi (*voir page 217*). Inscrivez-vous au besoin à des sessions d'affirmation de soi si vous manquez d'assurance.	IRRITABILITÉ ACCOMPAGNÉE D'UNE ATTITUDE TRÈS CRITIQUE.	• Sensibilité au froid. • Envie d'alcool et de plats gras et épicés.
	COLÈRE ASSOCIÉE À UN MANQUE D'ASSURANCE.	• Désir d'aliments sucrés. • Sensation de faim suivie d'une impression de plénitude après seulement quelques bouchées.
ANXIÉTÉ L'anxiété résulte de déséquilibres physiques ou émotionnels dus au surmenage, au stress, à la peur, à un manque d'assurance. Elle peut s'accompagner d'une augmentation du rythme cardiaque, d'une moiteur de la peau, de troubles du sommeil et de l'appétit. **AIDE** Évitez la caféine et les situations provoquant le stress. Pratiquez les techniques de relaxation et de méditation (*voir page 217*). **MISE EN GARDE** Consultez en cas de grande anxiété sans motif réel et appelez une ambulance si de violentes douleurs à la poitrine apparaissent.	ANXIÉTÉ ACCOMPAGNÉE D'UNE AGITATION.	• Agitation physique. • Frissons. • Épuisement. • Possibilité d'un désir d'aliments gras. • Possibilité de douleurs brûlantes. • Envie de boire par petites gorgées.
	ANXIÉTÉ ATTÉNUÉE SI LE SUJET EST RASSURÉ.	• Grand désir de boissons froides et de glaces. • Sensation brûlante aux mains et en haut du dos, surtout entre les omoplates. • Palpitations.

à la fois physique et mental. Nombreux sont les troubles émotionnels qui ont pour origine le stress, l'épuisement, le surmenage, les excès alimentaires, une allergie, une peur ou un sentiment d'insécurité. En se concentrant sur la réaction de la force vitale (*voir page 18*) à des problèmes de nature extérieure, l'homéopathie peut stimuler la capacité de chacun à faire face et agir sur ces troubles émotionnels, tout au moins à court terme. En la matière, le traitement sera encore plus bénéfique si, parallèlement, le sujet décide d'adopter un mode de vie plus sain : alimentation équilibrée, exercice physique régulier, pratique des techniques de relaxation ou de gestion du stress, ou des thérapies par le mouvement.

SYMPTÔMES PSYCHOLOGIQUES	AMÉLIORATION	AGGRAVATION	REMÈDE ET DOSAGE
• Hyperactivité mentale. • Émotions très variées, surtout à l'annonce d'informations nouvelles.	• À la chaleur. • En s'allongeant. • En suçant de la glace.	• En prenant des somnifères. • En cas d'odeurs fortes. • Au bruit. • À l'air frais. • Au froid.	**Coffea** (*voir page 50*) 30CH 1 heure avant le coucher pendant 10 jours.
• Possibilité de cauchemars . • Irritabilité et hypersensibilité. • Attitude très critique envers les autres.	• Couché sur le côté. • En étant assis. • À la chaleur. • Le soir.	• Couché sur le dos. • En cas d'excès alimentaire, surtout de plats épicés. • Par temps froid et venteux. • Au bruit.	**Nux vomica** (*voir page 63*) 30CH 1 heure avant le coucher pendant 10 jours.
• Nervosité et agitation. • Grande peur de la mort, au point d'en prévoir le jour et l'heure. • Possibilité de cauchemars.	• Au grand air. • En transpirant à la chaleur.	• Dans une pièce chaude. • Exposé à la fumée de tabac. • À l'écoute d'une musique trop forte.	**Aconit** (*voir page 32*) 30CH 1 heure avant le coucher pendant 10 jours.
• Grande appréhension à aller se coucher. • Fréquentes sautes d'humeur. • Possibilité de cauchemars.	• En mangeant. • En urinant. • En se promenant.	• À l'air frais. • Au froid. • En buvant du café ou de l'alcool.	**Ignatia** (*voir page 57*) 30CH 1 heure avant le coucher pendant 10 jours.
• Colère se manifestant soudainement. • Maladresse et intransigeance. • Attitude très critique envers les autres.	• À la chaleur. • En dormant. • Le soir.	• Au froid. • Dans le bruit. • En faisant des excès alimentaires. • Vers 4 heures du matin.	**Nux vomica** (*voir page 63*) 1 prise en 6CH toutes les 30 min. jusqu'à 10 prises par jour.
• Manque de confiance en soi. Lâcheté. • Colère entraînant parfois des accès de violence.	• En étant entouré. • Dans le froid. • En mangeant et buvant chaud. • Après minuit.	• Dans une pièce confinée. • Dans des vêtements trop serrés. • En faisant des excès alimentaires. • Entre 4 heures de l'après-midi et 8 heures du soir.	**Lycopodium** (*voir page 59*) 1 prise en 6CH toutes les 30 min. jusqu'à 10 prises par jour.
• Agitation mentale. • Grand sentiment d'insécurité. • Angoisse et obsession de la mort, surtout en étant seul. • Dissimulation méticuleuse de l'anxiété.	• Au chaud. • En mangeant et en buvant chaud. • En n'étant pas seul.	• Au froid. • Entre minuit et 2 heures du matin. • En faisant des efforts physiques ou mentaux.	**Arsen. alb.** (*voir page 68*) 1 prise en 6CH toutes les 2 heures jusqu'à 10 doses (si anxiété aiguë).
• Grande nervosité. • Sensibilité, sympathie et affection marquées envers les autres. • Peur et anxiété, surtout dans le noir et pendant un orage.	• En mangeant. • En dormant ou même en faisant de petits sommes. • En se faisant masser.	• Couché sur le dos ou sur le côté. • En cas de stress. • Avant et pendant un orage. • En mangeant chaud.	**Phosphorus** (*voir page 94*) 1 prise en 6CH toutes les 2 heures jusqu'à 10 doses (si anxiété aiguë).

ENFANT

LA PETITE ENFANCE, entre la naissance et l'âge de 12 mois, correspond à une période de croissance extrêmement rapide puisque le nouveau-né double son poids en six mois et le triple en un an, âge auquel la plupart des bébés se tiennent debout. En tant qu'étape du développement, l'enfance se situe entre 1 et 12 ans environ ; c'est une période pendant laquelle le système immunitaire se prépare

TROUBLE	AFFECTION	SYMPTÔMES PHYSIQUES
COLIQUE Des spasmes intestinaux douloureux provoquent les pleurs du bébé, qui devient tout rouge et agite les jambes. La crise dure quelques heures et se déclare au cours des trois premiers mois, surtout le soir. Elle est aggravée par le régime ou le stress d'une mère allaitant, ou si le bébé avale de l'air ou boit trop goulûment. **AIDE** Élargissez le trou de la tétine. Si vous allaitez, évitez fruits acides, épices, légumes secs, café et produits à base de lait de vache. **MISE EN GARDE** Si le bébé vomit ou a la diarrhée, consultez dans les 12 heures. S'il est pâle et faible, appelez une ambulance.	GENOUX RELEVÉS SUR LA POITRINE.	◆ Genoux relevés vers la poitrine en réaction à une douleur aiguë à l'estomac. ◆ Grande détresse.
	COLIQUE ACCOMPAGNÉE DE PLEURS, SOULAGÉE PAR LA CHALEUR.	◆ Ballonnements. ◆ Vagues soudaines de douleurs gastriques lancinantes causées par des flatulences. ◆ Douleurs non soulagées par des renvois. ◆ Grande détresse.
ÉRYTHÈME FESSIER Le contact avec des couches sales provoque une rougeur et un endolorissement des fesses, des parties génitales et des cuisses. Causée par les composants des urines, des selles et des détergents, l'irritation peut dégénérer en candidose si le bébé ou la mère, dans le cas où elle allaite, prennent des antibiotiques. **AIDE** Lavez les zones touchées avec une solution de calendula et d'hypericum, puis séchez bien et appliquez une crème au Calendula. Changez souvent le bébé. **MISE EN GARDE** En l'absence d'amélioration, consultez un médecin.	ROUGEURS SÈCHES CHEZ UN BÉBÉ AVEC PEAU TRÈS SENSIBLE.	◆ Peau généralement sèche et sensible. ◆ Sous la couche, peau sèche, rouge, squameuse et irritée. ◆ Envie de se gratter dès que la couche est enlevée.
	ROUGEURS DÉMANGEANT FORTEMENT, AVEC CLOQUES.	◆ Rougeurs et cloques sous le lange. ◆ Peau qui démange beaucoup. ◆ Envie de se gratter dès que la couche est enlevée.
POUSSÉE DENTAIRE Elle correspond à une gêne provoquée par la sortie des dents de lait du bébé hors de la gencive. Elle commence vers 6 mois et se termine peu avant 3 ans. Elle se traduit aussi par une inflammation des gencives, une irritabilité et des problèmes stomacaux. **AIDE** Les sels minéraux (*voir page 216*) peuvent être administrés tout au long de l'épisode de poussée dentaire. **MISE EN GARDE** En cas de fièvre élevée (*voir page 248*), n'attribuez pas ce symptôme seulement à la poussée dentaire et consultez un médecin.	POUSSÉE DENTAIRE PROVOQUANT IRRITABILITÉ ET COLÈRE.	◆ Inflammation aiguë des gencives, qui sont sensibles au toucher. ◆ Diarrhées. ◆ Chaleur et rougeur d'une joue alors que l'autre est pâle.
	DOULEURS SOUDAINES ET ROUGEURS AU VISAGE.	◆ Rougeur et chaleur du visage. ◆ Fixité du regard. ◆ Chaleur et sécheresse de la bouche. ◆ Inflammation et endolorissement de la gencive.
CAPRICES Quand on les contrarie, les jeunes enfants ont des accès de colère, de cris et de pleurs pouvant être dus à une tension émotionnelle au sein de la famille, un manque d'affection parentale ou, à l'inverse, de discipline, qui provoquent chez l'enfant un sentiment d'insécurité. Les caprices sont exacerbés par une poussée dentaire, une allergie ou un problème de digestion. **AIDE** Soyez ferme avec l'enfant, évitez les discussions. Prêtez-lui une grande attention sauf lors d'un caprice. Distrayez son attention afin d'empêcher qu'il adopte un comportement indésirable. **MISE EN GARDE** Si les problèmes persistent, envisagez une thérapie.	CAPRICES ASSOCIÉS À UN ÉPISODE D'OXYUROSE.	◆ Démangeaisons à l'anus et au rectum (les oxyures, minuscules vers blancs pouvant être détectés en plaçant un ruban adhésif sur l'anus au lever). ◆ Grincements de dents dans le sommeil.
	ENFANT TOUJOURS INSATISFAIT.	◆ Rougeur lors d'une poussée dentaire. ◆ Selles pouvant être vertes et liquides, avec odeur d'œufs pourris. ◆ Possibilité de convulsions, l'enfant ayant des spasmes du sanglot.

à la puberté et à l'âge adulte, les maladies contractées conférant une résistance à certaines maladies et une immunité pour l'avenir.

L'enfant réagit particulièrement bien aux traitements homéopathiques, qui s'administrent facilement et l'aident à se rétablir rapidement, d'autant qu'il a une grande force vitale, sauf si, bien sûr, il existe une anomalie immunitaire congénitale ou bien génétique.

Nombreux sont les parents qui préfèrent soigner leurs enfants avec des produits naturels afin d'éviter les effets secondaires occasionnés par la prise de médicaments classiques, qu'ils réservent aux maladies extrêmement graves.

Symptômes psychologiques	Amélioration	Aggravation	Remède et dosage
◆ Irritabilité. ◆ Colère.	◆ En pressant sur l'estomac. ◆ À la chaleur. ◆ En dormant. ◆ En expulsant les gaz intestinaux.	◆ Vers 4 heures de l'après-midi. ◆ Dans les courants d'air froid. ◆ Si la mère est stressée. ◆ Quand on nourrit le bébé.	**Colocynthis** (*voir page 52*) 6CH toutes les 5 minutes jusqu'à 10 doses. 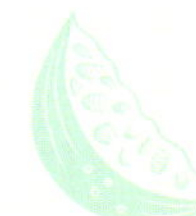
◆ Irritabilité et agitation. ◆ Enfant qui paraît nerveux.	◆ À la chaleur. ◆ Dans un bain tiède. ◆ En appuyant légèrement sur l'estomac.	◆ À l'air froid. ◆ La nuit. ◆ Au contact. ◆ Couché sur le côté droit.	**Mag. phos.** (*voir page 90*) 6CH toutes les 5 minutes jusqu'à 10 doses.
◆ Irritabilité. ◆ Enfant n'aimant pas être mis au lit.	◆ À l'air pur. ◆ Au chaud et au sec.	◆ Si l'enfant est trop couvert. ◆ Pendant la toilette. ◆ Si l'enfant a trop chaud.	**Sulfur** (*voir page 99*) 6CH 4 fois par jour jusqu'à 5 jours. 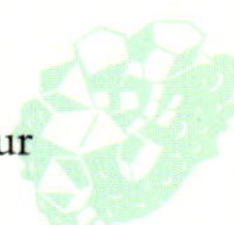
◆ Grande nervosité. ◆ Agitation.	◆ En changeant l'enfant de position. ◆ Au chaud et au sec.	◆ Quand on déshabille l'enfant. ◆ Quand il est mouillé. ◆ Dans les courants d'air.	**Rhus tox.** (*voir page 162*) 6CH 4 fois par jour jusqu'à 5 jours. 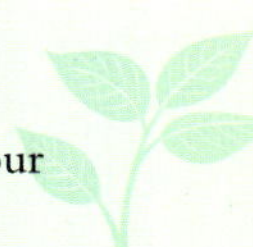
◆ Grande agitation. ◆ Colère. ◆ Hypersensibilité à la douleur.	◆ Quand on promène l'enfant dans les bras. ◆ En appliquant des compresses froides sur le visage.	◆ En cas de colère. ◆ À la chaleur. ◆ À l'air pur. ◆ La nuit à partir de 9 heures du soir.	**Chamomilla** (*voir page 46*) 30CH toutes les 30 min. jusqu'à 10 doses, plus souvent si crise aiguë. 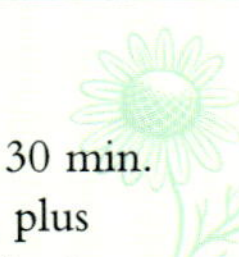
◆ Agitation. ◆ Tendance à la violence.	◆ Au chaud. ◆ En se reposant au lit.	◆ Exposé au mouvement et aux secousses. ◆ À la lumière et dans le bruit. ◆ En appuyant sur les gencives. ◆ Couché, et la nuit.	**Belladonna** (*voir page 39*) 30CH toutes les 30 min. jusqu'à 10 doses, plus souvent si crise aiguë. 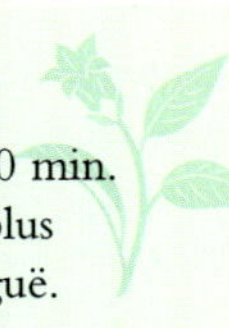
◆ Irritabilité, colère et agressivité. ◆ Refus de toute manifestation d'attention	◆ Couché sur le ventre. ◆ Porté sur les épaules.	◆ Au contact. ◆ En étant regardé. ◆ À la pleine lune. ◆ En présence d'un étranger.	**Cina** (*voir page 38*) 30CH tous les jours jusqu'à 7 jours. 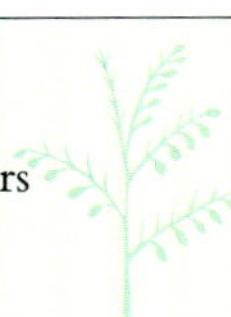
◆ Irritabilité extrême. ◆ Hypersensibilité à la douleur. ◆ Enfant n'aimant pas qu'on le touche ou qu'on lui parle.	◆ En transpirant. ◆ Par temps doux.	◆ En cas de poussée dentaire. ◆ La nuit. ◆ Après le petit déjeuner. ◆ Quand on parle à l'enfant. ◆ Au contact.	**Chamomilla** (*voir page 46*) 30CH tous les jours jusqu'à 7 jours. 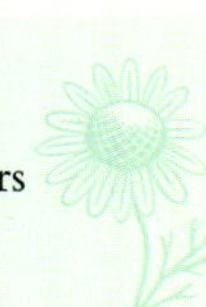

Trouble	Affection	Symptômes physiques
Troubles du sommeil Il faut à un nouveau-né environ 16 heures de sommeil par jour, à un enfant 12 heures à 2 ans, 10 heures à 6 ans et 9 heures à 12 ans. Chez un bébé, les troubles du sommeil surviennent s'il est mouillé, a faim, trop chaud ou trop froid, fait une colère, une poussée dentaire (*voir page 246*) ou une colique (*voir page 246*), ou subit une stimulation excessive. Chez un enfant, ils sont dus au froid ou à la chaleur, à des heures de coucher irrégulière, au bruit, au stress, à la caféine des sodas ou à une allergie alimentaire. **Aide** Maintenez dans la chambre une température de 16-20 °C, instituez un rituel du coucher (bain, repas et mise au lit à heures fixes), évitez la surexcitation. Si l'enfant se réveille souvent la nuit et est très fatigué, recherchez les causes sous-jacentes et avancez l'heure du coucher de 15 minutes tous les trois jours jusqu'à des nuits complètes ; maintenez cette heure de coucher, puis retardez-la par tranches de 15 minutes. Évitez de punir l'enfant en l'enfermant dans sa chambre, ce qui provoquerait des associations d'idées négatives. **Mise en garde** Consultez un médecin si le trouble persiste.	Colère et irritabilité empêchant de dormir.	◆ Yeux à demi ouverts en dormant. ◆ Gémissements durant le sommeil. ◆ Jambes largement écartées en dormant.
	Troubles du sommeil après un choc.	◆ Possibilité de malaises, engourdissements, rougeurs et évanouissements. ◆ Insomnie survenant entre minuit et 4 heures du matin. ◆ Possibilité d'une sensation de paralysie dans une quelconque partie du corps.
	Réveils très matinaux.	◆ Insomnie tôt le matin, avec envie de jouer. ◆ Association possible avec une poussée dentaire ou une douleur. ◆ Grande fatigue.
Énurésie En général, l'enfant a un certain contrôle de sa vessie vers la fin de la 2e année. Il devient propre la journée entre 18 mois et 3 ans, et peut mettre un an de plus pour l'être la nuit. Environ 10 % des enfants de 4 à 5 ans mouillent régulièrement leur lit (énurésie primaire), ce qui peut être lié à un manque de maturité du système nerveux ou des raisons psychologiques. L'énurésie secondaire, quant à elle, concerne les enfants qui, devenus propres, se remettent à mouiller leur lit, notamment en raison d'un stress émotionnel. **Aide** Pour les énurésies primaires, incitez l'enfant de 7 ans ou plus à se prendre en charge, par exemple, en changeant les draps de son lit s'il les a mouillés. **Mise en garde** En cas d'énurésie secondaire, consultez un médecin dans les 48 heures si la miction provoque une sensation de brûlure.	Énurésie pendant les rêves.	◆ Miction pendant les rêves. ◆ Miction systématique dans le premier sommeil. ◆ Symptômes associés surtout aux enfants qui ressentent facilement le froid.
	Énurésie suivant de peu l'endormissement.	◆ Miction juste après l'endormissement. ◆ Association possible avec les quintes de toux.
	Énurésie au cours du sommeil profond.	◆ Refus de dormir avant d'avoir été réconforté. ◆ Sommeil profond empêchant l'enfant de se réveiller pour aller aux toilettes. ◆ Miction pendant les rêves et tôt dans la nuit.
État fébrile Une poussée de fièvre au-delà de 37° indique en général que l'organisme lutte contre l'infection mais, chez un jeune enfant, elle peut survenir quand il a trop chaud, le centre de régulation de la température n'étant pas mature. Les autres symptômes de la fièvre sont une agitation et une peau brûlante. **Aide** Ôtez les vêtements, passez une éponge humide et tiède sur tout le corps. Ouvrez les fenêtres ou ventilez pour rafraîchir la pièce, donnez beaucoup à boire. Si la fièvre dépasse 39° ou que le sujet a déjà fait des convulsions (provoquées par une forte fièvre), donnez du paracétamol enfant. **Mise en garde** En cas de convulsions (respiration anormale et mouvements des membres, yeux révulsés, perte de conscience), faites baisser la température et consultez un médecin. Appelez une ambulance en cas d'inconscience excédant 5 minutes. Si la fièvre s'accompagne de symptômes de méningite (inflammation des membranes péricérébrales) tels que maux de tête intenses, nausées, vomissements, somnolence anormale, hypersensibilité à la lumière, raideur du cou et éruption ne blanchissant pas sous la pression), appelez une ambulance.	Montée de la température après une exposition au froid.	◆ Poussée soudaine de fièvre. ◆ Pâleur du visage. ◆ Forte soif. ◆ Frissons, surtout après exposition à un vent froid et sec, même si la température a monté.
	Montée de la température avec forte chaleur de la peau.	◆ Poussée de fièvre importante et soudaine accompagnée de forts battements du pouls. ◆ Sécheresse et chaleur de la peau. ◆ Rougeurs au visage. ◆ Fixité du regard.
	État fébrile accompagné d'un épuisement.	◆ Sensation de froid malgré une chaleur et une sécheresse de la peau. ◆ Désir de boire de l'eau par petites gorgées. ◆ Épuisement. ◆ Douleurs brûlantes dans les membres. ◆ Sueurs froides.

Symptômes psychologiques	Amélioration	Aggravation	Remède et dosage
◆ Colère. ◆ Refus d'être calmé, sauf en étant promené dans les bras.	◆ En étant porté. ◆ Par temps chaud et humide. ◆ En ne mangeant pas de friandises avant le coucher.	◆ En ayant trop chaud. ◆ Par temps froid et venteux. ◆ En rotant. ◆ La nuit à partir de 9 heures.	**Chamomilla** (*voir page 46*) 30CH toutes les 30 min. en commençant une heure avant le coucher, jusqu'à 10 doses.
◆ Peur de la mort au réveil. ◆ Anxiété. ◆ Agitation.	◆ En se reposant. ◆ Au calme. ◆ En étant rassuré par un adulte.	◆ En cas de choc ou de frayeur. ◆ Exposé à un vent sec et froid. ◆ La nuit.	**Aconit** (*voir page 32*) 30CH toutes les 30 min. en commençant une heure avant le coucher, jusqu'à 10 doses.
◆ Surexcitation. ◆ Agitation et tension nerveuse.	◆ Au chaud. ◆ En étant couché.	◆ Après une forte excitation. ◆ Au bruit. ◆ Au froid. ◆ En cas d'odeur forte.	**Coffea** (*voir page 50*) 30CH toutes les 30 min. en commençant une heure avant le coucher, jusqu'à 10 doses.
◆ Possibilité de cauchemars. ◆ Indolence. ◆ Mécontentement.	◆ En faisant un somme.	◆ Couché sur le côté droit. ◆ En bougeant. ◆ Couché sur la vessie pleine. ◆ Au contact.	**Equisetum** (*voir page 142*) 6CH une fois avant le coucher jusqu'à 14 nuits.
◆ Excitabilité. ◆ Hypersensibilité.	◆ Par temps chaud et humide. ◆ En étant au chaud dans un lit.	◆ Par temps froid et sec. ◆ Entre 3 et 4 heures du matin. ◆ En cas d'effort physique ou mental.	**Causticum** (*voir page 79*) 6CH une fois avant le coucher jusqu'à 14 nuits.
◆ Excitabilité. ◆ Agitation. ◆ Irritabilité. ◆ Comportement maussade.	◆ À la chaleur. ◆ En étant cajolé. ◆ En bougeant.	◆ Lors d'une poussée dentaire. ◆ Au froid. ◆ En étant couché. ◆ Au contact.	**Kreosotum** (*voir page 151*) 6CH une fois avant le coucher jusqu'à 14 nuits.
◆ Agitation. ◆ Crises de larmes.	◆ À l'air pur. ◆ En dormant.	◆ Dans des pièces chaudes. ◆ Exposé à la fumée de tabac. ◆ Vers minuit.	**Aconit** (*voir page 32*) 30CH toutes les heures jusqu'à 10 doses.
◆ Délire accompagné de sons anormaux et de mouvements saccadés.	◆ Debout ou assis bien droit. ◆ À la chaleur.	◆ Exposé aux secousses. ◆ À la lumière et au bruit. ◆ En cas de pression sur les zones douloureuses. ◆ Couché sur le côté droit. ◆ La nuit.	**Belladonna** (*voir page 39*) 30CH toutes les heures jusqu'à 10 doses.
◆ Agitation. ◆ Anxiété. ◆ Stupeur ou délire.	◆ La tête au froid et les extrémités au chaud. ◆ Au grand air. ◆ En appliquant des compresses tièdes et sèches sur tout le corps.	◆ Entre minuit et 2 heures du matin. ◆ En cas d'effort physique. ◆ En buvant et en mangeant froid.	**Arsen. alb.** (*voir page 68*) 6CH toutes les heures jusqu'à 10 doses.

Trouble	Affection	Symptômes physiques
OTITE SÉREUSE Ces infections récurrentes proviennent d'une suractivité des muqueuses de la membrane tapissant l'oreille moyenne. Il s'écoule alors un liquide collant qui réduit la transmission des sons et donc l'audition. L'otite séreuse peut également être due à une allergie. La pose d'un drain trans-tympanique (petit tube traversant le tympan) est parfois nécessaire pour drainer le liquide. **AIDE** Si les symptômes persistent, recherchez les allergies alimentaires possibles ou les agents irritants. Si l'enfant est catarrheux, éliminez les produits laitiers pendant un mois. **MISE EN GARDE** Si la surdité persiste, consultez un médecin.	OTITE SÉREUSE AVEC GONFLEMENT DES GANGLIONS CERVICAUX.	• Possibilité d'un écoulement de l'oreille. • Douleur dans l'oreille. • Gonflement des ganglions de la gorge. • Transpiration de la tête. • Lien avec une exposition aux courants d'air.
	OTITE SÉREUSE AVEC MUCOSITÉS ÉPAISSES ET FILANDREUSES.	• Catarrhe s'écoulant sur l'arrière de la gorge. • Douleur ou sensation de congestion dans l'oreille. • Douleur sourde sur l'arête du nez. • Tendance aux écoulements.
AMYGDALITE Les amygdales sont deux sacs de tissu lymphatique situés à l'arrière de la gorge et faisant partie du système immunitaire de l'organisme (*voir page 204*). Elles s'infectent souvent, surtout pendant l'enfance. Les symptômes de cette affection sont constitués par une inflammation et un endolorissement de la gorge, un état fébrile et un sentiment général de malaise. Les amygdales sont d'abord écarlates puis se recouvrent d'un enduit blanchâtre et gluant. Les ganglions de la gorge peuvent par ailleurs grossir. **AIDE** Incitez l'enfant à faire la sieste, à boire beaucoup de liquide et à prendre des préparations à l'ail. Appliquez alternativement des compresses chaudes et froides autour du cou. Des gargarismes d'infusion de sauge peuvent atténuer l'inflammation et la douleur à la gorge. **MISE EN GARDE** Si les symptômes persistent plus de 48 heures, consultez un médecin. Si la température dépasse 39°, consultez un médecin dans les 12 heures.	AMYGDALITE AVEC ROUGEUR DU VISAGE, FORTE FIÈVRE ET DÉLIRE.	• Gorge enflammée et sensible, cou raide. • Amygdale droite souvent la plus affectée. • Spasmes douloureux dans la gorge en bougeant. • Fièvre, rougeur du visage, dilatation des pupilles. • Langue ayant un aspect de framboise.
	AMYGDALITE ACCOMPAGNÉE D'UNE SENSATION D'AVOIR UNE ARÊTE DE POISSON DANS LA GORGE.	• Élancements dans la gorge. • Mauvaise haleine. • Enrouement ou perte de la voix. • Expectoration de mucosités jaunes. • Inflammation des ganglions de la gorge. • Froideur.
	AMYGDALITE ACCOMPAGNÉE D'UN ÉCOULEMENT DE SALIVE SUR L'OREILLER.	• Gorge rouge foncée, enflammée et gonflée. • Salive, qui brûle quand elle est avalée. • Inflammation de la langue. • Mauvaise haleine. • Transpiration excessive et malodorante.
CROUP Le croup résulte d'une obstruction des voies respiratoires ou d'une infection du larynx, de l'épiglotte ou de la trachée. Il provoque un rétrécissement du larynx accompagné, d'un stridor (bruit respiratoire perçant), d'une respiration sifflante et d'une toux rauque. **AIDE** Humidifiez le lit ou, lors des quintes de toux, mettez l'enfant sous une douche très chaude en restant auprès de lui. **MISE EN GARDE** En cas d'état fébrile, appelez un médecin dans les 2 heures. En cas de difficultés respiratoires associées à un stridor aigu sans signe d'infection, appelez une ambulance.	APPARITION SOUDAINE DU CROUP.	• Toux soudaine et essoufflement. • Toux sonnant creux et évoquant un aboiement. • Possibilité d'une grande soif.
	CROUP PERSISTANT.	• Toux rauque évoquant un aboiement. • Envie constante de boire par petites gorgées, ou absence totale de sensation de soif. • Toux pouvant devenir rauque, avec haut-le-cœur et vomissements.
COQUELUCHE C'est une maladie infectieuse d'origine bactérienne, grave chez l'enfant et parfois mortelle pour les bébés. La période d'incubation est de 1 à 2 semaines. L'enfant est contagieux la première semaine mais peut le rester 3 semaines. L'état fébrile est suivi d'une toux spasmodique au bruit caractéristique appelé « chant du coq ». La pneumonie ou les lésions cérébrales peuvent en constituer les complications. **MISE EN GARDE** Si vous pensez qu'un enfant a la coqueluche, consultez dans les 48 heures. Les antibiotiques en diminuent la gravité, mais maintenez la flore intestinale avec des yaourts. Si l'enfant bleuit en toussant, consultez dans les 2 heures.	TOUX ACCOMPAGNÉE DE VOMISSEMENTS.	• Sécheresse et chatouillement de la gorge. • Toux si violente qu'elle provoque des vomissements et empêche presque l'enfant de reprendre sa respiration. • Enfant se tenant l'estomac sous la douleur.
	TOUX EMPIRANT APRÈS MINUIT.	• Toux sèche incessante débutant vers 3 heures du matin. • Froideur. • Fatigue extrême. • Gonflement des paupières.

Symptômes psychologiques	Amélioration	Aggravation	Remède et dosage
• Anxiété et sentiment d'insécurité. • Nombreuses frayeurs, notamment au sujet de la mort. • Possibilité de cauchemars.	• En cas de légère constipation. • Couché sur le côté de l'oreille affectée. • Par temps sec.	• En cas d'effort physique ou mental. • Entre 2 et 3 heures du matin. • Au vent froid et vif.	**Calc. carb.** (*voir page* 77) 6CH 3 fois par jour jusqu'à 14 jours.
• Irritabilité. • Abattement.	• À la chaleur. • En bougeant. • En vomissant.	• Le matin. • Par temps très chaud. • Au printemps.	**Kali. bich.** (*voi page 87*) 6CH 3 fois par jour jusqu'à 14 jours.
• Possibilité de délire avec hallucinations de formes fantastiques et de choses effrayantes.	• Debout ou assis bien droit. • À la chaleur. • En se reposant au lit.	• Si la tête est rafraîchie. • Au moindre mouvement • À la lumière et dans le bruit. • La nuit.	**Belladonna** (*voir page 39*) 30CH toutes les 2 heures jusqu'à 10 doses.
• Susceptibilité et hypersensibilité. Attitude déraisonnable et tendance à être violent.	• En mangeant. • À la chaleur. • Le cou chaudement enveloppé.	• À l'air froid et dans les courants d'air. • En se déshabillant. • En touchant la gorge. • Couché sur le côté affecté.	**Hepar sulf.** (*voir page 84*) 6CH toutes les 2 heures jusqu'à 10 doses.
• Irritabilité et émotivité. • Timidité et tendance à rester en retrait. • Hypersensibilité aux émotions.	• En se reposant. • Habillé chaudement.	• Dans des températures extrêmes. • En transpirant. • La nuit. • Couché sur le côté droit.	**Merc. sol.** (*voir page 85*) 6CH toutes les 2 heures jusqu'à 10 doses.
• Peur due aux symptômes et à leur apparition soudaine. • Agitation au lit.	• À l'air pur. • À l'humidité. • En transpirant de chaud.	• Exposé à un vent froid et sec. • Exposé à la fumée de tabac. • La nuit.	**Aconit** (*voir page 32*) 30CH tout de suite, puis une demi-heure après si l'enfant est éveillé.
• Grande irritabilité. • Hypersensibilité. • Colère entraînant la violence.	• À la chaleur. • À l'humidité. • Par temps humide.	• À l'air froid et dans les courants d'air. • En se déshabillant. • Au contact • La nuit.	**Hepar sulf.** (*voir page 84*) 6CH toutes les heures jusqu'à 3 doses, ou en alternance avec *Spongia* 6CH.
• Agitation. • Méfiance. • Anxiété. • Accès de colère fréquents.	• En pressant la poitrine. • Au grand air. • En marchant. • Assis bien droit au lit. • En restant tranquille.	• Après minuit. • Couché sur le côté gauche. • À la chaleur. • En parlant et en riant.	**Drosera** (*voir page 141*) 6CH tout de suite après chaque accès de toux jusqu'à 2 jours.
• Besoin de compagnie. • Peur du noir et des fantômes. • Anxiété. • Irritabilité. • Nervosité.	• À la chaleur. • Assis avec les épaules sur les genoux. • Au grand air.	• Au froid et dans les courants d'air. • Entre 2 et 3 heures du matin. • En faisant un effort physique ou mental.	**Kali. carb.** (*voir page 88*) 6CH tout de suite après chaque accès de toux jusqu'à 2 jours.

Trouble	Affection	Symptômes physiques
Varicelle Cette maladie virale très infectieuse se propage par les postillons d'un enfant malade ou d'un adulte atteint d'un zona. Après une incubation de 13 à 17 jours et un épisode de 24 heures d'état fébrile modéré, on constate une éruption cutanée puis une poussée de fièvre plus importante. Les petites taches évoluent en vésicules remplies de liquide et disparaissent en 6 à 10 jours. La contagion s'étend de l'épisode fébrile à la guérison des boutons, qui peuvent laisser des cicatrices s'ils sont écorchés. Il arrive que le virus persiste à l'état latent et soit réactivé, ce qui provoque un zona. **Aide** Frottez les boutons non écorchés avec du miel ou de la crème à la vitamine E, tamponnez-les avec une solution de bicarbonate de soude (1 cc de bicarbonate pour 15 cl d'eau), ou faites prendre à l'enfant un bain de flocons d'avoine. **Mise en garde** Consultez un médecin dans les 24 heures si vous soupçonnez une varicelle, dans les 2 heures (risque de pneumonie) si la fièvre reste forte 2 jours après l'éruption cutanée ou si l'enfant semble en mauvais état général et pris de la poitrine.	Premier stade de la varicelle.	◆ Montée subite de la température. ◆ Rougeur et chaleur du visage associées à une froideur des extrémités (doigts, mains, orteils ou pieds). ◆ Possibilité d'une fixité du regard. ◆ Sensibilité à la lumière et au bruit.
	Varicelle accompagnée d'une agitation.	◆ Démangeaisons extrêmes. ◆ État fébrile. ◆ Agitation. ◆ Maux de tête venant de la raideur du cou.
	Varicelle marquée par un manque de soif pendant l'épisode fébrile.	◆ Manque de soif en dépit d'une température élevée. ◆ Présence de boutons caractéristiques. ◆ Écoulement nasal épais et gris-jaune. ◆ Frilosité en dépit d'un désir d'air frais.
Rougeole Maladie très infectieuse d'origine virale, elle se propage par les postillons d'un sujet atteint. L'incubation est de 10 jours. Puis les premiers symptômes se développent : gorge et nez enflammés, toux sèche, yeux rouges et larmoyants, et fièvre. Après 3 à 4 jours apparaissent des tâches rouges qui peuvent confluer et former des plaques. L'enfant est contagieux dès l'apparition des premiers symptômes, et le reste jusqu'à 5 jours après l'éruption. Certaines complications sont possibles : infection aiguë de l'oreille moyenne, bronchite (*voir page 228*), encéphalite ou convulsions. **Aide** Donnez à l'enfant beaucoup d'eau et une alimentation allégée jusqu'à la guérison de la rhinite et de la toux. Traitez-le contre la fièvre (*voir page 248*). Faites des bains oculaires avec 1 cc de sel dans 15 cl d'eau bouillie refroidie. **Mise en garde** Si la fièvre persiste, que l'enfant est toujours malade après la disparition des boutons ou encore qu'il a mal aux oreilles, consultez un médecin dans les 12 heures.	Première étape de la rougeole et manque de soif pendant l'état fébrile.	◆ Manque de soif en dépit d'une forte fièvre. ◆ Hypersensibilité à la lumière. ◆ Toux sèche la nuit, grasse le matin, et catarrhe vert et épais pendant la journée. ◆ Nausées, vomissements et diarrhées. ◆ Petits points blancs dans la bouche.
	Deuxième étape de la rougeole accompagnée d'une toux sèche.	◆ Éruption se manifestant lentement. ◆ État fébrile. ◆ Grande soif épisodique. ◆ Toux sèche. ◆ Maux de tête aggravés par la toux.
	Deuxième étape, l'éruption tardant à disparaître.	◆ Disparition lente de l'éruption. ◆ Boutons qui tournent au violet. ◆ Augmentation de l'appétit. ◆ Grand besoin de sucre.
Oreillons Il s'agit d'une infection virale touchant certaines glandes salivaires, les parotides, en avant des oreilles, et les sous-maxillaires, dans la mâchoire inférieure. Les oreillons se propagent par les gouttelettes de mucus émises par un sujet atteint lors d'une toux ou d'un éternuement. La période d'incubation est de 2 à 3 semaines et l'enfant est contagieux 8 jours avant l'apparition des symptômes, qui sont notamment un état fébrile, des maux de tête et une douleur en avant des oreilles quand les glandes enflent. Ce gonflement dure 10 jours, au cours lesquels l'enfant est toujours contagieux. Certaines complications sont possibles : méningite, ou encore inflammation du pancréas, des ovaires ou des testicules. **Aide** Évitez les boissons acides comme les jus d'agrumes, qui stimulent les glandes salivaires et provoqueraient donc des douleurs. **Mise en garde** En cas de maux de tête grave, de confusion, d'hypersensibilité à la lumière, de somnolence ou de tout autre symptôme de méningite, consultez un médecin dans les 2 heures. Si les ovaires ou les testicules sont douloureux, consultez un médecin dans les 12 heures.	Oreillons avec montée subite de fièvre et rougeur au visage.	◆ Montée soudaine de température. ◆ Rougeur et chaleur du visage. ◆ Atteinte plus forte de la parotide droite que de la gauche. ◆ Fixité du regard, yeux écarquillés.
	Oreillons avec douleur aux oreilles pendant la déglutition.	◆ Douleur à la déglutition, s'étendant de la gorge aux oreilles. ◆ Gonflement des glandes sous-maxillaires, qui sont dures comme des pierres. ◆ Agitation et envie de bouger, bien que les symptômes empirent lors des mouvements.
	Oreillons avec transpiration et écoulement de salive pendant le sommeil.	◆ Atteinte plus forte des glandes droites. ◆ Salive malodorante et de goût déplaisant, s'écoulant sur l'oreiller pendant le sommeil. ◆ Transpiration abondante et malodorante. ◆ Gonflement de la langue, qui présente la marque des dents.

Symptômes psychologiques	Amélioration	Aggravation	Remède et dosage
• Possibilité d'hallucinations et de délire.	• Couché sur le ventre. • En se penchant en arrière. • Dans une pièce sombre. • En étant habillé légèrement.	• Au soleil. • Exposé aux secousses. • En se penchant en avant. • Couché la tête plus bas que le corps. • Au chaud.	**Belladonna** (*voir page 39*) 30CH toutes les 2 heures jusqu'à 10 doses.
• Grande agitation.	• En changeant de position. • En bougeant continuellement. • À la chaleur. • À l'air sec. • En appliquant des compresses chaudes, surtout sur la tête.	• Au repos et aux premiers mouvements suivant celui-ci. • Dans une atmosphère froide et humide. • Dans les courants d'air, même bien couvert.	**Rhus tox.** (*voir page 162*) 6CH toutes les 2 heures jusqu'à 10 doses. 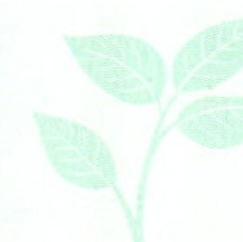
• Crises de larmes et tendance à s'accrocher à un adulte. • Apitoiement sur soi-même. • Grand besoin d'attention et de réconfort.	• Au grand air. • En appliquant des compresses chaudes sur les démangeaisons. • En remuant lentement.	• Dans des pièces chaudes. • À la chaleur. • Au crépuscule et en début de soirée.	**Pulsatilla** (*voir page 61*) 6CH toutes les 2 heures jusqu'à 10 doses.
• Grosses crises de larmes et grande tristesse. • Besoin d'une affection débordante.	• En pleurant et en étant consolé. • Avec les mains sur la tête. • En bougeant doucement. • Au grand air. • En appliquant des compresses froides sur l'éruption.	• À la grande chaleur. • En cas de températures extrêmes. • Couché sur le côté douloureux. • Le soir et la nuit.	**Pulsatilla** (*voir page 61*) 6CH toutes les 2 heures jusqu'à 10 doses. 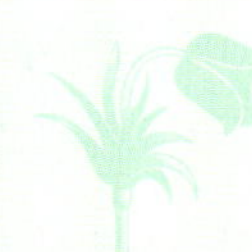
• Grande irritabilité. • Répugnance à bouger.	• Au repos. • À l'air frais. • En appliquant des compresses froides sur l'éruption.	• Au bruit et à la lumière vive. • Le matin et vers 9 heures du soir et 3 heures du matin. • Au moindre mouvement.	**Bryonia** (*voir page 42*) 30CH toutes les 4 heures jusqu'à 10 doses. 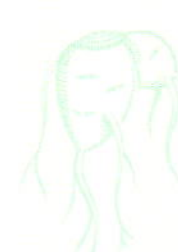
• Irritabilité. • Anxiété.	• Au grand air. • En appliquant des compresses froides sur l'éruption.	• Dans le bain. • En ayant trop chaud. • En faisant des efforts physiques ou mentaux.	**Sulfur** (*voir page 99*) 6CH toutes les 4 heures jusqu'à 10 doses. 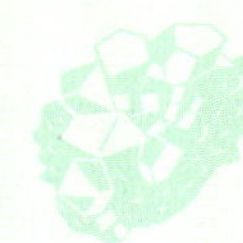
• Possibilité d'hallucinations et de délire.	• Couché sur le ventre. • En exerçant une pression sur les glandes affectées.	• À la lumière du soleil. • Exposé aux secousses. • En se penchant en avant. • Couché, la tête plus bas que le corps. • Au chaud.	**Belladonna** (*voir page 39*) 30CH toutes les 4 heures jusqu'à 10 doses. 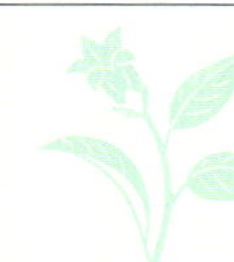
• Crises de larmes pendant la nuit. • Indifférence. • Confusion chez le malade quand il s'assied.	• En buvant froid. • En se reposant. • À la chaleur.	• En sortant du lit. • En se promenant. • En déglutissant.	**Phytolacca** (*voir page 159*) 6CH toutes les 4 heures jusqu'à 10 doses. 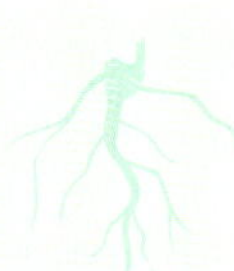
• Irritabilité et émotivité, ou timidité et introversion. • Hyperémotivité.	• En se reposant. • En étant chaudement vêtu. • Le matin.	• En cas de températures extrêmes. • En transpirant. • La nuit. • Couché sur le côté droit.	**Merc. sol.** (*voir page 85*) 6CH toutes les 4 heures jusqu'à 10 doses.

ADOLESCENT

L'ADOLESCENCE, période transitoire entre l'enfance et l'âge adulte, est marquée par des changements hormonaux s'opérant vers 10-11 ans chez une fille, environ un an plus tard chez un garçon. La taille et le poids augmentent, mais la modification la plus importante concerne la progression vers la maturité sexuelle qui se manifeste chez le garçon par une poussée pileuse et un grossissement des organes

TROUBLE	AFFECTION	SYMPTÔMES PHYSIQUES
MONONUCLÉOSE INFECTIEUSE Cette infection virale se répand essentiellement par la salive. Elle débute comme la grippe, par un état fébrile, des maux de gorge et de tête, des douleurs dans tout le corps. Un jour ou deux plus tard, les ganglions lymphatiques, et notamment ceux du cou, enflent et deviennent douloureux, les amygdales grossissent et s'infectent ; il peut se développer une éruption cutanée et, dans de rares cas, une jaunisse. Si les symptômes disparaissent en deux ou trois semaines, la guérison totale peut prendre plus longtemps, une fatigue intense pouvant persister plusieurs mois. Le stress causé par exemple par les examens ou une rupture peut accroître la sensibilité à la mononucléose infectieuse. AIDE Restez au lit jusqu'à disparition des symptômes les plus aigus ; ensuite, évitez les efforts et ne faites que 75 % des choses que vous pouvez faire, tant physiquement qu'intellectuellement, jusqu'à la guérison complète. MISE EN GARDE Consultez un médecin qui prescrira une analyse de sang pour confirmer le diagnostic.	MONONUCLÉOSE INFECTIEUSE AVEC GROSSISSEMENT DES AMYGDALES ET ULCÈRES.	• Amygdales enflées et violettes, ulcères suintants et difficultés à déglutir. • Langue fissurée et desséchée, dents recouvertes d'un enduit brun. • Épuisement physique. • Maux de tête et de douleurs musculaires.
	MONONUCLÉOSE INFECTIEUSE ACCOMPAGNÉE D'UNE TRANSPIRATION MALODORANTE.	• Gorge rouge foncé et douloureuse. • Salive brûlant la gorge à la déglutition. • Gonflement de la langue, recouverte d'un enduit jaune comportant l'empreinte des dents. • Mauvaise haleine. • Transpiration abondante et malodorante.
	AVEC DOULEUR À LA DÉGLUTITION DE NOURRITURES ET BOISSONS CHAUDES.	• Amygdales rouge foncé. • Douleur lancinante jusqu'aux oreilles à la déglutition. • Douleur à la déglutition de nourriture et boissons chaudes.
ODEURS CORPORELLES Les glandes sudoripares situées à l'aine et à l'aisselle deviennent fonctionnelles vers 15-16 ans chez les filles, un an ou deux plus tard chez les garçons. L'anxiété provoquée par l'odeur qu'elles dégagent tient plus à la nouveauté qu'à un excès de transpiration. En revanche, la fétidité provient d'une multiplication des bactéries dans une transpiration confinée, la sudation augmentant en cas de stress ou de menstruations. AIDE Lavez-vous à fond tous les jours avec un savon alcalin qui empêchera la prolifération des bactéries. MISE EN GARDE Consultez si les symptômes persistent.	ODEURS CHEZ LES PERSONNES TROP GROSSES ET SENSIBLES AU FROID.	• Transpiration aigre. • Pendant le sommeil, transpiration sur l'arrière de la tête qui mouille l'oreiller. • Transpiration abondante le matin. • Transpiration abondante au moindre exercice.
	ODEURS DE TRANSPIRATION DANS UNE ATMOSPHÈRE FROIDE OU CHAUDE.	• Transpiration abondante et malodorante. • Transpiration au chaud comme au froid. • Possibilité d'abondantes sécrétions salivaires.
STRESS DES EXAMENS Il s'agit de l'anxiété extrême à passer les examens écrits, allant pratiquement jusqu'à la phobie (*voir page 211*). Les symptômes psychologiques (panique) et physiques (diarrhées, vomissements, maux de tête) se développent, la difficulté à travailler chez soi et la pression représentée par l'obtention de bonnes notes étant des facteurs aggravants. Un traitement homéopathique constitutionnel (*voir page 176*) peut s'avérer nécessaire. AIDE Une bonne organisation de travail est absolument essentielle pour éviter l'anxiété. Commencez vos révisions bien à l'avance, faites un emploi du temps qui divise les matières en unités gérables et traitez suffisamment chaque sujet, prévoyez toujours des plages de détente et assez de repos. Les remèdes doivent être pris le jour de l'examen, et quelques jours avant quand les symptômes apparaissent. MISE EN GARDE Consultez si les symptômes persistent.	STRESS ACCOMPAGNÉ DE DIARRHÉES.	• Possibilité de diarrhées, de nausées et de vomissements avant un examen. • Selles liquides. • Diarrhées accompagnées de gaz abondants. • Diarrhée juste après avoir mangé ou bu.
	STRESS ACCOMPAGNÉ DE PERTES DE MÉMOIRE.	• Sensation de bouchon ou de grosseur, en général au niveau de la gorge ou du rectum, mais parfois aussi ailleurs. • Sensation d'un poids pesant sur les épaules. • Possibilité d'une aggravation d'un eczéma .
	STRESS AVEC UNE FAIBLESSE ET UN TREMBLEMENT DES JAMBES.	• Faiblesse et tremblements des membres. • Possibilité de douleurs ressemblant à un début de grippe.

génitaux et du larynx, chez la fille par un développement des seins et l'apparition de poils et des menstruations. Les bouleversements sont aussi d'ordre émotionnel et intellectuel puisque c'est l'âge où l'on prend son indépendance, les parents perdant leur rôle de modèle au profit des copains. Les affections de l'adolescence, dues la plupart du temps aux modifications hormonales, peuvent s'aggraver en raison de tensions émotionnelles et scolaires ou de la pression de l'entourage amical. Dans certains cas, un traitement homéopathique à long terme s'avère utile (*voir page 176*). Les remèdes homéopathiques et autres mesures conjointes peuvent combattre à court terme les déséquilibres de l'organisme.

Symptômes psychologiques	Amélioration	Aggravation	Remède et dosage
◆ Lourdeur d'esprit et apparence de stupidité. ◆ Confusion. ◆ Grande anxiété et dépression accompagnées de soupirs continuels.	◆ En buvant chaud. ◆ Couché sur le côté droit.	◆ En s'asseyant. ◆ À la vue de nourriture. ◆ En bougeant.	**Ailanthus** (*voir page 122*) 6CH toutes les 4 heures jusqu'à 10 doses.
◆ Irritabilité et émotivité, ou timidité et introversion. ◆ Hyperémotivité.	◆ Au repos. ◆ Habillé chaudement. ◆ Le matin.	◆ À des températures extrêmes. ◆ En transpirant. ◆ La nuit. ◆ Couché sur le côté droit.	**Merc. sol.** (*voir page 85*) 6CH toutes les 4 heures jusqu'à 10 doses.
◆ Agitation. ◆ Indifférence envers la vie. ◆ Peur de la mort.	◆ Couché sur l'estomac. ◆ Au repos. ◆ Au chaud.	◆ En sortant du lit. ◆ En bougeant. ◆ En avalant. ◆ En mangeant et buvant chaud. ◆ Pendant la nuit.	**Phytolacca** (*voir page 159*) 6CH toutes les 4 heures jusqu'à 10 doses. 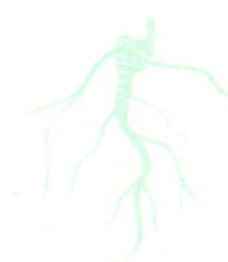
◆ Dépression. ◆ Appréhension. ◆ Perte de mémoire. ◆ Peur de donner l'impression d'être fou.	◆ Par temps sec. ◆ Le matin. ◆ Après le petit-déjeuner.	◆ Au froid. ◆ En faisant des efforts surtout physiques, mais aussi mentaux. ◆ En cas de stress. ◆ En buvant du lait.	**Calc. carb.** (*voir page 77*) 6CH toutes les heures jusqu'à 10 doses.
◆ Irritabilité et émotivité. ◆ Timidité et introversion. ◆ Hyperémotivité.	◆ Au repos. ◆ Habillé chaudement. ◆ Le matin.	◆ À des températures extrêmes. ◆ En transpirant. ◆ La nuit. ◆ Couché sur le côté droit.	**Merc. sol.** (*voir page 85*) 6CH toutes les heures jusqu'à 10 doses.
◆ Peur de l'échec. ◆ Manque de confiance en soi. ◆ Doute de soi-même compromettant la faculté de concentration.	◆ À l'air froid. ◆ En se lavant le visage à l'eau froide. ◆ En étant assis. ◆ En rotant.	◆ En prenant du sucre. ◆ En mangeant des aliments froids. ◆ Dans une foule.	**Argentum nit.** (*voir page 74*) 6CH toutes les heures jusqu'à 10 doses avant l'examen. 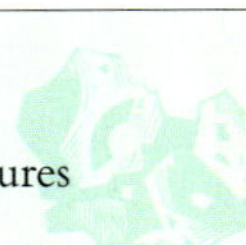
◆ Manque de confiance en soi. ◆ Conflit interne affectant la concentration et la mémoire.	◆ En mangeant. ◆ À la chaleur. ◆ Dans un bain chaud.	◆ En cas de stress émotionnel. ◆ Le soir jusqu'à minuit. ◆ En cas d'effort intellectuel.	**Anacardium occ.** (*voir page 124*) 6CH toutes les heures jusqu'à 10 doses avant l'examen. 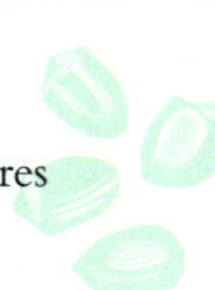
◆ Peur analogue au trac des acteurs. ◆ Peur et paralysie virtuelle à la pensée de l'examen, malgré un gros effort de travail.	◆ En urinant. ◆ En transpirant. ◆ Les yeux fermés.	◆ En cas de stress émotionnel. ◆ Par temps humide. ◆ En fumant du tabac.	**Gelsemium** (*voir page 144*) 6CH toutes les heures jusqu'à 10 doses avant l'examen. 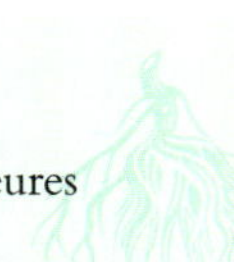

FEMME

UNE FEMME ovule en moyenne 400 fois entre sa puberté et sa ménopause, et cela en général tous les 28 jours. Lorsqu'un ovule est fécondé, une grossesse débute ; dans le cas contraire, la muqueuse utérine gorgée de sang se détache au cours des menstruations. Le fonctionnement de l'appareil reproducteur de la femme (*voir page 198*) est commandé par l'hypophyse, glande reliée au cerveau

TROUBLES

TROUBLES PRÉMENSTRUELS

Ils affectent, à des degrés divers, 75 % de la population féminine en âge de concevoir, plusieurs jours avant les règles. La plupart des femmes vaquent à leurs activités habituelles en étant parfois irritables, mais 10 % d'entre elles sont fortement atteintes par ces troubles. Ils se manifestent par une sensibilité et un gonflement des seins et de l'abdomen, des œdèmes, des prémices des douleurs périodiques. Ils augmentent sous l'influence du surmenage, du stress, d'une allergie, d'un déséquilibre hormonal ou alimentaire, ou de facteurs psychologiques comme une dépression.

AIDE Évitez la nourriture industrielle, les aliments salés ou gras, le sucre, le thé, le café, l'alcool. Prenez régulièrement de petits en-cas protéinés, et réduisez votre consommation de viande. Faites 30 minutes d'exercice en extérieur par jour, pratiquez la relaxation (*voir page 217*) ou la méditation. Prohibez le tabagisme, et ménagez-vous pour éviter le stress.

MISE EN GARDE Consultez un médecin si les troubles persistent.

AFFECTION	SYMPTÔMES PHYSIQUES
TROUBLES PRÉMENSTRUELS AVEC APATHIE, IRRITABILITÉ ET CRISES DE LARMES.	• Peau grasse avec possibilité d'acné. • Désir d'aliments salés ou sucrés. • Lassitude, surtout le matin. • Sensation d'une descente utérine. • Rougeurs au visage, et problèmes de sinus.
TROUBLES PRÉMENSTRUELS AVEC GONFLEMENT ET SENSIBILITÉ DE LA POITRINE.	• Œdèmes augmentant les problèmes de poids. • Poitrine enflée et sensible, et douleurs aux articulations. • Manque d'énergie. • Possibilité d'écoulement vaginal et de muguet.
TROUBLES PRÉMENSTRUELS AVEC APITOIEMENT SUR SOI-MÊME.	• Désir d'aliments sucrés. • Ballonnements à l'estomac. • Gonflement du visage, surtout des paupières. • Maux de tête, nausées et vertiges. • Écoulement vaginal jaunâtre.

RÈGLES DOULOUREUSES

Il s'agit d'une douleur pesante dans le bas du dos et à l'abdomen ou de fortes crampes abdominales. Elles sont très courantes au cours des premiers jours des règles et il arrive qu'elles augmentent en cas de stress ou soient provoquées par un stérilet ou l'arrêt de la pilule. Elles s'atténuent en général après une naissance ou vers trente ans. Une douleur inaccoutumée peut indiquer une infection pelvienne, une endométriose (formation de kystes dans la cavité pelvienne à partir de fragments hémorragiques de muqueuse utérine) ou des fibromes (*voir page 199*).

AIDE Mangez en abondance des fruits et légumes crus. Faites beaucoup d'exercice et perdez du poids s'il le faut. Prenez de petits bains froids entre les règles et un long bain chaud tous les soirs au cours de la semaine qui les précède. Voyez un kinésithérapeute ou un ostéopathe pour le dos.

MISE EN GARDE Si la dysménorrhée s'aggrave fortement, consultez un médecin.

AFFECTION	SYMPTÔMES PHYSIQUES
DOULEURS ABDOMINALES AVEC DÉPRESSION ET APITOIEMENT SUR SOI-MÊME.	• Crampe utérine provoquant des vomissements. • Sensibilité de l'abdomen. • Douleur déchirante dans le bas-ventre. • Possibilité de migraine ou de diarrhées. • Flux sanguin peu abondant ou avec caillots.
DOULEURS ABDOMINALES AVEC IRRITABILITÉ, CRISES DE LARMES ET INDIFFÉRENCE.	• Douleur aiguë dans le bas-ventre. • Sensation d'une descente utérine. • Crampes pouvant s'accompagner de migraine, d'acné, de transpiration et d'une faiblesse générale.
DOULEURS ABDOMINALES ATTÉNUÉES PAR LA CHALEUR ET LA PRESSION.	• Douleurs coliques spasmodiques. • Flux sanguin présentant des caillots. • Flux sanguin filandreux, foncé et épais. • Règles survenant plus tôt que prévu.

ABSENCE DE RÈGLES (AMÉNORRHÉE)

Elle peut être temporaire ou permanente. L'aménorrhée primaire correspond à un retard de puberté (règles absentes à 16 ans). La disparition subite des règles (aménorrhée secondaire) peut être causée par une anorexie, une forte perte de poids ou un excès d'exercice physique, notamment s'il est couplé à un régime végétarien ; elle peut aussi être provoquée par le stress, les voyages (surtout les vols long-courrier), un choc, un stress émotionnel, l'arrêt de la pilule. Il est rare qu'elle soit due à une malposition de l'utérus (rétrodéviation). Par ailleurs, les retards de règles sont fréquents après un accouchement.

MISE EN GARDE Consultez si les dernières règles remontent à au moins neuf mois.

AFFECTION	SYMPTÔMES PHYSIQUES
ARRÊT BRUTAL DES RÈGLES APRÈS UN CHOC.	• Sensation de pesanteur et douleurs au niveau des ovaires. • Douleur utérine aiguë et lancinante. • Gonflement et sensibilité de l'abdomen. • Chaleur, sécheresse et sensibilité du vagin.
ARRÊT DES RÈGLES APRÈS UN STRESS ÉMOTIONNEL.	• Possibilité d'une absence de symptômes liés aux organes reproducteurs. • Possibilité d'une boule dans la gorge. • Possibilité d'un mal de tête évoquant l'enfoncement d'un clou.

et commandée par l'hypothalamus. L'action du cerveau sur l'hypophyse peut être modifiée par de nombreux troubles et déséquilibres de l'organisme ; ceux-ci entraînent des perturbations hormonales qui sont à l'origine de problèmes psychologiques et physiologiques. Basés sur une approche holistique, les traitements homéopathiques des troubles gynécologiques ont largement fait la preuve de leur efficacité et de leur parfaite adaptation aux problèmes récurrents liés au cycle de la femme. Ils constituent par ailleurs une alternative intéressante aux solutions classiques de l'hormonothérapie substitutive, qui peuvent engendrer des effets secondaires très déplaisants.

Symptômes psychologiques	Amélioration	Aggravation	Remède et dosage
◆ Irritabilité et crises de larmes. ◆ Difficultés de concentration. ◆ Désir de fuir tous ses ennuis. ◆ Accès de colère et de cris. ◆ Baisse de l'activité sexuelle.	◆ En mangeant. ◆ En dormant. ◆ En faisant de l'exercice énergiquement. ◆ À la chaleur.	◆ Au froid. ◆ Exposée à la fumée de tabac. ◆ En faisant des efforts mentaux. ◆ Tôt le matin et en début de soirée.	**Sepia** (*voir page 112*) 30CH deux fois par jour jusqu'à 3 jours en commençant 1 jour avant les troubles. 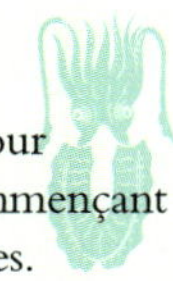
◆ Irritabilité et crises de larmes. ◆ Dépression. ◆ Indifférence. ◆ Difficultés de concentration.	◆ Le matin. ◆ Légèrement constipée.	◆ Dans les courants d'air. ◆ Par temps froid, humide et venteux. ◆ En cas d'effort excessif. ◆ Entre 2 et 3 heures du matin.	**Calc. carb.** (*voir page 77*) 30CH deux fois par jour jusqu'à 3 jours en commençant 1 jour avant les troubles. 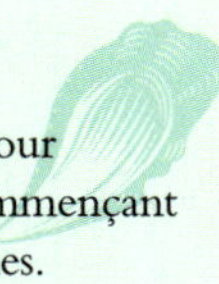
◆ Apitoiement sur soi-même et dépression. ◆ Crises de larmes subites. ◆ Appréhension de l'avenir. ◆ Peur de la foule.	◆ En pleurant. ◆ En bénéficiant d'affection. ◆ En faisant de l'exercice. ◆ À l'air frais. ◆ En buvant froid.	◆ À la chaleur. ◆ Au soleil. ◆ En mangeant des aliments riches et gras. ◆ Le soir et la nuit.	**Pulsatilla** (*voir page 61*) 30CH deux fois par jour jusqu'à 3 jours en commençant 1 jour avant les troubles. 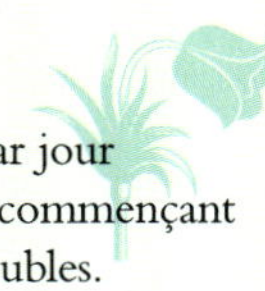
◆ Apitoiement sur soi-même et fortes crises de larmes à la moindre provocation. ◆ Besoin d'être réconfortée. ◆ Dépression.	◆ En pleurant et en recevant des marques de compassion. ◆ En faisant des exercices doux. ◆ Au grand air. ◆ En buvant des boissons froides.	◆ À la forte chaleur. ◆ À des températures extrêmes. ◆ En mangeant riche et gras. ◆ Couchée sur le côté douloureux. ◆ Le soir et la nuit.	**Pulsatilla** (*voir page 61*) 30CH toutes les heures jusqu'à 10 doses. 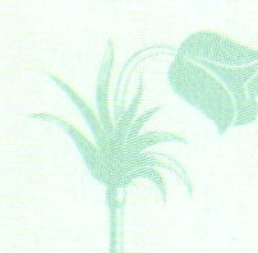
◆ Irritabilité et crises de larmes. ◆ Envie d'être seule. ◆ Indifférence aux êtres chers.	◆ Couchée sur le côté droit, les genoux relevés contre la poitrine. ◆ En dormant, en mangeant et en faisant de l'exercice. ◆ Avec des compresses chaudes.	◆ Au froid. ◆ À la fumée de tabac. ◆ En cas d'effort mental. ◆ Tôt le matin et entre 4 et 6 heures de l'après-midi.	**Sepia** (*voir page 112*) 30CH toutes les heures jusqu'à 10 doses. 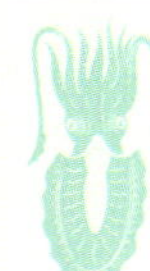
◆ Irritabilité, anxiété et hypersensibilité. ◆ Fixation mentale sur la douleur. ◆ Possibilité d'une peur de l'orage et de l'obscurité.	◆ Au chaud. ◆ Dans un bain chaud. ◆ En exerçant une pression sur l'abdomen. ◆ En se pliant en deux.	◆ Dans les courants d'air froids. ◆ En se découvrant. ◆ La nuit. ◆ En cas d'épuisement. ◆ En bougeant.	**Mag. phos.** (*voir page 90*) 30CH toutes les heures jusqu'à 10 doses. 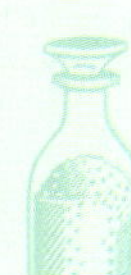
◆ Peur et anxiété brutales. ◆ Nervosité et peur panique de la mort, pouvant aller jusqu'à en prévoir le jour et l'heure.	◆ Au grand air. ◆ Au repos. ◆ En ayant des sueurs chaudes. ◆ En se pliant en deux.	◆ Dans une pièce chaude. ◆ Exposée à la fumée de tabac. ◆ Le soir et la nuit. ◆ Exposée à un vent froid et sec.	**Aconit** (*voir page 32*) 30CH 2 fois par jour jusqu'à 14 jours.
◆ Refoulement des émotions et peur de les dévoiler à un moment inopportun. ◆ Sautes d'humeur allant du rire aux larmes. ◆ Possibilité d'hystérie.	◆ En mangeant. ◆ En urinant. ◆ À la chaleur.	◆ Au grand air et au froid. ◆ En étant trop couverte. ◆ En buvant du café ou de l'alcool. ◆ Exposée aux odeurs fortes. ◆ Exposée à la fumée de tabac. ◆ Le matin.	**Ignatia** (*voir page 57*) 30CH 2 fois par jour jusqu'à 14 jours. 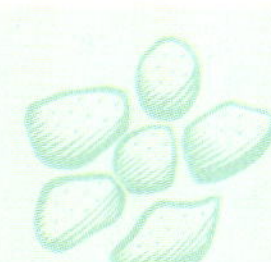

TROUBLE	AFFECTION	SYMPTÔMES PHYSIQUES
RÈGLES ABONDANTES (MÉNORRAGIE) La ménorragie se caractérise par des saignements abondants ou des hémorragies utérines. Il arrive qu'elle s'accompagne de caillots et se prolonge plus de sept jours. Elle peut résulter d'une infection pelvienne, de fibromes (*voir page 199*), d'une endométriose (formation, dans la cavité pelvienne, de kystes provoqués par des fragments hémorragiques de muqueuse utérine), d'un déséquilibre hormonal, d'un stress, d'un surmenage, de la préménopause (*voir ci-dessous*) ou de la présence d'un stérilet. **AIDE** Réduisez le thé, le café, l'alcool, le lait et les laitages, et mangez beaucoup de légumes crus. Faites 30 minutes d'exercice modéré par jour en évitant les efforts excessifs. **MISE EN GARDE** Consultez un médecin si le flux sanguin est inhabituellement abondant alors que votre cycle reste régulier, ou si vous constatez d'autres changements. Réagissez dans les 12 heures si vos règles ont du retard et sont plus abondantes après une période de rapports sexuels réguliers.	RÈGLES ABONDANTES CHEZ UNE FEMME FORTE.	◆ Œdèmes aggravant les problèmes de poids. ◆ Possibilité d'un mal de dos, d'une transpiration excessive et d'une maladresse dans les gestes. ◆ Sang de couleur rouge vif. ◆ Possibilité de crampes abdominales. ◆ Règles irrégulières.
	RÈGLES ABONDANTES ASSOCIÉES À UNE APATHIE ET DE L'INDIFFÉRENCE.	◆ Crampes abdominales violentes. ◆ Écoulement vaginal qui démange. ◆ Troubles de la vision, se manifestant par des points lumineux ou des éclairs. ◆ Règles irrégulières.
	RÈGLES ABONDANTES ACCOMPAGNÉES D'UNE EXCITATION NERVEUSE.	◆ Écoulement de sang avec caillots sombres. ◆ Saignements intermittents. ◆ Crampes abdominales. ◆ Maux de tête, vertiges et faiblesse. ◆ Lividité du visage.
MÉNOPAUSE La ménopause, qui correspond à l'interruption des cycles menstruels, se produit à un âge compris entre 45 et 55 ans. Il ne s'agit pas d'une maladie, mais d'une phase physiologique et émotionnelle que les femmes vivent plus ou moins bien. La baisse de la sécrétion hormonale des ovaires provoque un certain nombre de symptômes : sécheresse vaginale, bouffées de chaleur, douleurs, vertiges, perte d'appétit, lassitude, frilosité, palpitations. On observe aussi des manifestations psychologiques : irritabilité, anxiété, nervosité, crises de larmes, dépression et insomnie. Les traitements classiques sont destinés à compenser la baisse de la production hormonale ; l'homéopathie, à l'inverse, correspond à une approche holistique puisqu'elle prend en compte l'ensemble des déséquilibres de l'organisme, qui sont parfois présents depuis une période prolongée. Un traitement de fond (*voir page 176*) peut s'avérer utile pour accompagner la ménopause. **AIDE** Évitez le thé, le café, l'alcool, les plats épicés ; mangez peu et souvent. Portez des vêtements légers et des sous-vêtements en coton, et prenez des douches ou bains froids pour atténuer les bouffées de chaleur. Faites des exercices en douceur, pratiquez le yoga ou la respiration profonde (*voir page 217*). Limitez la sécheresse vaginale avec une pommade au calendula et utilisez un lubrifiant avant un rapport sexuel. **MISE EN GARDE** En cas de saignements six mois après les dernières règles ou de pertes prolongées entre les règles, consultez un médecin.	INCAPACITÉ À RÉSOUDRE LES PROBLÈMES PENDANT LA MÉNOPAUSE.	◆ Maux de tête plus intenses du côté gauche. ◆ Sueur sur le visage et l'arrière du cou pendant le sommeil. ◆ Désir d'aliments sucrés. ◆ Gonflement des articulations des doigts.
	MÉNOPAUSE AVEC BOUFFÉES DE CHALEUR, TRANSPIRATION ET PERTES DE CONNAISSANCE.	◆ Sensation de bouillonnements internes soulagée par la transpiration. ◆ Maux de tête plus intenses du côté gauche. ◆ Vertiges et pertes de connaissance. ◆ Bouffées de chaleur au visage. ◆ Constriction à la gorge et à l'abdomen.
	PERTE DE LA LIBIDO AU COURS DE LA MÉNOPAUSE.	◆ Règles abondantes et irrégulières avant la ménopause. ◆ Possibilité de candidose. ◆ Sécheresse vaginale rendant les rapports sexuels douloureux.
	MÉNOPAUSE ACCOMPAGNÉE DE BOUFFÉES DE CHALEUR QUAND IL FAIT CHAUD.	◆ Bouffées de chaleur dans une pièce chaude ou occupée par de nombreuses personnes. ◆ Tendance à prendre facilement du poids. ◆ Maux de tête et migraines plus intenses du côté gauche. ◆ Désir d'aliments sucrés.
DOULEUR AU SEIN Les seins sont souvent sensibles avant les règles. Une douleur plus localisée peut être due à un abcès ou une tumeur. L'abcès peut être consécutif à une mastite (*voir page 201*), et une grosseur peut révéler une tumeur bénigne (adénofibrome) ou maligne. **AIDE** Si vous allaitez, baignez les seins à l'eau chaude. Si la douleur a une autre origine, réduisez la consommation de graisses animales, de café, de thé. Remplacez la viande et les laitages par des poissons gras. **MISE EN GARDE** Si vous allaitez et que vous ressentez une douleur, surtout si vous avez de la fièvre, consultez dans les 24 heures. Faites-le immédiatement si les mamelons ou les seins changent d'aspect ou qu'une zone devient dure et sensible.	POITRINE TRÈS SENSIBLE AU TOUCHER.	◆ Sensibilité de la poitrine à l'effleurement. ◆ Gonflement du sein. ◆ Douleur piquante dans le mamelon. ◆ Envie d'exercer une forte pression sur la poitrine. ◆ Pesanteur dans les jambes. ◆ Possibilité d'une diminution de la libido.
	POITRINE DURE ET ENFLAMMÉE.	◆ Sein dur et enflammé, donnant l'impression qu'un abcès est en cours de formation. ◆ Gêne au moindre mouvement. ◆ Possibilité de violents maux de tête. ◆ Grande soif épisodique. ◆ Possibilité de constipation.

Symptômes psychologiques	Amélioration	Aggravation	Remède et dosage
• Confusion et difficultés de concentration. • Anxiété à l'idée que les symptômes soient remarqués par les autres. • Peur de devenir folle.	• Le matin. • En cas de constipation légère.	• Dans les courants d'air. • Dans le vent froid et humide. • En faisant de l'exercice. • Entre 2 et 3 heures du matin. • En cas de stress et d'effort excessif.	**Calc. carb.** (*voir page 77*) 30CH 3 fois par jour jusqu'à 14 jours. 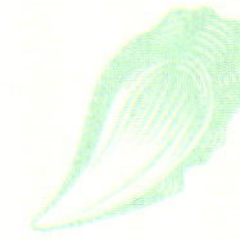
• Crises de larmes et irritabilité. • Indifférence, même aux êtres chers. • Apathie générale.	• En mangeant et en dormant. • En faisant de l'exercice. • En appliquant des compresses très chaudes sur le bas de l'abdomen.	• Au froid. • Exposée à la fumée de tabac. • En cas d'efforts mentaux et de stress. • Tôt le matin et dans la soirée.	**Sepia** (*voir page 112*) 30CH 3 fois par jour jusqu'à 14 jours.
• Irritabilité. • Hypersensibilité. • Peur des animaux domestiques. • Sautes d'humeur et dépression.	• En exerçant une ferme pression sur l'abdomen. • En portant des vêtements amples. • En se pliant en deux. • En s'allongeant.	• Au toucher et aux secousses. • Dans le bruit. • Dans les courants d'air froids. • En cas d'effort mental. • La nuit.	**China** (*voir page 49*) 30CH 3 fois par jour jusqu'à 14 jours.
• Sentiment d'incapacité à régler les problèmes. • Peur que les symptômes soient repérés par les autres. • Claustrophobie.	• Par temps sec. • Après le petit déjeuner. • En frictionnant les articulations affectées.	• À l'air froid et humide. • En prenant un bain froid. • En faisant un effort. • En ayant des vêtements serrés. • Au cours des rapports sexuels.	**Calc. carb.** (*voir page 77*) 30CH 2 fois par jour jusqu'à 7 jours.
• Déficience de la mémoire. • Difficultés de concentration. • Surexcitation accompagnée d'une grande volubilité. • Confusion.	• Au grand air. • En buvant des boissons froides. • En portant des vêtements amples. • En mangeant.	• Au réveil. • En été et au soleil. • En avalant des liquides. • En ayant des vêtements serrés. • En buvant des boissons chaudes ou de l'alcool.	**Lachesis** (*voir page 109*) 30CH 2 fois par jour jusqu'à 7 jours. 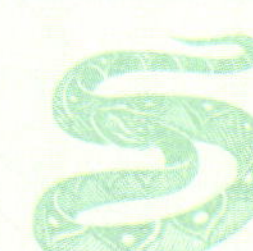
• Irritabilité. • Tendance aux crises de larmes. • Apathie et indifférence. • Difficultés de concentration.	• En dormant. • En prenant un bain froid. • En marchant énergiquement au grand air. • Bien au chaud au lit.	• Au froid. • Au cours des rapports sexuels. • Tôt le matin et dans la soirée. • Avant un orage.	**Sepia** (*voir page 112*) 30CH 2 fois par jour jusqu'à 7 jours. 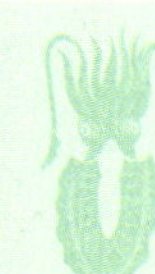
• Déficience de la mémoire. • Dépression. • Irritabilité.	• Au grand air. • En transpirant. • En marchant doucement.	• En prenant un bain très chaud. • En cas d'effort physique ou mental. • En ayant trop chaud dans un lit. • En buvant de l'alcool.	**Sulfur** (*voir page 99*) 30CH 2 fois par jour jusqu'à 7 jours. 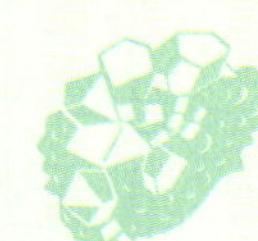
• Dépression. • Confusion. • Lenteur d'esprit et fatigue mentale. • Anxiété, hystérie ou tristesse associées au chagrin.	• En jeûnant. • En exprimant ses émotions. • En ayant les bras ballants.	• En s'allongeant. • En se retournant dans le lit. • Au froid.	**Conium** (*voir page 51*) 6CH toutes les 4 heures jusqu'à 5 jours. 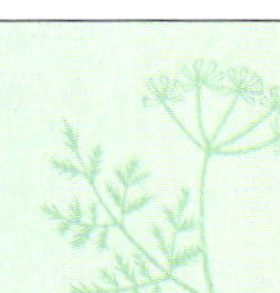
• Irritabilité. • Envie d'être seule. • Forte inquiétude au sujet de problèmes financiers.	• À l'air froid. • En appliquant du froid sur la poitrine avec une ferme pression.	• Au moindre mouvement. • Le matin et vers 9 heures du soir et 3 heures du matin. • Par temps froid, sec et venteux.	**Bryonia** (*voir page 42*) 6CH toutes les 4 heures jusqu'à 5 jours. 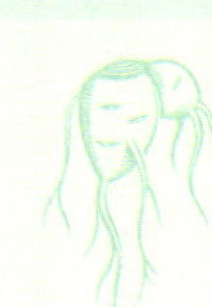

TROUBLE	AFFECTION	SYMPTÔMES PHYSIQUES
CYSTITE Évoquant en priorité des brûlures lors de mictions fréquentes, la cystite résulte d'une inflammation de la muqueuse vésicale due à une infection provenant des intestins. La cystite affecte surtout les femmes, car l'urètre féminin est court, donc très accessible aux germes extérieurs. Il arrive que la cystite s'accompagne de fièvre et soit aggravée par les antibiotiques, les contraceptifs, le manque d'hygiène intime, la malnutrition, des sous-vêtements trop serrés, les rapports sexuels, une allergie alimentaire ou le stress. AIDE Diminuez l'acidité des urines en buvant toutes les 20 minutes 30 cl d'eau pure ou de boisson à base d'orge. Évitez thé, café, alcool. Certains aliments aggravent les symptômes : asperges, betteraves, agrumes, fraises, lait, crèmes glacées, plats épicés, nourriture industrielle. Ne vous retenez pas d'uriner et soignez votre toilette intime. Évitez tampons, douches internes et produits de bains parfumés. Utilisez les lubrifiants adaptés avant les rapports sexuels et urinez ensuite. MISE EN GARDE Si vous avez mal aux reins, du sang dans les urines ou une crise depuis plus de 48 heures, consultez un médecin.	CYSTITE ACCOMPAGNÉE DE DOULEURS BRÛLANTES ET COUPANTES.	◆ Douleurs brûlantes dans le bas-ventre. ◆ Envie continuelle d'uriner, avec impression que la vessie ne se vide jamais totalement. ◆ Émission de quelques gouttes d'urine seulement. ◆ Douleurs au bas du dos.
	CYSTITE ACCOMPAGNÉE D'UNE IRRITABILITÉ.	◆ Émission de quelques gouttes d'urine seulement en dépit d'une envie pressante. ◆ Frilosité.
	CYSTITE ACCOMPAGNÉE D'UN SENTIMENT DE RESSENTIMENT.	◆ Sensation qu'une goutte d'urine s'écoule en permanence dans l'urètre. ◆ Possibilité d'association à une intervention chirurgicale sur les voies urinaires ou à une autre intrusion dans le vagin, y compris par le biais des rapports sexuels.
MUGUET VAGINAL Causé par un champignon, *Candida albicans,* le muguet vaginal cause démangeaisons, douleurs vaginales et vulvaires, écoulements, et mictions fréquentes. Son évolution est favorisée par le surmenage, le stress, un déséquilibre hormonal, une grossesse ou le port de sous-vêtements trop serrés. Les bactéries acidifiantes, qui combattent les infections et sont naturellement présentes dans le vagin, peuvent être détruites par les antibiotiques, les contraceptifs, les douches internes et les déodorants vaginaux. AIDE Évitez tous les irritants. Brossez vos sous-vêtements avec un détergent alcalin avant lavage. Utilisez des lubrifiants et préservatifs pour les rapports sexuels. Évitez le sucre et la levure. Après des antibiotiques, prenez des compléments acidophiles, comme des yoghourts. Douchez le vagin trois fois par jour avec 150 gr de yoghourt nature dilué à 1,5 litre d'eau bouillie ou avec un mélange d'eau (30 cl) et de citron ou de vinaigre (1,50 cl). Les préparations acides se trouvent facilement dans le commerce. MISE EN GARDE Consultez un médecin si les symptômes persistent.	MUGUET VAGINAL ACCOMPAGNÉ DE DÉMANGEAISONS VULVAIRES PLUS FORTES AVANT LES RÈGLES.	◆ Démangeaisons vaginales et vulvaires plus fortes après les mictions et avant les règles. ◆ Possibilité de verrues vaginales. ◆ Possibilité de maux de tête chroniques ou d'une augmentation de l'appétit.
	MUGUET AVEC ÉCOULEMENTS PLUS INTENSES APRÈS UN RAPPORT SEXUEL.	◆ Démangeaisons vaginales et vulvaires. ◆ Écoulements blancs et malodorants, plus abondants après un rapport sexuel. ◆ Douleurs et brûlures vaginales. ◆ Possibilité d'ulcération des lèvres.
	MUGUET VAGINAL ACCOMPAGNÉ DE DÉMANGEAISONS AU RECTUM.	◆ Démangeaisons rectales et autour de l'anus. ◆ Écoulements vaginaux blancs ou jaunes, malodorants. ◆ Douleur vaginale pendant les rapports sexuels. ◆ Alternance de constipation et de diarrhées. ◆ Flatulences.
VAGINISME Cette affection peu courante correspond à des contractures involontaires des muscles entourant l'entrée du vagin ; ces spasmes rendent douloureux, voire impossibles, les rapports sexuels, les examens médicaux du vagin et la pose d'un tampon. Ils peuvent s'accompagner d'une courbure du dos et d'un raidissement des jambes ramenées l'une contre l'autre. Le vaginisme arrive le plus souvent lorsqu'une femme appréhende la pénétration parce qu'elle a mal vécu certains troubles ou examens médicaux antérieurs. Cette crainte peut être due à un traumatisme provoqué par des violences sexuelles ou d'autres facteurs psychologiques, par exemple une peur ou un sentiment de culpabilité liés au rapport sexuel. AIDE Utilisez les techniques de relaxation (*voir page 217*) ou de méditation ou pratiquez le yoga avant toute pénétration vaginale, de quelque nature qu'elle soit. Mise en garde Si les symptômes persistent, consultez selon le cas un gynécologue ou un psychothérapeute.	SENSIBILITÉ EXTRÊME DE LA VULVE ET DU VAGIN.	◆ Hypersensibilité de la vulve et du vagin. ◆ Augmentation du désir sexuel en dépit des symptômes présentés. ◆ Possibilité d'une rétention urinaire. ◆ Constipation accompagnée de douleurs coliques.
	VAGINISME CONSÉCUTIF À UN EXAMEN MÉDICAL.	◆ Hypersensibilité de la vulve et du vagin. ◆ Possibilité d'une irritation de la vessie.
	VAGINISME ASSOCIÉ À UN CHAGRIN.	◆ Vaginisme spasmodique et irrégulier. ◆ Démangeaisons vulvaires s'étendant au vagin. ◆ Possibilité d'une boule dans la gorge.

Symptômes psychologiques	Amélioration	Aggravation	Remède et dosage
◆ Colère ou très grande irritabilité. ◆ Possibilité d'une peur des miroirs et autres surfaces réfléchissantes.	◆ Au chaud. ◆ En recevant un massage en douceur. ◆ La nuit et le matin.	◆ En bougeant. ◆ En buvant du café ou de l'eau froide. ◆ L'après-midi.	**Cantharis** (*voir page 105*) 30CH toutes les demi-heures jusqu'à 10 doses. 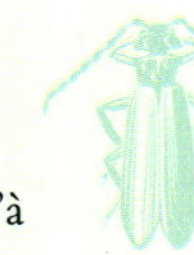
◆ Irritabilité. ◆ Attitude très critique envers les autres. ◆ Envie d'être seule.	◆ Au chaud. ◆ En dormant. ◆ En exerçant une pression sur la vessie. ◆ En faisant sa toilette. ◆ Le soir.	◆ Par temps froid et venteux. ◆ Exposée au bruit. ◆ En mangeant, surtout des plats épicés. ◆ En prenant des stimulants. ◆ Entre 3 et 4 heures du matin.	**Nux vomica** (*voir page 63*) 6CH toutes les demi-heures jusqu'à 10 doses. 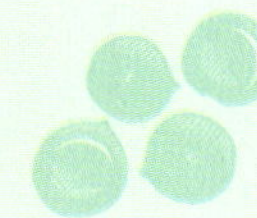
◆ Ressentiment. ◆ Colère.	◆ Au chaud. ◆ Après une bonne nuit.	◆ En exerçant une pression sur la vessie. ◆ En buvant insuffisamment.	**Staphisagria** (*voir page 54*) 30CH toutes les demi-heures jusqu'à 10 doses. 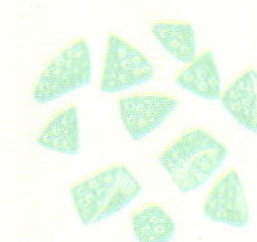
◆ Anxiété, provoquée surtout par le stress et le surmenage. ◆ Dépression.	◆ Le matin. ◆ En étant légèrement constipée.	◆ Avant et après les règles. ◆ En réchauffant la vulve. ◆ Pendant une grossesse. ◆ Au vent froid et humide. ◆ En faisant un effort physique ou mental.	**Calc. carb.** (*voir page 77*) 6CH 6 fois par jour jusqu'à 5 jours. 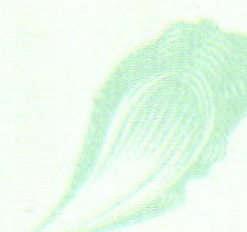
◆ Crises de larmes. ◆ Irritabilité. ◆ Indifférence envers les êtres chers. ◆ Répulsion pour les rapports sexuels.	◆ En mangeant. ◆ En dormant. ◆ En faisant de l'exercice. ◆ En réchauffant la vulve.	◆ Au froid. ◆ Exposée à la fumée de tabac. ◆ En cas d'extrême fatigue. ◆ Entre 2 et 3 heures du matin, tôt le matin et dans la soirée.	**Sepia** (*voir page 112*) 6CH 6 fois par jour jusqu'à 5 jours. 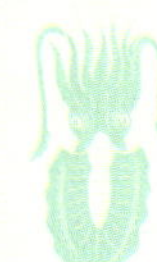
◆ Stress. ◆ Obstination et irritabilité. ◆ Anxiété et hypochondrie.	◆ À l'air frais. ◆ Dans une chaleur sèche. ◆ En marchant.	◆ En restant debout trop longtemps. ◆ En étant trop couverte. ◆ Dans le froid et l'humidité. ◆ En se lavant. ◆ En ayant trop chaud au lit. ◆ En buvant de l'alcool.	**Sulfur** (*voir page 99*) 6CH 6 fois par jour jusqu'à 5 jours. 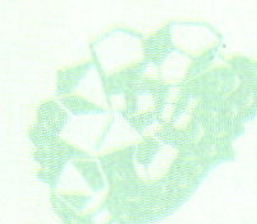
◆ Égoïsme et complaisance envers soi-même. ◆ Pertes de mémoire et lenteur de la perception. ◆ Fait semblant d'être malade.	◆ En massant le vagin. ◆ En exerçant une forte pression sur les muscles du haut des cuisses. ◆ En étirant les jambes.	◆ En faisant un effort. ◆ En n'étant pas seule. ◆ En cas d'excitation.	**Plumbum met.** (*voir page 96*) 30CH 2 fois par jour jusqu'à 5 jours.
◆ Ressentiment et refoulement de la colère.	◆ Au chaud. ◆ Au repos. ◆ En exerçant une forte pression sur les muscles du haut des cuisses.	◆ En cas de stress émotionnel ou de dispute. ◆ En cas d'activité sexuelle ou de masturbation excessives. ◆ En cas d'examen gynécologique.	**Staphisagria** (*voir page 54*) 30CH 2 fois par jour jusqu'à 5 jours.
◆ Association au chagrin, à l'introspection et à la suppression des émotions.	◆ En changeant de position. ◆ Au chaud. ◆ En urinant.	◆ En cas de stress émotionnel. ◆ En étant réconfortée. ◆ Au moindre effleurement.	**Ignatia** (*voir page 57*) 30CH 2 fois par jour jusqu'à 5 jours. 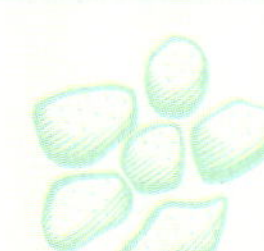

Troubles	Affection	Symptômes physiques
Nausées matinales Les nausées et vomissements sont des manifestations assez fréquentes en cours de grossesse et surtout s'il s'agit de la première. On pense que les modifications hormonales que connaît une femme enceinte activent le centre nerveux bulbaire qui commande les vomissements. En général, les nausées se produisent pendant le deuxième et le troisième mois et s'estompent après 14 à 16 semaines. Il arrive néanmoins que des femmes souffrent d'hyperémèse (vomissements continuels) pouvant causer une déshydratation et des déséquilibres biochimiques dans l'organisme. Cette affection nécessite une hospitalisation dans les cas les plus graves. AIDE Mangez souvent, en petites quantités, et évitez les aliments gras. Si la nausée survient dès le réveil, mangez un biscuit sec avant de sortir du lit. Ajoutez du gingembre frais dans vos plats et utilisez un bracelet d'acupression, que l'on trouve en vente en pharmacie. Reposez-vous le plus possible. MISE EN GARDE Consultez un médecin si vous vomissez après la plupart de vos repas.	Nausées accompagnées d'un enduit épais sur la langue.	◆ Nausées plus prononcées le matin. ◆ Rejet de nourriture avec mucus. ◆ Spasmes de haut-le-cœur. ◆ Sécheresse buccale, présence d'un enduit épais sur la langue. ◆ Désir d'aliments frais, gras, épicés ou acides, aversion pour le pain, la viande, le café, le tabac.
	Nausées plus prononcées le soir.	◆ Nausées plus prononcées dans la soirée mais s'atténuant durant la nuit. ◆ Sécheresse buccale, mais absence de soif. ◆ Digestion difficile des aliments riches et gras. ◆ Pression sous le sternum après les repas. ◆ Désir de nourriture sucrée.
	Nausées continuelles accompagnées d'une langue propre.	◆ Vomissement de tous aliments. ◆ Nausées ne s'atténuant pas après vomissement. ◆ La langue est non revêtue d'un enduit. ◆ Production excessive de salive. ◆ Absence de sensation de soif. ◆ Tendance à la défaillance.
Douleurs de l'accouchement Les douleurs ressenties lors d'un accouchement proviennent des contractions que subit l'utérus tout au long du travail effectué pour expulser le bébé. Douloureux la plupart du temps, le travail devient insupportable si la femme est très sensible à la douleur ou que le bébé se présente mal, l'utérus étant alors plus sollicité que lors d'un accouchement normal. Les douleurs peuvent s'intensifier sous l'influence de la fatigue, de la peur, de l'anxiété et parfois de la colère. Les traitements homéopathiques permettent d'apaiser les émotions et d'atténuer la douleur et l'épuisement. AIDE Suivez la préparation de psychoprophylaxie obstétricale, appelée communément « accouchement sans douleur » (mesures préventives qui combinent la pensée positive et la respiration). Ces cours vous aideront à contrôler une situation qui peut vous effrayer. Si vous êtes très sensible à la douleur, essayez d'autres techniques de relaxation, et envisagez le recours à l'acupuncture et à l'hypnose.	Hypersensibilité aux douleurs de l'accouchement.	◆ Contractions tellement douloureuses qu'elles provoquent des cris et des pleurs involontaires.
	Douleurs de l'accouchement associées à une grande irritabilité.	◆ Contractions inefficaces. ◆ Douleurs s'étendant au rectum, avec envie d'uriner et d'expulser selles et gaz intestinaux. ◆ Douleurs provoquant des spasmes du col de l'utérus, qui ne se dilate pas correctement.
	Douleurs de l'accouchement accompagnées d'un besoin d'affection et de réconfort.	◆ Évolution trop lente du travail. ◆ Frilosité.
Problèmes d'allaitement Si le bébé n'arrive pas à saisir le téton d'un sein trop gonflé, utilisez un tire-lait. La pauvreté en nutriments ou le goût du lait peuvent ne pas convenir au nourrisson : cela peut tenir à une insuffisance du régime alimentaire de la mère, à une nourriture forte en goût, à l'anxiété ou à la fatigue. Une douleur à l'allaitement peut indiquer une inflammation des tissus (*voir Mastite page 201*), un abcès ou des crevasses aux mamelons. AIDE Après chaque tétée, baignez les mamelons crevassés dans une solution de calendula et d'hypericum (10 gouttes de teinture mère pour 30 cl d'eau bouillie). Nettoyez (sans savon) et séchez les mamelons minutieusement, puis appliquez une pommade de calendula ou d'hypericum. Laissez-les à l'air régulièrement. Durant la grossesse, portez un soutien-gorge spécial pour faire ressortir les mamelons invaginés. MISE EN GARDE En cas d'engorgement, de durcissement, de douleur à la poitrine, de fièvre, de ganglions sensibles sous les bras, consultez un médecin dans les 12 heures.	Inflammation de la poitrine accompagnée d'élancements.	◆ Engorgement, durcissement des seins, et traînées rouges sur la peau. ◆ Sensation de pesanteur de la poitrine. ◆ Sécheresse et chaleur de la peau. ◆ Possibilité d'une mastite ou d'un abcès au sein.
	Douleurs pendant la tétée, qui provoquent la colère de la mère.	◆ Inflammation des mamelons, qui sont très sensibles au toucher. ◆ Forte douleur pendant la tétée.
	Engorgement des seins.	◆ Pauvreté du lait en éléments nutritifs. ◆ Difficulté du bébé à saisir le mamelon. ◆ Gêne provoquée par des seins trop remplis de lait. ◆ Possibilité de transpiration ou de frissons, surtout chez une femme forte.

SYMPTÔMES PSYCHOLOGIQUES	AMÉLIORATION	AGGRAVATION	REMÈDE ET DOSAGE
◆ Irritabilité, plus prononcée le matin. ◆ Attitude extrêmement critique envers les autres.	◆ Au chaud et en dormant. ◆ En exerçant une ferme pression sur l'estomac. ◆ En lavant le ventre ou en appliquant des compresses mouillées sur l'estomac. ◆ Le soir.	◆ Par temps froid et venteux. ◆ En mangeant épicé. ◆ En prenant des excitants. ◆ En cas de stress. ◆ Entre 3 et 4 heures du matin.	**Nux vomica** (*voir page 63*) 6CH toutes les 2 heures jusqu'à 3 jours.
◆ Crises de larmes. ◆ Grand besoin de soutien et de réconfort. ◆ Apitoiement sur soi-même.	◆ En buvant des boissons froides, en appliquant des compresses froides sur l'estomac. ◆ En pleurant et en étant consolée. ◆ En faisant un peu d'exercice. ◆ Au grand air.	◆ Dans une pièce chaude et confinée. ◆ Le soir. ◆ En mangeant des aliments riches et gras. ◆ Couchée sur le côté gauche.	**Pulsatilla** (*voir page 61*) 6CH toutes les 2 heures jusqu'à 3 jours.
◆ Irritabilité et mépris. ◆ Grand besoin de quelque chose, sans que le sujet sache exactement de quoi.	◆ Au grand air.	◆ En se penchant en avant. ◆ En bougeant. ◆ À la chaleur. ◆ En s'allongeant. ◆ En cas de stress provoqué par l'embarras.	**Ipecac.** (*voie page 45*) 6CH toutes les 2 heures jusqu'à 3 jours.
◆ Nervosité et agitation entre deux contractions. ◆ Crises de larmes et désespoir.	◆ Au chaud. ◆ En s'allongeant. ◆ En suçant un glaçon.	◆ En cas de stress émotionnel. ◆ En cas de forte odeur, de bruit. ◆ À l'air frais. ◆ Au froid. ◆ La nuit.	**Coffea** (*voir page 50*) 30CH toutes les 5 minutes jusqu'à 10 doses.
◆ Irritabilité. ◆ Impatience. ◆ Attitude très critique envers les autres.	◆ En dormant et au chaud. ◆ En exerçant une forte pression sur le ventre ou en y appliquant des compresses humides. ◆ Le soir, ou en étant seule.	◆ Au froid. ◆ Au bruit. ◆ En prenant des excitants. ◆ En mangeant. ◆ En cas de stress.	**Nux vomica** (*voir page 63*) 30CH toutes les 5 minutes jusqu'à 10 doses.
◆ Agitation. ◆ Tendance à pleurer à la moindre provocation. ◆ Grand besoin d'être réconfortée et rassurée.	◆ En pleurant et en recevant des manifestations de sympathie. ◆ Les mains au-dessus de la tête. ◆ En bougeant sans brusquerie. ◆ En appliquant des compresses froides sur le ventre.	◆ À la forte chaleur. ◆ En cas de températures extrêmes. ◆ Couchée sur le côté douloureux. ◆ Le soir et la nuit.	**Pulsatilla** (*voir page 61*) 30CH toutes les 5 minutes jusqu'à 10 doses.
◆ Possibilité de délire, avec fixité du regard dans des yeux grand ouverts en cas de fièvre élevée.	◆ Debout ou assise bien droite. ◆ Dans une pièce chaude. ◆ En appliquant des compresses chaudes sur les seins.	◆ Exposée au mouvement, aux secousses, au bruit. ◆ En pressant les seins. ◆ Couchée, tout particulièrement sur le côté droit.	**Belladonna** (*voir page 39*) 30CH toutes les heures jusqu'à 10 doses.
◆ Colère. ◆ Rancune et violence. ◆ Forte tendance à se plaindre.	◆ En appliquant des compresses froides sur les seins. ◆ En transpirant.	◆ À la forte chaleur. ◆ La nuit.	**Chamomilla** (*voir page 46*) 30CH toutes les 4 heures jusqu'à 6 doses.
◆ Inquiétude concernant de nouvelles responsabilités. ◆ Anxiété provoquant de l'étourderie et de l'appréhension. ◆ Anxiété que les symptômes aient été remarqués par d'autres.	◆ En s'allongeant. ◆ En massant les seins. ◆ Après le petit déjeuner.	◆ En buvant du lait. ◆ En faisant un effort physique ou mental. ◆ En montant les escaliers. ◆ Dans une pièce froide. ◆ Dans un bain.	**Calc. carb.** (*voir page 77*) 30CH 4 fois par jour jusqu'à 3 jours.

Homme

L'appareil uro-génital de l'homme est moins complexe et fragile que celui de la femme. Les troubles les plus sérieux relevant de l'automédication résultent d'infections. Celles-ci, ainsi que les incontinences, apparaissent plus rarement chez l'homme, la longueur de son urètre limitant les invasions par des germes extérieurs; mais, l'urètre étant connecté aux

Trouble	Affection	Symptômes physiques
Troubles de l'érection Ils se produisent lorsque le pénis n'est pas suffisamment irrigué par le sang. Les suites d'une blessure ou d'une intervention chirurgicale des parties génitales ou de la colonne vertébrale peuvent perturber ce flux sanguin, tout comme les maladies chroniques telles que le diabète, ou encore les troubles nerveux, la consommation de drogues, de médicaments ou d'alcool, la fatigue ou le manque d'excitation. Le stress ou l'anxiété causée par la perspective du rapport sexuel accentuent l'incapacité à amorcer ou à maintenir une érection. Aide Pour réduire les troubles psychologiques associés à une érection insuffisante, essayez d'éliminer les tensions nerveuses pendant l'acte sexuel. Ne vous focalisez pas sur la pénétration, concentrez-vous sur d'autres parties du corps pour donner et recevoir du plaisir. Mise en garde Consultez un médecin si les symptômes persistent.	Troubles de l'érection avec appréhension de l'échec.	◆ Pénis restant froid et de dimensions réduites. ◆ Possibilité d'éjaculation précoce en cas d'érection. ◆ Fort désir d'aliments sucrées.
	Troubles de l'érection provoqués par un hématome.	◆ Hématome au pénis consécutif à une blessure. ◆ Endolorissement du pénis, sensibilité au contact. ◆ Possibilité d'éjaculation précoce si érection.
	Troubles de l'érection consécutifs à des excès sexuels.	◆ Érection insuffisante pour permettre la pénétration. ◆ Faiblesse générale et épuisement nerveux. ◆ Pénis restant froid et de dimensions réduites. ◆ Possibilité d'éjaculation précoce si érection.
Hydrocèle Ce gonflement indolore du scrotum est provoqué par un épanchement du liquide séreux situé entre les deux feuillets de l'enveloppe séreuse du testicule. Parfois congénitale, fréquente chez l'homme âgé ou après une blessure, l'hydrocèle survient le plus souvent sans cause déterminable. Le gonflement peut être dû à une infection, une inflammation ou, nettement plus rarement, une tumeur. Il fait en général l'objet d'une simple surveillance régulière, mais une ponction est utile s'il est prononcé. Mise en garde Consultez un médecin si les symptômes persistent plus d'un mois.	Hydrocèle provoquée par une blessure.	◆ Contusion provoquant un gonflement douloureux du scrotum et du testicule. ◆ Gonflement parfois caractérisé par un épanchement de sang.
	Hydrocèle accompagnée d'une douleur testiculaire.	◆ Douleur au testicule par temps d'orage. ◆ Hydrocèle associée à une orchite (inflammation du testicule). ◆ Testicule droit plus souvent affecté que le gauche.
Balanite L'inflammation du gland peut être due au frottement de sous-vêtements, à une irritation causée par un préservatif ou une crème contraceptive; elle est parfois liée à un herpès ou un diabète. Aide Baignez toutes les 4 heures le prépuce et le gland dans une solution d'*Hypericum* et de *Calendula* (*voir page 271*), puis appliquez une pommade au *Calendula*. Mise en garde Consultez si la balanite persiste plus de 5 jours.	Balanite accompagnée d'une inflammation du prépuce et du gland.	◆ Inflammation et irritation de l'intérieur du prépuce. ◆ Possibilité de démangeaisons. ◆ Possibilité d'écoulements de pus malodorant. ◆ Possibilité d'ulcération.
Candidose génitale Cette infection fongique provoque une inflammation due à la prolifération de la levure *Candida albicans* sous le prépuce. Aide Baignez quatre fois par jour le pénis dans une solution d'hypericum et de calendula (*voir page 271*) puis appliquez ensuite une pommade au calendula. Mise en garde Assurez-vous que votre partenaire se soigne, et consultez un médecin si l'infection dure plus de 14 jours.	Candidose génitale accompagnée d'une inflammation et d'écoulements.	◆ Démangeaisons et inflammation de la surface interne du prépuce. ◆ Rougeur de l'extrémité du pénis, avec éruption et démangeaisons. ◆ Possibilité de démangeaisons et d'écoulements malodorants du pénis.

testicules, à l'épididyme et à la prostate, les infections des reins, de la vessie ou de l'urètre lui-même peuvent s'étendre aux organes génitaux (*voir page 198*). Un bon état de santé général, favorisé par une alimentation équilibrée, de l'exercice physique et un contrôle du stress, permet de prolonger l'activité sexuelle jusqu'au troisième âge.

Les hommes répugnent souvent à se faire soigner, surtout quand les parties génitales sont concernées. Pourtant, quand elles sont diagnostiquées assez tôt, de nombreuses affections se traitent par homéopathie ; si elles sont négligées, elles risquent d'entraîner des complications pouvant influer sur la fertilité ou la sexualité, et même menacer la vie.

Symptômes psychologiques	Amélioration	Aggravation	Remède et dosage
◆ Fortes pulsions sexuelles, mais manque de confiance en soi et crainte de ne pouvoir obtenir ou maintenir une érection.	◆ En desserrant ses vêtements. ◆ En buvant chaud. ◆ En urinant.	◆ En portant des vêtements serrés. ◆ Dans une pièce très chaude. ◆ En cas d'excès alimentaires.	**Lycopodium** (*voir page 59*) 30CH 2 fois par jour jusqu'à 5 jours. 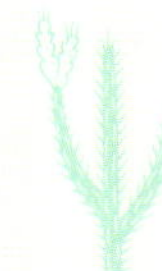
◆ Besoin de solitude. ◆ Refus d'admettre l'existence d'un problème. ◆ Refus de toute aide médicale. ◆ Peur du contact.	◆ En prenant des bains froids. ◆ En prenant une position sexuelle permettant d'éviter une pression sur la zone contusionnée.	◆ Au contact. ◆ En étant victime d'autres blessures ou hématomes. ◆ En cas d'excès sexuels.	**Arnica** (*voir page 37*) 30CH 2 fois par jour jusqu'à 5 jours. 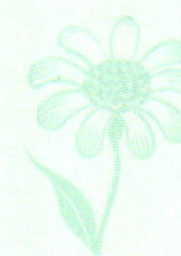
◆ Inquiétude sur l'état de santé. ◆ Peur de la mort. ◆ Pensées orientées vers la sexualité malgré une diminution de l'activité sexuelle.	◆ En exerçant une forte pression sur le pénis. ◆ En se reposant. ◆ En éjaculant.	◆ Au contact. ◆ En cas de blessure. ◆ En cas d'excès sexuels.	**Agnus castus** (*voir page 173*) 30CH 2 fois par jour jusqu'à 5 jours. 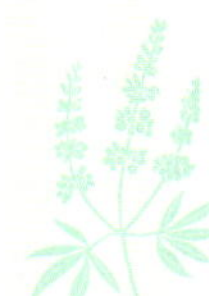
◆ Besoin de solitude. ◆ Refus d'admettre le problème. ◆ Refus d'une aide médicale.	◆ En prenant un bain froid. ◆ En prenant une position sexuelle permettant d'éviter la compression de la zone contusionnée.	◆ Au contact. ◆ En bougeant. ◆ En restant couché trop longtemps du même côté.	**Arnica** (*voir page 37*) 30CH 3 fois par jour jusqu'à 3 semaines. 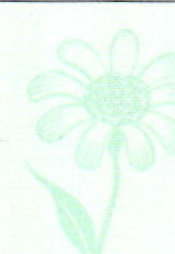
◆ Nervosité. ◆ Peur de l'orage et forte sensibilité à l'approche de la tempête.	◆ À la chaleur. ◆ En faisant des mouvements continus. ◆ Couché sur le dos, les genoux repliés sur la poitrine.	◆ Avant l'orage. ◆ Par temps venteux. ◆ Au repos, à la station debout et au début d'un mouvement.	**Rhododendron** (*voir page 162*) 6CH 3 fois par jour jusqu'à 3 semaines. 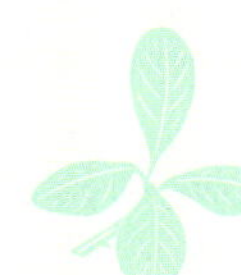
◆ Agitation la nuit. ◆ Perte de volonté. ◆ Indifférence. ◆ Méfiance.	◆ Exposé à des températures modérées. ◆ Au repos. ◆ En grattant la région affectée. ◆ Le matin.	◆ La nuit. ◆ En transpirant. ◆ Exposé à une chaleur excessive. ◆ À l'air froid et dans les courants d'air.	**Merc. sol.** (*voir page 85*) 6CH toutes les 4 heures jusqu'à 5 jours. 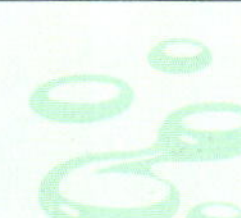
◆ Agitation la nuit. ◆ Perte de volonté. ◆ Indifférence. ◆ Méfiance.	◆ Exposé à des températures modérées. ◆ Au repos. ◆ En grattant la zone affectée. ◆ Le matin.	◆ La nuit. ◆ En transpirant. ◆ En ayant trop chaud ou trop froid. ◆ En urinant.	**Merc. sol.** (*voir page 85*) 6CH 4 fois par jour jusqu'à 14 jours.

Troisième Âge

À mesure que l'on prend de l'âge, on réalise que la notion de santé ne se réduit pas au simple fait de bénéficier d'un organisme fonctionnant correctement. Si elle tient à un certain nombre de facteurs héréditaires, elle doit beaucoup aussi au mode de vie adopté, aux relations que l'on entretient non seulement avec sa famille et ses amis, mais aussi avec la société dont on va dépendre

Trouble	Affection	Symptômes physiques
Vertiges Ils sont dus en général à la prise de médicaments ou à une hypotension orthostatique (baisse de la tension artérielle en se levant ou s'asseyant), et sont aggravés par une ostéoarthrite (*voir page 196*). Mais ils peuvent provenir d'affections graves : maladie de Parkinson (dégénérescence des centres nerveux responsables de la coordination), arthrose cervicale (excroissance osseuse d'une vertèbre réduisant l'irrigation du cerveau) ou athérosclérose (rétrécissement et durcissement des artères). Seuls les vertiges légers et traités précocement relèvent de l'automédication. Aide Restez actif, surveillez votre alimentation. Limitez les risques de chute à domicile. Mise en garde S'il n'y a pas d'amélioration dans les 2 semaines, consultez un médecin. Faites de même dans les 24 heures si les vertiges empirent rapidement. En cas de chute consécutive à des vertiges, consultez un médecin dans les 2 heures.	Vertiges après une chute ou une blessure.	◆ Vertiges en se levant d'un siège ou d'un lit. ◆ Atténuation des vertiges en position couchée. ◆ Sensation que tout tourne en suivant les mouvements de la tête.
	Vertiges accompagnés de nausées.	◆ Aggravation des vertiges aux mouvements, nausées associées à des vertiges. ◆ Hypersensibilité au bruit, qui intensifie les vertiges. ◆ Frilosité.
	Vertiges s'aggravant par temps froid.	◆ Vertiges avec tendance à tomber en avant et sur le côté. ◆ Sensation d'avoir la tête dans un étau.
Confusion Caractérisée par l'incapacité à organiser ses idées de façon cohérente ou par une mauvaise mémoire à court terme, elle résulte souvent d'une infection ou de la prise d'alcool ou de médicaments. Un état chronique peut être dû à la démence (*voir ci-dessous*). Des accès soudains révèlent parfois une hypothermie (baisse de la température du corps au-dessous de 35°), une tumeur au cerveau ou une hypoglycémie (baisse du taux de glucose dans le sang). Aide Maintenez un régime alimentaire équilibré. Essayez les techniques respiratoires du yoga pour réduire le stress. Mise en garde S'il n'y a pas amélioration dans les 3 semaines, consultez un médecin. Faites-le dans les 12 heures en cas de confusion aiguë.	Confusion provoquant la méfiance.	◆ Ralentissement de l'activité physique accroissant la durée de toutes les tâches. ◆ Faiblesse après les repas. ◆ Tendance à perdre du poids même en mangeant normalement.
	Confusion accompagnée de délires.	◆ Faiblesse en marchant. ◆ Bruits rappelant des explosions dans la tête. ◆ Spasmes dans le cou ou à la vessie en urinant. ◆ Sensation d'avoir la tête séparée du corps.
Démence sénile L'affaiblissement progressif des fonctions mentales est dû à la lésion des cellules nerveuses du cerveau. Il survient en cas d'artériosclérose cervicale, ou d'atteintes telles que la maladie d'Alzheimer ou un accident vasculaire cérébral (*voir page 187*). Lors des premiers symptômes apparaît une détérioration de la mémoire à court terme rendant difficile le suivi d'une conversation ou d'une lecture. L'évolution de la maladie entraîne sautes d'humeur et manque d'intérêt progressif pour les activités appréciées dans le passé. Elle peut s'accompagner d'une perte des inhibitions sociales et sexuelles. Le diagnostic doit rester prudent car d'autres maladies peuvent être incriminées ainsi que la malnutrition, l'absorption d'alcool ou de médicaments, ou même une dépression. Aide Équilibrez l'apport en protéines et en hydrates de carbone et mangez beaucoup de fruits et de légumes. Mise en garde Sans amélioration dans le mois, consultez.	Démence sénile chez une personne autrefois très vive d'esprit.	◆ Grand désir d'aliments sucrés. ◆ Personne sujette aux troubles digestifs (ballonnements, flatulences, constipation). ◆ Sujet repu par de petites rations alimentaires. ◆ Apparence souvent maigre et décharnée.
	Démence sénile accompagnée de méfiance.	◆ Faiblesse et fatigue. ◆ Possibilité de prémices d'une hypertrophie de la prostate. ◆ Ralentissement de tous les mouvements.
	Démence sénile chez une personne très nerveuse.	◆ Engourdissement et picotements au niveau des doigts et des orteils. ◆ Douleur cuisante dans tout le corps, surtout à l'estomac. ◆ Désir de sel et de boissons glacées.

si l'état de santé se détériore et que le niveau énergétique décline fortement. De façon générale, une situation bien planifiée est toujours plus facile à vivre ; c'est particulièrement vrai pour cette période de l'existence. Si la mort peut survenir pour des raisons fonctionnelles inhérentes, on peut en retarder l'échéance en agissant sur son style de vie, son alimentation, sa forme physique et son état d'esprit. L'homéopathie propose des traitements de fond (*voir page 176*) qui corrigent les déséquilibres internes et maintiennent la vitalité et le bien-être. De plus, ces remèdes sont plus adaptés que les médicaments classiques au métabolisme d'une personne âgée.

SYMPTÔMES PSYCHOLOGIQUES	AMÉLIORATION	AGGRAVATION	REMÈDE ET DOSAGE
◆ Refus d'admettre l'existence du problème. ◆ Désir d'être seul. ◆ Refus d'une aide médicale.	◆ En s'allongeant. ◆ Au grand air. ◆ En prenant un bain froid. ◆ Assis bien droit.	◆ En cas de blessure. ◆ Au contact physique. ◆ En dormant. ◆ En se levant.	**Arnica** (*voir page 37*) 6CH toutes les 8 heures jusqu'à 14 jours.
◆ Nervosité. ◆ Inquiétude sur la fuite trop rapide du temps. ◆ Épuisement nerveux résultant d'une longue maladie.	◆ Au repos. ◆ En buvant de l'eau chaude.	◆ Au bruit. ◆ Au contact physique. ◆ Les yeux fermés. ◆ Au moindre mouvement.	**Theridion** (*voir page 169*) 6CH toutes les 8 heures jusqu'à 14 jours. 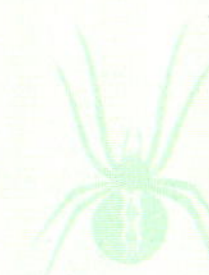
◆ Association à un grand chagrin. ◆ Perte de mémoire entraînant une double vérification de tout ce qui est réalisé.	◆ En buvant des boissons froides. ◆ En bougeant sans brusquerie. ◆ Au chaud.	◆ Au vent froid et sec. ◆ En se penchant en avant.	**Causticum** (*voir page 79*) 6CH toutes les 8 heures jusqu'à 14 jours. 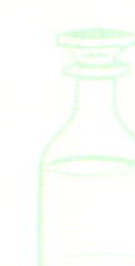
◆ Accomplissement des tâches sans y prêter assez attention. ◆ Manque de confiance en soi et peur d'être raillé. ◆ Méfiance envers les personnes et endroits inconnus.	◆ En marchant au grand air. ◆ En étant seul.	◆ En étant en compagnie d'une autre personne. ◆ Au froid. ◆ Après les repas.	**Baryta carb.** (*voir page 76*) 6CH 2 fois par jour jusqu'à 3 semaines. 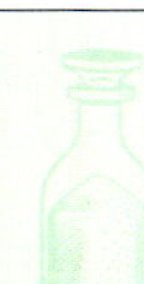
◆ Surexcitation et prise de conscience accrue des sensations. ◆ Peur du noir et des démons. ◆ Hilarité incontrôlée. ◆ Pertes de mémoire.	◆ Au grand air. ◆ Dans un bain froid. ◆ Au repos.	◆ Dans l'obscurité. ◆ En cas d'effort physique ou mental. ◆ En prenant du café.	**Cannabis ind.** (*voir page 43*) 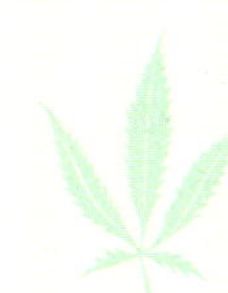
◆ Manque de confiance en soi dû à la perte de mémoire et de concentration. ◆ Peur de la solitude.	◆ En buvant des boissons chaudes. ◆ En portant des vêtements amples. ◆ Au grand air.	◆ En portant des vêtements serrés. ◆ Au chaud. ◆ Entre 16 heures et 20 heures. ◆ En cas d'excès alimentaires.	**Lycopodium** (*voir page 59*) 30CH deux fois par jour jusqu'à 14 jours.
◆ Perte de mémoire entraînant des réactions bizarres. ◆ Suspicion générale de railleries provoquant perte de confiance en soi et besoin de solitude.	◆ En marchant au grand air. ◆ En étant seul. ◆ Emmitouflé bien au chaud.	◆ En étant en compagnie d'une autre personne. ◆ Au froid. ◆ En cas de stress.	**Baryta carb.** (*voir page 76*) 30CH deux fois par jour jusqu'à 14 jours.
◆ Agitation et appréhension. ◆ Peur du noir et de la solitude. ◆ Perte de mémoire entraînant une inquiétude permanente concernant les autres.	◆ En dormant, même pour un petit somme. ◆ En se faisant masser. ◆ En mangeant.	◆ En s'allongeant. ◆ En cas de stress émotionnel. ◆ En mangeant chaud. ◆ En faisant un effort mental.	**Phosphorus** (*voir page 94*) 30CH deux fois par jour jusqu'à 14 jours.

TROUBLE	AFFECTION	SYMPTÔMES PHYSIQUES
NÉVRALGIE Il s'agit d'une douleur susceptible de toucher tous les nerfs sensoriels et plus particulièrement ceux du visage, de la bouche, du nez, des paupières supérieures, des sinus et du cuir chevelu. Cette souffrance aiguë, lancinante et brève (sa durée se compte en secondes ou en minutes) se localise sur un seul côté de la tête. Elle peut être liée à une infection des sinus, des oreilles ou des dents mais, généralement, sa cause reste inconnue. La douleur se diffuse tout au long du nerf qui traverse le point d'infection. Du fait de l'hypersensibilité des nerfs, la névralgie se déclenche au simple contact, sous une pression, en mastiquant ou dans un courant d'air. Elle est fréquente chez les personnes de plus de 70 ans et résulte parfois de lésions nerveuses. AIDE Placez une bouillotte contre la zone affectée. Essayez les techniques de respiration (*voir page 217*) afin de détendre les muscles et donc de diminuer la pression exercée sur les nerfs. MISE EN GARDE Si les symptômes persistent plus de 2 semaines, consultez un médecin.	NÉVRALGIE À L'OREILLE.	◆ Douleurs intenses et lancinantes. ◆ Engourdissement de l'oreille externe et réduction de l'audition à gauche puis à droite. ◆ Sensation de pression sur le haut du crâne. ◆ Frissons dans le dos et sur le côté gauche.
	NÉVRALGIE PROVOQUANT UNE DOULEUR BRÛLANTE.	◆ Douleur brûlante à la tête. ◆ Agitation. ◆ Grande fatigue.
	NÉVRALGIE DU CÔTÉ GAUCHE DU VISAGE.	◆ Douleur violente du côté gauche. ◆ Convulsion des muscles faciaux à gauche. ◆ Joue de couleur rouge foncé. ◆ Rougeur et larmoiement de l'œil gauche. ◆ Raideur douloureuse des épaules et du cou.
AFFECTIONS DERMATOLOGIQUES Avec l'âge, la peau perd de son élasticité et de son épaisseur. Les vaisseaux sous-cutanés, moins protégés car situés plus en superficie, se détériorent plus facilement. Par ailleurs, des zones décolorées ou des taches apparaissent, surtout sur les mains, les avant-bras et le bas des jambes. Même si elles s'atténuent, les dépigmentations sont définitives. Les taches brunes peuvent provenir d'un mauvais métabolisme des lipides. Les démangeaisons de la peau proviennent souvent d'une sécheresse cutanée, d'un eczéma (*voir page 240*) ou d'une dermatite (inflammation de la peau). AIDE Un complément en vitamine C et une pommade à l'arnica diminueront les hématomes; la vitamine E réduira les taches. MISE EN GARDE Consultez un médecin si une tache de plus d'1 cm de diamètre s'étale, s'enflamme ou s'encroûte, si son contour irrégulier s'entaille, si une zone s'assombrit, ou si la tache démange, suinte ou saigne.	DÉMANGEAISONS S'AGGRAVANT QUAND ON LAVE LA PEAU.	◆ Sécheresse et irritation cutanées, desquamation. ◆ Douleur cuisante après avoir gratté et lavé les zones affectées. ◆ Diarrhées matinales.
	PEAU OFFRANT UN ASPECT SALE.	◆ Éruption cutanée avec fortes démangeaisons obligeant à gratter jusqu'au sang. ◆ Peau graisseuse et d'apparence sale. ◆ Possibilité d'odeurs corporelles déplaisantes.
	PEAU GRAISSEUSE ASSOCIÉE À UNE SUDATION EXCESSIVE.	◆ Transpiration abondante et malodorante. ◆ Peau grasse et constamment moite. ◆ Démangeaisons insupportables.
INCONTINENCE URINAIRE ET MICTIONS FRÉQUENTES L'incontinence, qui s'aggrave par temps froid ou en cas de surexcitation ou d'anxiété, n'est pas systématique chez une personne âgée. Elle est souvent due à une infection urinaire (cystite...), une constipation, une irritation de la vulve, une hypertrophie de la prostate ou la prise d'un médicament; elle peut être consécutive à un accident vasculaire cérébral ou des problèmes spinaux. L'incontinence d'effort (causée par un éclat de rire, un éternuement ou une toux) vient d'une faiblesse des muscles du périnée, et concerne surtout les femmes. Si l'incontinence est liée à une démence sénile (*voir page 266*), elle traduit un problème plus comportemental que physique. Les mictions fréquentes sont dues en général à l'absorption de diurétiques contre l'hypertension, de thé, de café, d'alcool. AIDE Évitez de boire beaucoup, urinez régulièrement. Le yoga ou l'ostéopathie permettent de détendre ou de repositionner les muscles du bas de la colonne vertébrale. Raffermissez les muscles du périnée en faisant des exercices appropriés. MISE EN GARDE Sans amélioration dans les 3 jours ou si les mictions fréquentes s'associent à une grande soif, consultez.	MICTIONS FRÉQUENTES DE JOUR ET DE NUIT.	◆ Incontinence urinaire d'effort. ◆ Mictions fréquentes au début du sommeil. ◆ Mictions fréquentes dues à une distension de la vessie consécutive à une rétention urinaire. ◆ Paralysie du col de la vessie, autorisant le passage d'une faible quantité d'urine.
	MICTIONS PLUS FRÉQUENTES VERS 4 HEURES DU MATIN.	◆ Besoin plus pressant vers 4 heures du matin. ◆ Possibilité d'une difficulté à débuter la miction. ◆ Possibilité de douleur dans le bas du dos.
	MICTIONS FRÉQUENTES ASSOCIÉES À UNE CONSTIPATION.	◆ Besoin urgent et fréquent d'uriner ou d'aller à la selle en cas de constipation. ◆ Envies pressantes ne pouvant être satisfaites. ◆ Envie permanente d'uriner même après une miction. ◆ Possibilité de crampes à la vessie. ◆ Frilosité.

Symptômes psychologiques	Amélioration	Aggravation	Remède et dosage
◆ Irritabilité. ◆ Découragement.	◆ En respirant profondément. ◆ En se levant d'un siège. ◆ En bougeant.	◆ Dans les courants d'air. ◆ Si changement de température. ◆ Deux fois par jour, à heures fixes. ◆ Au contact, en parlant, en éternuant, en mordant fort. ◆ En se penchant ou en marchant.	**Verbascum** (*voir page 171*) 6CH 4 fois par jour jusqu'à 14 jours. 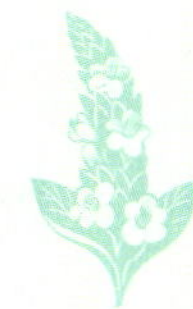
◆ Grande anxiété. ◆ Peur de ne pas guérir et de mourir. ◆ Peur du cancer.	◆ En appliquant des compresses froides sur la zone affectée. ◆ À l'air froid. ◆ Allongé à demi-incliné. ◆ À grande chaleur.	◆ Entre minuit et 2 heures du matin. ◆ En faisant des efforts physiques et mentaux. ◆ En buvant des boissons froides.	**Arsen. alb.** (*voir page 68*) 6CH 4 fois par jour jusqu'à 14 jours. 
◆ Peur des objets pointus. ◆ Possibilité de corrélation avec un chagrin durable.	◆ En appliquant des compresses froides sur la zone affectée. ◆ Au repos. ◆ En exerçant une pression sur la zone affectée.	◆ Au contact et dans l'agitation. ◆ En se penchant. ◆ En bougeant. ◆ Exposé à la fumée de tabac. ◆ Pendant un rapport sexuel.	**Spigelia** (*voir page 167*) 6CH 4 fois par jour jusqu'à 14 jours. 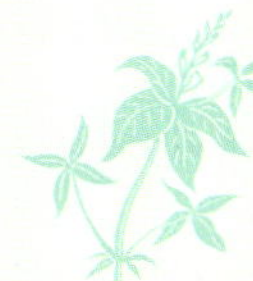
◆ Impatience. ◆ Mauvaise humeur. ◆ Manque d'intérêt pour son apparence extérieure.	◆ Au froid. ◆ En appliquant des compresses froides sur la zone affectée.	◆ En lavant la peau. ◆ Au chaud dans son lit. ◆ En portant des vêtements de laine.	**Sulfur** (*voir page 99*) 6CH 4 fois par jour jusqu'à 14 jours. 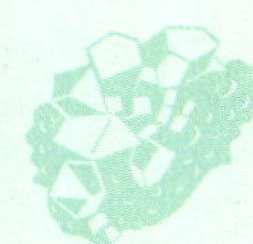
◆ Peur de ne pas guérir. ◆ Sentiment d'abandon. ◆ Possibilité de tendances suicidaires.	◆ En s'allongeant. ◆ En mangeant. ◆ En transpirant abondamment.	◆ Au froid. ◆ En prenant du café. ◆ En lavant la peau.	**Psorinum** (*voir page 111*) 6CH 4 fois par jour jusqu'à 14 jours. 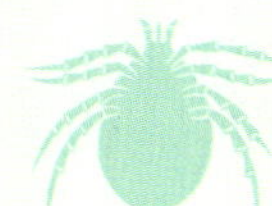
◆ Perte de mémoire et de volonté. ◆ Confusion nerveuse et tendance à bégayer.	◆ En n'ayant ni trop chaud, ni trop froid. ◆ Au repos. ◆ En grattant la zone affectée.	◆ La nuit. ◆ En transpirant. ◆ En ayant trop chaud. ◆ Dans les courants d'air ou dans le froid.	**Merc. sol.** (*voir page 85*) 6CH 4 fois par jour jusqu'à 14 jours. 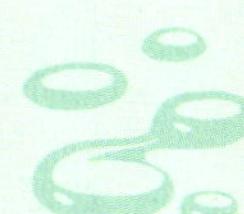
◆ Possibilité de corrélation avec un chagrin prolongé. ◆ Pertes de mémoire imposant une vérification systématique des tâches effectuées. ◆ Compassion envers autrui.	◆ En buvant des boissons froides. ◆ En se lavant. ◆ Bien au chaud dans un lit.	◆ Au vent froid, sec et vif et dans les courants d'air. ◆ À 3 et 4 heures du matin ou le soir.	**Causticum** (*voir page 79*) 6CH toutes les 4 heures jusqu'à 3 jours. 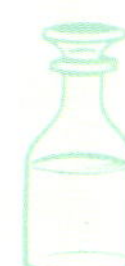
◆ Irritabilité. ◆ Anxiété et peur de la solitude. ◆ Hypersensibilité au bruit.	◆ Au chaud. ◆ En bougeant. ◆ Assis les coudes sur les genoux.	◆ Au vent froid et dans les courants d'air. ◆ En hiver. ◆ En prenant du café.	**Kali. carb.** (*voir page 88*) 6CH toutes les 4 heures jusqu'à 3 jours. 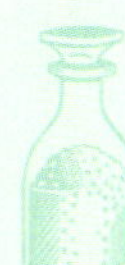
◆ Irritabilité. ◆ Tendance à se quereller, à chercher des erreurs chez les autres et à les en accuser. ◆ Hypersensibilité au bruit et à la lumière.	◆ Au repos. ◆ En expulsant des gaz intestinaux ou en allant à la selle. ◆ Au chaud.	◆ Tôt le matin. ◆ En cas de stress et d'excès. ◆ En se mettant en colère. ◆ Exposé au bruit, à la lumière et au contact.	**Nux vomica** (*voir page 63*) 6CH toutes les 4 heures jusqu'à 3 jours. 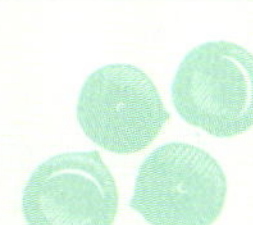

Premiers secours

Les premiers secours sont destinés à maintenir la victime en vie et lui prêter assistance, limiter les lésions, soulager douleur et anxiété. Associé à une thérapie allopathique ou alternative, le secourisme se fonde sur des réflexes de bon sens permettant de faire face à une éraflure bénigne aussi bien qu'à un accident grave. Les remèdes homéopathiques, qui n'excluent pas l'utilisation d'autres médicaments, contribuent à soulager la douleur, dissiper l'anxiété et le choc, à favoriser la guérison.

L'identification des priorités dans un cas d'urgence

Dans une situation d'urgence, il est essentiel de garder son sang-froid et de ne pas céder à la panique afin de déterminer quelles sont les actions prioritaires à mener rapidement. Le traitement des cas d'urgence par des remèdes homéopathiques pourra commencer seulement après que vous aurez identifié les priorités.

Évaluer la gravité d'un cas

Assurez-vous que l'environnement, la victime et vous-même vous trouvez hors de danger. Secouez doucement le sujet par les deux épaules en veillant à éviter tout mouvement du cou qui pourrait être dangereux en cas de blessure. Posez une question ou donnez un ordre à la victime. En l'absence de réaction, procédez dans l'ordre aux trois étapes suivantes.

Voies respiratoires. Inclinez doucement la tête de la victime vers l'arrière pour que les voies respiratoires soient bien dégagées *(voir l'illustration ci-contre)*.

Respiration. Contrôlez si le torse bouge au rythme de la respiration, vérifiez ce point en mettant l'oreille contre la bouche de la victime. Si celle-ci ne respire pas, appelez les services d'urgence et faites le bouche-à-bouche si vous savez le pratiquer.

Circulation. Posez les doigts le long de la trachée pour vérifier le battement du pouls. Observez une pâleur et une moiteur éventuelles du visage. En l'absence de pouls et de respiration, pratiquez le massage cardiaque externe pour réanimer la victime, si vous avez reçu une formation appropriée.

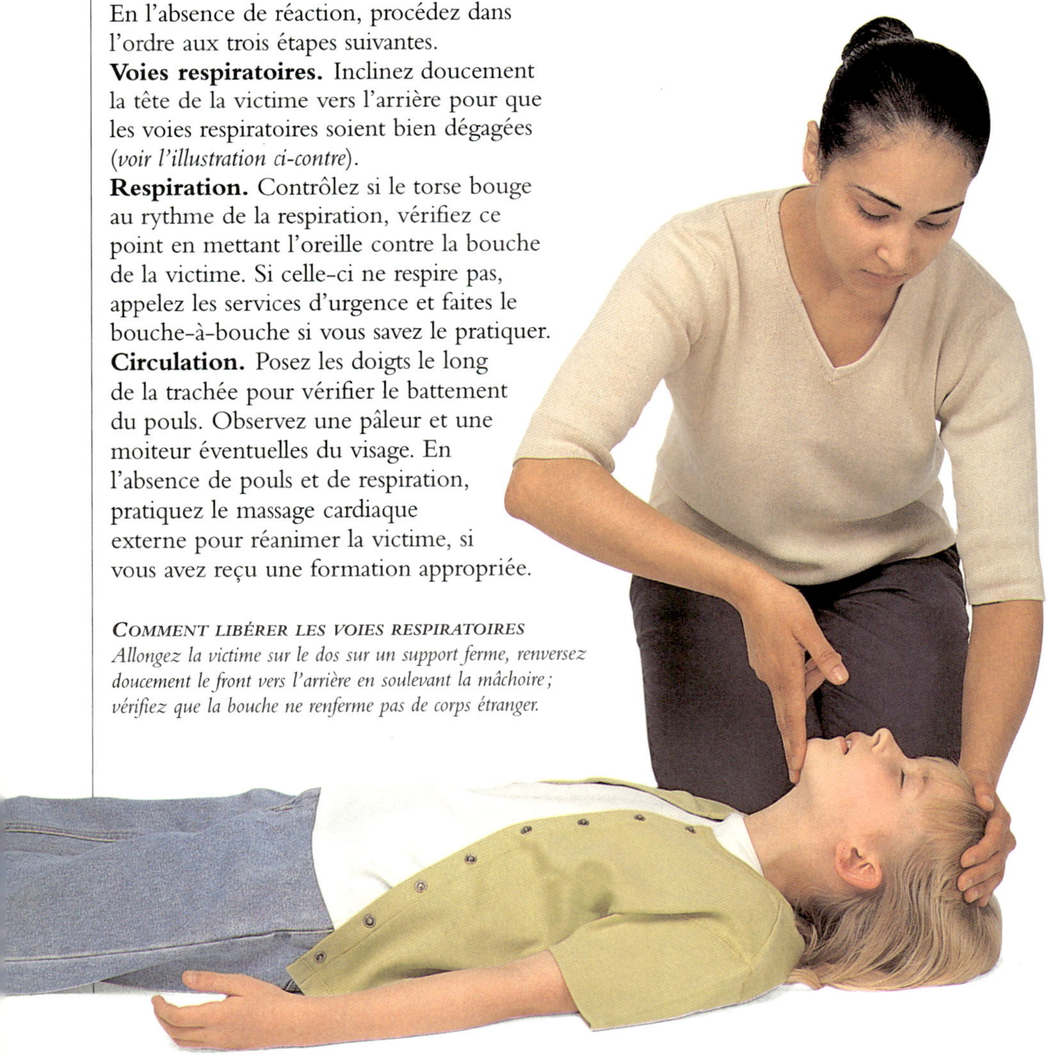

Comment libérer les voies respiratoires
Allongez la victime sur le dos sur un support ferme, renversez doucement le front vers l'arrière en soulevant la mâchoire ; vérifiez que la bouche ne renferme pas de corps étranger.

Perte de connaissance

Si la victime est inconsciente, que ses voies respiratoires sont dégagées, qu'elle respire, qu'elle donne des signes de vie et que vous n'envisagez pas l'éventualité d'une fracture d'un membre ou d'une blessure sérieuse, interne, à la tête ou à la colonne vertébrale, placez le sujet en position de sécurité (voir ci-contre) et appelez les services d'urgence. Toutes les 5 mintes, vérifiez le fonctionnement correct des voies respiratoires, de la respiration, du pouls. Gardez la victime au chaud.

Elixirs floraux du Dr Bach : 2 gouttes dans la bouche de la victime toutes les 10 min. jusqu'à l'arrivée des secours.

La position de sécurité

Si la victime est inconsciente, placez-la délicatement en position latérale de sécurité offrant confort et soutien. La tête doit être légèrement plus bas que le corps, ce qui réduit les risques que le sujet avale sa langue ou inhale des vomissements, les liquides pouvant s'écouler par la bouche.

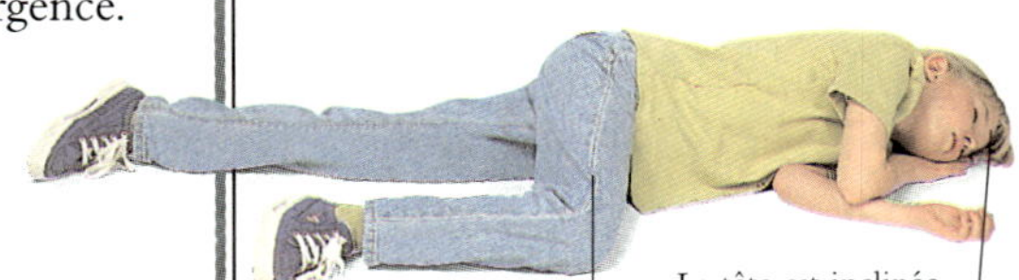

Hémorragie

Si une plaie saigne, appliquez une compresse stérile et, si possible, faites un bandage. Si la blessure occasionne une forte hémorragie, appelez les services d'urgence. Recouvrez la plaie d'une compresse stérile et exercez une forte pression sur la région lésée jusqu'à l'arrêt de l'écoulement de sang ou l'arrivée des secours.

Arnica 30CH toutes les 10 min. jusqu'à l'arrivée des secours ou la disparition du choc provoqué par la blessure, puis toutes les 8 heures, 4 jours maximum.

Brûlure

Si la brûlure s'étend sur une zone plus grande que la paume de la main, appelez les services d'urgence. Si la brûlure est de superficie réduite, immergez-la dans l'eau froide pendant 10 min. maximum, puis couvrez-la de film plastique ou d'un pansement gras ou d'un linge propre et non pelucheux. Ne tentez pas de décoller les parties de vêtement pouvant adhérer à la brûlure, abstenez-vous de crever les ampoules ou d'appliquer une lotion, une crème ou un gel. Si la victime est consciente, faites-lui boire souvent de petites quantités d'eau pour limiter la perte de fluide.

Arnica 30CH 3 doses seulement, puis *Cantharis 30CH* jusqu'à 6 prises ou, si la lésion continue à piquer, *Urtica urens 6CH* jusqu'à 6 prises.

FRACTURES

Une fracture se diagnostique devant une douleur, une incapacité à bouger la région touchée, une déformation nette, un gonflement, des hématomes et un choc. Essayez d'immobiliser la zone de fracture pour éviter de nouvelles lésions et la perte de sang. Rembourrez les bandages au-dessus et au-dessous de la fracture de façon que les vêtements ou les couvertures n'exercent pas de pression sur la lésion. En cas de fracture ouverte, placez une compresse de part et d'autre et recouvrez la zone avec un pansement stérile, en appuyant sur les compresses pour ralentir l'hémorragie. Appelez les services d'urgence.

Arnica 30CH toutes les 10 min. jusqu'à disparition du choc causé par la blessure, puis toutes les 8 heures pendant 4 jours maximum. Ensuite, *Symphytum 6CH* toutes les 8 heures pendant 3 semaines maximum pour favoriser la guérison osseuse.

ÉTOUFFEMENT

Les voies respiratoires peuvent être obstruées par des aliments, la langue, ce qui provoque une toux, un larmoiement et des difficultés respiratoires. En cas d'obstruction et d'arrêt de la respiration, penchez le sujet vers l'avant s'il est debout ou faites-le s'allonger sur le côté puis, avec le talon de la main, frappez-le fortement dans le dos trois ou quatre fois entre les omoplates. Si la victime est un jeune enfant, placez-le sur vos genoux, et frappez moins fort.

Aconit 30CH toutes les 10 minutes jusqu'à disparition du choc provoqué par le traumatisme.

NOYADE

Appelez immédiatement une ambulance, puis à administrez les soins destinés à réanimer le noyé (*voir L'évaluation de la gravité d'un cas page 270*).

ÉLECTROCUTION

Coupez le courant électrique écartez la victime de toute source d'eau. Appelez les urgences, commencez à administrer les soins destinés à réanimer la personne (*voir page 270*), et recherchez d'éventuelles plaies. Si la victime est consciente, allongez-la sur le dos, les jambes surélevées, la tête inclinée sur le côté, le menton relevé; si elle est inconsciente, placez-la en position latérale de sécurité (*voir page 270*) et couvrez-la.

Aconit 30CH toutes les minutes jusqu'à 10 prises si la victime est effrayée ou agitée. Si elle bâille, bleuit ou a beaucoup de mal à respirer, *Carbo veg. 30CH* toutes les minutes jusqu'à 10 prises.

LA CONSTITUTION D'UNE TROUSSE DE SECOURS

Nombreuses sont les pharmacies homéopathiques dans lesquelles on trouve des trousses de secours contenant entre 12 et 18 remèdes et constituant une bonne base; vérifiez toutefois avant l'achat qu'elle regroupe tous les éléments dont vous avez besoin (*voir ci-dessous*). Les dilutions diffèrent selon la nature de l'aide à apporter : 30CH ou 6CH selon que la crise est aiguë ou non. Gardez en tête qu'une femme enceinte ne doit pas prendre *Apis* en dilution inférieure à 30CH.

LE STOCKAGE DE LA TROUSSE Les éléments composant la trousse de secours doivent être regroupés, de préférence dans une boîte rigide, et conservés dans un endroit sec et frais à l'abri de la lumière; ainsi rangés, les remèdes homéopathiques restent efficaces pendant des années. Toutes les personnes adultes d'une maisonnée doivent savoir où est rangée cette trousse, qui sera facilement accessible tout en étant hors de portée des enfants.

L'ADMINISTRATION DES REMÈDES HOMÉOPATHIQUES Elle est identique pour les bébés, les enfants ou les adultes. Doses et granules se dissolvent rapidement sous la langue mais, pour les bébés et les jeunes enfants, il est préférable d'opter pour des remèdes parois dilués ou en poudre, qui se recrachent moins facilement; il est possible également d'utiliser des granules écrasés.

Les remèdes homéopathiques de base sont commodes d'emploi et sans danger pour un sujet aux capacités amoindries par un choc, une anxiété, une crainte ou une agitation; pour traiter les plaies ouvertes, les crèmes et pommades constituent des remèdes apaisants et non abrasifs.

Les produits homéopathiques peuvent s'utiliser couplés à d'autres remèdes phytothérapeutiques, telles que les teintures et crèmes médicinales. Ainsi par exemple, *Aloe vera* est très efficace contre les coups de soleil, et les élixirs floraux de Bach peuvent se prescrire en cas de choc.

REMÈDES DE BASE

Ces remèdes, qui permettent de soigner les blessures bénignes, constituent une bonne panoplie de départ que l'on complète ensuite progressivement. Les dilutions indiquées conviennent aussi bien aux adultes qu'aux bébés et aux enfants.

- *Aconit 30CH*
- *Apis 30CH*
- *Arnica 6CH, 30CH*
- *Bryonia 30CH*
- *Cantharis 6CH, 30CH*
- *Carbo veg. 30CH*
- *Euphrasia 6CH*
- *Hypericum 30CH*
- *Ledum 6CH*
- *Nux vomica 6CH*
- *Phosphorus 6CH*
- *Rhus tox. 6CH*
- *Ruta 6CH*
- *Silica 6CH*
- *Symphytum 6CH*
- *Urtica urens 6CH*

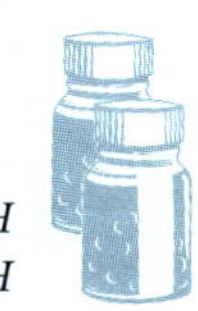

TEINTURES-MÈRES

Les teintures s'utilisent pour nettoyer les plaies; en général, on en mélange 10 gouttes à 1,250 litre d'eau bouillie puis refroidie. Pour les bains d'yeux, on recourt à euphrasia en solution saline (1 cc de sel pour 15 cl d'eau bouillie puis refroidie).

- Arnica
- Calendula
- Euphrasia
- Hypericum

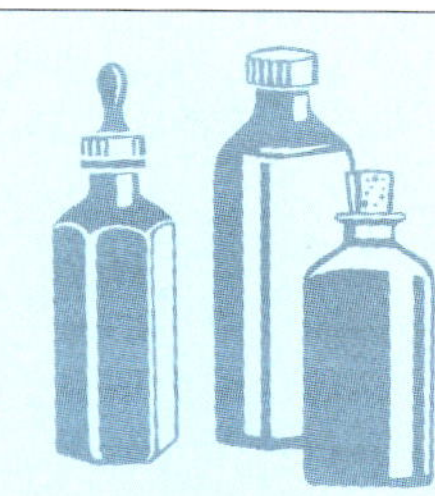

CRÈMES ET POMMADES

Elles protègent des infections, apaisent la douleur, favorisent la guérison (pas d'arnica sur une peau lésée). Par rapport à une pommade, une crème offre l'avantage d'être moins grasse et plus vite absorbée.

- Crème à l'arnica
- Crème au calendula
- Pommade au calendula
- Pommade à l'hypericum
- Pommade à l'urtica

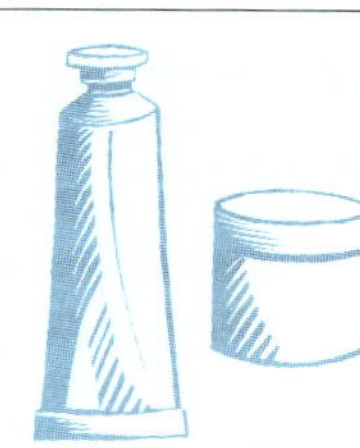

ÉQUIPEMENT DE BASE

La trousse doit comporter des bandes de formes et largeurs diverses, des pansements adhésifs, des compresses et de la gaze stériles (tampons spéciaux pour les yeux), des ciseaux, une pince à épiler et des épingles de nourrice.

- Tampons et gaze stériles
- Bandes de crêpe
- Bandes papillon
- Bandes triangulaires
- Pansements adhésifs
- Ciseaux et pince à épiler
- Épingles de nourrice

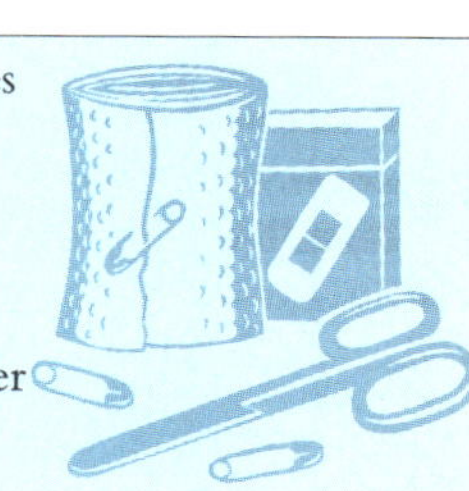

Affection	Symptômes physiques	Remède et dosage
COUPURES ET ÉRAFLURES En rompant la peau, ces lésions mineures provoquent une hémorragie et favorisent les infections; elles peuvent aussi se traduire par une déchirure ou un hématome des tissus environnants ou sous-jacents. RÉFLEXES PRIORITAIRES Nettoyez à fond la blessure avec un tampon stérile trempé dans une solution au calendula et d'hypericum (*voir page 271*). Appliquez ensuite de la crème de calendula, recouvrez la plaie avec une compresse stérile. Protégez ainsi la lésion pendant 3 jours maximum. MISE EN GARDE Consultez un médecin si la douleur augmente avec le temps ou si vous constatez la formation de pus.	◆ Coupures ou éraflures entourées d'un hématome léger à prononcé.	**Arnica** (*voir page 37*) 30CH toutes les 2 heures en 6 prises, puis 3 fois par jour pendant 1 à 3 jours. 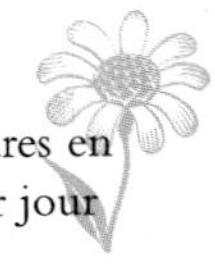
	◆ Coupures ou éraflures donnant une sensation d'engourdissement et de froid améliorée par l'application de compresses froides.	**Ledum** (*voir page 152*) 6CH toutes les 2 heures en 6 prises, puis 3 fois par jour pendant 1 à 3 jours. 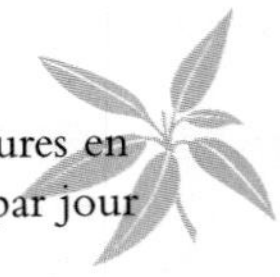
	◆ Lésions des nerfs provoquant une douleur lancinante.	**Hypericum** (*voir page 148*) 30CH toutes les 2 heures pendant 1 à 3 jours. 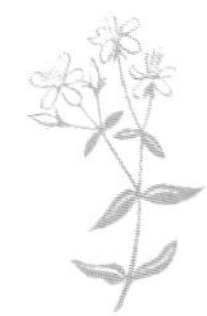
MORSURE D'ANIMAL La morsure peut entraîner un léger saignement qu'il faut laver pour écarter les corps étrangers et les bactéries. Si la plaie est profonde, les tissus sous-jacents risquent d'être lésés. Dans le cas d'une morsure de serpent, on observe souvent deux perforations ainsi qu'une inflammation et une douleur localisée. Quand l'animal est venimeux, la morsure peut causer maux de tête, vomissements, perte de connaissance ou gêne respiratoire. RÉFLEXES PRIORITAIRES Rincez au moins 5 minutes la morsure à l'eau courante, passez une solution de calendula et d'hypericum (*voir page 271*); essuyez avec un tampon stérile, recouvrez la morsure d'une compresse et allez à l'hôpital. Si la plaie est due à un serpent venimeux, immobilisez la victime et appelez une ambulance. Bandez la blessure afin de comprimer la zone touchée, puis bandez tout le membre en remontant vers la racine pour empêcher la diffusion du venin. Dans le cas d'une tique, extrayez la totalité de l'animal avec une pince à épiler stérilisée. MISE EN GARDE Une morsure doit être examinée par un médecin.	◆ Morsure provoquant un gonflement, un hématome ou une douleur.	**Arnica** (*voir page 37*) 30CH toutes les 5 minutes jusqu'à 10 prises. 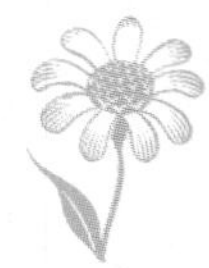
	◆ Aspect violacé de la zone entourant la morsure.	**Lachesis** (*voir page 152*) 6CH toutes les 8 heures pendant 1 à 3 jours. 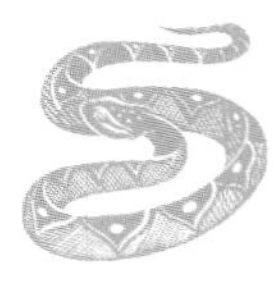
	◆ Gonflement, rougeur et chaleur de la zone touchée par la morsure.	**Crotalus** (*voir page 104*) 30CH toutes les 15 minutes jusqu'à 6 prises. 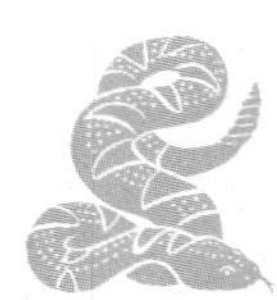
PIQÛRES Une piqûre d'insecte donne des troubles localisés, sauf dans le cas d'une très forte allergie (choc anaphylactique, *voir page 206*). Elle peut provoquer un gonflement, une douleur et, la peau étant perforée, une infection. Toutefois, dans certaines régions du monde, la piqûre d'animaux (insectes, poissons, méduses) peut occasionner des difficultés respiratoires, une perte de connaissance, ou même s'avérer mortelle. RÉFLEXES PRIORITAIRES Ôtez le dard, combattez l'infection en baignant la zone touchée avec une solution de calendula (*voir page 271*); n'aspirez pas la substance injectée. Si vous ne pouvez pas extraire le dard, appliquez une pâte composée de bicarbonate de soude et d'eau, de façon à alcaliniser la plaie. Si vous avez un piquant d'animal marin fiché dans un pied, immergez celui-ci au moins 30 minutes dans une eau aussi chaude que vous pouvez le tolérer, afin de désactiver le venin. MISE EN GARDE En cas de piqûre dans la bouche ou la gorge, rincez à l'eau glacée pour empêcher un gonflement, et allez sans tarder dans un hôpital. Appelez tout de suite une ambulance si vous réagissez fortement.	◆ Piqûre provoquant un gonflement, un hématome ou une douleur.	**Arnica** (*voir page 37*) 30CH toutes les 5 minutes jusqu'à 10 prises. 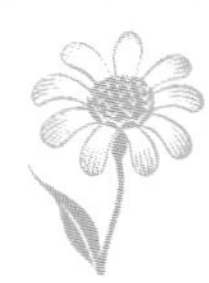
	◆ Sensation de froid et d'engourdissement au niveau de la zone touchée, s'atténuant à l'application de compresses froides.	**Ledum** (*voir page 152*) 6CH toutes les 8 heures pendant 3 jours maximum. 
	◆ Gonflement, rougeur et chaleur de la zone piquée, améliorés par des applications fraîches.	**Apis** (*voir page 104*) 30CH toutes les 15 minutes jusqu'à 6 prises. 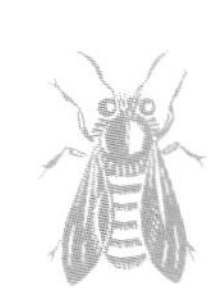

Affection	Symptômes physiques	Remède et dosage
BRÛLURES Une brûlure peut être provoquée par la chaleur, le frottement ou une substance chimique ; si elle est due à un liquide très chaud, on dit que le sujet est ébouillanté. <u>Réflexes prioritaires</u> Évitez de toucher la brûlure. Si la zone brûlée ou ébouillantée est de superficie réduite, maintenez-la jusqu'à dix minutes sous l'eau froide courante pour atténuer la douleur et le gonflement, puis laissez-la à l'air. Si elle est plus importante, recouvrez-la d'un film plastique utilisé en cuisine ou, si possible, d'un pansement gras stérile (*voir page 270*). <u>Mise en garde</u> Si l'étendue de la brûlure dépasse la taille de la paume de la main, consultez immédiatement un médecin.	◆ Choc immédiat dû à la lésion.	**Arnica** (*voir page 37*) 30CH toutes les 15 minutes jusqu'à 3 prises. 
	◆ Formation de vésicules et douleur fulgurante ou cuisante s'atténuant par l'application de compresses froides sur la plaie.	**Cantharis** (*voir page 105*) 30CH toutes les 15 minutes jusqu'à 6 prises. 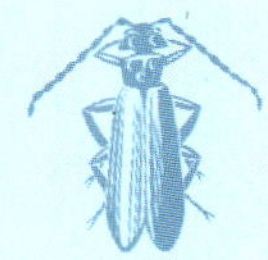
	◆ Zone brûlée ou ébouillantée continuant à piquer.	**Urtica urens** (*voir page 170*) 6CH toutes les 15 minutes jusqu'à 10 prises. 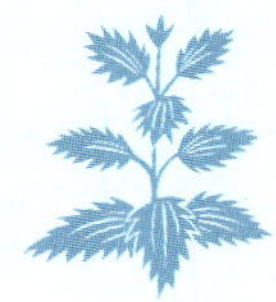
AMPOULES L'ampoule correspond à une bulle contenant une sérosité provenant du sang, qui se forme sous la surface de la peau à la suite d'une friction ou d'une brûlure. <u>Réflexes prioritaires</u> Baignez la zone touchée avec une solution de calendula et d'hypericum (*voir page 271*), puis laissez-la exposée à l'air. <u>Mise en garde</u> Ne percez jamais une ampoule. Si celle-ci fait plus de 2,5 cm, consultez un médecin.	◆ Ampoule provoquant une brûlure et une démangeaison s'atténuant après application de compresses froides.	**Cantharis** (*voir page 105*) 6CH 4 fois par jour jusqu'à disparition de la douleur. 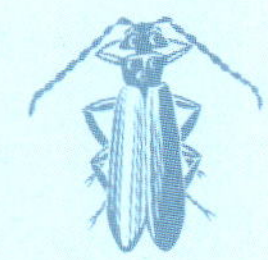
	◆ Ampoule présentant un aspect rouge et enflé, provoquant de fortes démangeaisons.	**Rhus tox.** (*voir page 162*) 6CH 4 fois par jour jusqu'à disparition de la douleur. 
FOULURES ET ENTORSES Ces lésions des ligaments sont provoquées par un étirement excessif occasionnant un gonflement, une raideur, ainsi qu'une douleur quand l'articulation est sollicitée. <u>Réflexes prioritaires</u> Placez la région touchée en position surélevée. Appliquez une crème à l'arnica et, si la localisation de la lésion le permet, faites un bandage serré ; puis maintenez la zone affectée surélevée et au repos. En cas de gonflement, appliquez des compresses froides trempées dans une solution d'arnica (*voir page 271*) ou des glaçons glissés dans un linge. <u>Mise en garde</u> Si la douleur et le gonflement persistent au-delà de quelques heures, consultez un médecin.	◆ Raideur, gonflement et douleur suivant immédiatement la lésion.	**Arnica** (*voir page 37*) 30CH toutes les 30 minutes jusqu'à 10 prises. 
	◆ Persistance de la douleur et de la raideur.	**Ruta** (*voir page 163*) 6CH 4 fois par jour jusqu'à disparition de la douleur et de la raideur. 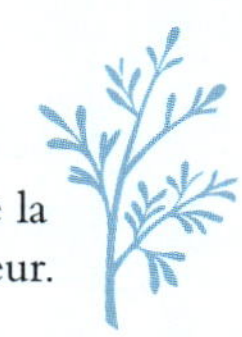
HÉMATOMES L'hématome se forme par rupture des capillaires, qui sont les plus petits des vaisseaux sanguins. Le sang s'infiltre alors dans les tissus mais ne tarde pas à coaguler, ce qui circonscrit la région lésée et empêche la poursuite de l'épanchement. <u>Réflexes prioritaires</u> Si la peau est intacte, appliquez de la crème à l'arnica. Si l'hématome est très douloureux et gonflé, appliquez pendant dix minutes une poche à glace enveloppée ou un linge trempé dans de l'eau glacée. N'utilisez jamais une poche à glace à même la peau. <u>Mise en garde</u> Consultez un médecin si l'hématome ne s'est pas résorbé au bout d'une semaine, ou s'il présente une étendue disproportionnée par rapport à la blessure, ou encore si un hématome se forme sans raison apparente.	◆ Hématome consécutif à la lésion d'un tissu superficiel.	**Arnica** (*voir page 37*) 30CH toutes les 10 à 15 minutes jusqu'à 10 prises. 
	◆ Hématome logé profondément dans un muscle tel que le quadriceps ou le jumeau, et résultant de la pratique d'un sport.	**Bellis** (*voir page 129*) 30CH toutes les 10 à 15 minutes jusqu'à 10 prises. 

Affection	Symptômes physiques	Remède et dosage

Échardes

Risque d'infection pouvant aller jusqu'à un tétanos.

<u>Réflexes prioritaires</u> Si l'écharde dépasse, ôtez-la délicatement avec une pince à épiler. Si elle est logée juste sous la peau, stérilisez la pointe d'une aiguille dans une flamme, laissez-la refroidir puis utilisez-la pour soulever doucement la peau au-dessus de l'extrémité de l'écharde et dégagez celle-ci avec une pince à épiler. Appliquez ensuite de la crème au calendula.

<u>Mise en garde</u> Consultez un médecin s'il se forme du pus.

Symptômes physiques	Remède et dosage
◆ Douleur et sensibilité persistant après extraction de l'écharde ou en raison de la présence de petits fragments restés sous la peau.	**Silicea** (*voir page 97*) 6CH 4 fois par jour pendant 14 jours maximum. 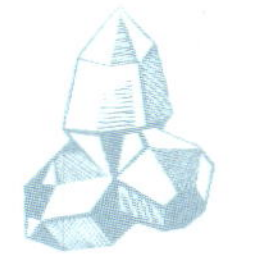

Saignement de nez

Il s'agit d'une hémorragie de la muqueuse nasale, ne s'extériorisant en général que par une seule narine à la fois. Ces saignements, courants chez les enfants, sont en général bénins et s'arrêtent facilement. Ils peuvent être dûs à un choc sur le nez ou à la rupture de vaisseaux sanguins trop fragiles à l'occasion d'un mouchage trop violent.

<u>Réflexes prioritaires</u> Penchez la tête au-dessus d'un récipient, pincez le bas du nez pendant au moins dix minutes, puis relâchez progressivement la pression. Répétez l'opération si l'hémorragie persiste.

<u>Mise en garde</u> Si ces premières mesures ne donnent pas de résultat dans les 20 minutes, ou si les saignements sont récurrents, consultez un médecin. Appelez immédiatement une ambulance si l'hémorragie est consécutive à une blessure à la tête.

Symptômes physiques	Remède et dosage
◆ Saignements consécutifs à une blessure.	**Arnica** (*voir page 37*) 6CH toutes les 2 minutes jusqu'à 10 prises. 
◆ Saignements se déclarant après un mouchage trop vigoureux.	**Phosphorus** (*voir page 94*) 6CH toutes les 2 minutes jusqu'à 10 prises. 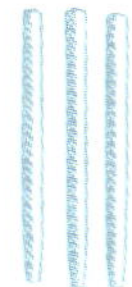
◆ Couleur rouge très vif du sang et saignements accompagnés de nausées.	**Ipecac.** (*voir page 45*) 6CH toutes les 2 minutes jusqu'à 10 prises. 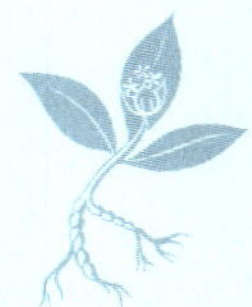

Blessures bénignes à l'œil et à l'oreille

La surface de l'œil et le conduit de l'oreille externe étant des régions très fragiles, ils sont facilement lésés par un coup ou l'introduction d'un corps étranger.

<u>Réflexes prioritaires</u> Si l'œil est atteint, lavez-le délicatement à l'eau froide pour éliminer toute poussière ou particule. Baignez-le ensuite avec une solution de calendula et d'hypericum (*voir page 271*). S'il subsiste une douleur après extraction d'un corps étranger, baignez l'œil toutes les quatre heures avec une solution d'euphrasia (*voir page 271*).

En cas de pénétration d'un corps étranger dans l'oreille, abeille ou autre insecte par exemple, nettoyez le conduit avec une solution tiède de calendula et d'hypericum (*voir page 271*).

<u>Mise en garde</u> Une lésion à l'œil, quelle qu'elle soit, doit être examinée le plus tôt possible par un médecin. Si une substance chimique a pénétré dans un œil ou que celui-ci a subi une blessure non superficielle, appelez une ambulance. Si un corps étranger a pénétré dans l'oreille et ne peut être expulsé par un bain du conduit auditif, voyez un médecin le plus rapidement possible ; n'introduisez aucun objet dans l'oreille.

Symptômes physiques	Remède et dosage
◆ Œil au beurre noir ou hématome entourant l'œil, se formant immédiatement après une blessure.	**Arnica** (*voir page 37*) 6CH toutes les 2 heures jusqu'à 4 prises. 
◆ Œil au beurre noir accompagné d'une douleur persistante s'atténuant après l'application de compresses froides ou d'une poche à glace.	**Ledum** (*voir page 152*) 6CH toutes les 2 heures jusqu'à 10 prises. 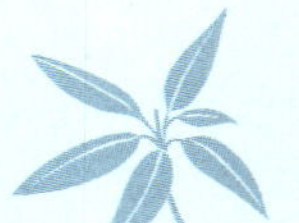
◆ Douleur persistant après l'extraction d'un corps étranger logé dans l'œil.	**Euphrasia** (*voir page 142*) 6CH toutes les 2 heures jusqu'à 3 prises. 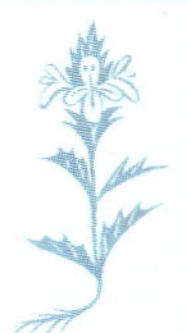
◆ Douleur persistant après l'extraction d'un corps étranger logé dans l'oreille.	**Hypericum** (*voir page 148*) 30CH toutes les 30 minutes jusqu'à 10 prises. 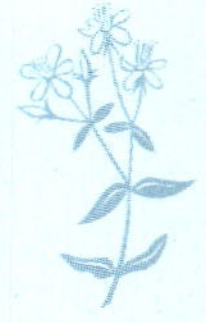
◆ Douleur post-opératoire après extraction chirurgicale d'un corps étranger logé dans l'oreille.	**Arnica** (*voir page 37*) 30CH toutes les 4 heures jusqu'à 6 prises. 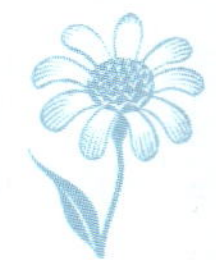

Affection	Symptômes physiques	Remède et dosage
ÉVANOUISSEMENTS L'évanouissement est dû à une interruption momentanée de l'irrigation du cerveau par le sang, pouvant être provoquée par une douleur, la faim ou encore un stress émotionnel. Il se distingue du choc cardiogénique qui, notamment quand il est provoqué par une hémorragie interne, peut donner l'apparence d'une syncope, *a fortiori* quand il n'existe pas d'écoulement visible de sang. RÉFLEXES PRIORITAIRES Si une personne s'évanouit tout en continuant à respirer normalement, elle doit être placée en position latérale de sécurité (*voir page 270*) de façon à laisser dégagées les voies respiratoires. Pour éviter un évanouissement annoncé par des nausées, un manque de stabilité sur les jambes et une pâleur anormale, il convient de s'allonger et de respirer profondément. Surélevez les pieds pour augmenter l'afflux de sang au cerveau, desserrez les vêtements et aérez bien la pièce. MISE EN GARDE Si l'évanouissement se prolonge au-delà de quelques minutes, demandez-vous s'il ne s'agit pas en réalité d'un choc cardiogénique, et appelez une ambulance si nécessaire.	◆ Évanouissement dû à une intense émotion.	**Ignatia** (*voir page 57*) 6CH toutes les 5 min. jusqu'à 10 prises. 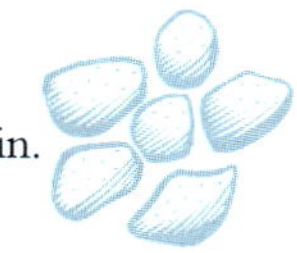
	◆ Évanouissement dû à une frayeur ou à un choc, notamment après avoir été témoin d'un accident.	**Aconit** (*voir page 32*) 30CH toutes les 5 minutes jusqu'à 10 prises. 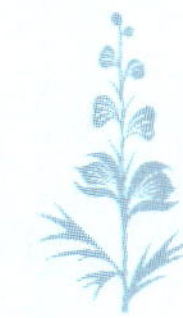
	◆ Évanouissement dû à la surexcitation.	**Coffea** (*voir page 50*) 6CH toutes les 5 minutes jusqu'à 10 prises. 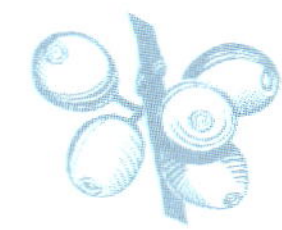
	◆ Évanouissement survenant dans une atmosphère trop chaude et confinée.	**Pulsatilla** (*voir page 61*) 6CH toutes les 5 minutes jusqu'à 10 prises. 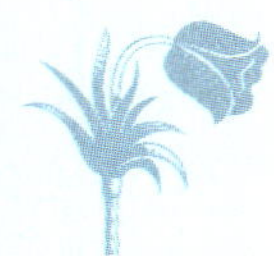
	◆ Évanouissement à la vue du sang.	**Nux vomica** (*voir page 63*) 6CH toutes les 5 minutes jusqu'à 10 prises. 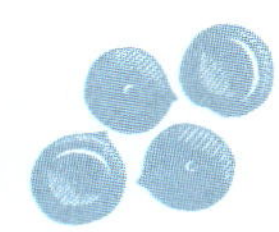
MAL DES TRANSPORTS Ce trouble se manifeste quand le mécanisme de l'équilibre, qui siège dans l'oreille interne, se trouve perturbé par le mouvement d'un véhicule, surtout quand le sujet lit ou concentre le regard sur des objets fixes. Il est particulièrement courant chez les enfants. RÉFLEXES PRIORITAIRES Évitez les excès alimentaires ou la consommation de graisses avant un voyage. Pour prévenir toute manifestation de ce trouble, commencez à prendre le remède approprié une heure avant le départ. En cas de vomissements, évitez une déshydratation en absorbant fréquemment du liquide par petites quantités. Dans la mesure du possible, aérez bien le véhicule vous transportant. MISE EN GARDE Si une personne souffrant du mal des transports est affectée d'un diabète insulinodépendant, il convient de guetter la survenue d'une éventuelle hypoglycémie (*voir page 191*) et de lui donner au besoin du glucose ou une boisson sucrée.	◆ Nausées et frissons. ◆ Vertiges. ◆ Symptômes aggravés par la fumée de tabac.	**Tabacum** (*voir page 158*) 6CH toutes les 15 minutes jusqu'à 10 prises. 
	◆ Vertiges et épuisement provoquant une forte envie de s'allonger. ◆ Nausées et salivation accrues à la vue de nourriture.	**Cocculus** (*voir page 124*) 6CH toutes les 15 minutes jusqu'à 10 prises. 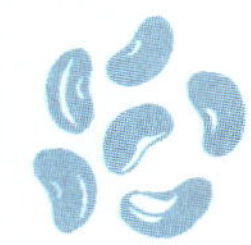
	◆ Maux de tête localisés derrière les yeux ou au-dessus d'un œil. ◆ Aggravation par la consommation de nourriture ou de café et par la fumée de tabac.	**Nux vomica** (*voir page 63*) 6CH toutes les 15 minutes jusqu'à 10 prises. 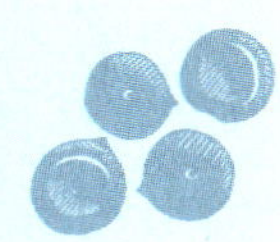
COUP DE CHALEUR Le coup de chaleur survient dans un environnement très chaud et humide, et est dû à une perte excessive de fluides corporels. RÉFLEXES PRIORITAIRES Allongez-vous au frais. Si possible, placez-vous dans le champ d'action d'un ventilateur ou recouvrez-vous d'un linge mouillé pour vous rafraîchir. Buvez de l'eau ou un autre liquide, par petites gorgées et fréquemment, pour empêcher une déshydratation. MISE EN GARDE Appelez une ambulance si votre température continue à monter.	◆ Coup de chaleur accompagné de nausées et de violents maux de tête, s'aggravant au moindre mouvement.	**Bryonia** (*voir page 42*) 30CH toutes les 5 minutes jusqu'à 10 prises. 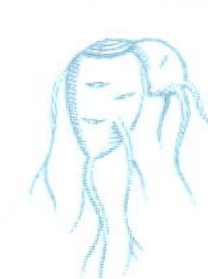
	◆ Coup de chaleur accompagné de maux de tête lancinants donnant l'impression que la tête va éclater, une moiteur de la peau et une chaleur du visage.	**Glonoinum** (*voir page 170*) 30CH toutes les 5 minutes jusqu'à 10 prises. 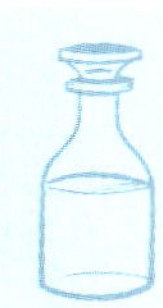

Trouver un médecin homéopathe

La qualité de la rencontre qui s'instaure entre le patient et le médecin homéopathe est réellement d'une très grande importance dans le succès de la thérapeutique, et ceci est plus vrai encore dans le cadre de l'homéopathie, en fonction de la qualité de l'écoute de l'homéopathe et de sa capacité d'empathie avec son patient.

En France, nous sommes actuellement dans une situation déficitaire en médecins homéopathes expérimentés, par rapport à la demande des patients.

Nous donnons ci-dessous quelques adresses officielles susceptibles d'aider les demandeurs dans leurs recherches, en sachant que certaines régions sont plus démunies que d'autres. Le « bouche à oreille » peut s'avérer décevant, le médecin ne répondant pas toujours aux attentes du demandeur alors qu'il convenait parfaitement au conseilleur.

Enfin n'oublions pas les pharmaciens qui, lorsqu'ils ont une formation en homéopathie, se situent à l'interface des patients dont ils recueillent les confidences, et des médecins dont ils reçoivent les ordonnances. Ils peuvent souvent donner un avis autorisé sur les qualités homéopathiques, d'écoute et les disponibilités horaires des médecins.

Adresses officielles

Hôpitaux

Hôpital homéopathique Saint-Jacques,
37, rue des Volontaires, 75015 Paris.
Tél. : 01 53 58 40 80

Dispensaires

Dispensaire Hahnemann,
1, rue Vergniaud, 75013 Paris.
Tél. : 01 45 80 15 03

Organismes divers

GPHEF (Groupement des pédiatres homéopathes d'expression française),
34, rue Félicien-David 75016 Paris.
Tél. : 01 42 88 11 31

SNMHF (Syndicat National des Médecins Homéopathes Français),
79, rue de Tocqueville 75017 Paris.
Tél. : 01 44 29 01 31
Fax : 01 40 54 00 66
e-mail : snmhf@club-internet.fr

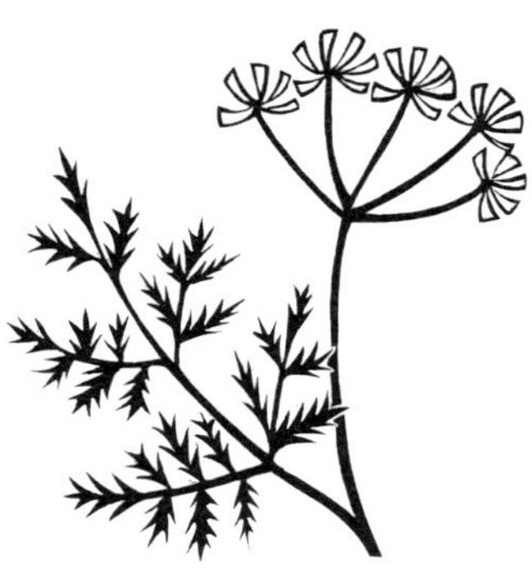

Pour en savoir plus...

Dr Andrew LOCKIE,
Homéopathie : Le guide d'utilisation des 70 médicaments, collection « Mini Encyclopédie Hachette de la Santé », Hachette, 2001.

Dr Roland SANANÈS,
Homédigestion, collection « Homéoguide », Hachette - Similia, 2000.

Dr Alain HORVILLEUR,
Guide familial de l'homéopathie, collection « Parents/Hachette », Hachette, 1999.

Dr Alain HORVILLEUR,
L'homéopathie pour mes enfants, collection « Parents/Hachette », Hachette, 1999.

Dr Pierre POPOWSKI,
Homéodermato, collection « Homéoguide », Hachette - Similia, 1997.

Dr Jean-Manuel TÉTAU,
Homéogrossesse, collection « Homéoguide », Hachette - Similia, 1997.

Dr Daniel SCIMECA,
Homéo-orl, collection « Homéoguide », Hachette - Similia, 1996.

Dr Roland SANANÈS,
Homéorhumatisme, collection « Homéoguide », Hachette - Similia, 1996.

Dr Roland SANANÈS,
Homéoallergie, collection « Homéoguide », Hachette - Similia, 1995.

Dr LEVRAT, Dr PIGEOT, Dr SETIEY, Dr TÉTAU,
Homéoguide, collection « Homéoguide », Hachette - Similia, 1994.

Dr Charles-André PIGEOT, Dr Jean-Manuel TÉTAU,
Homéofemme, collection « Homéoguide », Hachette - Similia, 1994.

Dr Max TÉTAU,
Homéominceur, collection « Homéoguide », Hachette - Similia, 1992.

Dr Thierry JOLY,
Homéoenfant, collection « Homéoguide », Hachette - Similia, 1994.

Dr Thierry JOLY,
Homéobébé, collection « Homéoguide », Hachette - Similia, 1991.

INDEX

Les numéros de page indiqués **gras** renvoient aux entrées concernant les médicaments homéopathiques et les affections. Les noms mentionnés en *italique* correspondent au nom en latin des remèdes homéopathiques. Les entrées en **gras** correspondent au nom utilisé pour désigner les médicaments homéopathiques.

A

S

REMERCIEMENTS

REMERCIEMENTS DE L'AUTEUR

Je souhaite exprimer tout d'abord ma gratitude à Serena Scrine (R. S. Hom.) pour son aide lors de la création de cette encyclopédie. Elle est allée bien au-delà de son rôle initial, qui consistait à effectuer des recherches : elle a participé à l'architecture du livre dès les origines du projet. Sans son énergie, sa sagacité et ses encouragements, nul doute cet ouvrage n'aurait pas bénéficié d'une telle qualité de conception.
Je suis aussi très reconnaissant envers John Morgan (Helios Pharmacy) et la British Homoeopathic Association, et notamment Enid Segall, pour leur aide précieuse dans la jungle de la nomenclature. Je souhaite également remercier Barbara Lockie pour son soutien, sa compréhension et ses recherches, ainsi que David, Kirsty, Alistair et Sandy pour leurs encouragements et leurs travaux de recherche.
Ma gratitude va aussi à Dennis et Mary Thompson pour leurs très importants travaux de recherche sur les plantes médicinales et les huiles essentielles de l'aromathérapie ; David Warkentin et son équipe pour « MacRepertory et Reference Works », dont l'intérêt s'est imposé à l'écriture de ce livre ; Minerva books pour leurs ouvrages de référence ; le Dragon's Health Club de Guilford (Surrey) pour ses conseils en matière de forme physique et d'exercices.
Je n'oublie pas non plus ceux qui ont contribué au bon déroulement de la préparation du livre et m'ont assisté au niveau de la dactylographie du manuscrit ; cette équipe m'a apporté son aide et son soutien, et notamment Pat Webb, Chris Donne, Claire Lindsay, Lesley Holloway, Marjorie Edmonds et Kate Sarama ; et Gail Hart, qui s'est magnifiquement débrouillée avec le traitement de texte.
Pour terminer, je remercie mes agents, Lutyens and Rubinstein, ainsi que le personnel de Dorling Kindersley, et tout particulièrement Stephanie Farrow et Jude Garlick.

CRÉDITS PHOTOGRAPHIQUES

Légende
b = bas ; c = centre ; d = droit
g = gauche ; h = haut

AKG London : 12bg, 13cd, 14h, 15hd, 16hg, **Erich Lessing** 12hd, 18bg; **Bridgeman Art Library, London/New York : Phillips, The International Fine Art Auctioneers** 72bg; **Bruce Coleman Ltd : Alain Compost** 50bg; **Colorific! : Anthony Joyce** 60bg; **Mary Evans Picture Library** : 23hd, 51bg, 92bg, 105bg, 114bg; **Geoscience Features : Dr B. Booth** 44hd; **Katz Pictures : The Mansell Collection** 57bg; **Magnum : Hiroji Kubota** 217bg; **Mark T. O'Shea** : 107hd, 109hd; **Royal London Homoeopathic Hospital** : 17hd; **Science Photo Library : Jean-Loup Charmet** 22b, **CNRI** 115hd, 177cg, **Custom Medical Stock Photo** 106hd, 133 hd, **Vaughan Fleming** 87hd, **NIH, Alfred Pasieka** 110hd, **J. C. Revy** **111hd**; **Seven Seas Ltd** : 90bg; **SuperStock Ltd** : 217bd; **Telegraph Colour Library : Adamsmith Productions** 177bg, **Ancil Nance** 217hd, **Paul Aresu** 177bd, **Stephen Simpson** 177hd; **Dana Ullman M.P.H., Homeopathic Educational Services, US** : 17bg, 19hd, 20.

Andrew Lockie peut être contacté sur son site Internet :
www.drlockie.com

Dépôt légal : 22551 - juillet 2002
ISBN : 2.01.23.6630.9
23.28.6630.0/02
Imprimé par Toppan, Hong kong